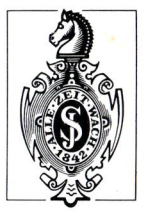

Muskeln für die Armbewegungen (Schultergelenk)

Bewegung	Beteiligter Muskel
Abduktion (= vom Körper weg bewegen)	M. deltoideus (Pars acromialis) M. supraspinatus M. biceps brachii (Caput longum)
Adduktion (= an den Körper heranziehen)	M. deltoideus (Pars clavicularis und Pars spinalis) M. pectoralis major M. latissimus dorsi M. teres major M. coracobrachialis M. biceps brachii (Caput breve) M. triceps brachii (Caput longum)
Anteversion (= Bewegung des Armes nach vorne)	M. deltoideus (Pars clavicularis) M. pectoralis major M. biceps brachii (Caput breve) M. coracobrachialis
Retroversion (= Bewegung des Armes nach hinten)	M. deltoideus (Pars spinalis) M. latissimus dorsi M. teres major M. triceps brachii (Caput longum)
Innenrotation (Innendrehung)	M. deltoideus (Pars clavicularis) M. subscapularis M. teres major M. pectoralis major M. latissimus dorsi M. biceps brachii (Caput longum)
Außenrotation (Außendrehung)	M. deltoideus (Pars spinalis) M. infraspinatus M. teres minor
Elevation (= Heben des Armes über 90° hinaus)	M. deltoideus (Pars acromialis) M. serratus anterior

Wirkung der Muskeln des Schultergürtels

Bewegung	Beteiligter Muskel
Fixation des Schultergürtels	M. subclavius Mm. rhomboidei M. trapezius (gesamthaft)
Drehung der Scapula	M. serratus anterior
Hebung der Scapula	M. levator scapulae
Abwärtsbewegung des Schultergürtels	M. pectoralis minor M. trapezius (unterer Teil)
Aufwärtsbewegung des Schultergürtels	M. trapezius (oberer Teil)

Muskeln für die Armbewegungen (Ellenbogengelenk)

Bewegung	Beteiligter Muskel
Flexion	M. biceps brachii M. brachialis M. brachioradialis
Extension	M. triceps brachii

Muskeln für die Armbewegungen (Radioulnargelenke)

Bewegung	Beteiligter Muskel
Supination (= Drehung des Unterarms: Daumen nach außen)	M. biceps brachii M. supinator M. brachioradialis (von Extrem- in Mittelstellung)
Pronation (= Drehung des Unterarmes: Daumen nach innen)	M. pronator teres M. pronator quadratus M. brachioradialis (von Extrem- in Mittelstellung)

Häufig verwendete Abkürzungen und ihre Bedeutung

Singular	Plural
M. = Musculus	Mm. = Musculi (Muskeln)
Lig. = Ligamentum	Ligg. = Ligamenta (Bänder)
Art. = Articulatio	Artt. = Articulationes (Gelenke)
A. = Arteria	Aa. = Arteriae (Schlagadern)
V. = Vena	Vv. = Venae (Venen)
N. = Nervus	Nn. = Nervi (Nerven)

Udo M. Spornitz

Anatomie und Physiologie für Pflegeberufe

Mit 302 Abbildungen und 29 Tabellen

Springer-Verlag
Berlin Heidelberg New York
London Paris Tokyo
Hong Kong Barcelona
Budapest

Priv.-Doz. Dr. Udo M. Spornitz
Anatomisches Institut
Universität Basel
Pestalozzistraße 20
CH-4056 Basel

ISBN 3-540-56359-8 Springer-Verlag Berlin Heidelberg New York

Die Deutsche Bibliothek − CIP-Einheitsaufnahme
Spornitz, Udo M.:
Anatomie und Physiologie für Pflegeberufe / Udo M. Spornitz. − Berlin; Heidelberg; New York; London;
Paris; Tokyo; Hong Kong; Barcelona; Budapest: Springer, 1993
ISBN 3-540-56359-8

Die Wiedergabe von Gebrauchsnamen, Handelsnamen, Warenbezeichnungen usw. in diesem Werk berechtigt
auch ohne besondere Kennzeichnung nicht zu der Annahme, daß solche Namen im Sinne der Warenzeichen-
und Markenschutzgesetzgebung als frei zu betrachten wären und daher von jedermann benutzt werden dürften.

Produkthaftung: Für Angaben über Dosierungsanweisungen und Applikationsformen kann vom Verlag keine
Gewähr übernommen werden. Derartige Angaben müssen vom jeweiligen Anwender im Einzelfall anhand anderer Literaturstellen auf ihre Richtigkeit überprüft werden.

Einbandgestaltung: Struve & Partner, Atelier für Gestaltung, Heidelberg
Satz: K+V Fotosatz GmbH, Beerfelden
23/3145-5 4 3 2 1 0 − Gedruckt auf säurefreiem Papier

Vorwort

Das vorliegende Buch ist aus der Praxis des Unterrichts an einer Krankenpflegeschule entstanden. Zunächst als Skriptum geschrieben, wurde es durch die vielfältigen Erfahrungen des Unterrichts immer wieder den Erfordernissen, veränderten Bedingungen und dem neuesten Kenntnisstand angepaßt, bis schließlich in der 4. Gesamtbearbeitung dieses Buch entstand. Anregungen von verschiedenen Seiten, z. B. von Mitarbeitern, Kolleginnen und Kollegen, aber v. a. von den Schülerinnen und Schülern des St. Claraspitals Basel, der Kurse 1979 bis 1992, sind in dieses Buch eingeflossen.

Im Kapitel Bewegungsapparat habe ich mich absichtlich auf die allgemeinen Prinzipien beschränkt und lediglich am Beispiel des Arms die Funktionen der einzelnen Muskeln detaillierter beschrieben. Um den gesamten Bewegungsapparat mit all seinen vielfältigen Interaktionen der beteiligten Muskeln zu beschreiben, hätte der gesteckte Rahmen dieses Buches nicht ausgereicht, und der von der Krankenpflege geforderte Umfang der Information wäre deutlich gesprengt worden. Trotzdem können die meisten Muskeln auf den entsprechenden Abbildungen gefunden werden, auch wenn sie nicht detailliert im Text behandelt werden.

Die Zusammenfassungen am Ende jedes Kapitels dienen v. a. der Kontrolle des Gelernten und sind nicht als Ersatz für das Lesen der einzelnen Kapitel konzipiert worden. Sie ermöglichen, relativ rasch die entsprechenden Lücken im Wissen aufzuspüren.

Neben den vielfältigen Anregungen aus dem Kreis der Schülerinnen und Schüler möchte ich mich v. a. für die Arbeit meines Mitarbeiters Gianni Morson bedanken, der in unermüdlichem Eifer nicht nur viele meiner Ideen zeichnerisch umgesetzt hat, sondern auch bei der Suche nach Abbildungen und deren Überarbeitung wertvolle Hilfe leistete.

Last not least möchte ich meiner Frau Renate, der ich dieses Buch widme, herzlich danken. Sie hat mir, von den frühesten Anfängen des Manuskripts, bis hin zum fertigen Buch, mit ihrem Verständnis immer wieder die Art von Unterstützung gegeben, die es brauchte, um dieses Buch zu schreiben.

Basel, im Sommer 1993   Udo M. Spornitz

Inhaltsverzeichnis

1 Allgemeine Einführung und Grundbegriffe

Noch im letzten Jahrhundert wurde an vielen Universitäten ein Fach „Anatomie-Physiologie" gelehrt, eine Tatsache, durch welche die enge Verknüpfung dieser beiden Disziplinen deutlich wird. Erst durch die starke Entwicklung des Faches und die Vertiefung und Erweiterung der Kenntnisse in **Anatomie** und **Physiologie** kam es zu einer Trennung in verschiedene Arbeitsrichtungen. In den Jahren nach 1940 wurde auch immer deutlicher, daß innerhalb des Gebietes Physiologie eine chemische und eine physikalische Arbeitsrichtung enthalten sind, so daß es zu einer weiteren Teilung in die Gebiete **Physiologie** und **Biochemie** kam. Die Biochemie befaßt sich mit der Chemie des Körpers und wird deshalb auch vielfach als **physiologische Chemie** bezeichnet.

1.1 Anatomie

Die Lehre von der Struktur und Form (Morphologie) des menschlichen Körpers wird als Anatomie bezeichnet.

Die ersten Kenntnisse des menschlichen Körpers wurden durch Sektionen gewonnen. Der Begriff Anatomie leitet sich dementsprechend vom griechischen Wort *„anatemno"*: ich zerschneide, ab. Das Gebiet Anatomie kann in verschiedene Untergebiete eingeteilt werden, die beiden wichtigsten sind die makroskopische und die mikroskopische Anatomie. Die **makroskopische Anatomie** befaßt sich mit dem Bau des menschlichen Körpers, soweit dieser mit dem bloßen Auge erfaßt werden kann (*makros* = griechisch: groß; *skopeo* = griechisch: ich sehe). Die Lehre von den Strukturen, die sich dem unbewaffneten Auge entziehen und nur mit dem Mikroskop sichtbar gemacht werden können, nennt man dementsprechend **mikroskopische Anatomie** (*mikros* = griechisch: klein).

Histologie = Gewebelehre

1.2 Physiologie

Der Lehre von der Morphologie des menschlichen Körpers steht die Lehre von der Funktion an der Seite.

> Die Lehre von der Funktion heißt Physiologie (**Physis** = griechisch: Natur; **Logos** = griechisch: Lehre). Die Aufgabe der Physiologie ist es, die **Funktion des Körpers** zu ergründen und zu beschreiben.

Ebenso wie das Verständnis für die Form erst durch die Kenntnis der Funktion möglich ist, hat umgekehrt auch die Lehre der Funktion das Wissen um die Gesetze der Form zur Voraussetzung. Alle Lebenserscheinungen sind an eine immer wiederkehrende Form gebunden, deren Aufrechterhaltung die Vorbedingung für die Erhaltung der Art bzw. der Artunterschiede ist und deren Veränderungen Zeichen einer Entwicklung sind. Form und Funktion sind somit ein unteilbares Ganzes.

1.3 Leben

Wenn man sich die Frage stellt: „Was ist Leben, was ist lebendig?", dann erscheint die Antwort auf den ersten Blick sehr einfach. „Was sich bewegt, ist lebendig", wird wahrscheinlich eine sehr häufige Antwort sein. Luft bewegt sich, metallisches Natrium auf einer Wasseroberfläche bewegt sich, Öl in Glyzerin und Alkohol sendet fußähnliche Ausläufer aus und bewegt sich amöbenartig. Daraus sehen wir, daß Bewegung allein Leben nicht definieren kann. In der Regel müssen alle der folgenden Bedingungen eingehalten sein, ehe wir von Leben sprechen:

- eine definierte Form und Größe,
- beschleunigter Stoffwechsel,
- Bewegung,
- Erregbarkeit,
- Wachstum,
- Fortpflanzung,
- Adaptation (Anpassung).

Aber auch unter Berücksichtigung all dieser Parameter ist es manchmal nicht einfach, Leben zu definieren. Das liegt nicht zuletzt daran, daß alles Leben aus unbelebter Materie besteht. So besteht der menschliche Körper zu 96% aus lediglich 4 Elementen:

- C = Kohlenstoff,
- O = Sauerstoff,
- H = Wasserstoff,
- N = Stickstoff.

Weitere 3% des menschlichen Körpers bestehen aus 4 weiteren Elementen:

- Ca = Kalzium,
- P = Phosphor,

- K   = Kalium,
- S   = Schwefel.

Nb Spurenelemente

Schauen wir uns zunächst einmal die oben erwähnten Charakteristika des Lebens etwas näher an.

1.3.1 Definierte Form und Größe

Man könnte dies auch als strukturelle Organisation eines Lebewesens bezeichnen. Trotz einer gewissen Variabilität ist doch immer das gleiche Grundmuster deutlich zu erkennen. So haben Tiere und Pflanzen wie auch der Mensch eine immer wiederkehrende Größe und Form, die lediglich im Detail variiert, von einem Individuum zum nächsten. Die Bau- und Funktionseinheit der höheren Lebewesen ist die Zelle, die in Verbänden die einzelnen Organe bildet. Verschiedene Organe und die dazugehörigen Stütz- und Bindegewebe machen den Körper in seiner Gesamtheit aus. Unbelebte Materie variiert in Form und Größe viel stärker als lebende Strukturen.

1.3.2 Beschleunigter Stoffwechsel

Die Summe aller chemischer Abläufe in den Zellen wird als Stoffwechsel oder Metabolismus bezeichnet.

Auch bei unbelebter Materie kommt es zu einem Stoffwechsel, z. B. bei der Bildung von Oxiden, wie Rost, allerdings nur in einem Ausmaß, das man nicht als beschleunigten Stoffwechsel bezeichnen kann. Der Metabolismus der Zellen wird unterteilt in Anabolismus und Katabolismus. **Anabolismus** bezieht sich auf den Aufbau von komplexen aus einfachen Substanzen, **Katabolismus** bezieht sich auf den Abbau von komplexeren in einfachere Substanzen, wobei dieser Abbau sehr häufig Energie freisetzt, die für alle Lebensvorgänge von großer Bedeutung ist. Beide Vorgänge, Anabolismus und Katabolismus, laufen ständig nebeneinander in den Zellen unseres Körpers ab. Die meisten anabolen Vorgänge benötigen Energie, deshalb müssen auch genügend katabole Prozesse ablaufen, um diese Energie zu liefern, z. B. Oxidation von Traubenzucker (Glukose) zur Gewinnung von ATP (Adenosintriphosphat).

1.3.3 Bewegung

Ein weiteres Charakteristikum allen Lebens ist die Fähigkeit zur Bewegung. Bei Tieren ist die Bewegung meist sehr auffällig, bei Pflanzen kann die häufig fast nicht sichtbare Bewegung durch Zeitrafferaufnahmen sichtbar gemacht werden. Aber auch wenn wir keine Bewegung beobachten können, z. B. bei einzelligen Lebewesen, bewegt sich doch deren Zellinneres auf molekularer Ebene.

1.3.4 Erregbarkeit

Leben ist durch Erregbarkeit gekennzeichnet. Es kann auf Stimuli reagieren, wie z. B. die physikalischen oder chemischen Veränderungen der Umgebung. So kann durch Druck, Hitze, Kälte, Geräusch, Licht oder auch durch chemische Veränderung der Umgebung eine Reaktion in den Zellen oder im Organismus hervorgerufen werden. Beim Menschen und vielen Tieren sind spezialisierte Zellen vorhanden, die etwa auf Farbe, Geruch oder Geschmacksstoffe reagieren können.

1.3.5 Wachstum

Als Resultat des Stoffwechsels wachsen Lebewesen. Dieses Wachstum kann durch Vergrößerung des Zellvolumens eines einzelligen Lebewesens, z. B. nach der Zellteilung gegeben sein, es kann aber auch das Wachstum eines Individuums sein, wie des amerikanischen Riesenbaumes „Sequoia gigantea", der von einem kleinen Samenkorn, aus einem Tannenzapfen-ähnlichen Gebilde bis auf eine Höhe von 120 m anwachsen kann. Einige Lebewesen wachsen zeitlebens. Ihr Wachstum ist lediglich durch die Lebensdauer begrenzt.

1.3.6 Fortpflanzung

Die Fortpflanzung kann als eigentliche Grundvoraussetzung für das Leben betrachtet werden. Viren können sich nicht bewegen, haben keinen eigenen Stoffwechsel und werden doch als „lebendig" bezeichnet. Sie sind in der Lage, tierische oder pflanzliche Zellen so zu beeinflussen, daß diese dann neue Viren zusammensetzen (synthetisieren). Durch diesen Prozeß können sich Viren vermehren. Früher war man der Auffassung, daß Leben spontan entstehen könne: so glaubte man beispielsweise, daß Fliegenmaden aus faulendem Fleisch entstehen können oder Frösche aus dem Schlamm des Nils. Heute wissen wir: **Leben entsteht nur aus Leben**. Die Fortpflanzung kann geradezu simpel sein, wie bei den Bakterien oder einzelligen Lebewesen, die sich einfach teilen und damit 2 Tochterindividuen aus einer Zelle entstehen lassen. Sie kann aber auch so kompliziert sein wie beim Menschen oder anderen Lebewesen, bei denen spezialisierte männliche und weibliche Keimzellen gebildet werden, die sich treffen müssen, um damit die Entwicklung eines neuen Individuums zu ermöglichen.

1.3.7 Adaptation

Die Fähigkeit sich anzupassen (Adaptation) ist die Grundlage für das Überleben in einer sich verändernden Welt. Diese Anpassung kann kurzfristig sein, wie die Anpassung aufgrund der Erregbarkeit der Zellen. Sie kann aber auch langfristig sein und aufgrund von spontanen Veränderungen im Erbgut (Mutationen) die Möglichkeit beinhalten, daß eine Tier- oder Pflanzenart unter vollständig geänderten Bedingungen überleben kann. Ein typisches Beispiel dafür ist die Resistenz verschiedener Bakterienstämme gegenüber Antibiotika, die sich durch Anpassung ergeben hat. Damit wird es den entsprechenden Bakterien möglich, auch bei Vorhandensein eines Bakteriengiftes (z. B. Penizillin) weiterzuleben.

1.4 Materie

1.4.1 Baueinheiten der Materie

Wie bereits erwähnt, ist auch unser Körper aus unbelebter Materie, den **Elementen**, aufgebaut.

> Unabhängig vom Zustand, in dem sich die uns umgebende Materie befindet (fest, flüssig, gasförmig, aus einfachen Atomen oder komplexen Molekülen bestehend), besteht alles aus **Atomen**.

Es existieren insgesamt 92 natürlicherweise vorkommende Atomarten sowie ca. 15 künstlich erzeugte oder erzeugbare Atomarten. Die letzteren sind meist nur sehr kurzlebig. Die einzelnen Atomarten werden auch als Elemente bezeichnet. Reine Substanzen, die lediglich aus einer einzigen Atomart bestehen, z. B. Gold oder Kupfer, sind in der Natur relativ selten. Meist sind die verschiedenen Atome zu **Molekülen** verbunden. Der Begriff des Atoms stammt aus einer Zeit, in der man der Meinung war, diese seien die kleinsten unteilbaren Baueinheiten der Materie. Heute weiß man, daß die Atome nicht unteilbar sind. Für den Physiker sind die verschiedenen Bestandteile der Atome von Bedeutung, für uns dagegen ist es nur wichtig zu wissen, daß praktisch alle Atome aus

- Protonen (positiv geladen),
- Neutronen (neutral),
- Elektronen (negativ geladen)

bestehen. Alle Elemente sind somit aus den gleichen Grundpartikeln aufgebaut. Das einfachste Atom ist Wasserstoff; es besteht aus nur einem Proton und einem Elektron, Kohlenstoff demgegenüber aus 6 Protonen, 6 Neutronen und 6 Elektronen.

Protonen und Neutronen sind im sog. **Atomkern** vorhanden. Die Elektronen bewegen sich in schalenartigen Bereichen um den Atomkern, ähnlich wie ein Satellit, der die Erde umkreist. Die ersten 2 Elektronen kreisen auf der 1. Schale, die nächsten 4 auf einer 2 äußeren Schale usw. Die Anzahl der Neutronen kann bei den Atomen eines Elements manchmal vermindert oder erhöht sein. Die entsprechenden Atome werden dann als **Isotope** bezeichnet. So hat Kohlenstoff normalerweise 6 Neutronen und 6 Protonen und wird dementsprechend als C^{12} bezeichnet. Daneben existieren aber auch andere Isotope mit mehr oder weniger Neutronen im Atomkern, wie z. B. C^{11}, C^{13} sowie C^{14}. Isotope sind häufig radioaktiv und werden in der Nuklear- und Strahlenmedizin oft verwendet.

Atome sind elektrisch neutral. Positive und negative Ladungen (Protonen und Elektronen) stehen im Gleichgewicht. Bei Gewinn oder Verlust von einem oder mehr Elektronen können Atome ihre elektrische Ladung ändern: man bezeichnet sie dann als Ionen. Atome, die Elektronen (negative Ladungen) abgegeben haben, sind damit positiv geworden durch die im Atomkern vorhandenen Protonen (positive Ladungen). Es sind somit positive Ionen entstanden. Umgekehrt führt die Aufnahme von Elektronen zu einem Überschuß von negativen Ladungen. Wenn wir das Salz NaCl (Natriumchlorid = Kochsalz) in Wasser lösen, dann gibt das Natrium 1 Elektron an das Chlor ab, gleichzeitig trennen sich die beiden voneinander (Dissoziation), und es entsteht ein positiv geladenes Natriumion (Na^+) und ein negativ geladenes Chloridion (Cl^-). Wenn wir in eine derartige Salzlösung mit positiv und negativ geladenen Ionen ein Elektrodenpaar einbringen und so eine Stromspannung in der Flüssigkeit aufbauen, dann wandern die negativ geladenen Chloridionen zur Anode (= positiv geladene Elektrode), weshalb sie auch als Anionen bezeichnet werden; die positiv geladenen Natriumionen wandern hingegen zur Katode (= negativ geladene Elektrode), weshalb sie als Kationen bezeichnet werden. Diese Wanderung der dissoziierten Ionen an die entsprechenden Elektroden ist auch der Grund, warum sie als Elektrolyte bezeichnet werden. Elektrolyte sind also positiv oder negativ geladene Ionen. Da viele Salze bei Lösung im Wasser in positiv und negativ geladene Ionen dissoziieren, werden sie allgemein auch als Elektrolyte bezeichnet. Ihnen stehen die Nichtelektrolyte gegenüber, die bei Lösung in Wasser nicht in geladene Teile (Ionen) dissoziieren, z. B. Glukose, Alkohol etc.

Den Atomen der Elemente stehen die Verbindungen gegenüber. Diese besitzen als kleinste homogene Bestandteile die Moleküle. So ist z. B. im Wasser die kleinste Verbindung das Molekül H_2O. Jedes der entsprechenden Moleküle einer Verbindung ist genau gleich aufgebaut. Bei Glukose, einem der wichtigsten Brennstoffe unseres Körpers für die Energiegewinnung, heißt die Formel des Moleküls $C_6H_{12}O_6$; das bedeutet, daß jedes Molekül, wie aber auch jede beliebige Menge dieser Substanz im Verhältnis von 6 Teilen Kohlenstoff zu 12 Teilen Wasserstoff zu 6 Teilen Sauerstoff aufgebaut ist.

Anders als bei den Verbindungen, kommt es bei den Mischungen nicht zu Verbindungen der beteiligten Atome oder Moleküle. So entstehen bei der Mischung Zucker und Mehl oder Alkohol und Wasser keine Verbindungen. Die einzelnen Bestandteile dieser Mischungen existieren jeweils nebeneinander.

In den menschlichen Zellen, wie aber auch in allen anderen Zellen, sind 2 Arten von Substanzen vorhanden: organische und anorganische.

1.4.2 Anorganische Substanzen im menschlichen Körper

Die wichtigsten anorganischen Substanzen des menschlichen Körpers sind:

- Säuren,
- Basen,
- Salze.

Sehr vereinfacht ausgedrückt, sind Säuren in der Lage, H^+-Ionen (Protonen) in Lösungen abzugeben, und Basen (auch Laugen genannt) geben OH^--Ionen (Hydroxylgruppen) in Lösungen ab. Wenn wir eine Säure mit ihrer Base zusammenbringen, dann entsteht daraus ein Salz und Wasser. Am Beispiel von NaOH (Natronlauge) und HCl (Salzsäure) sieht das folgendermaßen aus:

$$NaOH + HCl = H_2O + NaCl \ ,$$

d. h., es entsteht daraus Kochsalz und Wasser.

1.4.3 pH-Wert

Basen sind alkalisch und Säuren sind sauer. Als Bewertungsmaß dafür, ob eine Substanz, z. B. eine Flüssigkeit, sauer oder alkalisch reagiert, dient der **pH-Wert** (exakte Definition: der pH-Wert bezeichnet den negativen Logarithmus der Wasserstoffionenkonzentration).
   Wasser hat als weder saure noch alkalische Flüssigkeit einen pH-Wert von 7. Eine Änderung von 7 auf 6 würde dementsprechend heißen, daß eine 10fach höhere Konzentration von Wasserstoff vorliegt. Umgekehrt bedeutet eine Veränderung von pH 7 auf pH 8 eine Verminderung der Wasserstoffionenkonzentration auf den 10. Teil. Die höchste mögliche Wasserstoffionenkonzentration findet sich bei einem pH-Wert von 1, die geringste bei einem pH-Wert von 14:

- pH 1 = sehr sauer (Beispiel Salzsäure).
- pH 7 = neutral (Beispiel Wasser).
- pH 14 = sehr alkalisch (Beispiel Natronlauge).

Im menschlichen Körper wird normalerweise ein pH-Wert von 7,38 aufrechterhalten. Die maximale Schwankungsbreite, die mit dem Leben noch vereinbar ist, reicht von pH 7 bis pH 7,9, somit kann nicht einmal eine Änderung um das 10fache toleriert werden (entsprechend dem Logarithmus, steigt die H^+ Konzentration zwischen pH 7,9 und pH 7 auf den 9fachen Wert).
   Unser Körper verfügt über verschiedene Mechanismen, die dafür sorgen, daß diese Grenzen im Normalfall unbedingt eingehalten werden. In ihrer Gesamtheit werden sie als **Homöostase** bezeichnet.

Azidose, es fällt O
Alkalose es fehlt CO2

1.4.4 Organische Substanzen im menschlichen Körper

Der größte Teil der organischen Substanzen in unserem Körper besteht aus **Kohlenhydraten, Proteinen, Lipiden, Nukleinsäuren** und **Steroidhormonen**. Gemeinsam ist all den organischen Substanzen der Besitz von Kohlenstoffatomen. Weil sie auf der äußersten Elektronenschale 4 Elektronen besitzen, können sie mehr unterschiedliche Verbindungen eingehen als praktisch jedes andere Atom. Ursprünglich war man der Annahme, daß organische Substanzen lediglich von lebenden Organismen produziert werden können. Heute hat man schon Zehntausende von organischen Substanzen synthetisch produziert.

vielzahl von Verbindungen

Kohlenhydrate (Zucker)

Kohlenhydrate sind Substanzen, die lediglich Wasserstoff (H), Kohlenstoff (C) und Sauerstoff (O) enthalten, und zwar in einem Verhältnis von 1 C : 2 H : 1 O. Rohrzucker, Stärke und Zellulose sind Beispiele für Kohlenhydrate. Zellulose kommt ausschließlich in pflanzlichen Zellen vor. Einige besonders wichtige Kohlenhydrate für den menschlichen Körper sind: Maltose (Malzzucker), Galaktose (einfacher Zucker), Fruktose (Fruchtzucker), Saccharose (Rohrzucker), Laktose (Milchzucker) und Glukose (Traubenzucker). Vor allem Glukose ist sehr wichtig, da bei ihrem Abbau Energie frei wird, die für unseren Körper gespeichert werden kann. Durch die Verbrennung von Glukose sind unsere Zellen in der Lage, das Adenosintriphosphat (ATP) herzustellen, welches der wichtigste Energieträger im Stoffwechsel ist. Um Glukose zu speichern, wird sie in tierischen Zellen in Form von Glykogen (tierische Stärke) und in pflanzlichen Zellen in Form von Stärke in die Zellen eingelagert. Beides sind sehr ähnliche Moleküle, die durch den Zusammenschluß von sehr vielen einzelnen Glukosemolekülen zustande kommen.

Lipide (Fette)

Mit diesem Begriff wird eine Stoffklasse bezeichnet, deren Untergruppen in ihrer chemischen Struktur nur sehr wenige Gemeinsamkeiten aufweisen. Zu den Lipiden zählt man folgende Gruppen:

- Neutralfette,
- Glyzerinphosphatide,
- Sphingolipide,
- Steroide,
- Karotinoide.

gesättigte
ungesättigte Fettsäuren
Organfett
Depofett

Gemeinsames Merkmal ist der Besitz „fettfreundlicher" (lipophiler) Gruppen; dadurch sind die Lipide gut löslich in verschiedenen organischen Lösungsmitteln (z. B. Äther, Chloroform, Benzol) und praktisch unlöslich in Wasser. Ein

Großteil der Lipide im menschlichen Körper gehört in die Gruppe der Neutralfette. Diese bestehen aus 1 Glyzerinmolekül und 3 mit diesem verbundenen
Fettsäuremolekülen (z. B. Stearinsäure, Arachidonsäure). Lipide kommen in
allen Körperzellen vor, sei es als Membranbestandteil, als Wirkstoff oder auch
als Energiereserve. Lipide werden auch als sog. Depotfette gespeichert, z. B. in
der Bauchhöhle und im Unterhautfettgewebe. In der Haut dient Fett nicht nur
als Energiereserve, sondern auch als Isolationsmaterial.

Krebs → Organfette sind angegriffen

Proteine (Eiweiße)

Eiweiße oder Proteine sind eine sehr komplexe Gruppe von Molekülen, die in
den Zellen eine Vielzahl von Aufgaben zu bewältigen haben. Sie sind Bausteine
der Zellstrukturen, üben Hormon- und Enzymfunktion aus.
  Die Proteine werden aus Untereinheiten, den **Aminosäuren**, aufgebaut. Es
gibt ca. 20 verschiedene Aminosäuren im menschlichen Körper, die in der Regel in langen Ketten von ganz verschiedenartiger Zusammensetzung vorkommen. Die Aminosäuren sind in einer Bindung aneinandergekettet, die man als
Peptidbindung bezeichnet. Wenn nur wenige Aminosäuren aneinandergekoppelt sind, redet man von einem **Peptid** (Oligopeptid, Polypeptid). Wenn sehr
viele Aminosäuren aneinander gekettet sind (Molekulargewicht[1] größer als
10 000), dann redet man von einem **Protein**. Bedingt durch die beinahe unbe-
grenzten Variationsmöglichkeiten, mit denen 20 verschiedene Aminosäuren in
wechselnder Folge aneinandergekettet werden können, ist natürlich auch eine
fast unendlich große Anzahl von verschiedenen Peptiden und Proteinen möglich und im Tier- und Pflanzenreich auch vorhanden. Nicht alle Aminosäuren
sind jedoch in allen Proteinen vorhanden; es gibt welche, die sich nur aus wenigen Aminosäuren zusammensetzen.
  Tierisches oder pflanzliches Protein, das wir mit der Nahrung zu uns nehmen, unterscheidet sich häufig sehr stark von unserem eigenen Protein, so daß
wir es in der Regel im Verdauungsapparat in Peptide und Aminosäuren zerlegen müssen, die dann nach der Resorption in körpereigene Peptide und Proteine wieder neu zusammengesetzt werden können. Pflanzen können alle Aminosäuren von einfacheren Substanzen selber zusammensetzen (synthetisieren).
Der menschliche Körper kann das bei vielen, jedoch nicht allen Aminosäuren.
Diese letzteren werden deshalb **essentielle Aminosäuren** genannt, da sie mit der
Nahrung von außen zugeführt werden müssen. *immer N in der Molekülkette*

essentielle Aminosäure - lebens wichtig

Nukleinsäuren

Der Zellkern wird mit dem lateinischen Fremdwort als Nukleus bezeichnet.
Nukleinsäuren, die – wie der Name besagt – saure Eigenschaften besitzen,
wurden zuerst im Zellkern entdeckt. Prinzipiell unterscheiden wir 2 Arten von
Nukleinsäuren: die Ribonukleinsäure (RNS; engl. Abkürzung: RNA) und die

---

[1] Statt „Molekulargewicht" verwendet man heute den Begriff „relative Molekülmasse".

Desoxyribonukleinsäure (DNS; engl. Abkürzung: DNA).[2] Die DNA ist der **Träger der genetischen Information**, die auf den **Chromosomen** im Zellkern sitzt. Vererbung wird also über die Chromosomen mit ihrer DNA gewährleistet. DNA und RNA bestehen aus einem Zuckermolekül (Ribose oder Desoxyribose), einer Base (Cytosin, Guanin, Thymin, Adenin im Falle der DNA; bei der RNA wird Thymin durch Uracil ersetzt) sowie einem Phosphatrest (s. 2.5).

Steroide

Steroide können auch zu den Lipiden gerechnet werden. Weil sie allerdings als Wirkstoffe eine besondere Rolle im Körper spielen, sollen sie hier gesondert erwähnt werden. Steroide enthalten 4 miteinander verknüpfte Ringsysteme von Kohlenstoffatomen. Davon sind 3 Ringe mit je 6 C-Atomen, der 4. hingegen mit 5 C-Atomen bestückt. Dieses molekulare Grundgerüst wird als Steranring bezeichnet. Neben verschiedenen Hormonen (Nebennierenrindenhormone, Geschlechtshormone) besitzen auch Cholesterin und Vitamin D einen Steranring als Grundgerüst. Die Besetzung dieses Grundgerüstes mit verschiedenen Elementen macht den Unterschied zwischen den einzelnen Steroiden aus.

1.5 Zusammenfassung Grundbegriffe

▶ **Leben:**
Leben ist gekennzeichnet durch
eine definierte Form und Größe, beschleunigten Stoffwechsel, Bewegung, Erregbarkeit, Wachstum, Fortpflanzung, Adaptation.
Der menschliche Körper besteht zu 99% aus lediglich 8 verschiedenen Elementen (C, O, H, N, Ca, K, P, S).
Die Elemente bestehen aus Atomen, die ihrerseits aus Protronen, Neutronen und Elektronen aufgebaut sind.
Wenn Atome miteinander Verbindungen eingehen, entstehen die Moleküle. Atome oder Moleküle, die Elektronen abgegeben oder aufgenommen haben, nennt man Ionen. Die Ionen sind positiv oder negativ geladen. Atome, die in ihrem Atomkern mehr oder weniger Neutronen als normal besitzen, werden als Isotope bezeichnet.

▶ **Organische und anorganische Substanzen:**
Man unterscheidet im menschlichen Körper organische von anorganischen Substanzen:

---

[2] RNA: „ribonucleic acid", DNA: „desoxyribonucleic acid". RNA und DNA sind die international gebräuchlichen Abkürzungen. Sie werden deshalb im vorliegenden Buch *anstelle* der deutschen Abkürzungen DNS und RNS verwendet.

Die **organischen** Substanzen enthalten C-Atome (Kohlenstoff) im Gegensatz zu den anorganischen. Die wichtigsten organischen Substanzen des menschlichen Körpers sind: Kohlenhydrate, Proteine, Lipide, Nukleinsäuren, Steroidhormone.

Die **anorganischen** Substanzen im menschlichen Körper können in 3 Klassen eingeteilt werden: Säuren, Basen, Salze.

- **Säuren** können H^+ und **Basen** können OH^- abgeben. Wenn Säuren mit ihren Basen zusammengebracht werden, entstehen Salze und Wasser.
- **pH-Wert:** Um funktionstüchtig bleiben zu können, muß der menschliche Körper einen pH-Wert von 7,38 aufrechterhalten. Der pH-Wert bezeichnet die Wasserstoffionenkonzentration; die pH-Skala reicht von 1–14; pH 1 = sehr sauer (z. B. Salzsäure), pH 7 = neutral (z. B. Wasser), pH 14 = sehr alkalisch (z. B. Natronlauge).

2 Zytologie

2.1 Allgemeines

> Die **Zytologie** ist die **Lehre von den Zellen**. Zellen sind die kleinsten selbständigen Funktionseinheiten des Organismus.

Der gesamte menschliche Körper ist aus einzelnen Zellen und ihren Produkten, der Interzellularsubstanz, aufgebaut. Zellen sind nicht nur die Baueinheiten des menschlichen, sondern auch des tierischen Körpers und der Pflanzen. Bereits 1663 beobachtete der Engländer Robert Hooke mit einem primitiven Mikroskop kammerartige Gebilde in Kork, die er Zellen nannte, da sie ihn an die Zellen von Mönchen erinnerten. Erst viel später wurde von anderen Forschern entdeckt, daß die Zellen praktisch die Grundlage allen selbständigen Lebens bilden.

> Ohne die Zellen sind die Lebensäußerungen wie Wachstum, Empfindung, Fortpflanzung und Bewegung nicht möglich. Durch Zusammenschluß vieler Zellen kommt es zum Bau der Organe und auch des menschlichen Körpers. Zellen im Verband nennt man **Gewebe**. Die **Lehre von den Geweben** ist die **mikroskopische Anatomie** oder **Histologie**.

Eine der größten menschlichen Zellen ist die Eizelle, sie hat eine Größe von ca. 0,15 mm und ist damit gerade noch mit dem bloßen Auge sichtbar. Die meisten anderen Zellen sind wesentlich kleiner. Menschliche rote Blutkörperchen (Erythrozyten) haben einen Durchmesser von 7,5 µm (1 µm = 0,001 mm). Mit Ausnahme dieser roten Blutkörperchen, die im Laufe ihrer Entwicklung ihren Kern ausstoßen, besitzen alle Zellen einen Zellkern. Der Zellkern sitzt im Zelleib (Zytoplasma), der von einer Zellmembran umgeben ist. Alle Zellen weisen einen gemeinsamen Bauplan auf. Die Zellen der einzelnen Gewebe und Organe haben sich im Laufe ihrer Entwicklung allerdings sehr stark differenziert. Sie haben eine spezialisierte Form entwickelt, um ihre organtypischen Funktionen (z. B. Muskelkontraktion, Exkretion) erfüllen zu können, so daß praktisch kein Zelltyp dem anderen gleicht. Alle Zellen besitzen jedoch die 3 folgenden Strukturmerkmale:

- Zellkern,
- Zytoplasma,
- Zellmembran.

Wenn diese Bestandteile nicht vorhanden sind, handelt es sich nicht um echte Zellen.

2.2 Methoden der Histologie und Zytologie

Mit bloßem Auge oder mit der Lupe sind nur wenige Zellen des menschlichen Körpers der direkten Untersuchung zugänglich. Dies liegt v.a. an der Größe der Zellen, die unterhalb des Auflösungsvermögens des Auges liegen. Das Auflösungsvermögen liegt bei ca. 0,1 mm und wird auch durch den Gebrauch einer Lupe nur unwesentlich gesteigert. Demgegenüber sind die meisten Zellen nicht

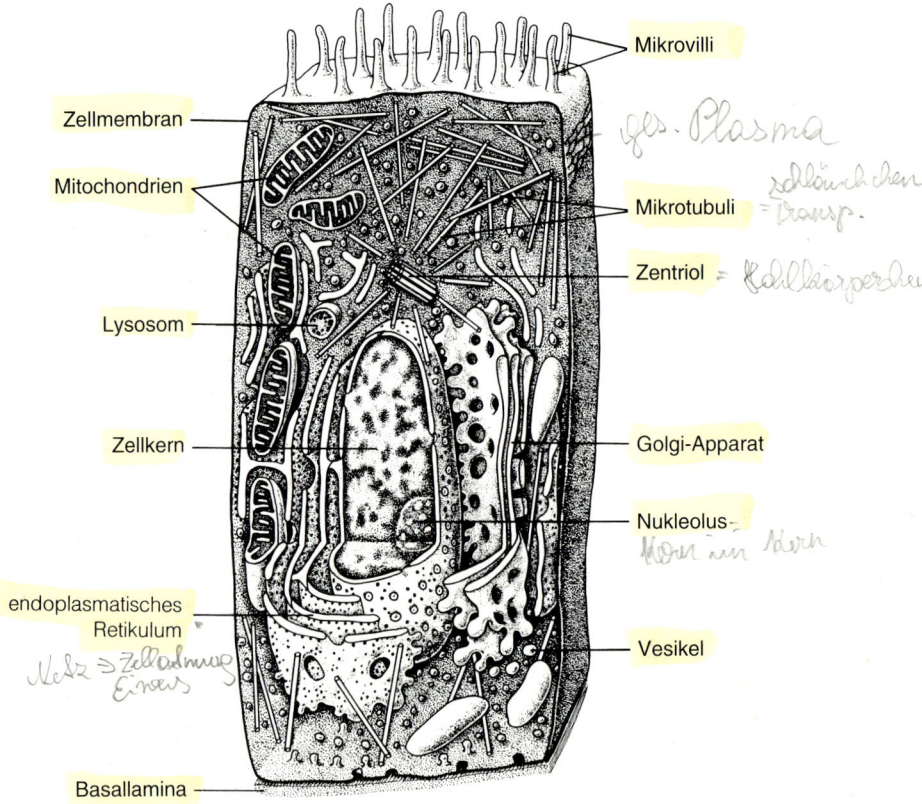

Abb. 2.1. Zeichnung einer typischen Epithelzelle mit den verschiedenen elektronenmikroskopischen Details

größer als ca. 0,4 mm. Auf der anderen Seite sind am intakten Körper nur in Ausnahmefällen direkte Beobachtungen von Zellen möglich (Beispiel: bei Entzündungen in die Hornhaut des Auges einsprossende Blutgefäße). Es bedarf also besonderer Hilfsmittel und Arbeitsmethoden, um Einblick in Gewebe und Zellen zu erhalten. Unter den vielen vorhandenen Methoden zählen die 3 folgenden zu den wichtigsten:

- Gewebekultur,
- lichtmikroskopische (histologische) Untersuchungen,
- elektronenmikroskopische Untersuchungen (Abb. 2.1).

2.2.1 Gewebekultur

In der Gewebekultur werden dem Körper einzelne Gewebeproben (**Biopsien**) entnommen und unter sterilen Bedingungen in entsprechenden Kulturmedien weitergezüchtet.

Diese Zellen stehen somit für die mikroskopische Lebendbetrachtung wie auch für die histologische Untersuchung zur Verfügung.

2.2.2 Lichtmikroskopische Untersuchungen (histologische Untersuchungen)

Für die lichtmikroskopische Untersuchung eignen sich einschichtige Zellkulturen, die direkt im Mikroskop betrachtet werden können. Als Kulturen geben sie allerdings die Verhältnisse im Gewebe nicht genau wieder. Deshalb werden meist **Schnittpräparate** hergestellt. Dafür entnimmt man Gewebeproben, entweder als Biopsien oder nach dem Tode als Organstücke und fixiert sie in bestimmten chemischen Substanzen (z.B. Formalin), damit das Material nicht durch Selbstauflösung (Autolyse) und Fäulnis zerstört wird. Dann wird das Gewebe entwässert, z.B. in aufsteigenden (50%, 60%, 70% etc.) Alkoholreihen, um anschließend in Paraffin eingebettet zu werden. Auf diese Art erhält man Gewebeblöckchen, die wegen des Paraffins eine genügend hohe Festigkeit haben und es ermöglichen, daß sehr dünne Schnitte hergestellt werden können. Auf einem speziellen Instrument (Mikrotom) werden mit Metallmessern Schnitte hergestellt, die ca. 4–12 µm dick sind und sich damit gut im Lichtmikroskop durchstrahlen lassen. Diese Schnitte werden auf dünne Glasplatten (Objektträger) gebracht, die daraufhin in speziellen Färbelösungen gefärbt werden. Ohne Färbung würde man in der anschließenden Betrachtung im Mikroskop nur wenig erkennen. Außerdem können mit entsprechenden Farbstoffen die Bestandteile des Gewebes und der Zellen unterschiedlich angefärbt werden, was für ihre Identifizierung sehr hilfreich ist. Die Auflösungsgrenze des menschlichen Auges wird durch das Lichtmikroskop auf ca. 0,2 µm gesenkt, so daß die maximale Vergrößerung, mit der man die Gewebe im Mikroskop be-

trachten kann, ca. das 1000- bis 2000fache beträgt (Vergr. 1000:1 bis 2000:1).
Damit lassen sich nicht nur Zellen und Interzellularsubstanz ausgezeichnet be-
trachten, sondern auch innerhalb der Zellen gelegene Partikel sind mit dem
Lichtmikroskop bereits erkennbar (z. B. Mitochondrien, Lysosomen).

Immersion- Objektiv - Objekt → Zedernöl mikrosk

2.2.3 Elektronenmikroskopische Untersuchungen

Den eigentlichen Durchbruch zu vertiefter Erkenntnis stellte die Entwicklung
der elektronenmikroskopischen Präparationstechnik in den Jahren seit 1950
dar. Beim Elektronenmikroskop werden Elektronen für die Abbildung verwendet, die wegen ihrer wesentlich kleineren Wellenlänge auch in der Lage sind,
kleinere Details abzubilden. Die heute erreichbare Grenze der Auflösung liegt
bei ca. 0,3 nm (1 nm = 1 Nanometer = 10^{-6} mm = 1 Millionstel Millimeter).
Damit sind ohne weiteres Vergrößerungen von über 1 Mio. möglich. Leider lassen sich keine Schnittpräparate herstellen, die so dünn sind, daß man damit
die Auflösungsgrenze des Elektronenmikroskops ausnutzen könnte. Somit
werden für die meisten Untersuchungen Vergrößerungen von 10 000:1 bis
80 000:1 verwendet. Bei einer Vergrößerung von 10 000:1 wird ein Staubpartikel von 0,1 mm Größe bereits auf die Dimension von 1 m vergrößert.

Die **elektronenmikroskopische Präparation** verläuft wie die Lichtmikroskopie, jedoch mit anderen Materialien und in anderen Dimensionen. Das Gewebe
wird in Epoxid-Harzen (z. B. Araldit) eingebettet und mit Diamantmessern
(anstelle von Metallmessern) geschnitten, in Schnittgrößen von ca.
0,2×0,4 mm und Schnittdicken von ca. 50 nm. Zur besseren Sichtbarmachung
im Elektronenmikroskop werden an die vorhandenen biologischen Moleküle
noch Schwermetalle angelagert (Blei- oder Uransalze). Diesen Vorgang nennt
man Kontrastierung. Vor allem mit Hilfe der Elektronenmikroskopie hat in
den letzten 30 Jahren eine enorme Erweiterung der Kenntnisse über die Lebensvorgänge stattgefunden.

2.3 Zellbestandteile und Zellvorgänge

Nicht nur die normalen Lebensvorgänge spielen sich auf zellulärer Ebene ab,
sondern auch die Krankheitsprozesse. Es ist deshalb nur verständlich, daß die
Zelle, die kleinste Einheit jedes Organismus, im Mittelpunkt des Interesses der
Forschung steht. Aus diesem Grund soll auch in diesem Buch zunächst die Zelle mit ihren **Bestandteilen** behandelt werden (s. Abb. 2.1):

● Zellmembran,
● Zellorganellen.

2.3.1 Zellmembran

Membranaufbau

> Die Zellmembran hat für das Bestehen und die Funktion der Zellen die allergrößte Bedeutung. Ohne Zellmembranen wäre ein Leben überhaupt nicht möglich. Auf der einen Seite muß die Zellmembran gegen die Umwelt schützen, auf der anderen Seite muß sie die Möglichkeit geben, aus dieser Umwelt gezielt die Bestandteile aufzunehmen, die sie zum Leben braucht.

Außerdem müssen über die Zellmembran die nicht mehr verwertbaren Stoffwechselendprodukte ausgeschieden werden können. Daneben soll die Zellmembran in der Lage sein, zelluläre Produkte, die für den „Export" bestimmt sind, wie Eiweiß oder Hormone, abzugeben.

Um diese Transportaufgaben sowie diverse andere Aufgaben auszuführen, hat die Zellmembran eine ganz spezifische Struktur. Sie besteht nach neuesten Erkenntnissen aus einer mehr oder weniger flüssigen Lipidschicht, die mosaikartig von Eiweißmolekülen vollständig oder unvollständig durchzogen ist. Die Eiweißkörper schwimmen quasi in dieser **Lipiddoppelschicht** und bilden dabei ein Mosaik, weshalb das Ganze mit dem englischen Namen **„fluid mosaic model"** („flüssiges Mosaikmodell") bezeichnet wird. Lipidmoleküle haben vielfach ein wasserabstoßendes (hydrophobes) und ein wasseranziehendes (hydrophiles) Ende. In der Lipiddoppelschicht der Membranen sind diese Moleküle so angeordnet, daß die wasserabstoßenden Enden gegeneinander gerichtet sind und somit die wasseranziehenden Enden nach außen zu liegen kommen. Da sowohl ein großer Teil des Zellinneren wie auch der Zellumgebung aus wäßriger Lösung besteht, trägt das Wasser dazu bei, diese Membranen in ihrer Struktur zu festigen. Dabei sind die Membranen jedoch nicht unveränderlich in ihrem Aufbau festgelegt, sondern ständigen Ab-, Um- und Einbauvorgängen unterworfen (Abb. 2.2). *sehr empfindlich*

Membrantransport

Über die Zellmembran hinweg finden Transporte statt, die es der Zelle erlauben, Nahrung aufzunehmen, Stoffwechselendprodukte auszuscheiden und ihr

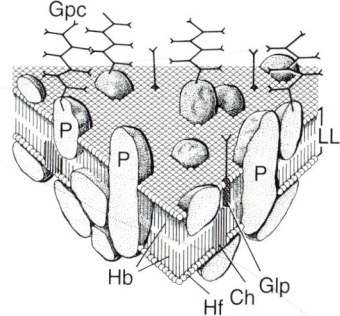

Abb. 2.2. Ausschnitt des bimolekularen Lipidfilms (**LL**) einer Zellmembran. Die Proteine (**P**) können durchgehend oder nur auf einer Membranseite vorhanden sein. An den Lipidmolekülen ist eine hydrophobe (**Hb**) und eine hydrophile (**Hf**) Seite vorhanden. Die *zickzackartigen Strukturen* auf der Oberseite sind Kohlenhydrate, die entweder mit Proteinen als Glykoproteine (Gpc) oder mit Lipiden als Glykolipide (Glp) verbunden sind. Cholesterin ist ebenfalls in den Lipidfilm mit eingebaut (Ch). (Aus Krstic 1984)

inneres Milieu mit hoher Spezifität zu regulieren. Wir unterscheiden 4 verschiedene Mechanismen:

Passive Diffusion: *(flüssigkeit) (OSMOSE) flüssigkeit = Diffusion*

Dieser Transportvorgang beruht ausschließlich auf einem Konzentrationsgefälle über die Zellmembran hinweg. Viele Stoffe können die Zellmembran frei passieren und folgen in der Regel einfach einem Konzentrationsgradienten, d. h. sie bewegen sich von der Seite der höheren Konzentration auf die Seite der niedrigeren Konzentration.

Beispiel: O_2, CO_2, Harnstoff, Bikarbonat etc.

ohne Arbeitsaufwand

Erleichterte Diffusion:

Auch dieser Transportweg ist konzentrationsabhängig, aber ebenfalls streng passiv. Er erfordert die Anwesenheit von sog. Überträgerstoffen. An diese binden sich die Stoffwechselprodukte reversibel und gelangen so über die Membran hinweg.

Beispiel: Aminosäuren, Glukose.

hängt sich an Teilchen an

Aktiver Transport:

Dieser Mechanismus ist nicht nur unabhängig von Konzentrationen, er arbeitet vielfach sogar gegen extrem hohe Konzentrationsgradienten. Hierbei wird ständig Energie verbraucht, weshalb man diese Art des Transports als aktiv bezeichnet.

Beispiel: Natrium.

Bläschentransport:

Große Moleküle werden von der Zellmembran umflossen und gelangen so als membranumhüllte Bläschen in die Zelle. Diese Bläschen werden als **Vakuolen** bezeichnet. Werden bei diesem Vorgang kleine Vakuolen gebildet, so nennt man den Transport **Pinozytose**, werden dabei größere (lichtmikroskopisch sichtbare) Vakuolen gebildet, so nennt man den Vorgang **Phagozytose**. Beides, Phagozytose und Pinozytose, wird meist auch als **Endozytose** bezeichnet. Ähnlich können auch Bestandteile die Zelle verlassen; dies nennt man allgemein **Exozytose**.

Funktionen der Zellmembran

Aufrechterhaltung gew. Spannungen

Neben der Transport- und Schutzfunktion haben die Zellmembranen aber auch noch wesentliche weitere Aufgaben. So sind sie verantwortlich für den **Aufbau eines Membranpotentials**, das die Grundlage der Abgrenzung der Zelle nach außen, aber auch Grundlage der Erregungsbildung und Erregungsleitung ist. Das Membranpotential kommt durch unterschiedliche elektrische Ladung auf beiden Seiten der Membranen zustande.

Außerdem sitzen in den Membranen Rezeptoren, d. h. spezifische Moleküle, die in der Lage sind, z. B. Hormone aus den Körperflüssigkeiten zu binden und damit erst die Wirkung dieser Moleküle auf die Zelle zu ermöglichen. Weiter-

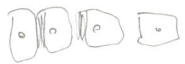

hin stellen die Membranen mit ihren an die Mosaikeiweißkörper gebundenen Kohlenhydraten (Glycocalix) die Grundlage der Blutgruppen sowie der Abstoßungsreaktionen bei Transplantationen und ganz allgemein der Erkennung von körpereigenen und körperfremden Zellen dar.

Der **Stoffaustausch zwischen der Zelle und ihrer Umwelt** geschieht über die Zellmembranen hinweg. Je größer also die Zelloberfläche mit ihrer Membran ist, desto mehr kann auch über die Zellmembranen transportiert werden.

Da Zellen aber aufgrund ihrer physikalisch-chemischen Bedürfnisse und Eigenschaften nicht allzu groß werden können, müssen sie zu einem Trick greifen, um bei erhöhtem Bedarf an Stoffaustausch über die Zellmembran hinweg den Transport sicherzustellen. Dies geschieht durch Einfaltungen und Einstülpungen der Zellmembran. Solche **Oberflächenvergrößerungen** nennt man **Mikrovilli.** Durch die Bildung von Mikrovilli kann bei transportaktiven Zellen, z. B. dem Epithel des Dünndarms, eine 20- bis 50fache Vergrößerung der Oberfläche erreicht werden.

Zellkontakte

Sobald sich Zellen gegenseitig berühren, bilden sich innerhalb der Membranen spezialisierte Zonen, die Zellkontakte (Abb. 2.3). Sie dienen in der Regel dazu, die Zellen miteinander zu verbinden und ihnen im Zellverband die entsprechende mechanische Stabilität zu verleihen. Solche Zellkontakte nennt man **Desmosomen.** Daneben sind aber noch andere Zellkontakte vorhanden, die

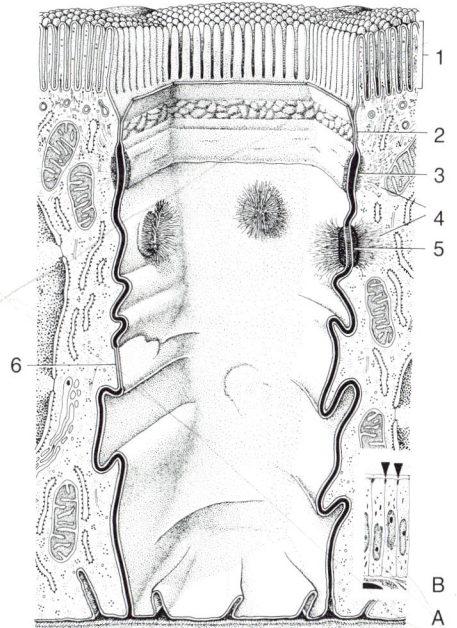

Abb. 2.3. Darstellung der Zellkontakte.
A = elektronenmikroskopisches Bild. Die mittlere Zelle ist leer gezeichnet worden, so daß nur die Zellmembran mit ihren spezialisierten Zonen zu sehen ist.
1 = Mikrovillibesatz, **2** = „tight junction" (Zonula occludens), **3** = „gap junction" (Zonula adhaerens), **4** = Tonofilamente, **5** = Desmosom, **6** = laterale Falten der Zellmembran (Interdigitationen). Die Desmosomen sind punktförmig, die tight und gap junctions hingegen sind ringförmig um die ganze Zelle angeordnet.
B = lichtmikroskopisches Bild, die beiden Pfeile weisen auf die Zonen mit den Zellkontakten hin. (Aus Krstic 1976)

v. a. die Aufgabe haben, den Interzellularraum gegen innere oder äußere Oberflächen abzudichten, z. B. die Haut, um sich gegen Austrocknung zu schützen („tight junctions"). Andere Zellkontakte haben die Aufgabe, die Erregungsleitung von einer Zelle auf die nächste zu erleichtern, d. h. sie dienen der Übertragung von elektrischen Impulsen („gap junctions").

2.3.2 Zellorganellen

Allgemeines

Im Zytoplasma sind verschiedene Membransysteme vorhanden, die eine Reihe von spezifischen Aufgaben zu erfüllen haben und in Analogie zu den Organen des Körpers als Organellen bezeichnet werden. Die wichtigsten Zellorganellen sind:

- das endoplasmatische Retikulum,
- die Ribosomen,
- der Golgi-Apparat,
- die Lysosomen,
- die Peroxisomen,
- die Mitonchondrien,
- die Zentriolen.

Endoplasmatisches Retikulum und Ribosomen

> Als endoplasmatisches Retikulum (ER; im Plasma gelegenes Netzwerk) bezeichnet man ein System von **netzartigen Hohlräumen,** die miteinander in Verbindung stehen und von Membranen begrenzt sind. Diese Hohlräume werden häufig als ER-Zisternen bezeichnet.

Die Membranen des endoplasmatischen Retikulums sind ähnlich aufgebaut wie die Membranen, die die Zelle begrenzen, d. h., sie bestehen auch aus einem bimolekularen Lipidfilm. In der Regel stehen die Membranen des endoplasmatischen Retikulums sowohl in Verbindung mit der Zell- wie auch mit der Kernmembran.

Man unterscheidet 2 Arten:
- das rauhe endoplasmatische Retikulum (= RER) und
- das glatte endoplasmatische Retikulum (= SER; S für engl. „smooth").

Je nach Zelltyp überwiegt eine der beiden Arten. Das **RER** (Abb. 2.4) wird so genannt, weil es auf der dem Zytoplasma zugewandten Membranseite mit kleinen Partikeln besetzt ist. Dies sind die Ribosomen, kleine kugelartige Gebilde, die aus Ribonukleoprotein bestehen und an der Proteinsynthese beteiligt sind.

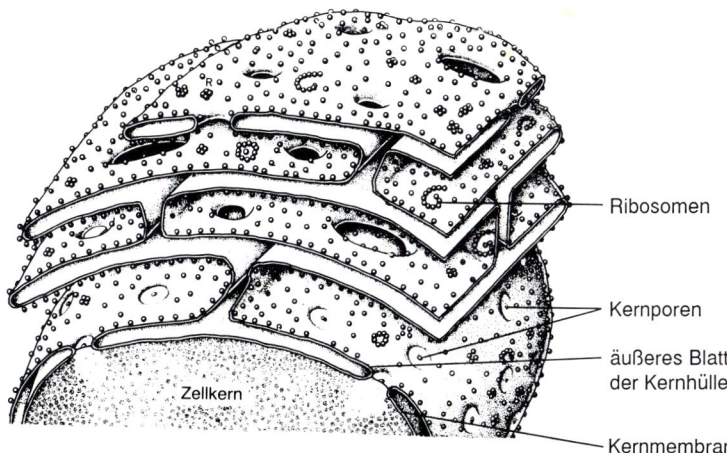

Abb. 2.4. Dreidimensionale Zeichnung des rauhen endoplasmatischen Retikulums (RER). Die Zisternen des RER sidn mit dem perinuklearen Raum der Kernmembran verbunden. Die Ribosomen des RER können einzeln oder in kettenartigen Ansammlungen vorhanden sein. (Aus Krstic 1976)

Dementsprechend kommt das RER auch besonders in Zellen vor, die eine starke Proteinsynthese aufweisen. Dies ist der Fall z. B. in embryonalen Zellen, welche die für den Körperbau benötigten Proteine herstellen, oder in Leberzellen, Pankreaszellen etc.

Das **SER** ist besonders stark ausgeprägt in Zellen, die Lipide und Steroide synthetisieren, z. B. in den Zellen der Nebennierenrinde. Außerdem hat es große Bedeutung beim Abbau von Fremdstoffen und Giften im Körper. So kann durch die Gabe von verschiedenen Pharmaka (z. B. Barbituraten) die Bildung von SER in der Leber sehr stark angeregt werden. Man nennt diesen Vorgang **Induktion** oder auch Enzyminduktion. Es werden nämlich die für den Abbau der betreffenden Substanzen verantwortlichen Enzyme vermehrt gebildet, um auf diese Art schneller Fremdstoffe abbauen zu können. Die für den Abbau von Pharmaka verantwortlichen Enzyme sind z. T. an den Membranen des SER lokalisiert. Durch konstante Einnahme von Medikamenten kann es zu einer Gewöhnung kommen, die z. T. auch darin liegt, daß die Abbaurate durch Enzyminduktion so stark erhöht ist.

Golgi-Apparat

Beim Golgi-Apparat handelt es sich um ein weiteres intrazelluläres Membransystem, mit charakteristischer Form und spezieller Funktion. Der Golgi-Apparat setzt sich aus mehreren einzelnen **Membranfeldern** zusammen, die über die Zelle verstreut sind und als **Diktyosomen** bezeichnet werden (Abb. 2.5).

Je nach Zelltyp kann man in einzelnen Zellen bis zu 30 Diktyosomen antreffen. Das einzelne Diktyosom besteht aus ca. 5 – 10 scheiben- oder schüsselförmigen Membransäckchen, die im Schnittbild wie Doppelmembranen aussehen.

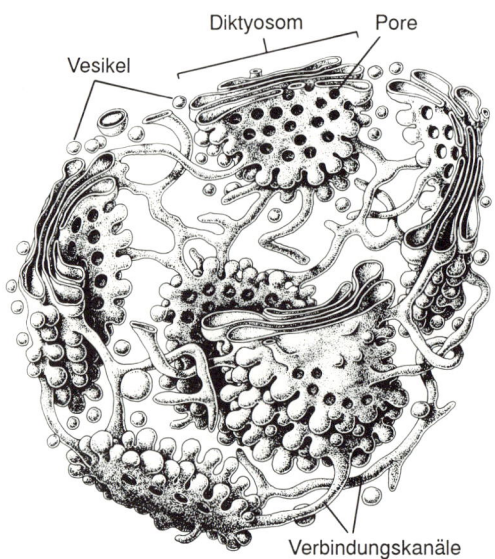

Vesikel   Diktyosom   Pore

Verbindungskanäle

Abb. 2.5. Golgi-Apparat mit 6 einzelnen Diktyosomen, die untereinander in Verbindung stehen. Nicht
ausgezeichnet ist der zentrale Zellkern, um den sich die Diktyosomen gruppieren. (Aus Krstic 1976)

Diese Säckchen liegen in Stapeln beieinander und sind leicht gebogen, so daß
eine konkave und eine konvexe Seite entsteht. An den Enden sind die Säckchen
häufig blasenförmig aufgetrieben, es finden sich dort auch meist größere Bläschen (**Vesikel**), die offensichtlich von den Diktyosomen abgeschnürt worden
sind.

Eine der wichtigsten Aufgaben des Golgi-Apparates ist die **Beteiligung an
der Synthese und Ausscheidung von protein- und kohlenhydrathaltigen Substanzen.** Der Golgi-Apparat ist außerdem an der Bildung der Lysosomen
(s. unten) beteiligt.

In den Diktyosomen werden Proteine mit Polysacchariden verknüpft zu
sog. Glykoproteinen, die in den Vesikeln am Ende der einzelnen Diktyosomen
abgeschnürt werden, um dann aus der Zelle ausgeschleust zu werden. Vereinfachend kann man sagen, daß der Golgi-Apparat das Material, das im RER synthetisiert worden ist, weiterverarbeitet und in eine „exportierbare" Form bringt.

Mitochondrien

Die Mitochondrien sind stäbchenförmige Gebilde, die von einer Doppelmembran umgeben werden. Sie haben eine Größe von ca. $0,2\,\mu m \times 2-5\,\mu m$. Die äußere Membran stellt eine glatte Hülle dar, während die innere Membran in Falten geworfen ist, die quer zur Längsachse verlaufen. Diese Falten sind verantwortlich für einen Großteil der Funktionen der Mitochondrien und können
ebenfalls als Oberflächenvergrößerungen (innere) angesehen werden. Man hat
diese Falten mit dem lateinischen Ausdruck *Crista* (= Kamm) bezeichnet. Die
Innenmembran der Mitochondrien begrenzt 2 Räume, auf der einen Seite das
Innere der Mitochondrien, die Grundsubstanz oder Matrix, auf der anderen

Seite den zwischen Innen- und Außenmembran gelegenen Intermembranraum (Abb. 2.6 und 2.7).

In beiden Räumen laufen entsprechend der Ausstattung mit unterschiedlichen Enzymen, auch verschiedene Stoffwechselprozesse ab. An der Innenmembran und an den Cristae sitzen sog. Elementarpartikel, die im Zusammen-

~ Innere Verg.

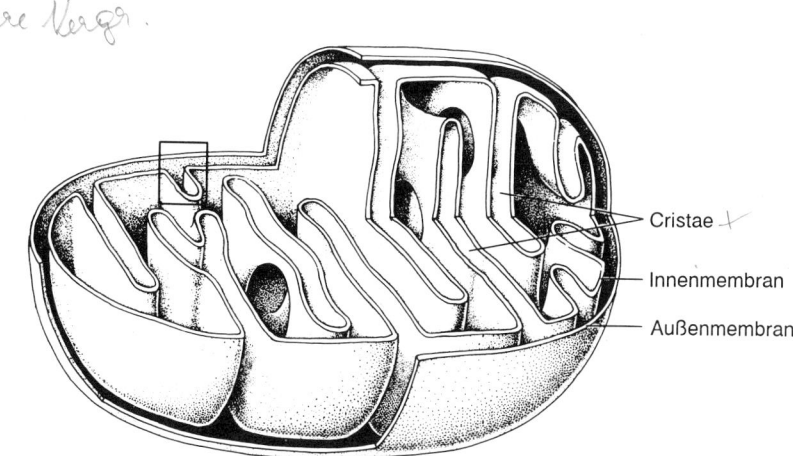

Abb. 2.6. Aufgeschnittenes Mitochondrium mit einer Außen- und einer Innenmembran. Von der Innenmembran stehen die Cristae kammartig ins Innere des Mitochondriums, sie stellen eine innere Oberflächenvergrößerung dar (das *eingezeichnete Rechteck* ist in Abb. 2.7 stärker vergrößert). (Aus Krstic 1976)

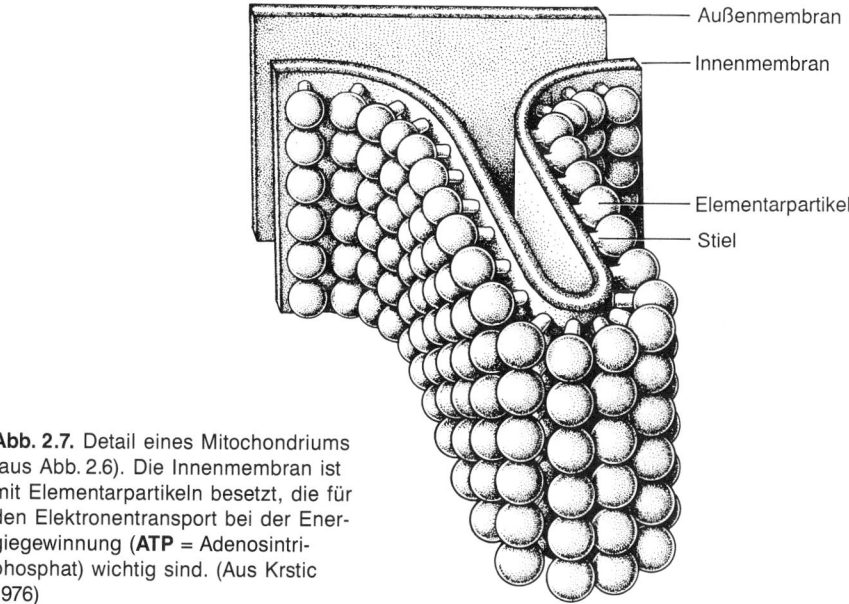

Abb. 2.7. Detail eines Mitochondriums (aus Abb. 2.6). Die Innenmembran ist mit Elementarpartikeln besetzt, die für den Elektronentransport bei der Energiegewinnung (**ATP** = Adenosintriphosphat) wichtig sind. (Aus Krstic 1976)

hang mit der Energiegewinnung stehen. Die Mitochondrien sind die **Energie-lieferanten der Zellen** und damit die Energielieferanten des Körpers. Mit ihren Enzymen können sie eine Vielzahl von lebensnotwendigen Stoffwechselvorgängen durchführen, der wichtigste ist die **Energiegewinnung durch den Aufbau von ATP** (Adenosintriphosphat). An dieser Energiegewinnung sind mehrere Stoffwechselprozesse beteiligt, wie der Elektronentransport, die oxidative Phosphorylierung, der Zitronensäurezyklus etc. Je nach Energiebedarf der einzelnen Zellen ist natürlich auch der Gehalt an Mitochondrien sehr unterschiedlich. In Zellen mit einem hohen Energiebedarf, z. B. Herzmuskelzellen, ist die Mitochondrienzahl sehr hoch. Der Aktivitätszustand der einzelnen Mitochondrien läßt sich u. a. an der Stärke der durch die Cristae gebildeten Oberflächenvergrößerung ablesen.

Lysosomen   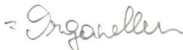 = Organellen

Lysosomen sind $0,25-0,5\ \mu m$ große Partikel, die von einer Membran umgeben sind. Sie enthalten verdauende Enzyme. Ihr Wirkungsoptimum liegt im sauren pH-Bereich. Meist handelt es sich um sog. Hydrolasen. Diese Enzyme spielen eine wichtige Rolle beim Abbau von **zellfremdem** und **zelleigenem** Material:

- Im ersten Fall helfen sie, Material zu verdauen, daß von außen in die Zelle gelangt ist (= Heterophagie).
- Sie bauen aber auch Material ab, das aus der eigenen Zelle stammt und nicht mehr benötigt wird (= Autophagie).

Durch diese intrazelluläre Verdauung werden die einzelnen Bausteine des verdauten Materials frei und stehen für den erneuten Einbau in andere Moleküle wieder zur Verfügung. So werden z. B. aus den Lipiden die Fettsäuren freigesetzt und aus den Proteinen die Aminosäuren etc. (Abb. 2.8).

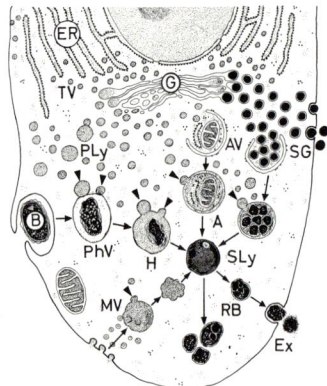

Abb. 2.8. Dieses Schema zeigt die verschiedenen Formen des intrazellulären Abbaus.
ER = endoplasmatisches Retikulum, **G** = Golgi-Apparat, **SG** = Sekretgranulum, **AV** = Autophagievakuole, **H** = Heterophagie, **A** = Autophagie, **B** = Bakterium, **RB** = unverdaubares Restkörperchen, **Ex** = Exozytose (d. h. Ausstoßung aus der Zelle), **MV** = multivesikuläres Körperchen, das durch den Zusammenfluß von vielen kleinen Vesikeln entstanden ist. **PLy** = Lysosomen, die noch nicht am Verdauungsprozeß beteiligt sind, **SLy** = Lysosomen, die bereits am Verdauungsprozeß beteiligt sind. **PhV** = Phagocytosevakuole. (Aus Krstic 1984)

Peroxisomen (Microbodies)

Peroxysomen sind Organellen, die kleinen Lysosomen ähnlich sehen, sie beinhalten jedoch völlig andere Enzyme, die zur Hauptsache dafür verantwortlich sind, H_2O_2, das bei verschiedenen Stoffwechselvorgängen entsteht und ein schweres Gift ist, **sofort in H_2O und O zu spalten**, das dann den Zellen für den weiteren Stoffwechsel wieder zur Verfügung steht.

Wasserstoff peroxyd

Zentriolen und Kinozilien

Zentriolen sind zylinderförmige Gebilde, die von einer homogenen Plasmazone umgeben sind und meist in Kernnähe liegen. Jede Zelle — mit wenigen Ausnahmen — weist ein Zentriolenpaar auf, deren beide Zentriolen im Normalfall T-förmig zueinander liegen (Abb. 2.9). Jedes Zentriol wird aus 9 im Querschnitt kreisförmig angeordneten Gruppen von je 3 **Mikrotubuli** gebildet. Diese Mikrotubuli sind kleine röhrenförmige Gebilde, die auch an anderen Orten der Zelle einzeln vorkommen. Sie bestehen aus Protein, das kontraktile Eigenschaften hat, und dienen der Stabilisierung und der Bewegung von Zellen.

Zentriolen spielen eine wichtige Rolle während der Zellteilung (Mitose+Meiose), bei der sie für die Ordnung und Bewegung der Chromosomen sorgen.

Genau gleich gebaut wie die Zentriolen sind **Basalkörnchen (Kinetosomen)**. Kinetosomen kommen in Zellen vor, die mit Flimmerhaaren besetzt sind. Sie

Zur spaltung der Zelle, wandern an die Pole

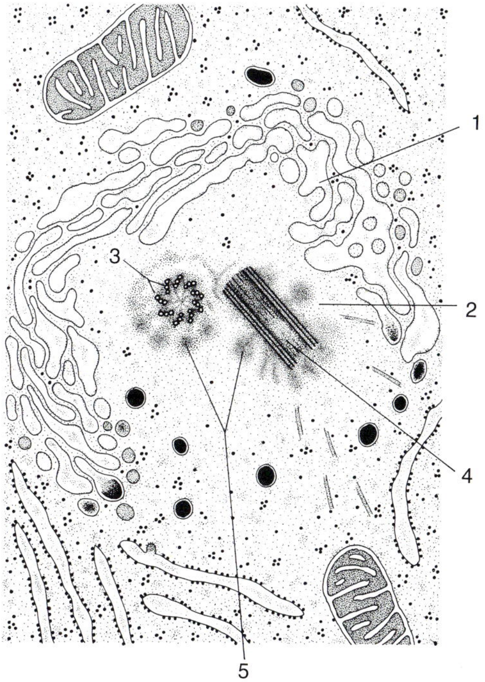

Abb. 2.9. Zentriolenpaar (Diplosom), wie es in den meisten Zellen auch außerhalb der Zellteilungszyklen vorkommt.
1 = Golgi-Apparat,
2 = Zytoplasma,
3 = quergeschnittenes Zentriol, mit der typischen Struktur aus 9×3 Mikrotubuli,
4 = längsgeschnittenes Zentriol,
5 = Kranz von dichtem Material um die Zentriolen, als Satelliten bezeichnet. (Aus Krstic 1976)

sitzen dort normalerweise in einer Reihe direkt unterhalb der Zellmembran an der Basis (deshalb Basalkörnchen) der **Flimmerhaare**, die selber auch als **Kinozilien** bezeichnet werden. Die Kinozilien entspringen von den Basalkörnchen, die noch innerhalb der Zelle liegen, und ragen dann als lange fädige Gebilde über die Zellmembran hinaus. Der herausragende Teil ist der Zilienschaft. Im Zilienschaft befindet sich noch ein zusätzliches zentrales Paar von Mikrotubuli, das der gesamten Struktur ein charakteristisches 9-plus-2-Aussehen (9+2) verleiht (9mal 2 äußere und 2 innere Mikrotubuli). Diese Struktur der Zilien ist im ganzen Tierreich anzutreffen. Die Funktion der Zilien besteht im **Transport von Flüssigkeiten oder Partikel** an der Zelloberfläche. Der eigentliche Flimmerschlag, der diese Funktion ermöglicht, kommt durch Kontraktion der Mikrotubuli zustande. Die Flimmerzellen kommen beim Menschen z. B. im Eileiter oder in der Luftröhre vor.

Zellkern

> Mit Ausnahme der Erythrozyten besitzen alle menschlichen Zellen einen **Zellkern**. Zusammen mit dem Zytoplasma bildet der Zellkern eine Funktionseinheit. Er ist das **Steuerungszentrum des Zellstoffwechsels** und gleichzeitig **Träger der genetischen Information**. Diese Information ist auf den Chromosomen vorhanden, die während der Zellteilung besonders in Erscheinung treten.

Zellkerne sind von einer Hülle umgeben, die sie vom Zytoplasma abtrennt und gleichzeitig dafür sorgt, daß ein Austausch an Material zwischen Zellkern und Zytoplasma stattfinden kann. Die Kernhülle ist eine Doppelmembran. Beide Membranen der Doppelmembran sind nach dem gleichen Prinzip des Membranaufbaus, nämlich jeweils aus einer bimolekularen Lipidschicht mit eingelagerten Proteinen, aufgebaut. Zwischen den Doppelmembranen besteht ein schmaler Spalt, der perinukleare Raum, der an dem Austausch von Material und Information zwischen Zellkern und Zytoplasma beteiligt ist. Die Kernmembran oder Kernhülle ist nicht kontinuierlich, sondern wird von sog. Kernporen durchbrochen, die einen Durchmesser von ca. 60 nm (1 nm [Nanometer] = 0,000 001 mm) haben und meist von einer dünnen Membran (Diaphragma) verschlossen sind. Durch die Kernmembran wird das Kernplasma (Karyoplasma) vom Zytoplasma getrennt. Eine Kommunikation zwischen Karyoplasma und Zytoplasma ist aber durch die Kernporen wie auch durch den perinuklearen Raum möglich. Der perinukleare Raum seinerseits steht wieder mit dem endoplasmatischen Retikulum in Verbindung. Im **Karyoplasma** finden sich neben verschiedenen Einschlüssen, wie sie gelegentlich vorkommen (Lipid, Glykogen, Protein) v. a. **die Chromosomen**, die in ihrer Gesamtheit, wie sie im Ruhekern zu sehen sind, als **Chromatin** bezeichnet werden. Außerdem ist auch im Ruhekern ein **Kernkörperchen (Nukleolus)** vorhanden, das die Aufgabe hat, RNA zu bilden, die für die Proteinsynthese im Zytoplasma benötigt wird. Das Ganze liegt in einer als Kernsaft bezeichneten Flüssigkeit. Dieser

Kernsaft enthält neben den Chromosomen Wasser und **Nukleotide**, die Bausteine der Nukleinsäuren, sowie Enzyme und Zwischenprodukte des Kohlenhydratstoffwechsels.

Chromosomen

Je nach Aktivitätsphase der Zellen kann der Zellkern verschiedene Formen annehmen. Besonders auffällig ist dies, wenn die Zelle sich teilt. Dann laufen im Zellkern charakteristische Veränderungen ab. Es werden Strukturen sichtbar, die man als **Chromosomen** bezeichnet. Dies sind **fädige, hakenförmige Gebilde mit einer Einschnürung** (Zentromer), **von der 2 unterschiedlich lange Chromosomenschenkel abgehen.** Die Länge der Schenkel und das Maß der Abknickung sind für jedes einzelne Chromosom charakteristisch, sie werden für die Klassifizierung der Chromosomen verwendet. Die Anzahl der Chromosomen in einer Zelle, der **Chromosomensatz**, ist artspezifisch und zahlenkonstant, d. h., unterschiedlich Tierarten haben möglicherweise unterschiedliche Chromosomenzahlen, aber für jedes Tier derselben Art ist die Anzahl der Chromosomen in jeder Zelle konstant. So hat z. B. die Maus 40, die Obstfliege 8 und der Mensch 46 Chromosomen. Einen solchen Chromosomensatz nennt man **diploid**. Im Unterschied dazu werden Chromosomensätze in den Geschlechtszellen (Eizellen und Samenfäden), die nur die Hälfte der Chromosomen enthalten (beim Menschen 23) **haploid** genannt. Der diploide Chromosomensatz enthält bei beiden Geschlechtern je 23 Paare von Chromosomen, die einander entsprechen, wovon je 1 Chromosom eines solchen Paares von der Mutter und vom Vater stammt. Man unterscheidet dabei **Autosomen**, von denen 22 Paare vorhanden sind, und **Heterosomen** oder Geschlechtschromosomen, von denen nur 1 Paar vorhanden ist (Abb. 2.10).

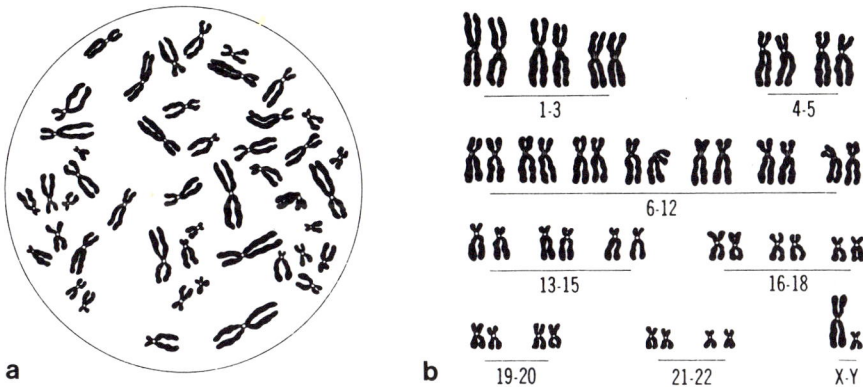

Abb. 2.10 a, b. Darstellung eines menschlichen Chromosomensatzes, wie er während der Metaphase der Mitose in den Zellen vorkommt. **a** unsortiert, **b** sortiert nach Größe der Chromosomen. Jeweils 1 Chromosom der Paare stammt vom Vater und 1 Chromosom von der Mutter. Der Mensch besitzt 22 Autosomenpaare (gleich aussehende) und 1 Heterosomenpaar (X+Y). (Aus Leonhardt 1977)

Das weibliche Geschlecht besitzt 2 gleichartige relativ große Geschlechtschromosomen, die als **X-Chromosomen** bezeichnet werden. Das männliche Geschlecht hat nur 1 solches X-Chromosom, das 2. der Heterosomen ist ein kleineres sog. **Y-Chromosom.** Für die Geschlechtsbestimmung eines befruchteten Eies ist also lediglich der Besitz der entsprechenden Geschlechtschromosomen von Bedeutung. Bei 2 X-Chromosomen wird es ein Mädchen, bei einem X- und einem Y-Chromosom wird es ein Junge.

In der nicht in Teilung befindlichen Zelle sind diese Chromosomen normalerweise nicht sichtbar, da sie in entspiralisierter Form vorliegen. Eine Ausnahme von diesem Zustand bildet in weiblichen Zellen eines der beiden X-Chromosomen, das auch im „Interphasenkern" (nicht in Teilung befindlich) meist

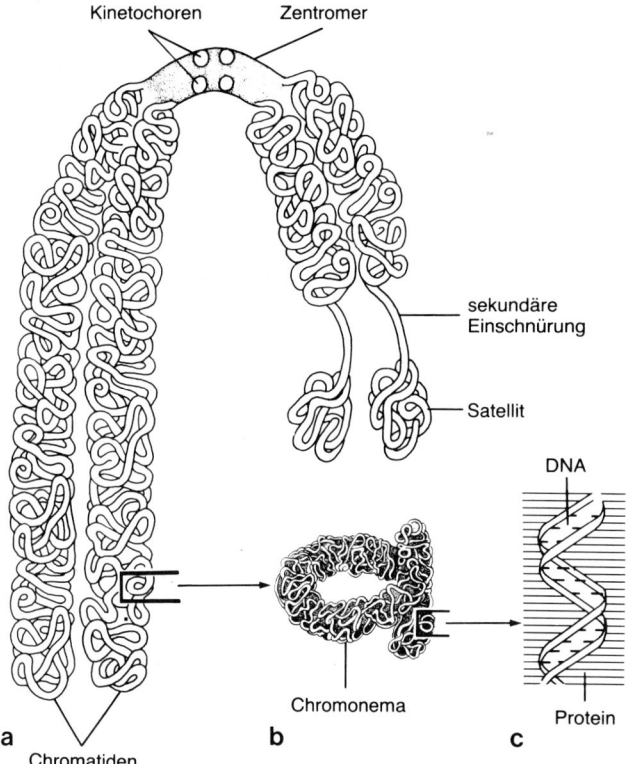

Abb. 2.11 a – c. Chromosom während der Metaphase, in der es maximal spiralisiert in den Zellen vorkommt. Da die DNA zu diesem Zeitpunkt bereits identisch reduziert ist, besteht ein Chromosom aus 2 Chromatiden (**a**), von denen je eine während der Zellteilung auf die Tochterzellen verteilt wird. Die Chromatiden sind in der Region des Zentromers miteinander verbunden. Hier sitzt auch die Anhaftungstelle (Kinetochor) für die Mikrotubuli, die an der Trennung der beiden Chromatiden beteiligt sind. In der Region der sekundären Einschnürung wird der Nukleolus (das Kernkörperchen) gebildet, der für die Produktion der Ribosomen verantwortlich ist. Die nachfolgende Region heißt Satellit. Die Untereinheiten der Chromatiden sind die spiralisierten Chromonemata (**b**), die ihrerseits aus der DNA und Protein bestehen (**c**). (Aus Thews et al. 1989)

mehr oder weniger spiralisiert vorliegt und dann meist innen an der Kernmembran angeheftet ist. Dieses spiralisierte X-Chromosom nennt man nach seinem Entdecker **Barr-Körperchen** (wird auch als Sexchromatin bezeichnet) (Abb. 2.11). In den Granulozyten (weißen Blutkörperchen) wird das 2. weibliche X-Chromosom an den vielgestaltigen Zellkernen trommelschlegelartig nach außen vorgestülpt, was ihm den englichen Namen „drumstick" (Trommelschlegel) eingetragen hat. Das Vorhandensein von spiralisierten X-Chromosomen im Interphasenkern macht man sich zunutze bei der Geschlechtsbestimmung. Blutausstriche und Mundschleimhautausstriche werden heute routinemäßig zur Bestimmung des chromosomalen Geschlechts herangezogen, z. B. bei Sportveranstaltungen. Mit dieser Geschlechtsbestimmung kann ausgeschlossen werden, daß z. B. genetische Männer mit einem weiblichen Äußeren an Frauenwettbewerben teilnehmen.

Innerhalb des Zellkerns ist auch im Interphasenkern häufig noch eine spezielle Struktur sichtbar, der **Nukleolus (Kernkörperchen)**. Der Nukleolus ist verantwortlich für die Synthese der Ribosomen, die im Zytoplasma entweder frei liegen oder an das endoplasmatische Retikulum gebunden sind, das damit zum RER wird. Ribosomen sind die eigentlichen Orte, an denen die Proteinsynthese abläuft, unter Beteiligung von **mRNA** (Messenger-RNA) und **tRNA** (Transfer-RNA).

> Die **Chromosomen** sind die **Träger der Erbinformation**, d. h. der genetischen Information. Sie setzen sich zu einem Teil aus Protein zusammen, zum anderen Teil aus Nukleinsäure. Die Erbinformation ist jedoch nicht auf dem Protein lokalisiert, sondern auf der Desoxyribonukleinsäure (DNA).

Die DNA setzt sich aus Nukleotiden zusammen. Die einzelnen Nukleotide wiederum bauen sich aus je 1 Zuckermolekül (Desoxyribose), 1 Phosphatanteil und 1 Base auf. Durch Phosphat-Zucker-Bindungen werden die einzelnen Nukleotide zu langen unverzweigten Ketten zusammengefügt. Es stehen insgesamt 4 verschiedene Basen zur Verfügung: Adenin, Guanin, Zytosin und Thymin. Je 2 Ketten von Nukleotiden winden sich spiralig umeinander und bilden so eine **Doppelspirale** (Doppelhelix; Abb. 2.12). In dieser Doppelspirale können sich nur bestimmte Basen auf den beiden DNA-Strängen gegenüberliegen, und zwar jeweils Adenin und Thymin sowie Guanin und Zytosin. In der Anordnung der einzelnen Basenpaare innerhalb eines Stranges, d. h. der Reihenfolge, in der sie in sog. Tripletts (Dreiergruppen) erscheinen, ist die genetische Information gespeichert. Dabei wird der Abschnitt des DNA-Moleküls, der in der Lage ist, die Information für ein Protein weiterzugeben, als **Gen** bezeichnet. Jeweils ein **Triplett** (Dreiergruppe von Nukleotiden) ist für den Einbau von einer Aminosäure in ein Protein verantwortlich. Je nach Größe eines Gens ist also ein Protein länger oder kürzer.

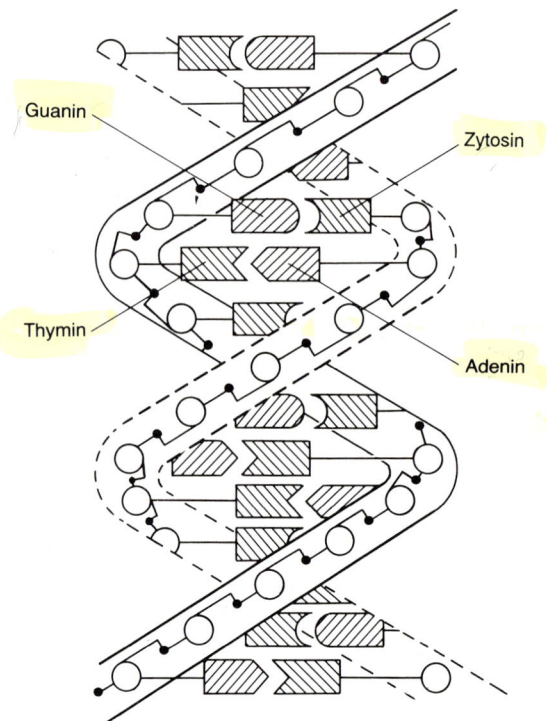

Guanin

Zytosin

Thymin

Adenin

Abb. 2.12. Ausschnitt einer Doppelhelix (Doppelspirale) der DNA. *Die großen runden Kreise* stellen jeweils 1 Zuckermolekül dar. Die durch *Striche* miteinander verbundenen *schwarzen Punkte* sind die Phosphatreste. An den Zuckermolekülen sitzen die Basen Adenin, Guanin, Zytosin oder Thymin. Es können sich jeweils nur Adenin und Thymin sowie Guanin und Zytosin auf den DNA-Einzelsträngen gegenüberstehen. (Aus Thews et al. 1989)

Mutationen

Mutationen sind spontan entstandene, bleibende Veränderungen des Erbgutes, die sowohl Keimzellen als auch Körperzellen betreffen können.

Mutationen innerhalb von Körperzellen sind vielfach verantwortlich für Alterungsprozesse sowie für die Bildung von Tumoren. **Mutationen in Keimzellen** äußern sich bei der Nachkommenschaft entweder als Änderung des Erscheinungsbildes oder − vielfach gekoppelt damit − in einer Änderung der Reaktionsnorm. Dies führt in vielen Fällen zu typischen Krankheitsbildern. Als Ursachen für Mutationen kommen sehr viele Faktoren in Frage, z. B. Pharmaka, Strahlen, Chemikalien etc. Bei den Keimzellen führen sehr viele Mutationen zum Tode der sich entwickelnden Frucht oder des Neugeborenen. Diese Mutationen nennt man **Letalmutationen**. Andere Mutationen stellen keine Behinderung der Lebensfunktion dar, sie können sogar eine Verbesserung der Lebensfähigkeit bedeuten.

Zusammen mit der Selektion sind die Mutationen ein wesentlicher Mechanismus der **Evolution**, d. h. der Entwicklung von niederen in höhere Lebewesen.

- **Numerische Chromosomenmutationen:**
  Änderungen in der Zahl der Chromosomen, z. B. als sog. Trisomien mit pathologischen Auswirkungen. Beispiel: Mongolismus (Trisomie 21 oder Down-Syndrom).

- **Strukturelle Chromosomenmutationen:**
  Abweichungen im Bau der Chromosomen, z. B. durch Brüche der Chromosomen.

- **Genmutationen:**
  Veränderungen des molekularen Aufbaus der DNA.

2.3.3 Zellteilungen

Für sehr viele Lebensabläufe sind Zellteilungen eine wichtige Voraussetzung, z. B. für das Wachstum, die Wundheilung, die Zellmauserung oder die Bildung der Keimzellen. Wir unterscheiden 2 Arten der Zellteilung: die Meiose und die Mitose.

Mitose

Bei der Mitose entstehen 2 identische, erbgleiche Tochterzellen, die jeweils einen **diploiden** (46) **Chromosomensatz** haben. Diese Art der Zellteilung ist die Grundlage eines normalen Wachstums der Gewebe sowie der Regeneration von verletztem Gewebe.

Die Mitose läuft folgendermaßen ab (Abb. 2.13):
Nachdem in der **Interphase** (Phase zwischen 2 mitotischen Teilungen) die DNA im Zellkern an den vorhandenen Chromosomen verdoppelt wurde (ein Vorgang, den man **identische Reduplikation** nennt), tritt die Zelle in die **Prophase** ein. In dieser Phase werden die Chromosomen im Kern sichtbar. Sie verkürzen und spiralisieren sich, es tritt ein Längsspalt in ihnen auf. Dadurch werden die Chromatiden sichtbar, die ihrerseits durch das Chromonema gebildet wird. Die beiden Zentriolen rücken auseinander, das Kernkörperchen (Nukleolus) verschwindet, der Golgi-Apparat löst sich auf, und gegen das Ende der Prophase wird auch die Kernmembran aufgelöst. Die Zentriolen wandern an die entgegengesetzten Zellpole, und zwischen den beiden Zentriolen bilden sich Mikrotubuli aus. Unter der Wirkung dieser Mikrotubuli werden die Chromosomen im Zentrum der Zelle in einer Ebene angeordnet. Dieses Stadium nennt man **Metaphase**. Die Mikrotubuli bilden eine spindelförmige Struktur, und verschiedene Mikrotubuli heften sich an die Einschnürung der Chromosomen. Die nächste Phase, die **Anaphase**, beginnt mit der Spaltung der Chromosomen in der Zentromerregion (Einschnürungszone). Danach bewegen sich die Chromosomenhälften, die Chromatiden (die ja durch die identische Reduplikation auch vollständige Chromosomen sind), auf die beiden Zentriolen zu. Dies ge-

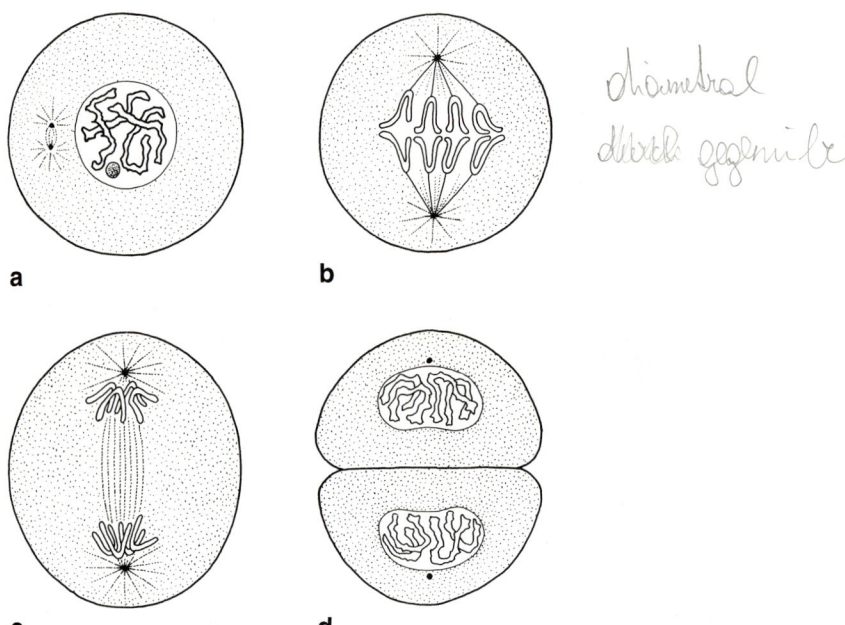

a   b

diametral
direkt gegenüber

c   d

Abb. 2.13 a–d. Phasen der Mitose. **a** Prophase: Die DNA fängt an, sich zu spiralisieren, und wird sichtbar. **b** Metaphase: Die homologen Chromosomen paaren sich in der Zellmitte (Äquatorialebene). **c** Anaphase: Die Chromosomen sind unter der Wirkung der von den Zentriolen ausgehenden Mikrotubuli an die beiden Zellpole gewandert. **d** Telophase: Die Kernmembran hat sich wieder um die Chromosomen gebildet, die sich zu entspiralisieren beginnen; es sind 2 Tochterzellen entstanden. (Aus Schiebler u. Schmidt 1987)

schieht offensichtlich mit der Hilfe der Mikrotubuli. Wenn die Chromosomen sich um die Zentriolen gruppiert haben, beginnt die **Telophase**. Während der Telophase entspiralisieren sich die Chromosomen, es entsteht ein Nukleolus, und um die beiden Chromosomensätze bildet sich die Kernmembran wieder aus. Schließlich schnürt sich die Zelle zwischen den beiden Kernen ein und teilt sich. Damit sind 2 identische Tochterzellen entstanden.

Die Phasen der Mitose sind also:

- Prophase,
- Metaphase,
- Anaphase,
- Telophase.

Meiose   *aus Mitose 2 Zell*

Die andere Art der Zellteilung, die **Meiose**, verläuft komplizierter. Ihr Ziel ist es, männliche und weibliche Geschlechtszellen (**Gameten**) für den Befruch-

1. Reifeteilung   46 Chromosome
2 Reifet.   23 Chromosome   4 Zelle

tungsvorgang bereitzustellen. Bei der Befruchtung wird das männliche und das weibliche Erbgut miteinander vermischt. Damit es nun nicht bei jeder Befruchtung von Generation zu Generation zu einer Verdoppelung der Chromosomenzahl kommt, hat die Natur zu einem Trick gegriffen. Die Anzahl der Chromosomen wird in Geschlechtszellen durch die Meiose auf die Hälfte reduziert, d.h., von jedem Chromosomenpaar wird nur ein Chromosom mit in die einzelne Geschlechtszelle übernommen, so daß ein **haploider Chromosomensatz** vorliegt. Durch den Befruchtungsvorgang wird dann wieder ein diploider Chromsomensatz erreicht.

Damit sowohl Mitose als auch Meiose ablaufen können, muß das Erbmaterial, die Chromosomen, vor der Zellteilung zuerst verdoppelt werden. Dies geschieht durch die **Reduplikation**, bei der eine **exakte Kopie des ursprünglichen Chromosoms** entsteht, damit bei der Verteilung auf die Tochterzellen gewährleistet ist, daß jede Zelle einen identischen Chromosomensatz bekommt.

Der wesentliche **Unterschied** zwischen Mitose und Meiose besteht darin, daß

- bei der Meiose am Schluß 4 identische Zellen mit einem haploiden Chromosomensatz vorliegen,
- aus der Mitose jedoch nur 2 identische Zellen mit einem diploiden Chromosomensatz hervorgehen.

2.3.4 Proteinsynthese   *Funktions u. Strukturproteine*

Für sehr viele Aufgaben der Zelle muß Protein hergestellt werden. Je nach Art des Proteins unterscheidet man Funktionsproteine, Strukturproteine und Exportproteine.

- **Funktionsproteine:**
  Hierbei handelt es sich v.a. um Enzyme, die zur Regelung der meisten zellulären Stoffwechselprozesse benötigt werden.

- **Exportproteine:**
  Das sind Proteine, die von den Zellen **sezerniert**, also an den Interzellulärraum **abgegeben** werden. Dies sind z.B. die Plasmaproteine (Bluteiweiß wie das Albumin), die in der Leber hergestellt werden. In die gleiche Kategorie gehören die Vorstufen für Bindegewebsfibrillen.

- **Strukturproteine:**
  Das sind Proteine, die für den Aufbau der Zelle und ihre Bestandteile benötigt werden.

Die Biosynthese all dieser Proteine wird durch Gene auf den Chromosomen programmiert, wobei die Reihenfolge (**Sequenz**) der DNA-Moleküle verantwortlich ist für die Reihenfolge der Aminosäuren in den Proteinen. Durch die

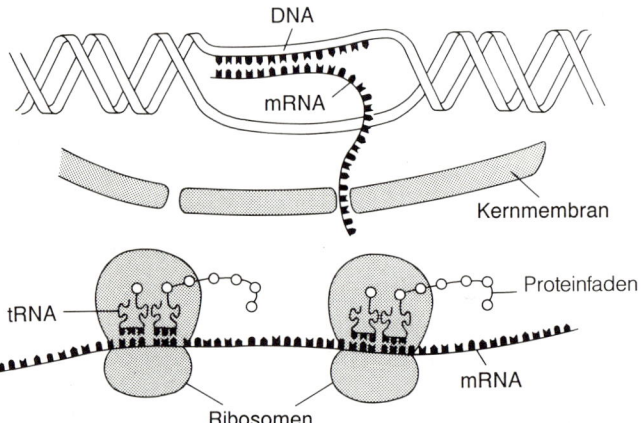

Abb. 2.14. Im Zellkern wird an einem entspiralisierten DNA-Strang mRNA (Messenger-RNA) gebildet. Dabei wird die Information der DNA auf die mRNA übertragen (Transkription). Im Zytoplasma werden durch tRNA (Transfer-RNA) einzelne Aminosäuren an die dafür vorgesehenen Orte der Ribosomen transportiert und durch Peptidbindung in der Reihenfolge, die durch Dreiergruppen von Basen (Tripletts) bestimmt ist (Translation), aneinandergeknüpft. Daraus entsteht ein Protein (relative Molekülmasse über 10000) oder eine Peptid (relative Molekülmasse unter 10000). (Aus Thews et al. 1989)

Reihenfolge der Aminosäuren und ihre Anzahl wird die Funktion der Proteine bestimmt: Enzymfunktion, Hormonfunktion etc. Der eigentliche Ort der Proteinsynthese ist das endoplasmatische Retikulum mit seinen Ribosomen. An diesen Ribosomen wird Protein aus den einzelnen Aminosäuren zusammengesetzt, entsprechend der Information, die von den Genen aus dem Zellkern kommt. Die auf den Chromosomen vorhandene genetische Information wird im Zellkern in einem Vorgang, der als **Transkription** bezeichnet wird, auf Messenger-RNA (mRNA) übertragen. Diese mRNA wird an den Ribosomen abgelesen; hier wird mit Hilfe einer Transfer-RNA (tRNA), die für jede Aminosäure spezifisch ist, eine Aminosäure in das neu synthetisierte Protein eingebaut. Dieser Vorgang wird **Translation** genannt. Für die Proteinsynthese sind also 2 Vorgänge von Bedeutung (Abb. 2.14):

- Transkription (im Zellkern), *wie sie von einen zum Andern kommer*
- Translation (an den Ribosomen). *durch MRRA*

Durch die Vielzahl der Lebensvorgänge und Stoffwechselprozesse, an denen Proteine beteiligt sind, ist die Proteinsynthese ein absolut lebensnotwendiger Vorgang. Die Bedeutung der Proteinsynthese wird v. a. dann deutlich, wenn sie durch Stoffwechselgifte gehemmt ist. Dies hat teilweise lebensbedrohende Folgen, wie z. B. beim Gift des grünen Knollenblätterpilzes. Es kann aber auch lebensrettende Auswirkung haben wie bei den Antibiotika, die in der Lage sind, die Proteinsynthese bei den Bakterien zu hemmen und sie damit an der Vermehrung zu hindern.

2.3.5 Begriffe der Genetik

Genotypus, genaue Aufschlüsselung von Vater + Mutter

Bei der Befruchtung einer Eizelle durch einen Samenfaden treffen die 23 mütterlichen mit den 23 väterlichen Chromosomen zusammen, so daß aus den beiden haploiden Chromosomensätzen wieder ein diploider Chromosomensatz wird. Die befruchtete Eizelle wird auch als **Zygote** bezeichnet. Die auf den 46 Chromosomen vorhandenen Gene sind für die Ausbildung sämtlicher morphologische wie auch physiologischer und biochemischer Merkmale des Individuums verantwortlich. Gene, die auf den mütterlichen und väterlichen Chromosomen am gleichen Ort liegen, werden als **Allele** bezeichnet. Wenn die mütterlichen mit den väterlichen Allelen in bezug auf 1 Merkmal übereinstimmen, so nennt man das „**homozygot**". Wenn die beiden Allele nicht übereinstimmen, dann bezeichnet man das als „**heterozygot**". Bei heterozygoten Genen, d. h. wenn die beiden Allele unterschiedliche Merkmale bewirken würden, hängt das entstehende Merkmal (**Phänotyp**) von der „Stärke" der beiden Gene ab. Sind beide Allele gleich stark, dann kommt es zu einem intermediären Merkmal: Die beiden Allele werden dann als **rezessiv** bezeichnet. Auf Pflanzen bezogen würde das bedeuten, daß bei einer Kreuzung zwischen weißen und roten Blumen eine rosa Blume daraus entstehen würde. Anders sieht das aus, wenn ein Gen **dominant** ist, d. h. stärker als das andere. Dann kommt es zur Ausbildung des dominanten Merkmales.

Die aus einer Kreuzung entstehende Generation wird als **Filialgeneration** oder Tochtergeneration bezeichnet, meist abgekürzt als F_1, F_2, F_3 etc. (= 1. Tochtergeneration, 2. Tochtergeneration, 3. Tochtergeneration). Dementsprechend wird die Elterngeneration als **Parentalgeneration** (= P) bezeichnet.

Wenn die Gameten (Keimzellen) sich in 1 Merkmal unterscheiden, bezeichnet man die Kreuzung als **monohybrid**. Bei 2 unterschiedlichen Merkmalen handelt es sich um eine **dihybride**, bei 3 um eine **trihybride** und bei mehr als 3 unterschiedlichen Merkmalen um eine **polyhybride Kreuzung**. Die entsprechenden Merkmale werden in der genetischen Schreibweise bei dominantem Verhalten mit einem großen Buchstaben, bei rezessivem Verhalten mit einem kleinen Buchstaben bezeichnet (Abb. 2.15).

2.3.6 Paraplasma

Neben den oben erwähnten Organellen, die alle eine eigenständige Funktion besitzen und an den Stoffwechselvorgängen oder Lebensäußerungen der Zellen aktiv beteiligt sind, existieren in den Zellen häufig noch **Einlagerungen,** die man als Zytoplasmaeinschlüsse oder auch als **Paraplasma** bezeichnet. Das Paraplasma dient der Speicherung von Reservestoffen oder der Ablagerung von Stoffwechselendprodukten, die weder ausgestoßen noch weiter verwertet werden können (Abb. 2.16). Solche Stoffe sind:

- Glykogen,
- Lipide,

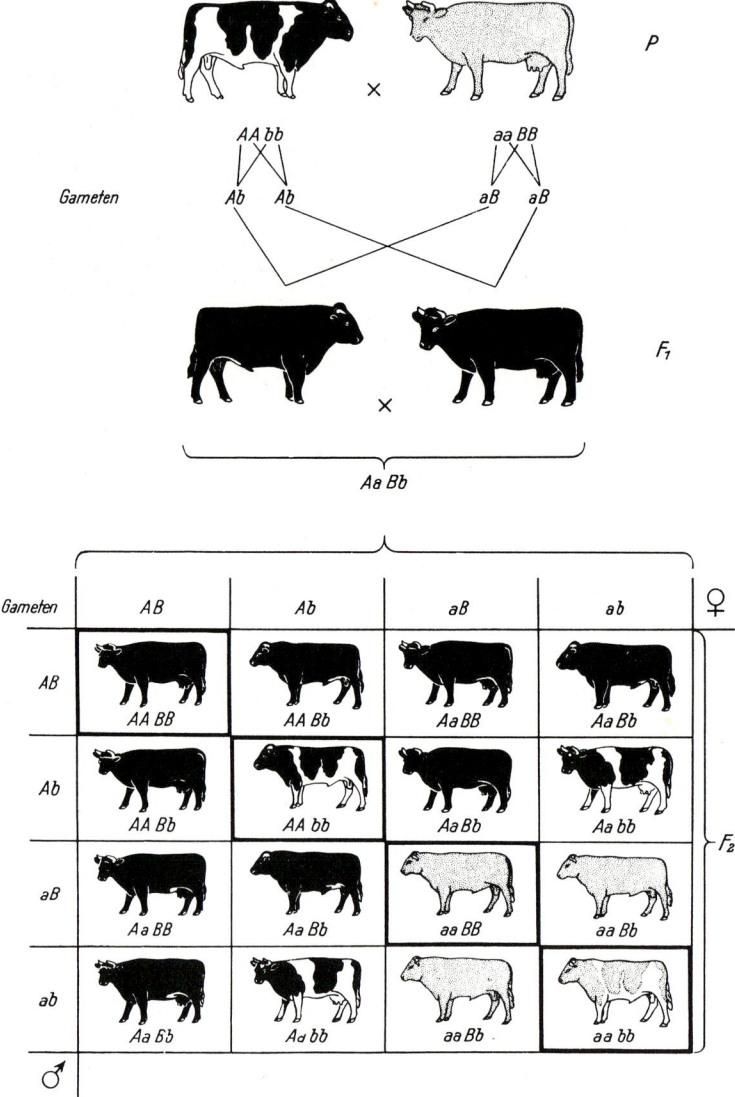

Abb. 2.15. Erbgang bei einer dihydriben Kreuzung (Kreuzung mit 2 Merkmalen) in der Parentalgeneration (**P**). Die unterschiedlichen Merkmale sind: „gefleckt schwarz" und „einfarbig rot"; schwarz dominiert über rot und einfarbig über gefleckt; die dazugehörigen dominanten Merkmale sind mit Großbuchstaben gekennzeichnet. Die rezessiven Merkmale sind mit Kleinbuchstaben gekennzeichnet. In der 1. Generation (Filialgeneration 1 = F_1) wird das deutlich, indem alle Tiere schwarz/einfarbig sind. Obwohl der Phänotyp (die äußere Erscheinung) aufgrund des dominanten Erbganges gleich aussieht, spalten die Tiere aufgrund des nicht rein vererbenden Genotyps in der F_2-Generation (Filialgeneration 2) von reinerbig „schwarz/einfarbig" über diverse nicht reinerbige zu reinerbig „gefleckt/rot" auf. Lediglich die Tiere in der Diagonalen von links oben nach rechts unten (*stärker umrahmt*) sind reinerbig und würden bei einer Paarung mit gleichem Genotyp auch zu entsprechendem Phänotyp wie die Parentalgeneration führen. (Aus Kühn 1969)

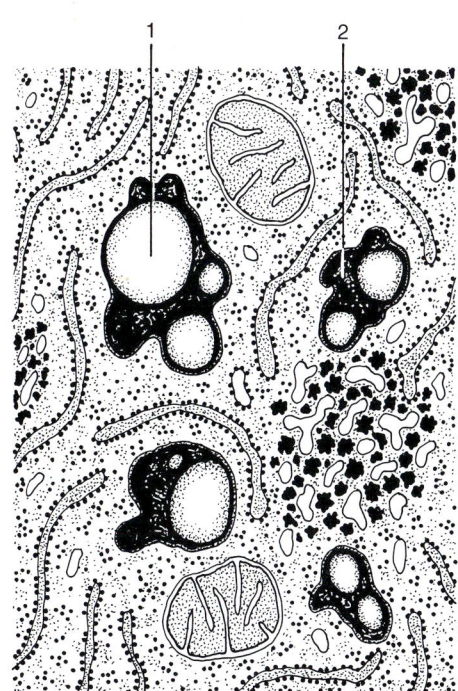

Abb. 2.16. Ausschnitt einer Leberzelle mit paraplasmatischen Einschlüssen. **1+2** = Lipofuszingranula, zwischen den Lipofuszingranula sind Glykogengranula vorhanden. (Aus Krstic 1976)

- Speicherproteine,
- Pigmente. ~~Farbstoff~~

Glykogen

Glykogen ist die Speicherform der **Glukose**. Durch Bildung sehr großer Molekülverbände entsteht Glykogen, das eine relative Molekülmasse von bis über 1 Mio. aufweisen kann. Glykogen ist in Form von dunklen Granula in den Zellen vorhanden und kann in größeren Ansammlungen, wie in der Leber, dem Vaginalepithel etc. auch lichtmikroskopisch nachgewiesen werden. Bei Bedarf wird Glukose aus dem Glykogen herausgelöst und steht dann für die Stoffwechselvorgänge der Zelle zur Verfügung. Glukose ist einer der wichtigsten Energielieferanten der Zelle. Durch entsprechende Vorgänge kann unter Verbrennung (Oxidation) von Glukose ATP (Adenosintriphosphat) gebildet werden.

Lipide

Überschüssige mit der Nahrung aufgenommene Kalorien können in Form von Fetttropfen in den Zellen abgelagert werden. Einige Zellarten sind dafür spezialisiert, z. B. die Fettzellen, andere können bei einem Überangebot an Lipiden diese ebenfalls einlagern. Aber auch Kohlenhydrate können in Lipide umgewandelt und dann gespeichert werden. Der umgekehrte Weg vom Lipid zum Kohlenhydrat ist leider nicht möglich.

Speicherproteine

In einigen Zellen können auch Proteine in kristallierter Form eingelagert werden, bis sie benötigt und dann abgebaut werden. Dies ist zum Beispiel der Fall in der Nebenniere.

Pigmente

Pigmente können von den Zellen selber gebildet werden (endogene Pigmente) oder von außen in den Körper gelangen (exogene Pigmente).

Bei den **endogenen Pigmenten** handelt es sich z. T. um Stoffwechselendprodukte, die dann z. B. in Form von Lipofuszin-Granula in den Zellen eingelagert werden und dort im Laufe des Lebens angereichert werden können, z. B. die Lipofuszin-Granula im Herzmuskel oder in der Nebennierenrinde.

Zu einer weiteren Gruppe endogener Pigmente gehört z. B. das Melanin, das aus der Aminosäure Tyrosin gebildet wird. Es hat die Aufgabe der Farbgebung, z. B. in den Haaren, der Iris oder der Haut (bei der Sonnenbräunung, die einen Schutzmechanismus darstellt).

Exogene Pigmente gelangen meist über die Lunge in den Körper und können dann in Lymphknoten abgelagert werden. Sie stammen aus der Umgebungsluft oder dem Tabakrauch, können aber auch durch Arbeitsprozesse (Bergbau, Asbestindustrie etc.) in die Atemluft gelangen.

2.4 Zusammenfassung Zytologie

▶ **Wichtige Methoden der Zytologie und Histologie**
Gewebekultur, Lichtmikroskopie, Elektronenmikroskopie.

▶ **Zellbestandteile und Zellvorgänge der Zellmembran:**
- **Aufbau:** Die Zellmembran besteht aus bimolekularem Lipidfilm mit einseitigen oder durchgehenden Membranproteinen, die mosaikartig eingebaut sind und auf der Außenseite mit Kohlenhydraten besetzt sein können (Glycocalix). Die Festigkeit der Membranen wird durch die Polarität der Lipidmoleküle, mit hydrophobem und hydrophilem Ende, gegeben.

- **Membrantransport:** Passive Diffusion (lediglich vom Konzentrationsgradienten abhängig).

Erleichterte Diffusion (erfordert Anwesenheit eines Überträgerstoffes). Aktiver Transport (unabhängig vom Konzentrationsgradienten, benötigt Energie).
Bläschentransport (Pinozytose+Phagozytose = Endozytose, Exozytose).

● **Membranfunktionen:** Transport, Aufbau des Membranpotentials, Sitz der Rezeptoren, Erkennung von Fremd und Eigen (Blutgruppen, Abstoßungsreaktion).

● **Zellkontakte:** Desmosomen (mechanisch); „tight junctions" (Abdichtung des Interzellularraumes); „gap junctions" (Kommunikation zwischen den Zellen).

Zellorganellen:
Endoplasmatisches Retikulum (ER), RER für die Proteinsynthese, SER für die Bildung von Steroiden und für die Entgiftung, z. B. Abbau von Barbituraten.

● **Ribosomen:** der eigentliche Ort der Proteinsynthese (benötigt mRNA und tRNA).

● **Golgi-Apparat:** besteht aus Diktyosomen.
Ist an der Verarbeitung von Proteinen beteiligt (erzeugt u. a. exportierbare Form).
Bildet Lysosomen.

● **Mitochondrien:** Besitzen Doppelmembran, die innere Membran bildet Cristae, an denen die Energieproduktion abläuft, hier wird ATP (Adenosintriphosphat) gebildet.

● **Lysosomen:** Intrazelluläre Verdauung von zelleigenem Material in Form von Autophagie und von zellfremdem Material in Form von Heterophagie.

● **Peroxisomen:** Abbau von H_2O_2 in H_2O und O.

● **Zentriolen:** Organisieren und ordnen die Chromosomen während der Zellteilung.

● **Kinetosomen:** Strukturen, die den Zentriolen ähnlich sind. Aus ihnen wachsen an der Zellmembran die Zilien (Flimmerhaare).

● **Zellkern:** Der Zellkern ist begrenzt von einer doppelten Kernmembran, die einen perinuklearen Raum umgibt. Die Poren der Kernmembran ermöglichen den Stoffaustausch mit dem Zytoplasma. Im Zellkern liegt das Chromatin, das bei Zellteilung zu den Chromosomen spiralisiert. Das Kernkörperchen (Nukleolus) bildet RNA.

● **Chromosomen:** Der diploide menschliche Chromosomensatz besteht aus 23 mütterlichen und 23 väterlichen Chromosomen (= 22 Autosomenpaare und 1 Heterosomenpaar). Die Heterosomen sind geschlechtsbestimmend.

Die Chromosomen bestehen aus Protein und DNA. Die DNA ist aus Nukleotiden aufgebaut, die ihrerseits aus 1 Base (Thymin, Adenin, Zytosin, Guanin), 1 Zucker- und 1 Phosphatmolekül bestehen. Die genetische Information liegt in der Sequenz der Nukleotide, die jeweils als Triplett verantwortlich sind für den Einbau einer Aminosäure in ein Protein. Mit der Transkription wird die DNA-Information auf die mRNA übertragen, und mit der Translation werden die Aminosäuren am Ribosom ins Protein eingebaut.

▶ **Mutationen:**
Sie verändern die genetische Information. Wir unterscheiden: numerische Chromosomenmutation, strukturelle Chromosomenmutation und Genmutation.

▶ **Zellteilung:**
Meiose resultiert in haploiden Geschlechtszellen. Mitose resultiert in diploiden Körperzellen. Die Phasen der Zellteilung sind: Prophase, Metaphase, Anaphase, Telophase.

▶ **Proteinsynthese:**
Die Zellen produzieren Funktionsproteine (z. B. Enzyme), Strukturproteine (z. B. Membranproteine) und Exportproteine (z. B. Albumin).

▶ **Begriffe der Genetik:**
Die diploide Zygote entsteht aus der Verschmelzung der haploiden mütterlichen und väterlichen Keimzellen. Bei Übereinstimmung der homologen Gene (Allele) herrscht Homozygotie, sonst Heterozygotie. Bei heterozygoten Allelen hängt die Ausbildung eines Merkmales von der „Stärke" der Allele ab. Bei gleichstarken Allelen resultiert ein intermediäres Merkmal. Ist ein Allel stärker, dann wird es als dominant bezeichnet. Kreuzungen zwischen Individuen der Parentalgeneration mit unterschiedlichen Merkmalen resultieren in mono-, di-, tri- und polyhybriden Filialgenerationen.
Das äußere Erscheinungsbild wird als Phänotypus, die genetische Konstitution als Genotypus bezeichnet.

▶ **Paraplasma:**
Die in die Zellen eingelagerten Stoffe werden als Zytoplasmaeinschlüsse oder Paraplasma bezeichnet. Dazu rechnet man das Glykogen, die Lipidtropfen, Speicherprotein und Pigmente. Pigmente werden in endogene (körpereigene) und exogene (von außen stammende) unterteilt.

3 Histologie

3.1 Überblick über die Gewebearten

3.1.1 Definitionen

Als **Gewebe** bezeichnet man **Verbände von gleichartigen Zellen,** die gemeinsame Aufgaben zu erfüllen haben. Nach morphologischen und funktionellen Gesichtspunkten unterscheidet man folgende 4 große Gruppen von Geweben, von denen jede aber wieder weiter unterteilt werden kann.

- **Epithelgewebe:** Verband eng aneinanderliegender Zellen, welche die inneren und äußeren Oberflächen des Körpers bilden. Dadurch wird dem Körper Schutz geboten, aber auch die Verbindung mit der Umwelt durch Sekretion, Resorption ermöglicht. Außerdem werden in speziellen Sinnesepithelien Sinneseindrücke wahrgenommen.

- **Muskelgewebe:** Zusammenschluß von Zellen, denen als gemeinsame Eigenschaft der Besitz von kontraktilen Filamenten eigen ist.

- **Nervengewebe:** Gewebe, das sich besonders durch seine Eigenschaft der Reizaufnahme, der Erregungsleitung sowie der Erregungsverarbeitung auszeichnet.

- **Binde- und Stützgewebe:** Dies ist eine sehr heterogene Gruppe von verschiedenen Geweben, deren Zellen v. a. mechanische Aufgaben ausüben. Aus dem Bindegewebe gehen u. a. die Bestandteile des passiven Bewegungsapparates hervor (z. B. Sehnen, Bänder etc.). Zum Bindegewebe im weiteren Sinne werden auch die Zellen des Abwehrsystems gerechnet.

Die einzelnen Organe des menschlichen Körpers setzten sich in der Regel aus mehr als einer einzigen Gewebeart zusammen. Dabei werden diejenigen Zellen, welche die organspezifischen Funktionen ausführen, als **Parenchym** bezeichnet. Demgegenüber bezeichnet man Zellen, die im Organ nur eine Stütz- oder Ernährungsfunktion ausüben, als **Stroma**. Somit setzen sich also die Organe aus Parenchym und Stroma zusammen.

3.1.2 Differenzierung

Das befruchtete Ei ist noch in der Lage, sämtliche Gewebearten aus sich hervorgehen zu lassen, d. h., es kann noch die gesamte genetische Information der Chromosomen verwirklichen. Je weiter die Entwicklung fortschreitet, desto weniger können jedoch die einzelnen Zellarten von der vorhandenen genetischen Information umsetzen. Zellen einer Gewebeart können sich nicht mehr in Zellen einer anderen Gewebeart umwandeln. Sie sind bereits determiniert. Konkret heißt das, daß aus embryonalen Zellen wohl die einzelnen Gewebearten differenzieren können, sich aus Muskelzellen jedoch keine Nervenzellen mehr bilden können oder umgekehrt. Beide sind dazu bereits zu stark differenziert.

3.1.3 Entwicklung der Keimblätter

Die Entwicklung der einzelnen Gewebearten beginnt im Prinzip mit der Befruchtung. Durch die Befruchtung entsteht aus der Eizelle und dem Samenfaden eine Zygote. Durch mitotische Teilungen entstehen aus der Zygote die **Blastomeren**, d. h. die Furchungszellen, die vorläufig nicht wachsen, sondern mit jedem weiteren Teilungsschritt kleiner werden. Durch mehrere solcher Teilungen erhält der wachsende Keim schließlich das Aussehen einer Maulbeere und wird deshalb **Morula** genannt. Aus den im Innern dieser Morula liegenden Zellen entsteht der **Embryoblast**, aus dem sich der **Embryo** entwickelt.

Die äußere Schicht von Zellen bildet den **Trophoblasten**, der eine Verbindung mit dem mütterlichen Gewebe in der Gebärmutterschleimhaut eingeht und mit diesem zusammen die **Plazenta** bildet. Die Zellen des Embryoblasten bilden während der weiteren Entwicklung 2 Schichten, die als inneres und äußeres Keimblatt (**Entoderm** und **Ektoderm**) bezeichnet werden. Beide Keimblätter zusammen ergeben die 2blättrige Keimscheibe, die ungefähr 7 Tage nach der Befruchtung ausgebildet ist. Durch komplizierte Entwicklungsvorgänge, die während der 3. Entwicklungswoche ablaufen, verlagern sich Ektodermzellen zwischen die beiden Keimblätter und bilden so ein 3. Keimblatt, das mittlere Keimblatt oder **Mesoderm**. Damit sind um den 18. Entwicklungstag die 3 Keimblätter (Entoderm, Mesoderm und Ektoderm) vorhanden, aus denen sich dann die Gewebe und Organe des Körpers differenzieren (Abb. 3.1), und zwar:

- **Ektoderm:** Zentrales Nervensystem (ZNS), peripheres Nervensystem (PNS), Sinnesepithelien von Nase, Auge, Ohr, die Haut mit ihren Anhangsgebilden wie Haare, Brustdrüse etc.

- **Mesoderm:** Die Bestandteile des Skeletts, die Muskeln, das Bindegewebe, Blut und Lymphe mit ihren Gefäßen, das Herz, die Nieren, die Keimdrüsen, die Nebennieren, die Milz.

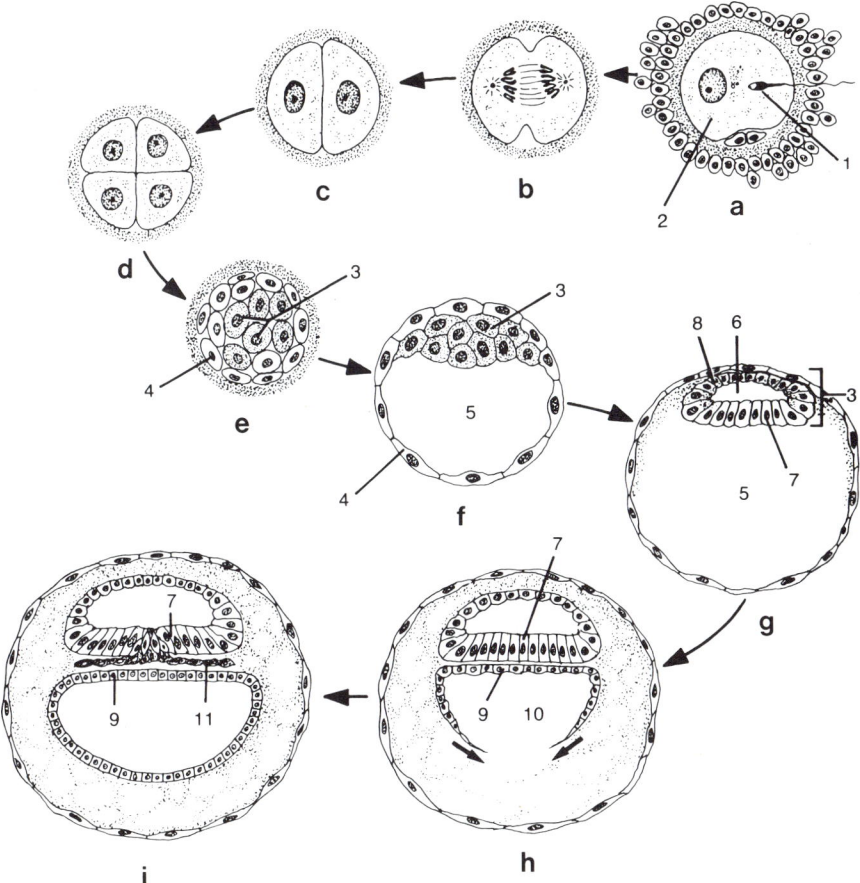

Abb. 3.1 a–i. Stadien der Entwicklung von der befruchteten Eizelle (Zygote) zur 3blättrigen Keimscheibe.
a Befruchtete Eizelle (**1** = Spermium, **2** = Eizelle),
b erste Mitose der Zygote,
c Zweizellstadium,
d Vierzellstadium,
e Morula (**3** = Embryoblast, **4** = Trophoblast),
f Blastozyste (**5** = Blastozystenhöhle)
g Bildung des Ektoderms (**6** = Amnionhöhle, **7** = Ektoderm, **8** = Amnionepithel),
h Bildung des Entoderms und des Dottersacks (**9** = Entoderm, **10** = Dottersack)
i 3blättrige Keimscheibe (**11** = Mesoderm)
Damit sind bei Abb. 3.1 i Ektoderm (**7**) Mesoderm (**11**) und Entoderm (**9**) vorhanden

● **Entoderm:** Der Magen-Darm-Trakt, die epitheliale Auskleidung des Atmungsapparates, das Parenchym der Leber, Thymus, Schilddrüse, Nebenschilddrüse sowie epitheliale Auskleidung von Harnblase und Harnröhre.

3.2 Epithelgewebe

Die Epithelien des Körpers lassen sich entsprechend ihrer Funktion in 3 Gruppen unterteilen:

- Oberflächenepithel,
- Drüsenepithel,
- Sinnesepithel.

3.2.1 Oberflächenepithel

Bei diesem Epithel handelt es sich um geschlossene Zellverbände, die innere (z. B. Darm) oder äußere (Haut) Oberflächen bilden. Sie sitzen in jedem Fall auf einer Basallamina. Als **Basallamina** bezeichnet man eine Schicht von extrazellulärem Material, das vielfach aus Glukosaminoglykanen und Proteoglykanen besteht. Wenn diese Schicht noch durch Kollagenfasern verstärkt ist, so daß sie bereits lichtmikroskopisch sichtbar ist, bezeichnet man sie als **Basalmembran.** Die Basallamina ist homogen und hat eine Stärke von 0,5 bis 1,5 μm. Auf der einen Seite hat sie stabilisierende Funktion, auf der anderen Seite wirkt sie als Filter.

Die Oberflächenepithelien werden nach der Form der Zellen, die sie bilden, sowie nach der Schichten- bzw. Reihenbildung der Zellen benannt (Abb. 3.2):

- Als auffälligstes Merkmal der Epithelien dient v. a. die **Zahl der Zellagen** zu seiner Charakterisierung. So unterscheidet man einschichtiges von mehrschichtigem Epithel. Das mehrschichtige Epithel besteht in der Regel aus vielen Zellagen, von denen nur die unterste in Kontakt mit der Basalmembran steht. Epithelien mit mehreren Zellagen, deren Zellen alle mit der Basalmembran durch Zellausläufer in Verbindung stehen, bezeichnet man als mehrreihig. Dabei kommt es häufig vor, daß die Zellkerne der einzelnen Reihen von Zellen nicht auf der gleichen Höhe im Epithelverband zu finden sind. Damit täuschen sie für seine oberflächliche Betrachtung eine Mehrschichtigkeit vor.
- Ein weiteres Kriterium, das zur Einteilung der Epithelien verwendet wird, ist die **Form der Zellen**. Die Zellen können platt, kubisch (isoprismatisch) oder hochprismatisch sein. Zur Beurteilung, um welches Epithel es sich handelt, wird dann die oberste Zellage betrachtet, die z. B. kubisch ist oder platt; dementsprechend bekommt ein Epithel den Namen mehrschichtiges Plattenepithel etc.
- Ein weiteres Einteilungsteriterum der Epithelien ist die **Beschaffenheit der oberen Zellagen,** die entweder verhornt oder unverhornt sein können. Ein typisches Beispiel für ein verhorntes Epithel ist die Epidermis, die oberste Epithelschicht der Haut. Einige Epithelien besitzen Kinozilien, so z. B. das Eileiterepithel und das respiratorische Epithel (Epithel aus den Atmungswe-

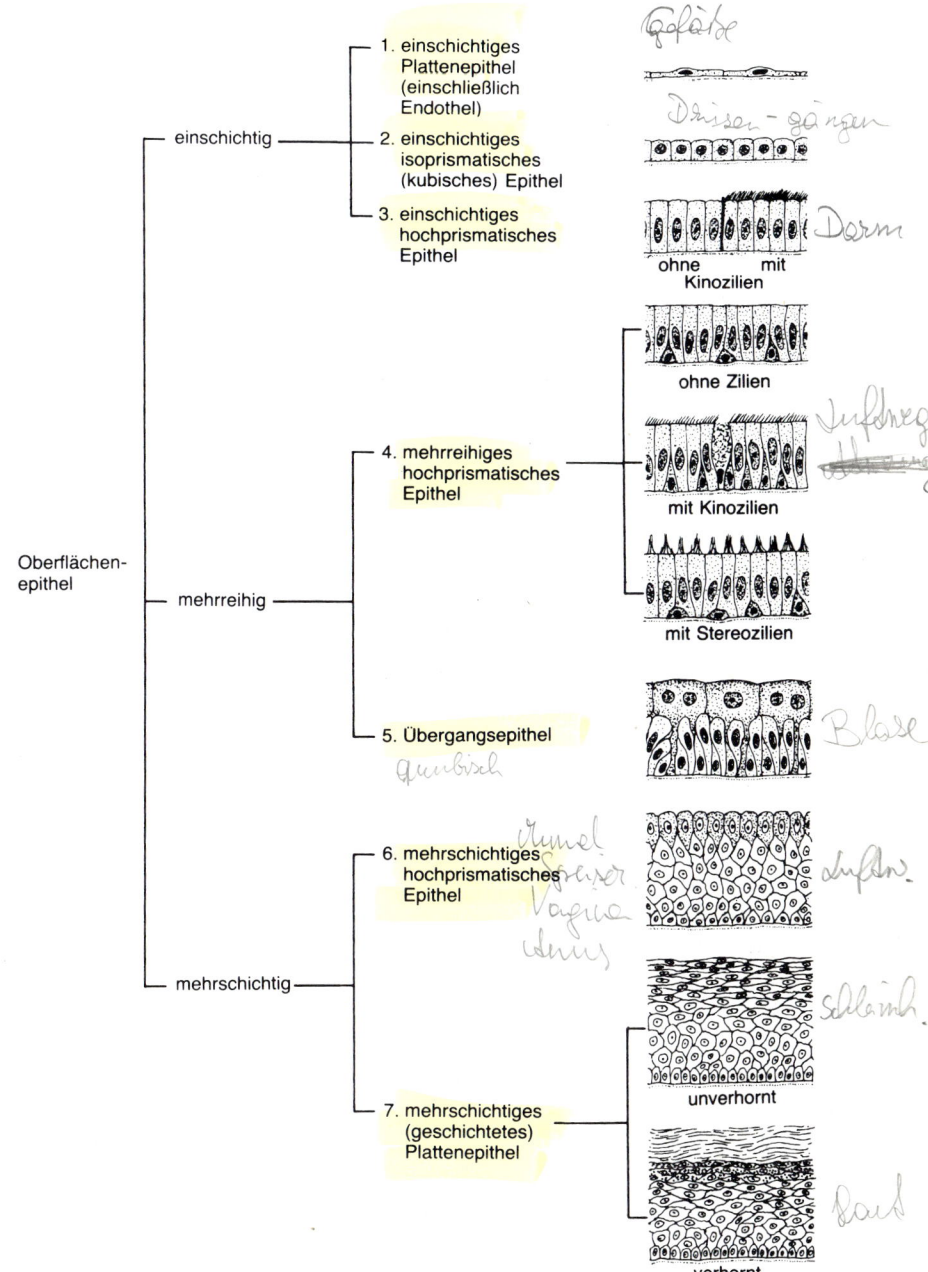

Abb. 3.2. Einteilung der Oberflächenepithelien nach Anzahl der Schichten, der Form und dem Verhornungsgrad der obersten Zellschicht

gen). Im Unterschied zu den Kinozilien stehen die Stereozilien, die nicht beweglich sind und lediglich lange Mikrovilli darstellen. Sie kommen im Nebenhoden vor.

Einschichtiges Plattenepithel

Die Zellen des einschichtigen Plattenepithels sind flach und miteinander verzahnt. Der kernhaltige Abschnitt wölbt sich vielfach vor. Eine spezialisierte Form des Plattenepithels, die Gefäße und Herzinnenräume auskleidet, wird **Endothel** genannt. Als **Mesothel** bezeichnet man das Epithel, das die Oberfläche der serösen Häute wie Peritoneum (Bauchfell), Perikard (Herzbeutel) etc. bildet. *Auskleidung von Gefäßen,*

Einschichtiges isoprismatisches (kubisches) Epithel

Diese Art des Epithels kommt v. a. an Oberflächen vor, an denen Resorptions- und Sekretionsvorgänge ablaufen, so z. B. an verschiedenen Abschnitten der Nierenkanälchen, in Drüsen und Drüsenausführungsgängen (Abb. 3.3).

Einschichtiges hochprismatisches Epithel

Diese Epithelart ist im menschlichen Körper weit verbreitet, da es praktisch im gesamten Magen-Darm-Trakt anzutreffen ist. Es ist ebenfalls mit Resorption

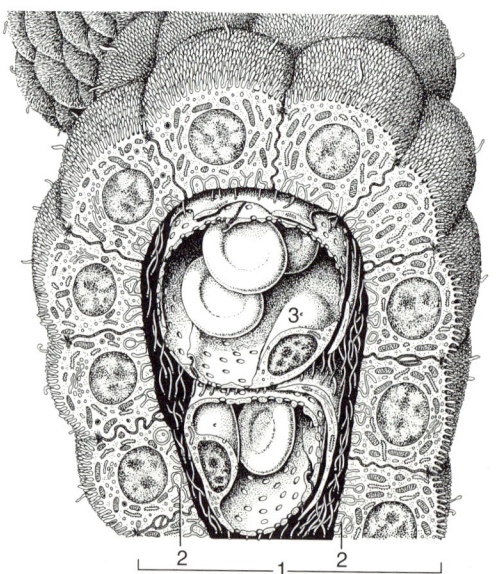

Abb. 3.3. Kubisches Epithel am Beispiel des Plexus choroideus (Adergeflecht im Ventrikelsystem des Gehirns). Die Zellen sind ungefähr so breit wie hoch. **1** = Zotte, **2** = Basalregion der Plexuszellen, **3** = angeschnittene Kapilare mit Erythrozyten. (Aus Kristic 1978)

und Sekretion in Verbindung zu bringen. Im Darmtrakt ist eine Oberfläche durch die Bildung von Mikrovilli noch stark vergrößert (Bürstensaum). Als Flimmerepithel ist es noch mit Kinozilien besetzt und kommt z. B. im Eileiter vor.

Mehrreihiges hochprismatisches Epithel

Diese Epithelart ist auf wenige Orte im Körper beschränkt. Sie kommt z. B. in den Luftwegen vor. In verschiedenen Lehrbüchern findet man auch noch das Übergangsepithel unter den mehrreihigen hochprismatischen Epithelien aufgezählt. Neuere Untersuchungen haben allerdings gezeigt, daß das Übergangsepithel zu den mehrschichtigen Epithelien zu rechnen ist.

Übergangsepithel

Das Übergangsepithel ist ein stark spezialisiertes Epithel, es kleidet die ableitenden Harnwege aus und ist mit einer charakteristischen Schicht von Deckzellen besetzt. Diese Deckzellen produzieren eine intrazelluläre Schutzschicht (Crusta), die direkt unterhalb der Zellmembran gelegen ist und das Epithel gegen die ätzenden Substanzen des Harns schützt. Eine weitere Besonderheit des Übergangsepithels ist seine Anpassungsfähigkeit an verschiedene Dehnungszustände, wie sie durch z. T. große Harnmengen in der Harnblase vorhanden sein können. *z. B Harnblase*

Mehrschichtige Epithelien

Von den mehrschichtigen Epithelien kommen die Plattenepithelien am häufigsten vor. Wir unterscheiden hier verhornte und unverhornte mehrschichtige Plattenepithelien. Beide kommen an mechanisch stärker beanspruchten Oberflächen vor. An inneren Oberflächen (Mund, Speiseröhre, Vagina, Anus) ist das Epithel unverhornt. An äußeren Oberflächen (Haut) ist das Epithel verhornt. Diese Verhornung der äußeren Oberflächen ist begreiflich, da die Haut die Aufgabe hat, den Körper vor der Umwelt sowie vor dem Austrocknen zu schützen.

verhornt Haut

3.2.2 Drüsenepithelien

Drüsen (**Glandulae**) sind Verbände hochspezialisierter Zellen, deren Aufgabe es ist, Sekrete bereitzustellen, die von den Zellen sezerniert werden, um dann über Ausführgänge (exokrine Drüsen) oder über die Blutbahn (endokrine Drüsen) an den Ort ihrer Wirkung zu gelangen. Die meisten Drüsen entstehen während der Fetalentwicklung dadurch, daß aus dem Epithel der inneren oder äußeren Oberfläche des Körpers ein epithelialer Sproß in das darunterliegende Bindegewebe vordringt und sich dort zur eigentlichen Drüse differenziert.

Bei den **exokrinen Drüsen** bleibt eine Verbindung mit dem Oberflächenepithel bestehen, die dann die Funktion eines Ausführungsgangs für das gebildete Sekret übernimmt.

Bei den **endokrinen Drüsen** wird die Verbindung mit dem Oberflächenepithel während der Entwicklung zurückgebildet (obliteriert), das Sekret wird ans Blut abgegeben. Endokrine Drüsen sind deshalb stark mit Blutgefäßen versorgt **(vaskularisiert)**. Die endokrinen Drüsen werden in Kap. 11 ausführlich besprochen. Endokrine Drüsen haben keinen Ausführungsgang.

Exokrine Drüsen

Exokrine Drüsen lassen sich aufgrund verschiedener Kriterien noch weiter unterteilen, z. B. nach ihrer **Form** oder nach der Zähflüssigkeit **(Viskosität)** ihres Sekretes.

Unterscheidung nach der Form:
Aufgrund der Form der Drüsen können wir unterscheiden zwischen einfachen, verzweigten und zusammengesetzten Drüsen, die folgendermaßen aussehen: Bei den **verzweigten Drüsen** münden mehrere Einzeldrüsen in einen Ausführgang. Bei den **zusammengesetzten Drüsen** zweigt der Hauptausführgang in mehrere kleine Ausführungsgänge auf.

Nach der Form des sezernierenden Drüsenanteils, der sog. Drüsenendstücke, unterscheidet man außerdem zwischen

- tubulösen (röhrenförmigen) Endstücken,
- alveolären (säckchenförmigen) Endstücken und
- azinösen (beerenförmigen) Endstücken.

Es kommen auch **Mischformen** vor, die dann als tubuloazinös oder tubuloalveolär bezeichnet werden.

Die Drüsenendstücke stellen den eigentlichen sekretbildenden Teil der Drüsen dar. Die Drüsenzellen sind von einer Basalmembran umgeben. Häufig findet man zwischen dieser Basalmembran und dem Drüsenepithel noch einen weiteren Zelltyp, die Myoepithelien. Dies sind Epithelzellen, die kontraktile Filamente enthalten und damit Eigenschaften wie die Zellen der glatten Muskulatur besitzen. Sie sind korbförmig um die Drüsenendstücke angeordnet. Myoepithelzellen sind in der Lage, sich zu kontrahieren, und können so bei der Austreibung des Sekrets mithelfen.

Unterscheidung nach der Sekretbeschaffenheit (Viskosität etc.):
Handelt es sich um ein eiweißreiches, dünnflüssiges Sekret, so redet man von einer **serösen** Drüse. Dies sind z. B. die Tränendrüse, die Bauchspeicheldrüse (Pankreas) und die Ohrspeicheldrüse.

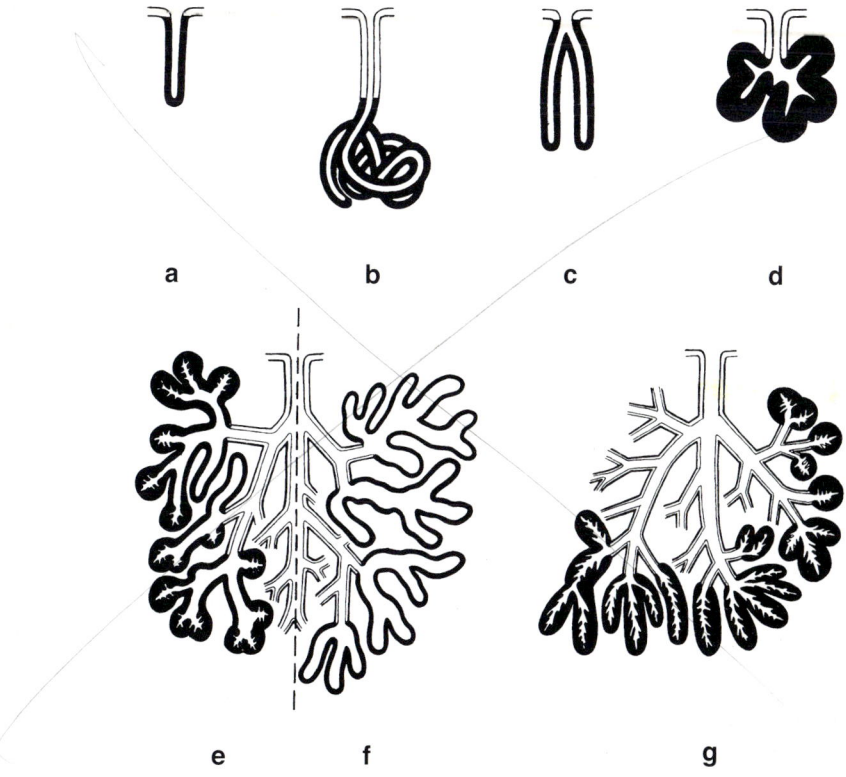

Abb. 3.4 a–g. Verschiedene Formen des Drüsenepithels: **a** tubulös, **b** tubulös geknäult, **c** tubulös verzweigt, **d** azinös, **e** verzweigt tubuloazinös, **f** verzweigt rein tubulös, **g** verzweigt rein azinös. (Aus Junqueira 1984)

Bei einem dickflüssigen schleimigen Sekret redet man von einer **mukösen Drüse** bzw. Endstück, das Muzin (Schleim) produziert. Rein muköse Drüsen sind z. B. die Gaumendrüsen (Gll. palatinae) sowie die kleinen Zungendrüsen (Gll. linguales posteriores)[3]. Das Sekret dieser mukösen Drüsen ist viskös, deshalb haben ihre Drüsen- und Ausführgänge auch ein weites Lumen (Lichtung), wodurch der Abtransport des Sekrets erleichtert wird (Abb. 3.4).

Neben rein serösen oder rein mukösen Drüsen gibt es noch gemischte Formen, bei denen verschiedene Endstücke vorkommen. Dies sind z. B. die Unterkieferdrüse (Gl. submandibularis) und die Unterzungendrüse (Gl. sublingualis). In diesen Drüsen sitzen seröse Drüsenzellen den mukösen Endstücken kappenförmig auf, so daß das dünnflüssige seröse Sekret hilft, das dickflüssige muköse Sekret auszuspülen.

---

[3] Gll. bedeutet Glandulae = Plural von Glandula (Gl.) Die Abkürzungen medizinischer Begriffe werden gewöhnlich nur in fachsprachlichen *Fügungen* verwendet.

Sekret und Sekretionsformen

Als **Sekretion** bezeichnet man die Bildung (Synthese) und Abgabe (Exozytose) zellspezifischer, spezieller für die Ausscheidung synthetisierter Stoffe. Demgegenüber bezeichnet man die Ausscheidung von Stoffwechselendprodukten (z. B. in der Niere) als **Exkretion**.

Aufgrund der Sekretion, d. h. der Art, wie das Sekret aus den Zellen ausgeschleust wird, unterscheiden wir 3 verschiedene Mechanismen oder Sekretionsformen (Abb. 3.5 und 3.6):

- ekkrin (merokrin),
- apokrin,
- holokrin.

Bei der **ekkrinen Sekretion** wird das Sekret ausgeschleust ohne sichtbaren Substanzverlust der Drüsenzelle. Dies ist z. B. der Fall bei der Sekretion von Zymogengranula im exokrinen Pankreas (Bauchspeicheldrüse).

Bei der **apokrinen Sekretion** wird von der Drüsenzelle ein Teil der Zelle (der apikale Teil) abgeschnürt, die Zellen erleiden dadurch einen sichtbaren Sub-

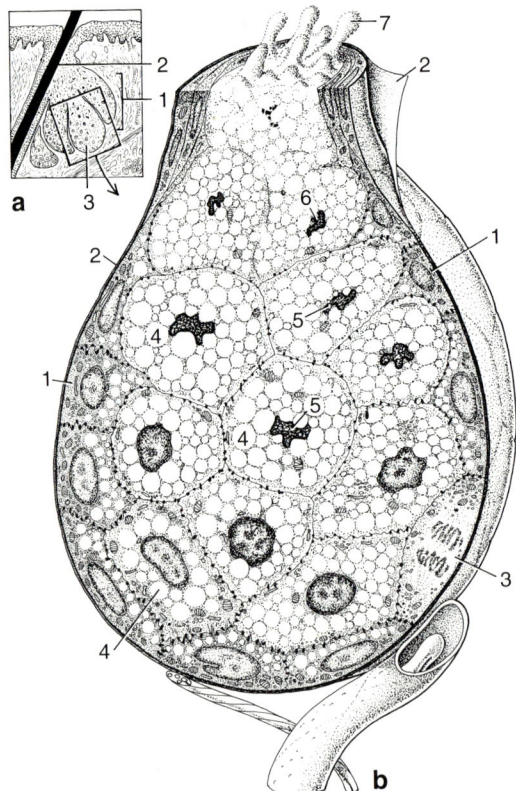

Abb. 3.5 a, b. Holokrine Talgdrüse. **a** Übersichtszeichnung aus der Kopfhaut: **1** = Holokrine Talgdrüse, **2** = Haar im Haartrichter, **3** = Drüsenlappen. **b** Detailzeichnung eines Drüsenlappens: **1** = Randständige Matrixzellen, die sich ständig mitotisch teilen. **2** = Basallamina, **3** = Mitose einer Matrixzelle. **4** = Talgvakuolen in den Talgzellen, **5** = pyknotischer Zellkern. Die Matrixzellen wandeln sich durch Talgbildung in Talgzellen um, die ihre Organellen abbauen und deren Zellkern zugrunde geht (Pyknose). Die Talgzellen werden vollständig ausgestoßen. (Aus Krstic 1978)

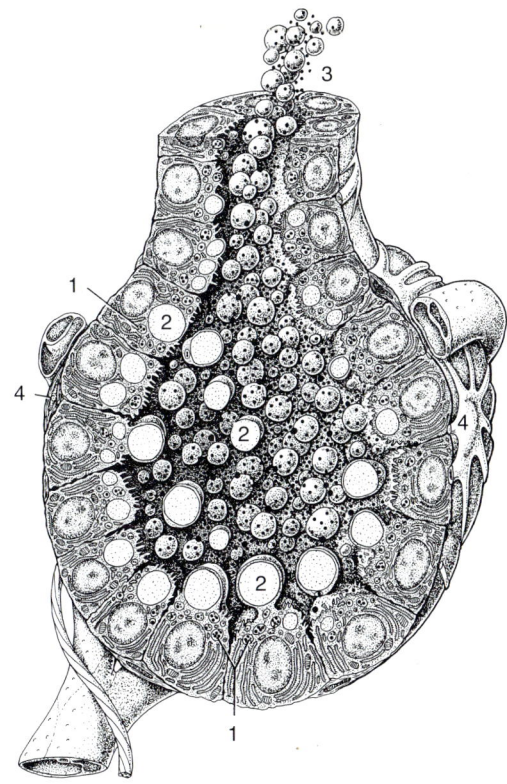

Abb. 3.6. Beispiel der ekkrinen und der apokrinen Sekretion in der milchbildenden (laktierenden) Brustdrüse. Bei der ekkrinen Sekretion wird nur der Inhalt der Sekretgranula (**1**) ausgestoßen. Bei der apokrinen Sekretion (**2**) sind die ausgestoßenen Fetttröpfchen von einer Membran umgeben, damit das Fett in der Milch nicht verklumpt und die Ausführungsgänge verstopft. Bei der apokrinen Sekretion wird der Zellapex abgeschnürt, und die Zellen erleiden einen lichtmikroskopisch sichtbaren Substanzverlust. Unter der Wirkung der Myoepithelzellen (**4**) wird die Milch aus den Drüsenendstücken ausgepreßt (**3**). (Aus Krstic 1978)

stanzverlust, der aber durch verschiedene Anpassungsvorgänge wieder ausgeglichen wird.

Bei der **holokrinen Sekretion** stellt die Zelle als Ganzes quasi das Sekret dar und wird als Sekret aus dem Zellverband ausgestoßen, um damit neugebildeten Zellen, die dann ihrerseits zugrunde gehen und ausgestoßen werden, Platz zu machen. Dies ist der Fall bei den Talgdrüsen.

3.2.3 Epithel als Parenchym innerer Organe

Neben den bereits ausgeführten Epithelarten sind auch viele Organe aus Epithel aufgebaut, d.h. das Parenchym dieser Organe besteht aus Epithel. Es handelt sich hierbei entweder um resorbierende oder sezernierende Oberflächen, die von diesem Epithel gebildet werden, z.B. in die Niere, in der Leber etc. Die entsprechenden Epithelien werden im Zusammenhang mit den einzelnen Organen besprochen.

3.2.4 Sinnesepithelien

Die Sinnesepithelien kommen u. a. im Auge und im Ohr vor. Sie werden im Zusammenhang mit den entsprechenden Kapiteln behandelt.

3.3 Binde- und Stützgewebe

3.3.1 Allgemeines

Von der Struktur, der Zusammensetzung und der Funktion ist das Binde- und Stützgewebe äußerst vielgestaltig. Gemeinsam ist allen Formen das Vorkommen großer Mengen geformter und ungeformter Interzellularsubstanz sowie typischer Bindegewebezellen. Der Anteil der einzelnen Zellarten bzw. der Aufbau des Gewebes und der Interzellularsubstanz ist den jeweiligen Erfordernissen angepaßt.

Es wird unterschieden zwischen ortsgebundenen Bindegewebezellen (**fixe Bindegewebezellen**) und solchen, die frei beweglich sind und wandern können (**freie Bindegewebezellen**).

Fixe Bindegewebezellen:
- Retikulumszellen,
- Fettzellen,
- Fibrozyten,
- Knorpel- und Knochenzellen.

Freie Bindegewebezellen:
- Makrophagen,
- Lymphozyten,
- Plasmazellen,
- Granulozyten etc.

Auch wenn Binde- und Stützgewebe ihrer äußeren Erscheinung nach sehr unterschiedliche Gewebegruppen darstellen, gehören sie doch sehr eng zusammen, da beide gleichen Ursprungs sind. Beide gehen aus dem embryonalen Bindegewebe, dem **Mesenchym**, hervor. Dies ist eine locker strukturierte Form des Bindegewebes, die nur ungeformte Interzellularsubstanz besitzt.

Bindegewebe besitzt viel geformte und ungeformte Interzellularsubstanz.

Die Zellen des Mesenchyms sind meist in eine stark wasserhaltige Lösung von Eiweißen und Salzen gebettet. Kennzeichnend für das Binde- und Stützgewebe ist, daß zwischen den mehr oder weniger weit auseinanderliegenden Zellen reichlich Interzellularsubstanz in flüssiger oder fester Form eingelagert ist. Die Zellen berühren sich meist trotz relativ weiter Abstände durch Zellausläufer und bilden so ein schwammartiges Maschenwerk. Durch die Interzellularsubstanz erhält das Binde- und Stützgewebe eine gewisse Festigkeit. Im Falle des Knochens und des Knorpels sind sogar größere Mengen anorganischer Salze in den Interzellularraum eingelagert.

3.3.2 Funktion des Binde- und Stützgewebes

Die Binde- und Stützgewebe geben dem Körper in Form des passiven Bewegungsapparates seinen Halt. Ferner verbinden sie innerhalb der Organe die verschiedenen Gewebe miteinander, halten die Organe und Organteile zusammen und tragen so zum Zusammenhalt des ganzen Körpers bei.

Außerdem hat das Bindegewebe wichtige Funktionen im Zusammenhang mit dem Stoffwechsel. Alle Blut- und Lymphgefäße sind im Bindegewebe eingebettet, und die Nährstoffe diffundieren durch das Bindegewebe in das Parenchym der Organe. Umgekehrt gelangen Stoffwechselprodukte sowie Exkrete von den Zellen über das Bindegewebe zu den Blut- und Lymphgefäßen. Im Bindegewebe können große Mengen an Flüssigkeit gespeichert werden sowie enorme Fettreserven vorhanden sein. Dies Fett hat nicht nur die Funktion eines Speichers, sondern ist an der Regulation des Wärmehaushaltes beteiligt.

Nicht zuletzt ist das Bindegewebe mit seinen freien BG-Zellen maßgeblich an der Abwehr von Krankheitskeimen und Fremdkörpern (z. B. in der Lunge) beteiligt.

Eine weitere wichtige Aufgabe ist die Mithilfe bei der Wundheilung und Regeneration.

3.3.3 Interzellularsubstanz

Man unterscheidet prinzipiell 2 Arten der Interzellularsubstanz: geformte und ungeformte. Die **ungeformte Interzellularsubstanz** ist mit Ausnahme des Knochens und Knorpels eine Lösung von verschiedenen Substanzen, die zwischen dünnflüssig und fest variieren kann. In dieser Lösung sind neben verschiedenen Elektrolyten und Stoffwechselprodukten zur Hauptsache Proteine sowie Glukosaminoglykane und Proteoglykane enthalten. Im Falle des Knochens und des Knorpels sind im Interzellularraum anorganische Salze eingelagert, die für die Festigkeit des Gewebes verantwortlich sind.

Der **geformte Anteil** der Interzellularsubstanz setzt sich aus Fasern zusammen. Es werden 3 verschiedene Faserarten unterschieden:

- kollagene Fasern,
- retikuläre Fasern,
- elastische Fasern.

Kollagene Fasern

Die Hauptmasse der geformten Interzellularsubstanz besteht aus kollagenen Fasern, die praktisch überall im Körper vorkommen. Sie haben ihren Namen

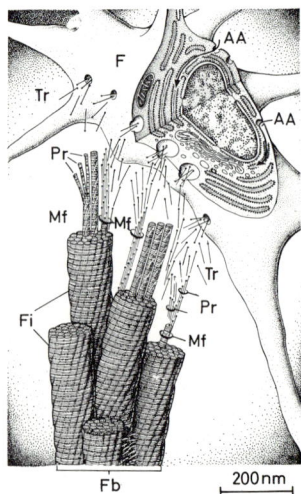

Abb. 3.7. Aktiver Fibroblast, der Kollagenfasern produziert. Das Protein der Kollagenfasern wird aus Aminosäuren (**AA**) aufgebaut und als Tropokollagen (**Tr**) ausgeschleust. Die Tropokollagenmoleküle lagern sich im Extrazellulärraum zusammen und bilden Protofibrillen (**Pr**). Viele Protofibrillen lagern sich zu Mikrofibrillen (**Mf**) zusammen und diese wiederum zu Faserbündeln (**Fb**). F = Fibrozyt; Fi = Kollagenfasern. (Aus Krstic 1984)

der Tatsache zu verdanken, daß beim Kochen von Knochen, Knorpel, Sehnen etc. Leim entsteht (Knochenleim). Kollagen setzt sich aus den beiden griechischen Wörtern *kolla* (= Leim) und *Genesis* (= Bildung) zusammen. Die kollagenen Fasern erscheinen bei der Betrachtung mit bloßem Auge weißlich. Im Lichtmikroskop sind die ungefärbten Fasern schwer zu erkennen, da sie farblos sind. Mit sauren Farbstoffen, z. B. Eosin, lassen sich die Fasern jedoch gut anfärben. Wenn man kollagenes Bindegewebe zerzupft, so erhält man Kollagenfasern, die einen Durchmesser zwischen 1 und 10 µm haben (Abb. 3.7).

Mit dem Elektronenmikroskop läßt sich nachweisen, daß diese Fasern aus wesentlich kleineren Untereinheiten aufgebaut sind, nämlich Kollagenmolekülen. Dies sind Proteine, die in den Zellen des Bindegewebes gebildet werden und als winzige Kollagenuntereinheiten (Tropokollagen) aus den Zellen geschleust werden. Erst im Interzellularraum legen sich diese Moleküle aneinander und vernetzen miteinander. Durch diesen Vernetzungsvorgang werden unverzweigte Kollagenfasern gebildet. Aufgrund der Molekülstruktur ergeben sich leicht gewellte Fasern, so daß bei einer Zugbelastung, durch „Entwellung", eine geringe Verlängerung der Fasern möglich ist. Die Fasern sind jedoch praktisch nicht dehnbar. Zugfestigkeit ist eine ihrer wichtigsten Eigenschaften, so können die Fasern eine Zugbelastung von 6 kg/mm^2 Querschnitt aushalten, ohne zu zerreißen. Wegen der geringen Dehnbarkeit der Fasern sind sie meist scherengitterartig angeordnet (z. B. in den Organkapseln), um wie textile Gewebe durch Verlagerung des Gitters eine gewisse Dehnbarkeit zu ermöglichen (Abb. 3.8).

Im Elektronenmikroskop weisen die Kollagenfibrillen eine typische Querstreifung auf, die eine Periodik von ca. 640 nm hat. Diese kommt durch die Anlagerung von vielen kleinen Untereinheiten zustande. Diese Untereinheiten

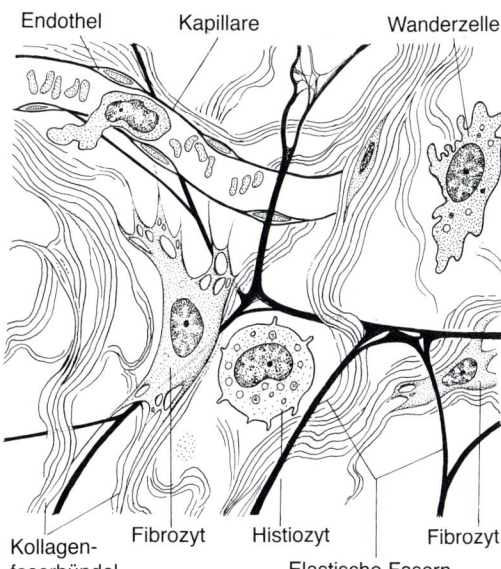

Abb. 3.8. Lockeres faseriges Bindegewebe mit Kollagenfasern und elastischen Fasern sowie verschiedenen typischen Bindegewebszellen. (Aus Schiebler u. Schmidt 1987)

werden ständig um-, an- und abgebaut. Wenn die Fasern übermäßig stark belastet werden, kommt es durch vermehrten Einbau von zusätzlichen Untereinheiten zu einer Verlängerung der Fasern mit entsprechenden Konsequenzen, z. B. Plattfuß etc. Ebenso kann es bei langanhaltender zu geringer Belastung der Fasern zu einem Abbau bzw. einer Verkürzung kommen. Dies äußert sich z. B. an den Gelenkkapseln; wenn Gelenke nach Verletzungen längere Zeit stillgelegt werden müssen, verkürzen sich die Fasern der Gelenkkapseln und müssen erst wieder durch entsprechendes Training auf die richtige Länge gebracht werden (Abb. 3.9).

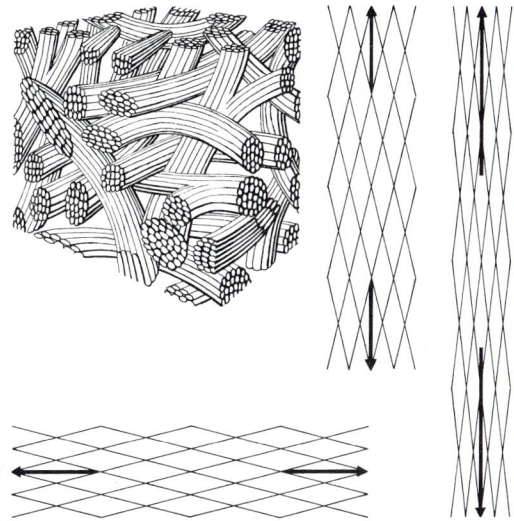

Abb. 3.9. Scherengitterartig angeordnete Kollagenfasern aus einem straffen faserigen Bindegewebe. *Links oben* sind die einander durchdringenden Kollagenfasern dargestellt. Kollagenfasern sind praktisch nicht dehnbar, deshalb können sie nur quer zum Verlauf der Fasern gestreckt werden, wie bei textilem Gewebe. (Aus Schiebler u. Schmidt 1987)

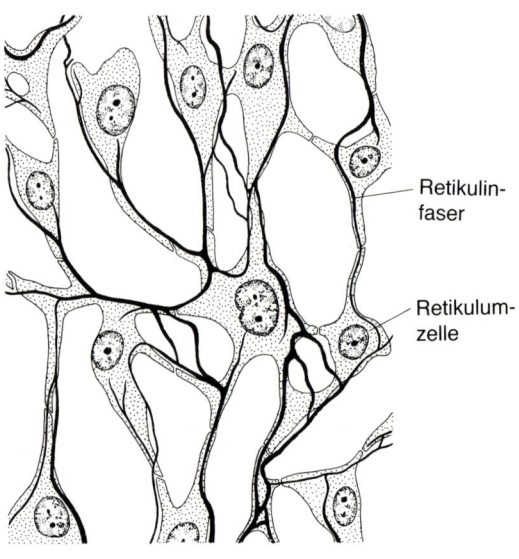

Retikulin-
faser

Retikulum-
zelle

Abb. 3.10. Retikulumzellen, mit retikulären Fasern, die quasi als Netz die miteinander verbundenen Retikulumzellen umgeben. (Aus Schiebler u. Schmidt 1987)

Kollagen, Knochen

Retikuläre Fasern (Kollagen Typ III)

Diese Fasern stehen in enger Beziehung zu den kollagenen Fasern. Wegen der Ähnlichkeit der vorhandenen Zwischenstufen, werden die retikulären Fasern auch häufig **Präkollagen** genannt (Vorstufe des Kollagens). Sie haben ebenfalls eine Querstreifung, sind in der Regel aber dünner als die Kollagenfasern und weisen auch ein anderes färberisches Verhalten auf (Kollagen wird bei Versilberung braun, retikuläre Fasern schwarz). Im Unterschied zu den Kollagenfasern geben die Retikulinfasern beim Kochen keinen Leim ab. Die retikulären Fasern sind die ersten, die im embryonalen Bindegewebe entstehen. Sie bilden Fasergerüste in Leber, Niere, Muskel (Endomysium), Nerven (Endoneurium) und anderen Geweben, an der Grenze zwischen Parenchym und Bindegewebe. Außerdem kommen sie häufig vor als Verstärkung der Basalmembranen, die dadurch lichtmikroskopisch sichtbar werden (Abb. 3.10).

Elastische Fasern   *z B Lunge, Blutgefäße*

Diese Fasern unterscheiden sich morphologisch, physikalisch und chemisch sehr deutlich vom Kollagen. Sie kommen jedoch häufig als Begleitstruktur der kollagenen Fasern vor.

In der Lunge, in den Wänden der Arterien sowie im Nackenband (Ligamentum flavum) kommen elastische Fasern in größerer Menge vor. Sie bilden dreidimensionale Netze aus Fasern, die einen Durchmesser von $0,2-5$ µm haben. Sowohl licht- wie auch elektronenmikroskopisch sind elastische Fasern homogen, d. h. strukturlos ohne Querstreifung.

Elastische Fasern lassen sich aufgrund ihrer hohen Elastizität bis auf 150%
ihrer Länge reversibel (= umkehrbar) dehnen. Dabei können sie Belastungen
bis zu 0,3 kg/mm² aushalten, ohne zu zerreißen. Im Alter nimmt die Elastizität der Fasern jedoch deutlich ab. Im Unterschied zum Kollagen sind elastische
Fasern sehr beständig gegen Hitze, Säure, Laugen. Lediglich von einem Pan-
kreasenzym (Elastase) lassen sie sich verdauen.

3.3.4 Retikuläres Bindegewebe

Dies ist der Typ, der dem embryonalen Mesenchym noch am nächsten steht.
Es ist ähnlich aufgebaut, hat allerdings im Unterschied zum Mesenchym retikuläre Fasern, die größtenteils direkt der Oberfläche der Retikulumzellen anliegen. Durch die retikulären Fasern wird der netzartige Zellverband versteift.
In den Lücken zwischen den Retikulumzellen befinden sich Gewebeflüssigkeit
und freie Bindegewebezellen sowie Zellen, die eng mit dem Blut- und Lymphsystem in Verbindung stehen. Das retikuläre Bindegewebe stellt das Grundgerüst
der lymphatischen Organe sowie des Knochenmarks dar. Die Retikulumzellen
sind biologisch sehr aktiv, sie können phagozytieren, speichern und aufgenommene Stoffe abbauen. Außerdem können sie sich aus dem Gewebeverband lösen und als freie Zellen wandern.

3.3.5 Fettgewebe

Fettgewebe, das fast überall im Körper vorkommt, kann als Sonderform des retikulären Bindegewebes angesehen werden.
  Die Fettzellen können einzeln liegen oder als größere Gruppen im Bindegewebe richtige Fettorgane bilden. Etwa 10–20% des Körpergewichtes macht
das Fettgewebe aus.
  Das Fettgewebe dient auf der einen Seite als Baufett, auf der anderen Seite
als Speicherfett (Abb. 3.11). Das **Baufett** hat u. a. die Aufgabe, die Organlage
zu erhalten (z. B. bei der Niere) oder als Polstermaterial zu dienen, z. B. im Bereich der Wange, des Gesäßes, der Augenhöhle etc. Da es für die Erhaltung der
Organlage eine wichtige Rolle spielt, wird es erst unter extremen Hungerbedin-
gungen oder z. B. bei terminalen Krebsstadien abgebaut.
  Demgegenüber steht das **Speicherfett,** das als Energiereserve dient und außerdem die Funktion eines thermischen Isolators hat. Es ist v. a. im Unterhaut-
bindegewebe sowie in der Bauchhöhle vorhanden. Bei Hunger und im Krankheitsfall kann es jederzeit leicht mobilisiert, d. h. abgebaut werden. Außerdem
hat das Speicherfett eine wichtige Rolle bei der Regulation des Wasserhaus-
halts, da es die Fähigkeit hat, Wasser reversibel zu binden.
  Man unterscheidet 2 Arten von Fettgewebe, das braune und das weiße Fett.
Das **weiße Fett** ist in Form des Baufettes und Speicherfettes über den ganzen
Körper verteilt. Das Fett in diesen Zellen ist meist in einem einzigen großen
Fetttropfen so im Zytoplasma angeordnet, daß der Zellkern dadurch ganz an

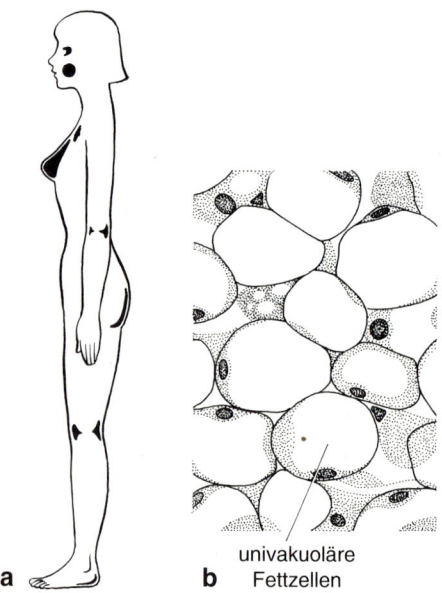

univakuoläre
b Fettzellen

Abb. 3.11 a, b. a Darstellung der Verteilung des Baufettes in Brust, Wange (Bi-
chat-Fettpfropf), Augenhöhle, Armbeu-
ge, Kniekehle, Gesäß und Fußsohle.
Das Baufett gehört zum weißen Fett,
das aus univakuolären Fettzellen aufgebaut ist (**b**). (Aus Kristic 1978)

a

den Rand der Zelle gedrängt wird und die Zellen ein siegelringartiges Aussehen
erhalten. Das **braune Fett** kommt fast ausschließlich beim Neugeborenen vor.
Es enthält Fett in vielen kleinen Fetttropfen und außerdem eine große Anzahl
von Mitochondrien. Es dient der zitterfreien Wärmebildung des Neugeborenen.

3.3.6 Faseriges Bindegewebe

Lockeres faseriges Bindegewebe (Abb. 3.12)

Dieser Bindegewebetyp ist im ganzen Körper sehr verbreitet und besitzt keine
selbständige Eigenform. Er liegt als interstitielles Gewebe zwischen den Organen und Organteilen, zwischen den Muskeln und Muskelfaserbündeln und begleitet Gefäße und Nerven. Er liefert das Stroma verschiedener Organe (Hoden, Nieren, Leber, große Drüsen etc.), bildet die weichen Hirnhäute, das Stratum papillare der Haut, die Tela subcutanea etc.
  Die Interzellularsubstanz des lockeren faserigen Bindegewebes besteht aus
Grundsubstanz und welligen, in verschiedenen Richtungen verlaufenden kollagenen Faserbündeln, die − wie fast überall im Körper − noch begleitet sind
von elastischen Fasern. Die Hauptzellen dieses Gewebetyps sind Fibrozyten,
daneben sind aber noch verschiedene freie Bindegewebezellen vorhanden.

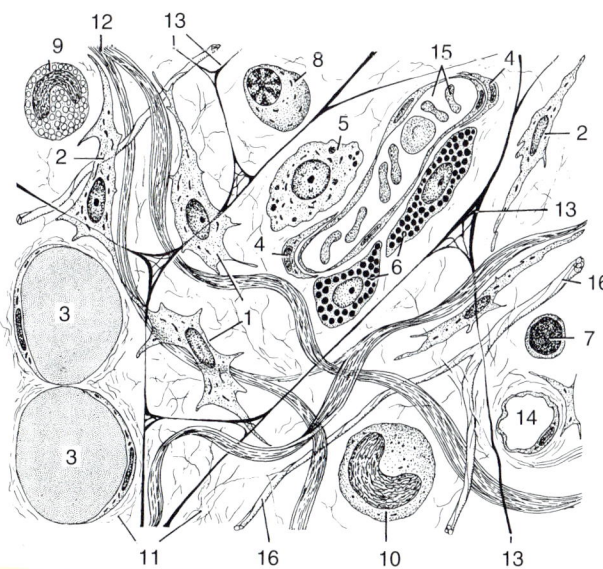

Abb. 3.12. Lockeres faseriges Bindegewebe mit den typischen Zellen und Strukturen. **1** = Fibroblast (aktive Zelle), **2** = Fibrozyt (inaktive Zelle), **3** = Fettzellen (univakuolär), **4** = Endothelzellen einer Blutkapillare, **5** = Histiozyt (Makrophage), **6** = Mastzellen (mit Histamin und Serotonin enthaltenden Granula), **7** = Lymphozyt, **8** = Plasmazelle (aktivierter B-Lymphozyt), **9** = eosinophiler Granulozyt, **10** = Monozyt, **11** = retikuläre Fasern, **12** = Kollagenfasern, **13** = elastische Fasern, **14** = Lymphgefäß, **15** = Erythrozyten in einer Blutkapillare, **16** = Nervenfasern. (Aus Krstic 1978)

Straffes faseriges Bindegewebe (Abb. 3.13)

Dieser Typ des Bindegewebes ist überall dort anzutreffen, wo eine stärkere mechanische Belastung auftritt. Deshalb enthält dieser Gewebetyp auch weniger Zellen und Grundsubstanz, dafür um so mehr Fasern. Der Stoffwechsel ist deutlich geringer als im lockeren Bindegewebe, und die Anzahl der Blutgefäße sowie der freien Bindegewebezellen ist ebenfalls stark reduziert. Im Unterschied zum lockeren hat das straffe Bindegewebe eine charakteristische Eigenform. Die Fasern sind eng aneinandergedrängt und verlaufen je nach Art der Zugbelastung entweder in verschiedenen Richtungen oder sind in einer Richtung angeordnet. Das letztere ist der Fall, wenn die Beanspruchung immer in der gleichen Richtung erfolgt, z. B. bei den Sehnen, bei denen eine deutliche Ausrichtung der Fasern und Zellen parallel zur Zugrichtung vorhanden ist. Diese Art des gerichteten straffen Bindegewebes findet sich außer in den **Sehnen** auch in den **Aponeurosen** (flächenhaften Sehnen), den **Faszien** (Hüllen der Muskeln) sowie den **Bändern** (Ligamente = Verbindungen zwischen Knochenteilen).

Das geflechtartige Bindegewebe bildet Organkapseln (= bindegewebige Hüllen der Organe), z. B. bei den Hoden, den Nieren, der Milz, Leber etc., außerdem die harte Hirnhaut sowie das Stratum reticulare der Haut.

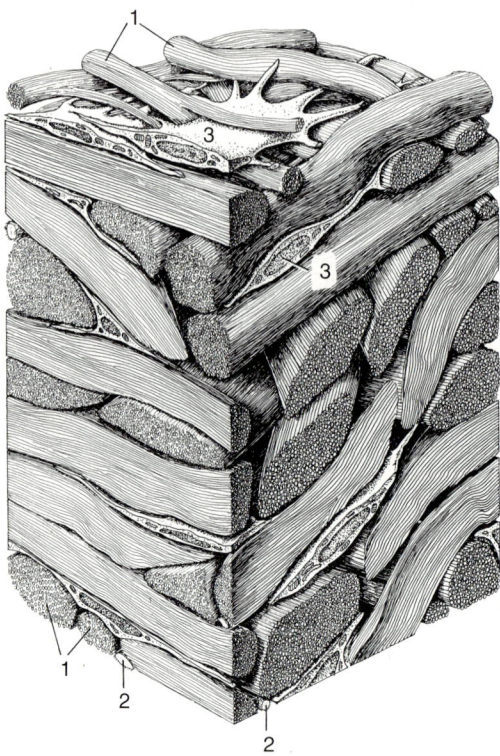

Abb. 3.13. Straffes kollagenes Bindegewebe am Beispiel der Gelenkkapsel. Die Fasern durchweben einander und stellen die Hauptmasse des Gewebes dar.
1 = kollagene Faserbündel,
2 = elastische Fasern,
3 = Fibrozyten. (Aus Krstic 1978)

3.4 Knorpelgewebe

erneuert sich nicht minder Durchblutet

Das Knorpelgewebe entwickelt sich aus dem Mesenchym. Die Zellen des Mesenchyms lagern sich in den Zonen, in denen Knorpel gebildet werden soll, sehr dicht aneinander, so daß ein Interzellularraum nur noch mit dem Elektronenmikroskop gesehen werden kann. Dann beginnen diese Zellen, Interzellularsubstanz auszuscheiden. Von diesem Moment an bezeichnet man sie als **Chondroblasten** (Zellen, die den Knorpel bilden). Die Chondroblasten wachsen weiter und differenzieren sich in echte Chondrozyten (Knorpelzellen), die große Mengen an Kollagen, Glykoprotein und Chondroitinsulfat ausscheiden. Durch diese Ausscheidung an Interzellularsubstanz rücken die Zellen weiter auseinander, wobei sie sich gleichzeitig mitotisch teilen. Diese Art des Wachstums nennt man **interstitielles Wachstum.**

An der Oberfläche des Knorpels differenziert sich aus dem Mesenchym das **Perichondrium** (Knorpelhaut); die innerhalb des Perichondriums vorhandenen Chondroblasten bilden ebenfalls Knorpel. Diese Art des Wachstums, bei der von außen an vorhandenes Gewebe angebaut wird, nennt man **appositionelles Wachstum.**

Faserknorpel   Hyaliner Knorpel   Elastischer Knorpel

Interterritorialsubstanz

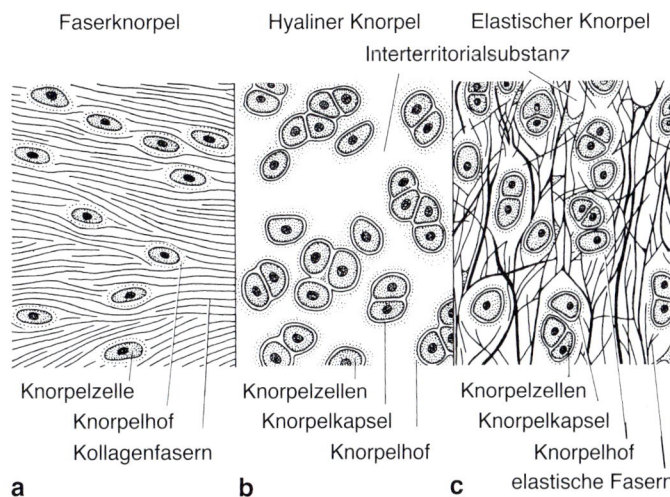

Knorpelzelle   Knorpelzellen   Knorpelzellen
Knorpelhof   Knorpelkapsel   Knorpelkapsel
Kollagenfasern   Knorpelhof   Knorpelhof
a   b   c   elastische Fasern

Abb. 3.14 a–c. a Faserknorpel, mit wenig Chondroitinschwefelsäure, so daß die Kollagenfasern nicht maskiert sind. **b** Hyaliner Knorpel: Die Chondrozyten sitzen in einer Knorpelkapsel und sind von einer starken Konzentration an Chondroitinschwefelsäure umgeben, die als Knorpelhof bezeichnet wird. Die Region zwischen den einzelnen Chondronen wird Interterritorialsubstanz genannt. Durch die Menge der Chondroitinschwefelsäure sind die vorhandenen Kollagenfasern maskiert. **c** Elastischer Knorpel: Auch hier sind die Kollagenfasern durch Chondroitinschwefelsäure maskiert, die zusätzlich vorhandenen elastischen Fasern jedoch nicht. (Aus Schiebler u. Schmidt 1977)

Knorpelwachstum erfolgt somit auf 2 Arten: in jüngeren Entwicklungsstadien interstitiell und im reifen Knorpel sowie bei der Knorpelregeneration appositionell.

Die Chondrozyten liegen gewöhnlich in kleinen Gruppen in einer sog. Knorpelhöhle, die von einer Zone faserfreier Grundsubstanz umgeben ist. Durch diese Anordnung entstehen Zellnester, die man als Chondrone bezeichnet. Knorpelgewebe ist im ausdifferenzierten Zustand relativ inaktiv (bradytroph). Dies wird besonders verdeutlicht durch die Tatsache, daß keine Blutgefäße vorhanden sind. Die Ernährung erfolgt über Diffusion.

Aufgrund morphologischer Unterschiede, die den Gehalt an Fasern und Knorpelgrundsubstanz betreffen, lassen sich 3 Knorpelarten unterscheiden (Abb. 3.14):

- hyaliner Knorpel, *Gelenksenden*
- elastischer Knorpel, *Kehlkopfbereich*
- Faserknorpel. *wenige Zellen*

3.4.1 Hyaliner Knorpel

Der hyaline Knorpel ist von den 3 Knorpelarten am häufigsten vorhanden. So bestehen z. B. die Gelenkenden, die Rippenknorpel und das Knorpelgerüst von

Nase und Luftröhre aus hyalinem Knorpel. Außer an den Gelenkknorpeln ist der hyaline Knorpel überall im Körper von Perichondrium überzogen. Im hyalinen Knorpel sind die Kollagenfasern weder im frischen noch im gefärbten Zustand sichtbar, da sie durch das vorhandene Chondroitinsulfat in der Grundsubstanz maskiert sind.

3.4.2 Elastischer Knorpel

Der elastische Knorpel kommt nur an sehr wenigen Orten im Körper vor. Ohrknorpel, verschiedene Teile des Kehlkopfes sowie Teile der kleinsten Bronchien sind aus elastischem Knorpel aufgebaut. Die Zellen des elastischen Knorpels unterscheiden sich kaum von denen des hyalinen Knorpels. In der Grundsubstanz sind ebenfalls maskierte Kollagenfasern vorhanden, zusätzlich jedoch auch elastische Fasern, die deutlich sichtbar sind sowohl im gefärbten wie auch im ungefärbten Zustand.

3.4.3 Faserknorpel

Der Faserknorpel ist ebenfalls relativ selten. Er kommt an den Gelenken des Schlüsselbeins und des Kiefers sowie in der Schambeinfuge und in den Zwischenwirbelscheiben vor. Bei dieser Knorpelart ist relativ wenig Chrondroitinsulfat im Interzellularraum vorhanden, so daß die Kollagenfasern nicht maskiert sind, sondern deutlich sichtbar. Daher hat der Knorpel auch seinen Namen: Faserknorpel.

3.5 Knochen

3.5.1 Bestandteile des Knochens

Knochen entsteht ebenfalls aus embryonalem Bindegewebe, dem **Mesenchym**. Zusammen mit dem Zahnbein (**Dentin**) ist der Knochen das am höchsten differenzierte Stützgewebe. Die Festigkeit des Knochens gegen Druck, Zug, Biegung und Torsion beruht auf der Einlagerung von anorganischen Bestandteilen in die organische Interzellularsubstanz. Es handelt sich hierbei in erster Linie um Hydroxylapatit $[Ca_{10}(PO_4)_6(OH)_2]$, das in kristalliner Form vorliegt. Daneben kommen aber auch noch verschiedene andere Substanzen vor, wie Magnesiumbikarbonat, Kalziumkarbonat etc. Wenn man die Zusammensetzung des Knochens chemisch analysiert, erhält man folgende Werte:

- 65% anorganische Bestandteile,
- 25% organische Bestandteile,
- 10% Wasser.

Knochen stellt den größten Speicher des Körpers für Kalzium und Phosphat dar, deren Ein- und Abbau in die Knochen durch Hormone geregelt wird (s. Kap. 11). Ein Ab- und Umbau der Knochensubstanz ist ein durchaus normaler Vorgang, der konstant abläuft. Es handelt sich hierbei um ein Fließgleichgewicht. Wenn sich hierbei das Gleichgewicht auf die Seite des Abbaus oder Anbaus verschiebt, kommt es zu pathologischen Veränderungen. Die organischen Anteile der Interzellularsubstanz des Knochens bestehen aus 95% aus Kollagenfasern. Diese sind unbedingt nötig, da an ihnen die Hydroxylapatitkristalle eingelagert werden. Der Rest der organischen Interzellularsubstanz besteht aus amorpher Grundsubstanz. Die zellulären Elemente des Knochengewebes, die **Osteozyten,** liegen in Aussparungen der Interzellularsubstanz, die man Knochenhöhlen **(Lakunen)** nennt. Die Osteozyten sind flache Zellen, deren nach allen Richtungen ausstrahlende Zellausläufer in der Lage sind, mit den anderen Osteozyten in Kontakt zu treten. Die Zellausläufer liegen in feinen Knochenkanälchen. Die Ernährung der Zellen erfolgt durch Kontakt der Zellen untereinander und über Spalträume, die vorhanden sind, da die Zellen die Lakunen nicht immer vollständig ausfüllen.

3.5.2 Knochenarten

Aufgrund der Anordnung der Kollagenfibrillen unterscheidet man 2 verschiedene Arten des Knochens:

- Geflechtknochen,
- Lamellenknochen.

Geflechtknochen

In Geflechtknochen sind die Kollagenfasern nicht speziell zu den ernährenden Gefäßen orientiert. Diese Art des Knochens kommt beim Menschen während der Knochenentwicklung, der Heilung sowie an bestimmten Stellen des Schädelknochens vor. Während der Knochenentwicklung wird zuerst Geflechtknochen gebildet, der dann in den ersten Lebensjahren durch den höher strukturierten Lamellenknochen ersetzt wird.

Lamellenknochen

Der Lamellenknochen ist durch einen schalenartigen Aufbau, parallel verlaufender Kollagenfaserbündel, mit einer entsprechenden Ausrichtung der daran abgelagerten Hydroxylapatitkristallen, charakterisiert.

Die einzelnen Schichten oder Schalen bestehen aus 3 – 10 µm dicken Lamellen, die konzentiert um die ernährenden Blutgefäße ausgerichtet sind. Die Verlaufsrichtung der Fasern einzelner Lamellen wechselt. Zwischen den einzelnen

Lamellen bestehen Verbindungen, die helfen, den Knochen weiter zu festigen. In den Lakunen zwischen den Lamellen liegen die Osteozyten.

Die Struktur des Lamellenknochens wird am deutlichsten in den Wänden der Röhrenknochen (in der Kompakta; Abb. 3.15). Wir unterscheiden an diesen Knochen eine außen liegende Knochenhaut (**Periost**), dem die Wand des Knochens (Kompakta) folgt, die in ein System von Knochenbälkchen (**Spongiosa**) übergeht. Direkt unter dem Periost liegt eine äußere Generallamelle, der sich in der mittleren Kompaktaschicht sog. Speziallamellen anschließen. Mehrere dieser Speziallamellen, die sich um einen zentralen Kanal anordnen, in dem innerhalb des Bindegewebes ein versorgendes Gefäß liegt, werden **Osteon** genannt (Abb. 3.16). Im Zentrum des Osteons befindet sich der **Havers-Kanal**. In ihm liegen neben dem versorgenden Gefäß auch Nerven. Von diesem Ha-

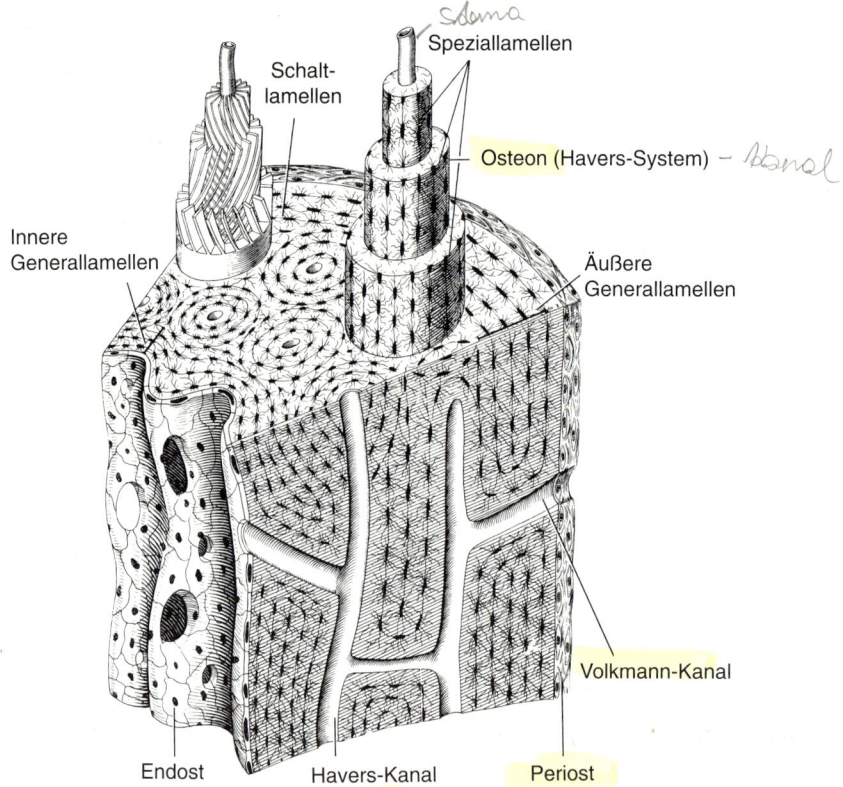

Abb. 3.15. Detail der Kompakta eines Röhrenknochens. Die Baueinheit des Lamellenknochens sind Osteone, in denen Speziallamellen um die zentralen Havers-Gefäße in konzentrischen Schichten verlaufen (auf dem *linken herausragenden Osteon* eingezeichnet). Die *querverlaufenden* versorgenden Kanälchen enthalten die Volkmann-Gefäße. Zwischen den Osteonen verbleibende Reste von ehemaligen Osteonen werden als Schaltlamellen bezeichnet. Innen und außen befinden sich jeweils die Generallamellen. Die innere Generallamelle ist stellenweise noch von einer dünnen Epithelschicht überzogen, dem Endost. Die eingemauerten Osteozyten liegen mit ihren Ausläufern zwischen den einzelnen Spezial- bzw. Schaltlamellen. (Aus Schiebler u. Schneider 1991).

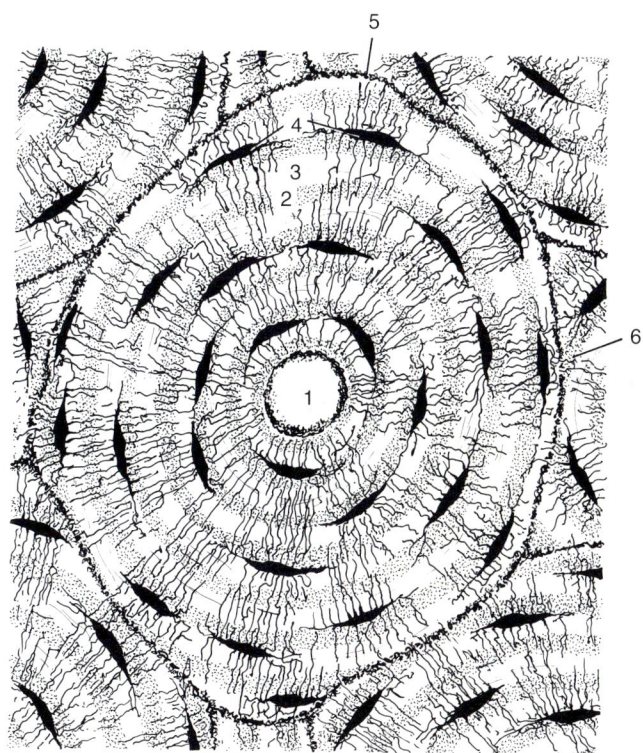

Abb. 3.16. Schnitt durch ein Osteon. **1** = Havers-Kanal, **2+3** = unterschiedlich verlaufende Kollagenfaserbündel, **4** = Osteozyten, **5** = Kittsubstanz an der Grenze der Osteone, **6** = Osteozytenausläufer, die von einem Osteon in das nächste verlaufen. (Aus Krstic 1978)

vers-Kanal aus erfolgt mittels Diffusion die Versorgung der Osteozyten. Die Lücken zwischen den einzelnen Osteonen sind durch Schaltlamellen ausgefüllt. Es handelt sich hierbei um Reste früherer Osteonanlagen, die im Rahmen des Knochenumbaus stehengeblieben sind. Jedes Osteon grenzt sich von seiner Umgebung durch Kittstreifen (oder Zementlinien) ab. Dies ist amorphe Grundsubstanz, in die wenig oder kein Hydroxylapatit eingelagert ist. Die Versorgung der Blutgefäße in den Zentralkanälchen erfolgt aus größeren Gefäßen, die – vom Periost ausgehend – durch quergerichtete (d. h. radiär verlaufende) Versorgungskanäle verlaufen, die Volkmann-Kanäle. Es sind also 2 Arten der Versorgungskanälchen im Knochen vorhanden:

● Havers-Kanälchen,
● Volkmann-Kanälchen.

Als Spongiosa bezeichnen wir ein Schwammwerk feiner Knochenbälkchen, in dessen Maschen sich das blutbildende (rote) Knochenmark befindet. Im Schaft der langen Röhrenknochen fehlt die Spongiosa. Dort befindet sich beim

Erwachsenen die Markhöhle mit dem Fettmark. Fettmark ist gelbes Knochenmark, das kein Blut mehr bildet.

3.5.3 Knochenentwicklung

Während der Knochenentwicklung entsteht Knochen durch direkte (desmale) oder indirekte (chondrale) **Verknöcherung (Ossifikation)**. In beiden Fällen wird zuerst Geflechtknochen angelegt, der mit wenigen Ausnahmen später durch Lamellenknochen ersetzt wird.

Bei der **desmalen (direkten) Ossifikation** differenzieren sich Mesenchymzellen zu Osteoblasten (Knochenbildungszellen), die zunächst eine unverkalkte Grund- oder Interzellularsubstanz ausscheiden. Diese Interzellularsubstanz nennt man **Osteoid**. Durch vermehrte Ausscheidung von Osteoid mauern sich die Osteoblasten selber ein und werden damit zu Osteozyten. Durch allmähliche Einlagerung von Kalksalzen (Hydroxylapatit) wird das Osteoid schließlich zu Knochen. Durch die desmale Ossifikation entwickeln sich die Deckknochen des Schädeldaches und des Gesichts sowie die Schlüsselbeinknochen.

Bei der **chondralen Ossifikation** entsteht zunächst aus dem Mesenchym ein vorgeformtes Modell des späteren Knochens aus hyalinem Knorpel. Der Knorpel wird dabei abgebaut und in gleichem Umfang durch Knochen ersetzt. Die Verknöcherung des Knorpels nimmt ihren Ausgang von Ossifikationszentren, die zu genau bestimmten Zeitpunkten auftreten. Dadurch läßt sich das Alter eines Kindes oder eines Fetus mit Röntgenaufnahmen bestimmen. Der Ersatz von ursprünglich knorpeligen Skelettstücken erfolgt teilweise von innen und teilweise von außen, dementsprechend unterscheidet man 2 Arten der chondralen Ossifikation:

- enchondrale Ossifikation, *von innen heraus (Knochenkern)*
- perichondrale Ossifikation. *von außen (Röhrenknochen)*

Bei der **perichondralen Ossifikation** entsteht der Knochen aus dem Perichondrium der knorpelig vorgebildeten Röhrenknochen. Bei der **enchondralen Ossifikation** entsteht der Knochen durch eine Umwandlung der Knorpelstücke, die von innen heraus erfolgt. An Röhrenknochen unterscheidet man den Schaft (Diaphyse) von den Gelenkenden (Epiphysen). Zwischen Diaphyse und Epiphyse befindet sich beim Jugendlichen der Epiphysenknorpel (Epiphysenfuge), der die Zone des Längenwachstums der Röhrenknochen darstellt. Diese Epiphysenfuge bleibt bis zum Abschluß des Längenwachstums (21.–23. Lebensjahr) offen, d.h. sie besteht zunächst aus Knorpel, der nach Abschluß des Wachstums durch Knochen ersetzt wird.

3.5.4 Osteoklasten

Damit der Knochen während des Wachstums durch ständigen Anbau nicht zu schwer wird und damit der Geflechtknochen in Lamellenknochen umgebaut

mehrere Kranche zellen

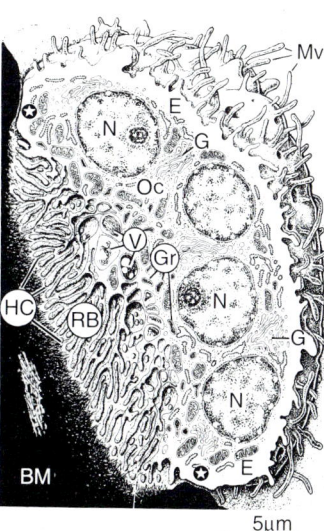

Abb. 3.17. Mehrkerniger Osteoklast in einer Abbau-
zone des Knochens. **OC** = Osteoklast, **N** = Zellkerne, **E** = organellfreier Zytoplasmasaum,
G = Golgiapparat, **Gr** = lysosomenartige Strukturen,
V = Verdauungsvakiolen, **HC** = Hydroxylapati-
kristalle, **RB** = rauhe Basalregion, durch Ausstülpungen vergrösserte Zelloberfläche, **MV** = Mikrovilli. Die
beiden *Sterne* bezeichnen den Übergang von der
rauhen Basalregion in die glatte Apikalregion der
Zelle. (Aus Krstic 1984)

werden kann, existiert ein System von Zellen, das in der Lage ist, Knochen abzubauen. Dies sind die **Osteoklasten, mehrkernige Riesenzellen** (Abb. 3.17). Sie
können bis zu 100 µm groß sein. Ein einzelner Osteoklast ist in der Lage, das
abzubauen, was 100 Osteoblasten aufbauen. So können z.B. während des
Wachstums die Osteoklasten von innen abbauen und gleichzeitig die Osteoblasten von außen aufbauen, so daß es zwar zu einer Vergrößerung des Knochen-
durchmessers kommt, aber nicht zu einer entsprechenden Verstärkung der
Wanddicke.

3.5.5 Regeneration des Knochens

Nach einem Knochenbruch (**Knochenfraktur**) zeigen Zellen des Periosts (Knochenhaut), der Havers-Kanälchen sowie retikuläre Zellen des Knochenmarks
ein gesteigertes Wachstum (Proliferation) und bilden zunächst den bindegewe-
bligen Kallus. Aus diesem geht durch Einlagerung von Kollagenfasern das
Osteoid hervor, das dann bei guter Fixation der Bruchenden anschließend ver-
kalkt und somit den neuen Knochen bildet. Bei schlechter Fixation der Bruchenden bildet sich aus dem Kallus zunächst Knorpelgewebe, das dann später
durch Knochen ersetzt wird (Abb. 3.18).

Osteozytenanregung

3.5.6 Knochenumbau

Für die Aufrechterhaltung der inneren Struktur des Knochens ist eine dauernde ausgewogene Belastung und eine entsprechende Ernährung notwendig. Ändern sich diese, erfolgt ein Umbau des Knochens, mit dem Ziel, sich den neuen
Bedingungen anzupassen. Durch konstanten Druck wird der Knochen abge-

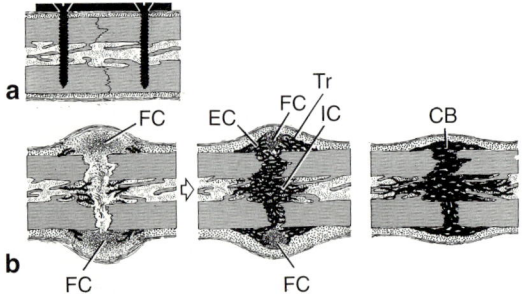

Abb. 3.18 a, b. Verheilung von Knochenbrüchen. **a** Perfekt fixierte Bruchenden: der Knochen heilt ohne Kallusbildung. **b** Schlecht fixierte Bruchenden: der Knochen bildet zunächst faserknorpeligen kallus (**FC**), der dann in bälkchenartigen Knochen umgewandelt wird, um schließlich als Kallusknochen zeitlebens die Bruchstelle zu markieren. **EC** äußerer Kallus, **IC** innerer Kallus, **Tr** Trabekel (Bälkchen), **CB** Kallusknochen. (Aus Krstic 1984)

baut. An Stellen, an denen der Knochen Zug ausgesetzt ist, wird Knochen angebaut. Damit der im Skelett wirksame Druck, z. B. durch Gehen, Stehen etc. nicht allzugroß wird und in einem Knochenabbau resultiert, ist in den Knochen die Spongiosa so angeordnet, daß sie in der Lage ist, den Druck in Zug umzuformen. Die Fähigkeit des Knochens, sich den Belastungen durch Umbau anzupassen, wird auch therapeutisch ausgenutzt, z. B. bei der Zahnregulierung. Hier wird durch dauernden Druck ein Umbau des Knochens in den Kieferalveolen erreicht, so daß die Zähne im Laufe der Zeit ihre Stellung ändern. Zahnbein (Dentin) und Zahnschmelz sind prinzipiell ähnlich zusammengesetzt wie Knochen. Sie unterscheiden sich jedoch in den Mengenverhältnissen von Wasser, organischer und anorganischer Substanz.

3.6 Muskelgewebe

Mit Ausnahme von Bewegungen auf molekularer Ebene sowie der verschiedenen transmembranalen Transporte findet Bewegung im Körper ausschließlich durch die Kontraktion von Proteinfäden statt. Kontraktilität ist das hervorstechendste Merkmal der Gewebeart, die in der Umgangssprache als Fleisch und mit dem Fachausdruck als **Muskulatur** bezeichnet wird.

Im Körper des Menschen kommen 3 verschiedene Arten von Muskelgewebe vor, deren gemeinsames Merkmal der Besitz von kontraktilen Proteinfäden (Myofilamenten) ist. Wir unterscheiden:

- glatte Muskulatur,
- Skelettmuskulatur,
- Herzmuskulatur.

Herz- und Skelettmuskulatur besitzen eine charakteristische Querstreifung, die bereits im Lichtmikroskop sichtbar ist. Hervorgerufen wird diese Querstrei-

Gewisse Einweisford. holde sich erobdenl

fung durch eine spezielle Anordnung der kontraktilen Proteinfäden. In der glatten Muskulatur fehlt diese Querstreifung. Die Skelettmuskulatur ist der Willkürmotorik unterworfen, Herzmuskulatur und glatte Muskulatur hingegen nicht. Quergestreifte Muskulatur ist zu schnellen Kontraktionen, glatte Muskulatur nur zu langsamen Kontraktionen befähigt.

3.6.1 Glatte Muskulatur

Die glatte Muskulatur ist aus langgestreckten spindelförmigen Zellen aufgebaut, die eine Länge von 40–200 µm (in der Gebärmutter kurz vor der Geburt bis 500 µm) und eine Dicke von 4–20 µm aufweisen. Das glatte Muskelgewebe bildet den größten Teil der Wand von Eingeweideschläuchen und Hohlorganen (Darm, Gallenblase, harnableitende Wege, Gebärmutter, Scheide, Blutgefäße etc.). Außerdem kommt glatte Muskulatur an den Haaren, den Drüsen (myoepitheliale Zellen) sowie locker verteilt im Bindegewebe verschiedener Organe vor. *besitzt eine Kern, Spindelförmige Zelle*

Untersuchungen haben gezeigt, daß die kontraktilen Proteine aller Muskelarten Aktin- und Myosinfilamente sind. Tropomyosin und Troponin als Regulatorproteine, liegen in den Molekülketten des Aktins (Abb. 3.19).

In der glatten Muskulatur überwiegt die dünnere Art dieser Proteinfäden, das Aktin, d. h., es kommt weniger Myosin als Aktin vor. Beide Myofilamentarten sind in der Längsrichtung der Zellen angeordnet. Im Zentrum der Zellen ist ein länglicher Zellkern vorhanden, der sich bei Kontraktionen der Muskelzellen in Falten legen kann oder korkenzieherartig spiralisiert wird. An der

längerer unhaltende Bewegung, nicht Willensgebrauch

z. B. Organe Darm, Gallenblase, Harnblase, Gefäße, Haut (Haare aufsteller)

unwillkürlichen Nervensystem Sympathikus + Parasympathikus

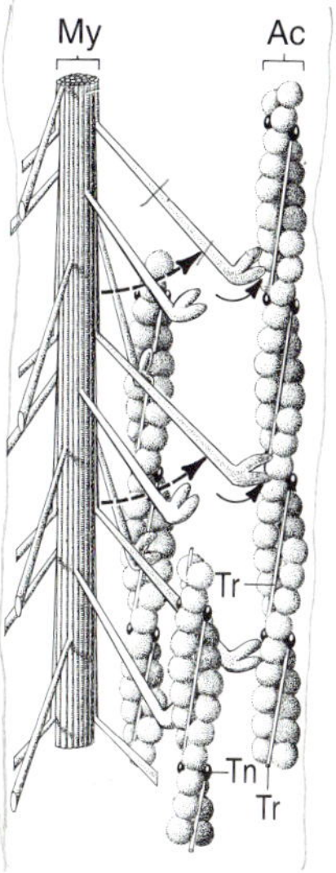

Abb. 3.19. Schema der kontraktilen Muskelfilamente. Das Aktin (**Ac**) wird aus kugeligen Proteinen aufgebaut, zwischen denen Tropomyosin- (**Tn**) und Troponinmoleküle (**Tr**) verlaufen. Am Myosin (**My**) sitzen köpfchenartige Haken, die sich unter Energieverbrauch mit dem Aktin von Punkt zu Punkt verbinden können und damit die Aktinfilamente immer weiter zwischen die Myosinfilamente schieben; daraus resultiert die Muskelverkürzung. (Aus Krstic 1984)

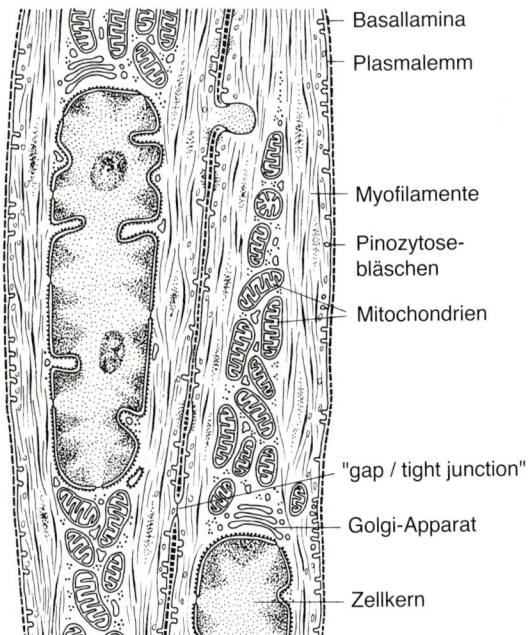

Basallamina

Plasmalemm

Myofilamente

Pinozytose-
bläschen

Mitochondrien

"gap / tight junction"

Golgi-Apparat

Zellkern

Abb. 3.20. Detail zweier glatter Muskelzellen. In der glatten Muskulatur sind die Aktin- und Myosinfilamente nicht straff geordnet, sie verlaufen aber meist in der Längsrichtung der Zellen, die sie durch Ineinanderschieben der Filamente verkürzen können. (Aus Schiebler u. Schmidt 1987)

Oberfläche der glatten Muskelzellen sitzen retikuläre Fasern, die zusammen mit Bindegewebezellen für einen besseren Zusammenhalt des Gewebes sorgen. Zellkontakte und Verzahnungen der Zellen untereinander sind häufig vorhanden und dienen ebenfalls der Stabilisierung des Zellverbandes (Abb. 3.20). Anders als die Herz- und Skelettmuskulatur, ist die glatte Muskulatur befähigt, über längere Zeit in verschiedenen Kontraktionszuständen zu verharren, ohne zu ermüden. Damit ist sie in der Lage, einen Spannungszustand (Tonus), z. B. in der Wand eines Hohlorganes, aufrechtzuerhalten. Umgekehrt besitzt die glatte Muskulatur eine gewisse Plastizität; sie kann gedehnt werden, ohne daß die Spannung erhöht wird. Eine wichtige Ausnahme bildet hierbei die glatte Muskulatur in den Gefäßwänden, die praktisch immer auf eine Dehnung mit Kontraktionen reagiert (dies ist eine der Grundlagen für die Blutdruckregulation).

Innerviert (= Weiterleitung der Reize an die einzelnen Teile oder Organe des Körpers) wird die glatte Muskulatur über das vegetative Nervensystem, wobei meist ein Antagonismus zwischen Sympathikus und Parasympathikus besteht.

3.6.2 Quergestreifte Skelettmuskulatur

Die Muskulatur des Bewegungsapparates besteht aus quergestreiften Muskelzellen. Skelettmuskulatur wird sie deshalb genannt, weil die meisten Muskeln am Skelett ansetzen oder vom Skelett entspringen. Die **kleinste Baueinheit des**

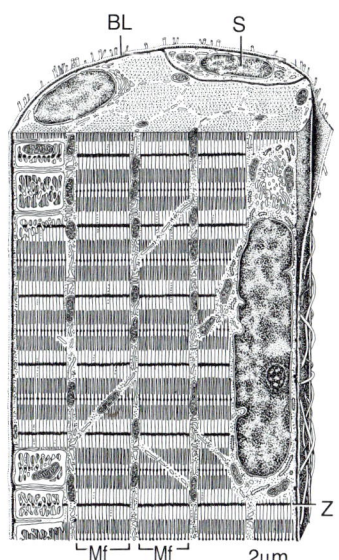

Abb. 3.21. Längsgeschnittene Skelettmuskelfaser. Die Zellkerne liegen direkt unter der Zellmembran. Die Muskelfaser ist von einer Basallamina umgeben (**BL**). Die Basallamina umgibt auch die Satellitenzelle (**S**), aus der die Muskelfaser bei Verletzungen regenerieren kann. In einer Muskelfaser sind sehr viele Myofibrillen (**Mf**) vorhanden, die aus hintereinander gehängten Sarkomeren bestehen. Die Sarkomeren reichen von Z-Streifen zu Z-Streifen (**Z**). (Aus Krstic 1984)

Skelettmuskels ist die **Muskelfaser**. Die Muskelfasern können bis zu 15 cm lang sein. Ihre Dicke liegt zwischen 10 und 100 µm. Bei der Muskelfaser handelt es sich um eine vielkernige Zelle (bis zu mehreren Tausend Zellkernen), deren Zellkerne immer am Rande direkt unter der Zellmembran liegen. Der Hauptanteil des Zytoplasmas wird ausgefüllt von Myofibrillen. Myofibrillen verlaufen über die gesamte Länge einer Muskelfaser. Sie sind aus einzelnen Sarkomeren aufgebaut. Innerhalb eines Sarkomers sind helle und dunkle Streifen vorhanden, die durch die Anordnung der Aktin- und Myosinfilamente entstehen (Abb. 3.21). Diese Streifen sind die Grundlage für die Bezeichnung dieser Muskelfasern: quergestreift. Man unterscheidet helle I-Streifen (sog. **isotropische Streifen**), die durch die Aktinfilamente gebildet werden, von dunklen A-Streifen (sog. **anisotrope Streifen**), die durch die Myosinfilamente gebildet werden. Zwischen den Myofibrillen liegen Mitochondrien sowie Glykogen (als Energiereserve). RER (= rauhes endoplasmatisches Retikulum) ist nur sehr wenig vorhanden. Dadurch ist der Muskel auch nicht in der Lage, größere Mengen an Protein zu synthetisieren, was sich z. B. bei einer Verletzung darin zeigt, daß die verletzte Stelle im Muskel lediglich durch eine bindegewebige Narbe verschlossen wird und nicht durch Muskelfasern.

Jede einzelne Muskelfaser ist von einer zarten Bindegewebehülle umgeben, dem **Endomysium**. Das Endomysium geht über in das Perimysium, das auf der einen Seite mehrere Muskelfasern zu Bündeln zusammenfaßt und auf der anderen Seite Gefäße und Nerven führt, die ins Innere der Muskeln eindringen. Der Muskel selbst wird von einer derben bindegewebigen Faszie umgeben. Die Muskeln sind nicht direkt am Skelett befestigt, sondern inserieren über Sehnen

am Knochen. Am Ort der Sehnenbefestigung bilden die Muskelfasern fingerförmige Einstülpungen, in die sich die Sehnenfasern schieben, um schließlich
mit dem Endomysium Verbindungen einzugehen. Die retikulären Fasern des
Endomysiums setzen sich in den Sehnen fort. Im Skelettmuskel lassen sich verschiedene Muskelfasertypen unterscheiden, z. B. helle und dunkle (weiß und
rot). Diese Farbdifferenz der einzelnen Fasertypen entsteht durch einen unterschiedlichen Gehalt an Muskelfarbstoff (**Myoglobin**). Myoglobin ist ähnlich
aufgebaut wie das **Hämoglobin** (roter Blutfarbstoff) und hat auch ähnliche
Aufgaben. Es beteiligt sich an der Umsetzung von Sauerstoff. Die hellen Fasertypen enthalten wenig Myoglobin und kontrahieren schnell, sind aber nicht für
langdauernde Arbeit geeignet. Die dunklen Fasertypen enthalten viel Myoglobin, kontrahieren relativ langsam, sind dafür aber zu langandauernder kräftiger Kontraktion befähigt.

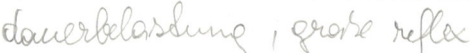

3.6.3 Herzmuskulatur

Das Muskelgewebe der Herzens unterscheidet sich deutlich von der Skelettmuskulatur und von der glatten Muskulatur. Auf der einen Seite unterliegt das
Herzmuskelgewebe nicht der Willkürmotorik (wie die glatte Muskulatur), auf
der anderen Seite weist es eine Querstreifung auf (wie die Skelettmuskulatur).
   Im Unterschied zur Skelettmuskulatur sind die Zellen des Herzmuskels
nicht vielkernig, und ihre Kerne liegen auch nicht direkt unter der Zellmembran, sondern im Zentrum der Zellen (Abb. 3.22). Ein weiterer Unterschied
zum Skelettmuskel besteht darin, daß die Skelettmuskulatur aus unverzweigten
Fasern besteht, während die Herzmuskeln ein dreidimensionales verzweigtes
Netz bilden. Außerdem ist die Herzmuskelzelle reicher an Organellen, v. a. Mit-

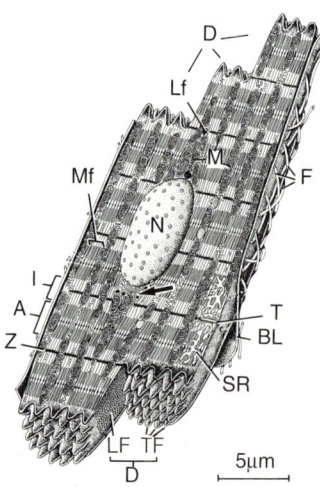

Abb. 3.22. Herzmuskelzelle mit zentralem Zellkern (**N**).
MF = Myofibrille, **I** = isotroper Streifen (I-Streifen), der
nur Aktin enthält, **A** = anistotroper Streifen (A-Streifen)
der Myosin und z. T. auch Aktin enthält.
F = Kollagenfasern, **T** = Tubulussystem, das für die
Auslösung der Muskelkontraktion von Bedeutung ist.
BL = Basallamina, **D** = Glanzstreifen (Discus intercala-
ris) mit längsgestreifter Fassung (**LF**) für die Erregungsausbreitung von einer Zelle zur anderen und mit quergestreifter (transversaler) Fassung (**TF**) für die mechanische Haftung der Zellen untereinander. Am Z-Streifen
(**Z**) sind die einzelnen Sarkomere miteinander verbunden und ergeben in ihrer Gesamtheit eine Myofibrille
(**Mf**). Das endoplasmatische Retikulum wird bei Muskelzellen als sarkoplasmatisches Retikulum bezeichnet
(**SR**). Der *Pfeil* weist auf Herzhormone enthaltende Granula hin. **Lf** = Lipofuszin (Alterspigment)

ochondrien, was der Dauerbelastung bei den ständigen Kontraktionen entspricht. Mit zunehmendem Alter werden in den Herzmuskelzellen Lipofuszingranula eingelagert (s. 2.3.6). Lipofuszin ist ein Alterspigment, das aber offensichtlich die Funktion der Herzmuskelzellen nicht wesentlich beeinflußt.

Ein besonders charakteristisches Merkmal der Herzmuskulatur ist das Vorhandensein von **Glanzstreifen** (Disci intercalares). Dies sind spezielle Zellkontaktzonen, in denen die einzelnen Herzmuskelzellen End-zu-End miteinander verbunden sind. Durch diese Glanzstreifen wird das Gewebe des Herzmuskels in relativ kleine Zellen unterteilt, von denen jede ihren eigenen Zellkern hat (im Unterschied zu den Skelettmuskelzellen). Gelegentlich kann es vorkommen, daß in einer Zelle 2 Zellkerne liegen. Um den zentralen Zellkern gibt es eine myofibrillenfreie Zone (= **Endoplasma**). Die Myofibrillen setzen an den Glanzstreifen auf der Zellinnenseite an.

Die Glanzstreifen sind nicht nur die Zonen der Zellkontakte, die für die Muskelkontraktion nötig sind, sondern sie sind v.a. wichtig für die Ausbreitung der Erregung über den ganzen Herzmuskel.

Andere zusätzliche und wichtige Strukturen für die Erregungsverarbeitung sind die **Reizleitungsfasern** (z.B. Purkinje-Faser; ausführlich dazu s. Kap. 9).

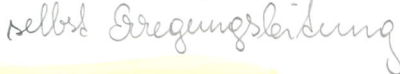

3.7 Nervengewebe

Die Fähigkeit, durch einen passenden Reiz erregt zu werden, besitzen grundsätzlich alle Zellen. Der Unterschied zwischen Nervenzellen und anderen Zellen besteht darin, daß **Nervenzellen in der Lage sind, Erregung rasch über weite Strecken weiterzuleiten.** Die Gesamtheit aller Zellen, die in der Lage sind, Reize aufzunehmen, zu verarbeiten und weiterzuleiten, sind in 2 Systemen zusammengefaßt:

- dem Zentralnervensystem (ZNS), das aus dem Gehirn und dem Rückenmark besteht;
- dem peripheren Nervensystem (PNS), das aus dem ZNS hervorgeht.

Sowohl ZNS als auch PNS bauen sich aus Nervenzellen und Glia auf. Die **Nervenzellen** haben die Aufgaben der Erregungsverarbeitung und Leitung, die **Gliazellen** haben eine dem Binde- und Stützgewebe vergleichbare Funktion: Stofftransport, Ernährung, Isolierung, mechanischer Schutz, Abwehr und Regeneration. Je nach Vorkommen der Glia, redet man von zentraler (ZNS) und peripherer (PNS) Glia.

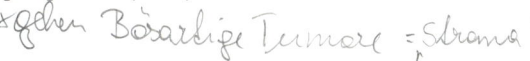

3.7.1 Nervenzellen

Das menschliche Nervensystem setzt sich aus ca. 30 Mrd. Nervenzellen zusammen. Die Nervenzellen besitzen einen sehr hohen Grad der Differenzierung

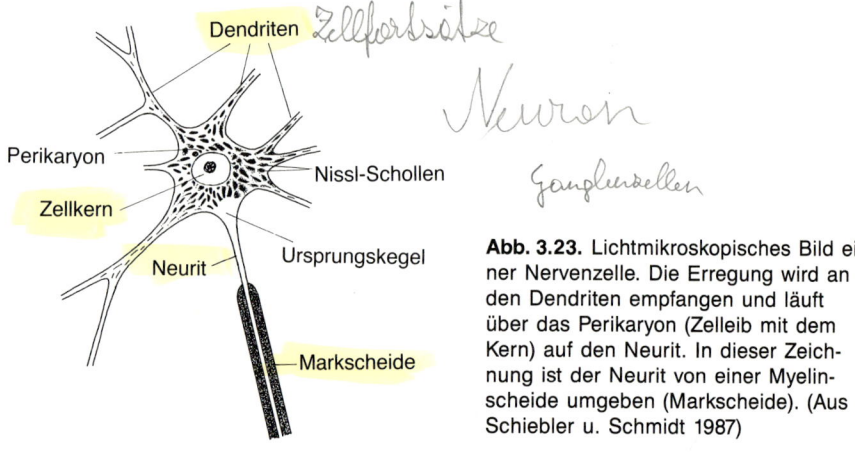

Abb. 3.23. Lichtmikroskopisches Bild einer Nervenzelle. Die Erregung wird an den Dendriten empfangen und läuft über das Perikaryon (Zelleib mit dem Kern) auf den Neurit. In dieser Zeichnung ist der Neurit von einer Myelinscheide umgeben (Markscheide). (Aus Schiebler u. Schmidt 1987)

und sind nicht mehr in der Lage, sich zu teilen. Dies geht auch deutlich aus der Tatsache hervor, daß Nervenzellen keine Zentriolen ("Zentralkörperchen") besitzen. Verletzungen sind deshalb meist von bleibender Natur, da Nervengewebe nicht regenerieren kann. Lediglich Teile der peripheren Nervenzellen können nach Verletzungen regenerieren. Das ZNS regeneriert prinzipiell nicht. Aus diesem Grunde sind im Verlaufe der **Phylogenese** (= Entwicklung von niederen zu höheren Lebewesen) auch die Bestandteile des ZNS am besten geschützt worden, indem sie von Knochen bedeckt wurden (Schädelhöhle, Wirbelkanal).

Die **kleinste Baueinheit** des Nervensystems ist das **Neuron**, die einzelne Nervenzelle (Abb. 3.23). Man unterscheidet am Neuron 3 verschiedene Anteile:

- Dendrit,
- Perikaryon,
- Neurit oder Axon.

Beim **Dendriten** handelt es sich um eine Verzweigung von Zellausläufern, die in der Lage sind, von anderen Nervenzellen einen Impuls aufzunehmen und diesen in Richtung Zellkörper weiterzuleiten.

Das **Perikaryon** (Zellkörper) ist das Stoffwechselzentrum der Nervenzelle. Es beinhaltet den Zellkern und relativ viel RER, das lichtmikroskopisch schollenartig aussieht, was ihm den Namen Nissl-Schollen eingetragen hat (Abb. 3.24).

Außerdem liegt im Perikaryon eine größere Anzahl von Mikrotubuli, die hier in den Nervenzellen den Namen Neurofibrillen haben. Sie setzen sich vom Perikaryon fort in das Axon. Hierbei handelt es sich um einen langen fädigen Zellausläufer, der die Erregung vom Zellkörper fortleitet, entweder auf eine andere Nervenzelle oder auf ein anderes Organ. Das Axon beginnt in einer Nissl-Schollen-freien Zone, die Ursprungskegel genannt wird.

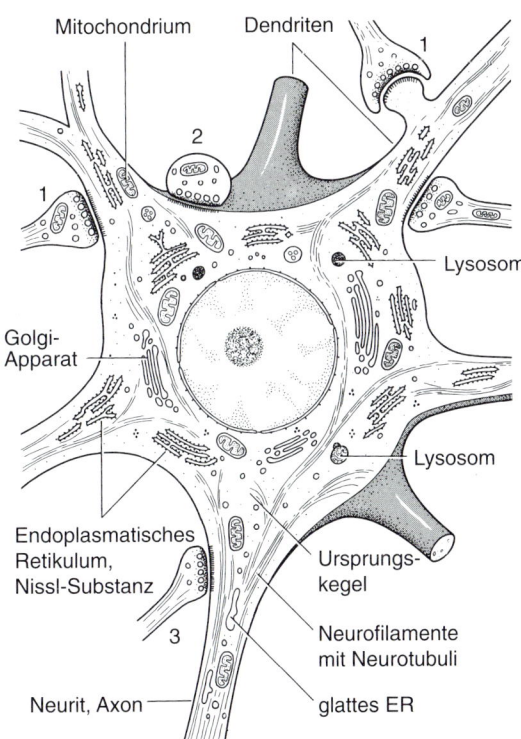

Mitochondrium   Dendriten

2

1

1

Lysosom

Golgi-
Apparat

Endoplasmatisches
Retikulum,
Nissl-Substanz

Lysosom

Ursprungs-
kegel

3

Neurofilamente
mit Neurotubuli

Neurit, Axon

glattes ER

Abb. 3.24. Elektronenmikroskopisches Bild eines Perikaryons (Zelleib und Kernregion einer Nervenzelle). Die Nissl-Schollen des lichtmikroskopischen Bildes entsprechen dem endoplasmatischen Retikulum (**ER**) des elektronenmikroskopischen Bildes. **1–3** sind verschiedene Formen der Synapsen (am Dendrit, am Perikaryon, am Neurit). (Aus Schiebler u. Schmidt 1987)

3.7.2 Nervenfasern

Eine Nervenfaser besteht aus einem Axon und einer Gliahülle. Im ZNS wird diese Gliahülle von einem speziellen Zelltyp mit mehreren Zellausläufern gebildet, den **Oligodendrogliazellen**. Bei peripheren Nervenfasern ist das Axon von Ausläufern der Schwann-Zellen umhüllt.

Man unterscheidet im PNS 2 Arten von Gliahüllen:
- dünne **marklose (unmyelinisierte)** Fasern, die lediglich in Schwann-Zellen eingebettet sind;
- dicke **markhaltige (myelinisierte)** Nervenfasern, bei denen die Schwann-Zellen sich viele Male mit ihren Ausläufern um das Axon gewickelt haben. Sie bilden so eine Hülle aus Lipid und Protein um das Axon, die **Myelinscheide** genannt wird.

Für die Erregungsleitung ist das Vorhandensein einer Myelinscheide (auch Markscheide genannt) von großer Bedeutung. Nervenfasern mit gut ausgebildeter Myelinscheide sind schnelleitend (bis zu 120 m/s), unmyelinisierte Nervenfasern dagegen leiten nur sehr langsam, d.h. teilweise „nur" 0,5 m/s. Die Myelinscheide hat dabei 2 Funktionen:

Sie isoliert das Axon gegenüber der Umwelt (elektrische Isolierung), und sie ermöglicht eine saltatorische Erregungsleitung (sprunghafte Erregungsleitung).

Die Schwann-Zellen (im ZNS sind es die Oligodendrogliazellen) bilden an den Orten, wo die Myelinscheide der einen Zelle aufhört und die der nächsten anfängt, sog. Ranvier-Schnürringe oder Knoten.

Bei der Erregungsleitung springt der elektrische Impuls von einem Ranvier-Knoten zum anderen, so daß die Ausbreitung schneller erfolgt.

Nervenzellen sind je nach Funktion und Ort ihres Vorkommens sehr unterschiedlich gebaut. Die kleinsten (Körnerzellen des Kleinhirns) sind nur ca. 4−5 µm groß, die größten (Motoneurone des Rückenmarks) messen 120 µm im Durchmesser. Diese Größenangaben beziehen sich auf das Perikaryon. Das Axon eines Neurons kann u. U. bis über 1 m und länger sein.

In der Regel werden Nervenzellen aufgrund der Anzahl und Art ihrer Zellausläufer klassifiziert. So unterscheidet man:

- unipolare,
- bipolare,
- multipolare und
- pseudounipolare Nervenzellen.

Nervenzellen, die nur 1 Axon, aber keine Dendriten haben, sind **unipolar** (modifizierte Nervenzellen in Sinnesorganen z. B. im Auge). **Bipolar** werden Nervenzellen genannt, bei denen 1 Dendrit und 1 Axon vorhanden ist (z. B. im Ganglion spirale des Ohrs). **Pseudounipolar** nennt man Nervenzellen, bei denen vom Perikaryon nur 1 Fortsatz abgeht, der sich aber nach kurzem Verlauf T-förmig aufteilt, wobei ein Ast an die Peripherie läuft, der andere ins Zentralnervensystem (z. B. im Spinalganglion). Diese Zellen sind ursprünglich bipolar gewesen, die Anfangsstrecken der Fortsätze haben sich jedoch im Laufe der Entwicklung vereinigt.

Die meisten Nervenzellen sind jedoch **multipolar**. Es gibt unter den multipolaren Zellen verschiedene Spezialformen, z. B. Purkinje-Zellen des Kleinhirns, bei denen sich der Dendrit in einer spalierbaumartigen Endigung aufzweigt.

3.7.3 Nerven

Die meisten Nervenfasern verlaufen in Bündeln; im zentralen Nervensystem (ZNS) werden diese Bündel als **Faszikel** und im peripheren Nervensystem (PNS) als Nerv oder **peripherer Nerv** bezeichnet. Die Nerven verbinden die Körperperipherie mit dem ZNS. Solche Nerven, die nur zum ZNS leitende Fasern enthalten (sensible oder sensorische Fasern), werden als **afferente Nerven** bezeichnet. Solche, die nur vom ZNS in die Peripherie leitende Fasern enthalten, werden **efferente Nerven** genannt. In der Regel sind die Nerven jedoch gemischt, d. h. es kommen sowohl efferente als auch afferente Fasern in gleichen

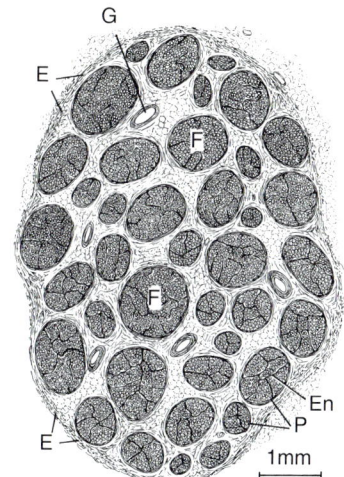

Abb. 3.25. Schnitt durch einen peripheren Nerv. Die verschiedenen Nervenfasern sind durch Bindegewebe zu einzelnen Bündeln zusammengefaßt, die in ihrer Gesamtheit den ganzen Nerv ausmachen. **G** = versorgendes Gefäß, **F** = Faserbündel, **En** = Endoneurium (BG-Hülle um einzelne Nervenfasern), **P** = Perineurium (BG-Hülle um Nervenfaserbündel), **E** = Epineurium (BG-Hülle um einen ganzen Nerv). (Aus Krstic 1984)

Nerven vor. Zudem sind in den Nerven sowohl myelinisierte wie auch unmyelinisierte Fasern nebeneinander vorhanden. Die einzelnen Nervenfasern (Axon und umgebende Schwann-Zelle) sind in den Nerven in charakteristischer Weise durch Bindegewebestrukturen untereinander und mit der Umgebung verbunden (Abb. 3.25). Man unterscheidet ähnlich wie bei den Muskelfasern:

Endoneurium: zartes Bindegewebe, das die einzelnen Nervenfasern umgibt.

Perineurium: straffes Bindegewebe, das mehrere bis zu mehreren Hundert Nervenfasern zu Bündeln zusammenfaßt.

Epineurium: lockeres Bindegewebe, das die von Perineurium umgebenen Nervenfaserbündel zu ganzen Nerven zusammenfaßt und verschieblich in das umgebende Gewebe einbaut. Große Nerven können dabei die Stärke des kleinen Fingers haben.

Synapsen

Die Erregungsübertragung von einem Neuron auf das nächste oder auf ein Erfolgsorgan (Muskulatur, Drüsenzellen etc.) erfolgt an **morphologisch besonders gebauten Kontaktstellen,** den Synapsen. Synapsen bauen sich auf aus:

● einem Bouton; das ist die koblenförmige Endformation des Axons, von dem die Erregung ausgeht;
● einem Spalt zwischen diesem Endknopf und der darauffolgenden Zelle;
● der Zellmembran der nachfolgenden Zelle.

Im Bereich der Synapse ist das Axon nicht von einer Gliahülle umgeben (Abb. 3.26).

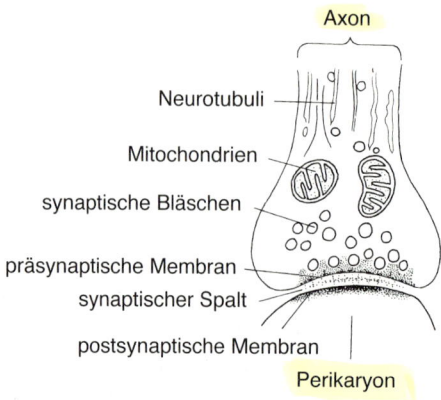

Axon

Neurotubuli

Mitochondrien

synaptische Bläschen

präsynaptische Membran

synaptischer Spalt

postsynaptische Membran

Perikaryon

Neurotransmitter

Abb. 3.26. Schema einer typischen Synapse zwischen einem Axon und einem Perikaryon. (Aus Schiebler u. Schmidt 1987)

Lichtmikroskopisch können Synapsen als kolbenförmige Verdickungen durch Versilberungen dargestellt werden, wodurch sie ihren Namen „Endknöpfchen" bekommen haben. In den Endknöpfchen lassen sich im Elektronenmikroskop Vesikel nachweisen, die eine sog. Transmittersubstanz enthalten. – Die über die Zellmembran des Axons im Synapsenkolben (Endknöpfchen) ankommende Erregung (elektrischer Impuls) veranlaßt die Synapsenbläschen, ihren Inhalt, den Transmitter, nach Art der Exozytose in den Synapsenspalt abzugeben. Durch diesen Spalt gelangt der Transmitter in Kontakt mit der Zellmembran der nächsten Zelle und löst, bei genügender Menge, hier ebenfalls einen elektrischen Impuls aus.

Die Transmittersubstanz wird in Bruchteilen von Sekunden (Millisekunden) wieder abgebaut unter der Wirkung von Enzymen, so daß sie sich nicht weiter ausbreiten kann. Die Erregungsübertragung ist also mit einer rasch ablaufenden, kurzdauernden Wirkstoffabgabe verbunden. Es werden viele verschiedene Typen von Synapsen unterschieden. Als einfaches Kriterium der Einteilung lassen sich folgende Begriffe verwenden:

- **interneuronale Synapsen:** Synapsen zwischen verschiedenen Neuronen.
- **myoneurale Synapsen:** Synapsen zwischen Axonen und der quergestreiften Muskulatur, spezielle Bezeichnung: motorische Endplatte.
- **neuroglanduläre Synapsen:** Synapsen zwischen Axonen und Drüsenzellen.
- **Synapse en passent:** Synapsen zwischen Nervenzellen und der glatten Muskulatur.

Weiterhin kann man unterscheiden zwischen erregenden (exzitatorischen) und hemmenden (inhibitorischen) Synapsen. Ob eine Synapse zum erregenden oder zum hemmenden Typ gehört, hängt von der Natur der Transmittersubstanz ab. Adrenalin und Noradrenalin (adrenerge Synapsen) sowie Azetylcholin (cholinerge Synapsen) sind erregende Transmittersubstanzen. Als hemmende Transmittersubstanz konnte die Aminosäure Glyzin bestimmt werden. Es scheint jedoch noch einige andere erregende wie auch hemmende Transmittersubstanzen zu geben.

Es ist berechnet worden, daß es allein im menschlichen Hirn ca. 10^{14} Synapsen (= eine 1 mit 14 Nullen) gibt und daß im Durchschnitt jedes Neuron ca. 100 Synapsen von anderen Zellen erhält und seinerseits selber ca. 100 Synapsen mit anderen Zellen bildet. Daraus wird deutlich, wie groß die Zahl der Schaltungsmöglichkeiten im ZNS ist.

3.7.4 Neuroglia

Die Nervenzellen haben die Aufgabe, Nervenimpulse zu leiten. Das ist nur möglich, wenn die einzelnen Nervenfasern gegeneinander isoliert sind. Sonst würden die Nervenimpulse wahllos auf andere Nerven springen. Die **Isolation der Nervenzellen gegeneinander** ist die wichtigste Aufgabe der Neuroglia (Abb. 3.27). Daneben haben sie Stützfunktionen, sind am Stoffaustausch sowie an Zellabbau und Narbenbildung bei pathologischen Prozessen beteiligt. Somit kommen der Glia, neben der Isolationsfunktion, ähnliche Aufgaben zu wie dem Bindegewebe in den Organen, das dort als Stroma bezeichnet wird.

Es werden 2 prinzipielle Arten der Glia unterschieden:
- zentrale Glia (im Zentralnervensytem),
- periphere Glia (im peripheren Nervensystem).

Für weitere Details s. Kap. 13.

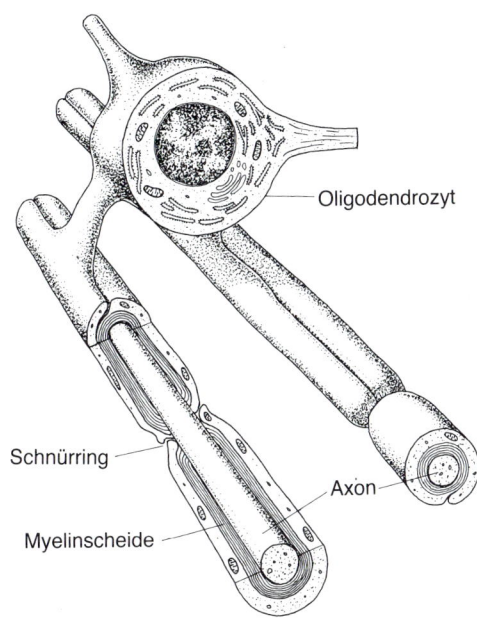

Abb. 3.27. Oligodendrozyten sind die Gliazellen des Zentralnervensystems, die Myelinscheiden um Axone (auch Neurite genannt) bilden. Im Unterschied zu den Schwann-Zellen des peripheren Nervensystems können sie um mehrere Axone gleichzeitig eine Myelinscheide bilden. (Aus Schiebler u. Schmidt 1987)

Oligodendrozyt

Schnürring

Axon

Myelinscheide

3.7.5 Degeneration und Regeneration

Nach einer Nervenfaserdurchtrennung kommt es meist zur Degeneration des distalen Segments, d. h. des hinter der Durchtrennungsstelle gelegenen Segments. Während das proximale Segment, d. h. vor der Durchtrennungsstelle gelegen, weiterhin mit dem Perikaryon in Verbindung steht und deshalb nur teilweise degeneriert (Abb. 3.28). Sobald Perikarien von einer Verletzung betroffen sind, degeneriert das ganze Neuron. Regeneration wird nur im peripheren Nervensystem in nennenswertem Umfang beobachtet. Hierbei wächst der proximale Axonstumpf distalwärts. Der Erfolg der Regeneration hängt nun davon ab, ob der Axonstumpf die bei der Degeneration des distalen Segmentes zurückgebliebenen Schwann Zellen findet und quasi an diesen entlang in die Peripherie wachsen kann. Wenn dies nicht geschieht kommt es zur Ausbildung eines Knotens (Amputationsneuron).

3.8 Zusammenfassung Histologie

Gewebearten und -entwicklung:
Epithelgewebe, Muskelgewebe, Binde- und Stützgewebe, Nervengewebe.

Aus den 3 Keimblättern (Ektoderm, Mesoderm, Entoderm) entwickeln sich die einzelnen Gewebearten. Determination schaltet einen Teil der genetischen Information während der Entwicklung ab. Damit können sich Gewebearten nicht mehr in andere Gewebearten umwandeln.

● **Epithelgewebe:**
Oberflächenepithel, Drüsenepithel, Sinnesepithel

Oberflächenepithel begrenzt innere und äußere Oberflächen. Es wird aufgrund der Schichten, der Beschaffenheit und Form der äußersten Zellschicht eingeteilt:
- einschichtig, mehrreihig, mehrschichtig,
- platt, kubisch, prismatisch,
- verhornt und unverhornt,
- mit oder ohne Zilien.

Abb. 3.28. Schema eines motorischen Neurons, dessen Perikaryon im Rückenmark (d. h. im ZNS = Zentralnervensystem) sitzt und dessen Axon bis zum innervierten Muskel in der Peripherie verläuft. Im ZNS ist das Axon von Oligodendrozyten umscheidet, in der Peripherie von Schwann-Zellen. Die motorischen Endplatten sind die Synapsen der Skelettmuskulatur. Die *Pfeile* geben die Richtung der Erregungsleitung an. Als Kollateral bezeichnet man eine Verzweigung des Axons, die an andere Neurone oder an das Perikaryon des eigenen Neurons zurücklaufen. (Aus Junqueira 1984)

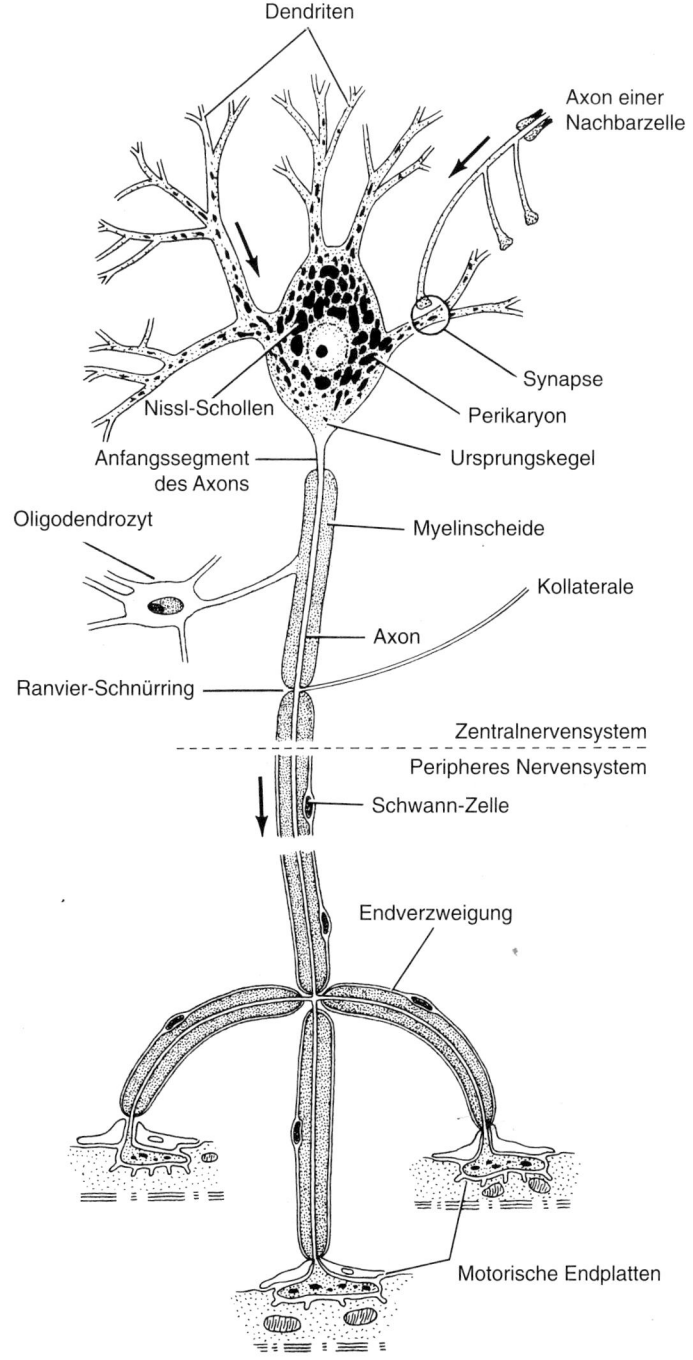

Dendriten

Axon einer
Nachbarzelle

Synapse

Nissl-Schollen

Perikaryon

Anfangssegment
des Axons

Ursprungskegel

Oligodendrozyt

Myelinscheide

Kollaterale

Axon

Ranvier-Schnürring

Zentralnervensystem

Peripheres Nervensystem

Schwann-Zelle

Endverzweigung

Motorische Endplatten

Drüsenepithelien: Wir unterscheiden endokrine Drüsen (ohne Ausführgang) von exokrinen Drüsen (mit Ausführgang). Die exokrinen Drüsen können, einfach, verzweigt oder zusammengesetzt sein. Die Drüsenform kann tubulös, alveolär, azinös, tubuloalveolär oder tubuloazinös sein. Man unterscheidet seröses von mukösem Sekret.

Sekretionsformen: ekkrine (ohne Substanzverlust), apokrine (mit Substanzverlust) und holokrine Sekretion (Zellen als Sekret).

- **Binde- und Stützgewebe:**
  Besitzt viel geformte und ungeformte Interzellularsubstanz. Freie Bindegewebezellen: Makrophagen, Lymphozyten, Plasmazellen, Granulozyten. Fixe Bindegewebezellen: Retikulumzellen, Fettzellen, Fibrozyten, Knorpel- und Knochenzellen.

  Geformte Interzellularsubstanz: kollagene, elastische und retikuläre Fasern. Hauptmassen der Fasern = kollagene Fasern, die große Zugfestigkeit aufweisen ($6\,kg/mm^2$). Elastische Fasern lassen sich auf 150% ihrer Ausgangslänge reversibel dehnen. Retikuläre Fasern bilden feinste Netze um Zellen und Gefässe etc.

- **Fettgewebe:**
  Bau- und Speicherfett (weißes Fett). Baufett wird nur bei extremen Hungerzuständen eingeschmolzen, Speicherfett wird u. a. im Unterhautfettgewebe und in der Bauchhöhle eingelagert. Braunes Fett dient der zitterfreien Wärmebildung (nur sehr wenig vorhanden).

▷ **Bindegewebe:**
Lockeres faseriges Bindegewebe (im ganzen Körper als interstitielles Gewebe zwischen den Organen):
- straffes faseriges Bindegewebe (in Sehnen, Faszien, Ligamenten, Organkapseln).

▷ **Knorpelgewebe:**
Es wird unterschieden zwischen
- hyalinem Knorpel: z. B. Rippen, Gelenkenden;
- elastischem Knorpel: z. B. Ohr, Kehlkopf;
- faserigem Knorpel: z. B. Symphyse, Zwischenwirbelscheiben.
Im **hyalinen** und im **elastischen** Knorpel sind die kollagenen Fasern durch Chondroitinschwefelsäure maskiert. Elastische Fasern sind im elastischen Knorpel immer sichtbar. Faseriger Knorpel enthält weniger Chondroitinschwefelsäure, deshalb sind die Kollagenfasern sichtbar.

▷ **Knochen:**
Geflechtknochen (während der Entwicklung, sonst nur in einigen Schädelknochen und während der Knochenheilung). Lamellenknochen mit

Osteonen. Speziallamellen bilden Osteone mit einem zentralen Havers-Blutgefäß, Schaltlamellen bleiben beim Knochenumbau zwischen den Speziallamellen stehen. Osteoblasten bauen Knochen auf und mauern sich ein (Osteozyten). Osteoklasten bauen Knochen ab und sind nötig für das Wachstum und den zeitlebens stattfindenden Umbau.

Spongiosa = Knochenbälkchen aus Schalt-Lamellen aufgebaut.

Ossifikation = Verknöcherung.

Desmale Ossifikation: aus dem Bindegewebe. Perichondrale und enchondrale Ossifikation: Ersatz von Knorpel.

Bei der Ossifikation wird Osteoid gebildet, das durch Einlagerung von Kalziumphosphat in Form von Hydroxylapatitkristallen zu Knochen wird.

Epiphysenfuge = Wachstumszone, zwischen Epiphyse und Diaphyse. Verknöchert spätestens im 23. Lebensjahr, dann kein Längenwachstum mehr möglich.

▶ **Muskelgewebe:**

Glatte Muskulatur (unwillkürlich, in der Wand von Hohlorganen), Skelettmuskulatur (quergestreift, willkürlich, Grundlage des Bewegungsapparates), Herzmuskulatur (quergestreift, unwillkürlich). In allen Muskelzellen vorhanden: Aktin- und Myosinfilamente:

- in der glatten Muskulatur mit geringem Ordnungsgrad;
- in der quergestreiften Muskulatur in Form von Sarkomeren;
- in der Herzmuskulatur: Glanzstreifen für den mechanischen Kontakt und die Reduktion des elektrischen Widerstandes (Erregungsleitung).

▶ **Nervengewebe:**

Baueinheit des Nervengewebes ist das Neuron. Das Neuron weist 3 Bestandteile auf: Dendrit, Perikaryon, Neurit oder Axon.

Nervenzellen sind von Gliazellen umgeben, die für die Isolation, Ernährung, Schutz etc. vorhanden sind. Gliazellen bilden Myelinscheiden. Gut myelinisierte (markhaltige) Nerven sind schnelleitend (bis 120 = m/s), unmyelinisierte Nerven (markarm) sind langsam (ca. 0,5 m/s). Bei markhaltigen Nerven wird die Schnelligkeit durch saltatorische Erregungsleitung erreicht: die Erregung springt von einem Ranvier-Schnürring zum nächsten. Man unterscheidet uni-, bi-, multi- und pseudounipolare Nervenzellen.

4 Bewegungsapparat

4.1 Allgemeines

Der Bewegungsapparat des Menschen hat vielfältige Funktionen. Zum einen dient er der Bewegung des Körpers in der Umwelt, zum anderen ermöglicht er, auf die Umwelt einzuwirken, sei das direkt oder mit Werkzeugen, Musikinstrumenten etc. Außerdem ermöglicht der Bewegungsapparat die Kommunikation mit der Umwelt, in Form von Sprache, an der er beteiligt ist, aber auch in Form von Mimik oder nonverbalem Ausdruck, wie Handbewegungen, Körperhaltung etc.

Da nur wenige Menschen an Krankheiten des Bewegungsapparates sterben, liegt die Versuchung nahe, beim Bewegungsapparat den bewußten Mut zur Lücke zu zeigen. Dabei wird aber vergessen, wie viele Menschen an Erkrankungen des Bewegungsapparates leiden, v. a. Erkrankungen der Gelenke und rheumatischen Beschwerden.

Der Bewegungsapparat wird unterteilt in einen aktiven und einen passiven Teil:

- **Passiver Bewegungsapparat:**
  Skelett,
  Verbindungen.

- **Aktiver Bewegungsapparat:**
  Muskeln,
  Hilfseinrichtungen (z. B. Sehnen, Schleimbeutel etc.).

Für den Bewegungsapparat, aber auch für die makroskopische Anatomie im allgemeinen ist eine Reihe von Begriffen und Begriffspaaren von Bedeutung. Bei diesen Begriffen, wie auch sonst im Bereich der Anatomie/Physiologie sowie in der Klinik, ist es häufig nicht möglich, die z. T. recht komplizierten deutschen Übersetzungen der Fachausdrücke zu verwenden. So erscheint es nicht sinnvoll, den M. biceps brachii als „zweiköpfigen Oberarmmuskel" zu bezeichnen, da dieser Ausdruck praktisch nicht verwendet wird. Ein anderes Beispiel ist der Processus coracoideus, der auf Deutsch „Rabenschnabelfortsatz" heißt. Deshalb erscheint es sinnvoll, die entsprechenden Fachausdrücke (auch ohne Lateinkenntnisse) zu lernen. Die für den Bewegungsapparat notwendigen Ausdrücke, sowie einige häufig gebrauchte Abkürzungen sind in einer Übersicht zusammengestellt (s. Umschlaginnenseite)!

4.2 Knochen

4.2.1 Knochenarten

Wir unterscheiden aufgrund der Form des Knochens:

- röhrenförmige Knochen (z.B. Finger, Oberarmknochen etc.)
- würfelförmige Knochen (z.B. Handwurzel- und Fußwurzelknochen),
- plattenförmige Knochen (z.B. Schädelknochen, Schulterblatt etc.).

An einem **röhrenförmigen Knochen** unterscheiden wir die beiden Gelenkenden (Epiphysen) und den Schaft (Diaphyse). Die Gelenkenden sind mit hyalinem Knorpel überzogen. Außen ist der Knochen von Knochenhaut (Periost) überzogen. Im Inneren der Epiphysen befindet sich die Spongiosa. Dies sind Knochenbälkchen, die aus Lamellenknochen bestehen. Im Schaft befindet sich die Markhöhle (Cavum medullare). Der Schaft ist aus der Kompakta aufgebaut, die ihrerseits aus Lamellenknochen besteht. In der Markhöhle wie auch zwischen den Spongiosabälkchen befindet sich das Knochenmark. Beim Erwachsenen ist das Knochenmark der Röhrenknochen nicht mehr blutbildend (rotes Knochenmark), sondern in Fettmark umgewandelt (gelbes Fettmark).

Blutbildung findet beim Erwachsenen in den würfel- und den plattenförmigen Knochen statt (s. Abb. 5.7 in Kap. 5).

Knochen sind allgemein nach dem „Minimaxprinzip" aufgebaut, d.h. mit einem Minimum an Material erreichen sie ein Maximum an Festigkeit. So besitzen die Röhrenknochen eine Markhöhle in den Bereichen, in denen weiteres Knochenmaterial keine zusätzliche Festigkeit bewirken würde.

Vereinfacht kann man sich das anhand eines Gummibalkens demonstrieren (Abb. 4.1): Wenn wir den Gummibalken in beide Hände nehmen und biegen, dann wird die konvexe Seite gedehnt, die konkave Seite hingegen wird gestaucht. In der Grenzregion zwischen den beiden Seiten muß offensichtlich eine Zone vorhanden sein, in der sich die beiden Kräfte (Stauchung/Dehnung) gegenseitig aufheben. Hier ist der Gummibalken weder auf Zug noch auf Druck beansprucht (Nullinie). Im Grenzbereich zwischen Dehnung und Stauchung heben sich die Kräfte gegenseitig auf. Dort kann also auf Material verzichtet werden. Material, das hier vorhanden ist, trägt lediglich zum Gewicht

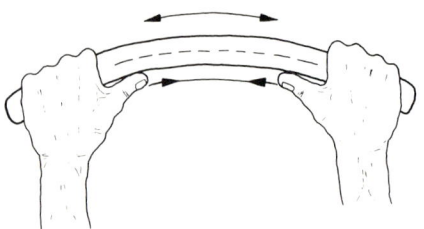

Abb. 4.1. Wenn ein Gummistab gebogen wird, entstehen auf der konvexen Seite (*oben*) Zugkräfte und auf der konkaven Seite (*unten*) Druckkräfte. In der *gestrichelten Mittellinie* heben sich Druck und Zug gegenseitig auf, hier kann ohne Festigkeitsverlust Material gespart werden, wie das z.B. beim Röhrenknochen der Fall ist

des Gummibalkens bei, aber nicht zu seiner Festigkeit. Dieses Prinzip findet auch in den Knochen seine Anwendung, z. B. bei den Röhrenknochen, bei denen im Zentrum ebenfalls kein Knochenmaterial für die Festigkeit benötigt wird. Somit kann mit wenig Material ein Optimum an Festigkeit erreicht werden. Außerdem ergibt sich daraus, den damit entstandenen Hohlraum für die Einlagerung von Knochenmark zu verwenden. Ähnlich sind auch andere Knochen aufgebaut, z. B. plattenförmige Knochen, wie die Skapula (Schulterblatt). Die Skapula besitzt einen relativ starken äußeren Rand und ist im Zentrum so dünn, daß der Knochen hier bei der Betrachtung gegen eine Lichtquelle durchsichtig erscheint. Auch die Baueinheit des Knochens, das Osteon, ist nach einem ähnlichen Prinzip aufgebaut.

4.2.2 Trajektorieller Bau der Spongiosa

Wenn wir einen Gummiball mit dem Daumen zusammendrücken, so daß er fast flach gedrückt ist, dann entstehen in ihm Zug- und Druckkräfte. Dies wird verständlich, wenn wir uns einen waagerechten und einen senkrechten Balken in diesem Gummiball vorstellen. Der senkrechte Ball wird durch den Daumendruck gestaucht, gleichzeitig verformt sich der Gummiball so, daß er breiter wird. Der waagerechte Balken wird dabei also gleichzeitig gedehnt. Bei mechanischer Beanspruchung entstehen in einem Körper Zug- und Druckkräfte, die rechtwinklig zueinander verlaufen. Linien, die der Verlaufsrichtung der Kräfte des größten Zuges und des größten Druckes entsprechen, werden **Trajektorien** genannt. Trajektorien könnte man auch als Krafteinwirkungslinien bezeichnen (Abb. 4.2).

Die Spongiosa, d. h. die Knochenbälkchen in den Epiphysen der Röhrenknochen und im Inneren aller anderer Knochen, ist entlang der Krafteinwirkungslinien angeordnet. Deshalb spricht man auch von einem **trajektoriellen Bau**. Dabei spielt es keine Rolle, ob dies im Kopf des Femurs (Oberschenkelknochen), im Beckenknochen oder in einem Wirbelkörper ist, überall ist ein trajektorieller Aufbau der Spongiosa vorhanden (Abb. 4.3).

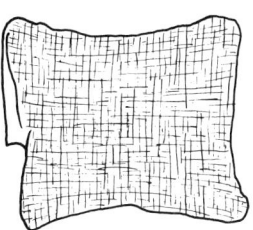

Abb. 4.2. Schnitt durch einen würfelförmigen Knochen (hier ein Wirbelkörper), in dem die Knochenbälkchen in Richtung der einwirkenden Kräfte (Trajektorien) verlaufen

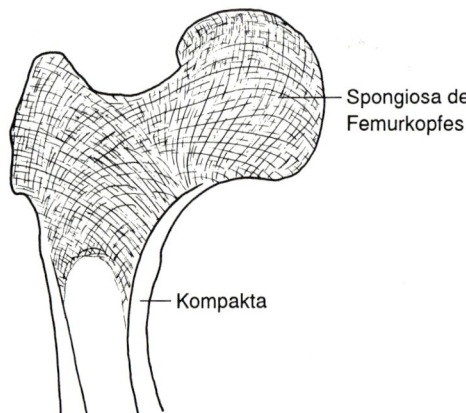

Spongiosa des
Femurkopfes

Kompakta

Abb. 4.3. Schnitt durch die Region eines Femurkopfes. Die Kompakta besteht aus Osteonen mit ihren Speziallamellen, die Spongiosa hingegen aus Resten von Speziallamellen, den Knochenbälkchen, die in der Richtung der einwirkenden Kräfte (Trajektorien) angeordnet sind

4.2.3 Knochenwachstum

Einige wichtige Prinzipien des Knochenwachstums werden am Röhrenknochen deutlich. Der Röhrenknochen hat während des Wachstums, zwischen seinen beiden Gelenkenden (Epiphysen) und dem Schaft (Diaphyse) eine Wachstumszone, die Epiphysenfuge genannt wird. Hier wird Knorpel gebildet, der dann durch enchondrale Ossifikation verknöchert (s. 3.5). Das Wachstumshormon Somatotropin wirkt fördernd auf die Epiphysenfugen und bewirkt damit das Längenwachstum. Sobald die Epiphysenfugen geschlossen sind, kann kein weiteres Längenwachstum erfolgen. Der Schluß der Epiphysenfugen, d. h. die endgültige Verknöcherung der Wachstumszone, erfolgt meist zwischen dem 21. und 23. Lebensjahr.

Im Unterschied zum Längenwachstum, bei dem der Knochen durch interstitielle Anlagerung von Knochensubstanz (d. h. zwischen die einzelnen Zellen) gebildet wird, erfolgt Dickenwachstum in der Regel durch Apposition. Bei der Apposition wird neugebildeter Knochen von außen angelagert. Dem steht allerdings ein gleichzeitiger Abbau des Knochens von innen, durch die Osteoklasten, gegenüber. Ohne die gleichzeitige Wirkung der Osteoklasten würde der Knochen zu dick und damit das Skelett zu schwer. Für die Verwirklichung des Minimax-Prinzips ist also der Abbau durch Osteoklasten notwendig. Damit wird auch klar, warum ein kindlicher Röhrenknochen durchaus in der Markhöhle des entsprechenden Knochens eines Erwachsenen Platz finden würde.

4.3 Verbindungen von Skeletteilen (Junkturen)

Je nach Art der Verbindung von Gelenkteilen unterscheiden wir:

● Synarthrosen (Haften bzw. unechte Gelenke),
● Diarthrosen (echte Gelenke).

4.3.1 Synarthrosen

Bei den Synathrosen sind die Knochenteile durch ein Verbindungsmaterial aneinandergeheftet. Bei den Diarthrosen besteht zwischen den Knochenteilen ein Gelenkspalt. Dementsprechend werden Synarthrosen auch als unechte Gelenke oder Haften und die Diarthrosen als echte Gelenke bezeichnet. Die Synarthrosen werden weiter unterteilt in:

- Syndesmosen,
- Synchondrosen,
- Synostosen.

Syndesmosen

Bei den Syndesmosen sind die Knochen durch Bindegewebe miteinander verbunden. **Beispiel:** Membrana interossea (eine straffe Bindegewebemembran) zwischen den beiden Unterarm- bzw. Unterschenkelknochen.
Ebenfalls zu den Syndesmosen werden die **Suturen** gerechnet. Suturen sind die Verbindungen (Nähte) zwischen den einzelnen Schädelknochen, z.B. die Sutura lambdoidea (Lambdanaht): zwischen dem Hinterhauptbein (Os occipitale) und dem Scheitelbein (Os parietale), Sutura sagittalis (Pfeilnaht): zwischen dem linken und dem rechten Scheitelbein (Os parietale), etc.

Synchondrosen

Bei den Synchondrosen besteht das verbindende Material aus Knorpel.
Beispiel: Zwischenwirbelscheibe (Discus intervertebralis = Bandscheibe), die Gelenkscheibe am Sternoklavikulargelenk (Discus articularis), aber auch die Verbindungen der Rippen mit dem Brustbein oder die Symphyse (Schamfuge) zwischen den beiden Schambeinen.

Synostosen

Bei den Synostosen besteht das verbindende Material aus Knochen.
Beispiel: Epiphysenfugen, bei denen nach Abschluß des Wachstums der Knorpel durch Knochen ersetzt wird und damit die Epiphysen (Gelenkenden) durch Synostosen mit der Diaphyse (Schaft) verbunden sind.
Ein weiteres Beispiel für Synostosen ist das Hüftbein (Os coxae), das während der Entwicklung aus 3 einzelnen Knochen entsteht (Os ilium, Os pubis und Os ischium), die nach Abschluß des Wachstums in der Hüftgelenkpfanne knöchern miteinander verbunden sind.
Unter pathologischen Bedingungen, aber auch als Abweichung von der normalen Entwicklung (als Variation) können allerdings auch echte Gelenke durch

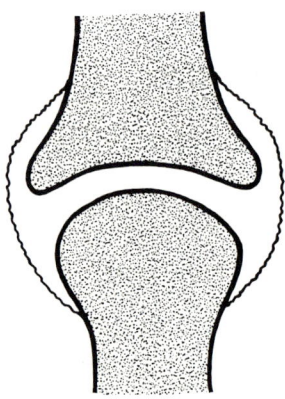

Abb. 4.4. Scheme eines einfachen echten Gelenks (Diarthrose) mit den typischen Bestandteilen: 2 miteinander artikulierende (gelenkbildende) Knochen, 1 Gelenkspalt und 1 Gelenkkapsel (*dünne ausgezogene Linie*)

„Synostosierung" versteifen, indem die Knochen des Gelenks sich durch Verknöcherung miteinander verbinden (**Beispiel:** Sakralisation eines Lendenwirbels; dabei verschmilzt ein sonst freier Lendenwirbel mit dem Kreuzbein).

4.3.2 Diarthrosen

Alle echten Gelenke (Diarthrosen) sind prinzipiell nach dem gleichen Schema gebaut und besitzen mindestens 3 konstante Gelenkbestandteile (Abb. 4.4).

Konstante Gelenkbestandteile

Damit ein Gelenk als echtes Gelenk (Diarthrose) bezeichnet werden kann, müssen **3 konstante Gelenkbestandteile** vorhanden sein (= obligatorisch).

● mindestens zwei Gelenkkörper mit aufgelagertem Gelenkknorpel,
● ein Gelenkspalt mit Gelenkflüssigkeit (Synovia),
● eine Gelenkkapsel (aus straffem Bindegewebe).

Die Synovia dient quasi als „Gelenkschmiere". Sie wird von den Gefäßen der Gelenkkapsel als Transsudat gebildet und enthält neben Plasmabestandteilen auch Reste von Knorpelgewebe sowie von der Kapselwand.
    Die Gelenkkapsel ist mit vielen Reservefalten ausgestattet, damit sie bei entsprechenden Bewegungen nicht zu stark einschränkend wirkt und umgekehrt aber auch nicht allzu stark gedehnt werden muß, um Bewegungen zu ermöglichen. Trotzdem setzt die Gelenkkapsel vielfach den Bewegungen ein Ende (Kapselhemmung; s. S. 99).

Inkonstante Gelenkbestandteile

Neben den konstanten Gelenkbestandteilen gibt es eine Reihe von inkonstanten Gelenkbestandteilen. Diese sind fakultativ, d. h. sie können am einzelnen Gelenk vorhanden sein oder auch fehlen. Wenn sie jedoch vorhanden sind, dann sind sie bei allen Individuen vorhanden. Damit stehen sie im Unterschied z. B. zu fakultativen Muskeln, die bei einem Menschen vorhanden sein können, beim nächsten jedoch nicht.

Zu den fakultativen Gelenkbestandteilen rechnet man folgende **6 inkonstante Gelenkbestandteile:**

- Gelenkband (Ligamentum articulare),
- Gelenklippe (Labrum articulare),
- Bandscheibe (Discus articularis),
- Meniskus (Meniscus articularis),
- Gelenkschleimbeutel (Bursa articularis),
- Gelenkmuskel (M. articularis).

Gelenkband (Ligamentum articulare):
Mit den Gelenkbändern werden die Gelenkkapseln verstärkt oder Bewegungen begrenzt. Das stärkste Gelenkband des Körpers, das Lig. iliofemorale (s. Abb. 4.16), hat eine Tragkraft von 350 kg.

Gelenklippe (Labrum articulare):
Es dient der Vergrößerung der Auflagefläche eines Gelenks, wenn der Gelenkkopf größer ist als die knöcherne Gelenkpfanne. **Beispiel:** Labrum glenoidale, am Schultergelenk oder Labrum acetabulare, am Hüftgelenk (Abb. 4.5).

Meniskus (Meniscus articularis = halbmondförmiger Gelenkknorpel):
Die Menisci haben die gleiche Aufgabe wie die Disci.

Beispiel: die beiden Menisci im Kniegelenk. Der mediale Meniskus ist mit dem medialen Kollateralband verwachsen. Zusammen mit dem nicht verwachsenen lateralen Kollateralband stabilisieren sie das Kniegelenk (Abb. 4.6). Durch die Verwachsung des medialen Meniskus kann er häufiger als der laterale von den Kondylen überrollt und dabei verletzt werden (20mal häufiger als der laterale).

Bandscheibe, Gelenkscheibe (Discus articularis):
Durch einen Discus wird ein Gelenk mit inkongruenten (nicht aufeinanderpassenden) Gelenkenden „passend" gemacht, gleichzeitig wird die Kontaktfläche vergrößert (Abb. 4.7).

Schleimbeutel (Bursa articularis = Ausstülpung der Gelenkkapsel):
In die Bursa kann bei entsprechender Bewegung die Synovia ausweichen, damit wird eine Druckerhöhung im Cavum articulare vermieden.

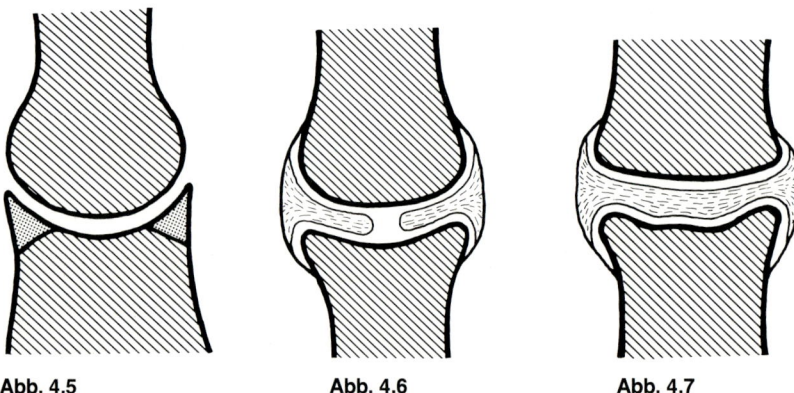

Abb. 4.5   **Abb. 4.6**   **Abb. 4.7**

Abb. 4.5. Um die Auflagefläche bei Gelenken zu vergrößern, können Gelenklippen (Labrum articulare) vorhanden sein. Die Gelenklippen sind in dieser Abbildung als *punktierte Flächen* dargestellt

Abb. 4.6. Ungleichheiten zwischen den artikulierenden Gelenkflächen können durch halbmondförmige Knorpelstücke (= Meniscus/Pl.: Menisci) ausgeglichen werden. Dies ist z. B. im Kniegelenk der Fall. Im Schnitt, wie auf dieser Abbildung, sind sie als fingerartige Einstülpungen zu sehen

Abb. 4.7. Ungleichheiten der Gelenkflächen können auch durch vollständige Knorpelscheiben ausgeglichen werden (Discus/Pl.: Disci). Dadurch kommt es meist zu einer Unterkammerung des Gelenkspaltes (Beispiel: Kiefergelenk)

Beispiel: Bursa suprapatellaris (Schleimbeutel oberhalb des Kniegelenks; Abb. 4.8).

Gelenkmuskel (M. articularis):
Hierbei handelt es sich meist um Fasern eines Muskels, der in direkter Nähe über das Gelenk hinwegzieht. Einige Fasern inserieren (setzen an) an der Gelenkkapsel. Dadurch wird verhindert, daß bei Kontraktion des Muskels, aus der z. B. eine Beugung (Flexion) resultiert, die relativ weite Gelenkkapsel eingeklemmt wird.
Beispiel: Der M. brachialis zieht auf der Flexorenseite über das Ellenbogengelenk hinweg, dabei gibt er Fasern ab, die als M. articularis fungieren (Abb. 4.9).

Einteilung der Diarthrosen

Prinzipielle Einteilung:
Aufgrund der Anzahl der Knochen, die am Aufbau eines Gelenks beteiligt sind, unterscheidet man:

● einfache Gelenke (Articulatio simplex),
  Beispiel: Schultergelenk, Fingergelenke;

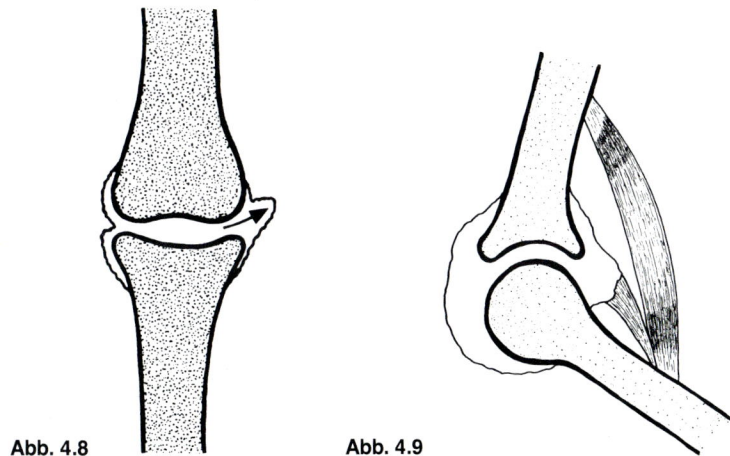

Abb. 4.8   Abb. 4.9

Abb. 4.8. Bei großen Gelenken und bei starkem Bewegungsumfang ist der Gelenkspalt meist durch einen Schleimbeutel vergrößert, in den die Synovia (Gelenkflüssigkeit ausweichen kann (*Pfeil*)

Abb. 4.9. Damit bei Muskelkontraktionen und den daraus resultierenden Knochenbewegungen die Gelenkkapsel nicht im Gelenkspalt eingeklemmt wird, ziehen häufig Fasern des entsprechenden Muskels zusätzlich an die Kapsel und ziehen sie bei einer Kontraktion aus dem Weg

- zusammengesetzte Gelenke (Articulatio composita),
  Beispiel: Ellenbogengelenk, Handgelenke.

Einteilung nach der Form der Gelenkkörper:

- Reguläres Gelenk (Articulatio regularis): Die Gelenkkörper besitzen die Form eines Rotationskörpers (z. B. Kugel, Zylinder). **Beispiel:** Art. humeri (Schultergelenk).
- Irreguläres Gelenk (Articulatio irregularis): Die beteiligten Gelenkkörper bestehen nicht aus Rotationskörpern. **Beispiel:** Art. sacroiliaca (Gelenk zwischen Kreuzbein und Hüftbein).

Wenn wir einen Gegenstand um seine Achse drehen, dann entsteht das Bild eines Rotationskörpers. Wenn wir einen Kreis um eine Achse, die durch einen Punkt auf der Kreisperipherie und das Zentrum verläuft, drehen, dann entsteht das Bild einer Kugel. Allen Rotationskörpern gemein ist die Tatsache, daß sie, aus der Richtung der Erzeugerachse betrachtet, eine kreisrunde Peripherie aufweisen.

- Reguläres Gelenk (Articulatio regularis):
  Die Gelenkenden bestehen aus Rotationskörpern.

- Irreguläres Gelenk (Articulatio irregularis):
  Die Gelenkenden bestehen nicht aus Rotationskörpern.

Freiheitsgrade der Bewegung in echten Gelenken

Das Steuerrad eines Autos kann man nach links oder rechts drehen.
Man benötigt also ein Begriffs**paar**, um diese Bewegung zu beschreiben: links/rechts. Das Steuerrad dreht sich: um eine Achse. Dementsprechend hat ein Steuerrad einen **Freiheitsgrad der Bewegung.**
Der Steuerknüppel eines Flugzeuges läßt sich demgegenüber schon um 2 Hauptachsen des Raumes bewegen. Wir brauchen also 2 Begriffspaare, um diese Bewegungen zu beschreiben: vorne/hinten und links/rechts. Ein Steuerknüppel hat dementsprechend 2 Freiheitsgrade der Bewegung.
Wenn wir den Steuerknüppel auch noch um die eigene Längsachse drehen könnten, dann hätte er 3 Freiheitsgrade der Bewegung. Ein Gelenk, das sich um 1 Achse bewegen kann, hat 1 Freiheitsgrad. Bei 2 Achsen sind es 2 Freiheitsgrade und bei 3 Achsen (mehr Hauptachsen sind nicht möglich) sind es 3 Freiheitsgrade. Die Gelenke, die sich aus Rotationskörpern aufbauen (also re**guläre Gelenke**) können nach ihrer Form weiter unterteilt werden:

Reguläre Gelenke

Die wichtigsten regulären Gelenke sind:

- Kugelgelenk,
- Eigelenk,
- Scharniergelenk,
- Zapfengelenk,
- Sattelgelenk.

Kugelgelenk (Art. sphaeroidea):
Dieser Gelenktyp hat 3 Freiheitsgrade, d. h. 3 Hauptachsen der Bewegung. Entsprechend können hier auch für die möglichen Bewegungen 3 Begriffspaare verwendet werden:
Anteversion/Retroversion (Bewegung nach vorne, Bewegung nach hinten z. B. beim Armpendeln),
Abduktion/Adduktion (Bewegung vom Körper zur Seite und aus dieser seitlichen Stellung wieder an den Körper heran),
Innenrotation/Außenrotation (Bewegung in der Längsachse des Oberarmes).
Eine Spezialversion des Kugelgelenks ist das **Nußgelenk** (Enarthrosis sphaeroidea), bei dem der Gelenkkopf zu mehr als 50% von der Gelenkpfanne umfaßt wird (Beispiel: Hüftgelenk). Die Nußgelenke haben ebenfalls 3 Freiheitsgrade der Bewegung (Abb. 4.10).

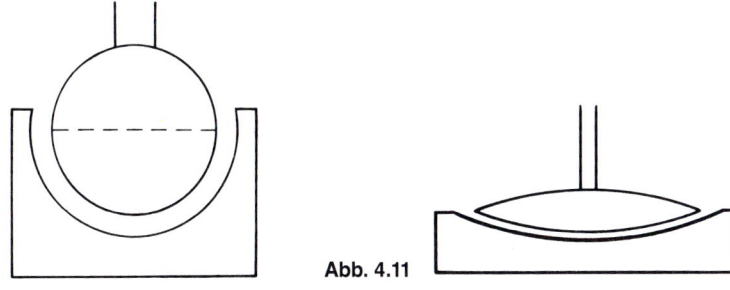

Abb. 4.10   **Abb. 4.11**

Abb. 4.10. Schema eines Nußgelenks (Enarthrosis sphaeroidea), das einen Spezialfall des Kugelgelenks darstellt. Beim Nußgelenk wird die Kugel des Gelenkkopfes von der Gelenkpfanne über den Äquator (*gestrichelte Linie*) hinaus umfaßt, d. h. mehr als 50% der Kugeloberfläche sind umfaßt. Bei Nuß- und Kugelgelenken sind 3 Freiheitsgrade der Bewegung vorhanden

Abb. 4.11. Schema eines Eigelenks, in der Längsachse gezeichnet. Ein Eigelenk hat 2 Freiheitsgrade der Bewegung. Der *nach oben abgehende* Stab, den Knochen darstellend, kann nach links und nach rechts gekippt werden sowie aus der Papierebene nach vorn und nach hinten

Eigelenk (Art. ellipsoidea):

Dieser Gelenktyp hat 2 Freiheitsgrade, die den beiden Hauptachsen der Bewegung entsprechen (Abb. 4.11). Wenn wir ein Ei in einer eiförmigen Gelenkpfanne bewegen wollen, dann können wir das nur in der Längsachse und in einer Achse, die senkrecht auf dieser Längsachse steht. (Beispiel: Kopfgelenk = Art. atlanto-occipitalis, proximales Handgelenk = Art. radiocarpea).

Scharniergelenk (Gynglimus):

Ein Scharniergelenk besitzt eine zylinderförmige Walze, auf der eine Führungsleiste vorhanden ist (Abb. 4.12). Dadurch ist das Gelenk nur in einer Achse zu bewegen, hat also auch nur einen Freiheitsgrad. Es ist vergleichbar mit einer Schranktür, die durch ein Scharnier befestigt ist und lediglich auf- und zugemacht werden kann. (Beispiel: Fingerzwischengelenke = Artt. interphalangeales, Teil des Ellenbogengelenks = Art. humeroulnaris).

Zapfengelenk (Art. trochoidea):

Der Gelenkkörper ist ebenfalls, wie beim Scharniergelenk, eine zylinderförmige Walze, allerdings ohne Führungsleiste (Abb. 4.13). Die Gelenkachse ist auch anders orientiert, sie verläuft parallel zur Oberfläche der Walze, d. h. in ihrer Längsachse. (Beispiel: Teil des Ellenbogengelenks = Art. radioulnaris proximalis).

Sattelgelenk (Art. sellaris):

Hierbei sind die miteinander artikulierenden Gelenkflächen so ausgebildet wie ein Sattel und der daraufsitzende Reiter (Abb. 4.14). Entsprechend sind auch die Bewegungsmöglichkeiten: Der Reiter kann nach links und rechts rutschen, sowie nach vorn und nach hinten kippen. Ähnlich verhält es sich beim Sattel-

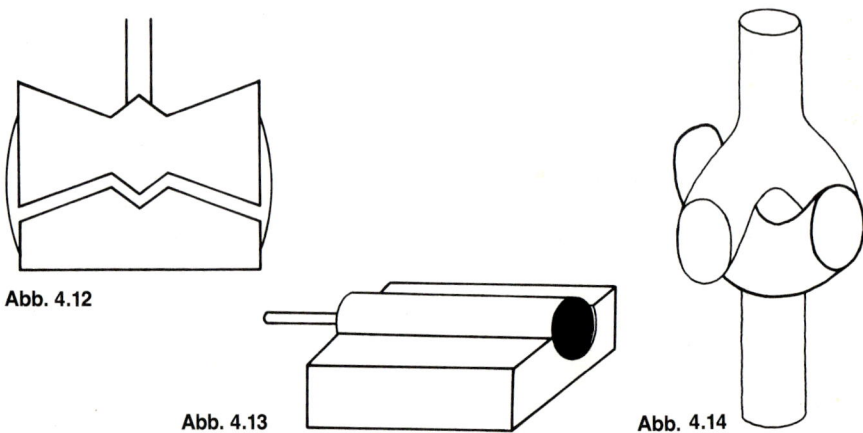

Abb. 4.12

Abb. 4.13

Abb. 4.14

Abb. 4.12. Scharniergelenk mit einem Freiheitsgrad der Bewegung. Durch die Führungsrinne kann dieses Gelenk nur ein Bewegungspaar durchführen, analog zu einem Türscharnier, das nur Öffnen und Schließen erlaubt

Abb. 4.13. Schema eines Zapfengelenks mit einem Freiheitsgrad der Bewegung. Dieses Gelenk kann nur um die Längsachse gedreht werden

Abb. 4.14. Schema eines Sattelgelenks mit 2 Freiheitsgraden der Bewegung. Wie ein Reiter nach vorn und hinten sowie nach links und rechts kippen kann, so sind auch in diesem Gelenktyp nur 2 Bewegungspaare möglich

gelenk, das damit 2 Freiheitsgrade der Bewegung aufweist. (Beispiel: Daumengrundgelenk = Art. carpometacarpea pollicis).

Amphiarthrosen

Die Amphiarthrosen stellen einen Spezialfall der Diarthrosen dar. Sie gehören zu den echten Gelenken, haben allerdings ein sehr eingeschränktes Bewegungsausmaß. Amphiarthrosen können praktisch nur federnd wirken. Eine eigentliche Bewegung wie in anderen Gelenken findet nicht statt. Dies ist bedingt durch eine sehr knappe, straffe Gelenkkapsel und teilweise auch durch unregelmäßige Gelenkflächen, die damit ineinander verkeilt sind (Beispiel: Kreuzbein-Hüftbein-Gelenk = Art. sacroiliaca).

Gelenkzusammenhalt

Wenn wir ein Bein frei hängen lassen, ohne die Muskeln zu betätigen, dann zieht sein ganzes Gewicht von mehreren Kilogramm (ca. 12 kg) nach unten. Trotzdem bleibt das Bein in seiner Gelenkpfanne. Für den Gelenkzusammenhalt sind verschiedene Kräfte verantwortlich:

- Adhäsion,
- Muskeln,
- Bänder,
- Luftdruck.

Adhäsion (Aneinanderhaften)

Wenn wir 2 Glasplatten befeuchten und dann aufeinanderlegen, können wir sie nur sehr schwer wieder voneinander trennen. Dies wird durch Kräfte auf molekularer Ebene bewirkt. Die Moleküle ziehen sich quasi gegenseitig an. Dies wird als Adhäsion bezeichnet. Ein ähnlicher Vorgang läuft auch in unseren Gelenken ab. *Molekularkräfte*

Muskeln

Die Kraft der Muskeln kann in eine Bewegungskomponente und eine Gelenkkomponente zerlegt werden (s. weiter unten), die Gelenkkomponente ist für den Zusammenhalt des Gelenks mitverantwortlich. Bei Muskeln, die direkt über das Gelenk hinwegziehen, d. h. die Gelenkkapsel berühren, ist die Gelenkkomponente am größten (s. Kräfteparallelogramm).

Bänder

Die Gelenkkapseln werden durch Bänder verstärkt. In gewissen Stellungen der Gelenke verlaufen die Bänder sehr nahe an den Gelenkkörpern vorbei, so daß sie eine wesentliche Stabilisierung der Gelenke bewirken.

Luftdruck

Die Gelenkkapsel schließt luftdicht ab. Wenn wir die beiden Gelenkkörper auseinanderziehen würden, dann käme es zu einem Vakuum im Gelenkraum. Dies ist zu vergleichen mit einem Saugnapf auf einer Scheibe. Die Kraft, die auf den Saugnapf einwirkt, entspricht dem atmosphärischen Druck, das sind ziemlich genau $1\,kg/cm^2$. Auf das Hüftgelenk und das Bein übertragen bedeutet dies, daß ca. 15 kg Druck auf das Hüftgelenk einwirken, das Bein demgegenüber jedoch nur ca. 12 kg Gewicht hat.

Der Luftdruck stellt also auch eine wichtige Komponente des Gelenkzusammenhalts dar.

Der Luftdruck wird überwunden, wenn wir z. B. an den Fingern kräftig ziehen. Dann verlieren die beiden miteinander artikulierenden Knochenflächen den Kontakt, und es entsteht das bekannte, knacksende Geräusch.

Trotz dieser Mechanismen des Gelenkzusammenhalts kann es zu extremen Belastungen kommen, bei denen der Gelenkzusammenhalt nicht mehr gewährleistet ist. Wenn in diesen Situationen die Gelenkkapsel gezerrt wird, dann reden wir von einer **Verstauchung (Distorsion)**, die z. T. sogar die Ligamente des Gelenks mitbetreffen kann. Wenn der Kontakt der miteinander artikulierenden Knochen aufgehoben ist, dann redet man von einer **Verrenkung (Luxation)**.

4.4 Bewegungshemmung

Die Bewegung in einem Gelenk kann physiologischerweise gehemmt sein, d. h. das Ausmaß der Bewegung ist eingeschränkt. Wir unterscheiden verschiedene Arten der Hemmung:

- Knochenhemmung, *Olekranon*
- Bandhemmung, *Kreuzbänder*
- Weichteilhemmung, *Synogie, Muskeln*
- Kapselhemmung,
- passive Insuffizienz,
- aktive Insuffizienz.

Knochenhemmung
Beim Strecken des Armes im Ellenbogengelenk stößt der Processus olecrani, ein Knochenfortsatz der Ulna (Elle), in der Fossa olecrani des Humerus (Oberarmknochen) auf Widerstand, so daß eine Streckung über diesen Punkt hinaus nicht möglich ist. Dies wird als Knochenhemmung bezeichnet (Abb. 4.15).

Bandhemmung
Wenn wir unser Becken beim aufrechten Stand nach hinten abwinkeln, dann kommen wir schnell an den Endpunkt dieser Bewegung. Dies wird durch das

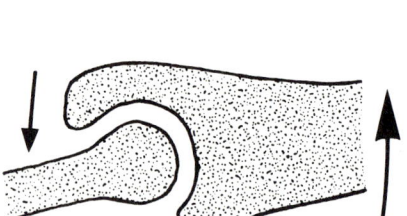
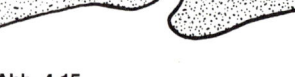
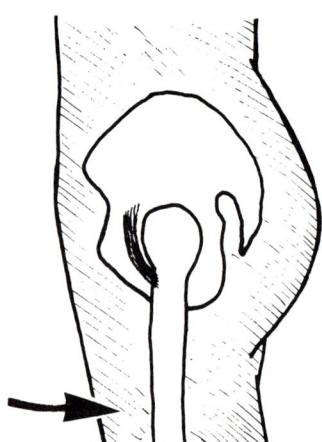

Abb. 4.15   **Abb. 4.16**

Abb. 4.15. Beispiel für die knöcherne Hemmung der Bewegung am Beispiel des Humeroulnargelenks (Teil des Ellenbogengelenks). Bei Bewegung der Ulna (*links*) in Pfeilrichtung, wird der Knochenpunkt am Ende der Ulna (Olekranon) gegen den Humerus stoßen

Abb. 4.16. Bandhemmung am Beispiel des Lig. iliofemorale. Dieses Band verhindert, daß das Becken nach hinten abkippt. Das Lig. iliofemorale ist das stärkste Band im Körper, es hat eine Belastbarkeit bis zu 350 kg

Strecken eines sehr starken Ligamentes erreicht, des Lig. iliofemorale (Abb. 4.16). Wir bezeichnen dies als Bandhemmung. Durch diese Bandhemmung wird u. a. unsere Muskulatur entlastet und eine Überstreckung im Hüftgelenk verhindert.

Weichteilhemmung
Bei der Beugung des Armes im Ellenbogengelenk kommt es zum Anschlagen des Unterarmes an der Oberarmmuskulatur, besonders dann, wenn der M. biceps brachii gut ausgebildet ist. Dadurch wird die Beugung gestoppt. Dies nennt man Weichteilhemmung (Abb. 4.17).

Kapselhemmung
Beim Drehen des Oberarmes um seine Längsachse, nach vorne oder nach hinten, wird die Gelenkkapsel gespannt und damit eine weitere Drehung verhindert. Dies ist die Kapselhemmung.

Passive Insuffizienz
Beim Heben des gestreckten Beines nach vorne, werden Muskeln auf der Rückseite des Beines gedehnt (**ischiokrurale Gruppe** = M. biceps femoris, M. semimembranosus und M. semitendinosus). Von einem gewissen Punkt an, kann nicht weiter gedehnt werden, obwohl die Muskeln, die das Heben des Beines nach vorn bewirken, sich noch weiter zusammenziehen (kontrahieren) könnten (Abb. 4.18). Da dies ein passiver Vorgang ist (die Muskeln werden passiv bis zum Maximum gedehnt), bezeichnen wir ihn als passive Insuffizienz (Insuffizienz = ungenügende Leistung).

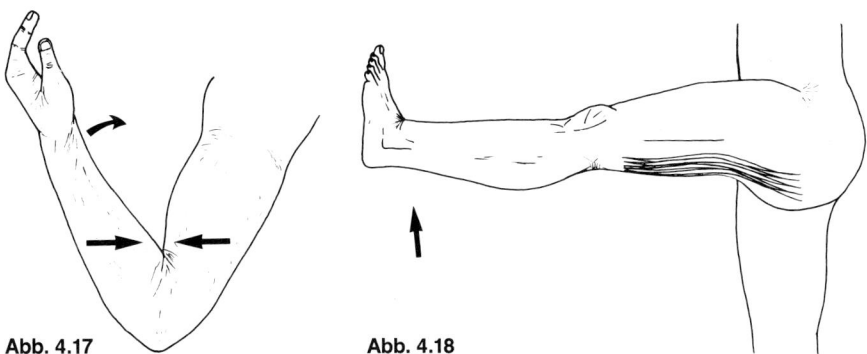

Abb. 4.17   **Abb. 4.18**

Abb. 4.17. Weichteilhemmung am Beispiel der Unterarm- und Oberarmmuskulatur. Wenn der Arm in Richtung des *gebogenen Pfeils* bewegt wird, dann stoßen im Bereich der geraden Pfeilspitzen Oberarm- und Unterarmmuskulatur aufeinander und beenden so die Bewegung

Abb. 4.18. Die ischiokrurale Muskelgruppe (M. biceps femoris, M. semimembranosus und M. semitendinosus) als Beispiel für die **passive** Insuffizienz. Bei Anheben des gestreckten Beins nach vorne (Anteversion) kann diese Muskelgruppe passiv nicht weiter gedehnt werden (deshalb passive Insuffizienz)

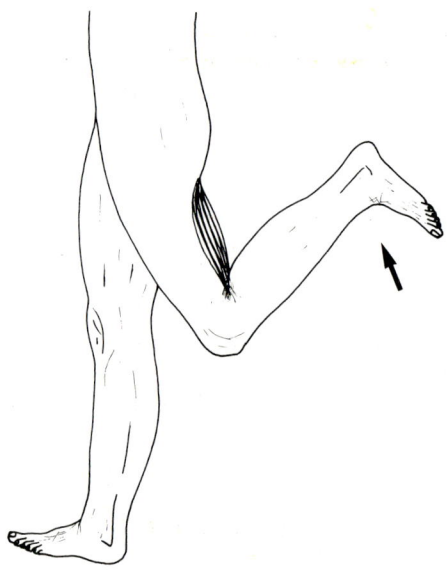

Abb. 4.19. Die ischiokrurale Gruppe (M. biceps femoris, M. semimembranosus und M. semitendinosus) als Beispiel für die **aktive** Insuffizienz. Es ist nicht möglich, diese Muskelgruppe aktiv so stark zu verkürzen, daß man mit der Ferse das Gesäß erreichen kann. Lediglich mit Schwung kann dies erreicht werden, aktiv sind die Muskeln jedoch nicht in der Lage, sich entsprechend stark zu kontrahieren

Aktive Insuffizienz

Wir können uns nicht selber mit der Ferse in das Gesäß treten, es sei denn, wir würden Anlauf nehmen. Bei einer langsamen Bewegung des Unterschenkels kann das Gesäß nicht mit der Ferse berührt werden. Bei Nachhilfe von Hand oder mit entsprechendem Schwung wäre das aber möglich (Abb. 4.19). Dies beruht darauf, daß die Muskelgruppe (auch hier die ischiokrurale Muskulatur) sich aktiv nicht weiter verkürzen kann. Diese Muskeln sind damit also aktiv insuffizient.

4.5 Hilfseinrichtungen des Bewegungsapparates

Unser Bewegungsapparat verfügt über verschiedene Hilfseinrichtungen: Faszien und Umlenkungen.

Faszien

Die Faszien sind Membranen aus straffem kollagenem Bindegewebe, die Organe umhüllen, z. B. Muskulatur, und teilweise auch am Skelett ansetzen. Durch Faszien werden die Muskeln gegeneinander abgegrenzt, v. a. wenn es sich um Muskelgruppen mit unterschiedlicher Funktion handelt, z. B. Trennung der Flexoren (Beugemuskeln) von den Extensoren (Streckmuskeln). Eine Faszie bedeckt die Muskeln auch gegen die äußere Oberfläche.

Umlenkungen

Muskeln müssen, um wirksam werden zu können, Gelenke überbrücken. Dafür kann es nötig sein, daß sie umgelenkt werden müssen. Diese Umlenkung über Knochen hinweg kann geschehen

- durch Knochen (**knöcherne Umlenkung** = Trochlea ossea) oder
- mittels bindegewebiger Strukturen (**fibröse Umlenkung** = Trochlea fibrosa).

Fibröse Umlenkungen werden meist als **Retinaculum** bezeichnet. Der Strecker der großen Zehe (der M. extensor hallucis longus), der von der Unterschenkelregion auf dem Fußrücken zur großen Zehe (Hallux) verläuft, würde sich bei einer Kontraktion unweigerlich aus der Region des Fußrückens fortbewegen, wenn er nicht durch ein entsprechendes Retinaculum gehalten würde.

Sehnen, die über **knöcherne Umlenkungen** verlaufen, stehen unter starker Belastung, so daß sie vielfach an den betreffenden Stellen Knorpel einbauen oder sogar verknöchern. Die daraus entstehenden Knochenstücke werden als **Sesambeine** bezeichnet. Das größte Sesambein des menschlichen Körpers ist die **Kniescheibe** (Patella).

Die Sehnen werden zusätzlich noch geschützt:

- bei knöcherner Umlenkung häufig durch einen **Schleimbeutel** (Bursa) und
- bei fibröser Umlenkung durch eine **Sehnenscheide** (Vagina tendinis).

4.6 Einteilung der Muskulatur

Wir unterscheiden am Muskel einen fleischigen und einen sehnigen Teil, d. h., die Sehne wird als Teil des Muskels betrachtet. Der Muskel nimmt seinen Ursprung am Rumpf oder in **Rumpfnähe (Origo)** mit einer Ursprungssehne und setzt am **rumpfferneren Knochen (Insertio)** an. Dieser „Ansatzknochen" wird durch die Muskeltätigkeit bewegt.

- Eine gebräuchliche Einteilung der Muskeln berücksichtigt **Zahl der Anordnung der Fleischteile:**
  So redet man von einköpfigen, zweiköpfigen und mehrköpfigen Muskeln. Teilweise werden die Teile des Muskels auch als Bauch bezeichnet, dementsprechend redet man von einbäuchigen, zweibäuchigen oder mehrbäuchigen Muskeln.
- Außerdem werden Muskeln auch nach ihrer **Form und der Anordnung ihrer Fasern** eingeteilt:
  So unterscheidet man spindelförmige Muskeln (M. fusiformis), gefiederte Muskeln (M. uni-, bipennatus) und flächige Muskeln (M. planus). Dies sind allerdings nur Formbezeichnungen, die meist bei der Benennung der einzelnen Muskeln nicht verwendet werden. Ausnahmen sind jedoch vorhanden, z. B. M. deltoideus (deltaförmiger Muskel am Schultergelenk), M. biceps brachii (zweiköpfiger Oberarmmuskel).
- Viel häufiger werden die Muskeln allerdings **nach ihrer Funktion und Lage** bezeichnet, z. B. der M. extensor pollicis brevis (kurzer Strecker des Daumens) oder der M. levator ani (Heber des Anus) etc.

- Allgemein werden Muskeln, die an einer Beugung beteiligt sind, als **Flexoren** und Muskeln, die an einer Streckung beteiligt sind, als **Extensoren** bezeichnet.
- Ringförmige Muskeln sind meist um Öffnungen vorhanden und werden als M. sphincter (Schließmuskel) bezeichnet.

4.6.1 Muskeltätigkeit

Isotonische und isometrische Kontraktion

Ein Muskel kann seine Länge verändern durch **Zusammenziehung** (Kontraktion) oder durch **Dehnung** (Dilatation). Die Dehnung wird meist durch einen Gegenspieler bewirkt, der Antagonist genannt wird. Wenn sich 2 Muskeln in ihrer Wirkung unterstützen, dann bezeichnet man sie als **Synergisten**. Eine Erhöhung der Muskelspannung entsteht durch eine größere Kraftentwicklung. Dies führt bei nicht fixierten Gliedmaßen zu einer Muskelverkürzung. Eine entsprechende Muskeltätigkeit bezeichnet man als **isoton** (mit gleichbleibender Kraft). Demgegenüber wird die Kraftanstrengung, die nicht zu einer Verkürzung, sondern nur zu einer Erhöhung der Muskelspannung führt, **isometrisch** (mit gleichbleibender Länge) genannt. Dies ist z. B. der Fall bei dem Versuch, die eigenen, ineinandergekrallten Hände auseinanderzuziehen. Man kann praktisch die meisten Muskeln sowohl isotonisch wie isometrisch betätigen. Damit besteht auch für bettlägerige Patienten die Möglichkeit, ihren Körper zu betätigen, sie können isometrische Übungen durchführen. Kurze isometrische Übungen (ca. 10 – 12 s dauernde isometrische Kontraktionen) stellen bereits einen Entwicklungsreiz für die Muskulatur dar, die darauf ähnlich reagiert wie auf den isotonischen Reiz.

Exzentrische Kontraktion

Wenn ein Muskel trotz Anspannung verlängert wird, d. h. unter Arbeit gedehnt wird, dann nennt man das eine exzentrische Bewegung. Exzentrische Bewegungen kommen häufig vor, z. B. wenn wir einen schweren Gegenstand langsam auf den Boden stellen (oder allgemein bei bremsenden Bewegungen). Dabei ist der Muskel kontrahiert (zusammengezogen), wird jedoch trotzdem gedehnt. Nach heutiger Auffassung sind es v. a. die exzentrischen, d. h. bremsenden Bewegungen, die zu einem **Muskelkater** führen. Reines konzentrisches Training (z. B. Fahrrad fahren) führt kaum zu nennenswertem Muskelkater.

Kraftentwicklung

Die maximale Kraft eines gut trainierten Muskels beträgt zwischen 5 und 10 kg/cm^2 Faserquerschnitt. Die Kraft eines Muskels errechnet sich aus dem physiologischen Querschnitt. Dieser Querschnitt muß nicht immer mit dem Muskel- bzw. anatomischen Querschnitt übereinstimmen.

- **Anatomischer Querschnitt:** Er erfolgt quer zur Verlaufsrichtung des Muskels.
- **Physiologischer Querschnitt:** Dies ist der eigentliche Faserquerschnitt (also quer zur Verlaufsrichtung der Muskelfasern). Bei schrägem Faserverlauf kann er durchaus wesentlich über dem anatomischen Querschnitt liegen.

Kontrolle der Muskulatur

In der Muskulatur sitzen spezifische **Rezeptoren** (= nervöse Empfangsorgane), sowohl im Muskel als auch in den Sehnen, die als **Muskelspindeln** und **Sehnenspindeln** bezeichnet werden (s. Kap. 13: Nervensystem). Diese Rezeptoren registrieren das Ausmaß der Kontraktion und Dehnung der Muskeln und helfen bei der Bewegungskontrolle (teils bewußt, teils unbewußt und reflektorisch). An der Bewegungs- und Haltungskontrolle sind aber auch Gleichgewichts-, Lage- und Bewegungsrezeptoren des Innenohres, Rezeptoren in den Gelenkkapseln und der Haut sowie die optischen Kontrollmechanismen beteiligt.

4.6.2 Punctum fixum/Punctum mobile

Die Wirkungen der Muskeln auf unseren Körper hängen u. a. auch davon ab, ob die entsprechenden Gliedmaßen fixiert (fest, ruhig) oder frei beweglich sind. Wenn wir einen Ball werfen, dann ist der **bewegliche Punkt (Punctum mobile)** die Hand und der **feste Punkt (Punctum fixum)** das Schultergelenk. Wenn wir dagegen einen Klimmzug machen, ist der feste Punkt die Hand und der bewegliche Punkt die Schulter. Ähnlich ist es bei den Beinen. Hier reden wir von einem Standbein, wenn der Fuß auf dem Boden steht und von einem Spielbein, wenn der Fuß frei bewegt werden kann. Dementsprechend unterschiedlich ist die aus einer Muskelkontraktion resultierende Bewegung.

4.6.3 Zerlegung der Muskelkomponenten

Wenn man an einem warmen Tag den Versuch unternimmt, einen Fluß schwimmend zu überqueren, wird man sich auf der anderen Seite des Flusses einen Punkt suchen, den man erreichen will. Durch die Kraft des Stromes wird man allerdings weit von diesem Punkt flußabwärts getrieben. Die Linie, die aus den Kraftanstrengungen der Schwimmbewegungen und der Kraft des Flusses resultiert, wird als **Resultante** bezeichnet. Die einwirkenden Kräfte werden **Vektoren** genannt. Um die Resultante zu berechnen, muß die Größe der Vektoren bekannt sein, d. h. die Stärke der beiden **Teilkräfte** (Schwimmer und Strom). Das ist eine relativ komplizierte Rechnung, die man für die Muskulatur zum Glück nicht ausführen muß, da die Resultante bekannt ist. Sie entspricht genau der Verlaufsrichtung des Muskels. Was hingegen nicht bekannt ist, ist das Kräfteverhältnis der beiden Teilkräfte. Die Muskelkraft kann unterteilt werden in eine Bewegungskomponente (quasi die zur Verfügung stehende Kraft) und eine Gelenkkomponente, die für den Gelenkzusammenhalt sehr wichtig ist.

Um die Größe der beiden Kräfte zu ermitteln, bedient man sich des Kräfteparallelogramms. An 2 Beispielen des Armes soll das einmal demonstriert werden. In den beiden Skizzen (Abb. 4.20a, b) ist der M. brachialis in seiner Verlaufsrichtung eingezeichnet. Er würde also der Resultante entsprechen. Aus diesen beiden Zeichnungen mit dem Kräfteparallelogramm wird deutlich, daß beim leicht gestreckten Arm die Gelenkkomponente sehr viel größer ist als die Bewegungskomponemte, d.h., daß die Kraftentwicklung für eine Leistung nur relativ gering ist.

Bei angewinkeltem Arm steht eine große Bewegungskomponente einer kleinen Gelenkkomponente gegenüber.

Die praktische Anwendung dieser Tatsache haben alle schon unzählige Male durchgeführt. Niemand käme auf den Gedanken, einen schweren Gegenstand mit gestrecktem Arm aufzuheben, weil dabei die Bewegungskomponente des M. brachialis praktisch Null beträgt und die gesamte Kraft des Muskels nur als Gelenkkomponente zur Verfügung steht.

Aus anderer Sicht betrachtet, ist die Wirkung eines Muskels aber auch abhängig von der Länge seines Hebelarms. Je näher der Muskelansatz bei der Gelenkachse liegt, desto weniger muß er sich verkürzen, aber desto stärker muß er sich kontrahieren (d.h. Kraft entwickeln), um eine bestimmte Hubhöhe zu erzielen. Daraus folgt auch, daß bei gegebener Kontraktionskraft ein Muskel um so mehr Last bewegen kann, je weiter seine Ansatzstelle von der Gelenkachse entfernt ist.

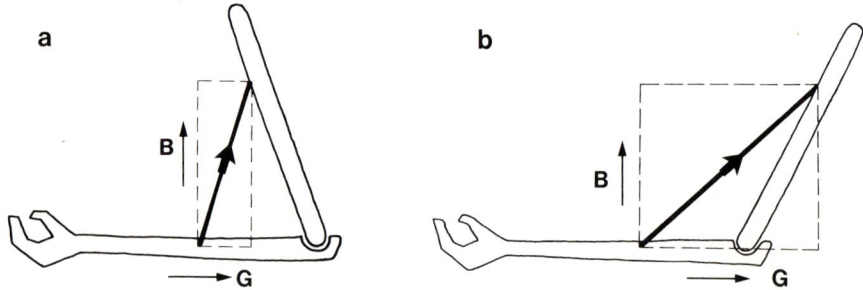

Abb. 4.20a, b. Mit dem Parallelogramm der Kräfte läßt sich am Beispiel des Arms gut zeigen, daß bei einem gestreckten Arm (**b**) eine größere Gelenkkomponente und bei einem angewinkelten Arm (**a**) eine größere Bewegungskomponente vorhanden ist. Der *dicke Pfeil* kennzeichnet jeweils den Verlauf des Muskels (hier z.B. M. brachialis) und damit zwangsläufig die Resultante des Kräfteparallelogramms. **B** = Bewegungskomponente, **G** = Gelenkkomponente

4.7 Spezieller Bewegungsapparat (Abb. 4.21–4.46)

Es würde den Rahmen dieses Buches sprengen, den Bewegungsapparat des gesamten Körpers detailliert darzustellen. Aus diesem Grunde werden in einigen Übersichtsabbildungen sowohl das Skelett wie auch die Muskulatur gezeigt.

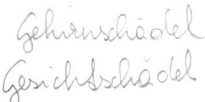

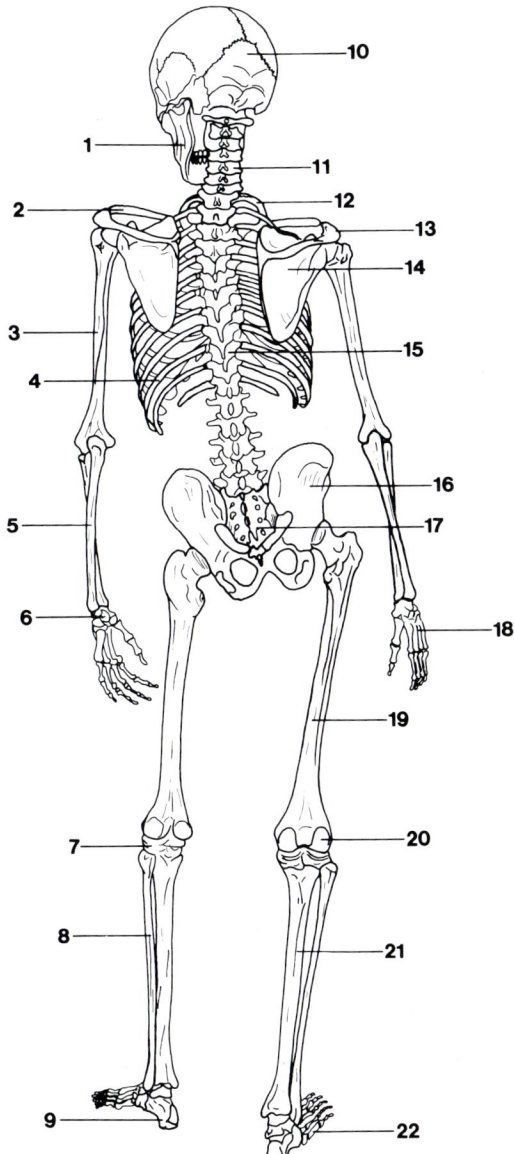

Abb. 4.21. Das Skelett mit seinen wichtigsten Knochen:
1 = Unterkiefer (Mandibula),
2 = Schlüsselbein (Klavikula),
3 = Oberarmknochen (Humerus),
4 = Rippe (Costa), **5** = Speiche (Radius),
6 = Handwurzelknochen (Karpalknochen), **7** = Kniegelenk mit den Menisci, **8** = Wadenbein (Fibula), **9** = Fersenbein (Kalkaneus), **10** = Schädel mit dem Hinterhauptsbein (Os occipitale),
11 = Halswirbel (Zervikalwirbel),
12 = 1. Rippe, **13** = Schulterhöhe (Akromion), **14** = Schulterblatt (Skapula), **15** = Brustwirbelsäule (Thorakalwirbelsäule),
16 = Darmbein (Os ilium),
17 = Kreuzbein (Os sacrum),
18 = Mittelhandknochen (Metakarpalknochen), **19** = Oberschenkelknochen (Femur),
20 = laterale Gelenkfläche des Oberschenkelknochens (Condylus lateralis), **21** = Schienbein (Tibia), **22** = Mittelfußknochen (Metatarsalknochen)

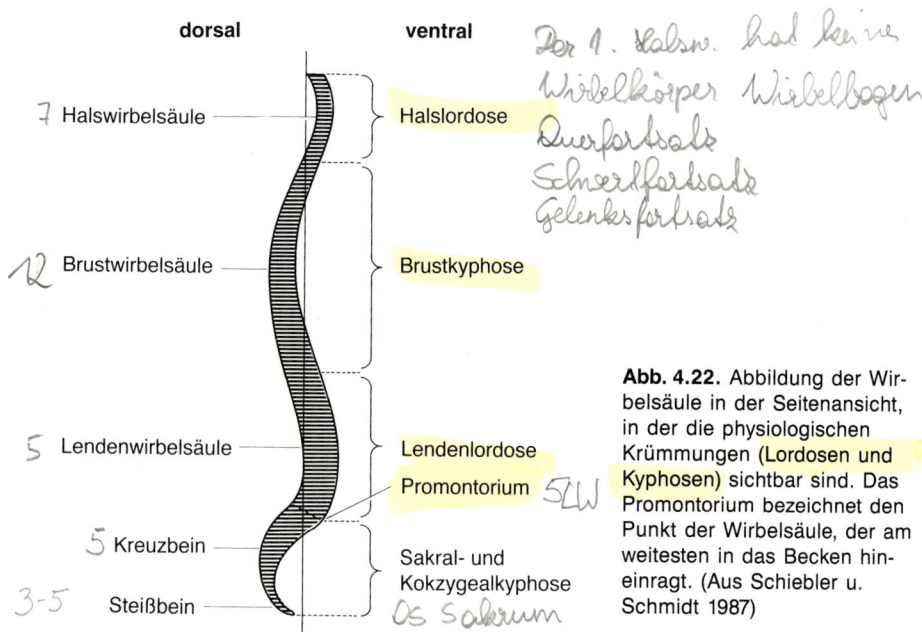

dorsal   *ventral*

7 Halswirbelsäule — Halslordose

12 Brustwirbelsäule — Brustkyphose

5 Lendenwirbelsäule — Lendenlordose

Promontorium

5 Kreuzbein — Sakral- und Kokzygealkyphose

3-5 Steißbein —

(handwritten notes): Der 1. Halsw. hat keine Wirbelkörper Wirbelbogen Querfortsatz Schwertfortsatz Gelenksfortsatz
(handwritten): 5LW
(handwritten): Os Sakrum

Abb. 4.22. Abbildung der Wirbelsäule in der Seitenansicht, in der die physiologischen Krümmungen (Lordosen und Kyphosen) sichtbar sind. Das Promontorium bezeichnet den Punkt der Wirbelsäule, der am weitesten in das Becken hineinragt. (Aus Schiebler u. Schmidt 1987)

Im Detail soll dann aber v. a. auf den Arm mit dem Schultergelenk eingegangen werden, da der Arm unser wichtigstes Werkzeug zum Einwirken auf unsere Umwelt darstellt.

Für weitergehende Informationen wird auf die entsprechenden Lehrbücher des Bewegungsapparates hingewiesen[4].

4.8 Schultergürtel und Arm

4.8.1 Knochen des Schultergürtels

Im Unterschied zum Hüftgelenk, bei dem das Bein knöchern mit dem Becken und dadurch mit dem Rumpf verbunden ist (= feste Verbindung), ist das Schultergelenk nur indirekt mit dem Rumpf verbunden. Die **knöcherne Grundlage des Schultergürtels** ist durch 3 Knochen gegeben:

- Skapula, (Schulterblatt; s. Abb. 4.23 und 4.24);
- Humerus (Oberarmbein = langer Röhrenknochen des Oberarms; s. Abb. 4.26);
- Klavikula (s. Abb. 4.25).

---

[4] z. B. Taschenatlas der Anatomie, Bd. I, von W. Platzer, G. Thieme Verlag, Stuttgart.

Das Schlüsselbein (Klavikula) ist nicht direkt Bestandteil des Schultergelenks. Es gehört jedoch zum knöchernen Teil des Schultergürtels. Über die Klavikula ist der Arm mit dem Rumpf verbunden. Die Klavikula sorgt dabei auch für den richtigen Abstand der Schulter vom Rumpf, so daß der Arm frei am Körper schwingen kann. Die Klavikula ist auf der einen Seite über die Articulatio acromioclavicularis mit dem **Akromion** (= Teil der Skapula) und auf der anderen Seite über die Articulatio sternoclavicularis mit dem **Brustbein (Sternum)** verbunden.

Durch den muskulären Teil des Schultergürtels werden die 3 beteiligten Knochen gürtelartig am Rumpf befestigt (z. B. Mm. rhomboidei).

Die Articulatio humeri (Schultergelenk) ist ein Kugelgelenk und hat dementsprechend 3 Freiheitsgrade. Damit sind natürlich auch 3 Bewegungspaare im Schultergelenk möglich:[5]

- Anteversion/Retroversion,
- Abduktion/Adduktion,
- Innenrotation/Außenrotation.

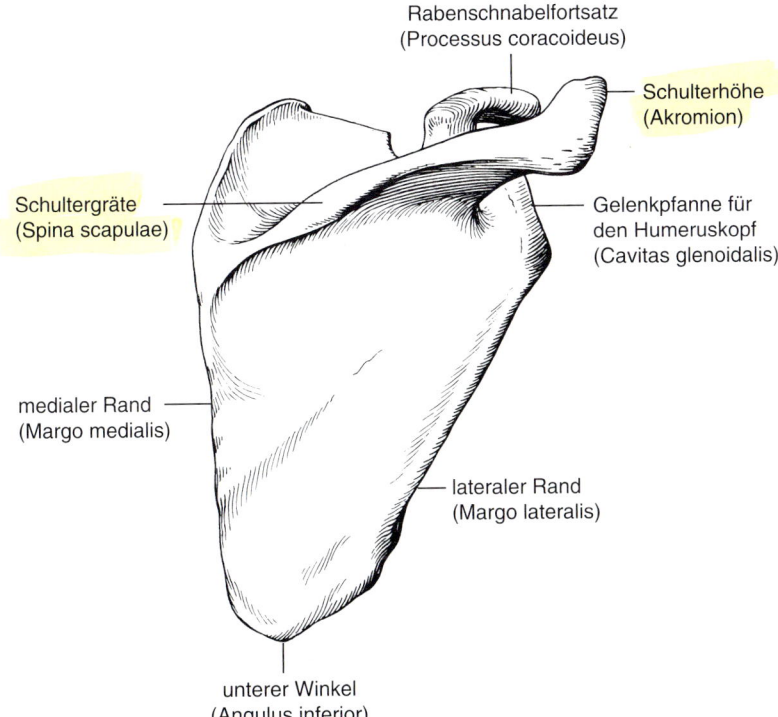

Rabenschnabelfortsatz
(Processus coracoideus)

Schulterhöhe
(Akromion)

Schultergräte
(Spina scapulae)

Gelenkpfanne für
den Humeruskopf
(Cavitas glenoidalis)

medialer Rand
(Margo medialis)

lateraler Rand
(Margo lateralis)

unterer Winkel
(Angulus inferior)

Abb. 4.23. Dorsalansicht des Schulterblattes (Skapula). (Aus Feneis 1974)

---

[5] Zu den Begriffen „Freiheitsgrad" und „Bewegungspaar" s. Abschn. 4.3.2: Diarthrosen (s. S. 94).

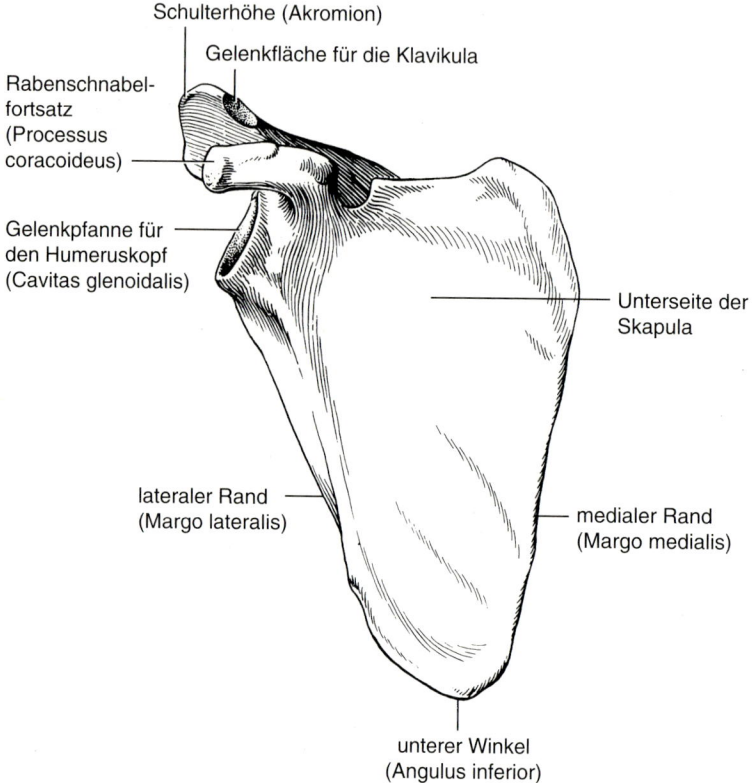

Schulterhöhe (Akromion)

Gelenkfläche für die Klavikula

Rabenschnabel-
fortsatz
(Processus
coracoideus)

Gelenkpfanne für
den Humeruskopf
(Cavitas glenoidalis)

Unterseite der
Skapula

lateraler Rand
(Margo lateralis)

medialer Rand
(Margo medialis)

unterer Winkel
(Angulus inferior)

Abb. 4.24. Ventralansicht des Schulterblattes (Skapula). (Aus Feneis 1974)

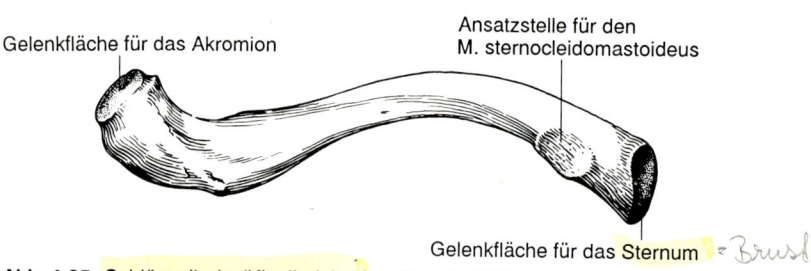

Gelenkfläche für das Akromion

Ansatzstelle für den
M. sternocleidomastoideus

Gelenkfläche für das Sternum = Brustbein

Abb. 4.25. Schlüsselbein (Klavikula). (Aus Feneis 1974)

Abgesehen von den 3 Hauptachsen der Bewegung, in denen die Bewegungspaare definiert werden, können durch ein Kugelgelenk unendlich viele Achsen gelegt werden. Konkret heißt das, daß man z. B. die Innenrotation/Außenrotation
in jeder beliebigen Stellung des Gelenks durchführen kann, sowohl in Anteversion als auch in Retroversion und Abduktion; umgekehrt kann natürlich auch
in jeder Stellung der Innenrotation abduziert, antevertiert etc. werden.

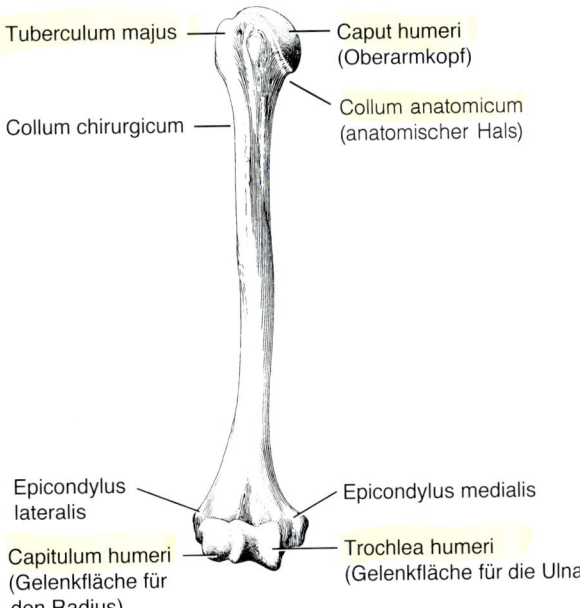

Tuberculum majus

Caput humeri
(Oberarmkopf)

Collum anatomicum
(anatomischer Hals)

Collum chirurgicum

Epicondylus
lateralis

Epicondylus medialis

Capitulum humeri
(Gelenkfläche für
den Radius)

Trochlea humeri
(Gelenkfläche für die Ulna)

Abb. 4.26. Ventralansicht des Oberarmknochens (Humerus). (Aus Feneis 1974)

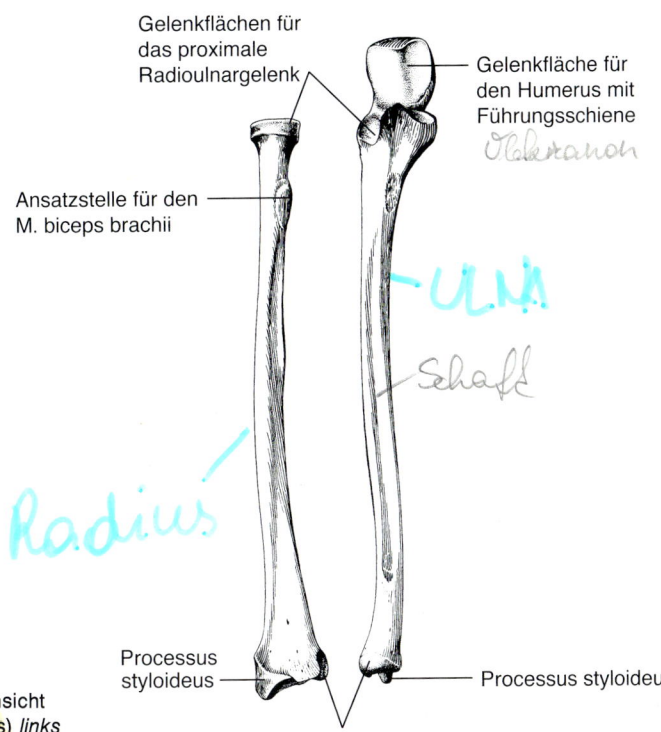

Gelenkflächen für
das proximale
Radioulnargelenk

Gelenkfläche für
den Humerus mit
Führungsschiene

Olekranon

Ansatzstelle für den
M. biceps brachii

ULNA

Schaft

Radius

Processus
styloideus

Processus styloideus

Gelenkflächen des
distalen Radioulnargelenks

Abb. 4.27. Ventralansicht der Speiche (Radius) *links* und der Elle (Ulna) *rechts*. (Aus Feneis 1974)

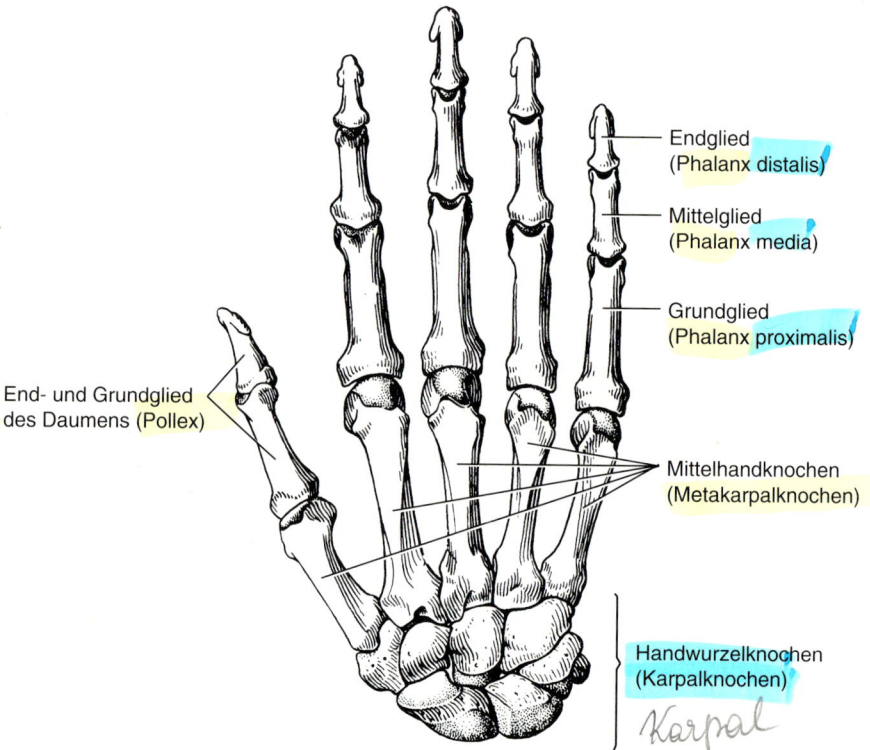

Endglied
(Phalanx distalis)

Mittelglied
(Phalanx media)

Grundglied
(Phalanx proximalis)

End- und Grundglied
des Daumens (Pollex)

Mittelhandknochen
(Metakarpalknochen)

Handwurzelknochen
(Karpalknochen)

Karpal

Abb. 4.28. Dorsalansicht der Hand. Der Daumen (Pollex) besitzt nur ein Grund- und ein Endglied, jedoch kein Mittelglied. Der zum Daumen gehörende Mittelhandknochen ist allerdings gut beweglich, im Unterschied zu den Mittelhandknochen, die den Handrücken bzw. die Handfläche bilden. (Aus Feneis 1974)

os coxae = Beckenknochen
Hüftknochen
Darmbein
Sitzbein
Schambein

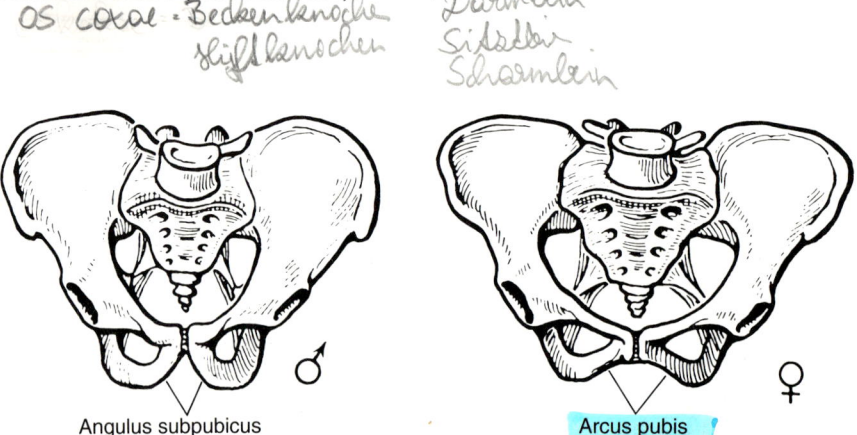

Angulus subpubicus

Arcus pubis

Abb. 4.29. Männliches Becken (*links*) mit einem kleinen Winkel zwischen den beiden Schambeinbögen (Angulus subpubicus). Das weibliche Becken (*rechts*) muß die Passage eines Fetus ermöglichen und hat deshalb einen größeren Durchmesser und einen größeren Winkel zwischen den beiden Schambeinbögen (Arcus pubis). (Aus Mörike et al. 1974)

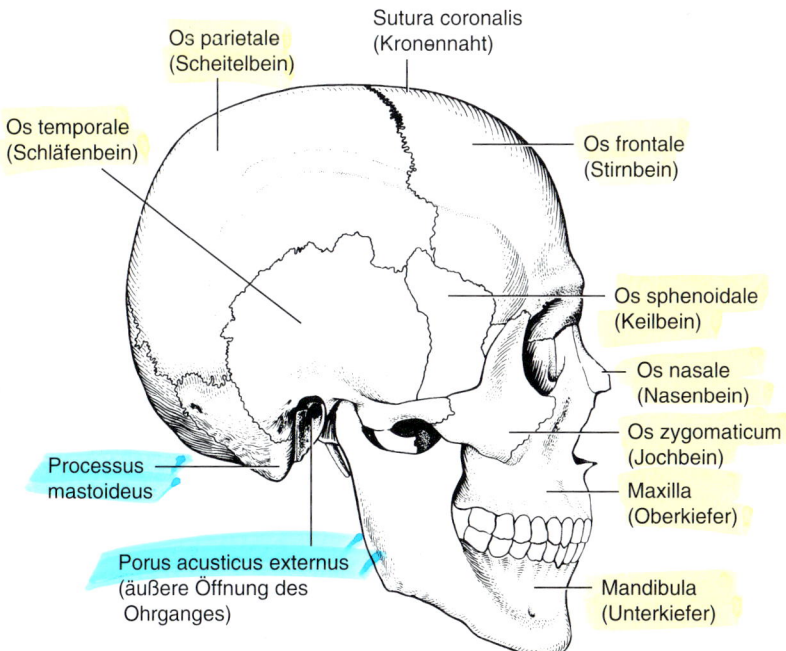

Os parietale (Scheitelbein)

Sutura coronalis (Kronennaht)

Os temporale (Schläfenbein)

Os frontale (Stirnbein)

Os sphenoidale (Keilbein)

Os nasale (Nasenbein)

Os zygomaticum (Jochbein)

Processus mastoideus

Maxilla (Oberkiefer)

Porus acusticus externus (äußere Öffnung des Ohrganges)

Mandibula (Unterkiefer)

Abb. 4.30. Schädel in der Seitenansicht. (Aus Platzer 1975)

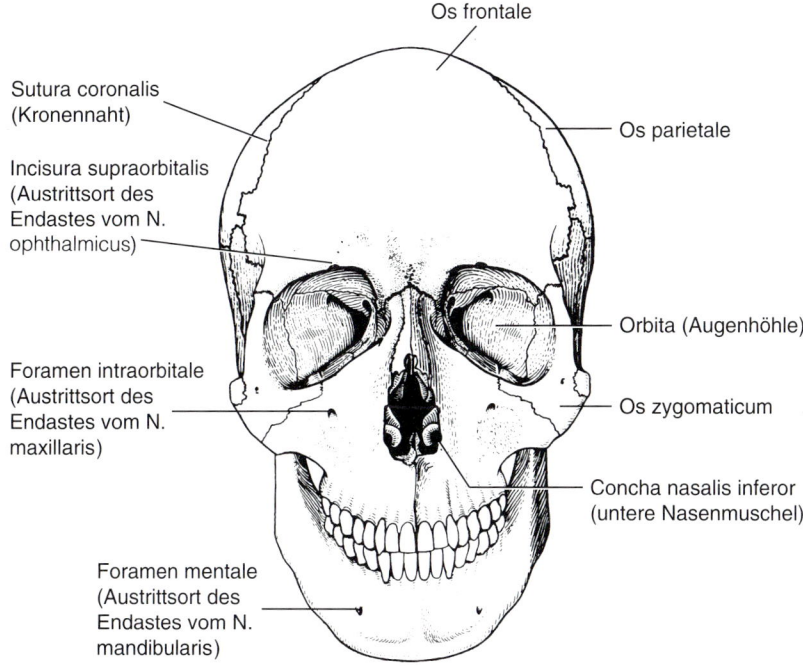

Os frontale

Sutura coronalis (Kronennaht)

Os parietale

Incisura supraorbitalis (Austrittsort des Endastes vom N. ophthalmicus)

Orbita (Augenhöhle)

Foramen intraorbitale (Austrittsort des Endastes vom N. maxillaris)

Os zygomaticum

Concha nasalis inferor (untere Nasenmuschel)

Foramen mentale (Austrittsort des Endastes vom N. mandibularis)

Abb. 4.31. Schädel in der Frontalansicht. (Aus Platzer 1975)

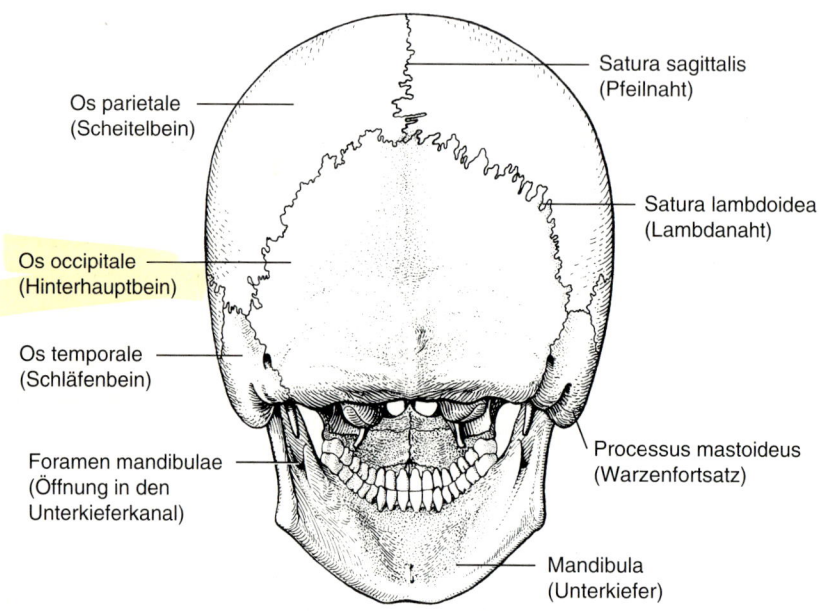

Os parietale
(Scheitelbein)

Satura sagittalis
(Pfeilnaht)

Satura lambdoidea
(Lambdanaht)

Os occipitale
(Hinterhauptbein)

Os temporale
(Schläfenbein)

Foramen mandibulae
(Öffnung in den
Unterkieferkanal)

Processus mastoideus
(Warzenfortsatz)

Mandibula
(Unterkiefer)

Abb. 4.32. Schädel in der Dorsalansicht. (Aus Platzer 1975)

Der Kopf des Humerus (Caput humeri) besitzt eine kugelige Fläche, die mit einer relativ kleinen Gelenkpfanne (Cavitas glenoidalis) an der Skapula ein Gelenk bildet. Die Cavitas glenoidalis wird durch ein Labrum glenoidale (eine Gelenklippe) vergrößert. Die Kapsel des Schultergelenks ist sehr weit, um das notwendige Bewegungsausmaß zu ermöglichen. Im unteren Bereich der Kapsel besteht zusätzlich eine Aussackung, der Recessus axillaris. Durch die Weite der Gelenkkapsel könnten 2 Humerusköpfe in der Gelenkkapsel Platz finden. Das Schultergelenk ist praktisch ausschließlich durch Muskeln gesichert. Deshalb sind Luxationen (Verrenkungen) auch häufiger als in anderen Gelenken. Am häufigsten kommen Luxationen nach unten, in den Bereich der Fossa axillaris, vor.

4.8.2 Muskulatur des Schultergürtels

Die Muskulatur der Schulter wirkt z. T. auf den Schultergürtel und z. T. auf den Oberarm. Man kann an dieser Muskulatur eine ventrale und eine dorsale Muskelgruppe unterscheiden.

Ventrale Muskelgruppe

Vorn liegen der M. pectoralis major und der M. pectoralis minor, der M. subclavius und der M. serratus anterior.

Der **M. pectoralis major** zieht vom Schlüsselbein (Klavikula) und der vorderen Brustwand an den Oberarm. Der **M. pectoralis minor** liegt unter dem M. pectoralis major, entspringt allerdings vom Processus coracoideus der Skapula und zieht an die 2.–5. Rippe. Der **M. subclavius** verläuft von der 1. Rippe an die Klavikula und sichert damit den Zusammenhalt zwischen der Klavikula und dem Brustbein.

An der Seite liegt außen der **M. deltoideus.** Dieser Muskel ist deltaförmig und besteht aus 3 Teilen:

- Pars clavicularis (entspringt von der Klavikula),
- Pars acromialis (entspringt von der Schulterhöhe = Akromion)
- Pars spinalis (entspringt von der Schultergräte = Spina scapulae).

Alle 3 Anteile ziehen über eine gemeinsame Sehne an den Oberarm.

Unter dem M. deltoideus liegen in der Tiefe (ebenfalls zur ventralen Gruppe der Muskeln gehörend) der **M. subscapularis** und der **M. coracobrachialis.** Der M. subscapularis zieht von der Innenfläche der Skapula (direkt auf dem Rumpf liegend) an den Oberarm. Der M. coracobrachialis zieht vom Processus coracoideus (Knochenfortsatz an der Skapula) an den Oberarm.

Dorsale Muskelgruppe

Im Bereich der dorsalen Muskelgruppe unterscheiden wir

- Muskeln, die von der Wirbelsäule zum Schultergürtel verlaufen, und
- Muskeln, die vom Schultergürtel zum Oberarm verlaufen.

Zur 1. Gruppe gehört der **M. trapezius,** der im oberen Bereich vom Hinterhaupt, im mittleren und unteren Bereich von den Dornfortsätzen der Hals- und Brustwirbelsäule entspringt und an die Spina scapulae läuft. Darunter liegen die **Mm. rhomboidei** (major und minor). Diese beiden Muskeln entspringen ebenfalls von der Wirbelsäule und setzen am medialen Rand der Skapula an. Sie sind ein wichtiger Teil des Schultergürtels, durch den die Skapula mit dem Rumpf befestigt ist. Sie stellen quasi die Gürtelschnalle des Schultergürtels dar. Ebenfalls von der Halswirbelsäule entspringt der **M. levator scapulae,** der an den medialen Winkel der Skapula verläuft und diesen somit nach oben ziehen kann.

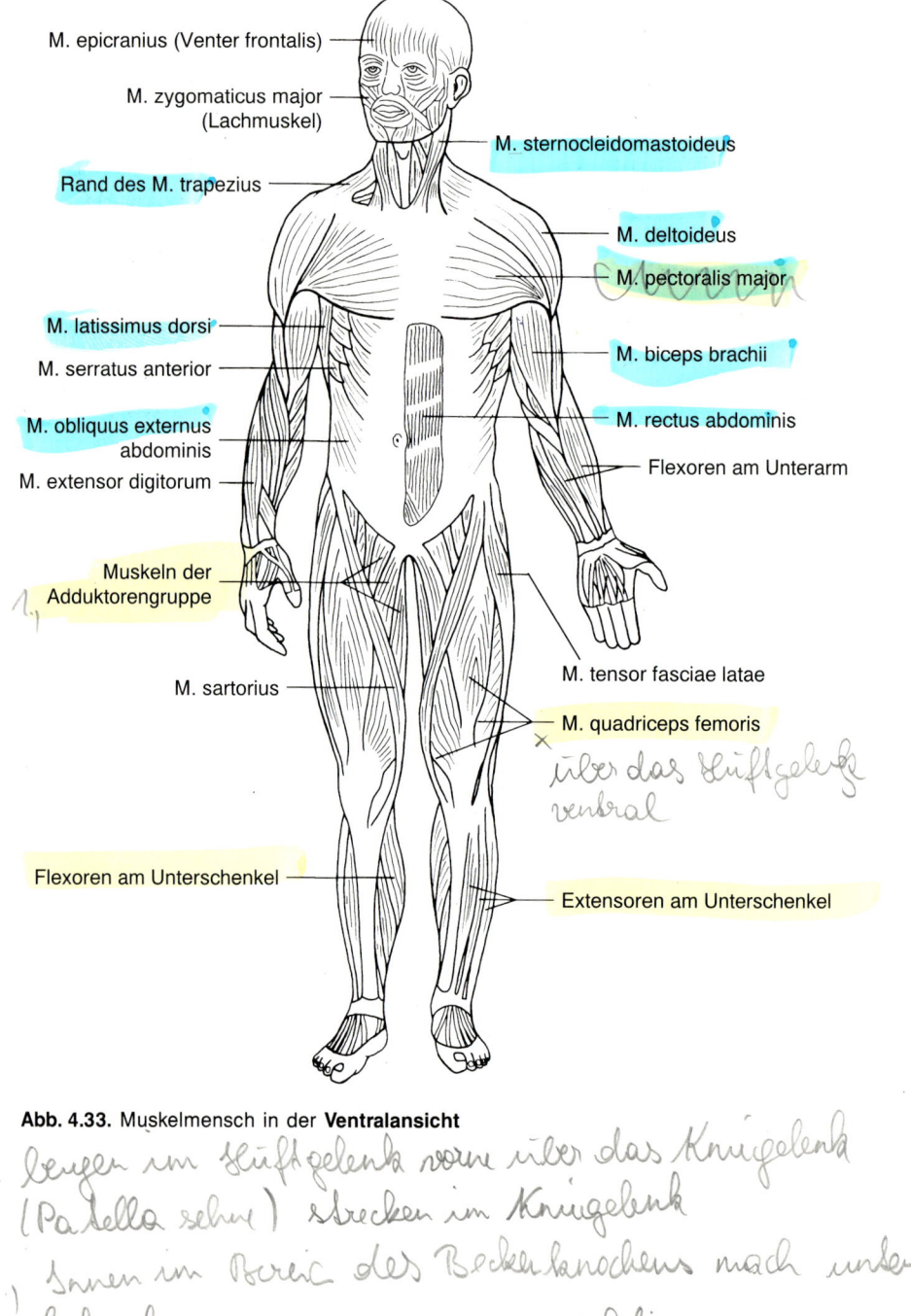

M. epicranius (Venter frontalis)

M. zygomaticus major
(Lachmuskel)

M. sternocleidomastoideus

Rand des M. trapezius

M. deltoideus

M. pectoralis major

M. latissimus dorsi

M. biceps brachii

M. serratus anterior

M. obliquus externus
abdominis

M. rectus abdominis

M. extensor digitorum

Flexoren am Unterarm

Muskeln der
Adduktorengruppe

M. tensor fasciae latae

M. sartorius

M. quadriceps femoris

über das Hüftgelenk
ventral

Flexoren am Unterschenkel

Extensoren am Unterschenkel

Abb. 4.33. Muskelmensch in der **Ventralansicht**

× beugen im Hüftgelenk vorne über das Kniegelenk
(Patella sehne) strecken im Kniegelenk

1) Innen im Bereic des Beckenknochens nach unten
lateral
Beugen im Hüftgelenk, Adduktion

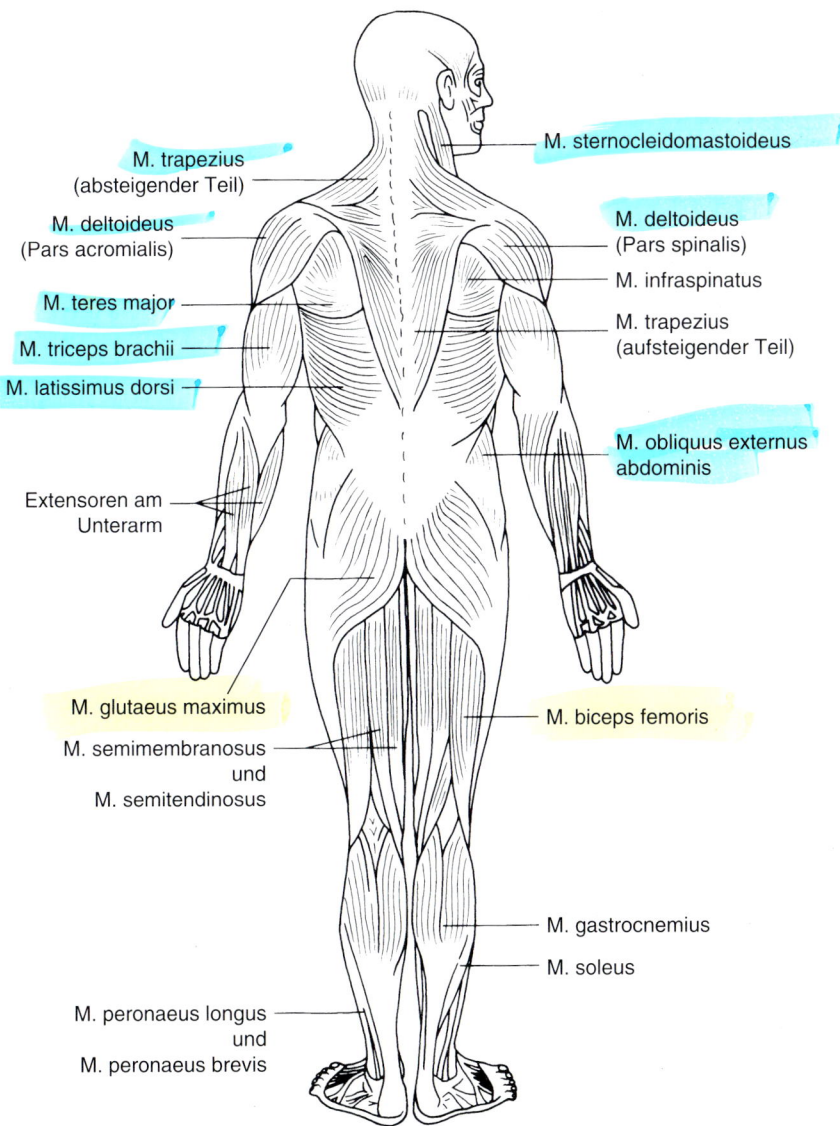

M. trapezius
(absteigender Teil)

M. deltoideus
(Pars acromialis)

M. teres major

M. triceps brachii

M. latissimus dorsi

Extensoren am
Unterarm

M. glutaeus maximus

M. semimembranosus
und
M. semitendinosus

M. peronaeus longus
und
M. peronaeus brevis

M. sternocleidomastoideus

M. deltoideus
(Pars spinalis)

M. infraspinatus

M. trapezius
(aufsteigender Teil)

M. obliquus externus
abdominis

M. biceps femoris

M. gastrocnemius

M. soleus

Abb. 4.34. Muskelmensch in der **Dorsalansicht**

Von der Skapula zum Oberarm ziehen 4 Muskeln: Oberhalb der Spina scapulae entspringt der **M. supraspinatus**, unterhalb der **M. infraspinatus**, der **M. teres major** und der **M. teres minor**.

Aus Ursprung (Origo) und Ansatz (Insertio) der auf den Schultergürtel und den Arm einwirkenden Muskeln läßt sich ihre Wirkung ableiten, d.h. ihr Verlauf bestimmt ihre Funktion. Die Beteiligung der Muskeln an den einzelnen Bewegungen ist in Tabelle 4.1 aufgeführt.

Als **Elevation** wird die Abduktion des Armes über 90° hinaus bezeichnet. Bei ca. 90° Abduktion stößt der Humerus am Akromion an; deshalb muß unter der Wirkung des M. serratus anterior, der am unteren Winkel der Skapula ansetzt, die Skapula nach schräg vorne gezogen werden. Bei diesem Vorgang wird gleichzeitig das Akromion aus der Bewegunslinie des Humerus fortgezogen, so daß eine Elevation möglich wird.

Die Wirkungen der Muskeln des Schultergürtels sind in Tabelle 4.2 zusammengestellt.

Tabelle 4.1. Muskeln für die Armbewegungen (Schultergelenk)

Bewegung	Beteiligter Muskel
Abduktion (vom Körper weg bewegen)	M. deltoideus (pars arcomialis) M. supraspinatus M. biceps brachii (Caput longum)
Adduktion (an den Körper heranziehen)	M. deltoideus (Pars clavicularis und Pars spinalis) M. pectoralis major M. latissimus dorsi M. teres major M. coracobrachialis M. biceps brachii (Caput breve) M. triceps brachii (Caput longum)
Anteversion (Bewegung des Armes nach vorn)	M. deltoideus (Pars clavicularis) M. pectoralis major M. biceps brachii (Caput breve) M. coracobrachialis
Retroversion (Bewegung des Armes nach hinten)	M. deltoideus (Pars spinalis) M. latissimus dorsi M. teres major M. triceps brachii (Caput longum)
Innenrotation (Innendrehung)	M. deltoideus (Pars clavicularis) M. subscapularis M. teres major M. pectoralis major M. latissimus dorsi M. biceps brachii (Caput longum)
Außenrotation (Außendrehung)	M. deltoideus (Pars spinalis) M. infraspinatus M. teres minor
Elevation (Heben des Armes über 90° hinaus)	M. deltoideus (Pars acromialis) M. serratus anterior

Tabelle 4.2. Wirkung der Muskeln des Schultergürtels

Bewegung	Beteiligter Muskel
Fixation des Schultergürtels	M. subclavius
	Mm. rhomboidei
	M. trapezius (gesamthaft)
Drehung der Skapula	M. serratus anterior
Hebung der Scapula	M. levator scapulae
Abwärtsbewegung des Schultergürtels	M. pectoralis minor
	M. trapezius (unterer Teil)
Aufwärtsbewegung des Schultergürtels	M. trapezius (oberer Teil)

Armmuskulatur

Die Muskulatur des Armes wird zunächst unterteilt in Oberarm- und Unterarmmuskulatur.

Oberarmmuskulatur

Am Oberarm ist die Muskulatur durch Septen (straffes Bindegewebe) in eine Streckerloge (Extensorenloge) und eine Beugerloge (Flexorenloge) getrennt.

- Die **Flexorenloge** liegt auf der Ventralseite. Sie beinhaltet den M. biceps brachii und den M. brachialis. Vom Schultergürtel verläuft im gleichen Bereich der M. coracobrachialis. Der M. biceps brachii besitzt, wie der Name besagt (*„biceps"* = 2 köpfig), 2 Köpfe. Der **lange Bizepskopf** entspringt oberhalb der Gelenkpfanne des Schultergelenks, seine Sehne liegt dabei innerhalb der Gelenkkapsel und läuft über den Humeruskopf hinweg, so daß sie einen wichtigen Teil der Sicherung des Schultergelenks nach oben (Dach des Schultergelenks) darstellt.

  Der **kurze Bizepskopf** entspringt am Processus coracoideus der Skapula.

  caput longum = langer Kopf

Beide Bizepsköpfe laufen mit einer gemeinsamen Sehne an den Radius, damit kann der M. biceps brachii auch an den Umwendbewegungen des Unterarms teilnehmen. Der in der Tiefe gelegene M. brachialis zieht von der Vorderseite des Humerus zur Ulna und kann damit nur auf den Scharniergelenkteil des Ellenbogengelenks wirken. Die Extensorenloge liegt auf der Dorsalseite. In ihr befindet sich der M. triceps brachii. Er besitzt (entsprechend seinem Namen *„triceps"*) 3 Köpfe. **Der lange Kopf** entspringt unterhalb der Gelenkpfanne des Schultergelenks. **Der mediale und der laterale Kopf** entspringen beide vom Humerusschaft. Alle 3 Köpfe vereinigen sich in einer gemeinsamen Sehne, die am Olekranon (knöcherner Höcker des äußeren Ellenbogens) ansetzt. Der lange Kopf wirkt auf das Schultergelenk, der laterale und der mediale Kopf hingegen wirken nur auf das Ellenbogengelenk. Dort ist der M. triceps brachii der einzige Strecker des Gelenks.

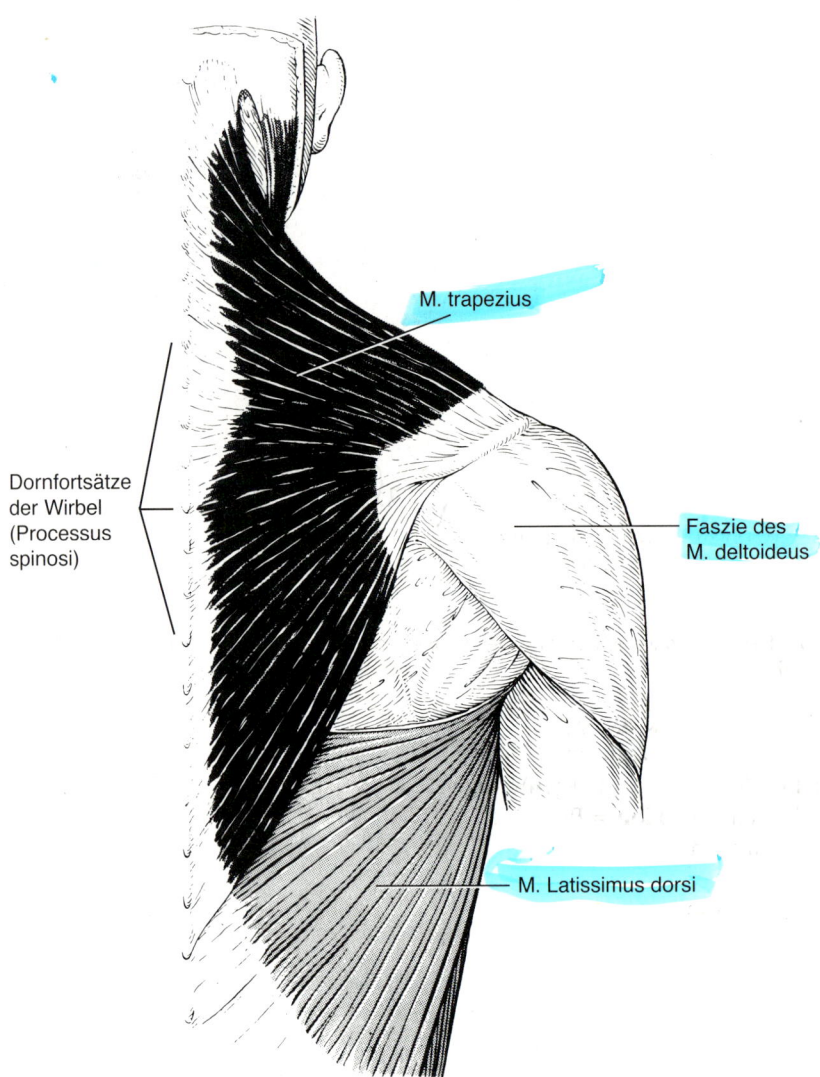

Abb. 4.35. Dorsalansicht der rechten Schulterregion. (Aus Platzer 1975)

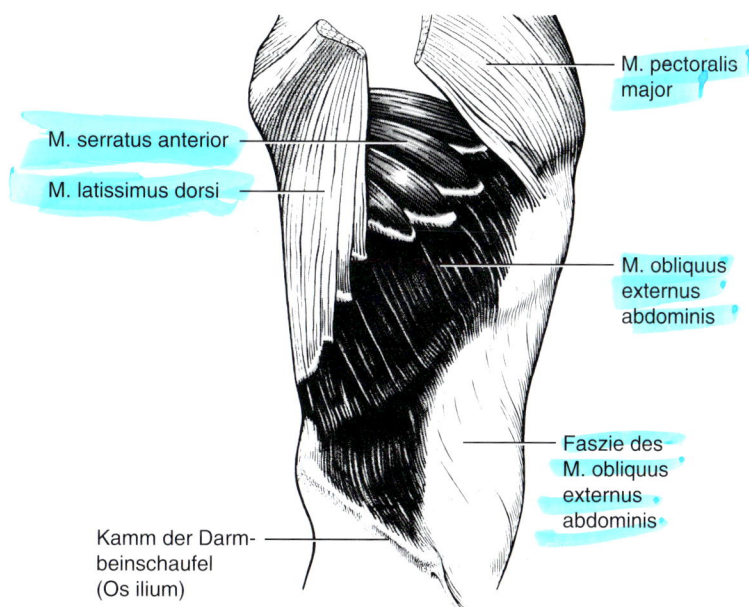

Abb. 4.36. Seitenansicht des Rumpfes bei erhobenem Arm, *rechts* ventral, *links* dorsal. (Aus Platzer 1975)

Unterarm   *Unterarm*

  Der M. biceps brachii und der M. triceps brachii sind **Antagonisten**, d. h. Muskeln, die eine jeweils **gegenläufige Bewegung** durchführen (M. biceps brachii führt eine **Flexion** = Beugung im Ellenbogengelenk aus. der M. triceps brachii hingegen eine **Extension** = Streckung; s. Tabelle 4.3).

Unterarmmuskulatur
Auch am Unterarm sind die Muskeln in eigenen Logen angeordnet, die durch Septen voneinander getrennt sind. Hier sind es folgende 3 Muskelgruppen: die dorsale, die radiale und die ventrale Muskelgruppe.

Palmare

● In der **ventralen Flexorenloge** sind die Muskeln in 3 Schichten angeordnet. In der oberflächlichen Schicht liegen:
  M. pronator teres,

Tabelle 4.3. Muskeln für die Armbewegungen (Ellenbogengelenk)

Bewegung	Beteiligter Muskel
Flexion	M. biceps brachii M. brachialis M. brachioradialis
Extension	M. triceps brachii

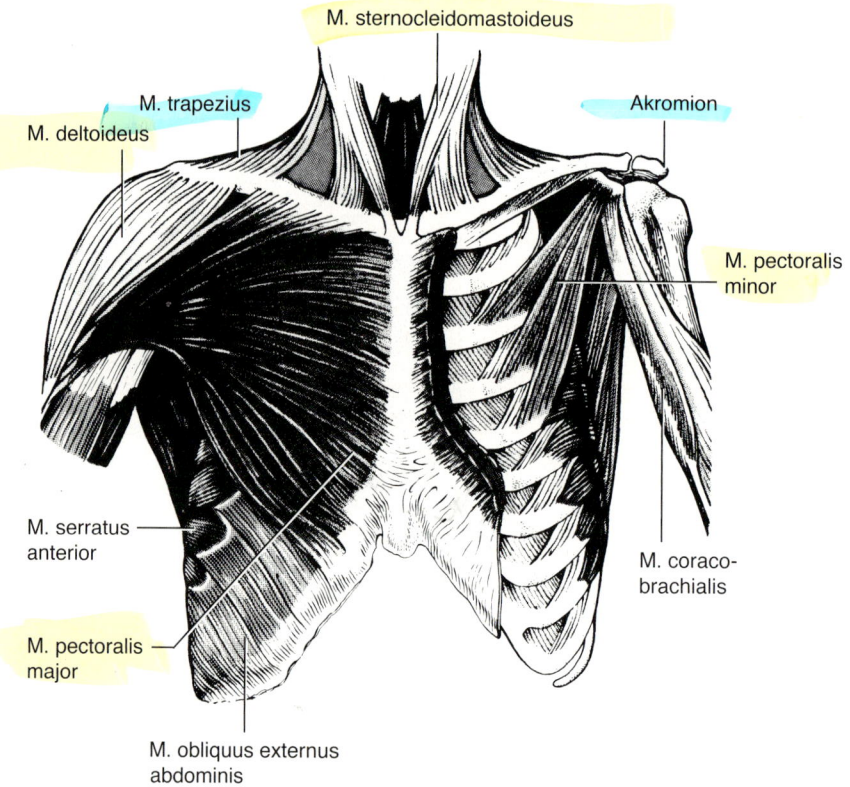

M. sternocleidomastoideus

M. trapezius

M. deltoideus

Akromion

M. pectoralis minor

M. serratus anterior

M. coraco-brachialis

M. pectoralis major

M. obliquus externus abdominis

Abb. 4.37. Ventralansicht des Brustkorbes. Auf der linken Körperseite (rechter Teil des Bildes ist der M. pectoralis major nur mit seinem Schnittrand zu sehen. (Aus Platzer 1975)

M. flexor carpi radialis,
M. flexor carpi ulnaris,
M. plamaris longus.

Der **M. palmaris longus** ist fakultativ bei ca. der Hälfte aller Menschen vorhanden. Er läßt sich leicht durch die Haut nachweisen, da seine Sehne neben der Sehne des M. flexor carpi radialis in der Mitte zwischen radialer und ulnarer Seite des Unterarms bis an die Oberfläche tritt. Seine Funktion ist es, die flächige Sehne (Palmaraponeurose) in der Hohlhand zu spannen.

In der mittleren Schicht der ventralen Muskelgruppe befindet sich der **M. flexor digitorum superficialis,** der sich mit 3 Köpfen in 4 Sehnen aufteilt, die an den Mittelphalangen des 2.– 5. Fingers ansetzen.

Die tiefe Schicht enthält den **M. flexor digitorum profundus,** der mit 4 Sehnen an die Endphalangen des 2.– 5. Fingers läuft. Ebenfalls in der tiefen Schicht liegt der **M. pronator quadratus** und der **M. flexor pollicis longus.**

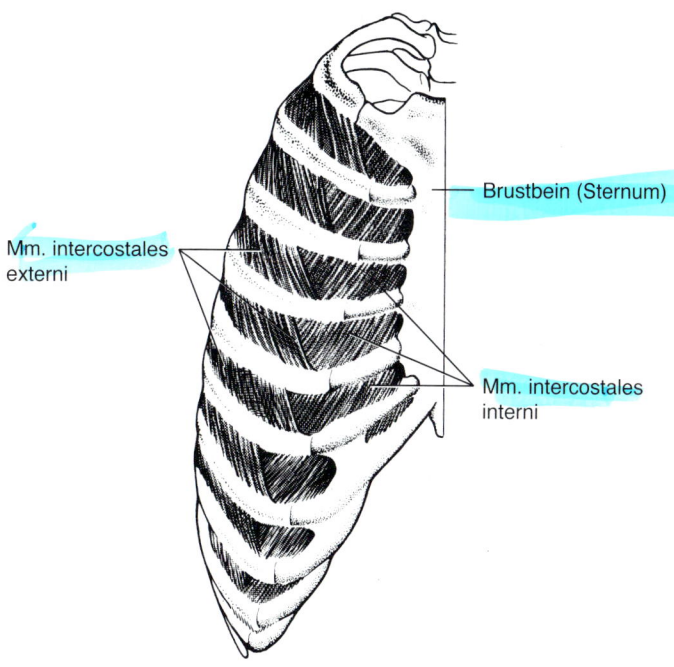

Abb. 4.38. Ventralansicht des Brustkorbes von außen. (Aus Platzer 1975)

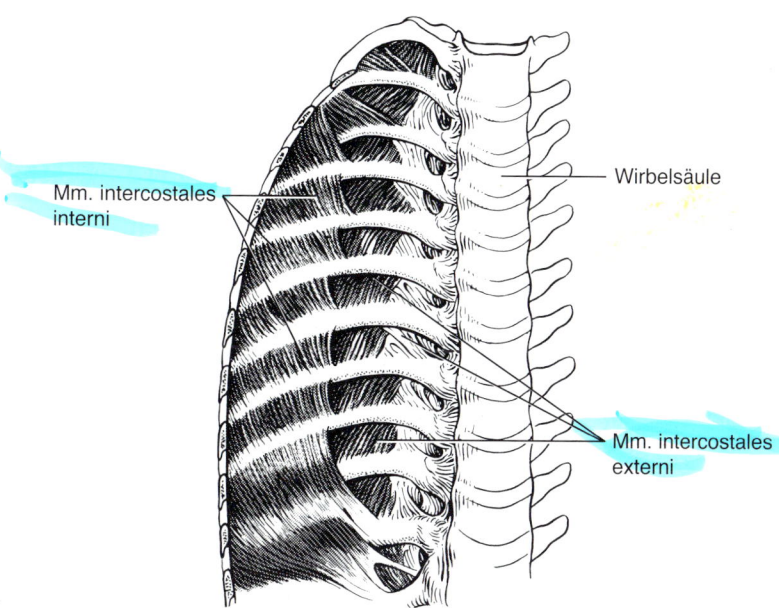

Abb. 4.39. Ventralansicht der hinteren Hälfte des Brustkorbes von innen. (Aus Platzer 1975)

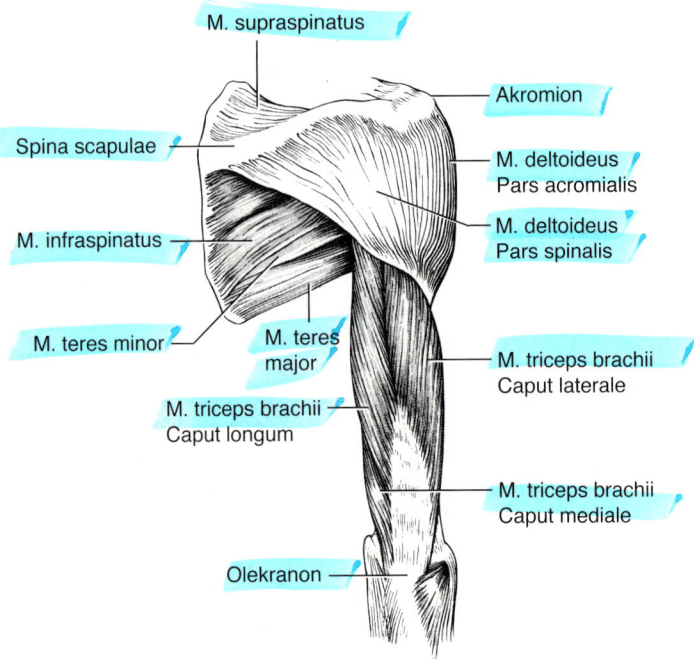

M. supraspinatus

Spina scapulae

M. infraspinatus

M. teres minor

M. teres major

M. triceps brachii
Caput longum

Olekranon

Akromion

M. deltoideus
Pars acromialis

M. deltoideus
Pars spinalis

M. triceps brachii
Caput laterale

M. triceps brachii
Caput mediale

Abb. 4.40. Dorsalansicht der Schulter und des Oberarmes. (Aus Platzer 1975)

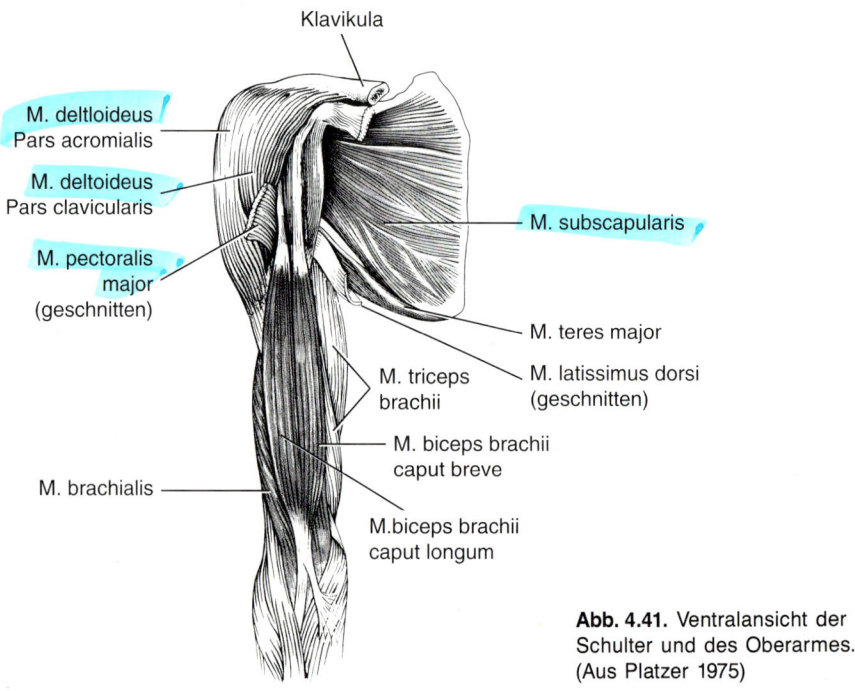

Klavikula

M. deltoideus
Pars acromialis

M. deltoideus
Pars clavicularis

M. pectoralis
major
(geschnitten)

M. subscapularis

M. teres major

M. latissimus dorsi
(geschnitten)

M. triceps
brachii

M. biceps brachii
caput breve

M. brachialis

M.biceps brachii
caput longum

Abb. 4.41. Ventralansicht der
Schulter und des Oberarmes.
(Aus Platzer 1975)

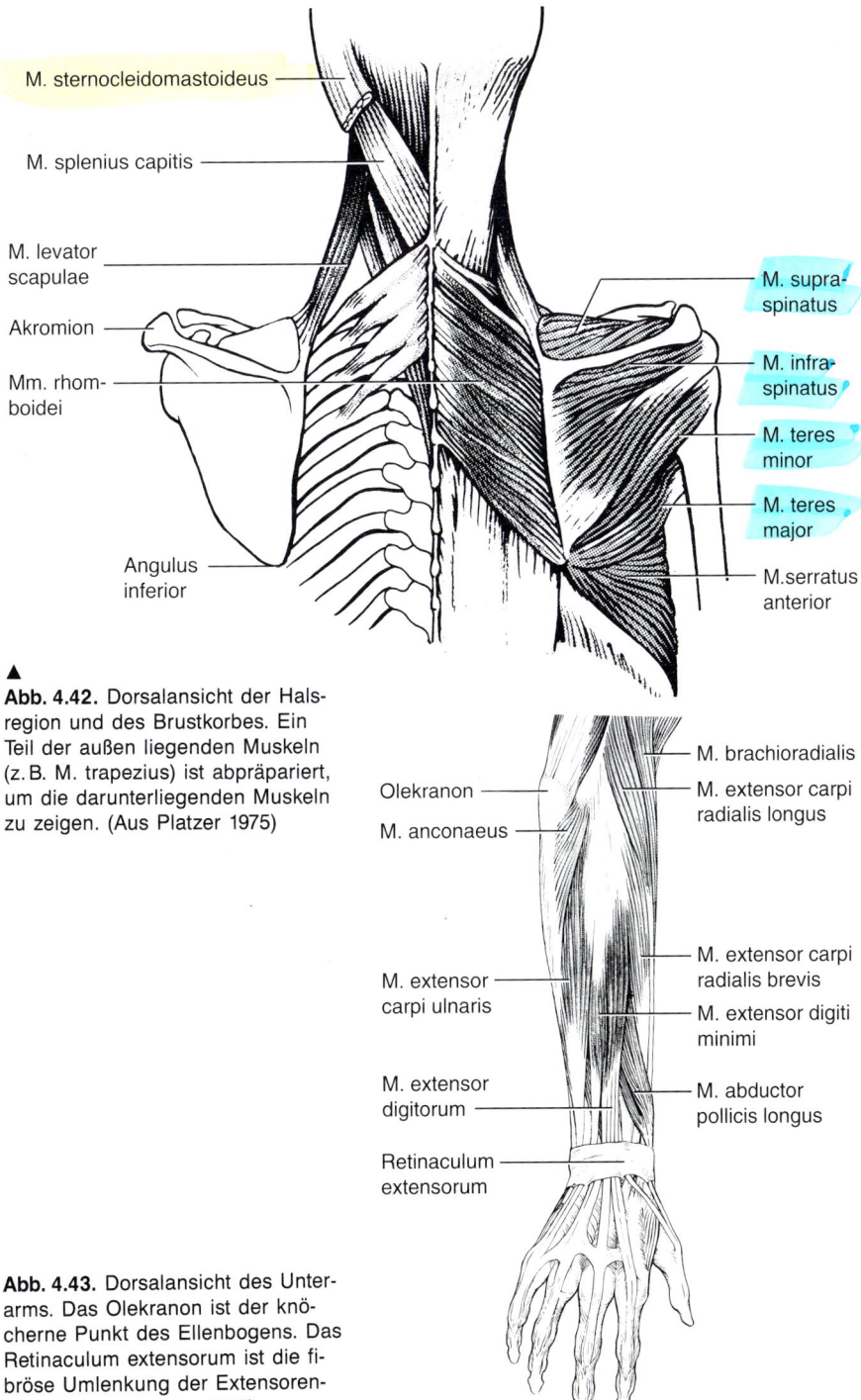

Abb. 4.42. Dorsalansicht der Hals-region und des Brustkorbes. Ein Teil der außen liegenden Muskeln (z. B. M. trapezius) ist abpräpariert, um die darunterliegenden Muskeln zu zeigen. (Aus Platzer 1975)

Abb. 4.43. Dorsalansicht des Unter-arms. Das Olekranon ist der knö-cherne Punkt des Ellenbogens. Das Retinaculum extensorum ist die fi-bröse Umlenkung der Extensoren-sehnen. (Aus Platzer 1975)

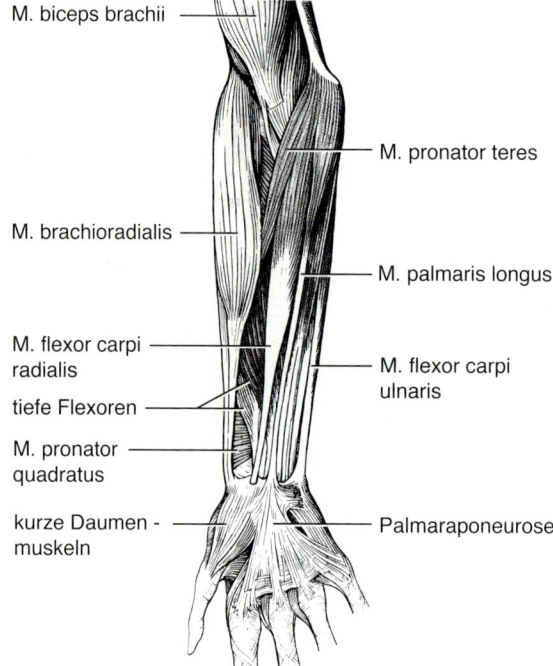

M. biceps brachii

M. pronator teres

M. brachioradialis

M. palmaris longus

M. flexor carpi radialis

M. flexor carpi ulnaris

tiefe Flexoren

M. pronator quadratus

kurze Daumen - muskeln

Palmaraponeurose

Abb. 4.44. Palmaransicht des Unterarms. Die Palmaraponeurose ist eine flächige Sehne (Hohlhandsehne), die durch den fakultativen (nur bei ca. 50% aller Individuen vorhandenen) M. palmaris longus gespannt wird. Diese Aponeurose ist auch dann vorhanden, wenn der M. palmaris longus fehlt. (Aus Platzer 1975)

- In der **radialen Muskelgruppe** sind 3 Muskeln vorhanden:
  M. extensor carpi radialis longus,
  M. extensor carpi radialis brevis,
  M. brachioradialis.

Im Unterschied zu den beiden Extensoren, handelt es sich beim **M. brachioradialis** um einen Beuger des Ellenbogens.

- In der **dorsalen Muskelloge** sind eine oberflächliche und eine tiefe Schicht vorhanden. Oberflächlich liegen der M. extensor digitorum, der M. extensor digiti minimi (der Strecker des kleinen Fingers; von ihm wird im Scherz gesagt, daß er bei älteren Engländerinnen, nach langjährigem Training an der Teetasse, besonders gut ausgebildet sein soll).
  In der Tiefe liegen die folgenden Muskeln:
  M. supinator,
  M. abductor pollicis longus,
  M. extensor pollicis brevis,
  M. extensor pollicis longus,
  M. extensor indicis.

An der Supination/Pronation sind jeweils Radius und Ulna mit ihren beiden Radioulnargelenken beteiligt. Direkt am Ellenbogen befindet sich die Art. radioulnaris proximalis und zwischen den beiden distalen Enden von Radius und

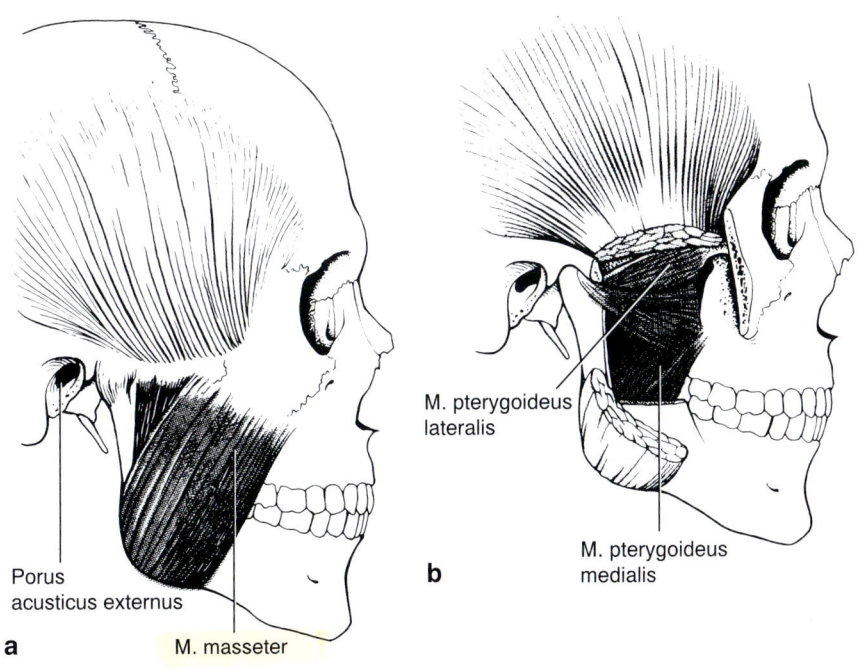

a

Porus
acusticus externus

M. masseter

b

M. pterygoideus
lateralis

M. pterygoideus
medialis

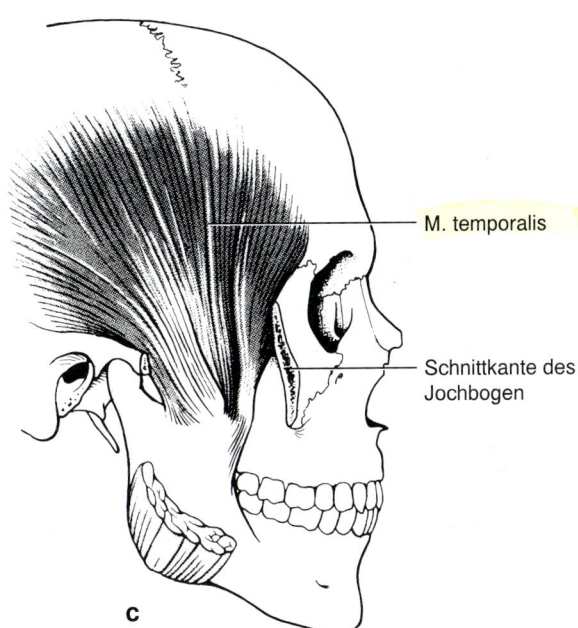

M. temporalis

Schnittkante des
Jochbogen

Abb. 4.45 a – c. Kaumuskulatur: **a** M. masseter; **b** M. pterygoideus lateralis und M. pterygoideus medialis; **c** M. temporalis. (Aus Platzer 1975)

c

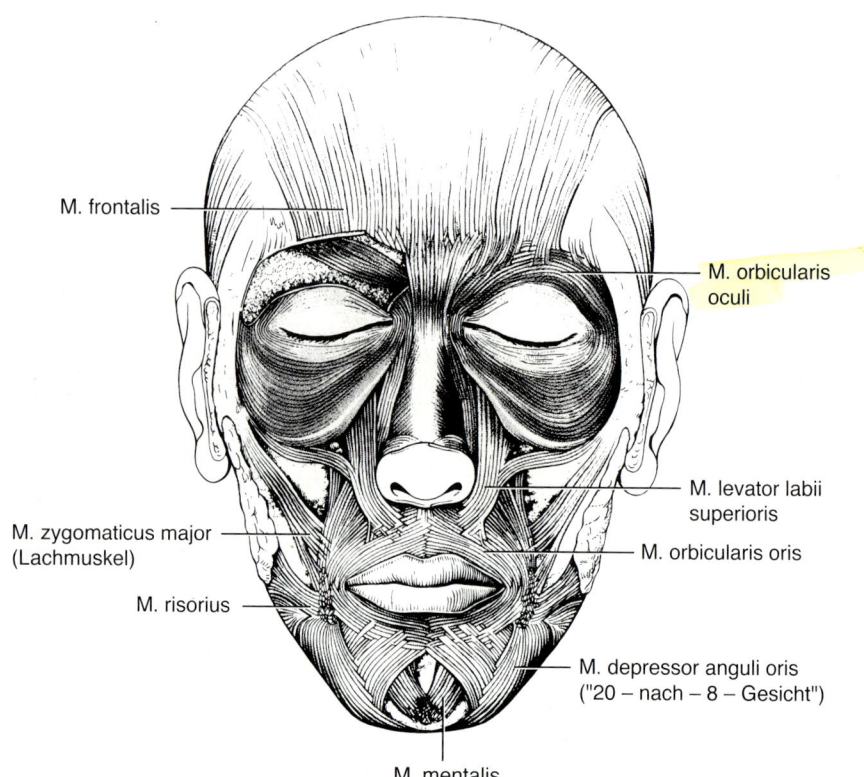

M. frontalis

M. orbicularis oculi

M. levator labii superioris

M. zygomaticus major (Lachmuskel)

M. orbicularis oris

M. risorius

M. depressor anguli oris ("20 – nach – 8 – Gesicht")

M. mentalis

Abb. 4.46. Darstellung der wichtigsten mimischen Muskeln. Für die zwischenmenschliche Kommunikation ist v.a. der M. zygomaticus major von Bedeutung. (Aus Platzer 1975)

Ulna (in der Nähe der Hand), befindet sich die Art. radioulnaris distalis (Tabelle 4.4).

Tabelle 4.4. Muskeln für die Armbewegungen (Radioulnargelenke)

Supination (= Drehung des Unterarms = Daumen nach außen)	M. biceps brachii M. supinator M. brachioradialis (von Extrem- in Mittelstellung)
Pronation (= Drehung des Unterarms = Daumen nach innen)	M. pronator teres M. pronator quadratus M. brachioradialis (von Extrem- in Mittelstellung)

4.9 Zusammenfassung Bewegungsapparat

Aktiver Bewegungsapparat: Muskeln und Hilfseinrichtungen.

Passiver Bewegungsapparat: Skelett und Verbindungen.

Knochen:
Knochenarten: röhrenförmig, plattenförmig, würfelförmig.

Knochenbestandteile des Röhrenknochens: Diaphyse, Epiphyse, Markhöhle, Knochenhaut (Periost).

Minimaxprinzip: Der Knochen verfügt mit einem Minimum an Material über ein Maximum an Festigkeit (Beispiel: Röhrenknochen).

Spongiosabälkchen: In der Spongiosa sind die Knochenbälkchen trajektoriell (entsprechend den Krafteinwirkungslinien) angeordnet.

Knochenwachstum: Das Längenwachstum der Röhrenknochen läuft im Bereich der Epiphysenfugen. Hier wird bis zum Wachstumsende (21.–23. Lebensjahr) durch enchondrale Verknöcherung Knochen gebildet.

Gelenke:
Knochenverbindungen (Junkturen): Man unterscheidet Synarthrosen (unechte Gelenke oder Haften) von Diarthrosen (echte Gelenke).

Synarthrosen: Je nach Art der Verbindung wird zwischen Syndesmosen (Bindegewebe), Synchondrosen (Knorpel) und Synostosen (Knochen) unterschieden.

Diarthrosen: 3 konstante Gelenkbestandteile = mindestens 2 Gelenkkörper, 1 Gelenkspalt, 1 Gelenkkapsel; 6 inkonstante Gelenkbestandteile: Ligament, Labrum, Diskus, Meniskus, Bursa, Muskulus.

Einteilung Diarthrosen:
Einfache Gelenke = Art. simplex, zusammengesetzte Gelenke = Art. composita.
Reguläres Gelenk = Gelenkkörper aus Rotationskörpern gebaut, irreguläres Gelenk = keine Rotationskörper.
Je nach Anzahl der Hauptachsen haben Diarthrosen 1, 2 oder 3 Freiheitsgrade der Bewegung.

Reguläre Gelenke: Kugelgelenk, Eigelenk, Scharniergelenk, Zapfengelenk, Sattelgelenk.

Amphiarthrosen: Gehören zu den irregulären Gelenken und besitzen ein sehr eingeschränktes Maß der Bewegung.

Gelenkzusammenhalt: Adhäsion, Muskeln, Bänder, Luftdruck.

Bewegungshemmung: Knochenhemmung, Weichteilhemmung, Bandhemmung, Kapselhemmung, passive Insuffizienz, aktive Insuffizienz.

Hilfseinrichtungen:
Faszien, Umlenkungen (knöchern = Sesambein; fibrös = Retinaculum).

Muskeln:
Muskelursprung (Origo): Entweder am Rumpf oder an einer Extremität proximal; Ansatz (Insertio) an den Extremitäten distal.
Antagonisten = Muskeln mit gegenläufiger Bewegung, z. B. Flexoren und Extensoren; **Synergisten** = Muskeln, die sich gegenseitig unterstützen.

Muskeltätigkeit:
Isotonische Kontraktion (gleiche Spannung), isometrische Kontraktion (gleiche Länge), exzentrische Kontraktion (bremsende Bewegung). Maximale Leistungsfähigkeit der Muskeln: 5–10 kg/cm^2 Faserquerschnitt. Anatomischer Querschnitt eines Muskels entspricht nur bei längsverlaufenden Fasern auch dem physiologischen Querschnitt. In der Muskulatur, in den Sehnen sowie in den Gelenkkapseln sitzen Rezeptoren für die Bewegungs-, Gleichgewichts- und Lagekontrolle.

Punctum fixum/Punctum mobile: Die Wirkung der Muskeln auf unseren Körper hängen davon ab, ob die Gliedmaßen frei oder fixiert sind (Beispiel: Spielbein, Standbein).

Muskelkomponenten:
Die Kontraktion eines Muskels erzeugt eine Bewegungskomponente und eine Gelenkkomponente, d. h. bei gestrecktem Arm ist die Gelenkkomponente sehr groß und die Bewegungskomponente sehr klein.
Der Hebelarm eines Muskels hängt von seinem Ansatz ab: gelenknaher Ansatz = geringe Verkürzung, jedoch hohe Kraftentwicklung nötig, gelenkferner Ansatz, große Verkürzung jedoch geringe Kraftentwicklung nötig.

5 Immunologie

Der menschliche Körper wird in allen Lebenslagen und an allen Orten mit Krankheitserregern und Fremdstoffen konfrontiert. Deshalb muß er in der Lage sein, sich gegen Bakterien, Viren, Pilze, Einzeller, artfremdes Protein (z. B. bei einem Bienenstich) sowie Fremdkörper zu wehren. Die physiologischen Mechanismen, die dafür zur Verfügung stehen, werden als **Abwehrmechanismen** bezeichnet. Durch erfolgreiche Abwehrmechanismen kann der menschliche Körper unempfänglich oder **immun** gegen Krankheitserreger werden. Aus dem lateinischen Wort *immun* (unempfänglich) leitet sich der Begriff der Immunologie ab.

Abwehrmechanismen lassen sich in ein **spezifisches** und ein **unspezifisches** System einteilen (s. Tabelle 5.1). Beide Systeme verfügen über je eine humorale und eine zelluläre Komponente (humoral heißt: an Flüssigkeit gebunden, z. B. im Blut oder in der Interzellularflüssigkeit).

5.1 Abwehrzellen und Abwehrorgane

Wie alle Lebensvorgänge, sind auch die Abwehrmechanismen an Flüssigkeiten gebunden. Die beiden Syteme, in denen im menschlichen Körper Flüssigkeit transportiert wird und in denen die Abwehr zum Teil stattfindet, sind

- das **Lymphsystem** und
- der **Blutkreislauf**

mit den angeschlossenen entsprechenden Organen.

Tabelle 5.1. Unterteilung der Abwehrmechanismen

Abwehrmechanismen	Zelluläre Abwehr	Humorale Abwehr
Unspezifisches System	Phagozytose von Fremdmaterial durch Leukozyten und Zellen des mononukleären Phagozytensystems (MPS)[a]	Eiweißkörper im Blut reagieren mit Fremdkörpern und machen sie dadurch unwirksam
Spezifisches System	T-Lymphozyten	B-Lymphozyten

[a] Früher wurden die Zellen des MPS dem retikulo-endothelialen System zugerechnet

Voraussetzung für das Verständnis der Abwehrvorgänge ist also die Kenntnis der Organe und Zellsysteme des Blutkreislaufs und des Lymphsystems. Die Gefäße des Blutkreislaufs werden in Kap. 9 (Herz/Kreislauf) besprochen. Hier soll jedoch auf die Abwehrzellen (weiße Blutkörperchen = Leukozyten) sowie auf die Abwehrorgane eingegangen werden.

Zu den **Abwehrzellen** (Leukozyten) gehören (s. Abb. 5.8):
● Granulozyten,
● Monozyten,
● Lymphozyten.

Abwehrorgane (= lymphatische Organe) sind:
● Thymus,
● Knochenmark,
● Lymphknoten,
● Milz,
● Tonsillen (Mandeln),
● Lymphfollikel.

Von besonderer Bedeutung für das Lymphsystem ist auch die Lymphbahn, deren morphologische Grundlage das Lymphgefäßsystem ist.

5.1.1 Lymphgefäßsystem

Die Nährstoffe und Elektrolyte, die zu den Geweben und Zellen transportiert werden, können meist nur in gelöster Form aus den Blutkapillaren austreten. Dies ist ein Vorgang, bei dem zwangsläufig gleichzeitig viel Flüssigkeit aus den Gefäßen in die Gewebe, d.h. den Interzellularraum, transportiert wird. Diese Flüssigkeit bringt nicht nur Nährstoffe und Elektrolyte an die Zellen, sondern transportiert auch die aus dem Zellstoffwechsel anfallenden Zwischen- und Endprodukte ab. Zum Teil geschieht dieser Abtransport auf dem gleichen Wege, d.h. über das Blutkreislaufsystem, zum Teil aber auch über die Lymphgefäße. Die in den Lymphgefäßen fließende Flüssigkeit bezeichnet man als **Lymphe.** Sie ist nicht identisch mit der Interzellularflüssigkeit (= Gewebeflüssigkeit), da viele Bestandteile der Gewebeflüssigkeit nicht in das Lymphgefäßsystem gelangen können.

Lymphe enthält
● Wasser,
● Elektrolyte,
● aus dem Zellstoffwechsel stammende Proteine und
● Lymphozyten.

Das Lymphgefäßsystem beginnt im Bindegewebe in praktisch allen Regionen des Körpers mit einem geschlossenen Kapillarnetz. Lediglich Gehirn und

Rückenmark verfügen mit der Liquorflüssigkeit über ein eigenes System des Flüssigkeitsaustausches.

Ein eigentliches Pumporgan wie das Herz beim Blutkreislauf gibt es im Lymphgefäßsystem nicht. **Der Transport der Lymphe** kommt auf andere Art zustande: *Tubulus serachilus*

In das Gefäßsystem sind zahlreiche Klappen eingebaut, die als Ventile funktionieren und somit einen Rückstrom unmöglich machen. Dadurch wird die Richtung des Lymphstromes bestimmt. Der eigentliche Flüssigkeitsstrom wird verursacht durch **Kontraktion der größeren Lymphgefäße,** die durch Muskulatur in der Wand dieser Gefäße hervorgerufen wird. Außerdem werden die Lymphgefäße bei normalen Körperbewegungen **komprimiert**, wodurch ebenfalls ein Lymphstrom entsteht. In das Lymphsystem sind **Lymphknoten** eingeschaltet, die auch mit Klappen ausgestattet sind. Das ganze System der Lymphgefäße mündet in das Blutgefäßsystem, und zwar im sog. **Venenwinkel** zwischen V. jugularis sinistra und V. subclavia sinistra als Ductus thoracicus (Brustmilchgang). Dieser beginnt auf der Höhe des 1. Lumbalwirbels mit der Cisterna chyli, einer Erweiterung, die durch den Zusammenfluß verschiedener Lymphgefäße aus der unteren Körperhälfte erfolgt. Auf der rechten Körperseite mündet ein sehr kurzer Gang ebenfalls in den Venenwinkel zwischen V. jugularis dextra und V. subclavia dextra; dies ist der Ductus lymphaticus dexter (= Lymphgang).

Im Unterschied zum Blutkreislauf, der in sich selbst geschlossen ist, hat das Lymphgefäßsystem einen Anfang (im Gewebe) und ein Ende (im Venenwinkel). *warum fließt sie: Bewegung*

Visatergo: Schubwirkung , Flüssigkeit wird produziert

5.1.2 Lymphknoten

Die Lymphknoten sind, wie bereits erwähnt, in das Lymphgefäßsystem eingeschaltet (Abb. 5.1). Der menschliche Körper besitzt zwischen 500 und 1000 einzelne Lymphknoten (Nodus lymphaticus) mit einem Gesamtgewicht von ca. 50−60 g. Beim einzelnen Lymphknoten handelt es sich um ein rundlich bis bohnenförmiges Körperchen, das mehrere Millimeter groß ist und von einer **Bindegewebekapsel** umschlossen wird (Abb. 5.2).

Von dieser Kapsel strahlen **Bindegewebebälkchen (Trabekel)** ins Innere des Lymphknotens. An einer Seite des Lymphknotens ist meist eine Einbuchtung vorhanden **(Hilum);** hier treten die Blutgefäße ein und aus, und das abführende Lymphgefäß (Vas efferens) verläßt den Lymphknoten. Mehrere zuführende Lymphgefäße (Singular: Vas afferens, Plural: Vasa afferentia) treten normalerweise auf dem Hilum gegenüberliegenden Seite in den Lymphknoten ein. Zwischen den einzelnen Trabekeln liegt **lymphatisches Gewebe,** das der **Neubildung (Lymphopoese)** von Lymphozyten dient und an Abwehrmechanismen beteiligt ist. Dieses lymphatische Gewebe gliedert sich in **Rinde** und **Mark.** Zwischen der Rinde und der Bindegewebekapsel des Lymphknotens befindet sich der Randsinus, ein unregelmäßig geformtes Leitungssystem, das die Lymphe aus den Vasa afferentia aufnimmt und über verschiedene Intermediärsinus und Marksinus schließlich in das Vas efferens mündet. Im **Rindenbereich** der Lymphknoten liegen die Rindenknötchen **(Lymphfollikel)**; das sind Anhäufungen von Lymphozyten (s. unten). Die Sinus der Lymphknoten sind mit einer **endothelartigen Zellaus-**

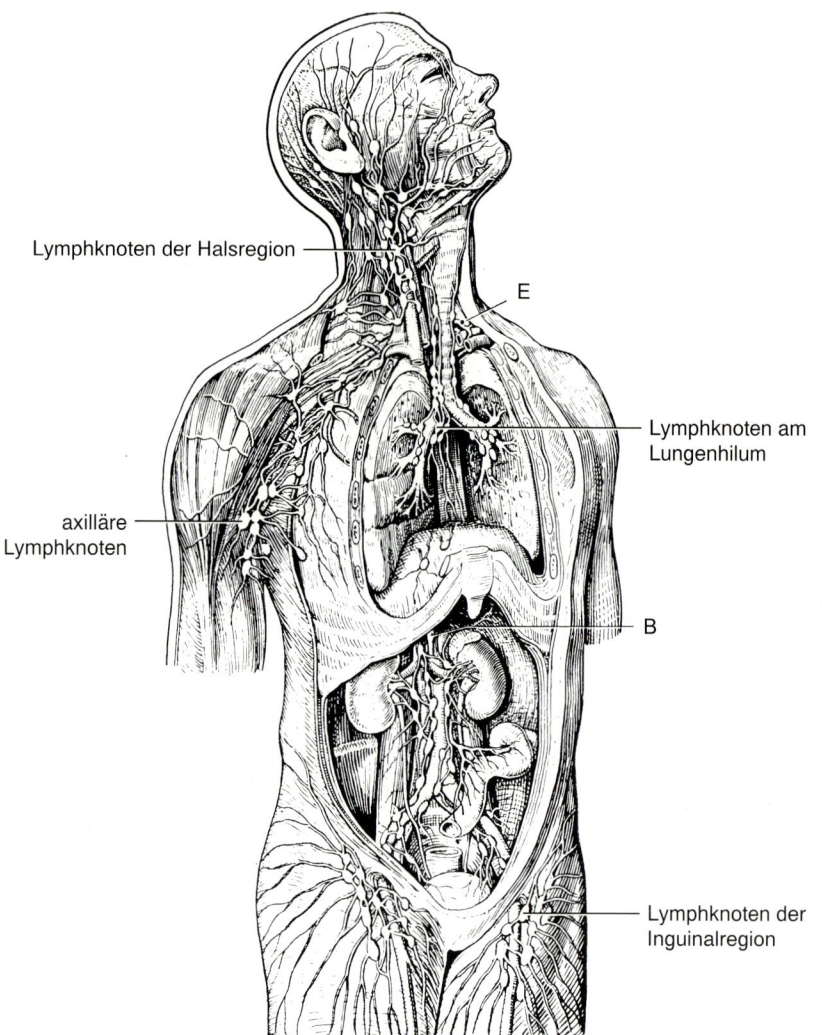

Lymphknoten der Halsregion

E

Lymphknoten am Lungenhilum

axilläre Lymphknoten

B

Lymphknoten der Inguinalregion

Abb. 5.1. Die wichtigsten regionären Lymphknoten zusammen mit den größeren Lymphbah-nen. Bei **B** beginnt der Ductus thoracicus (Brustmilchgang) mit der Cisterna chyli, bei **E** endet er im linken Venenwinkel zwischen V. subclavia und V. jugularis interna. Ebenfalls sichtbar ist die Mündung des Ductus lymphaticus dexter, der rechts Lymphe von der Kopfhälfte sowie aus dem Arm in den rechten Venenwinkel leitet. (Aus Mörike et al. 1974)

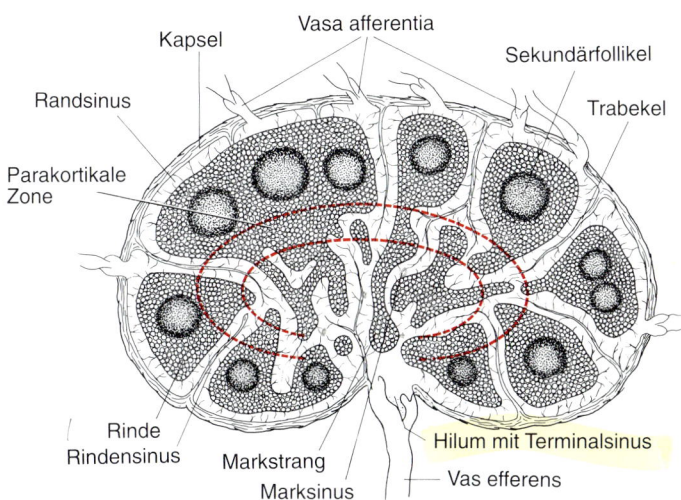

Abb. 5.2. Schnitt durch einen Lymphknoten mit mehreren zuführenden Gefäßen (Singular: Vas afferens, Plural: Vasa afferentia) auf der konvexen Seite. Diese Gefäße enthalten Lymphklappen. Am Hilum tritt das abführende Gefäß (Vas efferens) aus. In der eingezeichneten parakortikalen Zone befinden sich hauptsächlich T-Lymphozyten. In den Lymphfollikeln der Rinde sitzen hingegen die B-Lymphozyten. (Aus Schiebler u. Schmidt 1987)

kleidung (Uferzellen) versehen, die dem System der retikuloendothelialen Zellen angehören (RES) und zu einer ausgeprägten Phagozytose befähigt sind (Abb. 5.2). In den Sinus selber sind v. a. Leukozyten vorhanden (Granulozyten, Monozyten, Lymphozyten).

Die Lymphknoten haben 2 Hauptaufgaben:

● Filtration der Lymphe,
● Bildung neuer Lymphozyten.

Bei der **Filtration** wird die Lymphe gereinigt von Fremdkörpern wie Krankheitserregern oder partikulären Verunreinigungen, z. B. Rußpartikel aus der Lunge etc. Dies geschieht durch Phagozytose.

Lymphknoten, die ihren Lymphzufluß aus bestimmten Organen oder Körperregionen erhalten, werden als **regionäre Lymphknoten** bezeichnet. Ihre Schwellung oder Verhärtung (dadurch werden sie häufig unter der Haut tastbar), läßt meist auf pathologische Veränderungen schließen (in der Regel Entzündungen, selten Krebsgeschwulste).

5.1.3 Lymphfollikel

Außer im Thymus (s. unten) sind in allen lymphatischen Geweben Lymphfollikel vorhanden. Häufig können einzelne oder mehrere Follikel auch in anderen

Geweben vorkommen. Im Magen-Darm-Trakt, der im Rahmen der Abwehr eine spezielle Aufgabe hat, ist dies die Regel.

Ein Lymphfollikel besteht aus einer größeren Ansammlung von Lymphozyten, die in einem Grundgerüst aus retikulären Zellen liegen. Meist besitzen Lymphfollikel einen dunklen Wall, der durch Anhäufung von Lymphozyten, mit stark färbenden Kernen und nur wenig Zytoplasma, verursacht ist. Dieser Wall umgibt ein helles Zentrum (Reaktionszentrum), in dem nur wenige Lymphozyten vorhanden sind.

Follikel mit einem Reaktionszentrum werden als Sekundärfollikel bezeichnet. Die Zentren können neu entstehen und auch wieder verschwinden. Sie fehlen bei Feten und Neugeborenen sowie bei steril aufgezogenen Tieren. Follikel ohne Reaktionszentren nennt man Primärfollikel. Nach Kontakt mit Reizen, die eine Abwehrreaktion verursachen, bilden sich in diesen Primärfollikeln ebenfalls Reaktionszentren, woraus man schließt, daß diese Reaktionszentren eine Folge des Abwehrprozesses sind.

5.1.4 Milz (Lien, Splen)

Die Milz befindet sich auf der linken Körperseite im hinteren, oberen Bauchraum unter dem Zwerchfell, in Höhe der 9.–11. Rippe. Sie wiegt ca. 150 g. Die Milz ist von einer **Kapsel** umgeben, die ihrerseits von **Bauchfell** (Peritoneum) überzogen ist. Damit ist die Milz ein **intraperitoneal** (= innerhalb des Bauchfellraumes) **gelegenes Organ** (Abb. 5.3).

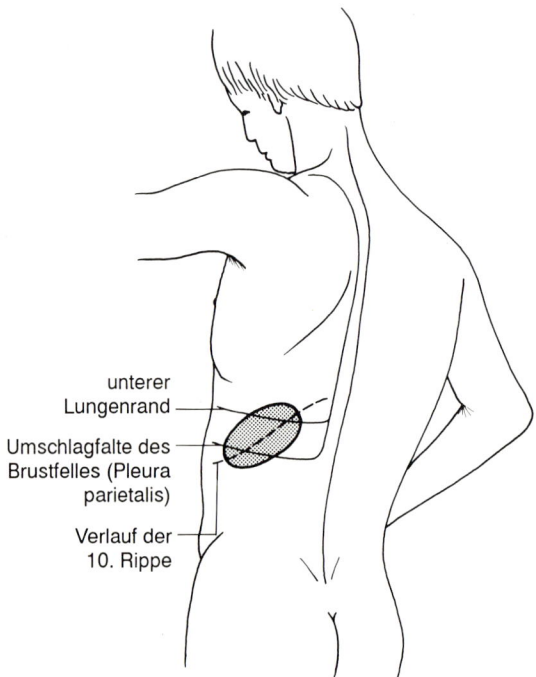

unterer
Lungenrand

Umschlagfalte des
Brustfelles (Pleura
parietalis)

Verlauf der
10. Rippe

Abb. 5.3. Projektion der Milz auf die Körperwand

Analog zu anderen Organen bezeichnet man auch bei der Milz den Ort, an dem die Gefäße ein- und austreten, als Gefäßpforte (Hilum). Das Hilum und ein Teil des großen Netzes (Omentum maius), das locker an der Bauchwand und dem Magen angebracht ist, bilden eine lockere Befestigung der Milz. So entsteht eine große Verschieblichkeit, die bei der z. T. variablen Größe der Milz nötig ist. Unter normalen Bedingungen hat die Milz die Größe einer geschlossenen Faust, bei Erkrankung kann sie jedoch auf ca. die doppelte Größe anschwellen.

Das Parenchym der Milz (Organgewebe) besteht aus roter und weißer Pulpa. Schneidet man eine frische Milz auf, so erkennt man unter der Bindegewebekapsel ein weiches rotes Gewebe (rote Pulpa), das von einer großen Anzahl von eben noch sichtbaren Punkten (weiße Pulpa) durchsetzt ist.

- Die **weiße Pulpa** besteht aus lymphatischem Gewebe, das um die arteriellen Gefäße in Form von Scheiden angeordnet ist, sowie aus einer Vielzahl von Lymphfollikeln, die über die ganze Milz verstreut sind. *Lymphatisches Gewebe*
- Die **rote Pulpa** stellt ein Hohlraumsystem dar, das sich aus schwammartig angeordneten Pulpasträngen und großen Sinus (Bluträumen) zusammensetzt.

rote Blutkörperchen band su Ab, Blutspeicher

Obwohl nur die weiße Pulpa zum lymphatischen Gewebe gerechnet wird, ist die Milz das Organ mit der größten Ansammlung von lymphatischem Gewebe. Sie enthält etwa genausoviel lymphatisches Gewebe, wie in der Gesamtheit der Lymphknoten vorhanden ist. Im Gegensatz zu den Lymphknoten ist die Milz allerdings nicht in die Lymphbahn, sondern in den Blutkreislauf eingeschaltet.

Die **Milzkapsel** ist ca. 0,1 mm dick und besteht, wie andere Organkapseln auch, aus einem straffen geflechtartigen Bindegewebe. Vom Hilum aus ziehen kräftige Bindegewebefaserzüge (Trabekel) in die Tiefe des Organs. Innerhalb dieser Trabekel laufen Arterien und Venen, die sich wie die Trabekel stark verzweigen und dabei immer dünner werden. Es sind Äste der A. und V. lienalis.

Von der Kapsel strahlen ebenfalls kleine Trabekel in die Tiefe des Organs, die allerdings gefäßlos sind.

Die Gesamtheit der Trabekel sind das **Stroma** der Milz, die rote und weiße Pulpa das **Parenchym**. In den Maschen des Stromagerüstes, das durch die Trabekel gebildet wird, liegt das Parenchym. Nachdem die Arterien sich in den verzweigten Trabekeln mehrfach aufgegabelt haben, treten sie aus den Trabekeln in die Pulpa ein, wo sie eine Scheide aus lymphoretikulärem Gewebe bekommen. Auf ihrer Endstrecke verlaufen die Arterien durch Lymphfollikel hindurch. Nach dem Durchgang durch die Lymphfollikel fließt das Blut in erweiterten venösen Räumen, den **Milzsinus**. Das sind weite Röhren, deren Wände von Retikulumzellen ausgekleidet sind, die den Uferzellen der Lymphknoten ähneln. Durch die Sinus kommt es zu einer Verlangsamung der Strombahn. Aus den Sinus läuft das Blut in die Milzvenen, die ebenfalls, wie die Arterien, in den Trabekeln verlaufen; schließlich wird es über die V. lienalis in die V. portae geführt (Abb. 5.4).

Die Retikulumzellen der Sinuswände bilden keine geschlossene Auskleidung, so daß die Blutzellen aus den Sinus in das lockere Maschenwerk des Milzretikulums austreten und auch ohne Schwierigkeiten von dort wieder zurück in den Blutkreislauf gelangen können. Das Milzretikulum bildet einen Blut-

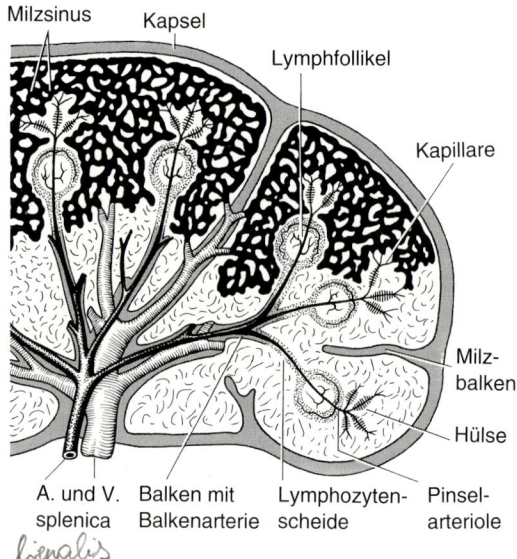

Milzsinus   Kapsel

Lymphfollikel

Kapillare

Milz-
balken

Hülse

A. und V.   Balken mit   Lymphozyten-   Pinsel-
splenica   Balkenarterie   scheide   arteriole

lienalis

Abb. 5.4. Schnitt durch die Milz. Die Lymphfollikel und die Gefäßscheiden stellen die weiße Pulpa dar, die Milzsinus (nur in der oberen Hälfte eingezeichnet) und das blutgefüllte Maschenwerk des Milzgrundgerüstes stellen die rote Pulpa dar. Pinselarteriole und Hülse sind Teile des Gefäßsystems der Milz. die Kapsel der Milz besteht aus traffem kollagenem Bindegewebe, das sich in die Milzbalken fortsetzt. (Aus Schiebler u. Schmidt 1987)

schwamm (rote Pulpa), dessen Aufgabe es ist, vorübergehend Erythrozyten zu speichern und − falls nötig − sie bei entsprechendem Alter (ca. 120 Tage) abzubauen. Der Farbstoff der abgebauten Erythrozyten (**Hämoglobin**) gelangt dann mit dem Blut der V. portae (Pfortader) in die Leber und wird dort zu Gallenfarbstoff verarbeitet (z. B. Bilirubin).

Der **offene Kreislauf der Milz** ist einmalig im Körper. Er verhindert in der Regel die Rettung einer verletzten Milz (wenn sie z. B. durch eine Stich getroffen oder durch stumpfe Einwirkung gerissen ist). Wegen der Gefahr einer nicht stillbaren und daher tödlichen Blutung in die Bauchhöhle muß die Milz dann meist ganz entfernt werden. Dies ist jedoch möglich, da die Milz **nicht lebensnotwendig** ist. Ihre Aufgaben können von anderen lymphatischen Organen übernommen werden.

Hauptaufgaben der Milz:
- **Teilnahme an Abwehrreaktionen durch die Lymphfollikel.**
- **Phagozytose (= Auflösung und Unschädlichmachung) von Fremdmaterial durch die Zellen des RES.**
- **Abbau von überalterten Erythrozyten (Lebensdauer ca. 120 Tage).**

5.1.5 Mandeln (Tonsillen)

Der Rachenraum gehört zum oberen Teil des Verdauungstrakts. In ihm befinden sich verschiedene lymphatische Organe, die Mandeln, die ihren Namen alle von der Gaumenmandel (Tonsilla palatina) ableiten. Die Gaumenmandel sieht der Mandel in ihrer Schale sehr ähnlich.

In den Mandeln befinden sich Lymphfollikel, wie sie zahlreich im ganzen Verdauungstrakt zu finden sind.

Die Lymphfollikel der Mandeln stehen meist in enger Beziehung zu den Epithelien (= oberste Zellschicht/Deckgewebe), die die inneren Oberflächen auskleiden. Sehr oft unterwandern sie sogar diese Epithelien, weshalb man die Mandeln als lymphoepitheliale Organe bezeichnet. Bei der Unterwanderung des Epithels durch die Lymphozyten wird dieses teilweise aufgelöst, so daß „physiologische Wunden" entstehen. Diese Wunden können z. B. Bakterien als Angriffsort dienen. In solchen Situationen werden an diesen Stellen sofort entsprechende Abwehrmechanismen in Gang gesetzt.

Zu den Tonsillen (Mandeln des Rachenringes) rechnet man (Abb. 5.5):

lymphatische Rachenring

- Gaumenmandel = Tonsilla palatina
- Zungenbälge = Tonsilla lingualis
- Rachenmandel = Tonsilla pharyngea
- Tubenmandel = Tonsilla tubaria.

Seitenstrang

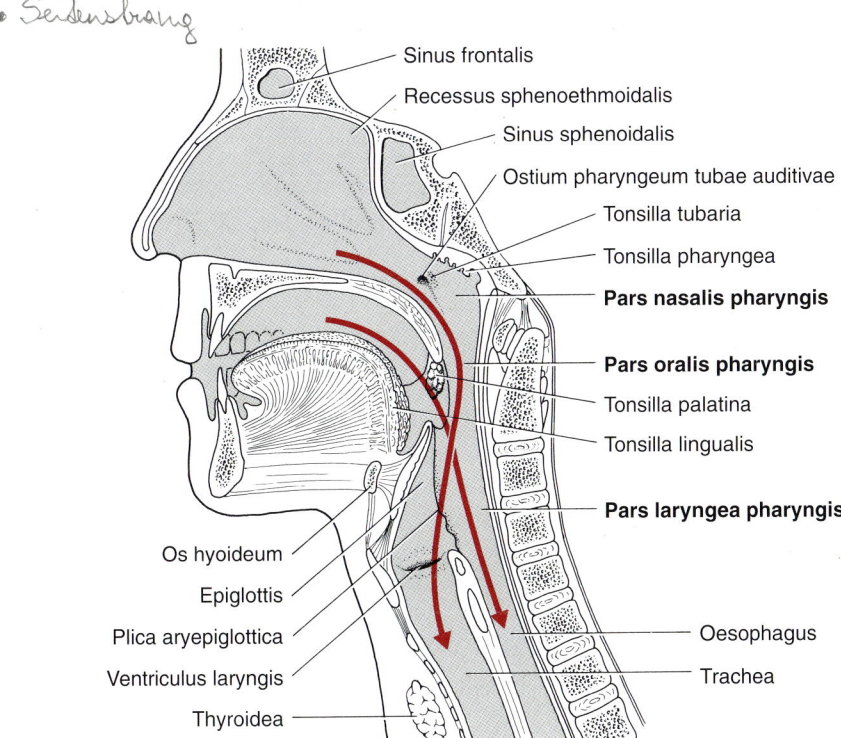

Sinus frontalis
Recessus sphenoethmoidalis
Sinus sphenoidalis
Ostium pharyngeum tubae auditivae
Tonsilla tubaria
Tonsilla pharyngea
Pars nasalis pharyngis
Pars oralis pharyngis
Tonsilla palatina
Tonsilla lingualis
Pars laryngea pharyngis
Os hyoideum
Epiglottis
Plica aryepiglottica
Ventriculus laryngis
Thyroidea
Oesophagus
Trachea

Abb. 5.5. Medianschnitt durch den Kopf, mit Nasenhöhle, Mundhöhle und Pharynx. In der Pars oralis des Pharynx kreuzen sich der Nahrungs- und der Luftweg. Die Mandeln des lymphatischen Rachenringes Tonsilla tubaria, Tonsilla lingualis, Tonsilla palatina und Tonsilla pharyngea) sind eingezeichnet. Die Plica aryepiglottica ist eine setiliche Schleimhautfalte, der Ventriculus laryngis ist eine seitliche kammerartige Ausstülpung im Kehlkopf. (Aus Schiebler u. Schmidt 1987)

Gaumenmandel (Tonsilla palatina)

Sie befindet sich links und rechts zwischen den beiden Gaumenbögen (= paariges Organ). Sie ist von einer bindegewebigen Kapsel umgeben, aus der sie bei einer Mandelentfernung (Tonsillektomie) herausgelöst werden kann.

Zungenbälge (Tonsilla lingualis)

Die Tonsilla lingualis besteht aus einer Vielzahl von sog. Zungenbälgen, die sich am Zungengrund hinter dem V. linguae (s. unter 7.2.1 den Abschn. „Zunge" sowie Abb. 7.2) befinden (= unpaariges Organ).

Rachenmandel (Tonsilla pharyngea)

Sie befindet sich am Rachendach hinter den Nasengängen (Pars nasalis pharyngis) [s. 8.4.3: Rachen (Pharynx)]. Sie kann v.a. bei Jugendlichen sehr groß werden und verlegt dann den Atemweg durch die Nase, was als Polypen bezeichnet wird. Diese können operativ entfernt werden; oft bilden sie sich bis zum Erwachsenenalter aber zurück. Die Tonsilla pharyngea ist unpaar.

Tubenmandel (Tonsilla tuberia)

Bei der Tonsilla tubaria handelt es sich um lymphatisches Gewebe an der Öffnung der linken und rechten Tuba auditiva (Ohrtrompete). Die Tonsilla tubaria ist paarig.

Neben diesen 4 Tonsillen befindet sich in der seitlichen Rachenwand häufig noch zusätzliches lymphatisches Gewebe: der **Seitenstrang**.

5.1.6 Thymus (Bries)

Der Thymus gehört auch zu den lymphoepithelialen Organen, da er sich während der Entwicklung aus dem Epithel der 3. und 4. Schlundtasche gebildet hat. Er liegt im Mediastinum, über dem Herzbeutel und direkt unterhalb des Sternums. Der Thymus ist während der Kindheit am größten; mit der Pubertät beginnt er sich zurückzubilden. Beim Erwachsenen ist nur noch ein Fettkörper (retrosternaler Fettkörper) mit sehr wenig Thymusgewebe vorhanden. Diesen Vorgang der **Rückbildung** bezeichnet man als **Involution**. Es gibt eine normale Altersinvolution und eine durch Krankheit bedingte Involution (z. B. bei Kindern infolge schwerer auszehrender Krankheiten).

Der kindliche Thymus zeigt während seiner Blütezeit einen Läppchenbau, dessen Grundgerüst aus einem lockeren lymphoepithelialen Zellverband besteht. Man unterscheidet beim Thymus eine Rinde vom Mark (Abb. 5.6a). In der Rinde sind sehr viele Lymphozyten eingelagert, im Mark überwiegen die lymphoepithelialen Zellen des Grundgerüstes. Die Lymphozyten des Thymus bilden im Unterschied zu anderen lymphatischen Organen keine Lymphfollikel (weder primäre noch sekundäre).

In der Markzone lagern sich häufig Retikulumzellen zwiebelschalenförmig umeinander, wobei die Zellen im Inneren zugrundegehen (Abb. 5.6b). Diese Strukturen nennt man Hassall-Körperchen. Die Bedeutung der Hassall-Körperchen ist noch nicht eindeutig geklärt.

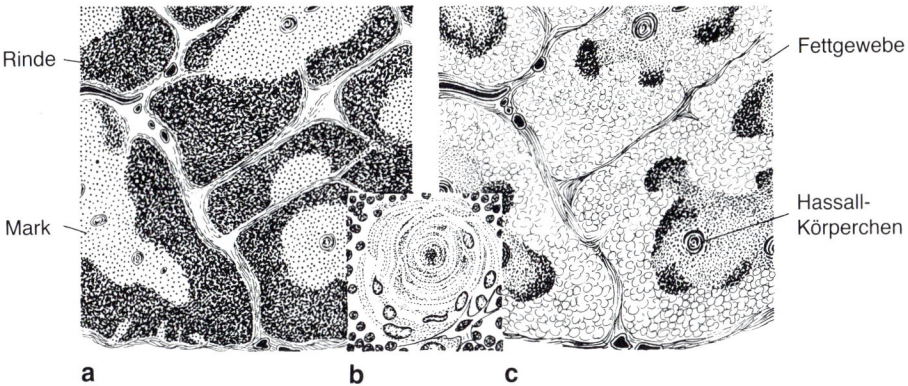

Rinde

Mark

Fettgewebe

Hassall-
Körperchen

a   **b**   **c**

Abb. 5.6 a–c. Menschlicher Thymus. **a** Thymus eines Kindes, mit voll entwickelter Rinde und deutlichem Mark. **b** Hassall-Körperchen aus dem Mark, vergrößert gezeichnet. Die Hassall-Körperchen bestehen aus zwiebelschalenartig umeinander gelagerten Retikulumzellen. **c** Thymus eines Erwachsenen. Die Rinde ist durch Involution zurückgebildet und durch Fettgewebe ersetzt worden. (Aus Schiebler u. Schmidt 1987)

Man faßt sie jedoch teilweise als Reaktionszentren auf. Bis zur Pubertät hat die Zahl der Hassall-Körperchen auf ca. 1,5 Mio zugenommen, reduziert sich bis zum Erwachsenenalter auf ca. 0,5 Mio, um dann im Greisenalter auf ungefähr 50 000 abzusinken. Zu diesem Zeitpunkt ist ohnehin nur noch sehr wenig Thymusgewebe im Fettkörper vorhanden (Abb. 5.6 c). Schwere Krankheiten, die den Körper auszehren, führen zu einer Reduktion der Hassall-Körperchen, entzündliche Prozesse hingegen führen zu einer starken Erhöhung.

5.1.7 Knochenmark

Das Knochenmark der würfelförmigen und plattenförmigen Knochen ist beim Erwachsenen der Ort der eigentlichen Blutbildung (Abb. 5.7). Hier entstehen die **geformten Elemente des Blutes** (Abb. 5.8):

- Erythrozyten (rote Blutkörperchen),
- Granulozyten ⎫
- Monozyten   ⎬ = Leukozyten (weiße Blutkörperchen)
- Lymphozyten ⎭
- Thrombozyten.

Das Gesamtgewicht des blutbildenden roten Knochenmarks beträgt beim Erwachsenen durchschnittlich 1400 g.

Man hat errechnet, daß im roten Knochenmark pro Tag ca. 250 Mrd. Erythrozyten (ca. 3 Mio./s), 15 Mrd. Granulozyten, 15 Mrd. Monozyten und 500 Mrd. Thrombozyten produziert werden. Die gleiche Anzahl geformter Blutelemente muß dementsprechend auch pro Tag abgebaut werden, damit das Gleichgewicht aufrechterhalten bleibt.

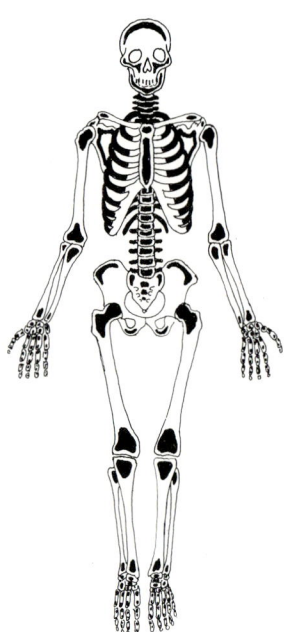

Abb. 5.7. Darstellung der blutbildenden Zonen im Knochenmark eines Erwachsenen. In Diaphysenmark der langen Röhrenknochen (= Mittelstück) werden beim Erwachsenen keine Blutzellen mehr gebildet, es ist durch Fettmark ersetzt worden. (Aus Krstic 1991)

Das Grundgerüst des roten Knochenmarks besteht aus retikulärem Bindegewebe, in dessen Maschen sich die blutbildenden Zellen befinden. Als **Stammzelle** aller roten und weißen Blutkörperchen wird der **Hämozyt** angesehen, eine noch wenig differenzierte Ausgangszelle, aus der sich noch alle Blutzellen entwickeln können. Die folgenden Zahlen geben die durchschnittliche **Anzahl der geformten Blutbestandteile pro Kubikmillimeter** (mm^3) Blut eines Erwachsenen an:

- 4,6 Mio. Erythrozyten (Frau),
- 5.2 Mio. Erythrozyten (Mann),
- 4000–9000 Leukozyten,
- 200000–300000 Thrombozyten. Blutplättchen, Blutgerinnung

Die Thrombozyten werden nicht zu den Zellen gerechnet, da sie lediglich abgeschnürte Zytoplasmabezirke der Megakaryozyten (= Knochenmarkriesenzellen) sind und keinen eigenen Zellkern besitzen.

5.1.8 Unterteilung der Leukozyten

Die weißen Blutkörperchen (Leukozyten) setzen sich aus folgenden Zelltypen zusammen:

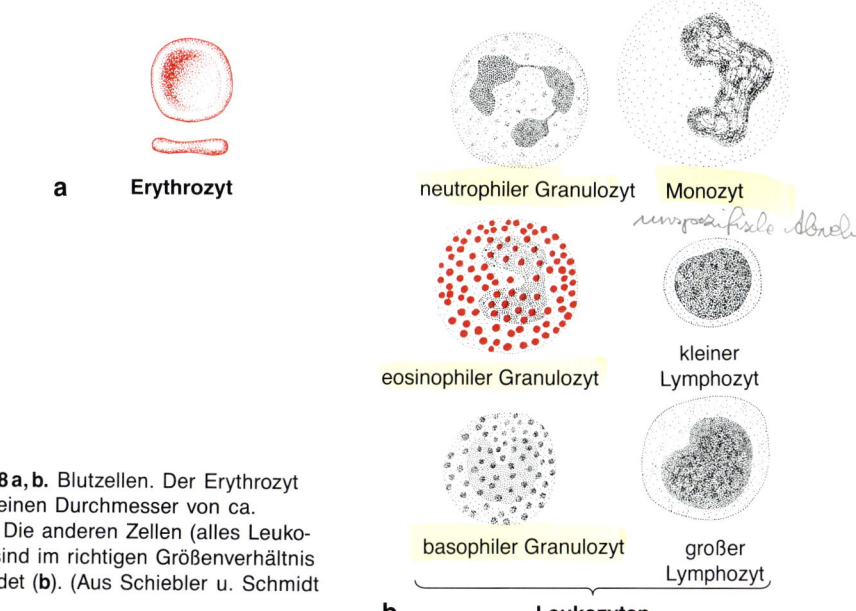

a   Erythrozyt

neutrophiler Granulozyt   Monozyt

unspezifische Abwehr

eosinophiler Granulozyt

kleiner
Lymphozyt

Abb. 5.8 a, b. Blutzellen. Der Erythrozyt
(a) hat einen Durchmesser von ca.
7,5 µm. Die anderen Zellen (alles Leukozyten) sind im richtigen Größenverhältnis
abgebildet (b). (Aus Schiebler u. Schmidt
1987)

basophiler Granulozyt

großer
Lymphozyt

b   Leukozyten

- Granulozyten: eosinophile, basophile, neutrophile;
- Monozyten;
- Lymphozyten.

Von den im Körper vorhandenen Leukozyten befinden sich in der Regel nur
ca. 5% im Blutkreislauf, der Rest (95%) befindet sich in den Geweben und in
den Organen des lymphatischen Systems sowie im Knochenmark.

Granulozyten

Alle Granulozyten besitzen körnchenartige Strukturen (Granula) in ihrem Zytoplasma, denen sie ihren Namen verdanken. Wir unterscheiden nach Struktur
und Färbbarkeit der Zellen 3 verschiedene Granulozyten (s. Abb. 5.8):

Neutrophile

Sie machen ca. 55 – 70% der Leukozyten aus. Die Neutrophilen haben einen
Durchmesser von ca. 12 µm. Ihre Granula lassen sich nur schwach anfärben.
Es handelt sich bei den Granula zur Hauptsache um Lysosomen mit einem hohen Gehalt an sauren Phosphatasen und proteolytischen Enzymen (saure
Phosphatasen können in einem sauren Milieu Phosphatreste abspalten, proteolytische Enzyme können Proteine abbauen). Die neutrophilen Granulozyten
zeigen eine ausgesprochen amöboide[6] Beweglichkeit, durch die sie ausgezeich-

---

[6] Amöboid = amöbenartig. Amöben = Einzeller.

net befähigt sind, die Blutgefäße zu verlassen und in das umgebende Gewebe einzudringen. Diesen Vorgang nennt man Diapedese. Die Neutrophilen sind wichtige Funktionsträger der unspezifischen Abwehr, da sie Fremdmaterial, Gewebetrümmer und Krankheitserreger unschädlich machen (phagozytieren) können. *Chemotaxis wissen sie wo sie hingehören*

Eosinophile

Sie machen ca. 2–4% der Leukozyten aus. Die Eosinophilen sind mit 14 µm Durchmesser etwas größer als die Neutrophilen, sie enthalten im Zytoplasma relativ große Granula, die sich gut mit sauren Farbstoffen, z. B. Eosin (rot), anfärben lassen. Die Eosinophilen sind ebenfalls amöboid beweglich. Sie können Antigen-Antikörper-Komplexe (s. unten) sowie artfremdes Eiweiß gut phago-zytieren und mit eiweißabbauenden (proteolytischen) Enzymen, die in den Granula vorhanden sind, verdauen.

aufnehmen

Basophile

Sie machen ca. 0,5–1% der Leukozyten aus. Die Basophilen sind die kleinsten der Granulozyten, sie besitzen nur einen Durchmesser von ca. 8 µm. Sie enthalten als einzige keine lytischen Enzyme und sind dementsprechend auch nicht an der Phagozytose (Unschädlichmachung von Fremdstoffen) beteiligt. Ihre Granula lassen sich mit basischen Farbstoffen schwarz färben. Sie enthalten Histamin, Heparin und Serotonin. Über die Funktion der Basophilen ist nur wenig bekannt, möglicherweise entsprechen sie den im Gewebe vorhandenen Mastzellen, die u. a. für Symptome der Allergie verantwortlich sind.

Phagozytose

Monozyten

Eine weitere im Knochenmark gebildete Zellart sind die Monozyten. Sie sind die größten Blutzellen und haben teilweise einen Durchmesser von 20 µm. Sie machen ca. 4–6% der Leukozyten aus. Ihr Zellkern ist vielfach nierenförmig und liegt meist am Rande der Zellen. Monozyten sind ebenfalls sehr gut amöboid beweglich und phagozytieren sehr große Partikel, z. B. tote Blutzellen. Monozyten halten sich meist nur kurze Zeit (direkt nach ihrer Bildung) im Blutkreislauf auf. Sie wandern in das Gewebe ein, wo sie sich in Makrophagen umwandeln. Monozyten und die aus ihnen hervorgehenden Gewebemakrophagen (Histiozyten, Kupffer-Sternzellen, Alveolarmakrophagen, Peritonealmakrophagen etc.) haben die höchste Phagozytoserate.

Lymphozyten

Obwohl die Anzahl der Lymphozyten unter den im Blut zirkulierenden Leukozyten ca. 25–40% ausmacht, ist nur ungefähr 1% der im Körper vorhandenen Lymphozyten in der Blutbahn. Die restlichen 99% befinden sich in den lymphatischen Organen und in den Geweben.

Die Lymphozyten besitzen nur einen sehr schmalen Zytoplasmasaum um den stark anfärbbaren Kern und keine zytoplasmatischen Granula. In den Lymphozyten sind zahlreiche Ribosomen vorhanden. Dies ist ein Zeichen, daß die Zellen zur Proteinsynthese befähigt sind. Sie spielen eine wesentliche Rolle bei der spezifischen Abwehr.

Es können 2 verschiedene Arten von Lymphozyten unterschieden werden:

- B-Lymphozyten und *merken sich Bakt.*
- T-Lymphozyten. *spez. Reiz z. B Bakaberien, Tymus, wandern aus Speichern sich in lymph Gewebe*

Die **T-Lymphozyten** heißen so, weil sie ihre immunologische Prägung im Thymus erhalten. Nach ihrer Bildung wandern lymphatische Stammzellen in den Thymus ein und reifen dort zu T-Lymphozyten.

Wenn man vor diesem Zeitpunkt den Thymus bei Tieren entfernt (Thymektomie), dann kommt es zu einem verlangsamten Wachstum, zu Gewichtsverlust und einem allgemein schlechten Gesundheitszustand. Dies führt bei den meisten Tieren zum Tode. Wenn die thymektomierten jedoch schwanger werden, dann verbessert sich ihr Gesundheitszustand bis zur Geburt, um dann wieder schlechter zu werden. Dies kann offensichtlich darauf zurückgeführt werden, daß der Thymus der heranreifenden Feten die Funktion des fehlenden mütterlichen Thymus übernehmen kann.
Nachdem die Lymphozyten im Thymus ihre Prägung zu T-Lymphozyten erhalten haben, wandern sie aus, um andere lymphatische Organe zu besiedeln. Wenn man den Thymus entfernt, nachdem die Lymphozyten dort ihre Prägung zu T-Lymphozyten erhalten haben und ausgewandert sind, dann bleibt das meist ohne Folgen.

Die T-Lymphozyten lassen sich weiter unterteilen in:

- T-Effektorzellen,
- T-Regulatorzellen.

Die **T-Regulatorzellen** können unterschieden werden in:

- T-Helferzellen und *Bildung und Herm. von*
- T-Suppressorzellen.

Die **T-Effektorzellen** sind u.a. an Überempfindlichkeitsreaktionen (Allergie) beteiligt. Eine Untergruppe der T-Effektorzellen stellen die **zytotoxischen T-Zellen** dar; diese Zellen üben eine wichtige Funktion bei der Vernichtung von virusinfizierten Zellen sowie von Tumorzellen aus. T-Effektorzellen produzieren auch Mediatorstoffe, die unter dem Sammelbegriff der Lymphokine zusammengefaßt werden. Diese Lymphokine können u.a. Chemotaxis induzieren, Makrophagen aktivieren und inhibieren sowie T-Effektorzellen zu weiteren Zellteilungen anregen.
Die Funktion der anderen T-Zellen wird weiter unten dargestellt.
Die ursprünglich ebenfalls aus dem Knochenmark stammenden **B-Lymphozyten** erhalten bei Vögeln ihre Prägung in einem Organ am Ende des Darms (Bursa fabricii). Deshalb werden sie als B-Lymphozyten (**B** von Bursa) bezeich-

Tabelle 5.2. Unterscheidung der B- und T-Lymphozyten nach ihrem Vorkommen und ihren Eigenschaften

	B-Lymphozyten	T-Lymphozyten
Vorkommen	Rindengebiete der Lymphknoten (= Reaktionszentren)	– Gefäßscheiden in der Milz – direkt unterhalb der Rinde der Lymphknoten (= parakortikale Zone)
Eigenschaft	ortsgebundene Zellen	meist in Bewegung befindliche Zellen (wandern aus dem Thymus in andere Organe)

net. Man nimmt an, daß es beim Menschen einen äquivalenten Prägungsort gibt, den man allerdings noch nicht genau kennt; möglicherweise ist es das Knochenmark. Trotzdem werden auch menschliche Lymphozyten als B-Lymphozyten bezeichnet, da sie in ihrer Funktion den tierischen B-Lymphozyten entsprechen.

Thymus und Knochenmark sind dementsprechend die **primären** lymphatischen Organe. Von diesen Organen sind die Lymphozyten in die **sekundären** lymphatischen Organe eingewandert. Dazu gehören Milz, Lymphknoten und Lymphfollikel.

Morphologisch lassen sich die beiden Lymphozytenarten (B+T) nur mit Spezialmethoden auseinanderhalten (Unterschiede s. Tabelle 5.2).

Bis zur Involution des Thymus sind genügend T-Lymphozyten ausgewandert und haben die anderen Organe besiedelt. Somit besteht die Population der lymphatischen Organe in der Regel aus B- und T-Lymphocyten.

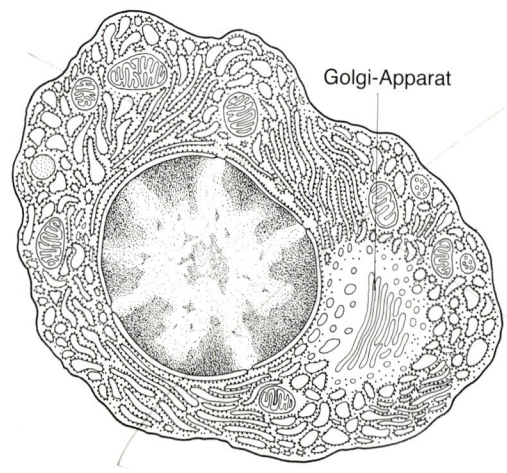

Golgi-Apparat

Abb. 5.9. Plasmazelle mit deutlich aktivem Syntheseapparat (Golgi-Apparat und endoplasmatisches Retikulum). Wenn man diese Abbildung mit den Lymphozyten in Abb. 5.8 vergleicht, hat man Mühe, eine Verwandtschaft festzustellen. (Aus Schiebler u. Schmidt 1987)

5.2 Abwehrmechanismen

5.2.1 Unspezifisch humorale Abwehr

in der Flüssigkeit vorhanden

Die **unspezifische humorale Abwehr** bedient sich einiger Substanzen, die entweder im Blut ständig zirkulieren oder aber aus geschädigten phagozytierenden Zellen freigesetzt werden: *Fresszellen*

- Komplementsystem, *Antigen Antikörper*
- Lysozym,
- Interferon.

Komplementsystem

Besonders wichtig für die unspezifisch humorale Abwehr sind die Faktoren des Komplementsystems. Hierbei handelt es sich um ca. 20 verschiedene **Glykoproteine** (= Verbindung aus einem Eiweißbestandteil und einem Kohlenhydratanteil), die kaskadenartig (wie hintereinandergeschaltete Wasserfälle) auf 2 Arten aktiviert werden können:

Kettenreaktion

- **Klassische Kaskade:** Sie wird durch Antigen-Antikörper-Komplexe in Gang gesetzt.

- **Alternative Kaskade:** Sie wird durch Bakterien, Viren, Pilze und Protozoen, die über das Properdinsystem wirken, in Gang gesetzt.

Nach Aktivierung des Komplementsystems kommt es zu folgenden **Abwehrreaktionen**:

gr. Fresszellen

- Zellen mit Abwehrfunktionen werden stimuliert, z. B. Makrophagen.
- Phagozytose wird eingeleitet durch Opsonierung (s. unten) und die Makrophagenkooperation (s. unten) wird in Gang gesetzt.
- Fremde Organismen werden aufgelöst (Bakterien, Protozoen etc.).
- Antigen-Antikörper-Komplexe (Immunkomplexe) werden aufgelöst.

Lysozym   *Lösen Bakterienwände auf (Zellmembran)*

Lysozym ist ein Enzym, das beim Zerfall von phagozytierenden Zellen freigesetzt wird. Es ist in der Lage, die Wände von grampositiven Bakterien (z. B. Staphylokokken, Streptokokken etc.) zu schädigen, so daß die Bakterien quasi auslaufen und zugrunde gehen. Lysozym kommt v. a. im Bronchialschleim und in der Tränenflüssigkeit vor.

Interferon

Interferon ist ein Glykoprotein, das von verschiedenen Zellen als Folge einer Wechselwirkung mit Viren gebildet werden kann. Es ist in der Lage, die Vermehrung der Viren zu verhindern. Diesen Effekt nennt man **antiviral**. Interferon wirkt dabei unspezifisch auf die meisten RNA- und DNA-Viren. Es ist meist der erste in Gang gesetzte Wirkmechanismus bei einer Virusinfektion. Daneben kann Interferon aber auch die zytotoxischen T-Zellen aktivieren und die Vermehrung von Tumorzellen hemmen.

5.2.2 Unspezifisch zelluläre Abwehr

Die unspezifisch zelluläre Abwehr beruht auf der Phagozytosetätigkeit folgender Leukozyten:

- Neutrophile ⎫
- Eosinophile ⎬ = Mikrophagen
- Monozyten ⎭
- aus M. hervorgehende Zellarten ⎫⎬ = Makrophagen

Abwehrvorgang

Von Bakterientoxinen, Zerfallsprodukten körpereigener Zellen oder von Stoffen, die von körperfremden Zellen abgegeben werden, werden die phagozytose-aktiven Zellen angelockt. Diesen Vorgang nennt man **Chemotaxis**. Die phagozytierenden Zellen umfließen mit ihrem Zytoplasma das aufzunehmende Partikel (Bakterium, Virus etc.) und nehmen es von Zellmembranbestandteilen umhüllt ins Zytoplasma auf. Im Zytoplasma werden dann in dieses Phagolysosom entsprechende Enzyme abgegeben und das Partikel damit verdaut. Wo dies nicht möglich ist, bleiben Restkörper vorhanden oder werden zum Teil wieder ausgestoßen. Eine Förderung der Phagozytosebereitschaft der entsprechenden Zellen wird durch verschiedene Substanzen (z. B. das aktivierte Properdinsystem) bewirkt. Diesen Vorgang nennt man **Opsonierung**.

5.2.3 Spezifisch humorale Abwehr

Begriffe der Immunologie

Häufig genügen die Mechanismen der unspezifischen Abwehr, die als erster Schutzwall eingeschaltet werden, nicht aus, um eine durch Krankheitserreger hervorgerufene Entzündung unter Kontrolle zu bringen. Deshalb muß der Körper spezifische Abwehrmechanismen in Gang setzen. Bei diesen spezifischen Abwehrmechanismen spielen die Lymphozyten die zentrale Rolle, sowohl bei der zellulären wie bei der humoralen Komponente. Um die Abläufe der spezifischen Abwehr besser zu verstehen, müssen zunächst einige Begriffe erklärt werden.

Immunogen   *Substanz, die de Körper bei der spez. Abw. hervorruft*

Ein Immunogen ist eine Substanz, die bei Kontakt mit immunkompetenten Zellen[7] in der Lage ist, an diesen Zellen eine Immunreaktion auszulösen. Im Bereich der Lipide, Proteine und Kohlenhydrate sind das Moleküle, die eine relative Molekülmasse von über 10000 haben.

Strukturen, die eine kleinere relative Molekülmasse haben, können selbständig keine Immunantwort auslösen. Sie müssen an ein größeres Molekül gebunden sein, z.B. an ein Plasmaprotein, um dies zu ermöglichen. Diese kleinen Moleküle, die allein nicht in der Lage sind, eine Immunreaktion auszulösen, heißen **Antigene.** Die Antigene können also nur unter gewissen Bedingungen eine Immunreaktion auslösen, während Immunogene dies auf jeden Fall, d.h. immer, bewirken.

Außer der Größe eines Immunogens, die durch die relative Molekülmasse bedingt ist, muß für die Auslösung einer Immunreaktion noch eine zweite Voraussetzung erfüllt sein: Es muß eine besondere chemische Gruppierung verschiedener Atome vorhanden sein (= eine **antigene Determinante**), die man auch als **Hapten** bezeichnet. Dies ist die Grundlage für das Erkennen von „fremd" und „eigen", ohne das der Körper Immunreaktionen gegen sich selber auslösen würde. *Pollen, Viren, Bakt.*

Einen Antikörper der spez. ist und dem Immunogen entgegenwirkt

Antikörper

Durch den Kontakt mit Immunogenen werden verschiedene Immunantworten hervorgerufen. Eine davon ist die Produktion von spezifischen Proteinen (Eiweißen), die eine dem Antigen genau komplementäre (= ergänzende) Gruppe von Molekülen besitzen. Diese Moleküle sind unsere Antikörper.

Die Antikörper sind in der Lage, mit antigenen Determinanten im Sinne eines Schlüssel-Schloß-Prinzips zu reagieren. Sie sind somit streng spezifisch jeweils für eine einzelne antigene Determinante programmiert, mit der sie reagieren können, um einen Antigen-Antikörper-Komplex (= Immunkomplex) zu bilden. Die **Antigen-Antikörper-Komplexe** sind entweder unschädlich oder können leicht phagozytiert werden. Antikörper sind Proteine aus der Gruppe der Gamma-Globuline (γ-Globuline; eine Proteingruppe aus dem Blutplasma).

AG < AK

Monoklonale Antikörper

Normalerweise tragen Immunogene immer mehrere antigene Determinanten, so daß nach einem Kontakt mit einem Immunogen meist verschiedene Antikörper gegen dieses Immunogen gebildet werden. Die verschiedenen Antikörper werden jeweils von einem Klon (= von der gleichen Mutterzelle abstammende Tochterzellen) gebildet. Man nennt dies **polyklonale Immunantwort.**

---

[7] Immunkompetente Zelle: Jede Zelle, die zu einer spezifisch immunologischen Reaktion befähigt ist, wenn sie mit einem Immunogen in Kontakt kommt.

Vor einigen Jahren ist es gelungen, einzelne isolierte B-Lymphozyten mit Tumorzellen zu fusionieren. Die daraus entstandenen Zellen haben die Möglichkeit der Antikörperbildung und gleichzeitig die Fähigkeit der permanenten Zellteilung. Alle aus ihnen hervorgehenden Zellen haben die gleiche Information, z.B. die Information, einen einzigen Antikörper zu bilden. Es handelt sich bei diesen Zellen um einen Klon. Somit werden die geklonten Zellen in Zellkultur ständig einen einzigen spezifischen Antikörper produzieren. Man nennt diese Antikörper **monoklonal.**

Allgemeine Bemerkungen

Wenn B-Lymphozyt und ein Immunogen zum 1. Mal zusammentreffen, wandelt sich der B-Lymphozyt in einen B-Immunoblasten um. Aus diesem gehen anschließend durch mitotische Teilung 2 verschiedene Zellarten hervor.

- Plasmazellen und *entw. sich aus den B Lymphozyten, antikörperspr.*
- Gedächtniszellen. *= B Lymphozyt*

Die **Plasmazellen** sind die eigentlichen Produzenten der Antikörper, die jeweils gegen ein Antigen gebildet werden. Bei jedem Kontakt mit neuen bzw. anderen Antigenen werden jeweils spezifische Antikörper gegen diese gebildet; d.h. bei jedem Kontakt mit einem neuen Antigen entstehen entsprechende Immunoblasten, die dann wiederum zu Gedächtniszellen und Plasmazellen werden.

Besonderes Kennzeichen der Plasmazellen ist ein stark ausgebildeter Syntheseapparat in Form von Golgi-Apparat (s. Abb. 5.9) und rauhem endoplasmatischem Retikulum (s. Kap. 2: Zytologie). Man hat errechnet, daß die Plasmazelle in der Lage ist, mit diesem Syntheseapparat bis zu 2000 identische Antikörper pro Sekunde zu produzieren.

Die **Gedächtniszellen** können auch nach Jahren noch ein Antigen wiedererkennen, wenn der Körper erneut einer Krankheit ausgesetzt ist. Sie sind dann dafür verantwortlich, daß eine derartige Wiederbegegnung anders abläuft als eine Erstbegegnung. Dabei läuft folgendes ab: Beim wiederholten Kontakt mit einem Immunogen kann sehr schnell von einer Stammzelle eine größere Anzahl von identischen Plasmazellen gebildet werden, von denen jede die gleiche Information für die Bildung der entsprechenden Antikörper besitzt (= Klon).

Antikörper   *Proteinmoleküle*

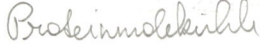

Durch ein Verfahren, das Immunelektrophorese genannt wird, kann man insgesamt 5 verschiedene Klassen von Antikörpern trennen. Die Antikörper werden auch als **Immunglobuline** bezeichnet, die Abkürzung lautet Ig. Die 5 verschiedenen Immunglobuline heißen: IgG, IgM, IgA, IgD und IgE.

- Das **IgG** kann als Prototyp der Immunglobuline betrachtet werden (Abb. 5.10). Es ist symmetrisch gebaut und besteht aus 4 Proteinketten (2

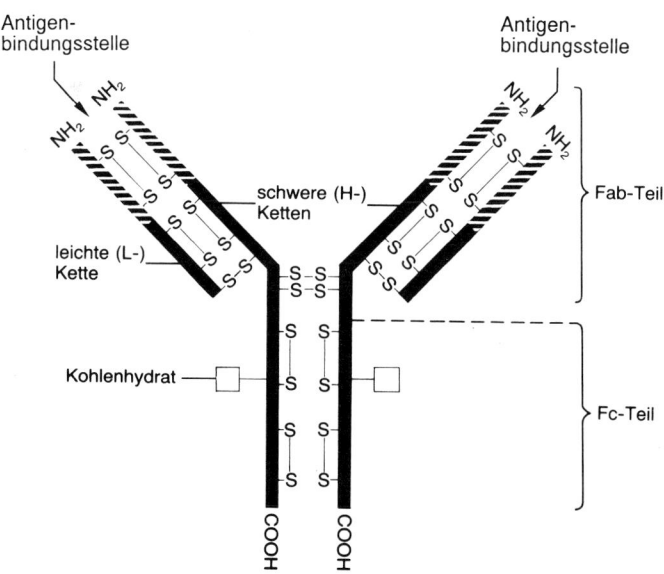

Abb. 5.10. Stark schematisierte Zeichnung eines IgG, das aus 4 Ketten besteht. Die Ketten sind über Disulfidbrücken miteinander verbunden (S-S). **Fab-Teil** = „fragment antigen binding", **Fc-Teil** = „fragment cristallizing". (Aus Thews et al. 1989)

leichten und 2 schweren). Die Bindungsstelle für das Antigen sitzt auf der Seite der Aminogruppe (NH$_2$). Durch den symmetrischen Bau des Antikörpers hat dieser 2 Antigenbindungsstellen. Sie sitzen auf dem Teil des Antikörpers, den man als **Fab-Teil** (= Fragment, das Antigen bindet) bezeichnet. Dem Fab-Teil steht der **Fc-Teil** (= Fragment, das c/kristallisiert) gegenüber. Der Fc-Teil ist z. B. verantwortlich für die Passage durch die Plazenta, damit auch später das neugeborene Kind schon geschützt ist. Daneben setzt der Fc-Teil die Komplementkaskade (s. S. 145, „Komplementsystem") in Gang.

- Das **IgA** ist auf die Abwehrvorgänge an Schleimhautoberflächen spezialisiert und wird dementsprechend auch als **Sekretantikörper** bezeichnet. Es kommt in der Tränenflüssigkeit, im Speichel, aber auch in der Muttermilch vor.
- **IgM** ist der größte der 5 Antikörper und tritt bei einer Immunisierung immer zuerst auf. Während IgG gebildet wird, nimmt die Konzentration von IgM rasch ab.
- **IgD** spielt als Oberflächenrezeptor bei der Reifung von B-Lymphozyten eine Rolle.
- **IgE** tritt bei Parasitenbefall in Erscheinung, z. B. bei Wurmerkrankungen etc. Außerdem ist IgE an den Allergieerscheinungen beteiligt.

Diese 5 Immunglobulinklassen unterscheiden sich aber auch durch andere Eigenschaften: durch ihre relative Molekülmasse, ihre Lebensdauer, ihr Vorkommen sowie Bakterien- und Virushemmung etc.

Antigen-Antikörper-Reaktion   *durchl*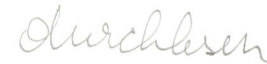

Antikörper können mit den spezifischen antigenen Determinanten, gegen die sie gebildet wurden, reagieren. Dadurch entstehen Antigen-Antikörper-Komplexe (Immunkomplexe). Durch diese Bindung an die Antikörper verlieren die Antigene meist ihre schädigende Wirkung für den Organismus. Die Antigen-Antikörper-Komplexe können präzipitieren (ausfallen), agglutinieren (sich zusammenballen) und lysiert (aufgelöst) werden.

Makrophagenkooperation   *durchlesen*

Es hat sich gezeigt, daß Antigene, wenn sie direkt mit Lymphozyten in Kontakt kommen, nur eine schwache Wirkung zeigen. Es müssen noch Makrophagen vorhanden sein, die offenbar in der Lage sind, die Antigene aufzunehmen und in einer wirksamen Form an die Lymphozyten weiterzuleiten. Diese **Zusammenarbeit der beiden Zellarten** wird als Makrophagenkooperation bezeichnet.

Außerdem sind die Makrophagen in der Lage, nach Antigenkontakt einen Vermittlerstoff (Interleukin-1) zu produzieren, der die T-Helferzellen stimuliert (Abb. 5.11).

5.2.4 Spezifisch zelluläre Abwehr

Die T-Lymphozyten sind für die spezifischen zellulären Abwehrmechanismen verantwortlich (s. Tabelle 5.1). Sie besitzen an ihrer Oberfläche Strukturen, die den komplementären Gruppen auf den Antikörpern entsprechen. Die Bildung dieser Moleküle wird ebenfalls erst durch den Kontakt mit Immunogenen bewirkt; die Information für ihre Bildung wird dann von einer Zelle auf die andere, d.h. die Tochterzelle, weitergegeben.

Wie bei den B-Lymphozyten bildet sich nach einem Erstkontakt mit einem Immunogen ein T-Lymphozyt und bildet so einen Klon von T-Lymphozyten (in diesem Fall T-Effektorzellen), die alle an ihrer Oberfläche eine dem Antigen komplementäre Gruppe besitzen. Einige der neugebildeten Tochterzellen stellen langlebige Gedächtniszellen dar. Diese Zellen haben ebenso wie die Gedächtniszellen der B-Lymphozytenpopulation die Eigenschaft, bei erneutem Kontakt mit dem gleichen Antigen schnell und u.U. heftig zu reagieren. Sie haben „gelernt", sich mit einem bestimmten Antigen zu verbinden, das auf diese Weise unschädlich gemacht wird.

Besonders stimulierend für die Aktivierung der T-Lymphozyten ist die Makrophagenkooperation.

Für eine optimale Immunantwort ist meist die Zusammenarbeit zwischen T- und B-Lymphozyten nötig. So sind z.B. die **T-Helferzellen** dafür verantwortlich, die B-Lymphozyten zu einer raschen Antikörperproduktion zu stimulieren. Andererseits wird durch die T-Suppressorzellen die Antikörperproduktion gehemmt. Offensichtlich wird für eine optimale Immunantwort die richtige Konzentration von Antikörpern bei einer gegebenen Menge von Anti-

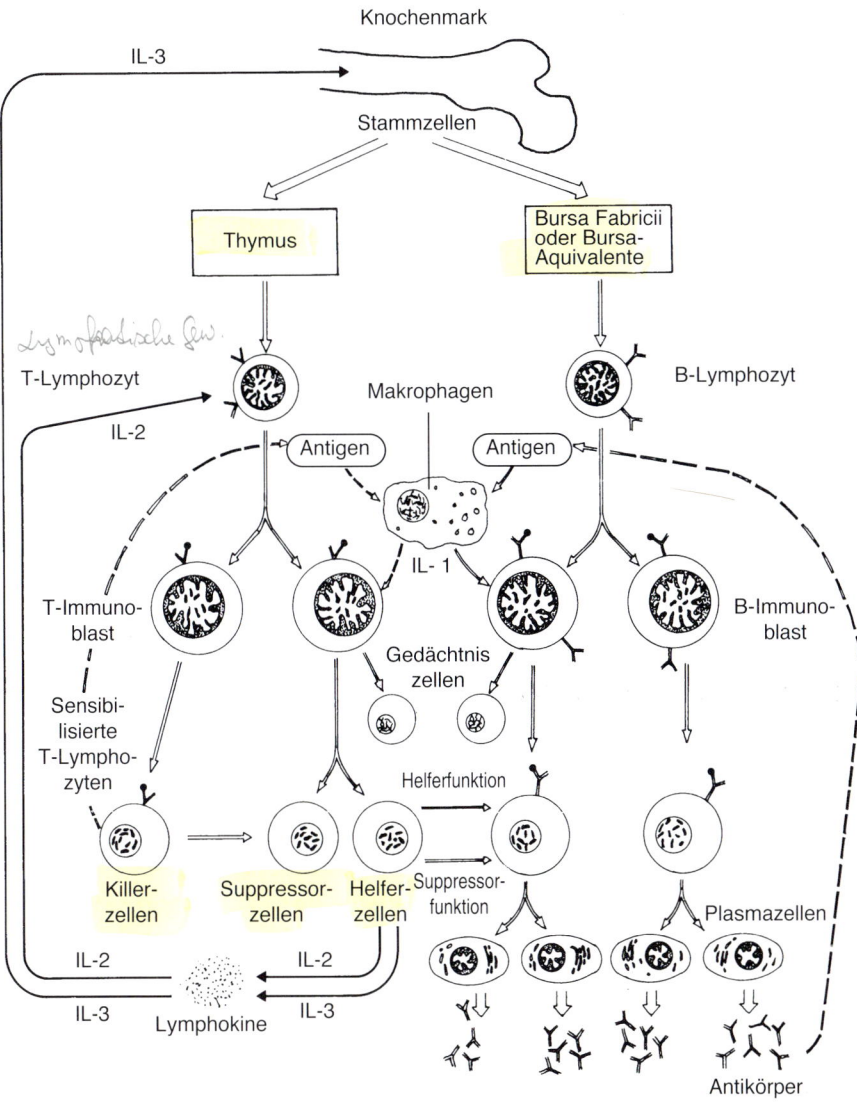

Knochenmark

IL-3

Stammzellen

Thymus

Bursa Fabricii
oder Bursa-
Äquivalente

T-Lymphozyt

Makrophagen

B-Lymphozyt

IL-2

Antigen

Antigen

IL- 1

T-Immuno-
blast

B-Immuno-
blast

Gedächtnis
zellen

Sensibi-
lisierte
T-Lympho-
zyten

Helferfunktion

Killer-
zellen

Suppressor-
zellen

Helfer-
zellen

Suppressor-
funktion

Plasmazellen

IL-2

IL-2

IL-3

IL-3

Lymphokine

Antikörper

Zelluläre Immunität

Humorale Immunität

Abb. 5.11. Schema der zellulären und humoralen spezifischen Abwehrreaktionen. IL-1, IL-2 und IL-3 stehen für verschiedene Interleukinarten, die von den Zellen produziert werden, um die aufgeführten Reaktionen auszulösen. So ist Interleukin (**IL-1**) Teil der Makrophagenkoope- ration, die *im Zentrum der Zeichnung* aufgeführt ist. Eine Bursa fabricii existiert beim Men- schen nicht, deshalb nimmt man an, daß das entsprechende Bursa-Äquivalent das Knochen- mark darstellt. (Aus Schiebler u. Schneider 1991)

genen benötigt. Gibt es mehr Antikörper, als gebraucht werden, um einen Immunkomplex zu bilden, dann läuft die ganze Reaktion ebenfalls schlecht ab. Somit wird also die optimale Menge von Antikörpern durch die Einwirkung von T-Zellen reguliert. Deshalb werden diese beiden Zellarten auch **T-Regulatorzellen** genannt.

Welche der beiden Lymphozytenarten nach Antigenkontakt an der Immunantwort beteiligt ist, hängt von den chemischen und physikalischen Eigenschaften des Antigens ab. Bei der Transplantatabstoßung (s. unten) und bei der Tumorabwehr sind es v. a. die T-Lymphozyten, die aktiv werden.

5.3 Überempfindlichkeitsreaktionen

5.3.1 Allergie

Der Ausdruck „Allergie" bezeichnet eigentlich eine veränderte Reaktionslage des Körpers gegenüber bestimmten Antigenen (die auch als Allergene bezeichnet werden). Dies kann eine fehlende, eine abgeschwächte oder eine verstärkte Reaktion sein. Trotz dieser ursprünglichen Definition des Wortes Allergie hat sich der Gebrauch im Sinne einer **Überempfindlichkeitsreaktion** eingebürgert. Wir unterscheiden 2 Arten von Überempfindlichkeitsreaktionen:

- Soforttyp,
- Spätreaktion.

Überempfindlichkeitsreaktion vom Soforttyp

Ein erster Kontakt mit einem Antigen verläuft in der Regel in einer Antigen-Antikörper-Reaktion, die ohne äußerlich feststellbare Zeichen abläuft. Ein zweiter Kontakt und jeder weitere Kontakt führt dann in der Regel ebenfalls zu einer stummen Reaktion, bei der das Antigen unschädlich gemacht wird.

In einigen Fällen kann es aber bei einer zweiten und jeder weiteren Reaktion zu einer Überempfindlichkeitsreaktion kommen, d. h. zu einer **allergischen** Reaktion. Der Erstkontakt mit einem Allergen wird als **Sensibilisierung** bezeichnet. Je nach Art der Überempfindlichkeitsreaktion unterscheidet man:

- anaphylaktische Reaktionen,
- zytotoxische Reaktionen,
- Immunkomplexreaktionen.

Anaphylaktische Reaktionen (allergische Reaktion Typ I)
Bei einer Sensibilisierung, d. h. einem Erstkontakt mit einem Allergen, werden v. a. Immunglobuline vom Typ IgE gebildet. → zuviel

Diese Antikörper haben die Fähigkeit, sich auf der Oberfläche von Mastzellen festzusetzen. Mastzellen gehören zur Gruppe der basophilen Granulozyten, sie sind im Gewebe vorhanden. Wie die basophilen Granulozyten enthalten sie Histamin, Serotonin und Heparin.

Die IgE-Antikörper binden sich an die Mastzellen mit dem Fc-Teil, so daß die Antigenbindungsstellen am Fab-Teil noch frei sind. Bei einem nächsten Kontakt mit dem Antigen bindet sich dieses nun an den Fab-Teil. Das führt zu einer Veränderung der Membraneigenschaften der Mastzellen. Diese schütten ihre Granula aus; diesen Vorgang bezeichnet man als **Degranulation**. Dadurch werden die Wirkstoffe freigesetzt, die innerhalb kürzester Zeit zu starken Sekundärreaktionen führen. Dies sind v. a. Gefäßerweiterung und Steigerung der Gefäßpermeabilität. In der Folge davon kommt es zu Ödemen und Nesselsucht (Urtikaria). Die anaphylaktische Reaktion ist häufig örtlich begrenzt, z. B. bei Heuschnupfen, Asthma bronchiale etc. Wenn sie jedoch generalisiert auftritt, d. h. im ganzen Körper, dann kann es zu lebensbedrohenden Reaktionen kommen.

Die Erweiterung der Blutgefäße im ganzen Körper führt zu einem Blutdruckabfall und Kreislaufkollaps. Daneben kommt es aber auch zu Krämpfen der Bronchialmuskulatur. Diese beiden Erscheinungen sind in der Regel dann die Todesursache beim anaphylaktischen Schock. Dieser kann ausgelöst werden durch Medikamentenunverträglichkeit (z. B. Penizillin) oder nach Bienen-/Wespenstich. Die Heftigkeit der anaphylaktischen Reaktion steigert sich von Mal zu Mal, kann jedoch auch schon beim zweiten Mal eine derartige Stärke erreichen, daß es zum anaphylaktischen Schock kommt (Abb. 5.12).

Es besteht bis heute noch keine Klarheit darüber, warum gewisse Personen allergisch reagieren und andere nicht. Man nimmt jedoch an, daß die T-Suppressorzellen eine wesentliche Rolle dabei spielen. Sie sind in der Lage, die Produktion von IgE zu supprimieren (zu unterdrücken) oder auf einem niedrigen Niveau zu halten. Wenn die T-Suppressorzellen diese Aufgabe nicht optimal durchführen, dann wird zu viel IgE produziert, und es kommt zur Freisetzung von Histamin durch die Mastzellen. Was allerdings der Grund für diese Fehlfunktion im Einzelfall sein könnte, ist nicht bekannt.

Zytotoxische Reaktion (allergische Reaktion Typ II)
Diese Art der allergischen Reaktion wird durch Bindung von IgG und IgM an zellständige Antigene ausgelöst. Ein typischer Vertreter dieser Reaktion ist die Unverträglichkeitsreaktion bei der Transfusion von Blut einer falschen Blutgruppe. Auch Diabetes mellitus vom Typ I dürfte auf zytotoxische Reaktionen zurückzuführen sein.

Immunkomplexreaktion (allergische Reaktion Typ III)
Dies sind Reaktionen, die durch Antigen-Antikörper-Komplexe (Immunkomplexe) ausgelöst werden. Hierbei sind die Immunkomplexe selber die Auslöser der Krankheitserscheinungen. Je nachdem, welcher Teil (Antigen oder Antikörper) bei dieser Reaktion überwiegt, kommt es zu einer lokalen oder generalisierten Wirkung.

● Überwiegen die **Antikörper,** so kommt es an der Eintrittsstelle der Antigene zu einer **lokalen Wirkung.** Dies können Lungenerkrankungen sein, wie z. B. die Farmerlunge oder die Vogelzüchterlunge. Im ersten Fall (Farmerlunge)

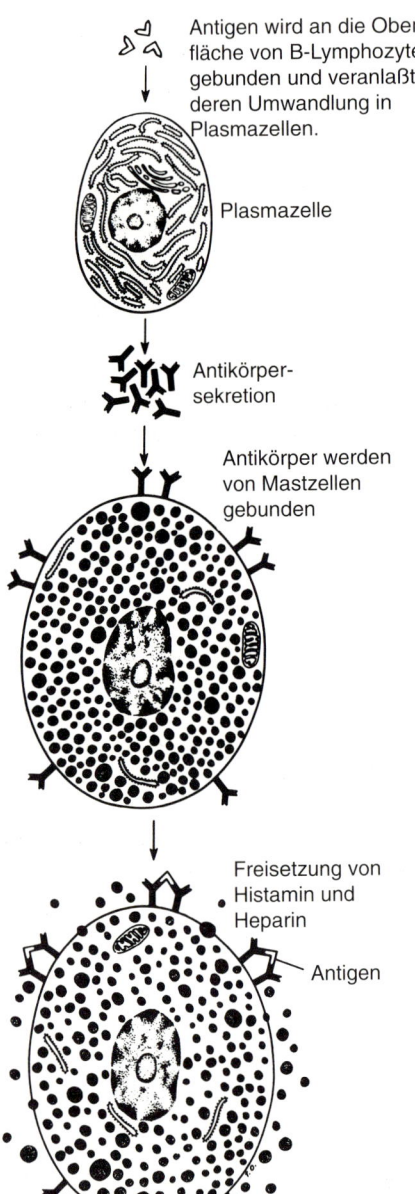

Antigen wird an die Ober-
fläche von B-Lymphozyten
gebunden und veranlaßt
deren Umwandlung in
Plasmazellen.

Plasmazelle

Antikörper-
sekretion

Antikörper werden
von Mastzellen
gebunden

Freisetzung von
Histamin und
Heparin

Antigen

Abb. 5.12. Darstellung des Weges von der antigeninduzierten Umwandlung eines B-Lymphozyten in eine Plasmazelle bis zur Histaminfreisetzung aus einer Mastzelle. Der wichtige Schritt dabei ist die Überbrückung der Antikörperbindungsstellen auf der Mast-zelle durch die Antigene. Dadurch kommt es zu einer Histamin- und Heparinfreisetzung und einer anschließenden allergischen Reaktion. (Aus Junqueira 1984)

kommt es durch den wiederholten Kontakt mit verschimmeltem Heu, im zweiten Fall (Vogelzüchterlunge) durch wiederholten Kontakt mit Exkrementen von Tauben und Hühnern zu einer Überempfindlichkeitsreaktion in der Lunge.

● Überwiegen die **Antigene**, so daß nicht genügend Antikörper vorhanden sind, um sie gleich an der Eintrittsstelle in den Körper abzufangen, so kommt es zu einer **generalisierten Überempfindlichkeitsreaktion**. In Organen mit einer großen Durchblutung werden dann die Immunkomplexe in der Gefäßwand eingelagert. Daraus können Entzündungen in den Gefäßwänden entstehen. In der Niere kann es z. B. zu einer Glomerulonephritis kommen. Dies ist eine Erkrankung der Nierenkörperchen.

Desensibilisierung

Um eine allergische Reaktion zu vermeiden, gibt es in der Regel nur 2 Möglichkeiten: die Allergenkarenz und die Desensibilisierung.

● **Allergenkarenz:** Das bedeutet völlige Vermeidung von Kontakten mit dem entsprechenden Allergen. Das ist häufig leichter gesagt als getan, da viele Allergene in allen Lebensbereichen vorkommen.

Bei einigen Allergien ist die Allergenkarenz durchaus durchführbar, z. B. bei Fisch- und Schalentierallergien. Bereits bei einer Milchallergie ist es viel schwieriger, denn viele Nahrungsmittel werden aus Milch oder Milchprodukten hergestellt.

Bei einer Glutenallergie ist es noch viel schwieriger, da in vielen Lebensmitteln Getreidestärke enthalten ist. Bei verschiedenen Lebensmittelallergien (z. B. der Allergie auf Milchprodukte) ist das Abwehrsystem gar nicht beteiligt, da es sich lediglich um das Fehlen eines Enzyms handelt. Bei der Milchallergie fehlt z. B. die Laktase, so daß der Milchzucker nicht richtig abgebaut werden kann. Dies wiederum führt zur Diarrhö (Durchfall).

● **Desensibilisierung:** Hierbei wird das Allergen in zunächst geringen, dann aber steigenden Dosen unter die Haut appliziert, um damit neben IgE auch IgG gegen das Allergen zu induzieren. IgG reagiert nicht mit den Mastzellen, sondern ist in der Lage, die Allergene abzufangen, bevor sie mit den IgE-Molekülen auf der Mastzellmembran reagieren können. Gleichzeitig werden bei der Desensibilisierung noch zusätzliche T-Suppressorzellen gebildet, die dann in der Lage sind, die IgE-Produktion zu regulieren.

Reaktionen vom verzögerten Typ (allergische Reaktion Typ IV)

Die Reaktionen vom verzögerten Typ werden auch als **Spätreaktionen** bezeichnet, da sie im Unterschied zu den allergischen Reaktionen vom Typ I – III frühestens 1 Tag nach Allergenkontakt ihren Höhepunkt erreichen. Die Typ-IV-Reaktionen werden durch sensibilisierte T-Zellen hervorgerufen. Es scheinen verschiedene T-Zellen daran beteiligt zu sein.

Akute Transplantatabstoßung

Die akute Transplantatabstoßung ist der Prototyp der Typ-IV-Reaktionen. Diese Art der Überempfindlichkeitsreaktion gewinnt mit der Zunahme der

Transplantationen in letzter Zeit immer mehr an Bedeutung. Nach einer Organtransplantation werden die transplantierten Organe um so intensiver und schneller abgestoßen, je weniger die Gewebsantigene des Empfängers denjenigen des Spenders entsprechen. Als Gewebsantigene bezeichnet man die an fast allen Zellen des Körpers vorhandenen, in den Zellmembranen sitzenden antigenen Determinanten. Die bekanntesten **antigenen Determinanten** dieser Art sitzen auf den roten Blutkörperchen und bilden die Grundlage der verschiedenen Blutgruppen (aber auch die Grundlage für die zytotoxische Reaktion, die zur Überempfindlichkeitsreaktion vom Soforttyp gehört). Allgemein bezeichnet man die Gewebsantigene als HLA („human leukocyte antigen" = menschliches Leukozytenantigen, da sie auf Leukozyten entdeckt wurden).

Das HLA-System hat derart viele verschiedene Bausteine, daß deren Kombination Tausende individueller „Antigenmosaike" liefert. Daher ist es auch so schwer, einen Organspender zu finden, dessen HLA-System mit dem des Empfängers identisch ist. Man muß sich daher bei Transplantationen mit einer möglichst **weitgehenden Übereinstimmung** begnügen und die T-Zellreaktionen mit Medikamenten unterdrücken. Dies geschieht heute − trotz verschiedener Nebenwirkungen − relativ erfolgreich, z. B. mit Cyclosporin A (= von niederen Pilzen gewonnene Substanz; siehe Immuntoleranz).

Kontaktallergien der Haut

Kontaktallergien können besonders nach wiederholten Kontakten mit Chromaten, Messing, Kupfer, Nickelsalzen, Haarfärbemitteln, Desinfektionsmitteln etc. auftreten. Bei besonders empfindlichen Personen kann das so weit gehen, daß sie nicht einmal Goldschmuck tragen können. Im Gold, das zu Schmuck verarbeitet wird (18 Karat), sind natürlich erhebliche Mengen unedler Metalle enthalten. Dadurch wird es auf der einen Seite härter, auf der anderen Seite können damit Farbtöne erzeugt werden, die in reinem Gold nicht vorkommen.

Überempfindlichkeitsreaktion gegenüber Tuberkulin

Die Reaktion gegenüber Tuberkulin (Bestandteil der Zellwand von Tuberkulosebakterien), das bei der „Mantoux-Probe" subkutan verabreicht wird, gehört ebenfalls zum verzögerten Typ. Dabei kommt es bei einer Person, die gegen Tuberkulose immun ist, zu einer geröteten Hautverdickung an der Injektionsstelle. Ist 24 bis 48 h nach Injektion keine Reaktion erfolgt, dann liegt i. allg. keine Immunität gegen Tuberkulose vor.

5.4 Immunität

Von Immunität reden wir, wenn der Körper in der Lage ist, ein Antigen (z. B. Rötelviren) unschädlich zu machen, ohne daß dabei eine pathologische (krankhafte) Reaktion auftritt.

Der Körper ist dann gegen dieses Antigen immun. Bei den „Kinderkrankheiten" sind wir in der Regel zeitlebens immun gegen eine Wiedererkrankung, weil der immunologische Schutz, der während der Erkrankung im Kindesalter aufgebaut wurde, so lange anhält, daß wir bei wiederholtem Kontakt mit dem Antigen nicht noch einmal erkranken können. Dies ist z. B. der Fall bei Mumps, Röteln, Windpocken, Masern, Keuchhusten etc.

Sehr wichtig für die Immunisierung sind die **Gedächtniszellen**, die bei einem erneuten Kontakt sofort mit der Produktion von Antikörpern (= Immunglobulinen) beginnen können.

Da Immunität durch das Vorhandensein von Antikörpern vermittelt wird, kann man auch die entsprechenden Antikörper von außen zuführen. Diesen Vorgang nennt man **passive Immunisierung** oder passive Impfung. Es wird in diesem Fall die γ-Globulinfraktion aus dem Blut eines immunisierten Individuums einem nichtimmunisierten Individuum eingespritzt, das damit vorübergehend ebenfalls immun ist. Leider werden die Antikörper, die sich in der γ-Globulinfraktion befinden, in einigen Tagen bis Wochen wieder abgebaut sein, so daß man mit der passiven Immunisierung keinen bleibenden Schutz erhält. Diese Immunisierung eignet sich v. a. bei kurzfristig durchzuführenden Reisen in Gebiete, in denen gewisse Krankheiten endemisch sind (nur dort begrenzt vorkommen). In einem solchen Fall ist die Zeit für eine aktive Immunisierung zu kurz und die Gefahr einer Ansteckung vorhanden. Eine passive Immunisierung kann dann hilfreich sein.

Bei der **aktiven Immunisierung** oder Impfung führt man dem Körper unschädlich gemachte Antigene oder die antigenen Determinanten von Erregern zu. Es handelt sich dabei um abgeschwächte oder tote Erreger, deren antigene Determinanten noch intakt sind. Damit kann der Körper dann Immunglobuline gegen die Erreger bilden, ohne sich der Gefahr einer Infektion auszusetzen. Bei einem effektiv stattfindenden Kontakt mit den lebenden Erregern ist dann der Körper schon mit Antikörpern und den dazugehörigen Gedächtniszellen ausgestattet. Leider ist nicht bei allen Erregern ein lebenslanger Schutz möglich, da die zirkulierenden Antikörper abgebaut werden. Offensichtlich verschwinden die Gedächtniszellen nach und nach oder es waren von Anfang an zu wenige gebildet worden. Deshalb gibt es Impfungen, die nach Ablauf einiger Monate bis Jahre wiederholt werden müssen (z. B. Polio-Impfung, Tetanus-Impfung).

5.5 Immuntoleranz

Wenn unser Körper nach Kontakt mit antigenen Determinanten keine Antikörper bildet, dann liegt eine Immuntoleranz vor. Dies kann u. U. erwünscht sein, z. B. bei Organtransplantationen. Wenn die Verträglichkeit des implantierten Gewebes nicht gewährleistet ist, dann muß das Immunsystem bewußt unterdrückt oder ausgeschaltet werden. Diesen Vorgang nennt man **Immunsuppression.** Immunsuppression kann durch Cyclosporin A, alkylierende Substanzen,

Glukokortikoide, Antimetaboliten und ionisierende Strahlung erreicht werden. Der Körper zeigt in der Regel eine natürliche Immuntoleranz seinen eigenen Geweben gegenüber. Diese ist auf eine Antigenerkennung in der Embryonalzeit zurückzuführen. Alles, was zu diesem frühen Zeitpunkt der Entwicklung in unserem Körper vorhanden ist, wird als eigen erkannt. Das sind selbstverständlich aller körpereigenen Gewebe. Es können aber auch Erreger sein, die dann zeitlebens nicht mehr als fremd erkannt werden und dementsprechend nicht unschädlich gemacht werden können. Ein von der Natur durchgeführtes Experiment zeigt die Wirkung dieser embryonalen Antigenerkennung sehr deutlich:

Bei Kühen kommt es im Falle von zweieiigen Zwillingen gelegentlich zu einem gemeinsamen plazentaren Blutkreislauf. Dabei tauschen die Zwillinge gegenseitig ihre Blutkörperchen aus. Nach der Geburt lassen sich dann alle Organe des einen Kalbes ohne Probleme und ohne Abstoßungsreaktion auf das andere Kalb transplantieren, da das transplantierte Gewebe aufgrund der embryonalen Antigenerkennung als „eigen" betrachtet wird. Bei zweieiigen Kälbern, die keinen gemeinsamen plazentaren Blutkreislauf aufweisen, würden die Transplantate größtenteils abgestoßen werden.

Wenn der Körper die Toleranz seinen eigenen Gewebe gegenüber verliert, dann wird das als **Autoimmunkrankheit** bezeichnet. Autoimmunkrankheiten kommen mit zunehmendem Alter häufiger vor. Man rechnet zu den Autoimmunkrankheiten z. B. eine Schilddrüsenerkrankung (Hashimoto-Thyreoiditis) oder eine Zuckererkrankung (Diabetes vom Typ I b). Insgesamt sind bis heute ca. 60 verschiedene Autoimmunkrankheiten bekannt. Über die Ursachen weiß man z. T. noch sehr wenig. (Weitere Autoimmunkrankheiten sind: Pemphigus, Lupus erythematodes, Myasthenia gravis, rheumatoide Arthritis etc.)

5.6 Aids und HIV

Der Ausdruck Aids („acquired immune deficiency syndrome") bezeichnet einen erworbenen Defekt des Immunsystems. Dieser wird ausgelöst durch das humane Immunodefizienzvirus (HIV). Durch dieses Virus wird ein Teil der T-Zellen, die T-Helferzellen (auch als T_4-Zellen bezeichnet) zerstört.

1981 war man wegen des vermehrten Auftretens einer sehr seltenen Krankheit, der Pneumocystis-carinii-Pneumonie, zuerst auf Aids aufmerksam geworden, ohne jedoch zu wissen, um was es sich handelt. Heute weiß man, daß Aids durch ein **Retrovirus** übertragen wird. Der Infektionsweg ist ähnlich dem der Hepatitis B. Das Vollbild der Krankheit Aids tritt Monate bis Jahre nach der Infektion auf.

Unter dem Vollbild Aids versteht man schwer verlaufende, opportunistische Infektionen und oder ein Kaposi-Sarkom (ein Gefäßtumor) in Verbindung mit immunologischen Veränderungen. Eine der Infektionen, die als Folge von Aids auftritt, ist die Pneumocystis-carinii-Pneumonie. Vor dem vollen Ausbruch von Aids kommt es häufig zu ARC („Aids related complex"). Bei ARC sind über einen längeren Zeitraum Lymphknotenvergrößerungen ohne opportunistische Infektionen vorhanden. Es läßt sich zum heutigen Zeitpunkt noch nicht sagen, ob alle HIV-Positiven letztlich Aids entwickeln werden. Die Wahrscheinlichkeit ist allerdings groß. Zur Zeit liegt die Aids-Quote der langjährig HIV-Positiven bereits bei 70%, mit steigender Tendenz.

Die eigentliche Todesursache bei Aids ist also nicht auf die direkte Wirkung der Viren auf den menschlichen Körper zurückzuführen, sondern auf die sekundären (opportunistischen) Infektionen, die aufgrund einer Infektion auftreten. Diese Infektionen können durch das Fehlen von T-Helferzellen und andere Veränderungen im Abwehrsystem hervorgerufen werden.

Da Aids einen ähnlichen Infektionsweg wie die Hepatitis-B hat, ist auch die Möglichkeit, sich davor zu schützen, relativ einfach. Die meisten Infektionen mit Aids erfolgen durch „unsaubere" Spritzen bei Drogenabhängigen sowie durch ungeschützten Geschlechtsverkehr mit Aids-/HIV-Infizierten. Die Ansteckungen von Blutern und Transfusionsempfängern über infizierte Blutkonserven und Gerinnungsmittel, die es vor einigen Jahren noch gab, sind in der Zwischenzeit praktisch völlig auszuschließen, da heute alle Blutkonserven auf Aids getestet werden.

5.7 Zusammenfassung Immunologie

▶
Abwehrzellen und Abwehrorgane
Primär lymphatische Organe sind Knochenmark und Thymus.
   Von hier aus werden die **sekundär lymphatischen Organe** besiedelt: Milz, Lymphknoten, Tonsillen, Lymphfollikel.

Das **Lymphgefäßsystem** hat einen Anfang (blind beginnende Lymphkapillaren in fast allen Körperregionen) und ein Ende (im Venenwinkel zwischen V. jugularis interna und V. subclavia) (im Gegensatz zum Blutgefäßsystem, das in sich geschlossen ist). Der Ductus thoracicus beginnt auf Höhe des 1. Lumbalwirbels mit der Cisterna chyli und endet im linken Venenwinkel. Der Ductus lymphaticus dexter beginnt in der Halsregion und mündet im rechten Venenwinkel.

● **Lymphknoten** sind in die Lymphgefäße eingeschaltet. Sie funktionieren als Filterstationen für die Lymphe und dienen der Lymphozytenneubildung.

● Mit Ausnahme des Thymus sind in allen lymphatischen Geweben **Lymphfollikel** vorhanden. *Primär* heißen sie vor dem Kontakt mit Krankheitserregern, *sekundär*, wenn sie nach Kontakt mit Krankheitserregern ein Reaktionszentrum und einen Lymphozytenwall besitzen.

● Das Parenchym der **Milz** besteht aus roter und weißer Pulpa. Die rote Pulpa setzt sich aus den Blutsinus und dem bluthaltigen retikulären Grundgerüst zusammen. Die weiße Pulpa besteht aus Lymphfollikeln

(B-Lymphozyten) und den lymphatischen Scheiden um die Blutgefäße (T-Lymphozyten). Die Milz ist in den Blutkreislauf eingeschaltet. Die Funktionen der Milz sind: Abwehrreaktionen durch Lymphozyten, Phagozytose von Fremdmaterial, Abbau von überalterten Erythrozyten (>120 Tage).

- Die 4 **Tonsillen** (Tonsilla palatina, lingualis, pharyngea und tubaria) sind als lymphatischer Ring um den Rachen angeordnet. Dort durchwandern die Lymphozyten das bedeckende Epithel und bilden damit eine physiologische Wunde: hier können die Lymphozyten sofort Kontakt aufnehmen mit eindringenden Keimen.

- Der **Thymus** liegt über dem Herzbeutel im Mediastinum. Bei Kindern hat er seine größte Ausdehnung. Im Alter wird er durch Involution in einen Fettkörper zurückgebildet. Durch Bindegewebe ist der Thymus in Läppchen gegliedert. Der Thymus besteht aus Rinde und Mark. In der Rinde sind v. a. T-Lymphozyten vorhanden, die hier ihre Prägung erhalten. Im Mark tritt das retikuläre Grundgerüst deutlich in Erscheinung, hier kommen Hassall-Körperchen vor. Der Verlust des Thymus vor Prägung der Lymphozyten führt unweigerlich zum Tode.

Die Abwehr wird von Leukozyten durchgeführt. Man unterscheidet: Lymphozyten (B und T; s. Übersicht), Monozyten (Stammzelle der Makrophagen) und Granulozyten (Mikrophagen = Neutrophile, Eosinophile, Basophile).

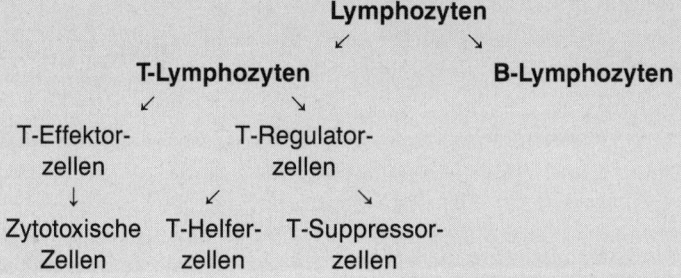

Immunogene können an immunkompetenten Zellen eine Immunoreaktion auslösen. Dafür ist die antigene Determinate verantwortlich. Antigene mit einer relativen Molekülmasse kleiner als 10000 müssen sich für die Auslösung einer Immunreaktion zuerst an ein größeres Molekül binden.

Antikörper werden als Teil der Immunantwort gebildet von Plasmazellen, die aus B-Lymphozyten über Immunoblasten entstehen. Es gibt 5 verschiedene Klassen von Antikörpern (= Immunoglobuline = Ig). Dies sind: IgG, IgA, IgD, IgE, IgM. Verbindungen von Immunoglobulinen mit Antigenen bezeichnet man als Antigen-Antikörper-Komplexe oder als Immunkomplexe. Ein Antikörper hat einen Fab-Teil und einen Fc-Teil. Am Fab-Teil sitzen 2 Antigenbindungsstellen.

Abwehrmechanismen: unspezifisch und spezifisch *humoral* sowie unspezifisch und spezifisch *zellulär*.

Unspezifisch humorale Abwehr: Komplementsystem mit ca. 20 verschiedenen Glykoproteinen.
Klassische Kaskade der Komplementaktivierung: Immunkomplexe. Alternative Kaskade: Bakterien, Viren, Pilze etc. aktivieren das System.
Lysozym kann grampositive Bakterien auflösen. Interferon wirkt antiviral.

Unspezifisch zelluläre Abwehr: Mikrophagen und Makrophagen phagozytieren Fremdkörper; durch Chemotaxis finden sie den Weg, durch Opsonierung wird ihre Phagozytosebereitschaft erhöht.

Spezifisch humorale Abwehr: Bei Erstbegegnung eines B-Lymphozyten mit einem Immunogen wandelt sich der Lymphozyt in einen Immunoblasten um; aus diesem gehen Plasmazellen und Gedächtniszellen hervor.
Plasmazellen produzieren Antikörper, Gedächtniszellen können sich bei einem Zweitkontakt mit dem gleichen Immunogen relativ rasch in Plasmazellen umwandeln und sofort mit der Antikörperbildung beginnen.

Für eine optimale Wirkung der Antigene auf die Lymphozyten (B+T) wird die Makrophagenkooperation benötigt. Die Makrophagen bieten die Antigene in einer für die Lymphozyten optimalen Form an. Dadurch läuft die Immunreaktion viel besser und rascher ab. Gegen jedes Antigen wird ein spezifischer Antikörper gebildet, der nach dem Schlüssel-Schloß-Prinzip nur auf dieses Antigen paßt.

Spezifisch zelluläre Abwehr: Sie wird durch T-Lymphozyten vermittelt. Typisches Beispiel ist die Transplantatabstoßung. Diese wird durch T-Effektorzellen ausgeführt. Auch T-Zellen bilden Gedächtniszellen. Die T-Regulatorzellen (Helfer- und Suppressorzellen) sind für eine Regulation der B-Lymphozyten verantwortlich, die dadurch eine genau dosierte (optimale) Menge an Antikörpern bilden. Bei den T-Zellen sitzen die antikörperähnlichen Strukturen direkt auf der Zelloberfläche.

Bei den **Überempfindlichkeitsreaktionen** unterscheiden wir den Soforttyp von der Spätreaktion.

● Reaktionen vom Soforttyp:
  – anaphylaktische Reaktion,
  – zytotoxische Reaktionen,
  – Immunkomplexreaktionen.

Bei der **anaphylaktischen Reaktion** werden nach einer Sensibilisierung der Mastzellen durch IgE-Besatz, bei einem Zweitkontakt durch das Allergen die Bindungsstellen überbrückt. Dadurch kommt es zu einer Degranulation der Mastzellen. Dies kann Urtikaria oder einen anaphylaktischen Schock zur Folge haben. Todesursache beim anaphylaktischen Schock ist meist ein Krampf der Bronchialmuskulatur, verbunden mit einem Kreislauf-kollaps.

Bei der **zytotoxischen Reaktion** werden IgG und IgM an zellständige Anti-gene gebunden. Beispiel: Unverträglichkeitsreaktion bei der Transfusion von gruppenungleichem Blut.

Immunkomplexreaktionen können durch Antigen-Antikörper-Komplexe ausgelöst werden. Wir unterscheiden lokale Reaktionen von generalisier-ten Reaktionen.

Bei lokalen Reaktionen überwiegen die Antikörper, bei generalisierten Reaktionen überwiegen die Antigene. Beispiel für lokale Reaktionen: Vogelzüchter- und Farmerlunge. Beispiel für generalisierte Reaktion: Glo-merulonephritis.

Desensibilisierung und Allergenkarenz sind die beiden einzigen Möglich-keiten, um allergische Reaktionen zu vermeiden.

● Reaktionen vom verzögerten Typ werden durch T-Zellen hervorgerufen. Zu diesem Typ rechnen wir
   – Kontaktallergien und
   – Transplantatabstoßungen.

Durch Immunsuppression kann eine Transplantatabstoßung vermieden werden.

Immunität kann aktiv durch Impfung mit abgeschwächten oder toten Erre-gern erreicht werden, passiv durch Impfung mit der γ-Globulinfraktion ei-nes bereits immunisierten Individuums.

Immuntoleranz besteht gegenüber eigenen Geweben. Dies wird erreicht durch die Antigenerkennung während der Embryonalphase der Entwick-lung. Es kommt immer wieder vor, daß das Immunsystem eigene Organe angreift und schwächt oder zerstört. Dies wird als Autoimmunkrankheit be-zeichnet und beruht auf einem Fehler im Immunsystem.

6 Temperaturregulation

Die meisten Infektionskrankheiten führen zu einer Erhöhung der Körpertemperatur, die allgemein als **Fieber** bezeichnet wird. Es ist deshalb sinnvoll, im Anschluß an das Kapitel Immunologie auf die Regulationsmechanismen unseres Wärmehaushalts einzugehen.

Der Mensch gehört zu den Lebewesen, die ihre Körpertemperatur relativ unabhängig von der Außentemperatur über weite Bereiche konstant halten können. Diese Konstanz der Körpertemperatur ist nur möglich, wenn sich die Mechanismen der Wärmeproduktion und der Wärmeabgabe im Gleichgewicht befinden. Eine gleichbleibende Körpertemperatur ist eine Grundvoraussetzung für die normale Körperfunktion der Warmblüter, da die Enzymfunktionen des Organismus nur in sehr engen Temperaturgrenzen optimal gewährleistet sind.

6.1 Kern- und Schalentemperatur

In unserem Körperinneren wird durch Verbrennung von Nahrungsbestandteilen Wärme produziert. Am Ort der Wärmeproduktion ist es am wärmsten, gegen die Körperoberfläche nimmt die Temperatur ab. Es besteht also ein Temperaturgradient (= Gefälle) von innen nach außen. Daneben besteht noch ein Temperaturgradient von proximal nach distal, d. h., in der Schulterregion ist es wärmer als an den Fingerspitzen.

Wenn wir die Punkte unseres Körpers, die die gleiche Temperatur haben, miteinander verbinden, dann erhalten wir dreidimensionale Gebilde, die genau dem Temperaturgefälle entsprechen. Dabei wird deutlich, daß wir einen **Körperkern** besitzen, der relativ konstantwarm ist, und eine **Körperschale,** die je nach Außentemperatur wärmer oder kälter sein kann. Eigentlich konstantwarm ist nur das Körperinnere (Kern), während die Körperschale wechselwarm ist.

Als Körperschale bezeichnen wir die Haut und die Extremitäten, als Körperkern das Innere des Rumpfes und des Kopfes.

Bei hohen Außentemperaturen ist das Temperaturgefälle zwischen Kern und Schale nur gering, bei tiefen Außentemperaturen dagegen ist es relativ groß. Vor allem die Temperatur der Extremitäten liegt dann deutlich unterhalb der Kerntemperatur (s. Abb. 6.1).

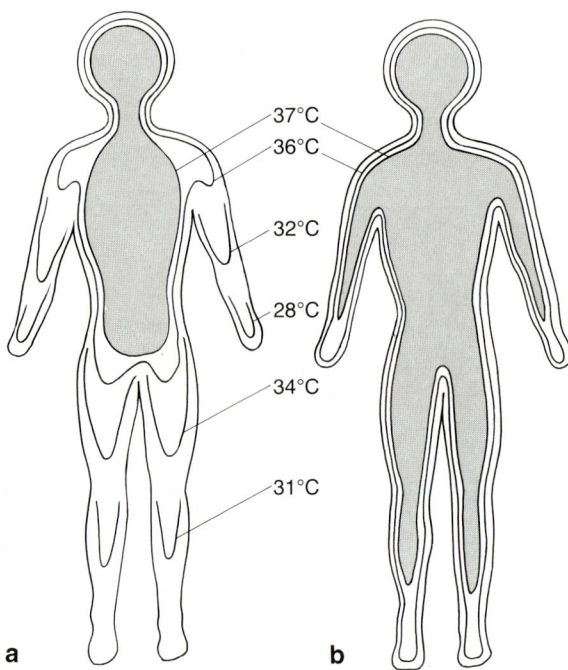

Abb. 6.1 a, b. Isothermen (Zonen mit gleicher Temperatur) auf der Körperoberfläche eingezeichnet. *Hell* ist die Zone der Schalentemperatur, *dunkel* die Zone der Kerntemperatur. **a** Entspricht den Verhältnissen bei tiefen Außentemperaturen; **b** entspricht den Verhältnissen bei hohen Außentemperaturen. (Aus Schmidt u. Thews 1983)

6.1.1 Temperaturmessung

Als Maß für die Kerntemperatur wird meist die **Rektaltemperatur** (Temperatur im Rektum; s. Kap. 7; Verdauungsapparat) benutzt. Für viele Zwecke genügt es, die **Axillartemperatur** (Temperatur in der Achselhöhle) und die **Oraltemperatur** (Temperatur in der Mundhöhle) zu messen. Beide Temperaturen schwanken allerdings stärker als die Rektaltemperatur. Auch die Kerntemperatur unterliegt Schwankungen, die eine deutliche Tagesrhythmik zeigen; das Minimum liegt am frühen Morgen und das Maximum am späten Nachmittag.

Die Amplitude dieser Schwankungen (= Abstand zwischen Minimum und Maximum) beträgt im Durchschnitt ca. 1 °C (Abb. 6.2). Diese Schwankungen werden durch einen **endogenen Rhythmus** erzeugt, den man als biologische Uhr bezeichnet, und der bei Zeitverschiebungen, z. B. bei Langstreckenflügen („jet lag"), erst nach einigen Tagen wieder der Lokalzeit angepaßt ist.

6.2 Wärmebildung

Die Wärmebildung im Körper basiert v. a. auf den konstant ablaufenden Stoffwechselvorgängen (Grundumsatz)[8]. Sie ist aber auch abhängig von der Außentemperatur.

---

[8] Grundumsatz: diejenige Energiemenge, die der Körper bei völliger Ruhe verbraucht, d. h. die nur der Erhaltung der Lebensvorgänge dient.

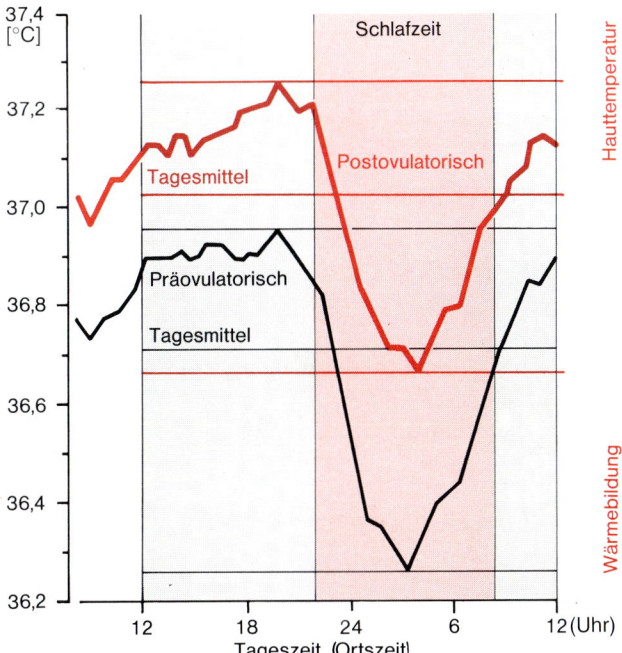

Abb. 6.2. Schwankungen der Tagestemperaturen einer Frau, *unten* vor dem Eisprung (= präovulatorisch), *oben* nach dem Eisprung (= postovulatorisch). Auch bei Männern ist eine ähnliche Tagesrhythmik der Körpertemperatur vorhanden, allerdings ohne Sprung, wie bei der Frau während des monatlichen Zyklus. Die tiefste Temperatur wird nachts um 3.00 Uhr und die höchste Temperatur abends um 18.00 Uhr erreicht. Die Amplitude (Ausschlag) der Temperaturkurve beträgt ca. 0,8 °C. (Aus Schmidt u. Thews 1983)

Bei Temperaturen zwischen 28 und 30 °C und einer relativen Luftfeuchtigkeit von ca. 50% wird die Wärmebildung bei einem unbekleideten Menschen, der sich in Ruhe befindet, ein Minimum aufweisen. Sobald die Temperatur sinkt, steigt die Wärmebildung an. Sie steigt in dem Maße, das nötig ist, den Verlust von Körperwärme auszugleichen. Die Zunahme der Wärmebildung wird zunächst durch eine Erhöhung des Muskeltonus erreicht. Wenn diese nicht mehr genügt, dann kommt es zum Kältezittern. Das ist eine rhythmische Kontraktion der Muskulatur, wodurch Wärme produziert wird. Bei starker körperlicher Arbeit kann die Wärmeproduktion durch die Muskeltätigkeit auf den 10fachen Wert gesteigert werden und dann 90% der gesamten Wärmeproduktion betragen.

Trotz der wechselnden Außentemperaturen muß die Körpertemperatur in den absoluten Grenzen zwischen 29 und 43 °C geregelt werden. Tiefere und höhere Temperaturen sind in der Regel tödlich. Das bedeutet, daß Unterkühlung und Überhitzung, wie sie vorkommen können, bis zu diesen Grenztemperaturen gerade noch mit dem Leben zu vereinbaren sind. Im Normfall wird allerdings eine Temperatur von 37 °C ± 0,5 °C strikt eingehalten.

Damit es nicht zu einer Überhitzung oder Unterkühlung des Körpers kommt, müssen Regelmechanismen vorhanden sein, die eine Temperaturkonstanz gewährleisten. Vor allem der Ableitung der Wärme, die bei der Muskel-kontraktion entsteht, kommt eine große Bedeutung zu, weil wir den Körper nicht gegen Wärme schützen können, wie das bei Kälte möglich ist.

6.3 Wärmeabgabe

Für die Wärmeabgabe stehen dem Körper verschiedene Möglichkeiten zur Ver-fügung:

- Wärmeleitung und Wärmebewegung (Konvektion),
- Wärmestrahlung,
- Wasserverdunstung.

6.3.1 Wärmeleitung und Wärmebewegung (Konvektion)

Durch Wärmeleitung und Konvektion werden ca. 25% der Gesamtwärme ab-gegeben. Dabei geschieht folgendes: Die Wärme wird durch direkten Kontakt der Körperoberfläche mit der Luft abgegeben. Diese erwärmte Luft wird durch Wärmebewegung (Konvektion) vom Körper weggeführt. Auch innerhalb des Körpers wird die Wärme durch Konvektion, d. h. durch den Transport über das Blut, weitergeleitet.

Eine Wärmeleitung an die Haut ist nur dann sinnvoll bzw. möglich, wenn die Hauttemperatur niedriger als die Kerntemperatur ist.

Den Gefäßen kommt für die Wärmeleitung eine große Bedeutung zu, da Wärmeleitung über das Gewebe nur sehr schlecht funktioniert. Durch Erweite-rung (= Vasodilatation) bzw. Verengung (= Vasokonstriktion) der peripheren Gefäße kann die Menge der Wärmeleitung über die Haut reguliert werden.

6.3.2 Wärmestrahlung

Der größte Teil der Wärme wird durch Wärmestrahlung abgegeben. Im Nor-malfall sind das 45% der Gesamtwärme. Im Unterschied zur Wärmeleitung ist die Wärmestrahlung nicht von der Außentemperatur abhängig. Die Wärme-strahlung funktioniert über langwellige Strahlung, die vom Körper weggeführt werden. Dieser Vorgang geht ähnlich wie die Wärmestrahlung eines geheizten Ofens in einem kalten Raum vonstatten. Auch wenn in diesem Fall die Luft-temperatur nicht ausreicht, um uns zu wärmen, empfangen wir doch die direk-te Wärmestrahlung.

6.3.3 Wasserverdunstung

Mit der Wasserverdunstung werden ca. 20% der Gesamtwärme an der Hautoberfläche sowie weitere 10% in den Atemwegen abgegeben. Auf diese Art werden pro Tag ca. 1000 ml (= 1 l) Flüssigkeit pro Tag verdunstet. Dies entspricht der Wärmeabgabe von einem Drittel des Grundumsatzes. Bei Bedarf kann die Flüssigkeitsverdunstung durch Schweißsekretion noch wesentlich erhöht werden.

Bei Außentemperaturen, die über der Körpertemperatur liegen, kann Wärme fast nur noch über die Wasserverdunstung abgeführt werden. Dies hat seinen Grund darin, daß die Mechanismen der Wärmestrahlung und Wärmeleitung nicht mehr funktionieren bzw. den umgekehrten Weg gehen, d. h. unserem Körper zusätzlich Wärme zuführen.

Für den Wärmeaustausch haben Umweltfaktoren, die wir allgemein als Klima bezeichnen, eine große Bedeutung. Dazu gehören die Lufttemperatur, die Luftfeuchtigkeit, die Windgeschwindigkeit sowie die Temperatur anderer strahlender Körper in unserer näheren Umgebung (z. B. Wohnungswände, Ofen etc.). Vor allem die Luftfeuchtigkeit darf in ihrer Wirkung nicht unterschätzt werden. Zum einen leitet eine mit Wasser gesättigte Luft viel besser. Zum anderen können wir bei hoher Luftfeuchtigkeit praktisch kein Wasser mehr verdunsten, da die Luft keine Feuchtigkeit mehr aufnehmen kann. Damit wird auch begreiflich, warum sowohl Kälte als auch Hitze bei geringer Luftfeuchtigkeit besser ertragen werden können.

6.4 Regulation der Körpertemperatur

Die eigentliche **Steuerung der Prozesse** der Wärmebildung und -abgabe geschieht in einer Region des Zwischenhirns (Dienzephalon), im **Hypothalamus**. Hier befindet sich das Thermoregulationszentrum. In diesem Zentrum wird der Ist-Wert (d. h. die effektiv vorhandene Körpertemperatur) mit einem vorgegebenen Soll-Wert (37°C) verglichen. Wenn der Ist-Wert vom Soll-Wert abweicht, werden Steuersignale gegeben, die im Körper zum Einschalten verschiedener Regelmechanismen führen. Das Ganze wird als **Regelkreis** bezeichnet (Abb. 6.3). In einem derartigen System werden die Faktoren, die zum Verstellen des Regelkreises führen (z. B. Wärmebelastung, Kältebelastung, körperliche Arbeit, psychische Faktoren etc.) als Störgrößen bezeichnet. Von großer Bedeutung in diesem geregelten System (unserem Körper) sind die Gefäßverengung und Gefäßerweiterung (= Vasomotorik), wodurch die periphere Wärmeabgabe geregelt wird. Dies geschieht auf nervösem Wege, d. h. die Steuersignale aus dem Hypothalamus gelangen über Nerven an die Muskulatur der Gefäße, aber auch an die Schweißdrüsen, die damit in ihrer Sekretion gesteuert werden.

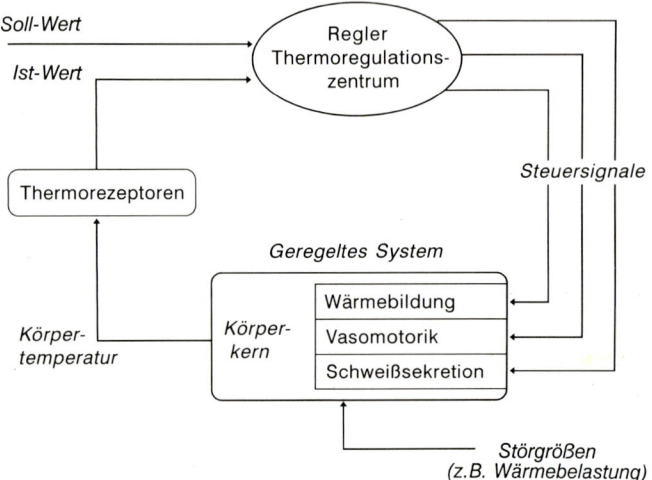

Abb. 6.3. Schema des Regelkreises für die Temperaturregulation. Im Thermoregulationszentrum des Hypothalamus (Hirnregion) wird der Istwert mit dem Sollwert verglichen und dem Resultat entsprechend Steuersignale an das geregelte System abgegeben. Diese führen entweder zur Wärmebildung oder zur Wärmeabgabe

6.4.1 Fieber

Fieber ist, wie bereits erwähnt, eine regelmäßig auftretende Begleiterscheinung der meisten Infektionskrankheiten. Es wird durch fiebererzeugende Stoffe (= Pyrogene) ausgelöst. Dabei unterscheidet man zwischen endogenen körpereigenen (= endogenen) und von außen zugeführten (= exogenen) Pyrogenen.

- **Exogene Pyrogene** sind bakterielle Produkte, Viren etc. Diese lösen in der Regel das Fieber nicht selber aus, sondern verlassen die Leukozyten (v.a. neutrophile Leukozyten), ein endogenes Pyrogen auszuschütten.
- Das **endogene Pyrogen** gelangt über das Blutgefäßsystem in den Hypothalamus, wo es im Thermoregulationszentrum den Soll-Wert der Körpertemperatur nach oben stellt. Dementsprechend findet die Regulation der Körpertemperatur auf einem höheren Niveau statt, z.B. auf 39 °C anstatt auf 37 °C.

Unmittelbar nach der Wirkung der endogenen Pyrogene wirkt die normale Körpertemperatur wie eine Unterkühlungstemperatur. Sie löst eine Vasokonstriktion (= Verengung) der Hautgefäße, ein subjektives Kälteempfinden und evtl. Kältezittern (Schüttelfrost) aus. Umgekehrt wird die Rückkehr zur normalen Körpertemperatur als zu warm empfunden. Schweißausbrüche, Erweiterung der Hautgefäße und ein subjektives Wärmeempfinden sind charakteristisch für die Entfieberungsphase.

In bezug auf die Nützlichkeit des Fiebers hat man bisher noch keine plausible Erklärung finden können. Möglicherweise könnte es sich dabei um eine Heraufsetzung der Reaktionsgeschwindigkeit handeln, wie man sie aus der Chemie kennt. Die Abwehrmechanismen könnten damit auch rascher funktionieren. Fieber ist auf jeden Fall ein typisches Merkmal der Warmblüter, da es nicht nur beim Menschen, sondern bei allen untersuchten Tierarten vorkommt.

6.4.2 Hyperthermie/Hypothermie

Eine passive **Übererwärmung des Körpers** durch Wärmezufuhr bezeichnet man als Hyperthermie. Der Soll-Wert der Kerntemperatur bleibt dabei unverändert. Der Temperaturanstieg wird durch die Überlastung der Wärmeabgabemechanismen verursacht. Bei langdauernder Hyperthermie mit Temperaturen von 40–41 °C kommt es wegen der maximalen Erweiterung der Hautgefäße zu einem Kreislaufkollaps (Hitzekollaps). Durch die maximale Vasodilatation in der Peripherie ist im Zentrum des Kreislaufs nicht mehr genügend Blut vorhanden.

Wenn die Wärmeabgabe über längere Zeit die Wärmeproduktion übersteigt, z. B. wenn der Körper ohne entsprechenden Schutz durch Kleidung der Kälte ausgesetzt ist, dann kommt es zu einer **Unterkühlung** (Hypothermie). Bei Rektaltemperaturen bis 35 °C reagiert der Körper mit Kältezittern. Die Muskelkontraktionen führen zur Wärmebildung. Bei Temperaturen zwischen 34 und 30 °C hingegen entwickelt sich eine Teilnahmslosigkeit; gleichzeitig kommt es zu einer Muskelstarre. Bei Temperaturen unterhalb 29 °C schließlich kommt es zu Kammerflimmern (der Herzkammern), bis schließlich der Tod eintritt.

Aus einem Wärmestau kann eine Bewußtlosigkeit resultieren, die als Hitzschlag bezeichnet wird. In einem solchen Fall ist die Haut blaß und trocken. Steigt die Temperatur des Körpers dann noch weiter an, so tritt bei ca. 43 °C der Tod ein, bei dem dann meist ein Hirnödem vorhanden ist.

Um einen weiteren Anstieg der Körpertemperatur zu verhindern, sollten die entsprechenden Personen sofort gekühlt werden. Nötigenfalls mit Wasser oder Schnee. Dabei sollte die Körpertemperatur allerdings gemessen werden, damit keine Hypothermie erzeugt wird.

6.5 Zusammenfassung Temperaturregulation

▶ Der Mensch gehört zu den konstantwarmen Lebewesen.

▶ Wir unterscheiden am Körper eine **Kernregion** (Schädelhöhle und Rumpfinneres) und eine **Schalenregion** (Haut und Extremitäten). Die Kerntemperatur wird mit geringen Schwankungen auf ca. 37 °C geregelt. Die Schalentemperatur kann stärker schwanken. Bei warmen Außentemperaturen wird die Zone der Kerntemperatur größer.

▶ Die Konstanz der Körpertemperatur wird durch ein Gleichgewicht zwischen Wärmeproduktion und Wärmeabgabe erreicht:
- **Wärmeproduktion** entsteht durch die Verbrennung von Nahrung in unseren Organen, durch Stoffwechselvorgänge, aber auch durch Muskelkontraktionen (bis zu 90% der Gesamtwärme).
- **Wärmeabgabe** ist über 3 verschiedene Mechanismen möglich:
  - Wärmeleitung und Konvektion (ca. 25% der Gesamtwärme),
  - Wärmestrahlung (45%) und
  - Wasserverdunstung (30%).

Bei Bedarf kann die Wasserverdunstung wesentlich erhöht werden durch zusätzliche Schweißsekretion. Bei Außentemperaturen oberhalb der Körpertemperatur kann Wärme nur noch über Schweißsekretion und Wasserverdunstung abgeführt werden.

▶ Die Thermoregulation geschieht im Hypothalamus im Thermoregulationszentrum. Hier wird der Soll-Wert mit dem Ist-Wert verglichen. Abweichungen der beiden Werte führen zu Steuersignalen an die Gefäße (Vasokonstriktion und Vasodilatation), an die Muskulatur (Erhöhung des Muskeltonus) und an Schweißdrüsen (Regulation der Schweißsekretion).

▶ Fieber wird ausgelöst durch **exogene** Pyrogene (Bakterien, Viren etc.), die Neutrophile zur Ausschüttung von **endogenen** Pyrogenen (= körpereigene fiebererzeugende Stoffe) veranlassen. Die endogenen Pyrogene verursachen eine Höherstellung des Soll-Wertes im Hypothalamus. Bei Fieber wird auf dem erhöhten Niveau geregelt.

▶ Hyperthermie kann durch maximale Dilatation der Hautgefäße zum Hitzekollaps führen. Bei längerem Anhalten der Hyperthermie kommt es zu einem Hitzschlag (Bewußtseinstrübung, blasse trockene Haut).

7 Verdauungsapparat

7.1 Allgemeines

Um existieren zu können, benötigt unser Körper Nahrung in Form von Eiweißen (Proteinen), Fetten (Lipiden) und Zucker (Kohlenhydraten) sowie Vitaminen, Elektrolyten und Spurenelementen.

Damit diese Stoffe in unseren Körper aufgenommen werden können, müssen sie mechanisch zerkleinert, enzymatisch (in ihre **Baubestandteile**) gespalten und anschließend in den Wänden des Magen-Darm-Traktes aufgenommen (resorbiert) werden.

- Proteine bestehen aus Aminosäuren,
- Lipide unter anderem aus Fettsäuren,
- Kohlenhydrate aus Zuckermolekülen.

So, wie die Kohlenhydrate, Proteine und Lipide in der Nahrung vorkommen, können sie nicht in unserem Körper weiterverwendet werden, da pflanzliche und tierische Proteine, Lipide und Kohlenhydrate z.T. eine völlig andere Zusammensetzung haben als die menschlichen. Deshalb ist es notwendig, daß die Nahrungsbestandteile in ihre Untereinheiten bzw. Baubestandteile zerlegt werden. Das ist die Aufgabe der **Verdauung**.

An die Verdauung schließt sich die **Resorption** (Aufnahme) an. Hierbei nimmt das Epithel der Darmwand die für den Körper nötigen Bestandteile aus dem Darminhalt auf.

Mit der Resorption werden die Endprodukte der Verdauung sowie das aus der Verdauung resultierende Wasser (aus der Nahrung, den Verdauungssäften etc.), die Mineralstoffe und Vitamine aus dem Darmlumen über die Darmschleimhaut in das Blut oder die Lymphe aufgenommen. Nach der Resorption können dann aus den Untereinheiten der Nahrung **körpereigene** Lipide, Kohlenhydrate und Proteine zusammengesetzt werden oder durch oxidativen Abbau kann **Energie** gewonnen werden.

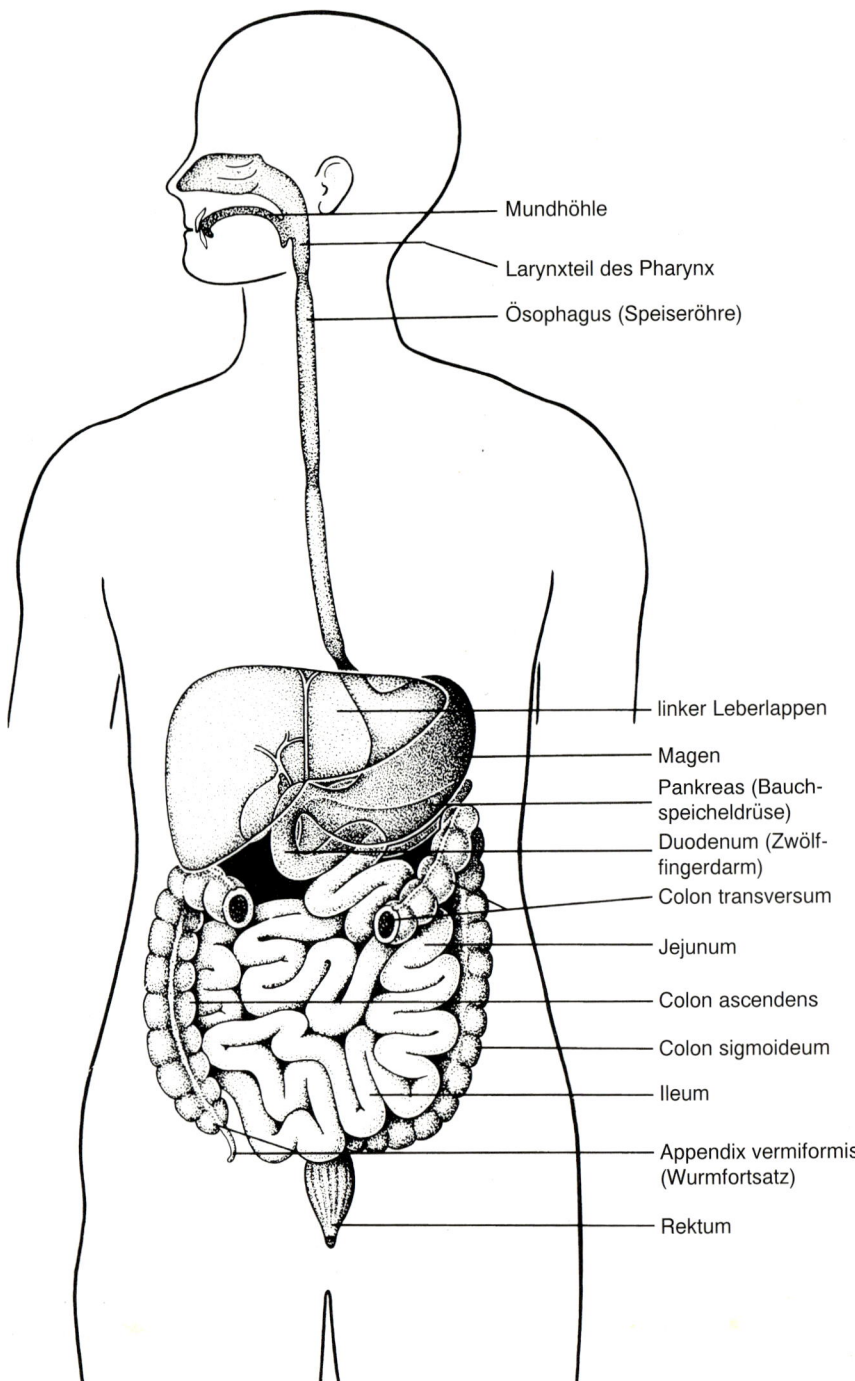

Mundhöhle

Larynxteil des Pharynx

Ösophagus (Speiseröhre)

linker Leberlappen

Magen

Pankreas (Bauch-
speicheldrüse)

Duodenum (Zwölf-
fingerdarm)

Colon transversum

Jejunum

Colon ascendens

Colon sigmoideum

Ileum

Appendix vermiformis
(Wurmfortsatz)

Rektum

Abb. 7.1. Bestandteile des Verdauungsapparates. (Aus Rohen 1988)

7.2 Organe des Verdauungsapparates

Zum Verdauungsapparat gehören folgende Organe:

Deutscher Begriff	Lateinischer Begriff	Siehe unter Abschnitt
Mundhöhle	Cavum oris	(7.2.1)
Schlund oder Rachen	Pharynx	(7.2.2)
Speiseröhre	Ösophagus	(7.2.4)
Magen	Gaster, Ventrikulus	(7.2.5)
Dünndarm	Intestinum tenue	(7.2.6)
Leber	Hepar	(7.2.8)
Gallenblase	Vesica fellea	(7.2.9)
Bauchspeicheldrüse	Pankreas	(7.2.10)
Dickdarm	Intestinum crassum	(7.2.7)

In den folgenden Abschnitten werden Struktur, Funktion und Zusammenspiel dieser Organe besprochen.

7.2.1 Mundhöhle und Inhaltsgebilde

Die Mundhöhle wird wie folgt begrenzt:
seitlich: von den Wangen,
vorne: durch die Lippen,
unten: durch den Mundboden,
oben: durch den Gaumen (weich + hart),
hinten: vom Übergang in den Pharynx (Pars oralis).

Am Übergang zum Pharynx (Rachen) liegen die beiden Gaumenbögen; zwischen ihnen befindet sich auf jeder Seite die Tonsilla palatina. Den Raum zwischen den Zähnen und zahntragenden Kieferfortsätzen einerseits und den Lippen und Wangen andererseits bezeichnet man als **Mundvorhof** (Vestibulum oris).

Zu den „Inhaltsgebilden" der Mundhöhle gehören die Zähne, die Zunge sowie die in die Mundhöhle mündenden Speicheldrüsen.

Die **Mundhöhle** ist von einer Schleimhaut ausgekleidet. Diese wird von einem mehrschichtigen unverhornten Plattenepithel gebildet, das auf dem Zungenrücken in ein leicht verhorntes mehrschichtiges Plattenepithel übergeht.

Der **Mundboden** wird von einer Muskelplatte gebildet (= Diaphragma oris). Der wichtigste Muskel dieser Muskelplatte ist der M. mylohyoideus, der mit 2 Teilen von der Innenseite der Mandibel entspringt und sich in der Mitte in einer bindegewebigen Zone (Raphe mylohyoidea) vereinigt.

Zunge

Die Hauptmasse des Zungenkörpers besteht aus Muskulatur. Wir unterscheiden Eigenmuskulatur und Fremdmuskulatur. Die **Eigenmuskulatur** verläuft nur innerhalb der Zunge, die **Fremdmuskulatur** strahlt von außen in die Zunge ein.

Die Zungenmuskulatur ist quergestreift und unterliegt der Willkürmotorik. Die Fasern der Eigenmuskulatur werden unterteilt in longitudinale, transversale und vertikale Züge, die sich gegenseitig durchdringen (M. longitudinalis linguae, M. verticalis linguae, M. transversalis linguae). Beim Zurückziehen der Zunge, durch Kontraktion der longitudinalen Fasern und der einstrahlenden Fremdmuskeln wird die Zunge dicker und wirkt so wie der Stempel einer Saugpumpe. Dies ist die Grundlage für den Saugakt beim Stillen.

Die Verlängerung der Zunge (Hinausstrecken) wird durch die transversalen und vertikalen Faserzüge ermöglicht, die dabei gleichzeitig die Zunge länger und dünner werden lassen. Bei der Kontraktion von jeweils 2 der 3 Zungeneigenmuskeln wird der 3. Muskel gedehnt.

Die Zunge hat einen frei beweglichen Zungenrücken und einen befestigten Zungengrund. Letzterer macht das hintere Drittel der Zunge aus und leitet zum Pharynx (Rachen) über.

Die ganze Zunge ist von einer Schleimhaut überzogen, die auf der Unterseite nur locker auf dem darunterliegenden Bindegewebe befestigt ist. In der Mitte läuft die Schleimhaut der Unterseite in das Zungenbändchen (Frenulum linguae) zusammen. Seitlich der Zunge liegt je eine Falte (Plica sublingualis), unter der eine Speicheldrüse liegt, die Glandula sublingualis (s. unten). Im vorderen Teil der Plica sublingualis befindet sich jeweils links und rechts vom Frenulum eine Öffnung, die Caruncula sublingualis, auf der die Glandula submandibularis mündet. Auf dem Zungenrücken ist das Schleimhautbindegewebe straff und die Schleimhaut damit unverschieblich. Dadurch wird eine bessere mechanische Belastbarkeit der Zunge ermöglicht. Hier befindet sich eine große Zahl von Nervenendigungen, die es der Zunge ermöglichen, als empfindliches Tastorgan zu funktionieren und noch feinste Unebenheiten wahrzunehmen. Infolge der dichten Anordnung dieser Nervenendigungen scheint die Zunge die abgetasteten Gegenstände zu vergrößern. Auf dem Zungenrücken bildet die Schleimhaut verschiedene Arten von Papillen (papilla, lateinisch = Wärzchen) die teils mechanische Aufgaben zu erfüllen haben, teils die Träger der Geschmacksknospen sind.

Die Zunge hat 4 verschiedene Arten von Papillen (Abb. 7.2):
- Wallpapillen (Papillae vallatae),
- Fadenpapillen (Papillae filiformes),
- Blattpapillen (Papillae foliatae),
- Pilzpapillen (Papillae fungiformes).

Die **Papillae filiformes** sind die häufigsten, sie haben eine mechanische Funktion. Ihre Spitzen sind nach hinten gegen den Pharynx gerichtet und erzeugen

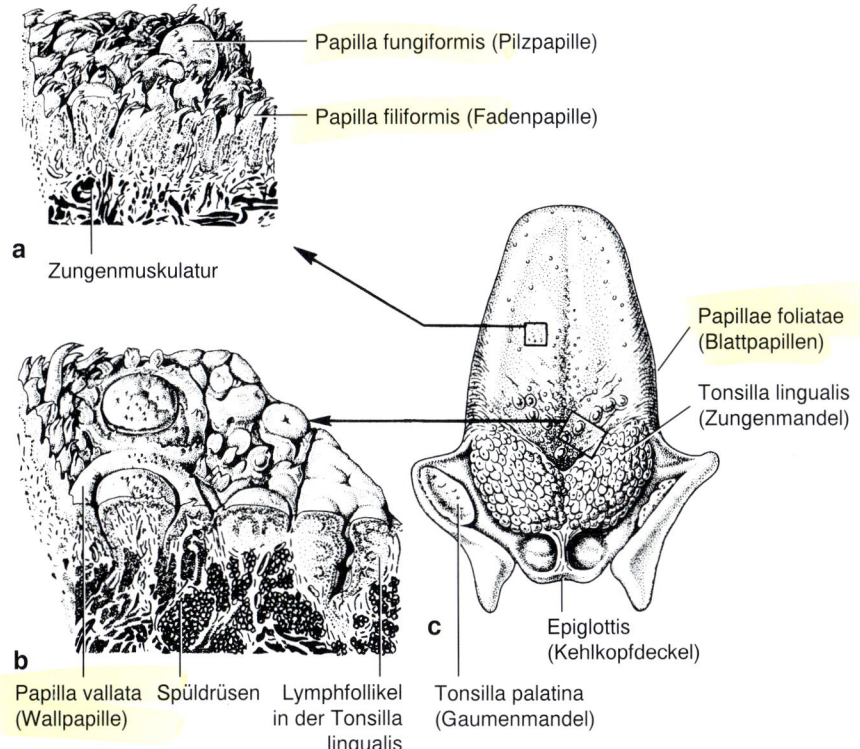

Papilla fungiformis (Pilzpapille)

Papilla filiformis (Fadenpapille)

a Zungenmuskulatur

Papillae foliatae (Blattpapillen)

Tonsilla lingualis (Zungenmandel)

c Epiglottis (Kehlkopfdeckel)

b Papilla vallata (Wallpapille) Spüldrüsen Lymphfollikel in der Tonsilla lingualis Tonsilla palatina (Gaumenmandel)

Abb. 7.2a–c. Aufblick auf den Zungenrücken mit den verschiedenen Papillen (**c**). Die Wallpapillen (Papillae vallatae) stehen V-förmig und bilden mit der Grenzfurche zwischen Zungenrücken und Zungenwurzel das V-linguae. **a** Fadenpapillen (Papillae filiformes) mit den Pilzpapillen (Papillae fungiformes); **b** Wallpapillen mit den Spüldrüsen und Anschnitt der Tonsilla lingualis (Zungenmandel)

die Rauhigkeit der Zunge. Dadurch haftet die Nahrung besser und kann damit für den Schluckakt nach hinten geschoben werden.

Zwischen den Papillae filiformes sind die **Papillae fungiformes** eingestreut, die beim Kind und Jugendlichen noch Geschmacksknospen tragen.

Kurz vor dem Übergang des Zungenrückens in den Zungengrund liegen die **Papillae vallatae**. Sie sind V-förmig parallel zur Grenzfurche, die den Übergang des Zungengrundes in den Zungenrücken markiert, angeordnet. Insgesamt sind ca. 8–12 dieser Papillae vallatae vorhanden. Sie sind von einem Graben und einem daran anschließenden Wall von Schleimhaut umgeben. In der Tiefe des Grabens liegen ebenfalls Geschmacksknospen. Damit die in den Graben gelangenden Geschmacksstoffe nicht darin liegenbleiben, münden von unten Spüldrüsen in den Graben, durch welche die Geschmacksstoffe mit einem dünnflüssigen Sekret fortgespült werden. Damit wird anderen Geschmacksstoffen der Zugang ermöglicht.

Die **Papillae foliatae** schließlich liegen am hinteren seitlichen Zungenrand, sie sind ebenfalls mit Geschmacksknospen besetzt.

Hinter der Grenzfurche (Sulcus terminalis) beginnt der Zungengrund, in dem sich eine Ansammlung von lymphatischem Gewebe befindet, die man als Tonsilla lingualis (Zungenbälge/Zungenmandel) bezeichnet. Sie gehört zum lymphatischen Rachenring.

Zähne

In den Alveolen (Zahnfächern) der Kieferfortsätze stecken die Zähne, die mit einem speziellen Halteapparat (Parodontium) befestigt sind. Wir unterscheiden am einzelnen Zahn eine **Krone** (Korona), die das Zahnfleisch (Gingiva) überragt, von einer **Wurzel** (Radix), die in der Alveole steckt (Abb. 7.3). Die Krone ist vom Zahnschmelz überzogen, der härtesten Substanz im menschlichen Körper. Der **Zahnschmelz** besteht zu 96% aus anorganischer Substanz, die sich hauptsächlich aus Kalziumphosphat zusammensetzt. Das ist eine tote, unempfindliche und nicht regenerationsfähige Substanz. Der Schmelz kann im Laufe der Jahre abgekaut werden (Attrition) oder durch zusätzliche mechanische Belastung, z. B. Halten der Pfeife beim Rauchen, abgerieben werden (Abrasion), so daß das darunterliegende Zahnbein (Dentin) zum Vorschein kommt. Das **Dentin** hat eine knochenähnliche Zusammensetzung. Im Unterschied zu den Osteozyten, die sich selber einmauern, bleiben die zahnbeinbildenden Zellen, (= Odontoblasten) im Innern des Zahnes in der Pulpahöhle liegen, so daß nur ihre Ausläufer durch das Dentin eingemauert werden. Diese Ausläufer liegen dann in dünnen Dentinkanälchen. Die Pulpahöhle enthält neben den Odontoblasten v. a. Bindegewebe und Nerven, sowie die versorgenden Gefäße. Diese gelangen durch den Wurzelkanal in die Pulpahöhle. Bei mehrwurzeligen Zähnen (z. B. bei den Backenzähnen) hat jede Wurzel einen solchen Wurzelkanal, die dann in einer gemeinsamen Pulpahöhle münden.

Im Bereich der Wurzel ist das Dentin von Zement umgeben, der eine ähnliche Zusammensetzung wie der Knochen hat. Zement dient zum Einbau des Zahnes in die Alveole des Kiefers. Zement ist umgeben von der Wurzelhaut (Desmodontium), die die Wurzel wie ein elastisches Kissen umgibt. Obwohl sie nur ca. 100 μm dick ist, enthält sie zahlreiche Blut- und Lymphgefäße sowie Nerven. Durch eine Entzündung der Wurzelhaut wird der Zahn etwas aus der Alveole herausgedrückt, so daß beim Zubeißen die Schmerzen noch verstärkt werden. Die Befestigung des Zahnes in der Alveole erfolgt durch kollagene Fasern, die einerseits in den Kieferknochen, andererseits in den Zement als Sharpey-Fasern einstrahlen. Aufgrund der Faseranordnung ist der Zahn zwar ziemlich fest, aber doch bis zu einem gewissen Grade federnd in die Alveole eingebaut. Die Kollagenfasern verlaufen dabei so, daß Druck auf den Zahn (beim Beißen) in Zug umgewandelt wird. Der Ort, an dem der Zement in den Zahnschmelz übergeht, bezeichnet man als Zahnhals (Collum). Alveolarknochen, Desmodontium und Zement werden zusammen auch als **Parodontium** bezeichnet.

Das Zahnfleisch (= Gingiva) besteht nur aus Mundhöhlenepithel und dem darunterliegenden Bindegewebe. Es stellt also kein Fleisch (Muskelgewebe) dar.

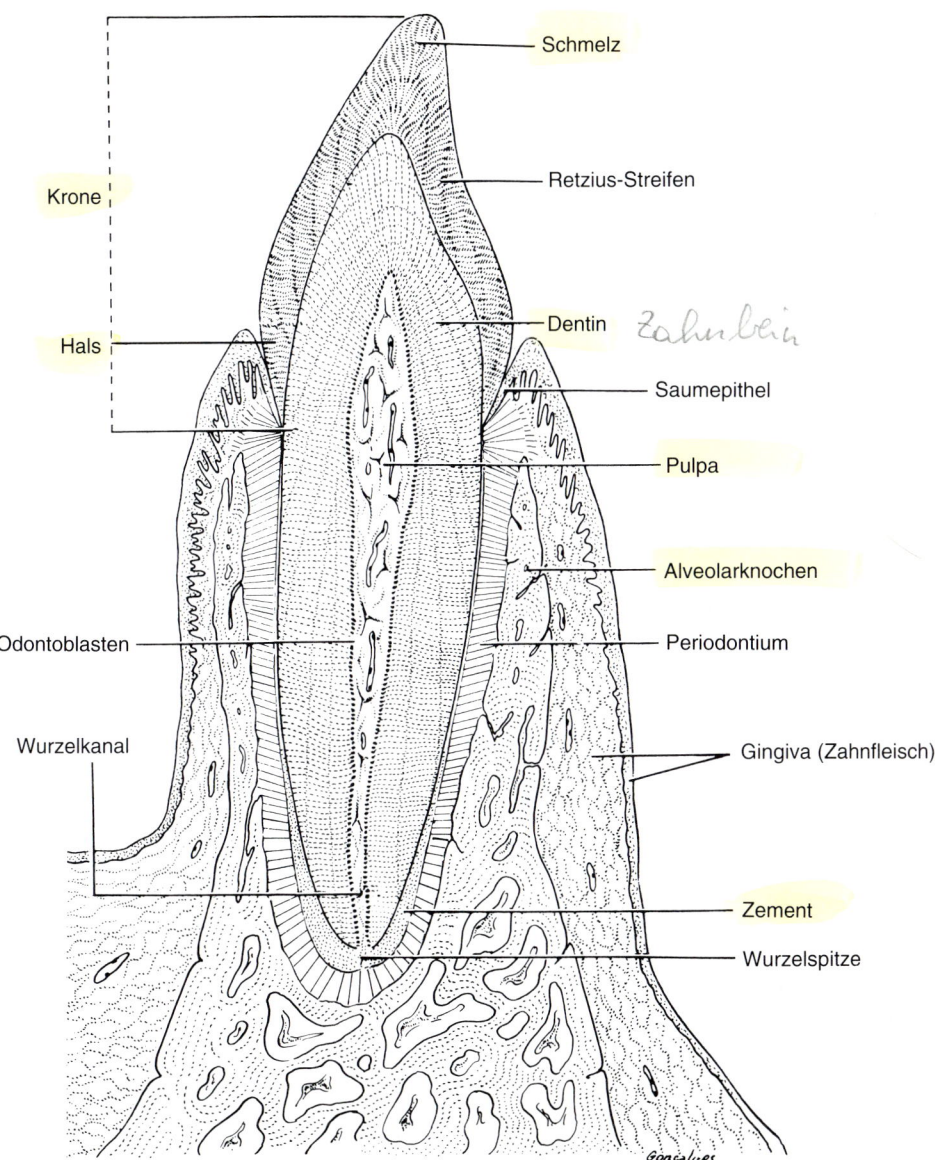

Schmelz

Retzius-Streifen

Krone

Dentin *Zahnbein*

Hals

Saumepithel

Pulpa

Alveolarknochen

Odontoblasten

Periodontium

Wurzelkanal

Gingiva (Zahnfleisch)

Zement

Wurzelspitze

Gonsalves

Abb. 7.3. Schnittbild durch einen Schneidezahn in der Zahnalveole. Das Zahnfleisch wird auch als Gingiva bezeichnet. Das Saumepithel ist der Teil des Zahnfleisches, der dem Zahn zugewandt ist. Die Retzius-Streifen im Zahnschmelz sind Wachstumslinien, die während der Schmelzbildung durch Wachstumsschübe zustande kommen. (Aus Junqueira 1984)

Der dem Zahn anliegende Teil der Gingiva heißt Saumepithel. Es umschließt den unteren Teil der Zahnkrone dicht. Dies wird durch seine Befestigung mit kollagenen Fasern die weiter unten am Zement ansetzen, und durch ringförmige, um den Zahnhals laufende Fasern erreicht. Wenn sich diese Befestigung lockert, kann eine Zahnfleischtasche entstehen. Dies ist ein idealer Bereich für die Bildung von Fäulnisherden. Sehr häufig sind im Zahnfleisch Ansammlungen von Lymphozyten vorhanden. Diese dienen der Infektionsabwehr und werden als Zahnfleischtonsille bezeichnet.

Definitives Gebiß

Das **endgültige Gebiß** besteht aus 32 Zähnen; davon sind:
- 8 Schneidezähne (Dentes incisivi),
- 4 Eckzähne (Dentes canini),
- 8 Backenzähne (Dentes praemolares),
- 12 Mahlzähne (Dentes molares).

Der hinterste Mahlzahn (Weisheitszahn) zeigt oft Rückbildungserscheinungen. Häufig ist er gar nicht oder erst im Erwachsenenalter ausgebildet.

Das **Milchgebiß** besitzt lediglich 20 Zähne:
- 8 Schneidezähne (Dentes incisivi),
- 4 Eckzähne (Dentes canini),
- 8 Mahlzähne (Dentes molares).

Der 1. Mahlzahn des definitiven Gebisses wird ca. im 6.–7. Lebensjahr gebildet, die 1. Zahnlücke entsteht meist zwischen dem 7. und 8. Lebensjahr (Dens incisivus). Damit ist der 1. Mahlzahn fast noch ein verspäteter Milchzahn. Dies dürfte der Grund sein, warum er häufig schlecht ausgebildet ist. Benachbarte Zähne berühren sich mit ihren Kronen nahe der Kaufläche, während zum Zahnhals hin Lücken bleiben, die durch Zahnfleisch (Gingiva) ausgefüllt sind. Beim Biß treffen sich die Zähne des Oberkiefers mit den Zähnen des Unterkiefers normalerweise so, daß sie leicht gegeneinander verschoben sind und somit jeweils nicht die Kauspitzen genau aufeinandertreffen.

Kauvorgang und Schluckakt

Neben der eigentlichen **Kaumuskulatur** (vgl. Kap. 4: Bewegungsapparat) sind am Kauvorgang die **Zähne**, die **Zunge**, die **Wangen**, der **Mundboden** und der **Gaumen** beteiligt.

Durch Bewegungen von Zunge, Lippen und Wangen wird die Nahrung immer wieder zwischen die Zähne geschoben und zwischen diesen durch Schneide- und Mahlbewegungen zerkleinert. Während des Kauvorganges wird die Nahrung mit Speichel durchmischt und damit gleitfähig gemacht. Durch Zungenbewegungen nach hinten wird der Schluckakt eingeleitet. Der Bissen

(Bolus) wird durch den **Schluckakt** in die Speiseröhre (Ösophagus) befördert. Von einem gewissen Punkt an verläuft der ganze Schluckakt **unwillkürlich** (= reflektorisch). Der 1. Teil des Schluckens besteht in einer **willkürlichen Zungenbewegung**, die den Bissen in Richtung Pharynx schiebt. Durch Berührung der Gaumenbögen, des Zungengrundes oder der Rachenhinterwand wird der reflektorische Teil des Schluckens ausgelöst. Dabei muß zunächst die Verbindung zum Nasenraum durch Heben des Gaumensegels verschlossen werden. Danach erfolgt der Verschluß des Kehlkopfeinganges durch Vorschieben des Kehlkopfes und Umklappen des Kehlkopfdeckels (Epiglottis). Beides ist wichtig, da im Rachen der Speiseweg den Luftweg kreuzt.

Durch Betägigung der Rachenmuskulatur findet anschließend der Transport des Bissens in den oberen Abschnitt des Ösophagus statt.

Am Schluckakt sind ca. 20 verschiedene Muskeln beteiligt, die unter Kontrolle eines Schluckzentrums koordiniert werden, das in der Medulla oblongata liegt. (Das ist ein Teil des Hirnstammes kurz vor dem Übergang in das Rückenmark.)

Kurzfristiger Atemstillstand und Verschluß der Stimmritze sind Teil des Schluckreflexes.

Wenn während des Essens Luft geschluckt wird (Aerophagie), wird diese meist wieder regurgitiert (aufgestoßen), resorbiert (in der Darmwand) oder zum größten Teil mit dem Darminhalt bis in den Dickdarm befördert. Hier vermischt sie sich mit dem von Darmbakterien gebildeten Wasserstoff, Schwefelwasserstoff, Methan und Kohlendioxid und wird über den Anus an die Umgebung abgegeben (Flatus).

Speicheldrüsen

Der Mundspeichel wird von 2 histologisch gut voneinander unterscheidbaren Zelltypen produziert. Der eine Zelltyp produziert enzymhaltigen, dünnflüssigen Verdauungs- und Verdünnungsspeichel, der andere einen schleimhaltigen Gleitspeichel. In der Mundhöhle liegen 3 größere, paarige und eine große Anzahl kleinerer Speicheldrüsen (Abb. 7.4). Die größte dieser Speicheldrüsen ist die **Ohrspeicheldrüse** (Glandula parotis bzw. Parotis). Sie liegt zwischen dem aufsteigenden Unterkieferast und dem äußeren Gehörgang. Ihr Ausführgang mündet im Mundvorhof gegenüber dem 2. oberen Backenzahn.

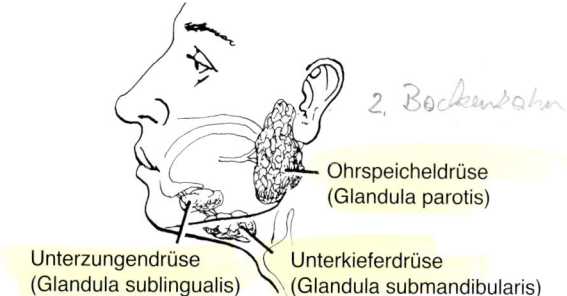

2. Bockenzahn

Ohrspeicheldrüse
(Glandula parotis)

Abb. 7.4. Lage der 3 großen Speicheldrüsen der Mundhöhle. (Aus Krstic 1991)

Unterzungendrüse
(Glandula sublingualis)

Unterkieferdrüse
(Glandula submandibularis)

Auf seinem Weg dorthin überquert er den M. masseter (Kaumuskel) und durchbricht den Wangenmuskel (M. buccinator). Die Drüse ist zusammen mit dem M. masseter von einer derben Faszie umhüllt (Fascia masseterica) und wird bei jeder Kieferbewegung zwischen Muskel und Faszie massiert, wodurch die Ausschüttung ihres Sekretes veranlaßt wird. Die Parotis ist, wie die meisten Drüsen, sehr weich, so daß sie von außen nicht getastet werden kann. Bei Entzündungen schwillt sie jedoch teilweise stark an, so daß der Fasziensack, der sie umgibt, prall gefüllt ist und die Drüse damit durch die Haut getastet werden kann. In einem solchen Fall schmerzt die Drüse bei jeder Bewegung des Kiefers, da sie nicht ausweichen kann. Eine der häufigsten Erkrankungen der Parotis ist der Mumps (Parotitis epidemica), eine Entzündung, die durch Viren verursacht wird.

Die **Unterzungendrüse** (Glandula sublingualis) ist ebenfalls eine paarige Speicheldrüse, die beiderseits unterhalb der Zunge auf dem Mundboden liegt. Sie produziert einen schleimigen Speichel, der mit mehreren Ausführgängen auf beiden Seiten der Zunge, im Bereich der Plica sublingualis, in die Mundhöhle gelangt.

Die **Unterkieferspeicheldrüse** (Glandula submandibularis) ist ebenfalls eine paarige Drüse. Sie liegt unterhalb des Mundbodens jeweils neben dem Unterkiefer. Auch diese Drüse wird durch ihre Lage bei jeder Kieferbewegung massiert, so daß der Speichel ausgepreßt wird. Es kann sogar passieren, daß beim Öffnen des Mundes (z. B. beim Gähnen) das größtenteils dünnflüssige Sekret dieser Drüse in einem weiten Bogen zu beiden Seiten des Frenulums („Zungenbändchen") herausspritzt.

Die Unterkieferdrüse ist eine gemischte Drüse, die sowohl muköses (= schleimiges) als auch seröses (= wäßriges) Sekret produziert. Die serösen Zellen sitzen kappenartig auf den schleimproduzierenden Zellen. Damit können sie das muköse Sekret ausspülen.

Speichelsekretion
Die drei großen paarigen Speicheldrüsen sowie einige weitere kleinere produzieren gemeinsam pro Tag ca. 1 – 1,5 l Speichel. Die Zusammensetzung dieses Speichels ist abhängig von der Art der Nahrung:

Durch trockene Speisen wird die Sekretion eines dünnflüssigen Spülspeichels bewirkt; flüssigkeitshaltige Speisen regen die Sekretion eines dickflüssigen Verdauungsspeichels an.

Speichel enthält ein kohlenhydratspaltendes Enzym, die **α-Amylase,** die in Form von Ptyalin abgegeben wird. Daneben enthält Speichel v. a. Mucin, einen Schleim, der hauptsächlich aus Glykoprotein besteht. Die Wirkung des kohlenhydratspaltenden Ptyalins wird bei längerem Kauen von Brot deutlich, da dann unter der Wirkung des Enzyms aus der Stärke des Brotes Glukose freigesetzt wird. Glukose schmeckt leicht süßlich.

Speichel hat 3 wesentliche Funktionen zu erfüllen:
● Erhöhung der Gleitfähigkeit der Nahrung,
● Reinigung der Mundhöhle,
● Teilnahme an der Verdauung von Kohlenhydrat.

Speichel ist durch Bikarbonat gepuffert und hält damit den pH-Wert im Bereich zwischen 6,2 und 7,4 konstant. Bei stark saurem Speichel (= niedriger pH-Wert) wird Kalzium aus den Zähnen gelöst. Bei einem zu hohen pH-Wert wird Zahnstein gebildet, besonders in der Nähe der Ausführungsgänge der Speicheldrüsen.

Die Sekretion des Speichels wird reflektorisch ausgelöst. Der auslösende Reiz ist der Kontakt der Nahrung mit dem Schleimhautepithel der Mundhöhle. Der Geruch oder die Vorstellung einer Speise können – wie wir alle wissen – ebenfalls zu vermehrtem Speichelfluß führen: „Das Wasser läuft einem im Munde zusammen".

Auch ohne Nahrungsaufnahme findet eine basale Sekretion statt (Ruhesekretion). Die Aktivierung des Parasympathikus bewirkt die Absonderung eines dünnflüssigen Speichels, die Aktivierung des Sympathikus hingegen die Absonderung eines dickflüssigen Speichels (für Sympathikus und Parasympathikus s. Kap. 13: Nervensystem).

Gaumen

Das Dach der Mundhöhle wird in den vorderen zwei Dritteln durch den harten Gaumen und im hinteren Drittel durch den weichen Gaumen gebildet.

Der **harte Gaumen** (Palatum durum) entsteht durch die Knochenfortsätze der Maxilla und im hinteren Teil, kurz vor dem Übergang in den weichen Gaumen, durch eine horizontal verlaufende Knochenplatte des Os palatinum.

Die Knochen des **harten Gaumens** sind von Periost (Knochen) und Schleimhaut überzogen, die in der Nähe der Zähne unverschieblich befestigt sind und in das Zahnfleisch übergehen. Weiter hinten am harten Gaumen liegt zwischen Periost und Schleimhaut ein Feld von kleinen Schleimdrüsen, die Glandulae palatinae, die ein muköses Sekret produzieren, das als Gleitschleim für die Passage der Nahrung dient.

Der **weiche Gaumen** (Palatum molle) hängt hinten vom harten Gaumen segelförmig herab und wird deshalb auch als Velum palatinum oder **Gaumensegel** bezeichnet. In erschlafftem Zustand liegt das Gaumensegel auf dem Zungengrund. Es bildet 2 Gaumenbögen, die im Zäpfchen münden (Uvula). Im Gaumensegel sowie in der Uvula verlaufen Muskeln, die am Schluckakt beteiligt sind. Durch den Verlauf der Gaumenbögen (zwischen denen auf beiden Seiten die Tonsilla palatina liegt) wird die Rachenenge gebildet, der muskulös verschließbare Eingang zum Pharynx.

7.2.2 Rachen (Pharynx)

Der Pharynx (Rachen) ist ein ca. 12 cm langer Muskelschlauch, der an der Schädelbasis aufgehängt ist. Er geht in den Ösophagus (Speiseröhre) über. Die hintere Rachenwand ist flach und ohne Lücken bzw. Öffnungen. Vorne dagegen sind 3 Öffnungen vorhanden; diese bilden den Zugang zur Mundhöhle,

Nasenhöhle und zum Kehlkopf. Dementsprechend wird auch der Pharynx in 3 Etagen unterteilt:

- Pars nasalis (im Bereich der Nasenhöhle),
- Pars oralis (Zugang zur Mundhöhle) und
- Pars laryngea (Zugang zum Kehlkopf).

In der **Pars oralis** kreuzen sich Atem- und Speiseweg. Beim Neugeborenen steht der Kehlkopfdeckel noch hoch im Pharynx, so daß die Nahrung seitlich am Kehlkopfdeckel vorbeizieht, ohne den Luftweg zu gefährden. Säuglinge können aus diesem Grund gleichzeitig trinken und atmen.

Während der weiteren Entwicklung wird der Rachen höher, und der Kehlkopf liegt tiefer, so daß es zu einer Kreuzung von Atem- und Speiseweg kommt. Aus diesem Grunde muß während des Schluckvorganges der Atemweg kurzfristig abgesperrt werden. Dies geschieht unwillkürlich und ist Teil des Schluckakts.

7.2.3 Magen-Darm-Trakt (allgemeiner Bauplan)

Die verschiedenen röhrenförmigen Abschnitte des Verdauungstraktes haben alle einen generellen Bauplan, der – abgesehen von kleineren Unterschieden im Wandbau und der Ausbildung eines Oberflächenreliefs – in allen Bereichen identisch ist. Damit sind vom Ösophagus bis Rektum überall die gleichen Schichten in der Wand des Verdauungsapparates vorhanden (Abb. 7.5).

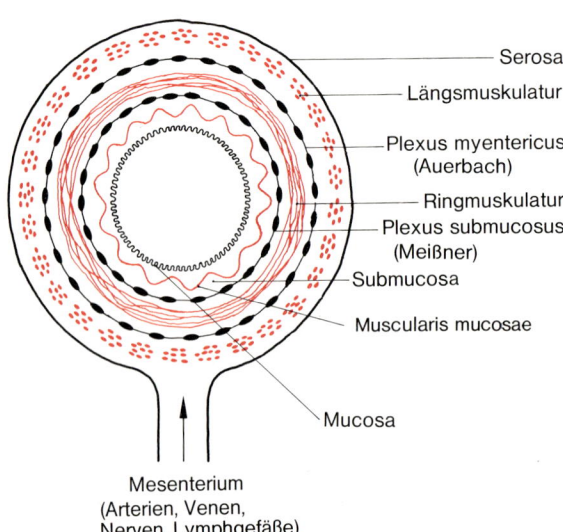

Serosa
Längsmuskulatur
Plexus myentericus (Auerbach)
Ringmuskulatur
Plexus submucosus (Meißner)
Submucosa
Muscularis mucosae
Mucosa
Mesenterium (Arterien, Venen, Nerven, Lymphgefäße)

Abb. 7.5. Schema des Darmrohres mit seinen verschiedenen Schichten. Über das Mesenterium gelangen die versorgenden und entsorgenden Gefäße und Nerven an das Darmrohr. (Aus Schmidt u. Thews 1983)

Schichten des Magen-Darm-Traktes: *innen (lumen)*
- Mukosa, *Schleimhaut*
- Submukosa,
- Muskularis,
- Serosa oder Adventitia.

Mukosa

Zur **Mukosa** (Schleimhaut) gehören:

- das Epithel,
- das darunterliegende Bindegewebe (die Propria)
  und im Magen-Darm-Trakt
- eine dünne Schleimhautmuskelschicht (Lamina muscularis mucosae).

Submukosa

Die **Submukosa** ist das unter der Schleimhautmuskelschicht liegende Bindegewebe. In der Submukosa befinden sich ein Nervenplexus (Plexus submucosus Meissner), der für die Versorgung der Schleimhautmuskelschicht verantwortlich ist. Je nach Abschnitt des Magen-Darm-Traktes sind in der Submukosa auch Drüsen vorhanden (Duodenum: Brunner-Drüsen).

Muskularis

Die **Muskularis** (Muskelhaut) ist zweischichtig: innen verläuft eine Ringmuskelschicht, außen eine Längsmuskelschicht. Diese Muskelschichten sind die Grundlage für den peristaltischen Transport im Magen-Darm-Trakt. Zwischen den beiden Muskelschichten verläuft ein weiterer Nervenplexus (Plexus myentericus Auerbach), der für die nervöse Versorgung der beiden Muskelschichten verantwortlich ist.

Serosa oder Adventitia

Je nach Lage des Organs ist eine **Serosa** (seröse Außenhaut des Peritoneums) oder eine **Adventitia** (Bindegewebeschicht) vorhanden.Der Brustteil des Ösophagus ist z. B. mit Adventitia, der Bauchteil mit Serosa überzogen. Eine Adventitia überzieht das Organ, wenn keine Serosa vorhanden ist.

7.2.4 Speiseröhre (Ösophagus)

Die **Speiseröhre** ist ein ca. 25 cm langer, muskulärer Schlauch, der hinter der Luftröhre (Trachea) und vor der Wirbelsäule verläuft (Abb. 7.6).

Beim Erwachsenen beträgt der Weg von der vorderen Zahnreihe bis zum Mageneingang ca. 40 cm.

Entsprechend seiner Funktion (Gleitrohr zum Magen) ist der Ösophagus mit einem mehrschichtigen unverhornten Plattenepithel ausgekleidet, in das mehrere, in der Submuskosa gelegenen, Schleimdrüsen (Glandulae oesophageae) münden, die mit ihrem Sekret die Gleitfähigkeit erhöhen.

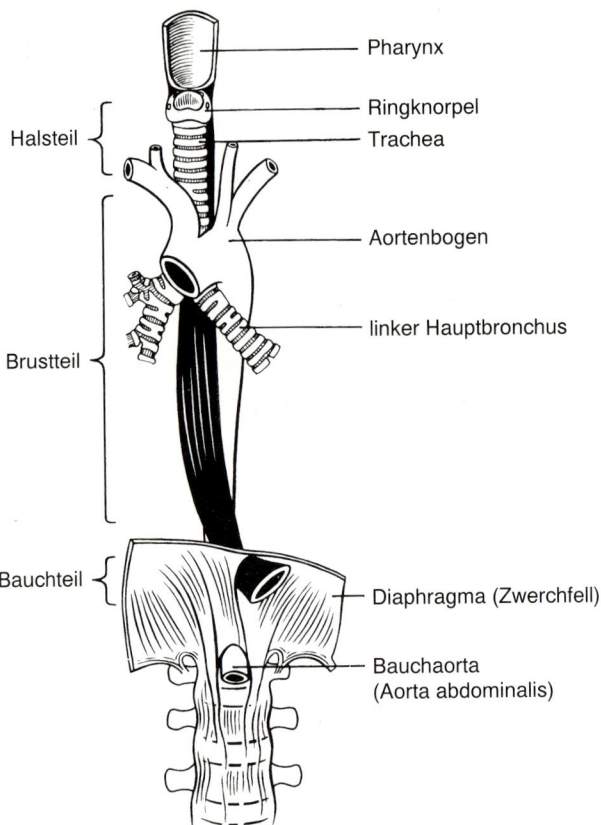

Abb. 7.6. Abschnitte des Ösophagus, der am Übergang vom Brustteil in den Bauchteil durch das Zwerchfell hindurchtritt. Im Bereich des Aortenbogens befindet sich die engste Stelle in der Ösophaguspassage. (Aus Rohen 1988)

Im oberen Drittel besteht die Ring- und Längsmuskulatur aus quergestreiften Fasern, im mittleren Drittel teilweise aus glatten Muskelfasern. Im unteren Drittel sind nur noch glatte Muskelfasern vorhanden. Die quergestreiften Muskelfasern des Ösophagus unterliegen nicht der Willkürmotorik.

Ösophaguspassage

Im oberen und unteren Abschnitt der Speiseröhre befinden sich Verstärkungen der Muskulatur, die als **oberer und unterer Ösophagussphinkter** bezeichnet werden. An anderen Orten ist der Ösophagus nicht verschlossen, bedingt durch den im Brustraum herrschenden Unterdruck.

Neben dem unteren und dem oberen Ösophagussphinkter besteht noch eine dritte Engstelle im Ösophagus: die **Aortenenge.** Sie wird hervorgerufen durch den Aortenbogen, der mit dem linken Bronchus den Ösophagus komprimiert. Diese mittlere Enge kann nur von einer ca. 13 mm großen Kugel passiert werden. Größere Gegenstände oder Bissen bleiben hier stecken. Während des Schluckaktes erschlafft der obere Ösophagussphinkter. Dadurch wird der Eintritt des Bissens in die Speiseröhre ermöglicht. Der weitere Transport erfolgt dann durch eine in Richtung Magen fortschreitende Kontraktionswelle, der eine Erschlaffungswelle vorausläuft. Dieser Vorgang (Kombination einer Erschlaffung mit nachfolgender Kontraktion) heißt **Peristaltik**. Die Peristaltik ist die Voraussetzung für den Transport durch den Verdauungstrakt. Sie läuft normalerweise in Wellen ab. Wenn eine **Peristaltikwelle** den unteren Ösophagussphinkter erreicht hat, öffnet sich dieser, und der Bolus wird in den Magen befördert. Der Transportvorgang durch den Ösophagus untersteht zentralnervöser Kontrolle, die steuernden Nervenimpulse gelangen über den N. vagus zur Ösophagusmuskulatur.

7.2.5 Magen

Anatomie

Der Ösophagus mündet nach seinem Durchtritt durch das Diaphragma (Zwerchfell) in den Magen. Der Magen ist in ungefülltem Zustand ca. 20 cm lang. Äußerlich unterscheidet er sich von den übrigen Darmabschnitten durch seine Form und seine beiden **Mesenterien**, Omentum maius und Omemtum minus (= großes und kleines Netz), von den übrigen Darmabschnitten.

Man unterscheidet am menschlichen Magen makroskopisch verschiedene **Abschnitte** (Abb. 7.7):

- die Kardia (Pars cardiaca = Mündungsgebiet des Ösophagus);
- den Fundus (= Magenkuppel, die links die Kardia überragt);
- das Korpus (Corpus = Magenkörper);

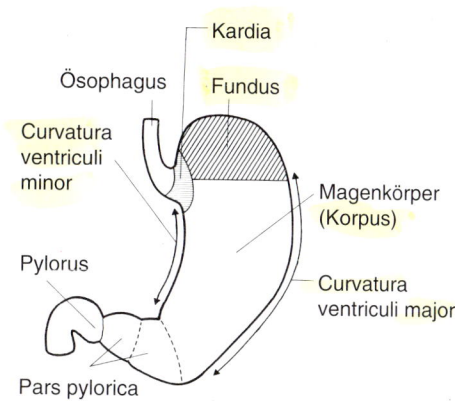

Abb. 7.7. Zeichnung des Magens mit seinen makroskopischen Bestandteilen. Im Magenfundus befindet sich, auch bei gefülltem Magen, eine Gasblase. Der Ösophagus mündet in die Kardia. Am Pylorus geht der Magen in das Duodenum über. (Aus Schieber u. Schmidt 1977)

Kardia
Ösophagus
Fundus
Curvatura ventriculi minor
Magenkörper (Korpus)
Pylorus
Curvatura ventriculi major
Pars pylorica

- das Antrum (= Erweiterung am Magenausgang);
- den Pylorus (Pars pylorica = der Magenpförtner).

Auch der leere Magen führt zweiweise Kontraktionen aus (Magenknurren). Diese Hungerkontraktionen sind aber keine geordneten peristaltischen Wellen.

Die **Magenentleerung** findet portionsweise durch kräftige peristaltische Wellen im Antrumbereich, bei gleichzeitiger Öffnung des Pylorus statt. Die Entleerung ist unmittelbar nach einer Mahlzeit am intensivsten und wird dann immer schwächer. Von dieser Entleerung ist jedoch nur der Mageninhalt betroffen, der bereits vor der gerade stattfindenden Nahrungsaufnahme vorhanden ist. Der zeitliche Ablauf der Entleerung hängt allgemein von der Menge, der Zusammensetzung, der Aufbereitung und der Partikelgröße der Nahrung ab. Während bei breiförmiger Nahrung nach relativ kurzer Zeit entleert wird, kann die Verweildauer schlecht gekauter oder fettreicher Nahrung bis zu 5 Stunden betragen.

Histologie

An der Kardia geht das mehrschichtige Plattenepithel des Ösophagus in ein einreihiges Zylinderepithel, das den Magen auskleidet, über.

Die Schleimhautoberfläche zeigt außer den Falten (Grobrelief) noch zahlreiche millimetergroße Felder (Areae gastricae = Feinrelief) sowie mit der Lupe erkennbare punkt- und schlitzförmige Grübchen (Foveolae gastricae). In jedes Grübchen münden mehrere Magendrüsen (Glandulae gastricae). Die **Magendrüsen** sind Einsenkungen des Oberflächenepithels in die Propria (= Bindegewebeschicht der Schleimhaut), sie reichen bis zur Lamina muscularis mucosae (Schleimhautmuskulatur). In den einzelnen Magenregionen unterscheiden sie sich hinsichtlich ihrer Funktion, ihrer zellulären Zusammensetzung und ihrer Form. Es gibt Fundusdrüsen, Kardiadrüsen und Pylorusdrüsen.

Die Drüsen im Bereich von Fundus und Korpus sind gestreckt, dicht angeordnet und enthalten 3 Zellarten (**heterokrine Drüse**).

- Im Drüsenhals liegen hauptsächlich Nebenzellen, die einen neutralen Schleim bilden.
- Im Mittelstück der Drüsen findet man Hauptzellen und *Eiweiß spaltend*
- Belegzellen (Abb. 7.8). *Salzsäure*

Hauptzellen sind die Bildner der proteolytischen (eiweißverdauenden) Enzyme des Magensaftes. Die **Belegzellen** sind vom Drüsenlumen etwas abgedrängt und stehen mit diesem durch intrazelluläre Sekretkanälchen in Verbindung. Sie sind auf die Bildung von Salzsäure (HCl) spezialisiert.

Kardiadrüsen liegen in einer ca. 1–2 cm breiten Zone direkt um den Mageneingang verteilt. Sie gleichen in der Form den Fundus- und Korpusdrüsen,

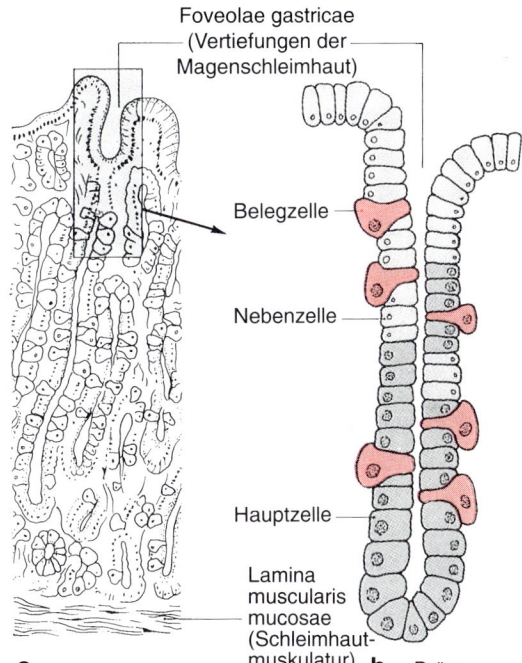

Foveolae gastricae
(Vertiefungen der
Magenschleimhaut)

Belegzelle

Nebenzelle

Hauptzelle

Lamina
muscularis
mucosae
(Schleimhaut-
muskulatur)

a

b Drüse

Abb. 7.8 a, b. Die Magendrüsen des Korpus und Fundus sind heterokrine Drüsen (d. h., sie produzieren mehrere Sekretbestandteile). Die Foveola gastrica ist der Eingang zur Magendrüse. Im Halsbereich der Drüsen überwiegen die schleimproduzierenden Zellen, im unteren Drüsenteil die Hauptzellen, die Produzenten des Pepsinogen. Die Belegzellen sind die Produzenten der Salzsäure. (Aus Schmidt u. Thews 1989)

besitzen jedoch nur einen Zelltyp (**homokrine Drüse**), der Schleim bildet, so daß saurer Mageninhalt das Epithel der Magenwand nicht zerstört.

Das Grübchen der Pars pylorica sind tiefer als die der übrigen Magenregionen. Die Zellen der Pylorusdrüsen bilden ebenfalls zur Hauptsache Schleim. Mit Spezialfärbungen lassen sich jedoch auch sog. basalgekörnte Zellen darstellen (G-Zellen). Dies sind die Produzenten des Gewebehormons Gastrin. Wie in den anderen Regionen des Magen-Darm-Traktes, so kommen auch im Magen in der Propria häufig Lymphfollikel vor (Abb. 7.9).

Magensaftsekretion

Salzsäuresekretion

Ein wesentlicher Bestandteil des Magensaftes ist die Salzsäure. Durch die Säure wird ein pH-Wert des Magensaftes von ca. 1 erreicht. Die Salzsäure wird von den Belegzellen der Korpus- und Fundusdrüsen produziert. Dabei vollbringen diese Zellen eine erstaunliche Leistung. Um selber funktionieren zu können, müssen sie unter allen Umständen in ihrem Inneren einen pH-Wert von ca. 7,2 aufrechterhalten. Daher erfolgt der Wasserstofftransport nicht in ionaler Form (durch Ionen = elektrisch geladene Teilchen), sondern gebunden. Erst beim Transport über die Zellmembran hinweg geschieht die Umwandlung in Wasserstoffionen (H^+). Man nimmt an, daß entweder H_2O oder irgendwelche orga-

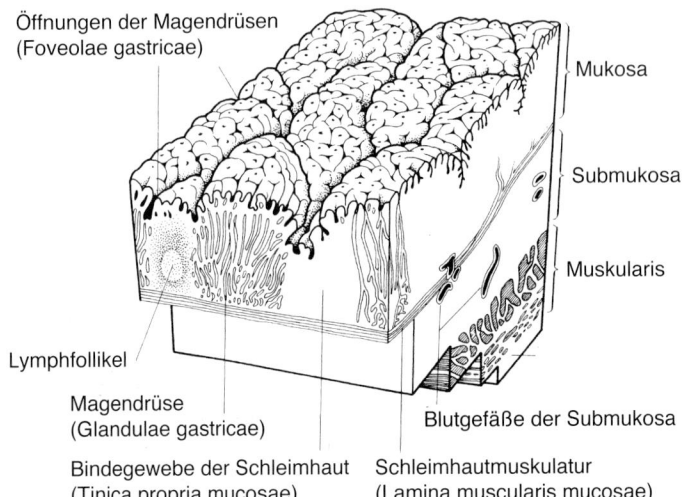

Öffnungen der Magendrüsen
(Foveolae gastricae)

Mukosa

Submukosa

Muskularis

Lymphfollikel

Magendrüse
(Glandulae gastricae)

Blutgefäße der Submukosa

Bindegewebe der Schleimhaut
(Tinica propria mucosae)

Schleimhautmuskulatur
(Lamina muscularis mucosae)

Abb. 7.9. Feinrelief der Magenschleimhaut mit den punktförmigen Öffnungen der Magendrüsen. Lymphfollikel kommen überall im Magen-Darm-Trakt vor. (Aus Schiebler u. Schmidt 1984)

nische Verbindungen (z. B. Glukose) Lieferant für das H^+ sind. Fest steht, daß für jedes ausgeschiedene H^+ ein OH^- (= Hydroxidion) in der Zelle verbleibt ($H_2O \rightarrow H^+ + OH^-$). Dieses OH^- wird durch ein H^+ neutralisiert, das aus der Dissoziation von H_2CO_3 stammt, entsprechend folgendem Schema:

$$H_2O + CO_2 \rightarrow H_2CO_3 \rightarrow HCO_3^- + H^+ + Cl^- .$$

Das Cl^--Ion stammt aus der interstitiellen Flüssigkeit. Sein Transport aus der Zelle hinaus ist aus Gründen der Elektroneutralität streng an den H^+-Transport gekoppelt. Das venöse Blut des Magens weist einen relativ hohen Gehalt an HCO_3^- auf. Während Phasen hoher H^+-Sekretion kann deshalb das Blut einen leicht alkalischen pH-Wert annehmen.

Die Salzsäure des Magensaftes hat folgende Aufgaben:
- Aktivierung von inaktiven Enzymvorstufen,
- Schaffung eines optimalen pH-Wertes für die Enzymwirkung,
- Denaturierung (= Wasserentzug) von Proteinen,
- durch Denaturierung auch Abtötung von Bakterien.

Pepsinogensekretion

Pepsinogen ist die inaktive Vorstufe des proteolytischen Enzyms[9] Pepsin. Es wird in den Hauptzellen der Magendrüsen produziert, in denen es in Form von Zymogengranula gespeichert wird. Nach der Freisetzung aus den Hauptzellen erfolgt die Aktivierung von Pepsinogen zu Pepsin durch die Abspaltung von

---

[9] Proteolytische Enzyme = Proteasen: setzen den Abbau von Proteinen und Peptiden in Gang, indem sie die Peptidbinding hydrolytisch spalten (= Proteolyse).

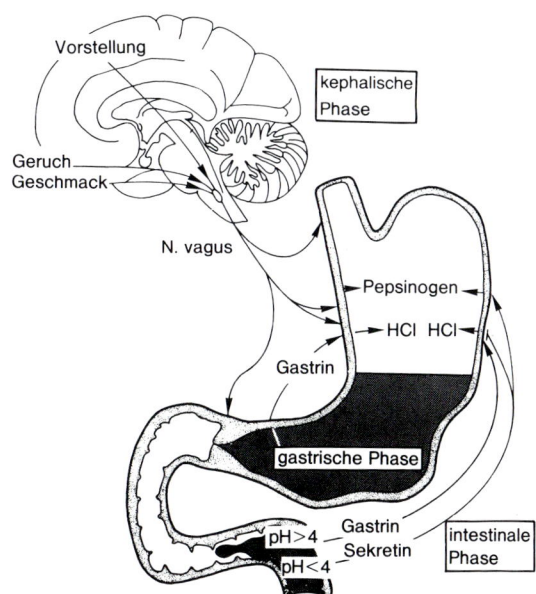

Gehirn

Abb. 7.10. Schema der Magensaftsekretion mit ihren 3 Phasen: kephale, gastrische und intestinale Phase. Bei Übertritt von Mageninhalt ins Duodenum mit einem pH-Wert >4, wird Gastrin freigesetzt, das über den Blutweg die Sekretion von Salzsäure anregt. Umgekehrt führt ein pH-Wert von <4 zu einer Freisetzung von Sekretin, das auf dem Blutweg die Sekretion von Salzsäure hemmt und gleichzeitig die Sekretion von Pepsinogen anregt. (Aus Thews et al. 1989)

Inhibitoren (= Hemmstoffe). Diese Reaktion wird durch die Salzsäure eingeleitet und läuft dann **autokatalytisch** weiter, d.h., sie kann nach der ersten Salzsäurebeteiligung auch **ohne Salzsäure** weiterlaufen.

Muzinbildung

Die Oberflächenzellen der Magenwand, die Zellen der Kardialdrüsen und der Drüsen im Pylorusgebiet sowie die Nebenzellen produzieren den Magenschleim (Muzin). Muzin enthält Glykoproteine, die eine gute Haftung des Schleims an der Magenwand bewirken. Der Schleim überzieht somit die Magenwände und trägt zum Schutz gegen Selbstverdauung durch Pepsin und Salzsäure bei.

„Intrinsic Factor"

Der Magensaft enthält außer den bereits erwähnten Bestandteilen noch ein lebenswichtiges **Glykoprotein,** das „intrinsic factor" genannt wird. Es wird von den Belegzellen gebildet. Ohne dieses Glykoprotein ist die intestinale Resorption von Vitamin B_{12}, dem „extrinsic factor", nicht möglich. Wenn der „intrinsic factor" fehlt, kommt es zu einer schweren Störung im blutbildenden System (= **perniziöse Anämie**). Um diese zu verhindern, muß Vitamin B_{12} unter Umgehung des Verdauungsapparates (parenteral) verabreicht werden. Somit kann Patienten mit perniziöser Anämie sehr gut geholfen werden.

Regulation der Magensaftsekretion

Die Magendrüsen produzieren pro Tag ca. 3000 ml Magensaft (= Sekretion). Auch im nüchternen Zustand findet eine Basissekretion von ca. 5–15 ml pro Stunde statt. Dieses **Basissekret** enthält weder Pepsin noch HCl. Es ist neutral bis leicht alkalisch und enthält Wasser, Schleim sowie Elektrolyte.

Die vermehrte Sekretion des Magensaftes steht immer in Zusammenhang mit der Nahrungsaufnahme. Man teilt die Magensaftsekretion in 3 Phasen ein (Abb. 7.10):

- kephale Phase,
- gastrische Phase,
- intestinale Phase.

Kephale Phase   *Gehirn*

Die kephale Sekretionsphase steht unter dem Einfluß nervöser Impulse aus dem Gehirn. Geruchs- und Geschmacksempfindungen lösen reflektorisch eine Sekretion aus. Ebenso wirkt der Anblick oder die Vorstellung von Speisen sekretionsfördernd. Der N. vagus (der X. Hirnnerv und gleichzeitig Hauptnerv des Parasympathikus) leitet die entsprechenden Impulse an die Magenwand. Dadurch wird Azetylcholin (Transmittersubstanz) freigesetzt, das die HCl- und Pepsinogen-Sekretion direkt stimuliert. Außerdem bewirkt die Vagusaktivierung in Zellen des Antrums die Freisetzung des Hormons Gastrin. Das Gastrin gelangt dann auf dem Blutweg bis zu den Belegzellen und regt diese ebenfalls zur Sekretion an.

Gastrische Phase   *Magen*

Die gastrische Phase der Magensaftsekretion wird durch direkten Kontakt der Nahrung mit der Magenwand ausgelöst. Die mechanische Dehnung bewirkt eine Sekretion von Magensaft. Daneben sind es aber auch chemische Reize (z. B. Produkte der Eiweißverdauung, Alkohol oder Kaffee), die eine Gastrinsekretion auslösen können. Einen Aperitif vor dem Essen zu trinken, hat dementsprechend einen stimulierenden Einfluß auf die Magensaftsekretion.

Intestinale Phase   *Darm   PH-Wert*

Die intestinale Phase wird ausgelöst, sobald Bruchstücke der Eiweißverdauung in das Duodenum (Zwölffingerdarm) gelangen. Sie lösen hier ebenfalls die Sekretion von Gastrin aus, das nicht nur in der Schleimhaut des Magens, sondern auch des Zwölffingerdarms gebildet wird. Es gelangt dann auf dem Blutweg in die Magenwand und bedingt einen Anstieg der Magensaftsekretion. Sobald jedoch saurer Mageninhalt (pH < 4) ins Duodenum übertritt, führt dies zur Freisetzung des Hormons Sekretin, das dann die HCl-Bildung hemmt.

Bedingter Reflex und psychische Einflüsse

Durch bestimmte Umweltsignale kann ebenfalls Magensaftsekretion ausgelöst werden. Dies nennt man einen **bedingten (konditionierten) Reflex.** Für den

Menschen können die unterschiedlichsten Signale einen derartigen Reflex auslösen, z. B. Tellerklappern beim Tischdecken, der Ton eines Tischgongs etc.

Auch Emotionen haben einen Einfluß auf die Magensaftsekretion und die Magenmotilität. Bei Aggressionen, Ärger oder Streß kommt es zu einer Tonussteigerung der Wandmuskulatur, einer Erhöhung der Magensaftsekretion und einer stärkeren Durchblutung des Magens.

Trauer oder Furcht können das Gegenteil bewirken. Auch diese emotionalen Reize werden über den N. vagus geleitet. Die Durchtrennung des N. vagus (= Vagotomie) unterbindet diese Einflüsse.

Gastrointestinale Hormone

Gastrointestinale Hormone werden im Gastrointestinaltrakt (= Magen-Darm-Trakt) und in der Bauchspeicheldrüse produziert. Sie beeinflussen die Funktion der Verdauungsorgane. Die gastrointestinalen Hormone gehören in die Gruppe der Gewebehormone (s. Kap. 11: Endokrinologie). Alle gastrointestinalen Hormone sind Polypeptide, d. h., sie sind aus mehreren Aminosäuren aufgebaut.

Neben Gastrin und Sekretin sind z. B. Motilin und CCK-PZ von Bedeutung. Motilin stimuliert die Darmmotilität und CCK-PZ (Cholezystokinin-Pankreozymin) stimuliert die Ausschüttung von Galle und Pankreassekret.

Peristaltik

Die Peristaltik ist die Grundlage des Transportes von Nahrung durch den Magen-Darm-Trakt. Neben dem Transport dient sie aber auch der Durchmischung der Nahrung mit den Magen- und Darmsäften. Außerdem ermöglichen die Bewegungen des Darmrohres den notwendigen Kontakt des Darminhalts mit der Darmwand, wodurch die **Resorption**, d. h. die eigentliche Aufnahme der Nahrungsbestandteile in den Körper, ermöglicht wird.

Man unterscheidet:

- **Peristaltische und antiperistaltische Bewegungen:** peristaltische Bewegungen treten an kurzen Abschnitten des Magen-Darm-Traktes auf; antiperistaltische Bewegungen schieben die Nahrung hin und her.
- **Propulsive Peristaltik:** Sie dient dem Transport über weitere Strecken. Durch sie wird schließlich auch der Stuhl (die Fäzes) aus dem Darm entleert.
- Sehr häufig treten auch vereinzelte Kontraktionen an einem Ort des Darmrohres auf. Diese werden als **Segmentationen** bezeichnet und dienen der Durchknetung des Darminhaltes (Abb. 7.11).

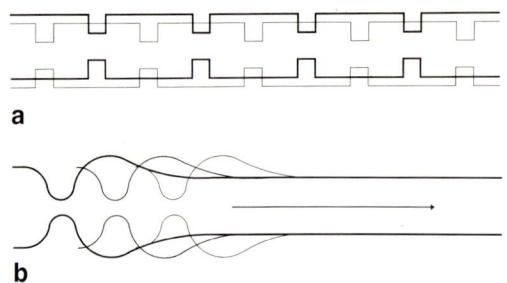

Abb. 7.11 a, b. Schema der Peristaltik an der Zeichnung eines Darmrohres. **a** Rhythmische Segmentationen, die ringförmig, ohne sich fortzupflanzen, den Chymus durchkneten. **b** Propulsive Peristaltik, bei der einer sich fortpflanzenden Kontraktion eine Erschlaffungswelle vorauseilt

Magenmotilität

Entleerung und Motilität (= reflektorische/unwillkürliche Muskelbewegungen) des Magens werden durch Nervengeflechte (Plexus) in der Magenwand gesteuert. Diese enthalten Nervenfasern des Sympathikus und des Parasympathikus.

Die sympathischen Fasern stammen aus dem Plexus coeliacus, die parasympathischen Fasern sind Äste des N. vagus.

Mechanischer Kontakt der Nahrung mit der Magenwand führt reflektorisch zur Auslösung peristaltischer Kontraktionen.   *Schnelligkeit d. Vegolanun*

- Parasympathikuswirkung: Unter dem Einfluß **parasympathischer Nervenimpulse, die über den** N. vagus geleitet werden, kommt es zu einer erheblichen Steigerung der Motilität. Die Parasympathikuswirkung kann aufgehoben werden durch Verabreichung eines Parasympathikolytikums (z. B. Atropin). Es hebt die Wirkung des Parasympathikus auf. Dies führt zu einer Reduktion des Muskeltonus und einer Hemmung der Peristaltik.

  Die Entleerung des Magens erfolgt, vermittelt durch den N. vagus, auf reflektorischem Wege. Allerdings wird der zeitliche Ablauf des Entleerungsvorgangs vom Füllungszustand des ersten Dünndarmabschnittes beeinflußt. Auch eine hohe Konzentration von Fettsäuren sowie ein großer Säuregehalt im Duodenum (Zwölffingerdarm) hemmen den Entleerungsreflex. Diese Hemmung wird bewirkt durch gastrointestinale Hormone, besonders durch Sekretin und Cholezystokinin-Pankreozymin (CCK-PZ), die in der Dünndarmschleimhaut gebildet werden und auf dem Blutweg zum Magen gelangen.

- Sympathikuswirkung: Unter Sympathikuswirkung wird die Magenmotilität gehemmt.

7.2.6 Dünndarm

Abschnitte des Dünndarmes

An den Magenausgang schließt sich direkt der Dünndarm an, der sich in 3 Abschnitte unterteilen läßt:

- Duodenum (Zwölffingerdarm),
- Jejunum (Leerdarm),
- Ileum (Krummdarm).

Makroskopisch lassen sich diese einzelnen Abschnitte nur schwer voneinander unterscheiden. Sie gehen kontinuierlich ineinander über. Je nach Kontraktionszustand der Ring- und Längsmuskulatur beträgt die Länge des gesamten Dünndarms ca. 4–6 m. *Bauchfell überdeckt ihn*

Das **Duodenum** ist der kürzeste Teil des Dünndarms, seine Länge beträgt nur ca. 25–30 cm. Der Anfangsteil des Duodenums ist erweitert zum Bulbus duodeni. Das Duodenum hat die Form eines C, das den Kopfteil des Pankreas (Bauchspeicheldrüse) umschließt. In den absteigenden Schenkel mündet der Ausführgang des Pankreas (Ductus pancreaticus) und der Ausführgang der Gallenblase (Ductus choledochus). Beide Gänge münden in ein gemeinsames Endstück auf der Papilla duodeni major, die einen Schließmuskel besitzt *DD|* (Sphinkter). Wenn ein zusätzlicher Pankreasgang vorhanden ist (Ductus pancreaticus accessorius), dann mündet dieser auf einer eigenen Papilla duodeni minor (s. Abb. 7.24).

In der Submukosa des Duodenums liegen die Brunner-Drüsen (Glandulae duodenales), die für die Produktion eines leicht alkalischen Sekretes verantwortlich sind. Durch das Sekret dieser Drüsen wird der saure Mageninhalt neutralisiert, damit die Enzyme in den Verdauungssäften des Darmes richtig arbeiten können. *hängt an einem Gekröse (Mesenterium*

An das Duodenum schließt sich das **Jejunum** an, das ca. 2/5 der Gesamtlänge des Dünndarms ausmacht. Die Bezeichnung Jejunum oder Leerdarm ist auf die Tatsache zurückzuführen, daß durch Peristaltik nach dem Tode eines Menschen dieser Darmabschnitt in der Leiche regelmäßig leer ist.

Die restlichen 3/5 des Dünndarms werden durch das **Ileum** gebildet, wobei der Übergang fließend ist. Die Bezeichnung Ileum (*eileo*, gr. „ich krümme mich") deutet auf den stark geschlängelten Verlauf dieses Darmabschnittes hin. Makroskopisch lassen sich das Jejunum und das Ileum praktisch nicht voneinander unterscheiden. Histologisch ist das aufgrund der Höhe der Schleimhautfalten (höher im Jejunum) und der Lymphfollikelaggregate im Ileum gut möglich (s. Abb. 7.12).

Enthält auch Lymphfollikel

Mesenterium

Die gesamte Bauchhöhle ist von einem dünnen einschichtigen Epithel, dem Peritoneum (= Bauchfell), ausgekleidet. Diese Epithelauskleidung, die vielfach auch Serosa genannt wird, besteht aus einem parietalen und einem viszeralen Blatt.

Das **parietale Blatt** bedeckt die Wände des Bauchraumes, es schlägt im Bereich der Organe in das **viszerale Blatt** um, das die Organe umgibt. Durch diese Abfaltung von der Wand der Bauchhöhle entsteht eine **Peritonealduplikatur**, innerhalb derer die versorgenden Gefäße und Nerven verlaufen. Die Peritone-

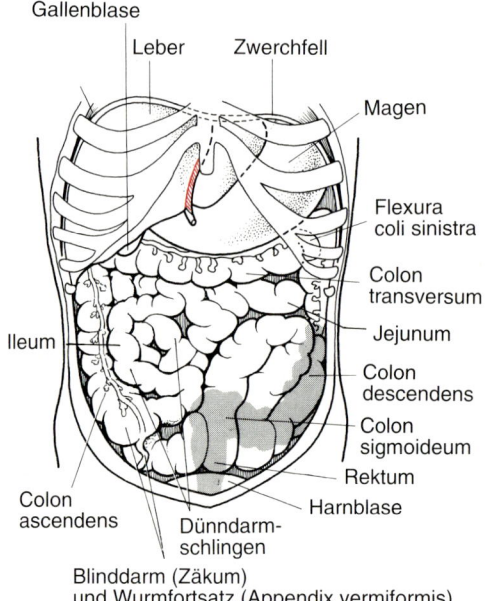

Gallenblase
Leber   Zwerchfell
Magen
Flexura coli sinistra
Colon transversum
Ileum
Jejunum
Colon descendens
Colon sigmoideum
Rektum
Colon ascendens
Harnblase
Dünndarm-schlingen
Blinddarm (Zäkum) und Wurmfortsatz (Appendix vermiformis)

Abb. 7.12. Lage der Organe des Bauchraumes. Die Gallenblase ist gerade noch unterhalb des unteren Leberrandes auf der rechten Körperseite zu sehen. (Aus Schmidt u. Thews 1989)

alduplikatur dient u. a. der Fixierung bzw. Aufhängung des umhülltes Organs, sie wird als Meso bezeichnet (z. B. Mesosalpinx = Meso des Eileiters; Mesovar = Meso des Eierstockes) etc.

Für die Darmschlingen, die von Peritoneum umgeben sind, lautet die entsprechende Bezeichnung: **Mesenterium.**

Für viele Operationen oder pathologischen Veränderungen der Organe im Bauchraum ist es wichtig zu wissen, ob das Organ innerhalb oder außerhalb der Hülle des Peritoneums liegt, man redet deshalb von einer intra-, retro- oder extraperitonealen Lage:

- **intraperitoneal:** das Organ ist von Peritoneum umhüllt; *12Fingerdarm*
- **retroperitoneal:** das Organ ist nur auf einer Seite von Peritoneum bedeckt; *12Fing*
- **extraperitoneal:** das Organ hat keine Beziehung zum Peritoneum.

Das **Duodenum** ist nicht vollständig von Peritoneum umgeben und hat damit eine retroperitoneale Lage, die allerdings auch verantwortlich ist für relativ starke Einschränkungen der Beweglichkeit des Duodenums.

Jejunum und **Ileum** hingegen sind durch ihre Mesenterien frei beweglich aufgehängt (Abb. 7.13). Die Wurzel dieses Mesenteriums (Radix mesenterii) verläuft von links oben, schräg nach rechts unten, vor der Wirbelsäule entlang, auf einer Länge von ca. 20 cm. Das freie, den Darm beinhaltende Stück des Mesenteriums ist ca. 4–6 cm lang und muß sich also in krause Falten legen. Dies erklärt auch den deutschen Namen „Gekröse" für das Mesenterium. Ileum und Jejunum liegen also im Gegensatz zum Duodenum intraperitoneal.

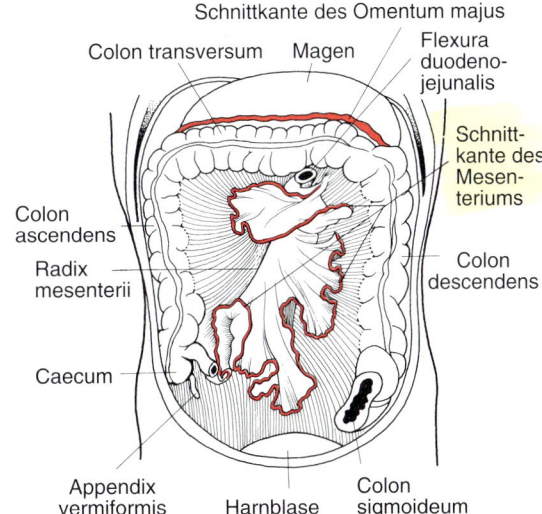

Abb. 7.13. Darstellung der Wurzel des Mesenteriums (Radix mesenterii). Um den schrägen Verlauf *von links oben nach rechts unten* deutlich zu zeigen, ist der größte Teil des Dünndarms (Jejunum und Ileum) herausgetrennt. Mit der Radix mesenterii ist der Dünndarm auf einer Strecke von ca. 20–25 cm an der hinteren Bauchwand befestigt. Appendix vermiformis = Wurmfortsatz, Flexura duodenojejunalis = Biegung zwischen Duodenum und Jejunum, Omentum majus = das große Netz. (Aus Schiebler u. Schmidt 1987)

Blutversorgung des Dünndarmes

Zwischen den beiden Schichten des Mesenteriums, die durch das Peritoneum (Bauchfell) gebildet werden, liegt nicht nur Bindegewebe. Dort verlaufen auch die Nerven und die versorgenden Gefäße. Dies sind Äste der A. mesenterica superior, die aus der Aorta abdominalis entspringt. Der venöse Rückfluß geschieht über die V. mesenterica superior, die dann in die V. portae mündet, deren Blut die Leber durchströmt. Auch die Lymphgefäße verlaufen in den Mesenterien. Sie werden als Chylusgefäße bezeichnet. Die Lymphe dieser Gefäße fließt über die Cisterna chyli ab (s. Kap. 5: Immunologie).

Aufbau der Dünndarmschleimhaut

Die Hauptaufgabe der Schleimhaut des Dünndarms besteht in der Resorption der Nahrungsbestandteile. Die innere Oberfläche des Darmrohres beträgt ohne Oberflächenvergrößerung ca. 0,33 m^2. Dies würde bei weitem nicht ausreichen, um die erforderliche Resorptionskapazität des Dünndarmes zu gewährleisten. Deshalb ist der Dünndarm, wie viele andere Strukturen unseres Körpers auch, durch verschiedene Faktoren in seiner inneren Oberfläche stark vergrößert.

In einer **1. Stufe der Oberflächenvergrößerung** ist die Schleimhaut in zirkuläre Falten geworfen, die Kerckring-Falten. Sie sind am aufgeschnittenen Darm mit bloßem Auge sichtbar, da sie eine Höhe von bis zu 8 mm haben.

Auf diesen Falten befinden sich fingerförmige Ausstülpungen, die Zotten, die den **2. Vergrößerungsfaktor** darstellen. Diese Zotten sind auch in Gebieten vorhanden, in denen keine Kerckring-Falten vorkommen. Das Epithel der Zotten besteht v. a. aus Saumzellen (= Enterozyten).

Auf der dem Lumen zugewandten Oberfläche tragen die Enterozyten einen dichten Besatz aus Mikrovilli, die die **3. Stufe der Oberflächenvergrößerung** darstellen.

Durch diese verschiedenen oberflächenvergrößernden Faktoren wird aus der ursprünglichen Oberfläche von ca. 0,33 m^2 eine Oberfläche von ca. 200 m^2. Das bedeutet, daß die innere Oberfläche um einen Faktor von ca 600 vergrößert wird.

Die Oberfläche wird von einem einschichtigen Zylinderepithel gebildet, das vorwiegend Enterozyten enthält, in die vereinzelt schleimproduzierende Becher-Zellen eingestreut sind.

Dicht unter dem Epithel liegt ein engmaschiges Kapillarnetz, das neben der Versorgung der Zotten v. a. der Aufnahme der resorbierten Stoffe dient. Über arteriovenöse Anastomosen kann das Kapillarnetz teilweise von der Durchblutung abgeschnitten werden, so daß die durchströmende Blutmenge gerade noch ausreicht, den Ruhestoffwechsel der Epithelzellen zu gewährleisten. Im Zentrum jeder Zotte findet sich ein Lymphgefäß, durch das die Darmlymphe (Chylus) geleitet wird. Für die Bewegung der Zotten und damit den Rückfluß der Lymphe ist u. a. die Tätigkeit der Lamina muscularis mucosae verantwortlich, die deshalb auch Zottenpumpe genannt wird. Bei Kontraktion der Lamina muscularis mucosae, die bis in die Zotten hineinreicht, werden die Zotten verkürzt und dementsprechend der Inhalt ausgepumpt. Durch Lymphklappen wird gewährleistet, daß die Lymphe nicht zurückfließen kann (Abb. 7.14).

Zwischen den Zotten senken sich tubuläre Drüsen, die Lieberkühn-Drüsen oder -Krypten in die Tiefe. Am Boden dieser Drüsenschläuche liegen gekörnte Zellen (Paneth-Körnerzellen), deren Inhalt einen Teil der Verdauungswirkung des Darmsaftes darstellt. Daneben sind in den Lieberkühn-Krypten ebenfalls

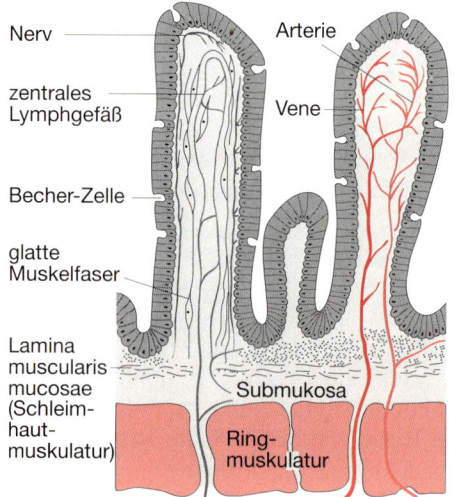

Nerv
zentrales Lymphgefäß
Becher-Zelle
glatte Muskelfaser
Lamina muscularis mucosae (Schleimhautmuskulatur)
Arterie
Vene
Submukosa
Ringmuskulatur

Abb. 7.14. Schnitt durch die mit Enterozyten besetzten Dünndarmzotten. In der *linken Zotte* ist ein Lymphgefäß (Chylusgefäß) eingezeichnet, zusammen mit einigen Fasern der Schleimhautmuskulatur (Lamina muscularis mucosae), die als Zottenpumpe dienen. *Rechts* ist je eine Arterie und eine Vene dargestellt. (Aus Schmidt u. Thews 1989)

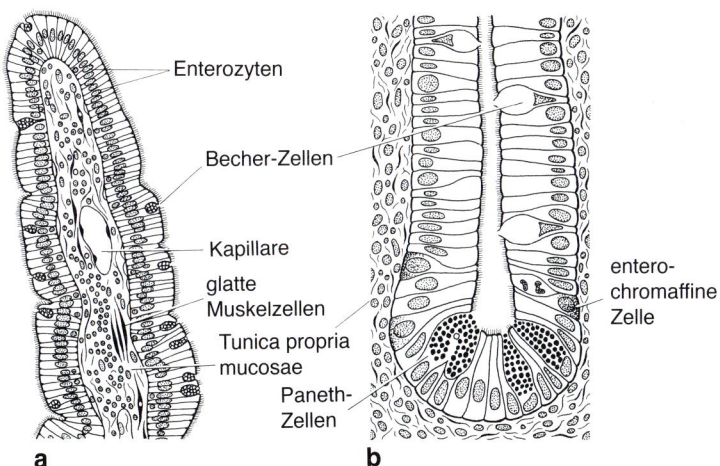

Abb. 7.15. a Darstellung einer Zotte, **b** einer Krypte. Zwischen die Enterozyten sind schleim-produzierende Becher-Zellen eingestreut. Die Paneth-Zellen produzieren einen Teil des Verdauungssaftes. (Aus Schiebler und Schmidt 1987)

Becher-Zellen vorhanden, die Schleim produzieren (Abb. 7.15). Ziele der Dünndarmmotilität:

- Aufnahme von resorbierbaren Nahrungsbestandteilen,
- Bildung der Nahrungsbestandteile in resorbierbarer Form, d.h. Durchmischung des Chymus mit den verschiedenen im Dünndarm gebildeten und in den Dünndarm abgegebenen Verdauungssäften.

Verdauungssäfte, die nicht im Dünndarm gebildet werden, sind Pankreassekret und die Galle. Beide haben eine enorm wichtige Aufgabe bei der Verdauung.

Im gesamten Verdauungstrakt kommen vereinzelte, der Abwehr dienende Lymphfollikel vor. Im Ileum sind sie vielfach zu ganzen Platten angeordnet, den Peyer-Plaques (Lymphfollikelaggregate), die meist auf der dem Mesenterium gegenüberliegenden Seite liegen (Abb. 7.16).

7.2.7 Dickdarm

Abschnitte

An den Dünndarm schließt sich der Dickdarm (Intestinum crassum) an. Er bildet den letzten Teil des Interstinaltraktes und besteht aus folgenden Abschnitten (Abb. 7.17):

- Zäkum (Blinddarm),
- Appendix vermiformis (Wundfortsatz),

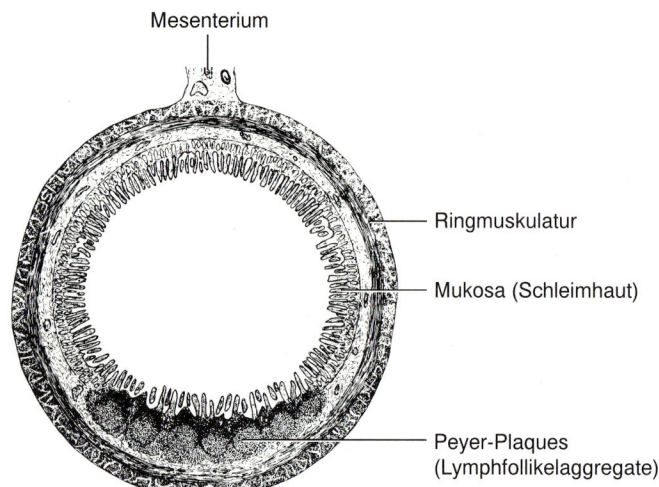

Mesenterium

Ringmuskulatur

Mukosa (Schleimhaut)

Peyer-Plaques
(Lymphfollikelaggregate)

Abb. 7.16. Schnitt durch das Ileum. Auf der Seite, die dem Mesenterium gegenüberliegt, sind Lymphfollikelaggregate, die man auch Peyer-Plaques nennt. (Aus Bucher 1991)

- Kolon (Grimmdarm),
- Rektum (Mastdarm oder Enddarm).

Die Länge des Dickdarms beträgt etwa 150 cm. Da das Ileum praktisch in einem rechten Winkel in den Dickdarm mündet, beginnt der unter dieser Mündung liegende Teil blind. Das ist auch der Grund, daß er als **Blinddarm** (Zäkum) bezeichnet wird. Am Übergang zwischen Dünndarm und Dickdarm befindet sich die Valva ileocaecalis, eine ventilartige, muskuläre Sperreinrichtung, die den Übertritt von Darminhalt aus dem Dünndarm in den Dickdarm steuern kann. Am Blinddarm befindet sich der durchschnittlich ca. 9 cm lange und etwa 0,5 – 1 cm dicke Wurmfortsatz (Appendix vermiformis). Der Wurm-

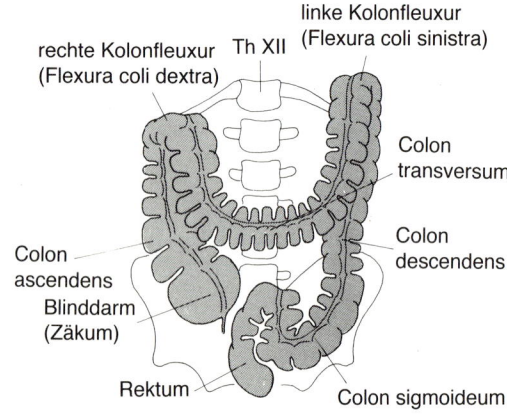

rechte Kolonfleuxur
(Flexura coli dextra)

Th XII

linke Kolonfleuxur
(Flexura coli sinistra)

Colon
transversum

Colon
descendens

Colon
ascendens

Blinddarm
(Zäkum)

Rektum

Colon sigmoideum

Abb. 7.17. Schema des Dickdarms mit seinen Bestandteilen. Die Abwinkelung zwischen querverlaufendem Kolon sowie dem auf- und absteigenden Kolon wird als Flexur bezeichnet (Flexura coli dextra/sinistra). (Aus Ganong 1974)

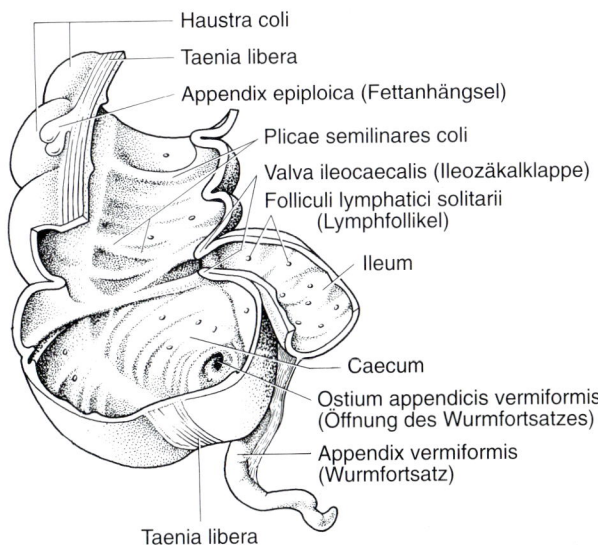

Haustra coli
Taenia libera
Appendix epiploica (Fettanhängsel)
Plicae semilinares coli
Valva ileocaecalis (Ileozäkalklappe)
Folliculi lymphatici solitarii
(Lymphfollikel)
Ileum
Caecum
Ostium appendicis vermiformis
(Öffnung des Wurmfortsatzes)
Appendix vermiformis
(Wurmfortsatz)
Taenia libera

Abb. 7.18. Mündung des Ileums in das Zäkum mit der Valva ileocaecalis. Im unteren Zäkumteil ist die Öffnung des Wurmfortsatzes zu sehen. Durch Kontraktion der Ringmuskulatur entstehen die Haustren und im Innern die Falten (Plicae semilunares coli). (Aus Schiebler u. Schmidt 1987)

fortsatz geht von der zur Körpermitte gerichteten Seite des Blinddarms ab. Allerdings ist dieser Abgang, wie auch seine Länge, sehr variabel. In der Wand der Appendix vermiformis befindet sich eine größere Anzahl von Lymphfollikeln (Abb. 7.18).

Kolon
Das Kolon beginnt oberhalb der Ansatzstelle des Ileums am Dickdarm. Man unterscheidet:

● Colon ascendens (= aufsteigender Teil),
● Colon transversum (= querverlaufender Teil),
● Colon descendens (= absteigender Teil),
● Colon sigmoideum (= S-förmiger Teil).

Das Kolon hat eine Länge von ca. 120 cm und eine Weite des Lumens (Durchmesser) von ca. 6–8 cm. Ein besonderes Kennzeichen dieses Darmabschnittes sind die Taenien und die Haustren.

Die 3 **Taenien** (Taenia libera, omentalis und mesocolica) sind oberflächlich gelegene Streifen der äußeren Längsmuskulatur. Die Muskelspannung der Taenien und die Kontraktion der Ringmuskulatur lassen Einschnürungen entstehen, zwischen denen sich die Darmwand ausbuchtet. Diese Ausbuchtungen nennt man **Haustren**. Durch die Einschnürungen entstehen auf der Innenseite des Darmrohres Falten, die ins Darmlumen ragen (Plicae semicirculares).

Ein weiteres Charakteristikum des Kolons sind die Fettanhängsel (Appendices epiploicae), deren Ausbildung stark vom Ernährungszustand abhängt. Korpulente Personen haben große und stark mit Fett gefüllte Fettanhängsel.

Rektum

Das Rektum ist der letzte Teil des Dickdarms. Es liegt innerhalb des Peritoneums (subperitoneal). Äußerlich unterscheidet es sich vom Kolon durch das Fehlen der Fettanhängsel, der Haustren und der Taenien.

Die äußere Längsmuskelschicht besteht beim Rektum aus einer durchgehenden Schicht. Aus der inneren Ringmuskelschicht hat sich im Bereich des Anus ein Schließmuskel (Sphinkter) abgespalten, der M. sphincter ani internus. Ihm steht auf der Außenseite ein äußerer Schließmuskel aus quergestreifter Muskulatur gegenüber, der M. sphincter ani externus. Dieser Muskel kann willkürlich betätigt werden, ein Vorgang, der im Kindesalter erst mühsam erlernt werden muß.

Das Rektum beginnt mit einer Erweiterung, der Ampulla recti. Am Ende des Rektums im Bereich der Zona haemorrhoidalis befindet sich unter der Schleimhaut ein venöser Plexus, der ebenfalls dem Verschluß des Anus dient. Die Schleimhaut des gesamten Dickdarms weist keine Zotten auf, dafür hat sie besonders ausgeprägte Krypten. Die Hauptaufgabe des Dickdarms besteht in der Wasserresorption, d.h. der Eindickung der Fäzes, deshalb ist hier im Enddarm das Epithel besonders reichlich mit Becher-Zellen besetzt.

Dickdarmmotilität und Defäkation

Die Bewegungen der Dickdarmwand bewirken eine Durchknetung des Darminhaltes und schaffen damit die Voraussetzung für den hier stattfindenden Flüssigkeitsentzug. Langsame peristaltische Bewegungen der Ringmuskulatur laufen dabei fast konstant ab. Diesen Bewegungen überlagern sich 1- bis 3mal am Tag große peristaltische Wellen (propulsive Peristaltik), die vom Zäkum ausgehen und bis zum Colon sigmoideum ziehen. Sie treten insbesondere nach der Nahrungsaufnahme auf und verschieben den Darminhalt in Richtung Rektum. Alle diese Bewegungen stehen unter der Kontrolle des Nervenplexus (Plexus myentericus). Dabei übt der Parasympathikus einen fördernden und der Sympathikus einen hemmenden Einfluß aus, was bereits erwähnt wurde.

Die Defäkation stellt einen willkürlich beeinflußbaren, reflektorischen Vorgang dar. Durch Reizung von Dehnungsrezeptoren im Rektum werden Nervenimpulse ausgelöst, die über afferente Fasern zum Centrum anospinale im Sakralmark (Teil des Rückenmarks) geleitet werden. Von hier erfolgt die Aktivierung parasympathischer Fasern, die eine Erschlaffung der glatten Muskulatur des inneren Sphinkter bewirken. Die Darmentleerung kann jedoch nur eintreten, wenn gleichzeitig der unter willkürlichem Einfluß stehende, äußere Sphinkter entspannt und der Druck im Bauchraum durch Kontraktion der Bauchmuskulatur und Senkung des Zwerchfells erhöht wird. Diesen letzten Vorgang nennt man Bauchpresse.

7.2.8 Leber und Galle

Leberfunktionen

Die Leber hat in unserem Körper eine Vielzahl von Funktionen. Man kann sie als das zentrale Organ des Stoffwechsels bezeichnen.

Aufgaben der Leber:

- Produktion der Plasmaproteine,
- Entgiftung und Abbau, teilweise Ausscheidung von körpereigenen und körperfremden Substanzen, *metapolysaderung*
- Bildung der Galle.

Hier soll v. a. auf die Beteiligung der Leber an der Verdauung durch die Bildung der Galle eingegangen werden. Die anderen Funktionen (z. B. Synthese der Plasmaproteine) werden in anderen Kapiteln besprochen.

Makroskopie der Leber

Die Vielzahl der Leberfunktionen erklärt auch ihre Größe. Beim Erwachsenen beträgt ihr Gewicht ca. 1,5 kg. Die Leber liegt zu einem großen Teil unter der rechten Zwerchfellkuppel, ein kleinerer Teil zieht über die Mittellinie des Körpers bis auf die Vorderfläche des Magens. Der untere Leberrand zieht schräg von rechts unten nach links oben, bis auf die Höhe des 7. Rippenknorpels.

Die **Leber** besteht aus 4 **Lappen** (Abb. 7.19):
- Lobus dexter (rechter Lappen; der größte Lappen),
- Lobus sinister (linker Lappen),
- Lobus quadratus,
- Lobus caudatus.

Die Grenze zwischen Lobus dexter und Lobus sinister ist bei Vorderansicht gut zu sehen, da sie entlang dem Ligamentum falciforme verläuft, durch das die Leber mit der vorderen Bauchwand verbunden ist (Abb. 7.19). Der Lobus quadratus und der Lobus caudatus sind nur von der Unterseite oder bei Dorsalansicht zu sehen.

Auf der Unterseite der Leber befindet sich die Gefäßpforte, die Porta hepatis (in anderen Organen als Hilum bezeichnet), in deren Bereich die beiden versorgenden Gefäße und die Nerven eintreten sowie die Lymphgefäße und der Gallengang (Ductus hepaticus) austreten.

Ein Teil der oberen und hinteren Fläche der Leber liegt dem Diaphragma direkt an und ist mit diesem verwachsen. In diesem Bereich ist die Leber nicht von Peritoneum überzogen. Deshalb wird dieses Gebiet als „nackte Zone" bezeichnet (Area nuda). Der größte Teil der Leber ist allerdings von Peritoneum überzogen; deshalb wird die Leber als intraperitoneales Organ bezeichnet.

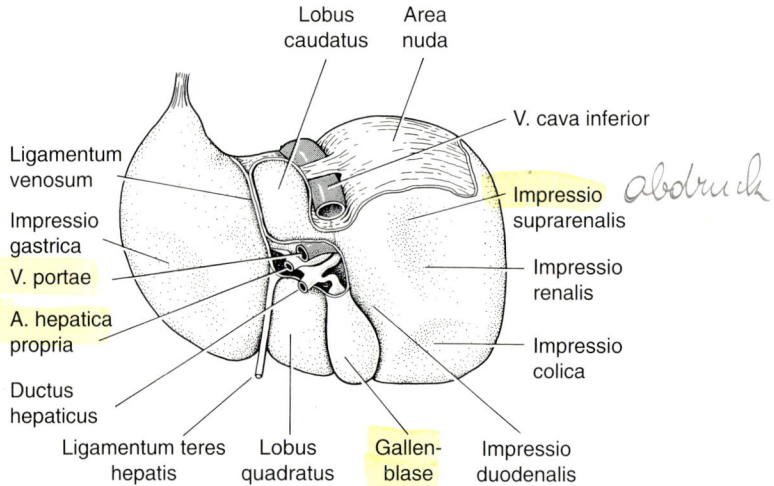

Lobus caudatus   Area nuda

V. cava inferior

Ligamentum venosum

Impressio *abdruck*
suprarenalis

Impressio gastrica

Impressio renalis

V. portae

A. hepatica propria

Impressio colica

Ductus hepaticus

Ligamentum teres hepatis   Lobus quadratus   Gallen-blase   Impressio duodenalis

Abb. 7.19. Leber von der Unterseite dargestellt, mit Ausblick auf die Leberpforte (Porta hepatis). Durch den Kontakt mit verschiedenen Organen entstehen Abdrücke (Impressionen) auf der Leber, die entsprechend dem verursachenden Organ bezeichnet sind, z. B. Impressio renalis = Nierenabdruck. Durch das Ligamentum teres hepatis und das Ligamentum venosum wird der linke Leberlappen begrenzt. Die Area nuda stellt die Kontaktfläche mit dem Zwerchfell dar. Hier ist die Leber ohne Peritonealüberzug

Die Unterfläche der Leber ist mit den benachbarten Baucheingeweiden in Kontakt (Magen, Duodenum, Niere rechts, Dickdarm).

Die Leber wird von 2 Gefäßen mit Blut versorgt: Rund 75% des Blutes, das die Leber durchströmt, stammen aus der V. portae. Die V. portae sammelt das Blut aus einem großen Teil des Magen-Darm-Traktes sowie der Milz und dem Pankreas. Dieses Blut ist somit angereichert mit Nahrungsbestandteilen, Hormonen aus dem Pankreas und Blutfarbstoff, aus dem Abbau der Erythrozyten in der Milz. Das venöse Blut der Pfortader (V. portae) enthält nicht genügend Sauerstoff, da es bereits den Kapillarkreislauf der entsprechenden Organe durchflossen hat. Deshalb stammen die restlichen 25% der Blutversorgung aus der mit Sauerstoff angereicherten A. hepatica. Der Abfluß des Blutes aus der Leber geschieht über die V. hepatica, von dort wird es in die untere Hohlvene (V. cava inferior) geleitet.

Histologie der Leber

Die Leber ist aus Leberläppchen (Lobuli hepatis) aufgebaut (Abb. 7.20). Dies sind unregelmäßig geformte meist polygonale Bauelemente, die einen Durchmesser von ca. 1,5−2 mm aufweisen. Ungefähr 50000 bis 100000 solcher Läppchen machen die Gesamtheit der Leber aus.

Überall dort, wo 3 oder mehr dieser Läppchen zusammenstoßen, sind **Periportalfelder** (s. Abb. 7.20) vorhanden, die innerhalb von Bindegewebe je einen

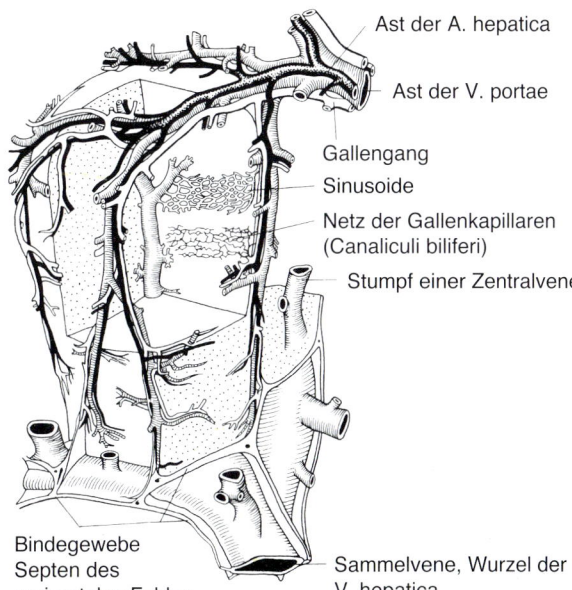

Ast der A. hepatica

Ast der V. portae

Gallengang

Sinusoide

Netz der Gallenkapillaren
(Canaliculi biliferi)

Stumpf einer Zentralvene

Abb. 7.20. Dreidimensionale Darstellung eines Leberläppchens (Lobulus). An den Eckpunkten des Läppchens verlaufen je ein Ast der A. hepatica, der V. portae und ein Gallengang im periportalen Feld. (Aus Schiebler u. Schmidt 1987)

Bindegewebe
Septen des
periportalen Feldes

Sammelvene, Wurzel der
V. hepatica

Ast der V. portae, der A. hepatica und des Gallengangsystems enthalten (Glisson-Trias). Von hier aus fließt das Blut über kleine Gefäßäste in die Sinusoide (Abb. 7.21). Dies sind Leberkapillaren, die sich von anderen Kapillaren dadurch unterscheiden, daß sie sehr buchtenreich sind und ihr Endothel gefenstert ist. Zwischen den Sinusoiden befinden sich die Hepatozyten (Leberzellen), die plattenartig um ein zentrales Gefäß angeordnet sind. Das Blut, das

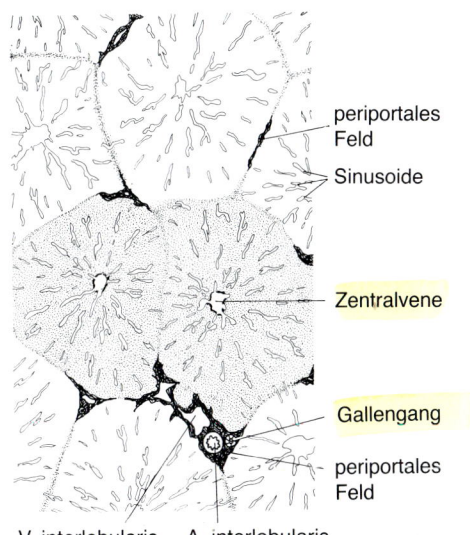

periportales
Feld

Sinusoide

Zentralvene

Gallengang

periportales
Feld

Abb. 7.21. Schnittbild durch mehrere Leberläppchen. Hier wird die radiäre Anordnung der Sinusoide um die Zentralvene deutlich. Zwischen den Sinusoiden befinden sich die Leberzellen. V. und A. interlobularis sind Äste der V. portae und der A. hepatica. (Aus Schiebler u. Schmidt 1987)

V. interlobularis   A. interlobularis

die Sinusoide durchströmt hat, fließt über das zentrale Gefäß, die V. centralis, ab, um schließlich über die V. hepatica aus der Leber zu fließen und in die V. cava inferior zu gelangen.

Die Lebersinusoide anastomosieren (vernetzen sich) sehr stark miteinander. Das Endothel, das die Wand der Lebersinusoide bildet, besteht aus 2 verschiedenen Zellarten: den gefensterten Endothelzellen (Mehrzahl der Zellen) und den Kupffer-Sternzellen, die dem MPS (mononukleäres Phagozytensystem) angehören, da sie eine große Phagozytoseaktivität aufweisen. Bei Bedarf können sich die Kupffer-Sternzellen aus dem Endothelzellverband lösen, runden sich ab und gehen ins zirkulierende Blut über; so können sie die Leber verlassen. Die Wand der Lebersinusoide ist durch einen kleinen, spaltförmigen Raum (Disse-Raum) von den Leberzellen getrennt (Abb. 7.22). Die Leberzellen (Hepatozyten) tragen an ihrer Oberfläche Mikrovilli, die in den Disse-Raum hineinragen und somit direkt Kontakt haben mit den Stoffen, die über die Lücken der Kapillarwand in den Disse-Raum gelangt sind. Durch die Ausbuchtungen der Sinusoide und durch die Öffnungen des Endothels zum Disse-Raum kommt es zu einer Verlangsamung der Strömungsgeschwindigkeit des Blutes bzw. des Blutplasmas. Damit steht der Leber mehr Zeit zur Verfügung, die nötigen Bestandteile aus dem Blut aufzunehmen.

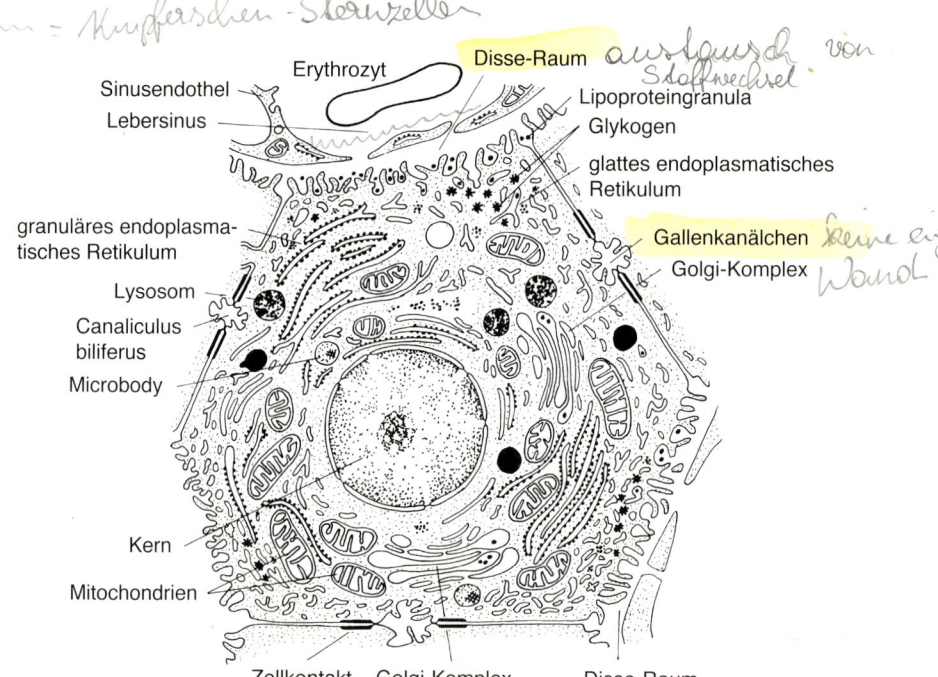

Abb. 7.22. Zeichnung eines Hepatozyten (Leberzelle). An 3 Seiten der Leberzelle sind Gallenkapillaren zwischen benachbarten Zellen ausgebildet. In den Disse-Raum, der über Lücken im Endothel mit dem Lumen der Sinusoide in Verbindung steht, ragen Microvilli der Hepatozyten hinein. (Aus Schiebler u. Schmidt 1987)

Die Hepatozyten sind zu Zellplatten zusammengelagert. Zwischen den einzelnen Zellen dieser Zellplatten befinden sich die Gallenkapillaren. Sie sind durch Auffaltung der Leberzellemembran entstanden. Jeweils zwischen 2 aneinanderstoßenden Hepatozyten befinden sich somit Kanäle (Gallenkapillaren), die vollständig durch Zellkontakte (z. B. „tight junctions") abgedichtet sind. Die Gallenkapillaren haben somit keine eigene Wand; ihre Wand wird durch die Membran der Leberzellen gebildet. Die Gallenkapillaren beginnen im Zentrum der Lobuli und verlaufen bis zum Periportalfeld. Während ihres Verlaufs zur Peripherie vernetzen sie sich (anastomosieren) stark miteinander.

Im Periportalfeld münden die Gallenkapillaren in Gallengänge, die eine eigene, durch Epithelzellen gebildete Wand besitzen. Unter physiologischen Bedingungen kommt die Galle nie mit dem Blut in Berührung, da die „tight junctions" abdichten. Bei einer Gallestauung (Ikterus) können die Junctions allerdings reißen, und damit gelangt Gallenfarbstoff (Bilirubin und Biliverdin) ins Blut.

7.2.9 Gallenwege und Gallenblase

Aufbau

An der Leberpforte beginnen die extrahepatischen (außerhalb der Leber gelegenen) **Gallenwege** mit einem rechten und einem linken Lebergallengang (Ductus hepaticus dexter und sinister), die sich zu einem gemeinsamen Ductus hepaticus communis vereinigen.

Der Ductus hepaticus communis ist ca. 4–6 cm lang. Er vereinigt sich seinerseits mit dem Ductus cysticus der Gallenblase zum Ductus choledochus, der hinter dem Bulbus duodeni zum absteigenden Teil des Duodenums läuft, um gemeinsam mit dem Ductus pancreaticus auf der Papilla duodeni major zu münden. Diese Mündung wird von einem Muskel verschlossen (Sphincter ampullae). Kurz vor der Vereinigung der beiden Gänge miteinander besitzt jeder noch einen eigenen Sphincter, der eine individuelle Regulierung erlaubt.

Die **Gallenblase** (Vesica fellea) ist ein birnenförmiger etwa 8–12 cm langer und 4–5 cm breiter, dünnwandiger Sack, der über den Ductus cysticus, quasi im Nebenschluß, mit den Gallenwegen verbunden ist. Man unterscheidet einen Hals, Körper und Gallenblasengrund (Collum, Korpus und Fundus). Der Gallenblasengrund überragt auf der Unterseite die Leber und steht mit der Bauchwand in Berührung (Abb. 7.23).

Die Schleimhaut der Gallenblase bildet Falten, die häufig miteinander verschmolzen sind, so daß Schleimhautnischen und Tunnel zustande kommen. Durch diese wird die innere Oberfläche der Gallenblase vergrößert. Einige Zellen des Gallenblasenepithels sezernieren (= absondern) schleimiges Glykoprotein, das die Epitheloberfläche vor der ätzenden Wirkung der Galle schützt. Die in der Wand der Gallenblase vorkommende glatte Muskulatur dient bei Bedarf der Austreibung der Galle. Sie verläuft deshalb spiralförmig.

Galle ist in der Galle konzentrierter.

spiralförmig

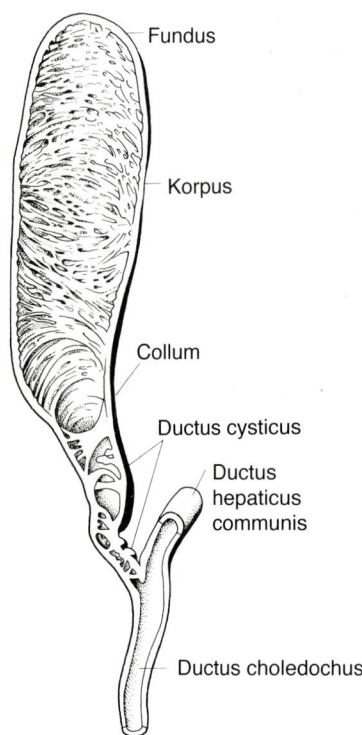

Fundus

Korpus

Collum

Ductus cysticus

Ductus
hepaticus
communis

Ductus choledochus

Abb. 7.23. Gallenblase, die über den Ductus cysticus mit dem Ductus hepaticus verbunden ist. Dieser wird nach Verbindung mit dem Ductus cysticus zum Ductus choledochus. (Aus Schiebler u. Schmidt 1987)

Galle und Gallensekretion

Die täglich von den Hepatozyten (Leberzellen) produzierte Gallenmenge beträgt ca. 600 bis 800 ml. Gallenfluß und Zusammensetzung der Galle variieren in Abhängigkeit von der Art und Menge der Nahrungszufuhr. Die Galle ist mit dem Blut isoton und besitzt einen pH-Wert von 7,4–8,5. Hauptbestandteil der Galle ist Wasser, das ca. 95% des Volumens ausmacht.

Bestandteile der Galle:

- Gallensäuren,   _Fette aufspalten_
- Gallenfarbstoffe,
- Cholesterin,
- Phospholipide (hauptsächlich Lezithin),
- Enzyme.

Mit der Galle werden auch verschiedene Medikamente sowie Produkte des Intermediärstoffwechsels (z. B. Abbauprodukte der Hormone etc.) ausgeschieden. Die Gallensäuren entstehen in der Leber aus Cholesterin in Form der Cholsäure und der Chenodesoxycholsäure.

Die wichtigste **physiologische Funktion der Gallensäuren** liegt in der Emulgierung (Verteilung) und Dispergierung (Zerkleinerung) von wasserunlöslichen Verbindungen, z. B. Fetten. Dadurch wird die durch Enzyme angreifbare Oberfläche der Fette stark vergrößert, und sie werden damit erst der Verdauung zugänglich. Gallensäuren sind außerdem an der Aktivierung der Pankreaslipase (= fettspaltendes Enzym) sowie der Hemmung der Magensaftsekretion beteiligt. Die von der Leber mit der Galle ausgeschiedenen Gallensäuren werden zu ca. 95% wieder im unteren Teil des Ileums rückresorbiert. Sie gelangen mit dem Blut der V. portae wieder in die Leber und werden dort erneut mit der Galle ausgeschieden. Dieser Vorgang wird als **enterohepatischer Kreislauf** bezeichnet. Die Bedeutung des enterohepatischen Kreislaufs liegt darin, daß täglich nur ca. 5% der für den Verdauungsvorgang wichtigen Gallensäuren verlorengehen. Der Verlust wird durch Neusynthese ausgeglichen.

Die in der Galle vorhandenen Gallenfarbstoffe stammen aus dem Abbau von Hämoglobin (Blutfarbstoff) und anderen Hämoproteinen (z. B. Myoglobin, Cytochrom etc.) Der bei diesem Abbau zuerst auftretende Farbstoff ist das Biliverdin (grün), das durch Hydrierung zu Bilirubin, dem wichtigsten Gallenfarbstoff, reduziert wird. Im Darm erfolgt dann die Umwandlung über verschiedene Zwischenstufen zu einem Farbstoff, der Stercobilin genannt wird und der dem Kot seine typische Farbe gibt.

Die **Gallenblase** dient der Speicherung von Galle, die dann bei Bedarf relativ rasch in größeren Mengen zur Verfügung steht. Um die Galle besser auf kleinem Raum speichern zu können, wird ihr Flüssigkeit entzogen. Damit wird sie − bis zu einem gewissen Grade − eingedickt.

7.2.10 Bauchspeicheldrüse (Pankreas)

Aufbau

Die Bauchspeicheldrüse (Pankreas) ist eine exokrine Drüse, in deren Gewebe endokrine Zellinseln eingestreut sind. Die Gesamtheit dieser endokrinen Anteile des Pankreas heißt Inselorgan und ist verantwortlich für die **Produktion von Insulin und Glukagon**, 2 Hormonen, die den Kohlenhydratstoffwechsel sehr stark beeinflussen. Die **exokrinen Anteile des Pankreas** hingegen sind verantwortlich für die Sekretion von Verdauungsenzymen. Das Pankreas hat ein durchschnittliches Gewicht von 70−90 g; es hat die Form eines verdickten L und liegt hinter dem Magen in der oberen Bauchhöhle. Dort spannt es sich zwischen dem C des Duodenums und der Milz aus, auf einer Länge von ca. 25 cm.

Man unterscheidet am Pankreas drei verschiedene Anteile (Abb. 7.24):
- Caput (Kopf),
- Korpus (Körper),
- Cauda (Schwanz).

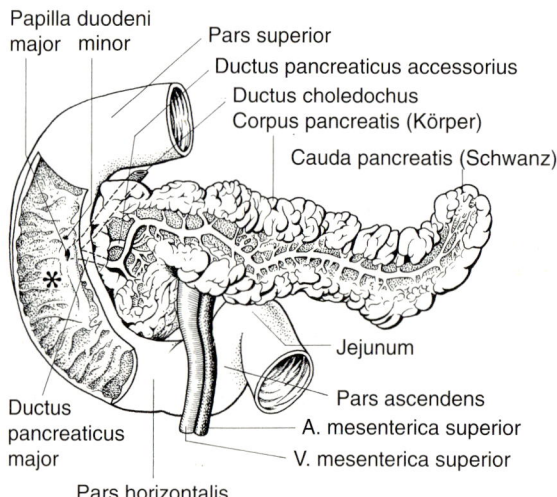

Papilla duodeni
major minor
Pars superior
Ductus pancreaticus accessorius
Ductus choledochus
Corpus pancreatis (Körper)
Cauda pancreatis (Schwanz)
Jejunum
Pars ascendens
A. mesenterica superior
V. mesenterica superior
Ductus pancreaticus major
Pars horizontalis

Abb. 7.24. Lage des Pankreas im C-förmigen Duodenum. Zwischen Pankreas und Duodenum verlaufen die A. und V. mesenterica superior. Der Stern bezeichnet den absteigenden Teil des Duodenums (Pars descendens) in den hinein der Pankreasgang und der Gallengang auf der Papilla duodeni major münden. Gelegentlich kann noch ein zusätzlicher Pankreasgang (Ductus pancreaticus accessorius) vorhanden sein, der dann auf einer eigenen Papilla duodeni minor mündet. (Aus Schiebler u. Schmidt 1987)

Der Kopf liegt im C des Duodenums, der Körper überquert in Höhe der beiden ersten Lendenwirbelkörper die Wirbelsäule, der Schwanz reicht bis an das Milzhilum. Das Pankreas ist nur auf der Vorderseite von Peritoneum bedeckt und liegt somit retroperitoneal.

Das Pankreas besteht aus größeren Lappen, die sich an der Oberfläche durch eine Vorbuchtung deutlich zeigen. Diese größeren Lappen sind wiederum aus kleineren Läppchen zusammengesetzt, die ihrerseits aus einzelnen azinösen (beerenförmig) Drüsenstücken gebildet werden (Abb. 7.25). Die kleinste Einheit dieser Acini (Singular = Acinus) sind die Acinuszellen, die in ihrem

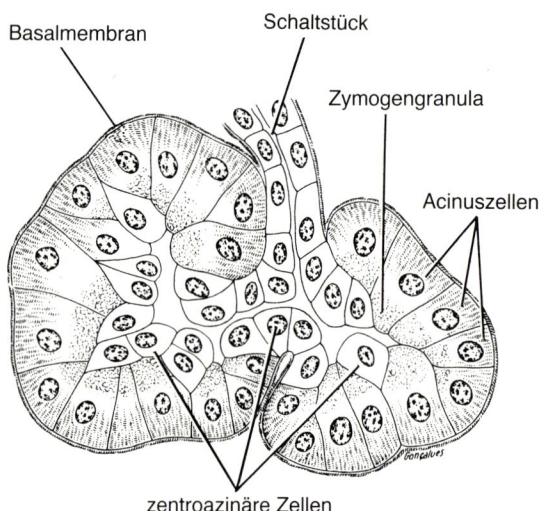

Basalmembran
Schaltstück
Zymogengranula
Acinuszellen
zentroazinäre Zellen

Abb. 7.25. Schnitt durch die Drüsenendstücke des exokrinen Pankreas. Ein Teil des Ausführgangsystems wird als Schaltstück bezeichnet. Zellen des Schaltstückes können im Acinus vorhanden sein und werden dann als zentroazinäre Zellen bezeichnet. (Aus Junqueira 1984)

apikalen Zytoplasma sog. Zymogengranula enthalten, das sind noch nicht sezernierte inaktive Vorstufen der Pankreasenzyme.

Pankreassekretion

Pro Tag werden vom Pankreas durchschnittlich ca. 2000 ml Sekret produziert. Pankreassekret ist isotonisch mit dem Blut und weist einem pH-Wert von 8 – 8,4 auf. Dieser **alkalische pH-Wert** ist auf einen hohen Gehalt an Bikarbonat zurückzuführen. Die Bedeutung des hohen pH-Wertes von Galle und Pankreassaft liegt darin, daß der saure Mageninhalt neutralisiert werden muß, damit die im Duodenum und den weiteren Dünndarmabschnitten vorhandenen Enzyme ihre volle Wirkung entfalten können. Für die meisten dieser Enzyme liegt das Wirkungsoptimum in einem pH-Bereich zwischen 7 und 8.

Neben verschiedenen Elektrolyten enthält das Pankreassekret vor allem Verdauungsenzyme. Diese Enzyme liegen in den Acinuszellen meist in inaktiver Form vor, damit die Zellen nicht selber verdaut werden. Sie werden vielfach erst unter Wirkung des Milieus im Dünndarm aktiviert (durch Säure, Enzyme etc.)

Im Pankreas sind 3 Gruppen von Enzymen vorhanden:

1. Eiweißspaltend:
– Trypsin,
– Chymotrypsin,
– Carboxypeptidase,
– Elastase.

2. Fettspaltend:
– Pankreaslipase,
– Phospholipase,
– diverse Esterasen.

3. Kohlenhydratspaltend:
– α-Amylase.

Das Pankreas sezerniert auch ohne Nahrungsaufnahme geringe Mengen von Bauchspeichel (Basalsekretion). Im Zusammenhang mit der Nahrungsaufnahme wird eine verstärkte Sekretion, reflektorisch durch den N. vagus, eingeleitet. Die weitere Sekretion wird dann durch Freisetzung von gastrointestinalen Hormonen geregelt: Sekretin und Cholezystokinin-Pankreozymin (CCK-PZ); **Sekretin** bewirkt die Ausscheidung größerer Mengen eines stark alkalischen, aber enzymarmen Sekretes; **CCK-PZ** löst die Sekretion eines enzymreichen Pankreassekretes aus.

7.3 Wirkung der Verdauungsenzyme und Resorption

Wie eingangs erwähnt, ist es die Aufgabe des Verdauungsapparates, die Nahrung in ihre Untereinheiten zu zerlegen, damit diese im Darm resorbiert werden können. Die Verdauung umfaßt die **Zerkleinerung in der Mundhöhle** durch den Kauapparat, aber v. a. auch den **enzymatischen Abbau** durch die Enzyme der Verdauungssäfte.

Enzymatischer Abbau der Nahrung

Dieser Abbau beginnt bereits mit der Einspeichelung in der Mundhöhle. Dann schließen sich die Enzyme des Magensaftes und des Pankreas an. Außerdem werden in der Wand des Dünndarmes Enzyme gebildet, die ebenfalls an der Verdauung teilnehmen. Die Wirkung der einzelnen Verdauungsenzyme ist an den 3 Hauptnahrungsbestandteilen Kohlenhydrat (Zucker), Protein (Eiweiß) und Lipid (Fett) in den Abb. 7.26 – 7.28 dargestellt.

Die **Fette** werden in Fettsäuren, Glyzerin und Triglyzeride abgebaut.

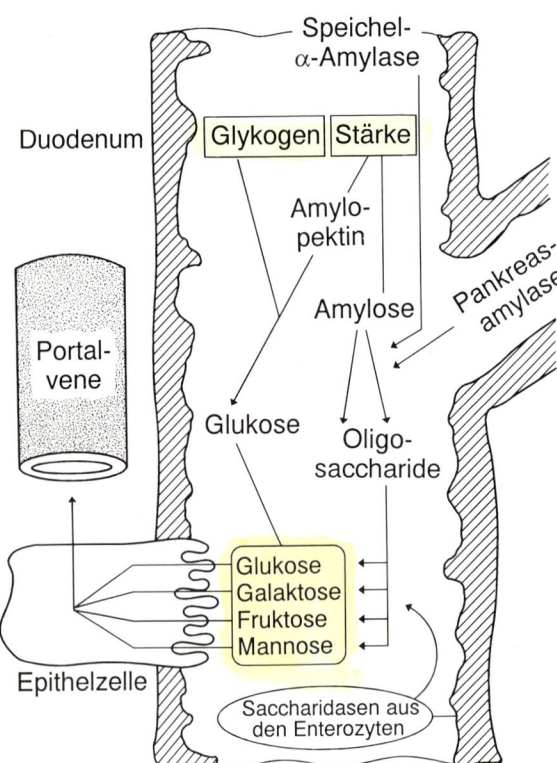

Abb. 7.26. Unter der Wirkung der Speichelamylase und der Pankreasamylase werden Glykogen und Stärke in ihre Baueinheiten abgebaut. Die verschiedenen aus der tierischen wie pflanzlichen Kohlenhydratverdauung stammenden Monosaccharide (z. B. Glukose, Fruktose) werden von den Enterozyten aufgenommen und gelangen über die Portalvene (V. portae) in den Kreislauf

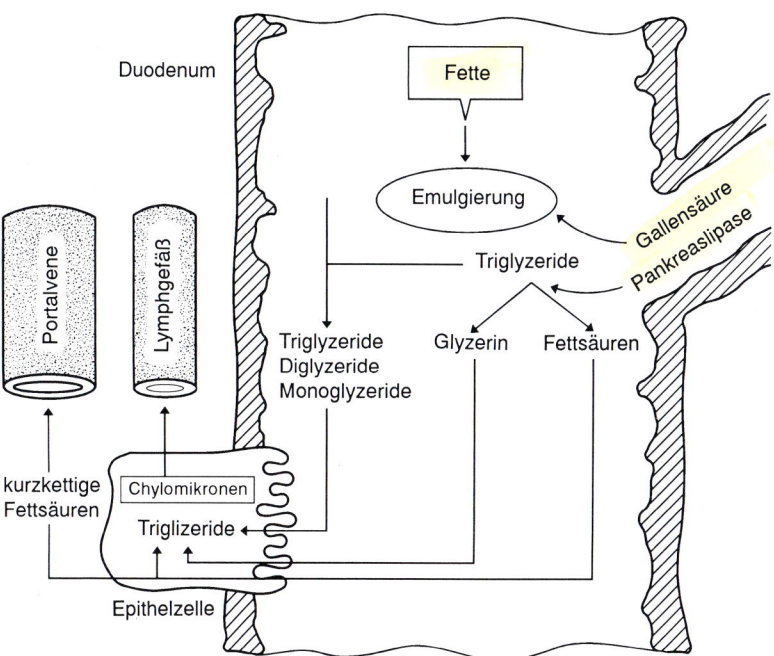

Abb. 7.27. Durch Gallensäuren werden Fette emulgiert und dispergiert (fein zerteilt und zerstreut), so daß sie für die Pankreaslipase besser angreifbar sind. Die Pankreaslipase verdaut Triglyzeride zu Glyzerin und Fettsäuren, die von den Enterozyten aufgenommen werden. Sie können als kurzkettige Fettsäuren über die Portalvene abtransport werden. Glyzerin, Fettsäuren und Glyzeride werden in den Enterozyten zu Chylomikronen zusammengesetzt, die dann über die Lymphgefäße in Form des Chylus abtransportiert werden

Die **Kohlenhydrate** in ihre diversen Zuckermoleküle, wie Glukose, Fruktose, Mannose, Saccharose, Galaktose etc.

Die **Proteine** schließlich werden in die Aminosäuren abgebaut, z. B. Alanin, Prolin, Glutaminsäure, Valin etc.

Alle diese Untereinheiten werden in den oberen Darmabschnitten resorbiert, d. h. v. a. im Duodenum und im oberen Teil des Jejunums. Der untere Teil des Jejunums und das Ileum dienen hauptsächlich als Resorptionsreserve. Hier kann bei Hungerzuständen auch noch das Letzte aus der Nahrung entnommen werden.

Ein Teil der Resorption geschieht passiv durch Mechanismen der Diffusion etc., ein anderer Teil geschieht aktiv unter Energieverbrauch. So wird z. B. für die rasche (notwendige) Resorption von Glukose ein aktiver Transportmechanismus eingesetzt. Der größte Teil der resorbierten Nahrungsbestandteile wird über das Pfortadersystem zunächst in die Leber transportiert. Erst nachdem die Leber dem Pfortaderblut die notwendigen Nahrungsbestandteile entnommen hat, gelangt das Blut über den Kreislauf zu den anderen Organen.

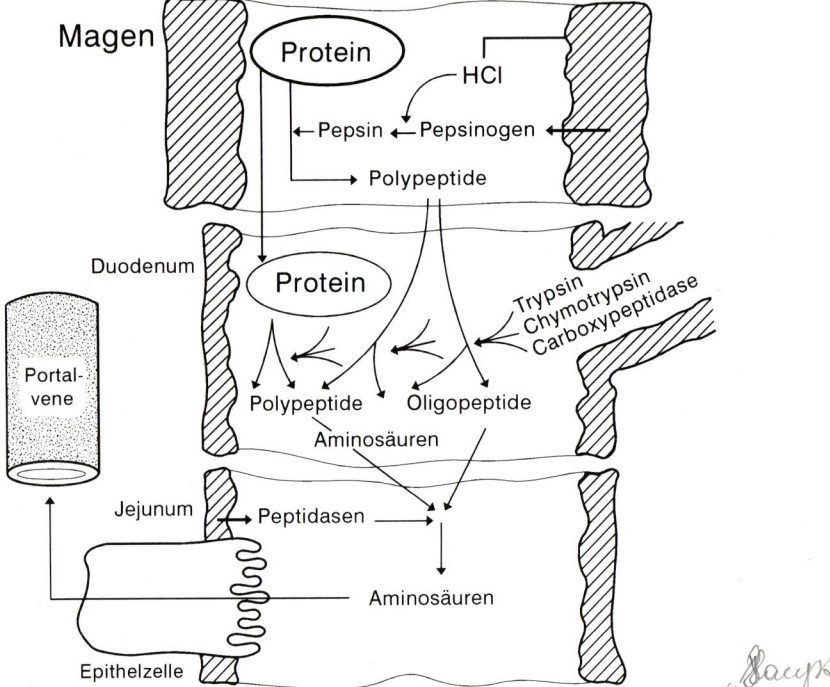

Abb. 7.28. Das durch Salzsäurewirkung denaturierte Protein wird durch Pepsin bereits im Magen und Trypsin sowie andere Enzyme im Dünndarm in Peptide und Aminosäuren gespalten. Die Aminosäuren werden über die Enterozyten aufgenommen und ins Blut der Portalvene transportiert

Für verschiedene Lipide (Fette) besteht ein anderer Transportweg: Sie werden über das Lymphgefäßsystem und den Ductus thoracicus aus dem Magen-Darm-Trakt transportiert. Im Venenwinkel gelangt die Lymphe dann in das Blut. Nach Nahrungsaufnahme führt die Lipidresorption zur Bildung von Chylomikronen (kleine Lipidtropfen), die über den Ductus thoracicus abtransportiert werden. Dadurch entsteht eine weißliche Färbung der Lymphe, die zu der deutschen Bezeichnung Brustmilchgang für den Ductus thoracicus geführt hat.

Über den Resorptionsmechanismus im Darm werden aber auch die **Vitamine**, die **Elektrolyte** und die **Spurenelemente**, die für unseren Körper wichtig sind, aus der Nahrung (= dem Chymus) aufgenommen.

Pro Tag werden ca. 10 l Flüssigkeit aus dem Chymus resorbiert. Ein großer Teil stammt aus den Verdauungssäften. Die Menge an Flüssigkeit, die pro Tag mit dem Stuhl ausgeschieden wird, beträgt ca. 150 ml. Das bedeutet, daß der größte Teil der Flüssigkeit, die in der Nahrung und den Verdauungssäften vorhanden ist, resorbiert wird.

7.4 Zusammenfassung Verdauungsapparat

▶ Aufgaben des Verdauungsapparates

- Zerlegung der Nahrung (eigentliche Verdauung) in resorbierbare Untereinheiten,
- Aufnahme (Resorption) dieser Untereinheiten über das Darmepithel.

▶ **Mundhöhle und Inhaltsgebilde**

- **Mundvorhof** (Vestibulum oris) liegt zwischen den Wangen/Lippen und den Zähnen. Zum Inhalt der Mundhöhle werden die Zähne, die Zunge sowie die Speicheldrüsen gerechnet.

- **Zunge:**
  Sie ist ein mit Schleimhaut bedeckter Muskelkörper; sie besteht aus Eigenmuskulatur (innerhalb der Zunge verlaufende Fasern) und Fremdmuskulatur (von außen einstrahlende Muskulatur).
  Die Schleimhaut des Zungenrückens besteht aus einem mehrschichtig leicht verhornten Plattenepithel. In der Schleimhaut des Zungenrückens befinden sich Papillae filiformes (Fadenpapillen), Papillae foliatae (Blattpapillen), Papillae vallatae (Wallpapillen) und Paillae fungiformes (Pilzpapillen). Im Zungengrund liegt die Tonsilla lingualis („Zungenmandel").

- **Zahn:**
  Er besteht aus einer Krone und einer Wurzel. Die **Krone** ist mit Schmelz überzogen und überragt das Zahnfleisch (Gingiva). Die **Wurzel** ist mit Zement überzogen und befindet sich in der knöchernen Zahnalveole. Unter dem Schmelz und dem Zement liegt das Dentin. Dentin wird von Odontoblasten gebildet, die mit ihrem Zellkörper in der Zahnpulpa liegen. Das Desmodontium (Wurzelhaut) befestigt den Zahn in der Zahnalveole. Die Sharpey-Fasern des Desmondontiums sind schräg angeordnet, so daß sie Druck in Zug umwandeln können. Das definitive Gebiß umfaßt 32 Zähne (8 Schneidezähne, 4 Eckzähne, 8 Backenzähne und 12 Mahlzähne).

- **Speicheldrüsen:**
  Die **Ohrspeicheldrüse** (Glandula parotis) liegt in einer gemeinsamen Faszie mit dem M. masseter. Sie produziert einen dünnflüssigen (serösen) enzymhaltigen Speichel (α-Amylase). Ihr Auführgang mündet in der Backe gegenüber dem 2. Backenzahn.
  Die **Unterkieferdrüse** (Glandula submandibularis) liegt innen neben dem Unterkiefer. Sie produziert eine Mischung aus serösem und mukösem Speichel. Ihr Ausführgang mündet links und rechts neben dem Frenulum linguae (Zungenbändchen) auf der Caruncula.
  Die **Unterzungendrüse** (Glandula sublingualis) liegt unterhalb der Zunge auf dem Mundboden. Sie produziert ein muköses Sekret (Gleit-

speichel) und mündet mit mehreren Öffnungen auf der Plica sublingualis.

- **Speichel:**
  Pro Tag werden ca. 1–1,5 l Speichel produziert, der einen pH-Wert zwischen 6,2 und 7,4 hat. Durch **Parasympathikuswirkung** wird die Absonderung eines dünnflüssigen, enzymhaltigen Speichels angeregt,
  durch die **Sympathikuswirkung** die Absonderung eines dickflüssigen
  Gleitspeichels.

- **Gaumen:**
  Man unterscheidet einen harten (Palatum durum) von einem weichen
  Teil (Palatum molle). Der weiche Gaumen geht in das Gaumensegel mit
  dem Zäpfchen über (Uvula). Im Bereich der Gaumenschleimhaut münden muköse Glandulae palatinae (Gaumendrüsen), die einen Gleitspeichel produzieren.

Rachen (Pharynx):
Er besteht aus 3 Abschnitten:
- hinter der Nasenhöhle = Pars nasalis;
- hinter der Mundhöhle = Pars oralis und
- hinter dem Kehlkopf = Pars larnygea.
In der Pars oralis kreuzen Luft- und Speiseweg.

Magen-Darm-Trakt
- **Bauplan** des Magen-Darm-Traktes:
  Die röhrenförmigen Hohlorgane des Magen-Darm-Traktes weisen einen
  gemeinsamen Bauplan auf:
  - Mukosa (Epithel, Propria und Lamina muscularis mucosae),
  - Submukosa (Bindegewebe mit Plexus submucosus),
  - Muskularis (innere Ring- äußere Längsmuskulatur mit dazwi-
    schenliegendem Plexus myentericus) und
  - Adventitia (Bindegewebe) oder Serosa (Peritonealüberzug).

- **Ösophagus** (Speiseröhre): Er ist mit einem mehrschichtig unverhornten Plattenepithel ausgekleidet. In das Lumen münden muköse Glandulae oesophageae. Der Ösophagus weist 3 Engstellen auf:
  - den oberen Ösophagussphinkter,
  - die Aortenenge (engste Stelle, max. 13 mm) und
  - den unteren Ösophagussphinkter.

- **Magen:** wird unterteilt in Pars cardiaca (am Mageneingang) Fundus
  (Magenkuppel), Korpus (Magenkörper), Antrum (Erweiterung im Bereich des Magenausganges) und Pars pylorica (Magenpförtner). Durch
  den gekrümmten Verlauf entsteht eine konkave kleine Kurvatur und eine konvexe große Kurvatur. Von der kleinen Kurvatur erstreckt sich das
  kleine Netz (Omentum minus) bis zur Leber, von der großen Kurvatur
  nimmt das große Netz (Omentum majus) seinen Ursprung.

- **Histologie des Magens:**
  Die Magenschleimhaut besteht aus einem einschichtigen Zylinderepithel, das Felder (Areae gastricae) und Grübchen (Foveolae gastricae)
  aufweist. In die Foveolae gastricae münden die Magendrüsen (Glandulae gastricae). Es werden schleimproduzierende **homokrine Drüsen**
  (Pars pylorica, Pars cardiaca) von **heterokrinen Drüsen** unterschieden
  (Korpus, Fundus). Die heterokrinen Drüsen produzieren Schleim (Nebenzellen), Pepsinogen (Hauptzellen) und Salzsäure (Belegzellen). Basalgekörnte G-Zellen produzieren Gastrin. In der Magenwand wird der
  „intrinsic factor" (ein Glykoprotein) gebildet, das für die Aufnahme von
  Vitamin B_{12} verantwortlich ist.

- **Magensaftsekretion:** Die Magendrüsen produzieren pro Tag ca. 3 l Magensaft. Auch nüchtern werden 5–15 ml Magensaft pro Stunde sezerniert. In Ruhe ist der Magensaft neutral. Nach HCl-Sekretion wird ein
  pH-Wert von ca. 1 erreicht. HCl aktiviert Pepsin aus Pepsinogen, denaturiert Proteine und tötet Bakterien. Pepsin beinhaltet mehrere proteolytische Enzyme. Muzin dient dem Schutz der Magenschleimhaut.
  Bei der Regulation der Magensaftsekretion unterscheidet man 3
  Phasen: kephale Phase, gastrische Phase, intestinale Phase. Über den
  N. vagus wird sowohl die kephale, wie auch die gastrische Phase vermittelt. Gastrointestinale Hormone sind an der Regulation beteiligt: Gastrin regt die Sekretion von HCl an, Sekretin bewirkt die HCl-Hemmung
  und regt die Pepsinogensekretion an.

- **Peristaltik:** Sie ist die Grundlage des Transportes von Nahrung durch
  den Magen-Darm-Trakt. Sie besteht aus einer Erschlaffungswelle, der
  sofort eine Kontraktionswelle der Ring- und Längsmuskulatur folgt.
  Man unterscheidet: Segmentationen von Peristaltik und Antiperistaltik. Propulsive Peristaltik schiebt den Darminhalt über größere
  Strecken.

Dünndarm:

Er besteht aus **Duodenum** (Zwölffingerdarm), **Jejunum** (Leerdarm) und
dem **Ileum** (Krummdarm). Im Duodenum mündet der Ductus choledochus
(Galle) und der Ductus pancreaticus (Verdauungssaft des Pancreas).

Die Glandulae duodenales produzieren ein alkalisches Sekret, das den
sauren Mageninhalt neutralisiert.

Die Dünndarmoberfläche ist durch Falten, Zotten, Krypten und Mikrovilli stark vergrößert (von $0,33 \, m^2$ auf $200 \, m^2$!). Ein Großteil des Darmes ist
von Peritoneum überzogen und besitzt deshalb ein Mesenterium (Dünn-
darmgekröse). Dieses Mesenterium führt Gefäße und Nerven an das
Darmrohr heran und dient der Aufhängung des Darmes. Die Blutversorgung des Dünndarmes erfolgt über die A. mesenterica superior.

Das Epithel der Dünndarmschleimhaut besteht aus Enterozyten (mit
Mikrovilli besetzt) und Becher-Zellen (Schleimproduktion). In den Zotten

verlaufen Lymphgefäße (Chylusgefäße), die durch Muskelfasern der Lamina muscularis mucosae „gepumpt" werden können.

Dickdarm:
Am Übergang vom Dünndarm in den Dickdarm sitzt die Valva ileocaecalis („Blinddarmklappe").

Der Dickdarm besteht aus: Zäkum, Colon (ascendens, transversum, descendens, sigmoideum) und dem Rektum.

Im Dickdarm sind keine Zotten vorhanden, nur Krypten.

Die **Hauptfunktion** des Dickdarmes ist die Wasserrückresorption, d. h. Eindickung des Chymus. Um die Gleitfähigkeit der Fäzes zu erhalten, sind sehr viele Becher-Zellen im Epithel vorhanden. Das Kolon besitzt Haustren (Ausbuchtungen), Taenien (Längsmuskelzüge) und Appendices epiploicae (Fettanhängsel).

Der **Defäkationsreflex** wird über afferente Nervenfasern in der Ampulla recti ins Centrum anospinale des Rückenmarks geleitet und von dort aus an den glatten M. sphincter ani internus und den gestreiften M. sphincter ani externus.

Leber:
● Aufbau: Die Leber besteht aus 4 Lappen: Lobus dexter, sinister, quadratus, caudatus.

   Sie ist zum größten Teil von Peritoneum überzogen; Ausnahme: Area nuda, die direkt mit dem Diaphragma in Kontakt steht.

   An der Leberpforte treten die V. portae (nährstoffreich, 75%) und die A. hepatica (sauerstoffreich, 25%) in die Leber ein.

● Histologie: Die Baueinheit ist das Leberläppchen (Lobulus). Es besteht aus radiär um eine Zentralvene angeordneten Platten von Hepatozyten. Zwischen den Platten verlaufen die Sinusoide (= gefensterte unregelmäßige Leberkapillaren). Zwischen dem Endothel und den Hepatozyten liegt der Disse-Raum. Zwischen den Hepatozyten verlaufen die Gallenkapillaren, die keine eigene Wand besitzen. Sie werden nur von der Hepatozytenmembran begrenzt. Die Blutversorgung der Lobuli erfolgt durch Äste der A. hepatica und der V. portae, die zusammen mit einem Gallengang (mit eigener Wand) im periportalen Feld die Glisson-Trias bilden. Die Wand der Lebersinusoide wird von RES-Zellen und von Kupffer-Sternzellen (Makrophagen) gebildet.

Gallenblase (Vesica fellea):
Sie speichert die von der Leber produzierte **Galle**. Sie mündet über den Ductus cysticus in den Ductus hepaticus, der damit zum Ductus choledochus wird.

Pro Tag werden von der Leber ca. 600–800 ml Galle gebildet.
Bestandteile der Galle:

- Gallensäuren (Emulgierung und Dispergierung von Lipiden),
- Gallenfarbstoffe (Biliverdin, Bilirubin aus dem Hämoglobinabbau),
- Cholesterin,
- Phospholipide (Lecithin) und Enzyme.

5% der Gallensäuren müssen täglich neu produziert werden; 95% werden durch den enterohepatischen Kreislauf wieder aus dem Darm, über das Blut, in die Galle zurückgeführt.

► **Bauchspeicheldrüse (Pankreas):**

Das Pankreas ist eine exokrine Drüse, die endokrine Inseln enthält (Glukagon, Insulin).

Am Pankreas unterscheidet man: Caput, Korpus, Cauda.

Die **Cauda** läuft bis zur Milz, der **Caput** liegt im C des Duodenums. Der Ductus pancreaticus mündet im Duodenum auf der Papilla duodeni. Die Drüsenendstücke des exokrinen Pankreas (Acini) bilden den Pankreassaft in Form von Zymogengranula. Die **Zymogengranula** enthalten inaktive Vorstufen von Enzymen:

Proteolytisch (= eiweißzersetzend) wirken Trypsin, Chymotrysin, Carboxypeptidase, Elastase. **Lipolytisch** (= fettzersetzend) wirken Pankreaslipase, Phospholipase, diverse Esterasen. **Kohlenhydratspaltend** wirkt die α-Amylase.

Wirkung der Enzyme:

Proteolytische Enzyme zerlegen die Proteine und Peptide in Aminosäuren. Lipolytische Enzyme setzen aus den Lipiden die Fettsäuren, Triglyzeride und Glyzerin frei.

Kohlenhydratspaltende Enzyme zerlegen Stärke, Glykogen und hochmolekulare Zucker in Glukose und niedermolekulare Zuckermoleküle.

► Mit der **Resorption** werden die Untereinheiten der Nahrung in den Körper aufgenommen, um dann in körpereigene Proteine, Lipide und Kohlenhydrate umgebaut zu werden. Gleichzeitig werden dem Chymus Elektrolyte, Vitamine und Spurenelemente entnommen; sie sind für den Körper lebensnotwendig.

8 Atmungsapparat

8.1 Allgemeines

Für fast alle Vorgänge in unserem Körper wird Energie benötigt. Dies beginnt bereits bei scheinbar unbedeutenden chemischen Prozessen innerhalb einzelner Zellen und geht hin bis zu den Bewegungen des Körpers. Die gesamte Energie wird durch **oxidativen** (aeroben) **Abbau**, d. h. durch „Verbrennung" der Nahrung gebildet.

Es ist auch möglich, Energie ohne die Anwesenheit von Sauerstoff zu gewinnen, durch den **anaeroben Abbau**, z. B. von Glukose. Anaerober Abbau ist allerdings nicht sehr ökonomisch, da zum Gewinnen der gleichen Energie die 15fache Menge an Glukose abgebaut werden muß. Deshalb wird Energie zum großen Teil durch **aeroben**, (oxidativen) Abbau gewonnen.

■ Glukose ist das wichtigste Substrat für die Energiegewinnung.

Beim oxidativen Abbau von einem 1 Mol[10] Glukose entsteht ein Gewinn an freier Energie von ca. 2900 kJ. Diese freie Energie wird entweder in den Zellen direkt verwendet für energieverbrauchende Prozesse, oder sie wird für die Produktion des energiereichen Moleküls ATP (Adenosintriphosphat) verwendet.

ATP kann in den Zellen in molekularer Form gespeichert werden. Adenosintriphosphat ist eine Nukleinsäure, an die 3 Phosphatreste gekoppelt sind. Der Aufbau verläuft von AMP (Adenosinmonophosphat) über ADP (Adenosindiphosphat) bis hin zum ATP. Erst die Koppelung eines 3. Phosphatrestes macht das Molekül zu einem Energiespeicher, dessen Energie bei Bedarf, durch Abspaltung dieses Phosphatrestes, wieder freigesetzt wird und damit für Arbeit in den Zellen zur Verfügung steht. Die Energie, die bei anaeroben Abbaubedingungen (d. h. ohne Sauerstoff) aus 1 Mol Glukose freigesetzt wird, entspricht lediglich ca. 200 kJ. Trotzdem kommt es jedoch in verschiedenen Geweben immer wieder zu einem anaerobem Abbau der Glukose, z. B. im Knorpel oder bei Sauerstoffmangel im Muskel etc.

Den oxidativen (= aeroben) Abbau der Nahrung kann man mit einer vereinfachten Formel darstellen, die für Glukose folgendermaßen aussieht:

$$ADP + P + Glukose + O_2 = CO_2 + H_2O + ATP$$

---

[10] Ein Mol ist die Menge eines Stoffes, die der relativen Molekülmasse in Gramm entspricht, d. h. 1 Mol = 180,2 g Glukose.

ADP   = Adenosindiphosphat,
ATP   = Adenosintriphosphat,
P   = Phosphat,
O_2 = Sauerstoff,
CO_2 = Gas der Kohlensäure,
H_2O = Wasser,
Glukose = $C_6H_{12}O_6$.

Die biologische Oxidation der Nahrung, wie auch die Bildung von ATP findet in den „Kraftwerken" der Zelle, den Mitochondrien, statt.

8.2 Respiratorischer Quotient

Je nach Art der Nahrung, die verbrannt wird, ist das Verhältnis des eingeatmeten Sauerstoffs (O_2) zur ausgeatmeten Kohlensäure (CO_2) unterschiedlich. Dieses Verhältnis O_2/CO_2 bezeichnet man als **respiratorischen Quotienten (RQ)**. Er hat bei der Verbrennung von Kohlenhydraten, Proteinen und Fetten folgende Werte: *Gehirn brandet Glucose*

● Kohlenhydrat: RQ = 1,0,
● Protein: RQ = 0,8,
● Fett: RQ = 0,7.

Bei Kohlenhydraten sind Sauerstoff und Wasserstoff im gleichen Verhältnis vorhanden; deshalb RQ von 1,0. Bei Fett und Protein dagegen muß zusätzlich Sauerstoff zugeführt werden für die Wasserbildung (H_2O).

Der RQ der einzelnen Gewebearten ist im Körper teilweise unabhängig von der aufgenommenen Nahrung. So beträgt der RQ des Gehirns 0,99. Daraus kann geschlossen werden, daß Hirngewebe praktisch ausschließlich Kohlenhydrate verbrennt, und damit auf das Vorhandensein von Glukose absolut angewiesen ist.

8.3 Formen der Atmung

Der für die Verbrennung benötigte Sauerstoff (O_2) wird über den Atmungsapparat eingeatmet. Das Gas der Kohlensäure (CO_2), das bei der Oxidation der Nahrung entsteht, wird über den Atmungsapparat ausgeatmet.

Wir unterscheiden 2 Formen der Atmung:
● Lungenatmung (äußere Atmung):
  Aufnahme von O_2 in die Lunge und Abgabe von CO_2 aus dem Blut in die Lungen und von dort an die Luft.

- Gewebeatmung (innere Atmung):
  Aufnahme von O_2 durch die Zellen aus dem Blut und Abgabe von CO_2 aus den Zellen an das Blut.

Zwischen den Orten, an denen die innere und die äußere Atmung stattfindet, muß das Gas transportiert werden; dies geschieht durch den **Blutkreislauf.** Das Blut dient mit seinen roten Blutkörperchen als **Transportmittel** der Atemgase O_2 und CO_2. Der eigentliche Atemvorgang, sowohl der inneren wie auch der äußeren Atmung, ist der **Gasaustausch**.

8.4 Bestandteile des Atmungsapparates

Für die Durchführung der Atmung stehen dem Körper verschiedene Organe zur Verfügung (Abb. 8.1). Diese werden entsprechend ihrer Aufgabe unterteilt in ein **Luftleitungssystem** und ein **Diffusionssystem**.

Von besonderer Bedeutung für die Atemmechanik ist der Brustraum (Thorax); deshalb wurde er auch in die folgende Liste aufgenommen.

Organe des Atmungsapparates
- Nase, Nasenhöhle (Cavum nasi),
- Nasennebenhöhlen (Sinus paranasales),

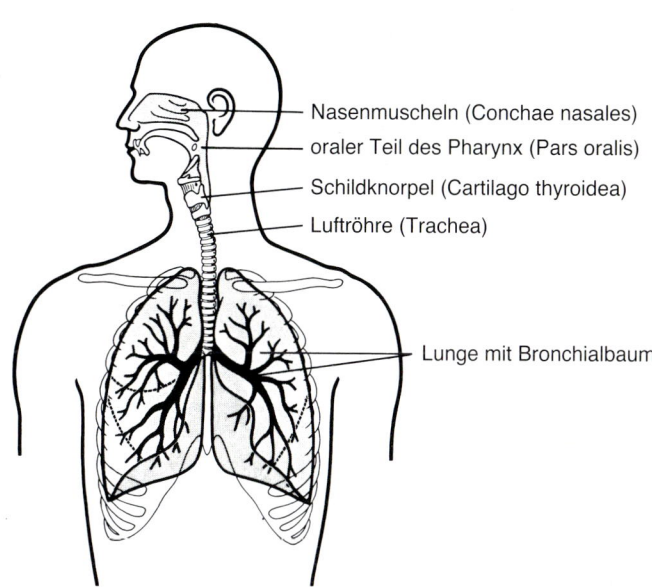

Nasenmuscheln (Conchae nasales)
oraler Teil des Pharynx (Pars oralis)
Schildknorpel (Cartilago thyroidea)
Luftröhre (Trachea)
Lunge mit Bronchialbaum

Abb. 8.1. Übersicht über den Atmungsapparat. Schlüsselbeine und Rippenkonturen sind als Orientierungshilfe eingezeichnet. (Aus Rohen 1988)

- Rachen (Pharynx),
- Kehlkopf (Larynx),
- Luftröhre (Trachea),
- Bronchialbaum (Arbor bronchialis),
- Lunge (Pulmones),
- Brustkorb (Thorax).

Der Bereich von der Nase bis zum Bronchialbaum ist das Luftleitungssystem. Die alveoläre Gasaustauschfläche der Lunge wird als Diffusionssystem bezeichnet.

8.4.1 Nase und Nasenhöhle

Die **äußere Nase** wird durch das Os nasale und die knorpeligen Nasenflügel sowie einige kleinere Knorpelstücke gebildet. Die gesamte Nase ist von mehrschichtiger unverhornter Gesichtshaut überzogen.

Die Nasenlöcher (Nares) führen über den Nasenvorhof (Vestibulum nasi) in die Nasenhöhle (Cavum nasi). Der Nasenvorhof wird durch einen Grenzwall (Limen nasi) von der Nasenhöhle abgetrennt. Im Nasenvorhof befinden sich spezialisierte Haare, die Vibrissae, die als Schutzmechanismus gegen eindringende Fremdkörper dienen.

Die **Nasenhöhle** wird durch die Nasenscheidewand, das Septum nasi, in 2 Höhlen unterteilt, die untereinander nicht in direkter Verbindung stehen (Abb. 8.2). Die Scheidewand ist aus Knorpel und Knochen aufgebaut:

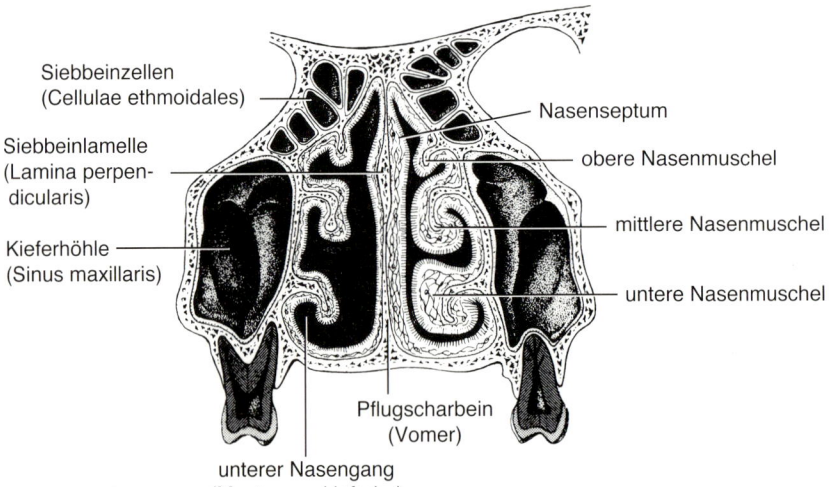

Siebbeinzellen
(Cellulae ethmoidales)

Siebbeinlamelle
(Lamina perpen-
dicularis)

Kieferhöhle
(Sinus maxillaris)

Nasenseptum

obere Nasenmuschel

mittlere Nasenmuschel

untere Nasenmuschel

Pflugscharbein
(Vomer)

unterer Nasengang
(Meatus nasi inferior)

Abb. 8.2. Schnitt durch die Nasenhöhle und die angrenzenden Siebbeinzellen (Cellulae ethmoidales) sowie die Unterkieferhöhlen (Sinus maxillaris). *Rechts:* Zustand bei einer Erkältung, mit geschwollenem Epithel. (Aus Schuhmacher 1984)

– Im hinteren und oberen Teil besteht sie aus Knochen, der Lamina perpendicularis des Os ethmoidale und dem Vomer (Pflugscharbein).
– Im vorderen und unteren Teil besteht sie aus einer Knorpellamelle.

Von der Seitenwand ragen jeweils 3 **Nasenmuscheln** (Singular: Concha nasalis) in die beiden Nasenhöhlen hinein, dadurch werden unterhalb der Muscheln 3 Nasengänge (Meatus nasi) gebildet. Im Bereich der 3 Nasenmuscheln ist die Schleimhaut durch ein ausgeprägtes Gefäßnetz zu einer Art Schwellkörper ausgebildet, der bei Entzündungen stark anschwellen kann und dann die Nasengänge so stark einengt, daß die Luftpassage erschwert oder unmöglich gemacht wird (Abb. 8.2 rechter Teil).

In einem Bereich am Nasenseptum ist die Durchblutung besonders ausgeprägt, und zwar am **Kisselbach-Fleck**. Von hier können spontan Blutungen ausgehen.

Unter der mittleren Nasenmuschel befindet sich der Hiatus semilunaris (halbmondförmiger Schlitz), eine Öffnung mit Verbindung zur Stirnhöhle, zur Kieferhöhle und zu den Siebbeinzellen. Unter der anderen Nasenmuschel befindet sich die Öffnung des Tränennasenganges (Ductus nasolacrimalis).

Begrenzungen der Nasenhöhlen (Abb. 8.3):
Oben: durch die Siebplatte (Lamina cribrosa) des Os ethmoidale. Hier treten die Riechfäden des N. olfactorius in die Nasenhöhle ein. Die Riechfäden kommen aus der vorderen Schädelgrube und durchbrechen in der Siebplatte den Knochen.
Unten: durch den harten und weichen Gaumen (Palatum durum und Palatum molle).
Lateral: durch die Siebbeinzellen (Cellulae ethmoidales) des Os ethmoidale sowie durch die 3 Nasenmuscheln.

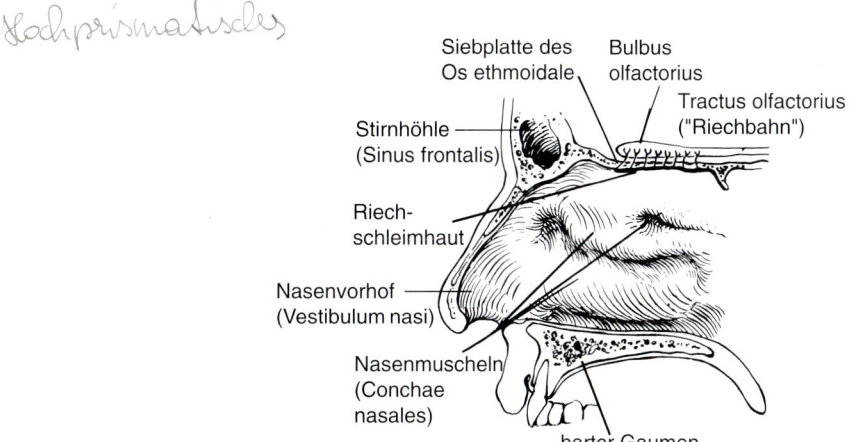

Abb. 8.3. Blick auf die rechte Wand der Nasenhöhle mit den 3 Nasenmuscheln. Im oberen Teil der Zeichnung sind die Riechfäden (Fila olfactoria) zu sehen, die vom Bulbus olfactorius kommend das Siebbein durchbrechen. (Aus Ganong 1974)

Medial: durch die Nasenscheidewand (Septum nasi).

Hinten: die Nasenhöhlen gehen hinten über die inneren Nasenlöcher (Choanen) in den Pharynx (Pars nasalis) über.

Epithel der Nasenhöhle

Aufgrund der epithelialen Auskleidung der Nasenhöhle unterscheidet man eine Regio respiratoria von einer Regio olfactoria.

Die **Regio respiratoria** ist von respiratorischem Epithel, wie es auch große Teile des Luftleitungssystems auskleidet, überzogen. Es besteht aus Flimmerzellen und Becher-Zellen (s. Kap. 3: Histologie). Die Becher-Zellen sezernieren ein schleimartiges Sekret, das dazu dient, Fremdkörper, die in die Nasenhöhle gelangt sind, abzufangen, damit sie durch die Flimmerzellen aus der Nasenhöhle transportiert werden können. Die Regio respiratoria ist ca. 140 cm^2 groß. Nicht nur die Seitenwände mit den Nasenmuscheln, sondern auch das Septum wird von respiratorischem Epithel überzogen. Demgegenüber hat die **Regio olfactoria** nur eine Fläche von ca. 5 cm^2. Sie ist mit einem Sinnesepithel überzogen, das für die Geruchswahrnehmung spezialisiert ist. Bei verschiedenen Tieren, z. B. Hunden, ist fast die gesamte Nasenhöhle von olfaktorischem Epithel (Schicht aus Riechzellen) überzogen. Diese Tiere werden als **Makrosmatiker** bezeichnet. Der Mensch mit seiner kleinen Regio olfactoria dagegen ist ein **Mikrosmatiker**. Beim Menschen beträgt die berechnete Anzahl der Sinneszellen ca. 10^7, beim Hund sind es ca. $3 \cdot 10^8$. Die Sinneszellen sind über die Riechfäden mit dem N. olfactorius verbunden.

Geruchswahrnehmung

Allgemeines

Die meisten Menschen können etwa 2000 bis 4000 verschiedene Gerüche unterscheiden. Es soll Personen geben, die bis zu 7000 verschiedene geruchswirksame Stoffe unterscheiden können. Die reine Unterscheidungsfähigkeit zwischen 2 Stoffen und die Möglichkeit, einen gewissen Stoff zuordnen zu können (das Geruchsgedächtnis), stellen 2 unterschiedliche Leistungen dar, die auch in unterschiedlichen Regionen des Gehirnes lokalisiert sind. Wie der eigentliche Prozeß der **Geruchswahrnehmung** und auch **Geruchsidentifizierung** vor sich geht, ist noch weitgehend ungeklärt. Man nimmt an, daß auf die einzelnen Geruchskomponenten jeweils nur wenige Zellen reagieren und daß es das Muster dieser verschiedenen Zellen ist, das registriert werden kann und das für die Diskriminierung zwischen verschiedenen Geruchskomponenten verantwortlich ist. Die meisten geruchswirksamen Stoffe besitzen 3 bis 20 C-Atome. Die Empfindlichkeit für die einzelnen Stoffe ist sehr unterschiedlich.

Geruchswirksame Stoffe

Für **Merkaptane** besitzen wir eine außerordentlich tiefe Schwelle der Wahrnehmung. Bereits in einer Konzentration von weniger als 10^{-6} mg pro Liter

Atemluft wird von vielen Menschen die Geruchskomponente des Knoblauchs, das Methylmerkaptan, wahrgenommen.

Für Buttersäure, die z. B. nach bakterieller Zersetzung im Schweiß vorkommt, ist die Schwelle bereits 1000mal höher, sie liegt bei 10^{-3} mg pro Liter Atemluft.

In einer ähnlichen Größenordnung liegt die Schwelle für Skatol, einer Geruchskomponente des Stuhlganges.

Die Unterscheidungsfähigkeit für Geruchsintensitäten ist nur sehr gering ausgebildet. Es bedarf in den meisten Fällen einer Konzentrationsänderung von mindestens 30%, ehe der Mensch einen Unterschied feststellen kann.

Hormone

Bei der Geruchswahrnehmung spielen aber auch Hormone eine Rolle. Es gibt Stoffe (z. B. Exaltolid, eine mögliche Komponente von Parfums), die von Frauen nach Entfernung der Eierstöcke (Ovariektomie) nicht mehr und von Männern nie wahrgenommen werden können, von Frauen im reproduktionsfähigen Alter nehmen sie dagegen am stärksten zum Zeitpunkt des Eisprunges (Ovulation) wahr.

Schmerzkomponenten

Zur Eigenart gewisser geruchswirksamer Stoffe gehört es auch, daß sie Schmerzkomponenten enthalten, die bei geringer Ausprägung zum Charakter der Geruchskomponente beitragen (Beispiele: Pfefferminz, Senf), bei stärkerer Ausprägung jedoch zu einem **reflektorischen Atemstopp** führen (Beispiel: Salzsäure). Durch den reflektorischen Atemstopp wird erreicht, daß dem Riechepithel keine weitere Luft zugeführt wird. Ein Schutzmechanismus, der verhindern soll, daß schädigende Stoffe mit der Atemluft in die Lungen gelangen können.

Die Nasenhöhle hat folgende **Funktionen** zu erfüllen:
- Befeuchtung der Atemluft,
- Erwärmung der Atemluft,
- Reinigung der Atemluft,
- Geruchswahrnehmung.

8.4.2 Nasennebenhöhlen (Sinus paranasales)

Die vier Nebenhöhlen

In den Knochen des Schädels befinden sich pneumatisierte (mit Luft gefüllte) Räume, die mit der Nasenhöhle in Verbindung stehen. Sie werden Nasennebenhöhlen genannt und sind paarig angelegt. Wie die Nasenhöhle selbst, sind sie auch mit respiratorischem Epithel ausgekleidet.

Wir unterscheiden 4 Nasennebenhöhlen (Abb. 8.4):
- Stirnhöhle (Sinus frontalis),
- Kieferhöhle (Sinus maxillaris),
- Keilbeinhöhle (Sinus sphenoidalis; s. Abb. 8.5),
- Siebbeinlabyrinth (Sinus ethmoidalis) oder Siebbeinzellen (Cellulae ethmoidalis).

Durch ihre Verbindung mit der Nasenhöhle sind die Nasennebenhöhlen bei Infektionen ebenfalls sehr häufig in Mitleidenschaft gezogen. Außerdem kann es durch die enge Beziehung zu anderen Schädelbereichen, z. B. Augenhöhle (Orbita) und Schädelgrube, zu einer Infektionsausbreitung bis in diese Räume hinein kommen.

Die Nasennebenhöhlen haben folgende **Funktionen:**
- Gewichtsersparnis im Schädel,
- Erwärmung der Atemluft,
- Funktion als Resonanzorgan.

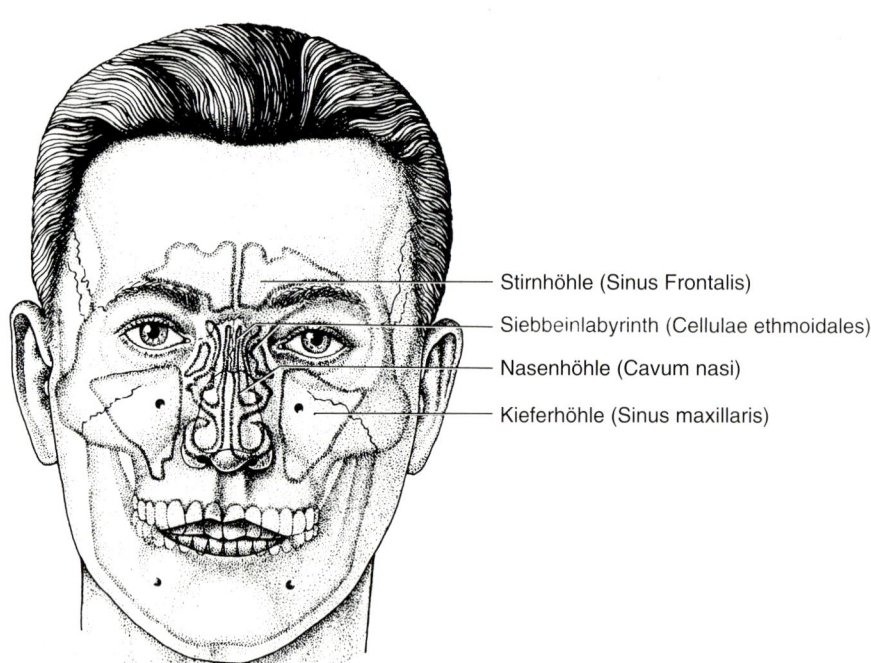

Stirnhöhle (Sinus Frontalis)

Siebbeinlabyrinth (Cellulae ethmoidales)

Nasenhöhle (Cavum nasi)

Kieferhöhle (Sinus maxillaris)

Abb. 8.4. Lage der Nasenhöhle und der Nasennebenhöhlen in der Projektion gezeichnet. Von den Nasennebenhöhlen ist die Keilbeinhöhle (Sinus sphenoidalis) nicht eingezeichnet, da sie als hinterste in der Projektion die anderen überlagern würde (s. dazu Abb. 8.5). (Aus Schuhmacher 1984)

8.4.3 Rachen (Pharynx)

Hinter den inneren Nasenlöchern (Choanen) beginnt der Pharynx. Dieser wird in 3 Etagen unterteilt (Abb. 8.5):

- Pars nasalis,
- Pars oralis,
- Pars laryngea.

Pars nasalis
In die Pars nasalis mündet links und rechts jeweils die Ohrtrompete (Tuba auditiva). Sie verbindet den Pharynx mit dem Mittelohr und ermöglicht den **Druckausgleich** bei Luftdruckänderungen (Wetter, Bergfahrt, Lift im Wolkenkratzer etc.). Dies ist nötig, um die Funktion des Trommelfelles aufrechtzuerhalten. Durch die Ohrtrompete können allerdings auch Entzündungen des Halsraumes in das Mittelohr übergreifen.

Am Rachendach liegt die Tonsilla pharyngea (Rachenmandel), die v. a. im Kindesalter relativ groß werden kann und dann die Luftpassage, als Polyp, be-

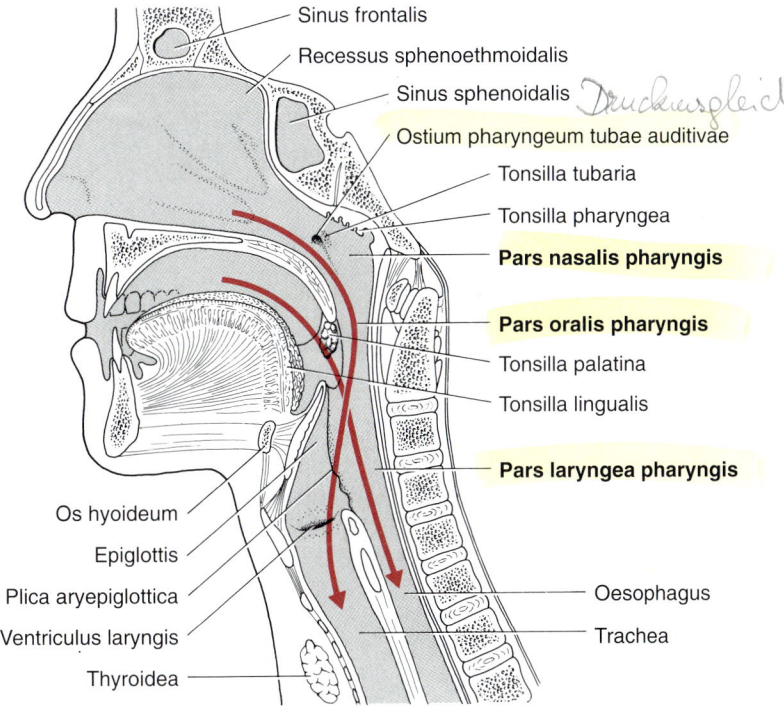

Abb. 8.5. Medianschnitt durch den Kopf mit den oberen Anteilen der Atemwege. Die Plica aryepiglottica ist eine seitliche Schleimhautfalte, der Ventriculus laryngis ist eine seitliche kammerartige Ausstülpung im Kehlkopf. Der Recessus sphenoethmoidalis ist eine Einstülpung zwischen dem Siebbein und dem Keilbein. Die Öffnung der Ohrtrompete ist als Ostium pharyngeum tubae auditivae bezeichnet. (Aus Schiebler u. Schmidt 1987)

hindert. Meist bildet sich die Tonsilla pharyngea während der Pubertät weitgehend zurück.

Pars oralis

An die Pars nasalis schließt sich direkt die Pars oralis an; die Grenze liegt ungefähr am Ende des Gaumensegels. In der Pars oralis kreuzen die Luft- und Nahrungswege. Aus diesem Grunde werden beim Schluckakt komplizierte Bewegungsabläufe notwendig, damit die Nahrung nicht in die Luftwege gerät. Die untere Grenze der Pars oralis liegt auf der Höhe des oberen Endes des Kehlkopfdeckels.

Pars laryngea

Der unterste Abschnitt des Rachens (Pars laryngea) ist auch gleichzeitig der längste; er beginnt am Kehlkopfdeckel und geht hinter dem Ringknorpel (Cartilago cricoidea) in den Ösophagus über. In der Pars laryngea liegt der Eingang zum Kehlkopf und damit der Eingang in die unteren Luftwege.

8.4.4 Kehlkopf (Larynx)

Aufbau

Der Kehlkopf besteht aus einem knorpeligen Skelett, dessen Bestandteile durch Bänder und Gelenke miteinander verbunden sind.

Kehlkopfskelett:
- Kehlkopfdeckel (Epiglottis),
- Schildknorpel (Cartilago thyroidea),
- 2 Stellknorpel (Cartilago arytaenoidea),
- Ringknorpel (Cartilago cricoidea).

Oberhalb des Kehlkopfes liegt das **Zungenbein** (Os hyoideum), das wie eine Zwischensehne in die Mundbodenmuskulatur und die Halsmuskulatur eingeschaltet ist. Das Zungenbein ist mit dem Schildknorpel über die Membrana thyrohyoidea verbunden. Das **Kehlkopfskelett** ruht auf dem Ringknorpel, der seinerseits auf der Trachea sitzt. Der **Ringknorpel** ähnelt in seiner Form einem Siegelring, dessen Siegelplatte im Kehlkopfskelett nach hinten zeigt (Abb. 8.6).

Auf dem Ringknorpel ruht der **Schildknorpel**, der aus 2 miteinander verbundenen Platten besteht. Der Zusammenschluß dieser beiden Platten bildet vorn einen vorspringenden Punkt, den **Adamsapfel** (Prominentia laryngea). Ebenfalls auf dem Ringknorpel ruhen hinten die beiden **Stellknorpel**, während der **Kehlkopfdeckel** von der vorderen Innenseite des Schildknorpels entspringt.

Zwischen den einzelnen Kehlkopfknorpeln verlaufen elastische Bänder. Davon ist v.a. der Conus elasticus zwischen Ring- und Schildknorpel von Bedeutung, da er Teil des Verschlußsystems der oberen gegen die unteren Luftwege ist (Abb. 8.7 und 8.8).

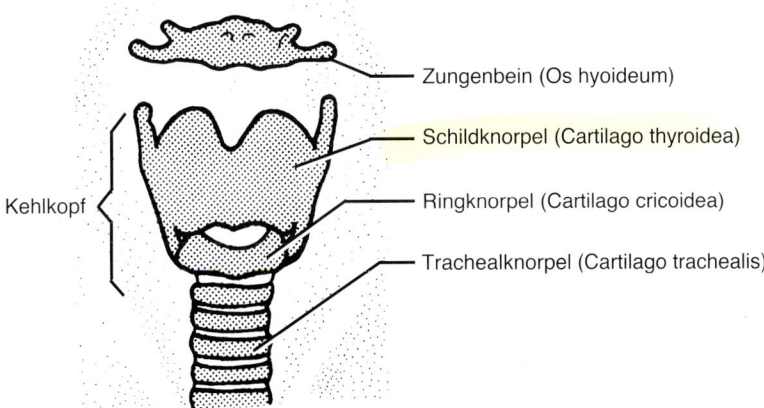

Kehlkopf

Zungenbein (Os hyoideum)

Schildknorpel (Cartilago thyroidea)

Ringknorpel (Cartilago cricoidea)

Trachealknorpel (Cartilago trachealis)

Abb. 8.6. Lagebeziehung von Kehlkopf (Larynx) und Zungenbein (Os hyoideum) bei erhobenem Kinn. (Aus Schuhmacher 1985)

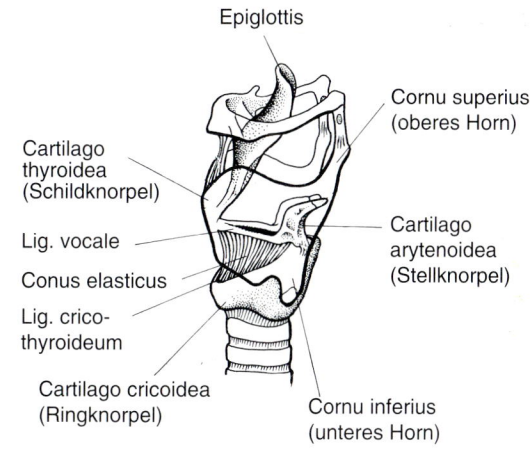

Epiglottis

Cartilago
thyroidea
(Schildknorpel)

Lig. vocale

Conus elasticus

Lig. crico-
thyroideum

Cartilago cricoidea
(Ringknorpel)

Cornu superius
(oberes Horn)

Cartilago
arytenoidea
(Stellknorpel)

Cornu inferius
(unteres Horn)

Abb. 8.7. Kehlkopf (Larynx) und Zungenbein (Os hyoideum) in der *Seitenansicht*: Unter dem Ringknorpel (Cartilago cricoidea) sind die obersten 3 Knorpelspangen der Trachea eingezeichnet. (Aus Schiebler u. Schmidt 1987)

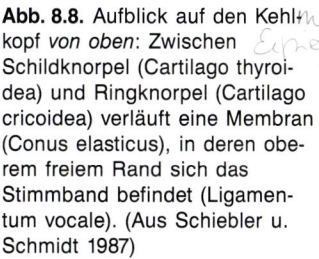

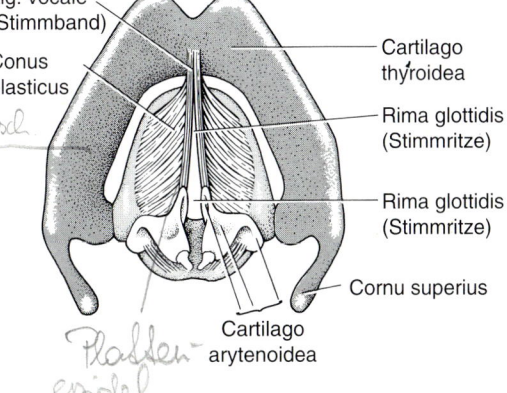

Lig. vocale
(Stimmband)

Conus
elasticus

Cartilago
thyroidea

Rima glottidis
(Stimmritze)

Rima glottidis
(Stimmritze)

Cornu superius

Cartilago
arytenoidea

Abb. 8.8. Aufblick auf den Kehlkopf *von oben*: Zwischen Schildknorpel (Cartilago thyroidea) und Ringknorpel (Cartilago cricoidea) verläuft eine Membran (Conus elasticus), in deren oberem freiem Rand sich das Stimmband befindet (Ligamentum vocale). (Aus Schiebler u. Schmidt 1987)

Der obere freie Rand des Conus elasticus bildet die **Stimmbänder** (Ligamentum vocale), die sich von einem Fortsatz des Stellknorpels bis zum Schildknorpel ziehen. Im Stimmband verläuft ein Muskel (M. vocalis), der die Spannung der Stimmbänder verändern kann. Der stimmbildende Teil des Kehlkopfes wird **Glottis** genannt. Die Atemluft muß den Spaltraum zwischen den beiden Stimmbändern (= Stimmritze; Rima glottidis) passieren (Abb. 8.9). Die Öffnung der **Stimmritze** wird durch mehrere Muskeln geschlossen (z. B. M. cricoarytaenoideus lateralis, auch als Lateralis bezeichnet, und M. thyroarytaenoideus), jedoch nur durch einen einzigen Muskel offen gehalten, den M. cricoarytaenoideus posterior. Er wird meist als **Postikus** bezeichnet. Bei einer Postikuslähmung kommt es durch Überwiegen der Schließmuskeln zu einem Atemstopp. Kann die Lähmung nicht sofort beseitigt werden, kommt als lebensrettende Maßnahme meist nur eine Tracheotomie (Luftröhrenschnitt) oder einer Koniotomie (Schnitt durch den Conus elasticus) in Frage.

Vom 5. Lebensjahr bis zum Beginn der Pubertät wächst der Kehlkopf nur unwesentlich. Mit Einsetzen der Pubertät kommt es unter der Wirkung der Geschlechtshormone zu einem verstärkten Wachstum, das v. a. beim Mann zu einer starken Vergrößerung des Kehlkopfes (der Adamsapfel wird sichtbar) mit Verlängerung der Stimmbänder führt. Durch ein ungleichmäßiges Wachstum der beiden Stimmbänder kommt es dann zu den Doppeltönen, die so typisch für die Zeit des **Stimmbruchs** sind.

Der Kehlkopf wird durch Äste des N. vagus versorgt:
der N. laryngeus superior versorgt den äußeren Kehlkopf, der N. laryngeus recurrens versorgt den inneren Kehlkopf.

Stimmbildung (Phonation)

Die Stimmbildung geschieht zu einem wesentlichen Teil an den Stimmbändern. Diese werden durch die vorbeiströmende Luft in Schwingungen versetzt. Wie bei einem Musikinstrument unterscheidet man bei der Stimmbildung ein **Anblasrohr** (Lunge, Trachea) von einem **Ansatzrohr** (Pharynx, Mund-, Nasen-, Nasennebenhöhlen).

An der **Glottis** werden lediglich **Vokale** gebildet; dabei ist die Frequenz der Schwingungen des Ligamentum vocale durch die Form und Spannung der Stimmbänder gegeben. Die Frequenz der Schwingungen ist verantwortlich für die Tonhöhe, die Amplitude (= das Ausmaß der Schwingungen) ist verantwortlich für die Lautstärke. Die Glottis hat dabei eine für Mann und Frau unterschiedliche **Grundfrequenz**:

– Bei der Frau liegt sie bei 200 – 300 Hertz (Hz = Schwingungen pro Sekunde),
– beim Mann bei ca. 100 – 130 Hz.

Erst durch **Obertöne** (Formanten) werden größere Unterschiede bedingt. Die Frequenzen der Formanten liegen zwischen 200 und 4000 Hz. Der größere Teil

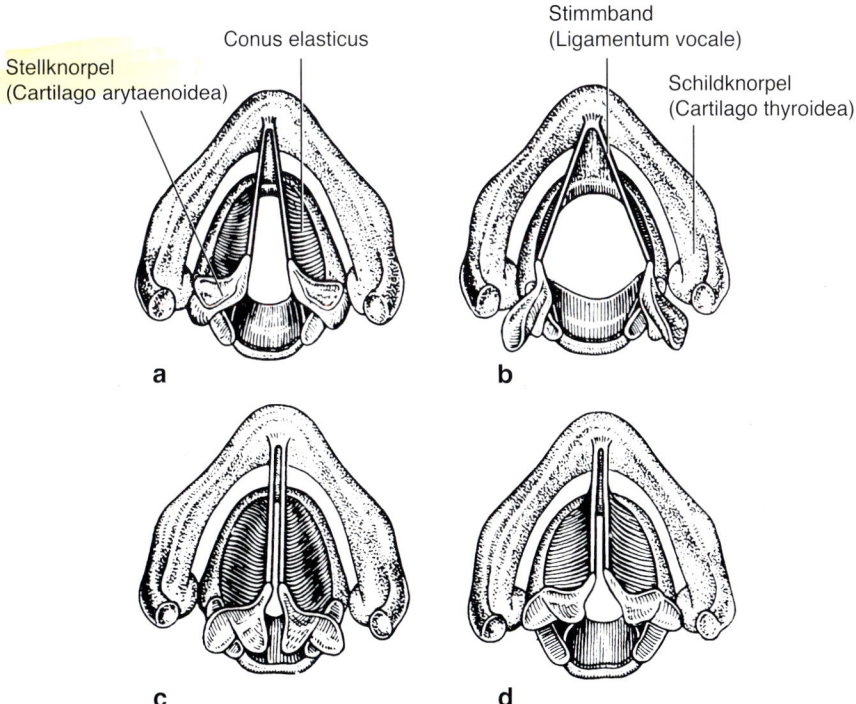

Stellknorpel
(Cartilago arytaenoidea)

Conus elasticus

Stimmband
(Ligamentum vocale)

Schildknorpel
(Cartilago thyroidea)

a   b

c   d

Abb. 8.9 a–d. Aufblick auf die Stimmritze (Rima glottidis) *von oben*: **a** nromeale Ruheatmung, **b** forcierte Atmung, **c** Phonation (Stimmbildung), **d** Flüstersprache. (Aus Mörike et al. 1974)

der Sprache liegt in einem Bereich zwischen 1000 und 4000 Hertz, das ist genau der Bereich, in dem das menschliche Ohr die größte Empfindlichkeit aufweist (s. Kap. 15: Ohr).

Konsonanten werden durch **Unterbrechung des Luftstromes** gebildet. Dies kann an verschiedenen Orten geschehen, z. B. an den Zähnen, der Zunge, dem Gaumen oder den Lippen.

Stimmhafte Konsonanten (z. B. M oder N) werden mit gleichzeitiger Schwingung der Stimmbänder ausgeführt.

Die Flüstersprache kommt ebenfalls ohne Stimmbänder zustande. Die Artikulation erfolgt dabei durch Veränderungen im Ansatzrohr, d. h. Mundhöhle, Pharynx etc. Da die Öffnung der Glottis bei Flüstersprache größer ist als bei der stimmhaften Sprache, muß bei der Flüstersprache öfter Luft geholt werden.

Der Verschluß des Kehlkopfes erfolgt:

- **Aktiv:** Verschluß bei Glottis, z. B. bei Reizgasen, oder reflexartig bei Kontakt der Schleimhaut am Kehlkopfeingang durch Nahrungsbestandteile etc.

- **Passiv:** Beim Schluckakt wird der ganze Kehlkopf nach oben gezogen, die Zunge drückt den Kehlkopfdeckel dann passiv nach unten.

Bei Eindringen von Fremdkörpern in die unteren Luftwege oder bei vorhandenem Schleim, kommt es zum Verschluß der Glottis mit anschließender Anspannung sämtlicher exspiratorischer Muskeln. Dadurch wird ein sehr großer Druck aufgebaut. Die Glottis öffnet sich dann explosionsartig, wodurch es zu Geschwindigkeiten der austretenden Luft von bis zu 120 m/s kommt, wodurch die Fremdkörper oder der Schleim ausgehustet werden.

Der Kehlkopf übt 3 wesentliche **Funktionen** aus:
- Stimmbildner,
- Pforte der Atemluft (wichtiger Verschluß bei der Bauchpresse),
- Schutz der unteren Luftwege durch den Hustenreflex.

8.4.5 Luftröhre (Trachea)

An den **Ringknorpel** des Kehlkopfes schließt sich die Luftröhre an. Vom Ringknorpel bis zur Gabelung in die beiden Hauptbronchien ist die Luftröhre ca. 12 cm lang (Abb. 8.10). Die Luftröhre liegt im Mediastinum, vor der Speiseröhre, mit der sie bindegewebig verbunden ist.

Die **Luftröhre** ist ein biegsames Rohr, das je nach Kopfstellung beträchtliche Lageveränderungen mitmachen muß. Es kann durch Zug bis zu 4 cm verlängert werden.

Die Luftröhre hat eine hufeisenförmige Struktur (Abb. 8.10b). Sie wird aus ca. 15 – 20 Knorpelspangen aufgebaut, die untereinander durch bindegewebige Ligamente (Singular: Ligamentum anulare, Plural: Ligamenta anularia) verbunden sind. Die beiden Enden der Knorpelstangen sind durch eine bindegewebige Platte, in der sich der glatte M. trachealis befindet, verschlossen. Dieser Teil wird als Paries membranaceus (Membranwand) bezeichnet.

Das Lumen der Luftröhre wird von respiratorischen Epithel ausgekleidet. Die Flimmerzellen des respiratorischen Epithels haben eine wichtige Funktion. Durch ihren Flimmerschlag gewährleisten sie, daß kleinere Staubpartikel bis auf die Höhe des Kehlkopfes transportiert und von dort aus ausgehustet werden. Bei starken Rauchern ist das Flimmerepithel meist zerstört, was sich häufig darin äußert, daß Fremdpartikel, wie z. B. Kondensat aus den Zigaretten nur noch ausgehustet werden können.

8.4.6 Bronchialbaum (Arbor bronchialis)

Auf der Höhe des 5. Thorakalwirbels teilt sich die Trachea in einen linken und einen rechten **Hauptbronchus**, die beide im Bereich des Lungenhilus in die Lunge eintreten und sich aufgabeln in Lappenbronchien (Abb. 8.10c). Entsprechend der Anzahl Lungenlappen, sind rechts 3 Lappenbronchien und links nur 2 vorhanden.

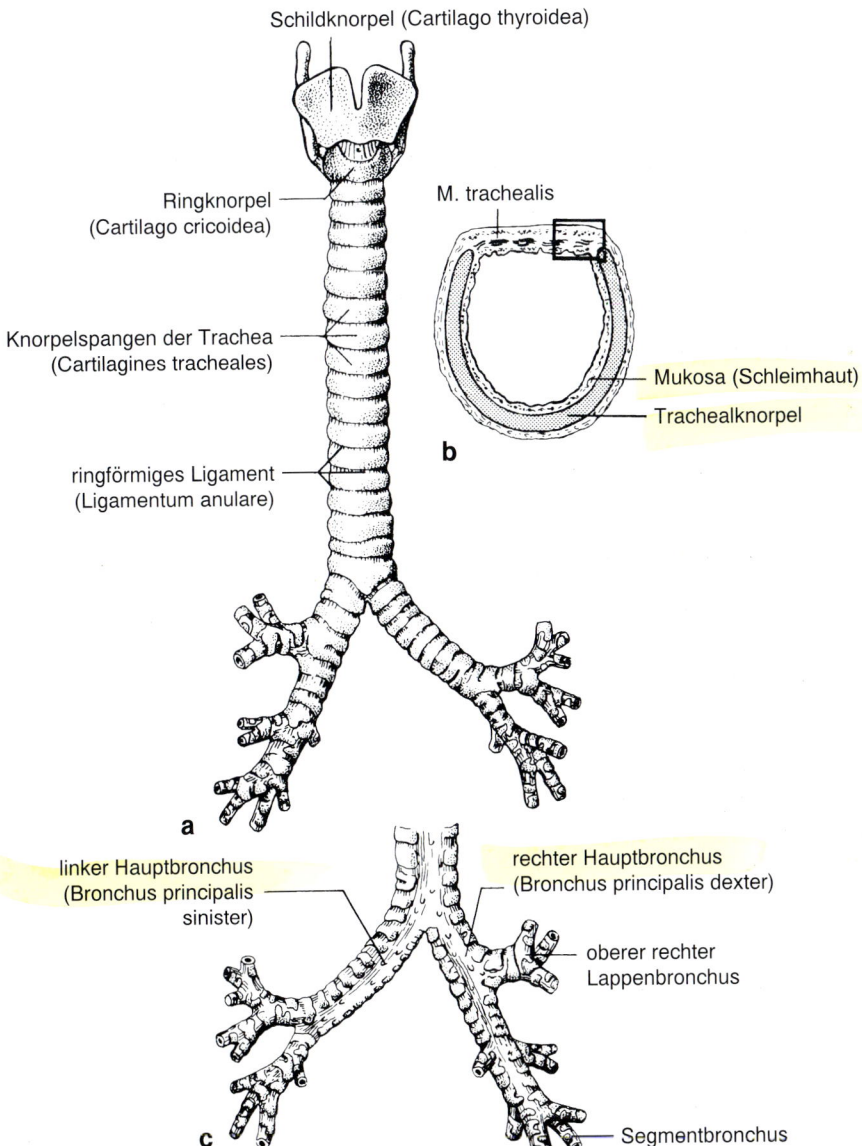

Schildknorpel (Cartilago thyroidea)

Ringknorpel
(Cartilago cricoidea)

M. trachealis

Knorpelspangen der Trachea
(Cartilagines tracheales)

Mukosa (Schleimhaut)

Trachealknorpel

b

ringförmiges Ligament
(Ligamentum anulare)

a

linker Hauptbronchus
(Bronchus principalis
sinister)

rechter Hauptbronchus
(Bronchus principalis dexter)

oberer rechter
Lappenbronchus

c

Segmentbronchus

Abb. 8.10 a–c. Kehlkopf, Luftröhre und Bronchialbaum. **a** Zeichnung bei Aufblick von vorne, so daß der Conus elasticus zwischen Ringknorpel (Cartilago cricoidea) und Schildknorpel (Cartilago thyroidea) zu sehen ist. **b** Querschnitt durch die Luftröhre (Trachea) auf der Höhe einer Knorpelspange. **c** Darstellung der Aufgabelung der Trachea (Bifurcatio trachea) in die Haupt-, Lappen- und Segmentbronchien bei Aufblick von dorsal. (Aus Schuhmacher 1985)

Der linke Hauptbronchus ist weniger steil, etwas länger und auch ein wenig enger als der rechte Hauptbronchus. Aus diesem Grunde sind meist Fremdkörper, die in die Lunge geraten im steileren und weiteren rechten Hauptbronchus zu finden.

Aus den Lappenbronchien gehen die Segmentbronchien hervor, links 9, rechts 10. In mehreren Teilungsschritten verkleinert sich jetzt das Lumen der nachfolgenden Bronchien, zunächst die Endbronchien, dann die Bronchioli. Das Lumen der Bronchien muß offengehalten werden wie bei der Trachea. Aus diesem Grund sind Knorpelstücke in die Wand der Bronchien eingelagert. Diese Knorpelstücke sind nicht in der Form von Spangen, wie bei der Trachea, sondern lediglich als Wandverstärkungselemente in die Bronchien eingebaut. Ein weiteres wichtiges Charakteristikum der Bronchienwand ist das Vorhandensein von glatten Muskelfasern. Der Übergang von den Bronchien in die Bronchioli ist gekennzeichnet durch den Wegfall der Knorpelstücke. Die Muskelfasern laufen fast ringförmig in der Wand der Bronchioli. An die Bronchioli schließen sich die Bronchioli terminales an. Bis zu diesen wird das Ganze als luftleitendes System bezeichnet, an das sich das gasaustauschende System anschließt.

Zum gasaustauschenden System rechnet man den Bronchiolus respiratorius, den Ductus alveolaris und die Alveolen.

Nachfolgend eine zusammenfassende Übersicht über das luftleitende und das gasaustauschende System (Abb. 8.11).

Luftleitendes System:
- Nase,
- Rachen (Pharynx),

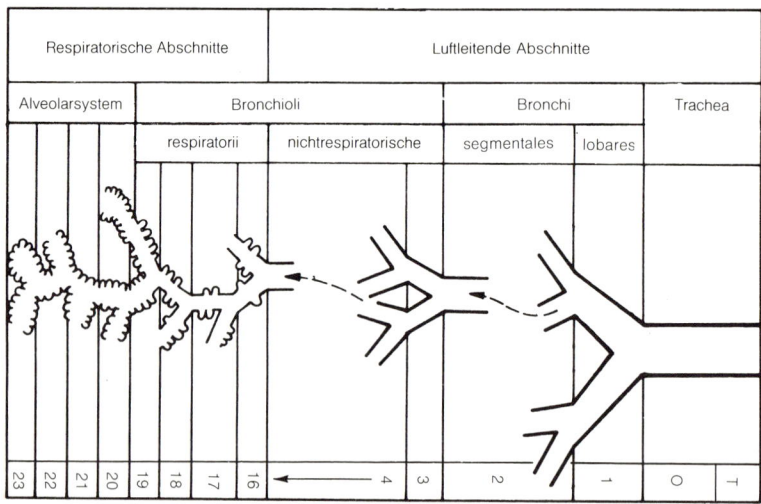

Abb. 8.11. Schematische Darstellung der luftleitenden und der gasaustauschenden (respiratorischen) Abschnitte der Atemwege. Unten sind die Teilungsschritte angegeben (1–23). (Aus Junqueira u. Carneiro 1987)

- Kehlkopf (Larynx),
- Luftröhre (Trachea),
- Hauptbronchus,
- Lappenbronchus,
- Segmentbronchus mit Ästen,
- Bronchiolus,
- Bronchiolus terminalis.

Gasaustauschendes System:
- Bronchiolus respiratorius, *Luftleitung*
- Ductus alveolaris,
- Alveolus.

8.4.7 Lunge (Pulmones) und Brustfell (Pleura)

Lunge

Die Lunge besteht aus 2 Lungenflügeln, die lediglich durch die Aufspaltung der Trachea in die beiden Hauptbronchien miteinander in Verbindung stehen.

Die **Lungenflügel** füllen den Raum rechts und links des Mediastinums aus. Die Außenflächen liegen der inneren Thoraxwand an, die Unterflächen liegen auf dem Zwerchfell (Diaphragma).

Der linke Lungenflügel besteht aus 2, der rechte aus 3 Lungenlappen. Das Herz liegt mit zwei Dritteln seiner Größe links von der Körpermitte. Dies dürfte der Grund dafür sein, daß die Lunge auf der linken Seite nur 2 Lappen besitzt (Abb. 8.12).

Man unterscheidet an der Lunge eine Basis (Basis pulmonis) von einer Spitze (Apex pulmonis; Abb. 8.13). Die **Spitze der Lunge** ragt bis über das Schlüsselbein empor und kann in der Schlüsselbeingrube gut abgehört werden. Hier ist die Lunge auch nur schlecht geschützt, so daß Verletzungen in diesem Bereich leicht zu einem Pneumothorax (s. unten) führen können.

Die **Flächen der Lunge** werden entsprechend ihrem Kontakt als
- Facies diaphragmatica (Zwerchfellfläche),
- Facies costalis (den Rippen zugewandte Fläche) und
- Facies medialis (gegen die Körpermitte gerichtete Fläche) bezeichnet.

Im Bereich der Facies medialis befindet sich der Lungenhilus, an dem die Hauptbronchien sowie die Gefäße in die Lunge ein- und austreten (Abb. 8.14). Hier liegen auch die für die Lunge wichtigen Lymphknoten (Nodi lymphatici bronchopulmonales). Diese können bei krankhafter Vergrößerung an der Schattenbildung bei Röntgenaufnahmen beteiligt sein. In ihnen wird Staub, der aus der Lunge mit Alveolarmakrophagen abtransportiert wird, teilweise eingelagert. Dadurch vergrößern sich die Lymphknoten im Laufe eines Lebens und nehmen häufig eine dunkle Färbung an.

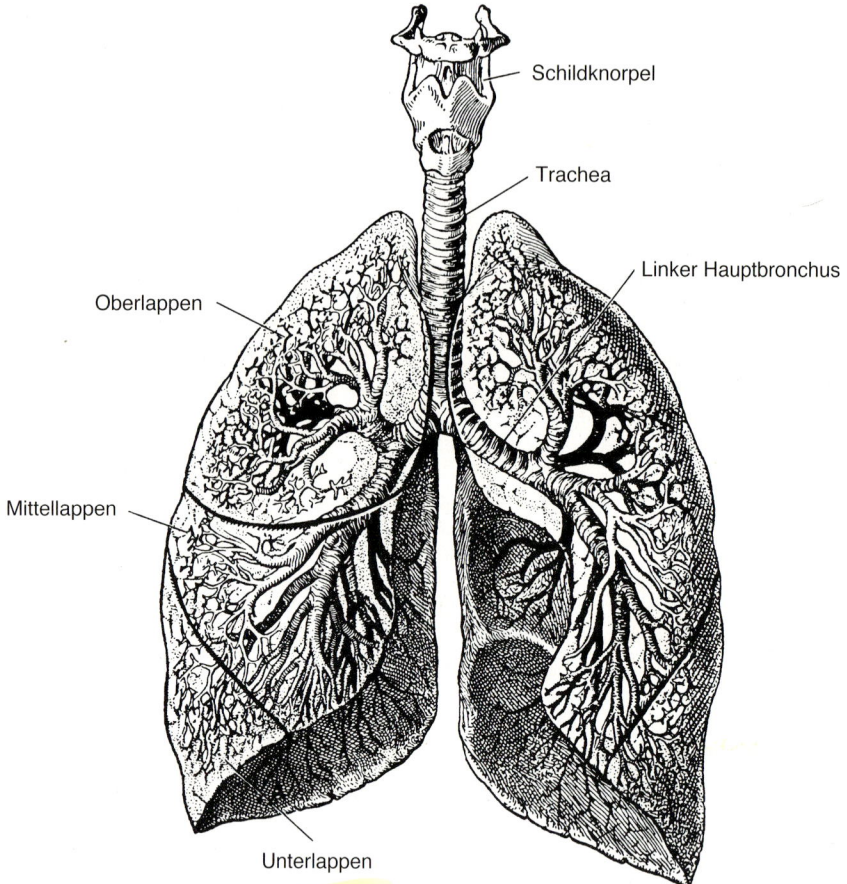

Abb. 8.12. Aufblick auf die Lunge von ventral. Der rechte Lungenflügel besteht aus 3 Lungen-lappen. Am linken Lungenflügel ist die Aussparung für das Herz zu sehen; er besteht nur aus 2 Lungenlappen. (Aus Thews et al. 1980)

Brustfell

Das Brustfell (die Pleura) ist ähnlich dem Bauchfell in ein viszerales und ein parietales Blatt gegliedert.

Das **viszerale Blatt** (Pleura visceralis = Pleura pulmonalis = Lungenfell) überzieht die Lungen vollständig und geht im Bereich des Lungenhilus in das parietale Blatt über, das den Thoraxraum auskleidet. Zwischen den beiden Pleurablättern liegt ein dünner Gleitspalt, der Pleuraspalt, in dem sich wenig Flüssigkeit befindet. Gerade genug, daß sich die beiden Pleurablätter nicht voneinander lösen, sondern nur aufeinander gleiten.

Das **parietale Blatt** der Pleura (Pleura parietalis = Rippenfell) ist an einigen Orten deutlich größer als das viszerale Blatt. Dies führt zur Bildung von **Reser-**

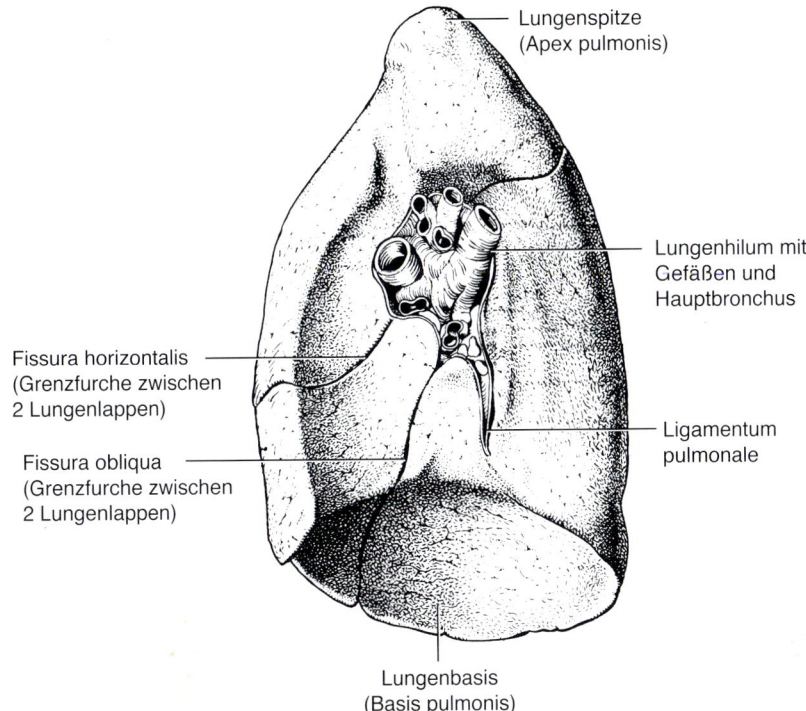

Lungenspitze
(Apex pulmonis)

Lungenhilum mit
Gefäßen und
Hauptbronchus

Fissura horizontalis
(Grenzfurche zwischen
2 Lungenlappen)

Fissura obliqua
(Grenzfurche zwischen
2 Lungenlappen)

Ligamentum
pulmonale

Lungenbasis
(Basis pulmonis)

Abb. 8.13. Medialfläche (Facies medialis) des rechten Lungenflügels. (Aus Benninghof et al. 1979)

veräumen, in die hinein sich die Lunge bei maximaler Inspiration ausdehnen kann. Die beiden wichtigsten Reserveräume sind:

- **Recessus costodiaphragmaticus** (zwischen den Rippen und dem Diaphragma),
- **Recessus costomediastinalis** (zwischen den Rippen und dem Mediastinum).

Auch bei maximaler Inspiration sind die Reserveräume immer etwas größer als die Lunge (Abb. 8.15). Die Flüssigkeit im Pleuraspalt führt zur Haftung der Pleura viszeralis (Lungenfell) auf der Pleura parietalis (Rippenfell). Dadurch muß die Lunge zwangsläufig allen Bewegungen des Brustkorbes folgen. Dies wird auf der einen Seite durch den Flüssigkeitsfilm gewährleistet, auf der anderen Seite durch den Unterdruck, der im Pleuraspalt herrscht (Donders-Druck -3 bis -8 mmHg), so daß der normale Druck der Atemluft die Lunge an die Wand der Pleurahöhle preßt.

Die Unversehrtheit der Pleura ist also eine der Voraussetzungen für das Funktionieren der Atemmechanik. Wird die Pleura verletzt, z. B. durch einen Stich, so zieht sich die Lungen aufgrund ihrer Elastizität, die durch die elastischen Fasern gegeben ist, sofort zurück. Damit wird das Lungenvolumen auf

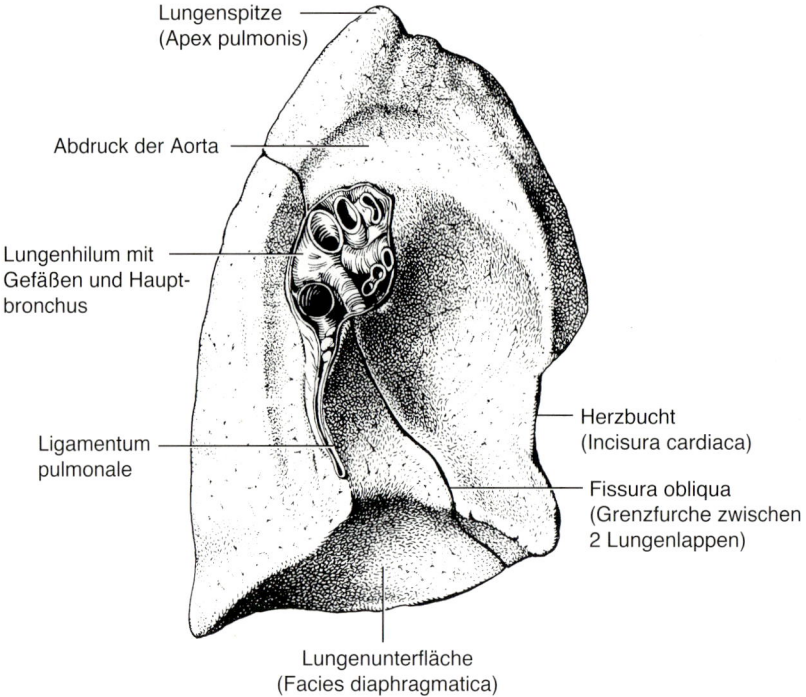

Lungenspitze
(Apex pulmonis)

Abdruck der Aorta

Lungenhilum mit
Gefäßen und Haupt-
bronchus

Ligamentum
pulmonale

Herzbucht
(Incisura cardiaca)

Fissura obliqua
(Grenzfurche zwischen
2 Lungenlappen)

Lungenunterfläche
(Facies diaphragmatica)

Abb. 8.14. Medialfläche (Facies medialis) des linken Lungenflügels. (Aus Benninghof et al. 1979)

ein Drittel verkleinert; die Lunge kann den Atemexkursionen des Brustkorbes nicht mehr folgen. Damit ist die Atemfunktion stark beeinträchtigt bzw. bei beidseitigem Pneumothorax vollständig aufgehoben.

Alveolen (Lungenbläschen)

Beide Lungenflügel haben zusammen ca. 300 Mio. Alveolen. Sie stellen den eigentlichen Ort des Gasaustausches dar. Alveolen sind bläschenartige Erweiterungen. Sie haben einen Durchmesser von ca. 0,2 mm, variieren bei der Ein- und Ausatmung jedoch stark in ihrer Größe. Durch die Alveolen wird die innere Oberfläche der Lungen auf ca. 80–100 m^2 vergrößert. Bei maximaler Einatmung kann die innere Oberfläche einer gut trainierten Lunge auf ca. 130 m^2 vergrößert werden (Abb. 8.16–8.18).

Die Wand der Alveolen (Alveolarepithel) wird von 2 **Zellarten** gebildet: den Pneumozyten Typ I und den Pneumozyten Typ II:

Die **Pneumozyten Typ I** stellen das eigentliche Alveolarepithel dar, sie begrenzen die Alveolen.

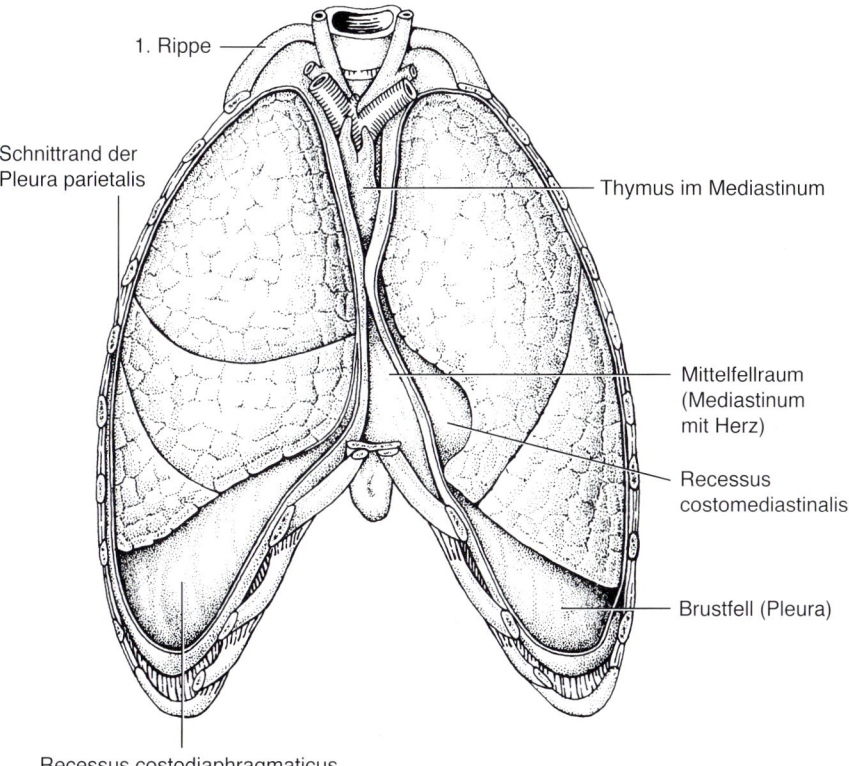

1. Rippe

Schnittrand der
Pleura parietalis

Thymus im Mediastinum

Mittelfellraum
(Mediastinum
mit Herz)

Recessus
costomediastinalis

Brustfell (Pleura)

Recessus costodiaphragmaticus
(Reserveraum für die Einatmung)

Abb. 8.15. Die Lunge im Brustkorb von vorn gezeichnet. Die Pleura parietalis (Rippenfell) ist geschnitten, um die Reserveräume für die Atmung zu zeigen: Recessus costodiaphragmaticus (Raum zwischen Rippen und Diaphragma) und Recessus costomediastinalis (Raum zwischen Rippen und Mediastinum). (Aus Schuhmacher et al. 1985)

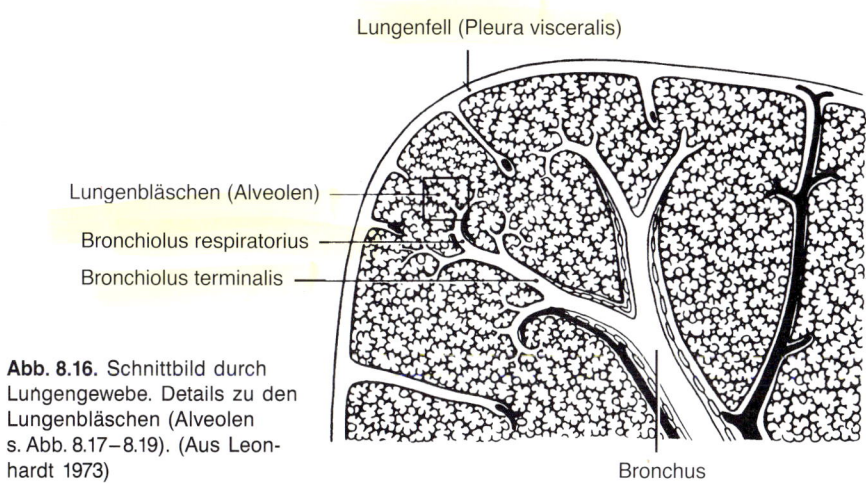

Lungenfell (Pleura visceralis)

Lungenbläschen (Alveolen)

Bronchiolus respiratorius

Bronchiolus terminalis

Abb. 8.16. Schnittbild durch Lungengewebe. Details zu den Lungenbläschen (Alveolen s. Abb. 8.17–8.19). (Aus Leonhardt 1973)

Bronchus

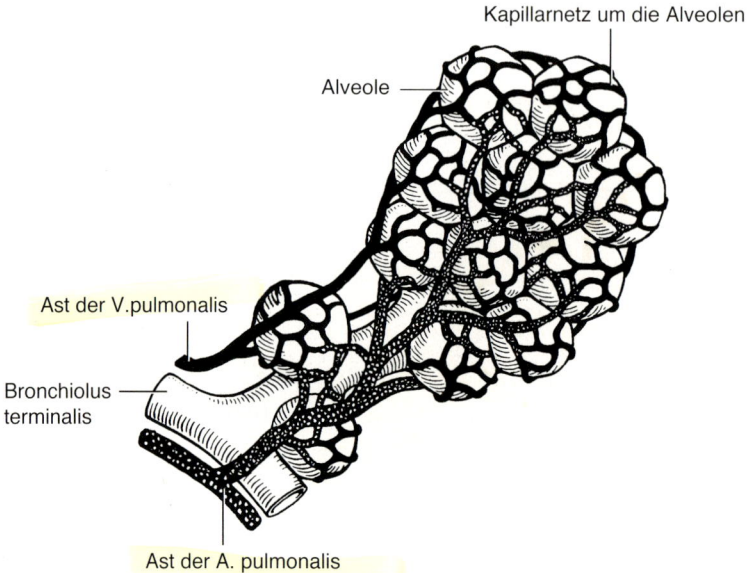

Abb. 8.17. Detailzeichnung aus Abb. 8.16, auf der das Kapillarnetz um die Alveolen dargestellt ist. Das Blut der A. pulmonalis ist sauerstoffarm, das der V. pulmonalis ist sauerstoffreich. (Aus Leonhardt 1973)

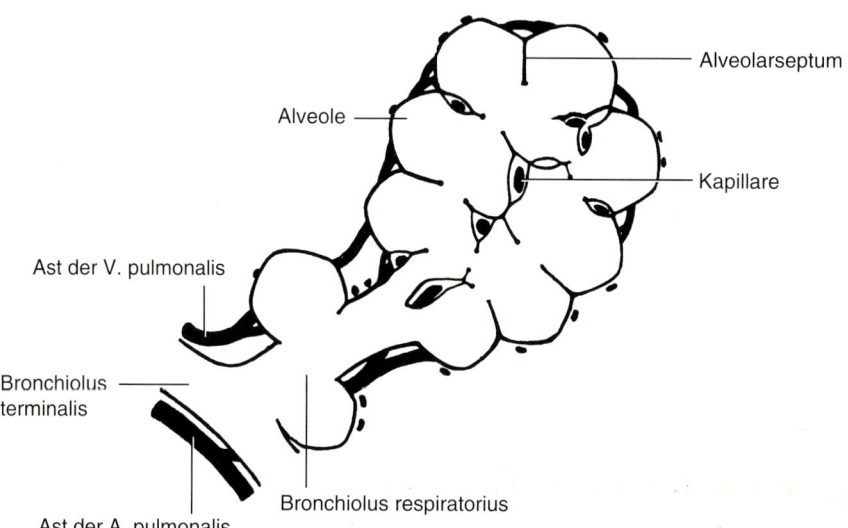

Abb. 8.18. Schnittbild der Detailzeichnung von Abb. 8.17. Die feinen Septen zwischen den Alveolen und die Nähe der Kapillaren zur Alveolarluft werden hier deutlich. (Aus Leonhardt 1973)

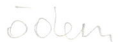oben

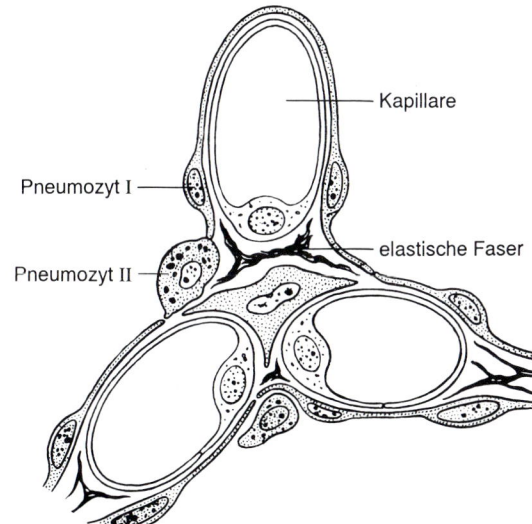

Kapillare

Pneumozyt I

elastische Faser

Pneumozyt II

Abb. 8.19. Detail aus einem Alveolarseptum der Abb. 8.18 mit den Kapillaren und dem Epithel, das die Alveolarwand bildet. Hier wird die kurze Diffusionsstrecke zwischen Alveolarluft und Blut deutlich. (Aus Leonhardt 1973)

Die **Pneumozyten Typ II** sind in geringerer Anzahl vorhanden. Sie produzieren eine Substanz, die Surfactant genannt wird und die v.a. aus Dipalmitoyllecithin (DPL) besteht.

Das Alveolarepithel ist vollständig mit **Surfactant** überzogen. Seine **Funktion** besteht darin, die Oberflächenspannung der Alveolen dem Exspirations- (Ausatmung) und Inspirationszustand (Einatmung) anzupassen, damit die Alveolen weder platzen noch kollabieren.

Die Pneumozyten (Typ I und II) sitzen auf einer Basalmembran, wie jedes Epithel. Sie teilen die Basalmembran häufig mit dem Kapillarendothel der benachbarten Kapillaren, welche die Alveolen netzartig umspannen (Abb. 8.19).

Beim Gasaustausch müssen dementsprechend folgende Schichten überwunden werden:

- Surfactant,
- Alveolarepithel,
- Basalmembran,
- Interstitium,
- Kapillarendothel,
- Blutplasma,
- Erythrozytenmembran.

8.4.8 Brustkorb (Thorax)

Die **knöcherne Grundlage des Brustkorbes** wird von

- der Brustwirbelsäule,
- den Rippen und
- dem Brustbein (Sternum) gebildet.

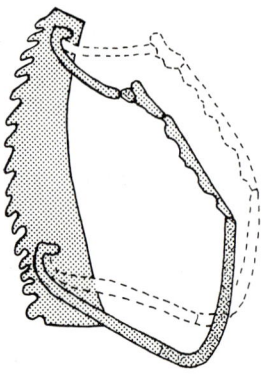

Abb. 8.20. Schema des Brustkorbes von der Seite. Die *gestrichelten Konturen* (innen weiß) zeigen den Brustkorb in Inspirationsstellung. Die *durchgezogenen Konturen* (innen gepunktet) zeigen den Brustkorb in Exspirationsstellung. (Aus Schuhmacher 1985)

Die Rippen sind hinten an der Wirbelsäule über 2 Kontaktflächen gelenkig so befestigt, daß eine Hebung der Rippen in der Gelenkachse zu einer Vergrößerung und eine Senkung zu einer Verkleinerung des Brustkorbes führt (Abb. 8.20).

Atemmuskulatur und Atemtechnik

Durch Verkleinerung/Vergrößerung des Brustraumes, der die Lunge sich jeweils anpassen muß (Donders-Unterdruck), wird Luft in die Lunge hinein oder aus ihr herausgetrieben.

Den Vorgang der Einatmung nennt man **Inspiration**, den Vorgang der Ausatmung **Exspiration.**

Während der Inspiration und der Exspiration gleiten die Flächen der Pleura visceralis (Lungenfell) und der Pleura parietalis (Rippenfell) frei gegeneinander, ohne daß sie sich voneinander lösen können (Abb. 8.21). Wegen der Elastizität der Lungen ist bei ruhiger Atmung die **Inspiration** ein **aktiver,** die **Exspiration** ein **passiver** Vorgang. Deshalb sind bei ruhiger Atmung v. a. die Muskeln von Bedeutung, die eine Vergrößerung des Thoraxraumes bewirken können.

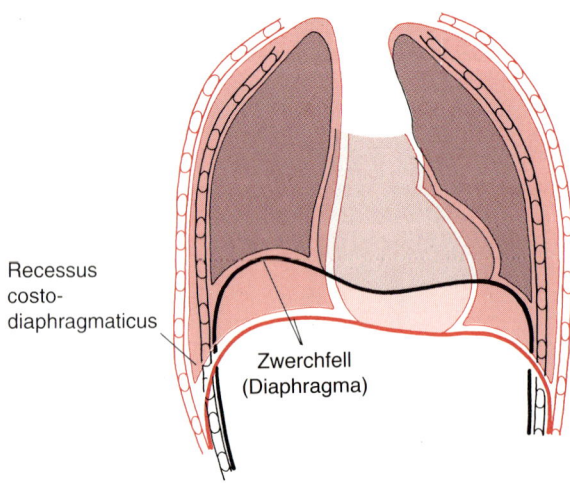

Recessus
costo-
diaphragmaticus

Zwerchfell
(Diaphragma)

Abb. 8.21. Wirkung des Zwerchfells (Diaphragma) als wichtigstem Atemmuskel bei Ruheatmung. Durch die Kontraktion der Muskelfasern senkt sich das Diaphragma nach unten, dadurch wird der Brustraum vergrößert. Inspirationsstellung; Exspirationsstellung. (Aus Schmidt u. Thews 1983)

Die Kuppel ist aus Sehen pladdey

Inspiration

Für die Atmung ist das Zwerchfell (Diaphragma) von allergrößter Bedeutung. Durch seine gegen den Thoraxraum konvexe Form flacht es sich bei einer Kontraktion ab, wodurch der Brustraum vergrößert wird. Dies ist bei ruhiger Atmung für ca. 75% der Volumenveränderung der Lunge verantwortlich. Das Diaphragma wirkt dabei wie der Stempel einer Pumpe. Das Bewegungsausmaß kann zwischen 1,5 und 7 cm schwanken, abhängig von der Art der Atmung (ruhige oder forcierte Atmung). *(Zwerchfell)*

Neben dem Diaphragma sind es v. a. die Mm. intercostales externi, die für eine Vergrößerung des Brustraumes verantwortlich sind.

Voraussetzung für eine optimale Wirkung dieser Muskeln ist die Beteiligung der Muskeln, die den Brustkorb im oberen Bereich fixieren: die Mm. scaleni und der M. sternocleidomastoideus (Abb. 8.22). Bei einer Kontraktion heben dann die Mm. intercostales externi die Rippen nach oben, so daß es zu einer Vergrößerung des Brustraumes kommt. Bei ruhiger Atmung könnten entweder die Mm. intercostales externi oder das Diaphragma allein eine genügende Ventilation der Lunge aufrechterhalten. Entsprechend redet man von einer Bauchatmung oder einer Brustatmung.

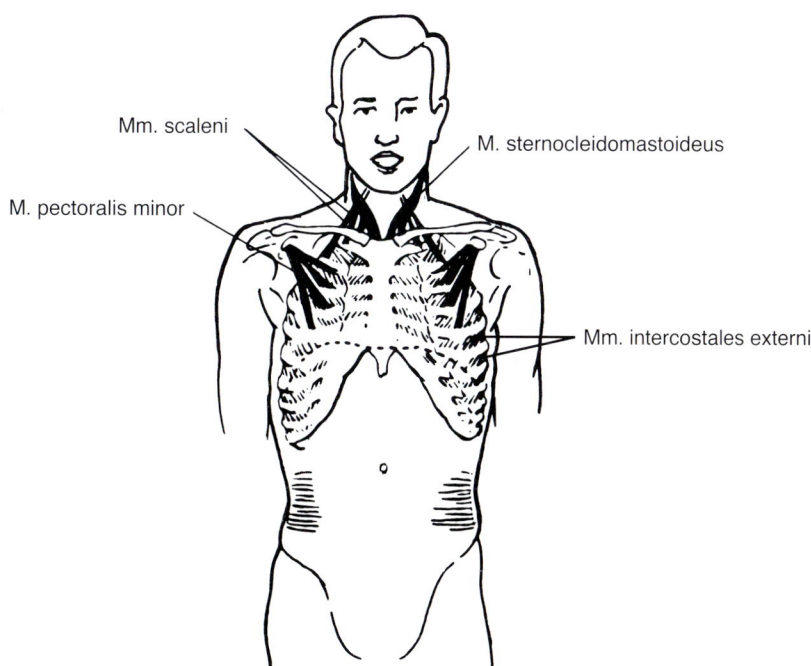

Abb. 8.22. Atemhilfsmuskeln für die Einatmung (Inspiration). Durch die Wirkung der Mm. scaleni, M. sternocleidomastoideus und des M. pectoralis minor wird der Brustkorb von oben fixiert und die Mm. intercostales externi können ihre Funktion der Einatmung durchführen. (Aus Thews et al. 1980)

Bei der **Brustatmung** sind es v. a. die Mm. intercostales externi, bei einer **Bauchatmung** v. a. das Diaphragma. Bei Frauen überwiegt in der Regel die Brustatmung, bei Männern hingegen die Bauchatmung.

Das Diaphragma wird durch den N. phrenicus innerviert. Der N. phrenicus verläßt den Wirbelkanal bereits auf der Höhe des 4. Zervikalwirbels. Bei Verletzungen der Wirbelsäule unterhalb des 4. Zervikalwirbels ist er deshalb in der Regel nicht betroffen, so daß Paraplegiker[11] und Tetraplegiker[12] diesem Umstand ihr Leben verdanken.

An einer forcierten Einatmung können weitere Muskeln beteiligt sein:
- M. pectoralis major,
- M. pectoralis minor.

Zusammen mit den Mm. scaleni und dem M. sternocleidomastoideus werden sie als Atemhilfsmuskeln bezeichnet. Damit der M. pectoralis major optimal

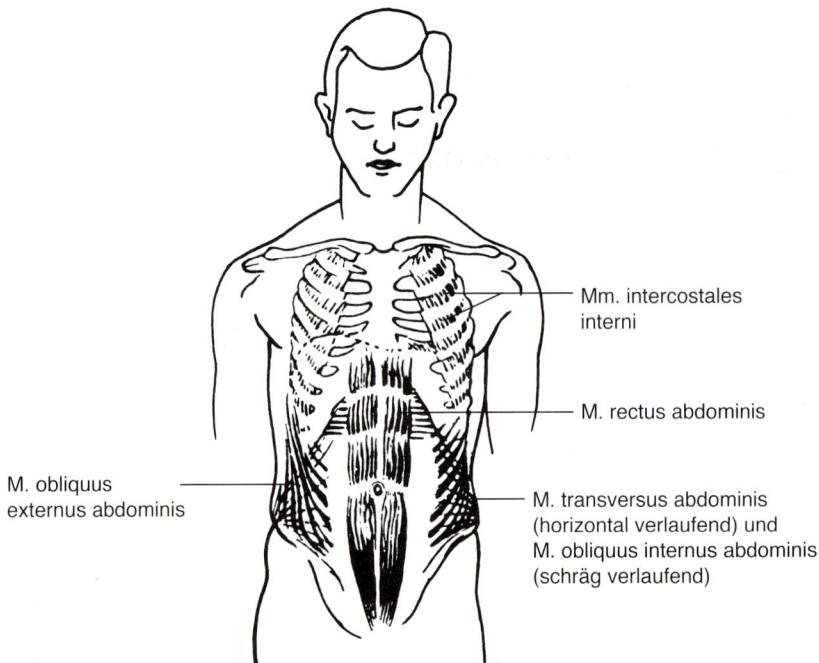

Abb. 8.23. Die Atemhilfsmuskeln für die Ausatmung (Exspiration) sind gleichzeitig auch die äußeren Muskeln der Bauchpresse. Wenn sie sich kontrahieren, wird der Inhalt des Bauchraumes in Richtung auf den Brustraum gedrängt, dadurch kommt es zu einer Anhebung des Diaphragmas (Zwerchfell); dies wiederum führt zu einer Verkleinerung des Brustraumes = Ausatmung. (Aus Thews et al. 1980)

---

[11] Paraplegiker: doppelseitig gelähmter Mensch (meist an den unteren Gliedmaßen).
[12] Tetraplegiker: an allen 4 Gliedmaßen gelähmter Mensch.

wirken kann, müssen die Arme in der Hüfte aufgestützt werden, da er vom Brustkorb entspringt und am Arm ansetzt.

Exspiration

Bei der Ruheatmung genügen die Elastizität der Lunge sowie der intraabdominale Druck für eine geregelte Ausatmung. Durch den im Bauchraum vorhandenen Druck wird das Diaphragma nach oben verschoben. Dies und die Rückstellkräfte der elastischen Fasern führen zu einer Verkleinerung des Brustraumes. Bei forcierter Atmung genügen diese Kräfte nicht. Dann werden v. a. die Mm. intercostales interni und die Muskeln der **Bauchpresse** eingesetzt (Abb. 8.23). Dies sind:

- M. obliquus externus und internus abdominis,
- M. transversus abdominis,
- M. rectus abdominis.

Durch Kontraktion der Bauchwandmuskulatur wird der intraabdominale Druck erhöht. Dadurch kann das Diaphragma rascher in seine Ausgangslage zurückkehren.

8.5 Physiologie des Atmungsapparates

8.5.1 Lungenvolumina und Lungenkapazitäten

Das **Atemvolumen** ist die Luftmenge, die bei jeder Inspiration ein- und bei der anschließenden Exspiration ausgeatmet wird (= 1 Atemzug; daher gibt es daneben auch die Bezeichnung Atem*zug*volumen). Nach der Einatmung in Ruheatmung kann allerdings zusätzlich noch eine relativ große Luftmenge bis zur maximalen Aufnahmekapazität der Lunge eingeatmet werden. Dies ist das **inspiratorische Reservevolumen**.

Das Volumen, das nach normaler Exspiration noch zusätzlich ausgeatmet werden kann, ist das **exspiratorische Reservevolumen**. Auch nach maximaler Ausatmung bleibt immer noch ein Restvolumen in der Lunge zurück. Wenn das nicht so wäre, dann würde bei jeder maximalen Ausatmung die Lunge kollabieren, d.h. die Wände der Alveolen würden sich gegenseitig berühren, und die Lunge wäre funktionsunfähig. Dieses Volumen, das bei der maximalen Exspiration immer noch in der Lunge verbleibt, wird als **Residualvolumen** bezeichnet.

Inspiratorisches und exspiratorisches Reservevolumen werden zusammen mit dem Atemvolumen als **Vitalkapazität** bezeichnet. Die Vitalkapazität kann somit als Summe der 3 Volumina bezeichnet werden (Abb. 8.24).

Das Volumen, das am Gasaustausch in keiner Weise beteiligt ist, da es nur die Räume des luftleitenden Systems füllt (Nasen-Rachen-Raum, Trachea und Bronchialbaum), wird als **Totraum** bezeichnet.

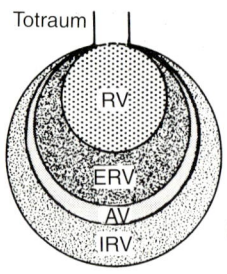

Totraum

Abb. 8.24. Schema der Lungenvolumina. (Aus Ganong 1979). **Totraum** = luftleitende Atemwege, **RV** = Residualvolumen, **ERV** = exspiratorisches Reservevolumen, *rot werden* **AV** = Atemvolumen, **IRV** = inspiratorisches Reservevolumen. ERV+AV+IRV = Vitalkapazität

Normal

Tabelle 8.1. Verschiedene Lungenräume und ihre Kapazitäten bzw. Volumina

Totraum	150 ml
Residualvolumen	1200 ml
Exspiratorisches Reservevolumen	2000 ml
Atemvolumen	500 ml
Inspiratorisches Reservevolumen	2000 ml
Vitalkapazität[a] Mann	4500 ml
Vitalkapazität[a] Frau	3600 ml

[a] Bei der angegebenen Vitalkapazität handelt es sich lediglich um Durchschnittswerte, da die Vitalkapazität von verschiedenen Parametern abhängt, z.B. Alter, Geschlecht, Körpergröße, Körperstellung, Trainingszustand, Rasse etc.

Die Volumina bzw. Kapazitäten der Lungenräume sind in Tabelle 8.1 zusammengestellt.

Messung der Lungen- und Atemvolumina geschieht mit einem Spirometer (Abb. 8.25).

8.5.2 Atemzeitvolumen und alveoläre Ventilation

Aus der Frequenz der Atmung (F) und dem Atemvolumen (AV) errechnet sich das Atemzeitvolumen (= Produkt aus beiden = AV·F).

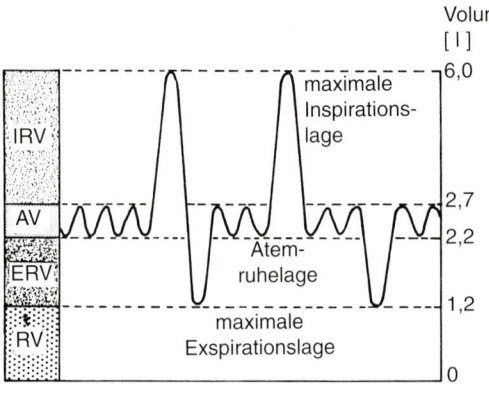

Abb. 8.25. Atemvolumina mit dem Spirometer gemessen (Abkürzungen s. Abb. 8.24). (Aus Ganong 1979)

Bei ruhiger Atmung beträgt das Atemvolumen durchschnittlich 500 ml und die Atemfrequenz ca. 14/min, wobei allerdings größere Abweichungen (10–18/min) zu beobachten sind. Höhere Atemfrequenzen findet man bei Kindern (20–30/min), Kleinkindern (30–40/min) und bei Neugeborenen (40–50/min).

Für die **Ruheatmung** eines Erwachsenen ergibt sicht demnach ein Atemzeitvolumen (AZV) von 7000 ml/min (14·500 ml). Bei körperlicher Anstrengung kann das Atemzeitvolumen bis auf 100 l/min ansteigen.

Für die Beurteilung der Atmung kommt dem Atemzeitvolumen nur eine bedingte Bedeutung zu, da es keine Kenngröße des Atmungseffekts, d.h. der **alveolären Ventilation**, ist. Für den **Atmungseffekt** ist die Relation des Totraums (= Volumen, das am Gasaustausch nicht teilnimmt) zum Atemzeitvolumen von allergrößter Bedeutung.

Mit einer frequenten (schnellen) und flachen Atmung wird ein geringerer Atemeffekt erreicht als mit einer langsamen und tiefen Atmung, da nach Abzug des jeweiligen Totraumvolumens die erreichte alveoläre Ventilation eine geringere ist (die alveoläre Ventilation errechnet sich aus dem pro Atemzug eingeatmeten Volumen abzüglich des Totraumvolumens). Tabelle 8.2 macht dies deutlich.

Im Beispiel der frequenten, flachen Atmung resultiert dementsprechend eine alveoläre Ventilation von 1500 ml gegenüber 4500 ml bei tiefer langsamer Atmung. Beide weisen jedoch ein Atemzeitvolumen von 6000 ml/min auf.

Für die Praxis ist daraus zu schließen, daß z.B. beim Tauchen ein verwendeter Schnorchel nicht zu lang sein darf, da sonst nur Luft im vergrößerten Totraum hin und hergeschoben wird, ohne eine genügende alveoläre Ventilation (= Atemeffekt) zu gewährleisten.

8.5.3 Lungenfunktionsprüfungen

Für die Beurteilung der Funktion des Atmungsapparates stehen verschiedene Methoden zur Verfügung:

- Messung der Atemfrequenz (F),
- Messung der Vitalkapazität (VK),
- Perkussionsuntersuchung (Untersuchung der belüfteten Gebiete der Lunge durch Abhören des Klopfschalles),

Tabelle 8.2. Alveoläre Ventilation bei flacher und bei tiefer Atmung

	Frequente, flache Atmung	Tiefe langsame Atmung
Atemfrequenz	30/min	10/min
Atemvolumen	200 ml	600 ml
Atemzeitvolumen	6000 ml	6000 ml
Totraum·Frequenz	4500 ml/min	1500 ml/min
Alveoläre Ventilation	1500 ml/min	4500 ml/min

- Auskultation (Abhören der Atemgeräusche mit dem Stethoskop),
- Röntgenuntersuchung (normale Durchleuchtung oder Computertomograph).

Von besonderer Bedeutung ist das

- Sekundenvolumen oder Atemstoßtest nach Tiffeneau:
Hierbei wird nach maximaler Inspiration die während 1 s maximal ausgeatmete Luftmenge gemessen. Sie sollte ca. 80% der Vitalkapazität betragen, d.h. 3000–3600 ml. Wenn die Menge der ausgeatmeten Luft unterhalb dieser Größe liegt, dann ist der Atemwegwiderstand erhöht.

- Atemgrenzwert: Zu einer Ermittlung wird die maximal mögliche Menge der Atmungsluft während 10 s gemessen und dann auf 1 min umgerechnet. Der Atemgrenzwert sollte das 18- bis 20fache der Vitalkapazität betragen, d.h. ca. 80–90 l/min.

8.5.4 Austausch der Atemgase

Luft ist ein Gemisch aus verschiedenen Gasen.

Zusammensetzung der Luft (gerundete Prozentzahlen):
- Stickstoff (N_2) = 78%,
- Sauerstoff (O_2) = 21%,
- Kohlensäure (CO_2) = 0,04%,
- Edelgase (Argon, Xenon, Helium) = 1%.

Nach dem Gasgesetz von Dalton übt jedes Gas in einem Gasgemisch einen Teildruck (**Partialdruck**) aus, der seinem Anteil am Gesamtvolumen, d.h. seiner Konzentration entspricht. Dieser Druck wird in der Regel in mmHg (Millimeter Quecksilbersäule)[13] angegeben. Der Gesamtluftdruck ist von der Höhe über Meeresspiegel abhängig. Je höher wir steigen, desto dünner wird die Luft, und desto geringer ist der Luftdruck. Auf Meereshöhe (NN) wird ein Normaldruck von 760 mmHg (= 1013 mb) gemessen. Bereits in 3000 m Höhe beträgt der Druck nur noch 525 Torr (= 700 mb).

---

[13] Die empfohlene Einheit für Druck (p) ist Pascal (Pa). Sie wird gemessen in Newton pro Quadratmeter (N/m^2). Nicht mehr empfohlen werden folgende Einheiten: atm, bar, Torr, mmH_2O und mmHg. Im medizinischen Bereich findet mmHg jedoch immer noch breite Verwendung. Im folgenden wird daher einheitlich die Größe mmHg verwendet! Umrechnungsgrößen:
1 mmHg = 1 Torr = 133,322 Pa.
1 bar = 100000 Pa.

Entsprechend der Konzentration der Gase in unserer Atemluft läßt sich auch ein entsprechender Partialdruck errechnen. Für Sauerstoff beträgt der Partialdruck bei 760 mmHg (= NN):

$$760 \cdot 0,21 = 160 \, \text{mmHg} \ .$$

(Der Wert stammt aus der Konzentration des Sauerstoffes in der Atemluft = 21%).

Dieser Wert von 160 mmHg berücksichtigt allerdings nicht, daß in der normalen Luft immer noch ein Teil Wasserdampf (die Luftfeuchtigkeit) vorhanden ist. Wenn wir die Luftfeuchtigkeit noch in Abzug bringen, dann beträgt der durchschnittliche Partialdruck unserer Umgebungsluft für Sauerstoff noch 150 mmHg.

So läßt sich selbstverständlich auch der **Partialdruck der Gase in der Alveolarluft**, d. h. in den Lungenbläschen, berechnen. In der Alveolarluft beträgt die relative Luftfeuchtigkeit 100%, d. h. die Luft ist vollständig mit Wasserdampf gesättigt.

Der Partialdruck der Gase in den Alveolen wird abgekürzt als p_A geschrieben.

Die alveolären Partialdrücke betragen bei:
- $p_A \, O_2$ = 100 mmHg,
- $p_A \, H_2O$ = 47 mmHg,
- $p_A \, CO_2$ = 40 mmHg.

Die treibenden Kräfte des **Gasaustausches** (= Diffusion), sowohl bei der äußeren wie auch bei der inneren Atmung, sind lediglich die Konzentrationsunterschiede in den einzelnen Kompartimenten (z. B. alveoläre Luft, Blut, Gewebe etc.) bzw. die aus ihnen resultierenden Partialdruckdifferenzen. Das bedeutet, daß ein Gas immer die Tendenz hat, sich von einem Ort mit hohem Partialdruck, wo es sehr oft mit Nachbarmolekülen zusammenstößt, an einen Ort mit niedrigem Partialdruck zu begeben, wo die Zusammenstoßmöglichkeit reduziert ist.

Um die Diffusionsbedingungen optimal zu gestalten, müssen folgende Bedingungen erfüllt sein:

- Die Austauschfläche muß groß sein.
- Der Diffusionsweg muß klein sein.
- Die Partialdruckdifferenz sollte möglichst groß sein.

Die Diffusionskapazität der Lungen ist für Kohlendioxid ca. 20mal größer als für Sauerstoff. Das bedeutet, daß auch bei Verschlechterung der Diffusionsbedingungen Kohlendioxid immer noch ausreichend diffundieren kann. Wenn Diffusionsstörungen auftreten, z. B. durch pathologische Verkleinerung der Austauschfläche (Atelektase, Durchblutungsstörung etc.) oder durch Vergrößerung des Diffusionsweges (Lungenfibrose), dann ist davon primär die O_2-Dif-

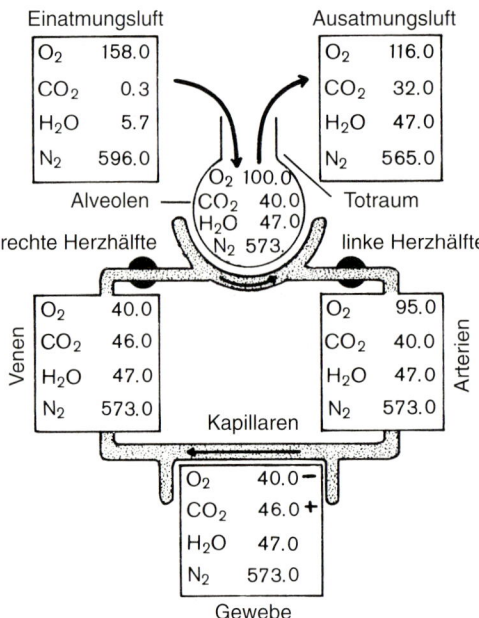

Einatmungsluft

O$_2$	158.0
CO$_2$	0.3
H$_2$O	5.7
N$_2$	596.0

Ausatmungsluft

O$_2$	116.0
CO$_2$	32.0
H$_2$O	47.0
N$_2$	565.0

Alveolen

O$_2$	100.0
CO$_2$	40.0
H$_2$O	47.0
N$_2$	573

Totraum

rechte Herzhälfte   linke Herzhälfte

Venen

O$_2$	40.0
CO$_2$	46.0
H$_2$O	47.0
N$_2$	573.0

Arterien

O$_2$	95.0
CO$_2$	40.0
H$_2$O	47.0
N$_2$	573.0

Kapillaren

O$_2$	40.0 −
CO$_2$	46.0 +
H$_2$O	47.0
N$_2$	573.0

Gewebe

Abb. 8.26. Partialdruck der Atemgase in den einzelnen Kompartimenten. In den großen Kreislauf sind die Kapillaren im Gewebe zwischen Arterien und Venen eingeschaltet. Der kleine Kreislauf läuft zwischen rechter und linker Herzhälfte. Alle Zahlenangaben sind in mmHg. Für CO$_2$ reicht eine Partialdruckdifferenz (D$_{ar}$ O$_2$) von 46 mmHg im venösen Blut zu 40 mmHg in den Alveolen, um den Austausch durchzuführen. Zwischen dem arteriellen Blut und dem Gewebe beträgt die Differenz ebenfalls nur 6 mmHg (= D$_{Aa}$ O$_2$). (Aus Ganong 1979)

fusion betroffen. Die Partialdrücke der Gase der einzelnen Kompartimente des Körpers sind in Abb. 8.26 dargestellt.

8.6 Hämoglobin

Für den Transport des Sauerstoffes im Blut sind die Erythrozyten verantwortlich. **Erythrozyten** sind kernlose rote Blutkörperchen, die während ihrer Entwicklung den Zellkern ausgestoßen und alle Organellen zurückgebildet haben. Sie bestehen deshalb nur noch aus der Zellmembran und dem roten Blutfarbstoff, dem Hämoglobin. **Hämoglobin** ist ein Protein, das aus 4 Untereinheiten aufgebaut ist.

Hierbei handelt es sich um ein Häm-Molekül, das an eine Polypeptidkette gekoppelt ist. Das Häm-Molekül besteht aus einem Porphyrinring, in dessen Zentrum ein 2wertiges Eisenatom vorhanden ist. Somit sind an einem Hämoglobin-Molekül 4 Eisenatome vorhanden (die den metallischen Geschmack des Blutes ausmachen). Durch die Eisenatome (Fe^{2+}) pro Hämoglobinmolekül können 4 O$_2$-Moleküle reversibel gebunden werden. Dementsprechend beträgt die Bindungsfähigkeit des Hämoglobins für Sauerstoff maximal 1,34 ml O$_2$ pro 1 g Hämoglobin. Die Konzentration des Hämoglobins beträgt ca. 15 g/100 ml Blut. Somit können in 100 ml maximal 19,5 ml O$_2$ gebunden sein (15 g · 1,34 ml O$_2$). Die Menge des im Blutplasma gelösten O$_2$ (d. h. nicht an Hämoglobin gebundenen) ist gering, sie beträgt nur ca. 0,3 ml/100 ml Blut. Im venösen Blut sind lediglich 15,2 ml O$_2$ pro 100 ml vorhanden, d. h. 4,6 ml/100 ml sind im Bereich der Kapillaren ins Gewebe diffundiert.

8.7 Atmungsregulation

Je nach Aktivität und Stoffwechsellage hat der Körper einen unterschiedlichen O_2-Bedarf; er weist dementsprechend auch eine unterschiedliche Menge an produziertem CO_2 auf. Das heißt, die Atmung muß den aktuellen Bedürfnissen angepaßt werden. Das Ziel der Anpassung ist es:

- die Atemtiefe und Atemfrequenz möglichst ökonomisch zu regulieren, d. h. unter geringstmöglichem Aufwand;
- die Atmung den Bedingungen des Sprechens, Schluckens, Singens etc. anzupassen;
- sowohl in Ruhe als auch unter Belastung, z. B. körperliche Arbeit, eine optimale O_2-Zufuhr zu gewährleisten.

Die beiden **Parameter, auf die** – im Sinne einer Regulation – **Einfluß genommen werden kann**, ist die **Atemtiefe** und die **Atemfrequenz**.

Im Rhombenzephalon (Rautenhirn) ist ein Atmungszentrum vorhanden, in dem exspiratorische und inspiratorische Neurone unterschieden werden können (Abb. 8.27). Die Inspiration und Exspiration werden durch jeweils wech-

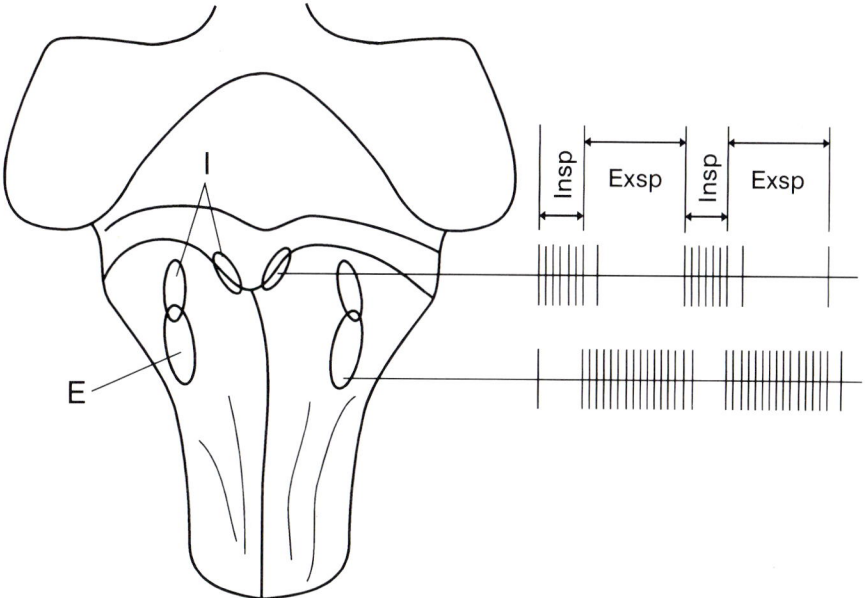

Abb. 8.27. Auf der *linken Seite* der Abbildung ist der Hirnstamm von dorsal mit dem Rautenhirn (Rhombenzephalon) eingezeichnet. Hier befindet sich das Atemzentrum. **I** steht für die Kerngebiete mit inspiratorischen Neuronen, **E** für die Kerngebiete mit den exspiratorischen Neuronen. Auf der *rechten Seite* ist die Ableitung der Erregung mittels Elektroden dargestellt. In der *oberen Hälfte* während der Inspiration, in der *unteren Hälfte* während der Exspiration. Während die inspiratorischen Neurone aktiv sind (*oben*), sind die exspiratorischen Neurone gehemmt und umgekehrt

selnde Folge von salvenartigen Entladungen der inspiratorischen und exspiratorischen Neuronen ausgelöst. Durch die Aktivität der einen Neuronengruppe wird die andere Neuronengruppe gehemmt. Die Entladungen der Neurone werden über Nerven (z. B. den N. phrenicus, der das Diaphragma innerviert) an die entsprechenden Muskeln geleitet, die je nach Impuls kontrahieren oder erschlaffen.

Die wechselnde Entladung der inspiratorischen und exspiratorischen Neurone wird als **zentraler Atmungsrhythmus** bezeichnet. Dieser zentrale Atmungsrhythmus wird durch periphere Einflüsse stabilisiert und auch modifiziert (Abb. 8.28). So befinden sich z. B. in der Lunge Dehnungsrezeptoren, die auf eine gewisse Atemtiefe (bedingt durch die Aufblähung bzw. Inflation der Lunge) reagieren und ein Signal an das Atmungszentrum im Rhombenzephalon leiten, wodurch der Übergang von der Inspiration zur Exspiration bewirkt wird. Daneben existieren in der Lungen Rezeptoren, welche die Ausatmungstiefe (Deflation) registrieren und an das Atmungszentrum weiterleiten, wodurch der Übergang von der Exspiration zur Inspiration bewirkt wird.

Diese Selbstregulation der Atmungstätigkeit, wodurch unter Normalbedingungen die Tiefe der Ein- und Ausatmung begrenzt wird, nennt man **Hering-Breuer-Reflex**.

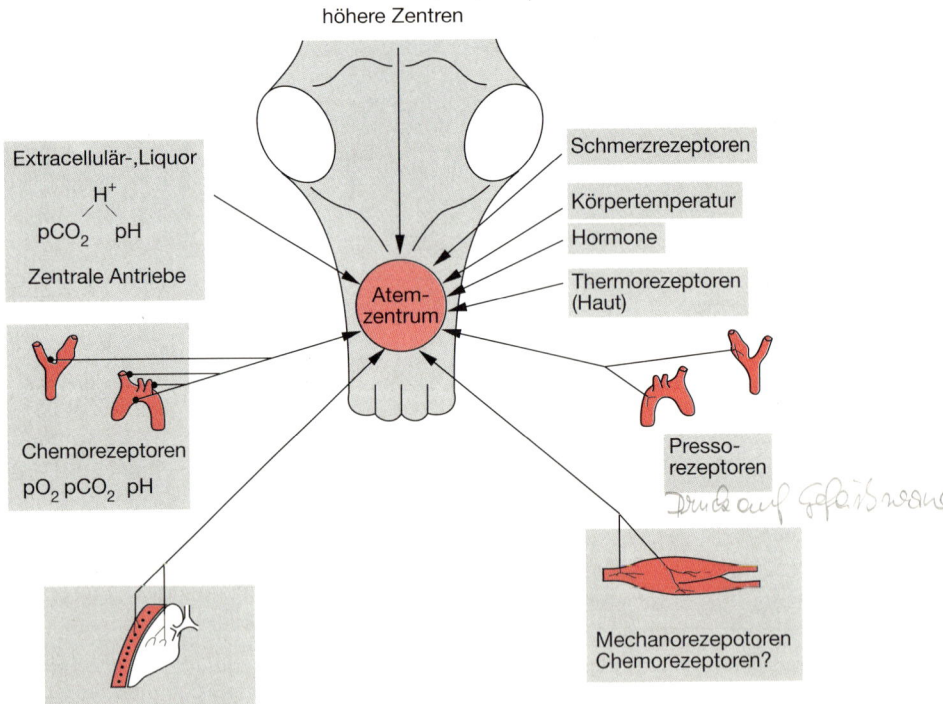

Abb. 8.28. Schema der verschiedenen Einflüsse, die auf das Atemzentrum wirken. Führende Regelgröße ist der Partialdruck für CO_2 (pCO_2). (Aus Schmidt u. Thews 1983)

Ruheatmung
flache frequente Atm
Cheyne Stokes Atmung
Biotsche Atmung
gg. Kußmaulatm

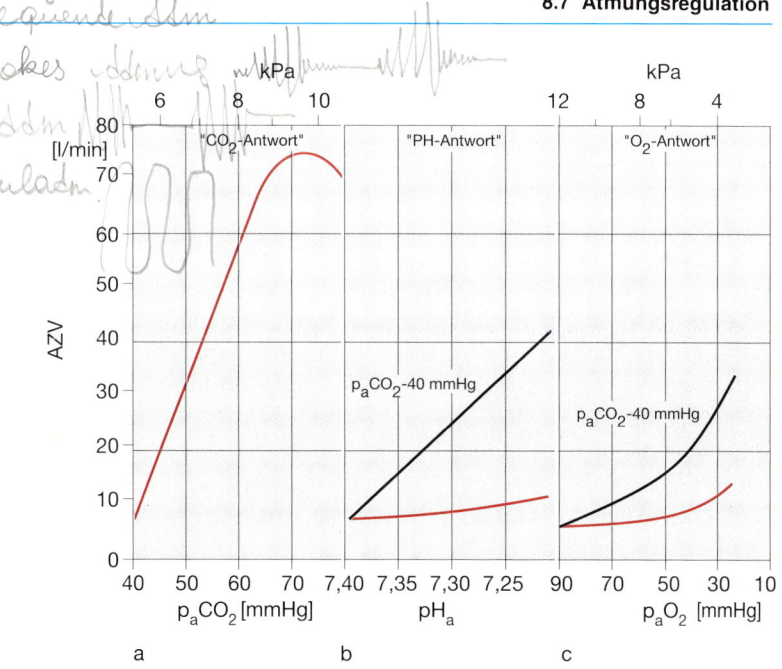

Abb. 8.29 a–c. Darstellung des Atemzeitvolumens (**AZV**) in Relation zu Partialdruck für CO_2 (**a**), für O_2 (**c**) und in Relation zum pH-Wert (**b**). In **b** und **c** stellt die *obere Kurve* die jeweilige Reaktion bei konstant gehaltenem pCO_2 dar, die dann deutlicher ausfällt. Aus diesen Diagrammen geht hervor, daß die CO_2-Antwort am deutlichsten ausfällt; d.h., Partialdruck von CO_2 (pCO_2) ist die führende Größe für die Atmungsregulation. (Aus Schmidt u. Thews 1983)

Neben dieser mechanisch-reflektorischen Regulation der Atmung existieren noch andere Mechanismen, von denen v.a. die **chemische Regulation** von großer Bedeutung ist: Hierbei werden durch zentrale (im Hirnstamm gelegene) und periphere Chemorezeptoren die Partialdrücke für CO_2 und O_2 (pO_2, pCO_2) sowie der pH-Wert des arteriellen Blutes überwacht und mit den Soll-Werten ($pO_2 = 90$ mmHg; $pCO_2 = 40$ mmHg, pH-Wert $= 7,38$) verglichen (Abb. 8.29).

Abweichungen der Ist-Werte von den Soll-Werten veranlassen das Atmungszentrum zu einer Aktivitätsänderung, wodurch über die Atmungsmuskulatur eine Änderung des Atemzeitvolumens zustande kommt. Die peripheren Chemorezeptoren liegen in sog. Paraganglien; das sind Ansammlungen von modifizierten Nervenzellen, die aus dem vegetativen Nervensystem hervorgegangen sind und die Nervenimpulse zum Atmungszentrum leiten können. Je ein Paraganglion liegt an der Teilungsstelle der linken wie der rechten Halsschlagader (A. carotis communis); es wird als Karotiskörperchen (Glomus caroticum) bezeichnet. Weitere Paraganglien liegen im Bereich des Aortenbogens, und heißen Aortenkörperchen (Paraganglion supracardiale).

Die führende Regelgröße für die chemische Atmungskontrolle ist der Partialdruck des arteriellen CO_2 (p_aCO_2)[14]. Durch Veränderungen des O_2-Partialdruckes und des pH-Wertes können nur geringe Änderungen des Atemzeitvolumens bewirkt werden.

Als unspezifische Einflüsse auf die Atmung werden eine Reihe von Reizen bezeichnet, die zwar die Atmungstätigkeit beeinflussen, jedoch nicht im eigentlichen Sinn regulieren. Dies sind z. B. Schmerz- und Temperaturreize, aber auch arterielle Druckreize. Die Druckreize werden durch Druckrezeptoren (Presso- oder Barorezeptoren) des Kreislaufsystems vermittelt und wirken ebenfalls auf das Atmungszentrum. Auch Hormone können steigernd auf die Atmungstätigkeit einwirken. So wird die Aktivität des Atmungszentrums unter der Wirkung von Adrenalin und Progesteron erhöht.

8.8 Zusammenfassung Atmungsapparat

Ein großer Teil der Energie, die der Körper für alle Lebensäußerungen benötigt, wird durch die Verbrennung von Glukose produziert. Bei der Verbrennung wird ATP (Adenosintriphosphat) gebildet.

▶ **Respiratorischer Quotient**
Je nach Art der Nahrung, die der Körper verbrennt, ändert sich das Verhältnis des aufgenommenen Sauerstoffes (O_2) zum abgegebenen Kohlendioxid (CO_2). Dieses Verhältnis wird als respiratorischer Quotient (RQ) bezeichnet.
Bei reiner Kohlenhydratnahrung beträgt der RQ = 1,0, d. h. es wird genausoviel Sauerstoff aufgenommen, wie CO_2 abgegeben wird. Bei Protein beträgt der RQ = 0,8 und bei Fett ist RQ = 0,7.

▶ **Formen der Atmung**
Lungenatmung = äußere Atmung; Gewebeatmung = innere Atmung.

▶ **Bestandteile des Atmungsapparates**
● **Nasenhöhle:** Am Eingang in die Nasenhöhle befindet sich der Nasenvorhof, in dem Vibrissae als Schutz gegen eindringende Fremdkörper dienen. Die Nasenhöhle wird durch das Nasenseptum in 2 Teile unterteilt. Das Nasenseptum besteht aus einer Knorpellamelle sowie dem Vomer und der Lamina perpendicularis des Os ethmoidale. Von der Seitenwand ragen 3 Nasenmuscheln in die Nasenhöhle. Die Nasenhöhle ist mit respiratorischem Epithel ausgekleidet. **Ausnahme:** Regio olfactoria ca. 5 cm^2, die mit olfaktorischem Epithel (= Riechzellen) ausgekleidet ist.

---

[14] Die Abkürzungen p_aO_2 bzw. p_aCO_2 und p_AO_2 bzw. p_ACO_2 dürfen nicht miteinander verwechselt werden: das kleine a steht für „arteriell", während das große A „alveolär" bedeutet.

Die **Geruchswahrnehmung** erfolgt über die 10^7 Sinneszellen des olfaktorischen Epithels, das über die Siebplatte mit dem Bulbus olfactorius (Riechnerv) verbunden ist. Geruchswirksame Stoffe besitzen meist zwischen 3 und 20 C-Atomen. Die Fähigkeit, zwischen Geruchsintensitäten zu unterscheiden, ist nur gering ausgebildet. Die Anpassung ist bei der Geruchswahrnehmung sehr ausgeprägt.

- **Nasennebenhöhlen:** Aufgaben der 4 Nasennebenhöhlen (Sinus frontalis, maxillaris, sphenoidalis und Cellulae ethmoidales):
  - Gewichtsersparnis,
  - Erwärmung der Atemluft und
  - Resonanzorgan.

- **Rachen** (Pharynx): Er besteht aus 3 Etagen: Pars nasalis, Pars oralis, Pars laryngea.

- **Kehlkopf** (Larynx): Das „Skelett" des Kehlkopfes besteht aus 5 Knorpeln: Epiglottis, Schildknorpel, Ringknorpel und 2 Stellknorpel.
  Der stimmbildende Teil des Kehlkopfes wird Glottis genannt. Wichtigster Bestandteil der Glottis ist das Ligamentum vocale, das durch den M. vocalis in seiner Spannung verändert werden kann.
  Der Postikus ist der Öffner der Stimmritze. Der N. laryngeus recurrens ist für die Stimmbildung verantwortlich.

  Bei der **Phonation** unterscheiden wir eine Grundfrequenz von den Formanten (Obertöne). Bei der Frau beträgt die Grundfrequenz 200–300 Hz, beim Mann 100–130.
  Die Frequenzen der Formanten liegen zwischen 200 und 4000 Hz. Sprache bedient sich der Frequenz von ca. 1000 Hz. In diesem Bereich besitzt das Ohr die größte Empfindlichkeit.
  Vokale werden durch Schwingungen der Stimmbänder erzeugt, **Konsonanten** durch Unterbrechung des Luftstromes an Zunge, Gaumen, Zähnen, Lippen.
  Bei **stimmhaften Konsonanten** schwingen gleichzeitig die Stimmbänder mit.

  Der **Kehlkopf** hat 3 Funktionen:
  - Pforte der Atemluft (Bauchpresse),
  - Schutz der unteren Luftwege (Hustenreflex) und
  - Phonation.

- **Luftröhre** (Trachea): Sie ist ca. 12 cm lang und wird durch hufeisenförmige Spangen aus hyalinem Knorpel offen gehalten. Ca. 15–20 Knorpelspangen werden durch bindegewebige Ligamente untereinander zusammengehalten. Die Enden der Knorpelspangen werden durch eine Bindegewebeplatte mit dem M. trachealis verschlossen. Die Trachea wird durch respiratorisches Epithel ausgekleidet. Sie teilt sich in die beiden Hauptbronchien.

- **Bronchialbaum:** Er beginnt mit der Teilung der Luftröhre auf der Höhe des 5. Thorakalwirbels. Die beiden Hauptbronchien teilen sich in je 10 Segmentbronchien, die sich ihrerseits über Bronchioli in Bronchioli terminales verzweigen. In der Wand der Bronchien befindet sich Muskulatur, die Wand wird durch Knorpelstücke stabilisiert. Bronchioli besitzen keine Knorpelstücke mehr, sondern nur noch glatte Muskulatur. Von der Nase bis zum Bronchiolus terminalis wird das Ganze als luftleitendes System bezeichnet.

- **Lunge:** Gasaustauschendes System: Es wird gebildet vom Bronchiolus respiratorius, Ductus alveolaris und von den Alveolen.

  Die 300 Mio. **Alveolen** beider Lungenhälften vergrößern die innere Oberfläche auf ca. 100 m^2. Die Alveolen werden von 2 Zellarten gebildet: Pneumozyten Typ I und II. Pneumozyten Typ I stellen das Alveolarepithel dar. Pneumozyten Typ II bilden den Surfactant, der die Oberflächenspannung der Alveolen ihrem Durchmesser anpaßt.

  Die Lunge besteht aus 2 Lungenflügeln; der rechte ist aus 3, der linke aus 2 Lappen aufgebaut. Jeder Lungenflügel besitzt eine Basis und einen Apex. Die Lunge ist von 2 Schichten der Pleura umgeben: Die Pleura visceralis (Lungenfell) überdeckt die Lunge und geht am Hilus in die Pleura parietalis (Rippenfell) über, welche den Brustraum auskleidet. Zwischen beiden befindet sich ein mit Pleuraflüssigkeit gefüllter Gleitspalt, in dem ein Unterdruck herrscht (-3 bis -8 mmHg). Gleitspalt und Unterdruck bewirken, daß die Lunge den Bewegungen des Brustkorbes (Atmungsexkursionen) folgen muß. Reserveräume der Pleura sind der Recussus costodiaphragmaticus und der Recessus costomediastinalis.

  Wichtigste **Atemmuskeln** für die Einatmung sind das Diaphragma (Zwerchfell) und die Mm. intercostales externi.
  Für die forcierte Ausatmung sind die Muskeln der Bauchpresse und die Mm. intercostales interni wichtig.
  Die Mm. scaleni, M. sternocleidomastoideus sowie der M. pectoralis major und M. pectoralis minor werden als **Atemhilfsmuskeln** bezeichnet.

Physiologie des Atmungsapparates

- **Lungenvolumen:** Das gesamte Lungenvolumen beträgt ca. 6000 ml. Es wird unterteilt in das inspiratorische (2000 ml) und exspiratorische Reservevolumen (2000 ml) sowie das Atemvolumen 500 ml. Alle 3 zusammen werden als Vitalkapazität (beim Mann 4500 ml) bezeichnet. Auch bei stärkster Ausatmung verbleibt ein (notwendiges) Residualvolumen (= Restvolumen bei maximaler Exspiration; 1200 ml). Außerdem ist das Totraumvolumen (150 ml) in den gasleitenden Abschnitten des Atmungsapparates vorhanden.

- **Alveoläre Ventilation:** Wichtigste Kenngröße der Atmung ist die **alveoläre Ventilation** (= Atemzeitvolumen minus Totraumvolumen).

- **Lungenfunktionsprüfungen:** Wichtige Lungenfunktionsprüfungen sind Messung von:
  - Atemfrequenz,
  - Vitalkapazität (3600–4500 ml),
  - Atemgrenzwert (18 bis 20 · Vitalkapazität),
  - Atemstoßtest (80% Vitalkapazität) sowie
  - Auskultation,
  - Perkussion und
  - Durchleuchtung.

  Der **Partialdruck der Atemgase** errechnet sich aus ihrem Anteil an der Atemluft (O_2 = 21%, N_2 = 78%, CO_2 = 0.04%). Die Partialdruckdifferenz zwischen den einzelnen Kompartimenten (artielles und venöses Blut, Alveolen, Gewebe) ist die treibende Kraft für die Diffusion der Gase.

- **Austausch der Atemgase:** Optimale Diffusionsbedingungen:
  - Austauschfläche möglichst groß,
  - Diffusionsweg möglichst klein und
  - Partialdruckdifferenz möglichst groß.

  Die Diffusionskapazität für CO_2 der Lunge ist ca. 20mal größer als die für O_2.

Hämoglobin

Der rote Blutfarbstoff Hämoglobin ist der einzige Inhalt der Erythrozyten. Er besteht aus 4 Untereinheiten, die jeweils ein 2wertiges Eisenatom im Zentrum besitzen. Das Eisenatom kann O_2 reversibel binden. 1 g Hämoglobin bindet 1,34 ml O_2. In 100 ml arteriellem Blut sind ca. 15 g Hämoglobin vorhanden, die dementsprechend maximal 19,5 ml O_2 binden können. Venöses Blut bindet lediglich 15,2 ml O_2 pro 100 ml.

Atmungsregulation

Die Atmungsregulation paßt die Atmung der Aktivität und Stoffwechsellage des Körpers an, und zwar durch Veränderung des Atemzeitvolumens.

Im Rhombenzephalon befindet sich das Atemzentrum mit seinen inspiratorischen und exspiratorischen Neuronen. Diese bestimmen den „zentralen Atmungsrhythmus". Der **zentrale Atmungsrhythmus** wird durch periphere Einflüsse stabilisiert und reguliert:

- Mechanisch-reflektorisch: Hering-Breuer-Reflex zur Begrenzung der normalen Atemexkursionen.
- Chemisch über zentrale Sensoren und periphere Rezeptoren. Diese ermitteln den Partialdruck für CO_2 (führende Regelgröße), für O_2 und den pH-Wert. Bei Abweichungen von den Soll-Werten (pCO_2 =

40 mmHg, $pO_2 = 90$ mmHg und pH-Wert = 7,38) wird die Atmung angepaßt.

Unspezifische Atmungseinflüsse sind der Blutdruck, Schmerz, Temperatur, Adrenalin, Progesteron.

9 Herz-Kreislauf-System

9.1 Allgemeines

Ohne ein funktionierendes Kreislaufsystem sind die Organe unseres Körpers nicht in der Lage, ihre spezifischen Aufgaben durchzuführen. Der Kreislauf stellt dem Körper ein **Transportsystem** zur Verfügung, dessen wichtigste Aufgaben sind:

- Transport der Atemgase O_2 und CO_2 zwischen den Geweben und der Lunge.
- Transport der im Verdauungstrakt resorbierten Nahrungsbestandteile an den Ort des Verbrauchs oder der Speicherung.

Darüber hinaus beteiligt sich das Kreislaufsystem aber auch an anderen wichtigen Körperfunktionen:

- Exkretion: Durch Transport an den Ort ihrer Ausscheidung, z. B. in die Niere, werden Stoffwechselendprodukte aus dem Körper ausgeschieden (s. Kap. 12: Harnapparat).
- Temperaturregulation: Wie bereits in Kap. 6 (Temperaturregulation) dargestellt, ist der Kreislauf wesentlich an der Konstanthaltung der Temperatur beteiligt.
- Hormonhaushalt: Das Blut transportiert die Hormone aus den endokrinen Drüsen, die kein eigenes Ausführgangsystem besitzen, in andere Organe, wo sie wirksam werden können.
- Beteiligung an Immunvorgängen: In Kap. 5 (Immunologie) wurde bereits darauf hingewiesen, daß die an der Abwehr beteiligten Zellen (Leukozyten) aus dem Blut in das Gewebe einwandern.
- Regulation des inneren Milieus: Über das Blut wird die Regulation des inneren Milieus ermöglicht, da das Blut im Austausch mit den anderen Kompartimenten (Interstitium, Intrazellularraum) steht. Sauren - Basen 7,3 P

Um all diese Funktionen ausüben zu können, wird ein **geschlossenes Kreislaufsystem** benötigt. Dieses besteht aus:

- Arterien und Kapillaren als Verteilersystem,
- Venen und Lymphgefäßen als Rückleitungssystem,

- dem Herzen als Pumpe und
- dem Blut als Transportmittel.

9.2 Herz (Cor)

Durch das Herz werden 2 hintereinander geschaltete Kreisläufe betätigt. Dementsprechend ist das Herz in 2 Abschnitte gegliedert, die man als das „rechte Herz" und das „linke Herz" bezeichnet. Beide sind durch die Herzscheidewand

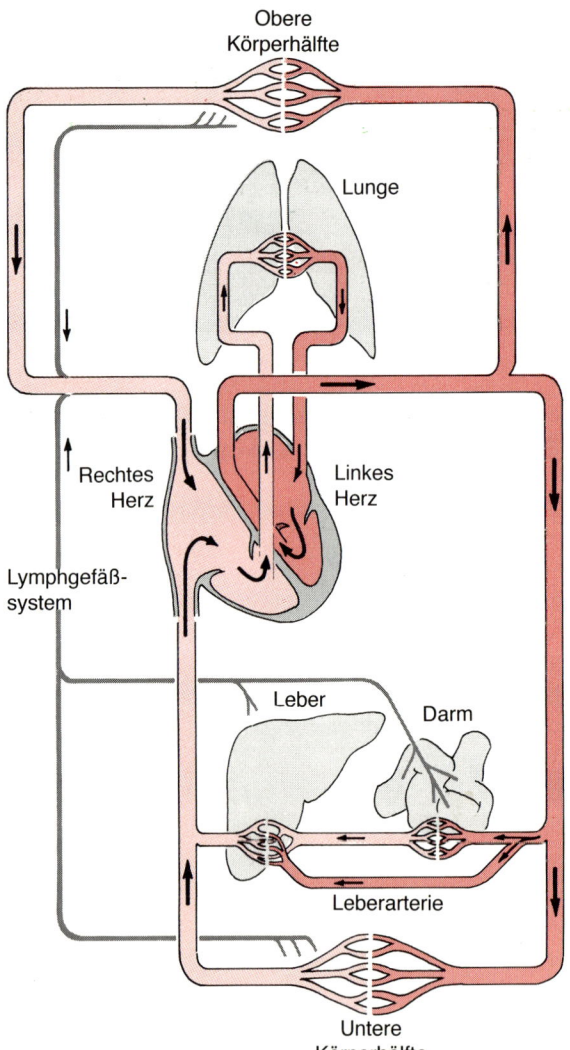

Obere
Körperhälfte

Lunge

Rechtes
Herz

Linkes
Herz

Lymphgefäß-
system

Leber

Darm

Leberarterie

Untere
Körperhälfte

Abb. 9.1. Schema des großen und kleinen Kreislaufs. Die *Pfeile* geben die Strömungsrichtung des Blutes an. Die Leber ist sowohl über die Leberarterie (A. hepatica) wie auch über die Pfortader (V. portae) versorgt. Die Aufzweigungen der Gefäße stellen das Kapillarsystem dar. (Aus Schmidt u. Thews 1983)

(Septum) voneinander getrennt. Das rechte Herz betätigt den kleinen Kreislauf (= Lungenkreislauf), das linke Herz betätigt den großen Kreislauf (= Körperkreislauf). Um ihre Funktion auszuüben, könnten die beiden Herzen durchaus voneinander getrennt in verschiedenen Körperregionen tätig sein. Durch die Zusammenlagerung wird allerdings die Koordination der Herzaktionen von linkem und rechtem Herzen vereinfacht (Abb. 9.1).

Schematisierend betrachtet (Abb. 9.2), hat das Herz die Form eines Kegels mit abgerundeter Spitze. Die Basis des Kegels zeigt im Körper nach hinten oben und die Spitze nach vorne unten. Sie berührt auf der Höhe der Medioklavikularlinie im 5. Interkostalraum die vordere Brustwand. (Die Medioklavikularlinie ist eine Linie, die senkrecht durch die Mitte der Klavikula – Schlüsselbein – gezogen verläuft, sie ist ungefähr mit der Mamillarlinie, durch die Brustwarze verlaufend, identisch). medi klavikular

Wenn vom Kontaktpunkt der Herzspitze mit der Brustwand eine Linie durch das Herz gezogen wird, so daß diese Linie durch die Mitte der Herzbasis verläuft, dann ist diese Achse ca. 40° geneigt – sowohl zur Horizontal- wie auch zur Vertikalebene. Da das Herz in Abhängigkeit von den Atembewegungen ständig seine Lage ändert, variiert allerdings auch diese Achse mit den Atembewegungen.

Das Herz hat ca. die 1,5fache Größe der Faust seines Trägers. Sein Gewicht ist sehr stark abhängig vom Trainingszustand und vom Lebensalter. Es beträgt durchschnittlich 280 g (Frau) bzw. 330 g (Mann). Es kann jedoch bei entsprechend trainierten Sportlern auf 500 bis 700 g vergrößert sein.

Das Herz liegt im Mediastinum (Mediastinum anterius), dem Mittelfellraum, direkt hinter dem Sternum (Brustbein). Die Unterseite hat direkten Kon-

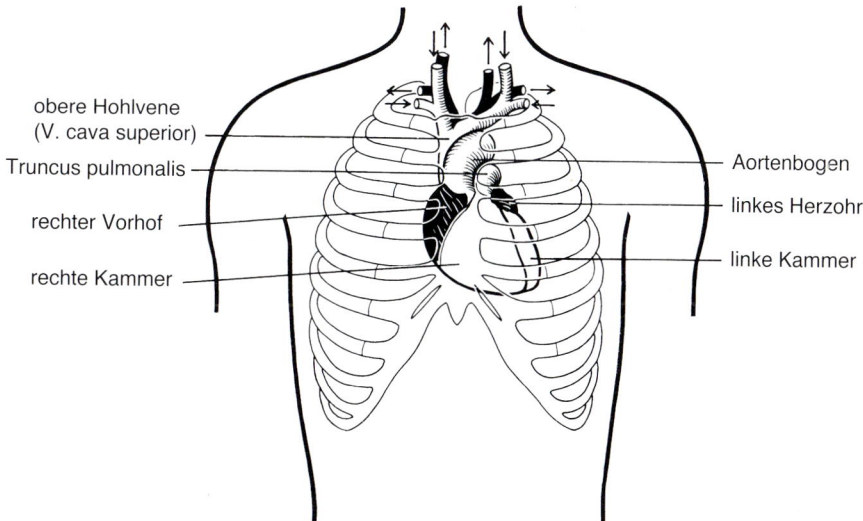

obere Hohlvene
(V. cava superior)

Truncus pulmonalis

rechter Vorhof

rechte Kammer

Aortenbogen

linkes Herzohr

linke Kammer

Abb. 9.2. Schema der Lage des Herzens im Mediastinum. Die rechte Herzkontur ragt fingerbreit über den Rand des Sternums nach rechts hinaus. Die Herzspitze (Apex cordis) liegt auf der Höhe des 5. Interkostalraumes. (Aus Rohen 1988)

takt zu der zentralen Bindegewebeplatte (Centrum tendineum) des Diaphragmas (Zwerchfells). Die Umhüllung des Herzens, der Herzbeutel, ist mit seinem äußeren Blatt mit dem Diaphragma verwachsen. Das Herz sitzt zwischen den beiden Lungenflügeln, so daß zwei Drittel links der Medianebene und ein Drittel rechts der Medianebene liegen. Die rechte Begrenzung des Herzens liegt ca. fingerbreit rechts vom rechten Brustbeinrand.

9.2.1 Herzwand

Bei einem Schnitt durch die Herzwand wird deutlich, daß das Herz mit seinen Hüllen aus **4 Schichten** aufgebaut ist. Von innen nach außen sind das:

- Endokard (Herzinnenwand),
- Myokard (Herzmuskulatur),
- Epikard (innere Schicht des Herzbeutels),
- Perikard (äußere Schicht des Herzbeutels).

Das **Endokard** (Herzinnenwand), welches die Hohlräume des Herzens auskleidet, besteht aus einem Endothel und einer darunterliegenden Schicht aus Bindegewebe. Das Endothel entspricht dem auch in Gefäßen vorhandenen Plattenepithel. Seine Funktion ist es, die Innenräume des Herzens vollkommen glatt zu überziehen, so daß keine Strömungsbehinderung des vorbeifließenden Blutes durch Reibung entstehen kann und sich auch dementsprechend keine Gerinnungsprodukte an der Herzinnenwand ablagern.

Die zweite und wichtigste Schicht ist das **Myokard** (Herzmuskulatur). Es besteht aus quergestreifter Muskulatur, unterliegt jedoch nicht der Willkürmotorik wie die Skelettmuskulatur (s. Kap. 3: Histologie).

Im Unterschied zum Skelettmuskel sind im Herzmuskel keine vielkernigen Syncytien vorhanden. Die Zellkerne liegen zentral in den verzweigten Herzmuskelzellen. Diese sind über Glanzstreifen (Disci intercalares) miteinander verbunden. Diese Glanzstreifen haben eine **Doppelfunktion:**

- Erhöhung der mechanischen Haftfähigkeit der Zellen untereinander und
- Herabsetzung des elektrischen Widerstandes zwischen den Zellen.

Dadurch wird die Erregungsausbreitung über das ganze Myokard erleichtert.

Nach außen folgen auf das Myokard zwei **Schichten des Herzbeutels**: die innere (Epikard) und die äußere Schicht (Perikard).

Das **Epikard** ist das viszerale Blatt des Herzbeutels. Es überkleidet die gesamte Oberfläche des Herzens und steht mit dem Myokard entweder direkt oder über kleine Fettpolster in Kontakt. Die Fettpolster dienen dem Ausgleich von Unebenheiten der Herzoberfläche. In der Region der Herzbasis, an der Stelle, wo die Gefäße in das Herz hinein oder von diesem weg führen, geht das Epikard in das Perikard über. Zwischen beiden befindet sich ein seröser **Gleitspalt**, dessen Funktion es ist, die Verschieblichkeit des Herzens während der Herzaktionen zu gewährleisten.

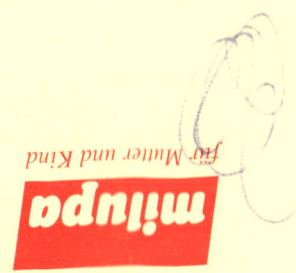

...es Blatt) ist **im** Bereich des Diaphragmas und der
...bung verwachsen, ansonsten nur locker in seine
...erzbeutel **wird** nicht nur durch seinen Inhalt, son-
...raum herrschenden Unterdruck weitgehalten. Im
...t das Perikard nur sehr wenig dehnbar, da es aus
...gewebe aufgebaut ist. Bei Stichverletzungen des
... einer **Kompression des Herzens** kommen, und
...Spalt zwischen Epikard und Perikard ausgetreten
ist. In einem solchen Fall spricht man von einer **Herztamponade**; sie verläuft
meist tödlich.

9.2.2 Herzinnenräume

Sowohl das linke wie auch das rechte Herz besitzen je einen Vorhof (Atrium)
und eine Kammer (Ventrikel).

Der **rechte Vorhof** nimmt das aus dem großen Körperkreislauf zurückströ-
mende Blut auf. Dieses Blut ist venöses Blut; d. h. es ist O_2-arm und

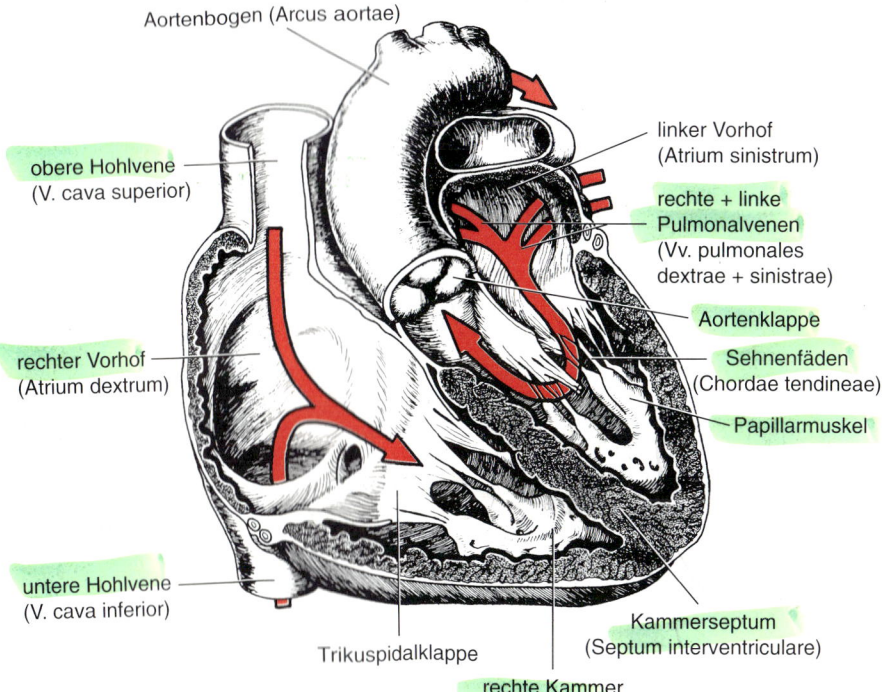

Abb. 9.3. Schnitt durch das Herz von der Basis zur Herzspitze, so daß beide Vorhöfe und beide Kammern getroffen sind. Die *großen Pfeile* markieren die Stromrichtung des Blutes. In den
linken Vorhof münden 2 linke und 2 rechte Pulmonalvenen. (Aus Thews et al. 1989)

CO_2-reich. Es wird über die obere und untere Hohlvene (V. cava superior und V. cava inferior) aus der oberen und unteren Körperregion zum Herzen zurück transportiert. Zusätzlich mündet in den rechten Vorhof der Sinus coronarius, über den venöses Blut aus dem Herzmuskel selber fließt.

Aus dem rechten Vorhof fließt das Blut in die rechte Kammer, von der es durch eine Klappe getrennt ist. Diese Klappe hat die Funktion eines Ventils und kann wie die anderen Ventile des Herzens — je nach Herzaktion — geöffnet oder geschlossen sein. Aus der rechten Herzkammer wird das Blut ebenfalls durch eine Klappe in die Lunge gepumpt. Nach Durchlaufen der Lungen gelangt das frisch mit Sauerstoff beladene Blut (= arterialisiertes Blut) zum Herzen zurück. Es mündet über 2 linke (Vv. pulmonales sinistrae) und 2 rechte Venen (Vv. pulmonales dextrae) in den linken Vorhof (s. Abb. 9.3).

Aus dem **linken Vorhof** gelangt das Blut in die linke Kammer, die vom Vorhof ebenfalls durch eine Klappe getrennt ist. Aus der linken Kammer schließlich gelangt das Blut über eine Klappe in die Aorta und damit in den großen Körperkreislauf (Abb. 9.4).

Der Widerstand, gegen den das Blut aus dem linken Herzen ausgepumpt werden muß, ist viel größer als der Widerstand, gegen den das Blut aus dem rechten Herzen ausgepumpt werden muß. Deshalb ist die Wand des linken Herzens mit ca. 1 cm doppelt so dick wie die Wand des rechten Herzens.

Die Wand, die zwischen den beiden Herzen liegt, besteht aus einem bindegewebigen und einem muskulären Teil:

Der **muskuläre Teil** ist besonders im Bereich der Kammern (Ventrikel) stark ausgebildet; er wird deshalb als Septum interventriculare bezeichnet (s. Abb. 9.3). Die Wände der Vorhöfe sind glatt. Als Vergrößerung der Vorhöfe sind die Herzohren (Auricula dextra und sinistra) zu verstehen. Ihre Innenwand wird durch kammartige Muskeln (Mm. pectinati) gebildet.

Im Bereich der **Herzkammern** ist die Wand ebenfalls durch Muskelzüge, die sich wulstartig vorbuchten, geformt. Diese Muskelwülste werden hier **Fleischtrabekel** (Trabeculae carneae) genannt (s. Abb. 9.4). Aus diesen Fleischtrabekeln ziehen vom Boden des Ventrikels papillenartige Muskeln an die Klappen zwischen Vorhof und Kammer, die Papillarmuskeln (Mm. papillares). Sie heften über Sehnenfäden (Chordae tendineae) an den Segelklappen an und sorgen dafür, daß die Segelklappen bei einer Kontraktion des Herzmuskels nicht auf die andere Seite umschlagen können. Dies ist wichtig, da sonst die Strömungsrichtung nicht gleichbleibend gewährleistet ist.

9.2.3 Klappenapparat und Herzskelett

Die Strömungsrichtung des Blutes wird durch den **Klappenapparat** gewährleistet. Je eine Klappe befindet sich im rechten wie im linken Herzen zwischen Vorhof und Kammer sowie zwischen der Kammer und dem großen bzw. dem kleinen Kreislauf (s. Tabelle 9.1).

Diese 4 Klappen funktionieren als Ventile. Sie sind jeweils von einem bindegewebigen Ring umgeben, der im Bereich zwischen den einzelnen Klappen in

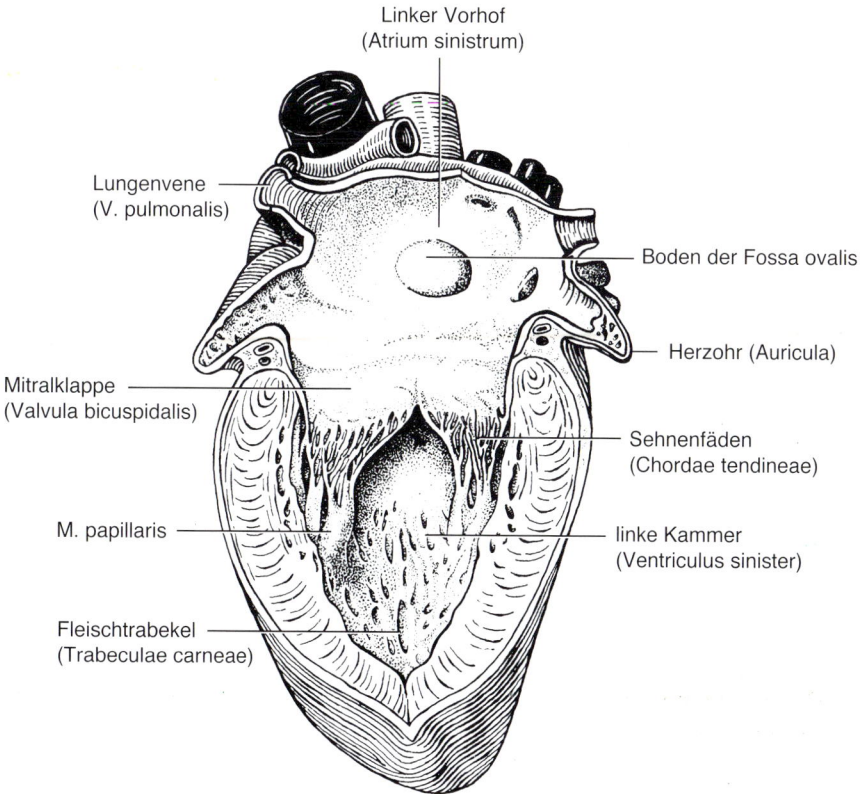

Linker Vorhof
(Atrium sinistrum)

Lungenvene
(V. pulmonalis)

Boden der Fossa ovalis

Herzohr (Auricula)

Mitralklappe
(Valvula bicuspidalis)

Sehnenfäden
(Chordae tendineae)

M. papillaris

linke Kammer
(Ventriculus sinister)

Fleischtrabekel
(Trabeculae carneae)

Abb. 9.4. Schnitt durch den linken Vorhof und die linke Kammer. Die Mitralklappe wird durch Sehnenfäden (Chordae tendinae) an die Papillarmuskeln befestigt, die aus der Herzwand entspringen. Die Fossa ovalis markiert den Punkt, an dem im fetalen Kreislauf das Blut direkt vom rechten Vorhof in den linken Vorhof mündete. Dieser Kurzschluß wird mit Aufnahme der Atmung geschlossen, da dann das Blut zuerst durch die Lungen strömt. (Aus Schuhmacher 1985)

Tabelle 9.1. Lage und Bezeichnung der Herzklappen

Herzklappe	Rechts	Links
Zwischen Vorhof und Kammer:	Trikuspidalklappe (3-Segelklappe)	Bikuspidalklappe (Mitralklappe, 2-Segelklappe)
Zwischen Kammer und A. pulmonalis:	Pulmonalklappe (Taschenklappe)	–
Zwischen Kammer und Aorta	–	Aortenklappe (Taschenklappe)

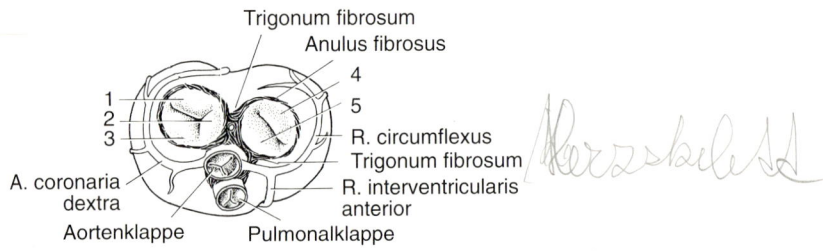

Abb. 9.5. Aufblick auf die Ventilebene des Herzens, aus Richtung der Herzvorhöfe, die hier zeichnerisch nicht dargestellt sind. In der Ventilebene liegt ein System aus Bindegewebsfasern, das Herzskelett, es umfaßt die Ventile. Zum Herzskelett gehören das Trigonum fibrosum und der Anulus fibrosus. Mit den Zahlen 1–5 sind die Segel der Trikuspidal- und Mitralklappe bezeichnet. Die A. coronaria dextra, der Ramus interventricularis anterior und der Ramus circumflexus sind Teile des Herzkranzgefäßsystems. (Aus Schiebler u. Schmidt 1987)

dreieckige Faserplatten übergeht. Das gesamte Bindegewebe dieser Region wird als Herzskelett bezeichnet. Die 4 Klappen befinden sich hier ungefähr auf einer Ebene; man nennt sie deshalb auch Ventilebene (Abb. 9.5). Das Herzskelett dient als Ansatzpunkt für die Muskulatur der Vorhöfe, die von hier nach oben zieht, sowie für die Muskulatur der Kammern, die von hier nach unten zieht. Das Herzskelett selber wird weder von Muskelfasern noch von Gefäßen durchbrochen. Lediglich die Fasern des Reizleitungssystemes durchbrechen das Bindegewebe des Herzskeletts, indem sie vom rechten Vorhof zu den Kammern ziehen.

9.2.4 Herzmuskel (Myokard)

Die Faserzüge des Myokards, die vom Herzskelett zur Herzspitze ziehen, weisen einen komplizierten Verlauf auf (Abb. 9.6). Außen sind Schrägfasern, innen Längsfasern und in der Mitte Ringfasern vorhanden, die schraubenförmig auf die Herzspitze zulaufen. Dabei gehen die Fasern der einzelnen Schichten ineinander über, so daß alle 3 Schichten miteinander verbunden sind. Dadurch wird eine gleichmäßige Verkleinerung der Herzinnenräume ermöglicht, die ja der Austreibung des Blutes dient. Wegen der größeren Kraftentwicklung des linken Herzens ist die Wand des linken Herzens auch deutlich stärker als die Wand des rechten Herzens.

Blutversorgung des Herzmuskels (Myokard)

Im Unterschied zum Skelettmuskel, dem es möglich ist, eine Sauerstoffschuld einzugehen und diese später in einer Erholungsphase wieder abzubauen, ist der Herzmuskel auf eine kontinuierliche Versorgung mit sauerstoffreichem Blut angewiesen. Dafür genügt keinesfalls die Diffusion aus den Innenräumen des

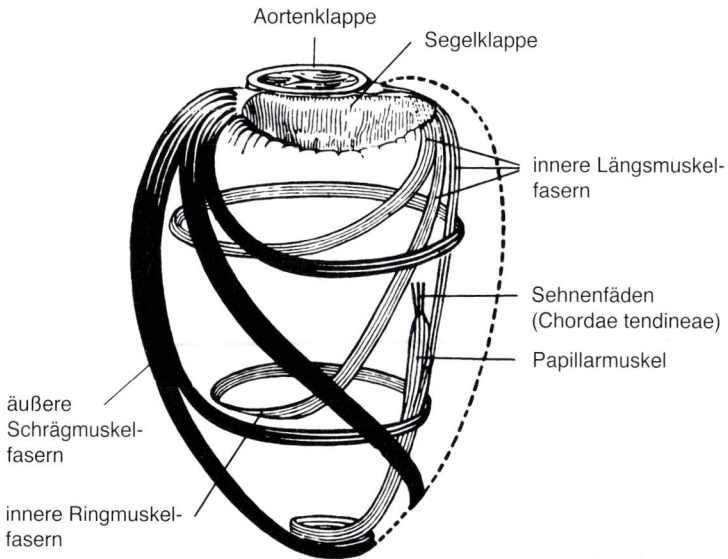

Aortenklappe

Segelklappe

innere Längsmuskelfasern

Sehnenfäden
(Chordae tendineae)

Papillarmuskel

äußere
Schrägmuskelfasern

innere Ringmuskelfasern

Abb. 9.6. Zur Darstellung des Verlaufs der Herzmuskelfasern sind stellvertretend einige Fasern der Längs-, Schräg- und Ringmuskeln eingezeichnet. (Aus Thews et al. 1989)

Herzens. Das Blut des rechten Herzens ist zudem noch sauerstoffarm. Die Versorgung des Myokards geschieht deshalb über ein eigenes Gefäßsystem. Dafür stehen dem Herzmuskel 2 Herzkranzgefäße (Koronararterien) zur Verfügung, die aus der Aorta, direkt nach ihrem Abgang aus dem Herzen, entspringen. Diese beiden Gefäße verlaufen in der Herzkranzfurche (Sulcus coronarius) zwischen den Kammern und den Vorhöfen. Von hier aus geben die Herzkranzgefäße verschiedene Äste ab, die das Myokard versorgen (Abb. 9.7). Die wichtigsten Äste sind der Ramus interventricularis anterior (aus der linken Herzkranzarterie) und der Ramus interventricularis posterior (im Normalfall aus der rechten Herzkranzarterie).

Zwischen den beiden Herzkranzarterien bestehen Verbindungen (Anastomosen), so daß sie anatomisch betrachtet keine Endarterien sind. Diese Anastomosen sind allerdings nur sehr wenig leistungsfähig. Daher kann bei Ausfall einer Herzkranzarterie, ihr Versorgungsgebiet nicht von der anderen Herzkranzarterie übernommen werden. Sie werden deshalb als **funktionelle Endarterien** bezeichnet.

Je nach Belastung des Körpers und damit auch Schnelligkeit des Herzschlages, werden zwischen 5 und 10% des gesamten Blutvolumens in die Koronararterien abgegeben. Dabei ist die Durchblutung des Myokards phasischen Schwankungen unterworfen:

Während der Kontraktion des Myokards ist die Versorgung vermindert, während der Dilatation erhöht.

Zu Beginn der Kontraktion ist z. B. der Einstrom in das linke Herzkranzgefäß fast vollständig unterbrochen. Während der Dilatation sind die Gefäße

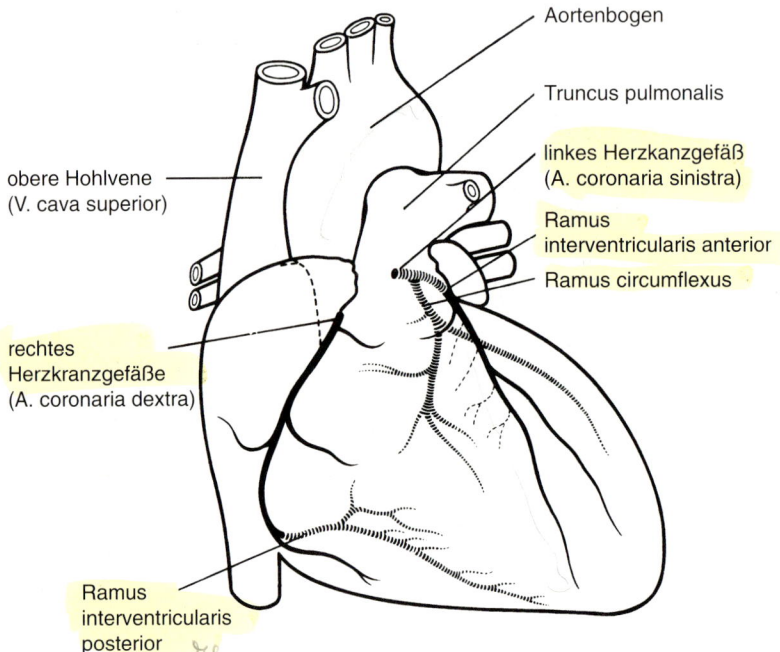

Aortenbogen

Truncus pulmonalis

linkes Herzkanzgefäß
(A. coronaria sinistra)

Ramus
interventricularis anterior

Ramus circumflexus

obere Hohlvene
(V. cava superior)

rechtes
Herzkranzgefäße
(A. coronaria dextra)

Ramus
interventricularis
posterior

Abb. 9.7. Hauptäste der Herzkranzarterien. Die linke Herzkranzarterie (A. coronaria sinistra) gibt den Ramus interventricularis anterior und den Ramus circumflexus ab. Die rechte Herzkranzarterie (A. coronaria dextra) gibt den Ramus interventricularis posterior ab, der einen Großteil der Hinterwand versorgt. (Aus Thews et al. 1989)

dann erweitert und können stärker durchblutet werden. Relativer Sauerstoffmangel ist ein sehr stark dilatierend wirkender Faktor.

9.2.5 Herzmechanik

Die Kontraktion der Herzwand wird **Systole,** die Dilatation wird **Diastole** genannt. Die einzelne Herzaktion beginnt mit einer Kontraktion der Vorhöfe (= Vorhofsystole), durch welche die Ventilebene, bei offenen Segelklappen, über das Blut vorhofwärts hinweggezogen wird (Abb. 9.8).

Ungefähr 30% des Inhalts der Ventrikel werden durch die Vorhofsystole in die Kammern hineinbefördert. 70% der Ventrikelfüllung erfolgen passiv während der Kammerdiastole, durch den bei der Dilatation erfolgenden Einstrom des Blutes in das Herz.

Bei jedem Herzschlag folgt auf die Systole der Vorhöfe (bei gleichzeitiger Diastole der Kammern) die Systole der Kammern (bei gleichzeitiger Diastole der Vorhöfe). Wenn sich Vorhöfe und Kammern gleichzeitig kontrahieren würden, wäre das Herz nicht mehr funktionstüchtig. Bei 75 Schlägen pro Minute liegt zwischen 2 Kontraktionen der Herzmuskulatur eine Pause von 0,4 s.

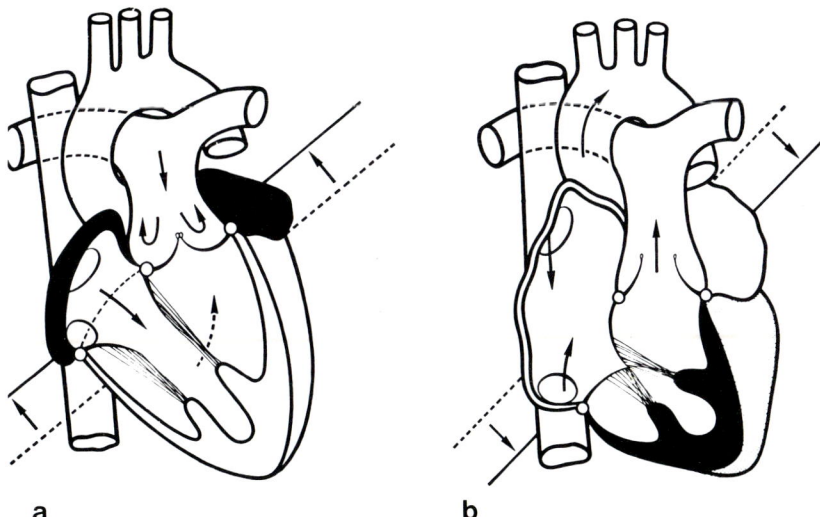

a   b

Abb. 9.8 a, b. Pumpvorgang des rechten Herzens. **a** Vorhofkontraktion bei gleichzeitiger Diastole der Kammer. **b** Kammerkontraktion (Systole) bei gleichzeitigem Einstrom von Blut in den Vorhof. Die *inneren Pfeile* geben die Strömungsrichtung an; die *äußeren Pfeile* zeigen die gleichzeitig erfolgende Verschiebung der Ventilebene, durch die ein Großteil des Blutvolumens in die Kammer (**a**) und in den Vorhof (**b**) geschoben wird. (Aus Rohen 1988)

Die Systole wird in 2 Phasen unterteilt:

- Anspannungszeit,
- Austreibungszeit.

Während der **Anspannungszeit** kommt es zunächst zu einer **isovolumetrischen Kontraktion.** Das bedeutet:

Die Atrioventrikularklappen schließen sich, der Herzmuskel zieht sich zusammen. Der Inhalt des Herzens, das Blut, ist inkompressibel; d. h. es kann in seinem Volumen nicht verkleinert werden. Deshalb wird die Kontraktion **isovolumetrisch** genannt (= gleichbleibendes Volumen).

Der Druck des Blutes, das vom Myokard umschlossen ist, steigt hingegen steil an, bis zu dem Punkt, an dem er mindestens gleich hoch oder höher als im anschließenden arteriellen Teil des Gefäßsystems ist. Dann öffnen sich durch den hohen Druck die Semilunarklappen (Taschenklappen), und die **Austreibungsphase** beginnt, d. h. das Blut wird ausgetrieben. Gegen Ende der Austreibungsphase (auch Ende der Systole) liegt der ventrikuläre Blutdruck wieder etwas unterhalb des arteriellen Druckes. Durch die vermittelte kinetische Energie (Trägheit des Blutes) wird trotzdem noch ein wenig mehr Blut ausgetrieben. Durch den höheren arteriellen Druck kommt es dann aber sofort zum Verschluß der Taschenklappen, so daß kein Blut mehr in die Kammern zurückströmen kann (Tabelle 9.2).

Tabelle 9.2. Druckverhältnisse während der Herzaktion

Abschnitt	Systole [mmHg]	Diastole [mmHg]
Linke Kammer	120	2 – 8
Aorta	120	80
Rechte Kammer	25	0 – 4
Pulmonalarterie	25	15

Die Vorgänge während eines Herzschlags laufen im linken wie im rechten Herzen analog ab, jedoch mit einer geringen zeitlichen Verschiebung, die durch unterschiedliche Erregungsausbreitung und durch Unterschiede des Blutdruckes in der Aorta und der Pulmonalarterie bedingt sind.

9.2.6 Reizbildung und Erregungsleitung

Das Erregungsleitungssystem hat folgende Bestandteile:

- Sinusknoten (SA-Knoten, Schrittmacher),
- AV-Knoten,
- His-Bündel (2 Schenkel; der linke teilt sich in einen vorderen Ast = anteriorer Faszikel und einen hinteren Ast = posteriorer Faszikel),
- Purkinje-Fasern (Endaufzweigung).

Die Herzmuskulatur benötigt zur Kontraktion (ebenso wie die Skelettmuskulatur und die glatte Muskulatur) einen nervösen Impuls. Wenn das Herz ausreichend mit Sauerstoff, Energieträgern und Elektrolyten versorgt wird, kann es auch außerhalb des Körpers schlagen. Daran wird deutlich, daß der **nervöse Impuls** nicht von außen an das Herz gelangt, sondern aus dem Herzen selber stammt. Die rhythmische Folge der Herzkontraktionen wird deshalb als **Autorhythmie** bezeichnet. Die Autorhythmie hat ihre Ursache darin, daß gewisse Regionen des Herzens ein instabiles Membranpotential aufweisen, das nach jedem Impuls vom Ruhepotential spontan wieder bis zur „Zündschwelle" absinkt, an der automatisch ein Aktionspotential abläuft.

Ein Aktionspotential ist die Grundlage für die dadurch ausgelöste Myokardkontraktion. In anderen Geweben wird ein Nervenimpuls immer über Nervenfasern geleitet, deshalb hat man auch im Herzen lange Zeit vergeblich nach Nervenfasern gesucht. Die Zellen, welche die im Herzen gebildeten Impulse weiterleiten, sind modifizierte Muskelfasern, die relativ wenige kontraktile Fibrillen enthalten und größer sind als die anderen Herzmuskelzellen. Wegen ihrer Ähnlichkeit mit den normalen Myokardzellen sind die Zellen der Erregungsleitung lange Zeit übersehen worden.

Der Ablauf der Kontraktionen im Herzen ist durch die spezifische Art der Erregungsausbreitung und Erregungsleitung im Herzen so gestaltet, daß sich die Vorhöfe zwangsläufig vor den Kammern kontrahieren. Der Impuls für die Erregung entsteht in der Wand des rechten Vorhofs, am Übergang zur oberen Hohlvene (V. cava superior). Dieses Gebiet wird als Sinoatrialknoten (Sinusknoten bzw. SA-Knoten oder auch Keith-Flack-Knoten) bezeichnet. Der **Sinusknoten** ist also der eigentliche Schrittmacher der Herzaktionen.

Neben dem Sinusknoten ist noch eine andere Gewebezone zur Autorhythmie befähigt, das Gewebe des Atrioventrikularknotens (AV-Knoten oder Aschoff-Tawara-Knoten). Der **AV-Knoten** liegt unmittelbar oberhalb und neben der Trikuspidalklappe im Vorhofbereich. Zwischen Sinusknoten und AV-Knoten besteht keine direkte Verbindung, die Erregungsausbreitung erfolgt nur über die Vorhofmuskulatur. Dies ist sinnvoll, da die Ausbreitung über das Myokard etwas langsamer ist als über das Erregungsleitungssystem. Dadurch entsteht die „Überleitungszeit", die gewährleistet, daß der Vorhof sich vor der Kammer kontrahiert. Sobald der AV-Knoten erregt ist, leitet er die Erregung über das Erregungsleitungssystem an das restliche Myokard weiter. Zum Erregungsleitungssystem (aus den erwähnten modifizierten Muskelfasern bestehend) gehören das His-Bündel, das sich in 2 Schenkel aufteilt, die links und rechts des Kammerseptums verlaufen und sich in die Purkinje-Fasern im Bereich der Herzspitze aufspalten (Abb. 9.9).

Fällt der Sinusknoten als Schrittmacher aus, dann kann diese Funktion theoretisch auch vom AV-Knoten übernommen werden. Seine Entladungsfrequenz liegt allerdings deutlich unterhalb der des Sinusknotens, d.h. daß das Herz damit auch deutlich langsamer schlagen würde.

Das Myokard selber ist auch zur Autorhythmie befähigt; allerdings liegt seine Frequenz noch tiefer als die Frequenz des AV-Knotens. Damit wäre die Funktionstüchtigkeit des Herzens nicht mehr gewährleistet.

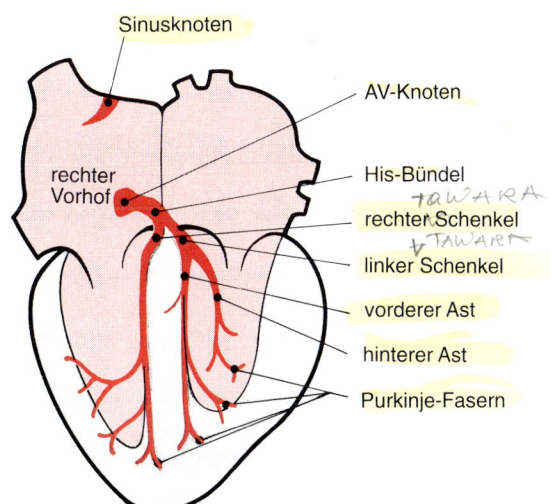

Abb. 9.9. Reizleitungssystem des Herzens. Der Schrittmacher der Herzfrequenz ist der Sinusknoten. Der Atrioventrikularknoten (**AV-Knoten**) wird über die Vorhofmuskulatur erregt und leitet den Impuls weiter über das His-Bündel mit seinen Schenkeln bis zu den Purkinje-Fasern. (Aus Schmidt u. Thews 1983)

Die Frequenzen der Autorhythmie betragen:

- Sinusknotenfrequenz 60 – 80 Herzschläge/min,
- AV-Knotenfrequenz 40 – 60 Herzschläge/min,
- Myokardfrequenz 30 – 40 Herzschläge/min.

Wenn unter pathologischen Bedingungen die Schrittmacherfunktion nicht mehr vom Sinusknoten gewährleistet ist und z. B. vom AV-Knoten übernommen wird, arbeiten Vorhöfe und Kammern nicht mehr synchron (Überleitungszeit), und die Leistung des Herzens ist beeinträchtigt. Deshalb muß in solchen Fällen ein künstlicher Schrittmacher eingepflanzt werden.

Zwischen der Schrittmacherregion, d. h. zwischen dem Sinusknoten und dem AV-Knoten, sowie den übrigen Bestandteilen des Erregungsleitungssystems besteht lediglich über die Muskulatur des rechten Vorhofs eine Verbindung.

SSS sick sinus syndron

9.2.7 Vegetative Herznerven

Unter dem Begriff der Herznerven versteht man Nerven, die von außen an das Herz gelangen und es in seiner Aktivität beeinflussen. Es sind Fasern des Sympathikus und des Parasympathikus. Sie üben einen regelnden Einfluß auf das Herz aus. Dies wird deutlich, wenn ein Herz aus dem Körper entnommen wird und damit vom regelnden Einfluß des vegetativen Nervensystems befreit wird; dann schnellt der Rhythmus von ca. 70 Schlägen/min auf 100 Schläge/min in die Höhe.

Sympathikus und **Parasympathikus** (die beiden Antagonisten des vegetativen Nervensystems) beeinflussen sowohl die Schlagfrequenz, die Kraftentwicklung, den Erregungsablauf wie auch die Erregbarkeitsschwelle. Der Sympathikus fördert die Herztätigkeit im positiven Sinne, der Parasympathikus dagegen hemmt die Herztätigkeit im Sinne einer Leistungsverringerung. Die Transmittersubstanzen (= Überträgerstoffe) des Sympathikus und Parasympathikus haben dementsprechend auch eine große Wirkung auf die Herztätigkeit. So ist z. B. das Acetylcholin, die Überträgersubstanz des Parasympathikus, noch in einer Verdünnung von 1 : 1 000 000 herzwirksam und dämpft die Herztätigkeit.

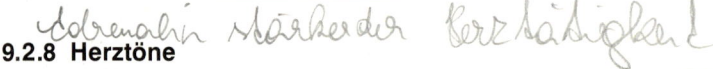
Adrenalin stärker der Herztätigkeit

9.2.8 Herztöne

Es wird deutlich unterschieden zwischen Herztönen und Herzgeräuschen. **Herztöne** sind physiologisch, **Herzgeräusche** dagegen sind pathologisch und beruhen meist auf einem Defekt, z. B. an den Herzklappen.

Unter Normalbedingungen sind während der Herzkontraktion 2 Herztöne zu hören:

- Die beginnende Kammersystole erzeugt den ersten tieferen **Anspannungston**. Dieser Ton hat eine Frequenz von ca. 25 – 45 Hz (Schwingungen pro

Sekunde) und entsteht durch die Schwingung der geschlossenen Segelklappen sowie der gesamten Ventrikelwand bei der Kontraktion um den inkompressiblen Inhalt.

● Der 2. Herzton ist kürzer und besitzt eine etwas höhere Frequenz von ca. 50 Hz. Er wird verursacht durch den Aorten- und Pulmonalklappenschluß (beides Taschenklappen).

Unter besonderen Umständen können noch ein 3. und ein 4. Herzton vorhanden sein.

● Der 3. Herzton kann durch eine zeitliche Verschiebung von Aorten- und Pulmonalklappenschluß zustande kommen.

● Der 4. Herzton kann durch eine Schwingung der Vorhofmuskulatur entstehen. Diese beiden letzten Herztöne sind allerdings im Normalfall nicht vorhanden.

9.2.9 Pumpleistung des Herzens

Die Blutmenge, die pro Herzaktion von jeder Herzkammer (Ventrikel) gefördert wird, bezeichnet man als **Schlagvolumen (SV)**. Es beträgt bei einem Menschen durchschnittlicher Größe in Ruhe und Rückenlage ca. 80 ml. Die Förderleistung des Herzens pro Zeiteinheit (pro Minute) wird als **Herzminutenvolumen (HMV)** [15] bezeichnet. Unter den obengenannten Bedingungen beträgt das HMV ca. 5,6 l/min (80 ml · 70 Schläge/min).

Die Anpassung des HMV an die jeweiligen Erfordernisse erfolgt durch Änderung des Schlagvolumens und/oder durch Änderung der Frequenz des Herzschlages. Dabei wird das Schlagvolumen auf 3 Arten verändert:

● durch die Länge der Herzmuskelfasern (Vordehnung),
● durch den Druck in der Aorta (peripherer Widerstand),
● durch Sympathikuswirkung (Kontraktilitätszunahme des Myokards).

Sympathikusreizung verstärkt bei einer gegebenen Faserlänge die Kraft der Myokardkontraktion. Kräftigere Systolen bei unveränderter Faserlänge vergrößern allerdings das Schlagvolumen auf Kosten des endsystolischen Restvolumens. Das heißt nichts anderes, als daß mehr Blut ausgestoßen wird und dementsprechend weniger Blut im Ventrikel am Ende der Systole zurückbleibt. Dies wiederum bedeutet, daß die Vordehnung des Myokards geringer ist. Das Verhältnis zwischen Länge und Spannung der Muskelfasern ist beim Myokard ähnlich, wie es beim Skelettmuskel ist. Bei Dehnung des Muskels nimmt seine Spannung bis zu einem Maximum zu, um dann bei noch stärkerer Dehnung

---

[15] Eine andere Bezeichnung für Herzminutenvolumen ist der Begriff Herzzeitvolumen (HZV).

wieder abzunehmen. Diese Zusammenhänge sind im **Frank-Starling-Herzgesetz** formuliert worden:

> Die Kraft der Kontraktion ist proportional der initialen Länge der Herzmuskelfaser. Die Länge der Herzmuskelfaser (Vordehnung) ist proportional dem enddiastolischen Volumen (EDV), d. h. der Ventrikelfüllung.

Die Funktion des Herzens ist normalerweise so geregelt, daß beim Anstieg des venösen Rückstroms zum Herzen der diastolische Einstrom größer wird, woraus eine größere Vordehnung resultiert. Dies führt zu einer größeren Kraft; dementsprechend kontrahiert der Herzmuskel kräftiger und kann mehr Blut ausstoßen. – Während Arbeit nimmt der venöse Rückstrom zu, und zwar durch die Muskelpumpe (Druck der Muskulatur auf die Gefäße) und durch die verstärkte Atmung, die durch den im Brustkorb erzeugten Unterdruck den Rückfluß fördert. Zusätzlich wird in der arbeitenden Muskulatur durch Stoffwechselprodukte, die zu einer arteriellen Gefäßdilatation führen, der periphere Widerstand reduziert. Das Ergebnis ist ein rascher und deutlicher Anstieg des HMV. Über den Frank-Starling-Mechanismus wird eine Erhöhung oder Erniedrigung des peripheren Widerstandes im Sinne einer Autoregulation ausgeglichen.

Am Ende der Systole (Kontraktion) bleiben im Ventrikel durchschnittlich 70 ml Blut zurück. Dies ist ein normaler Vorgang, der zu der nötigen Vordehnung der Myokardfasern führt.

9.2.10 Elektrokardiogramm (EKG)

Wie alle anderen lebenden Zellen haben auch die Myokardzellen ein **Ruhemembranpotential**; es beträgt -80 mV. Durch ein rhythmisches Absinken dieses Ruhemembranpotentials bis an den „firing level" (Zündschwelle = -55 mV) kommt es im Bereich des Sinusknotens zur Ausbildung von Aktionspotentialen, die sich aufgrund der Disci intercalares (Glanzstreifen der Herzmuskulatur) zwischen den einzelnen Herzmuskelzellen und aufgrund des Reizleitungssystems sehr rasch über das gesamte Myokard ausbreiten können. Dadurch wird die Kontraktion der Herzmuskelzellen ausgelöst. Die Geschwindigkeit des Absinkens (Depolarisation) des Membranpotentials bis zur Zündschwelle ist verantwortlich für die Schnelligkeit des Herzschlags.

Das **Aktionspotential**, das sich rhythmisch über den Herzmuskel ausbreitet, gelangt aber auch an die Körperoberfläche, da es über die Körperflüssigkeiten weitergeleitet wird. In den Körperflüssigkeiten befinden sich Elektrolyte, die – als gute elektrische Leiter – eine Ausbreitung der Potentialänderungen bis an die Körperoberfläche ermöglichen. Die an der Oberfläche meßbaren Potentialschwankungen betragen ca. 1 mV, müssen also mit entsprechenden Geräten verstärkt werden. Die Potentialschwankungen entsprechen der algebraischen Summe aller gebildeten Aktionspotentiale.

Abb. 9.10. Elektrokardiogramm (EKG) einer bipolaren Ableitung. Der *gestrichelte Teil der Kurve* entspricht der Eichung von 1 mV. Die U-Welle ist nicht immer vorhanden und entspricht wahrscheinlich der Repolarisierung der Papillarmuskeln (für die Bedeutung der Intervalle s. Tabelle 9.3). (Aus Schmidt u. Thews 1983)

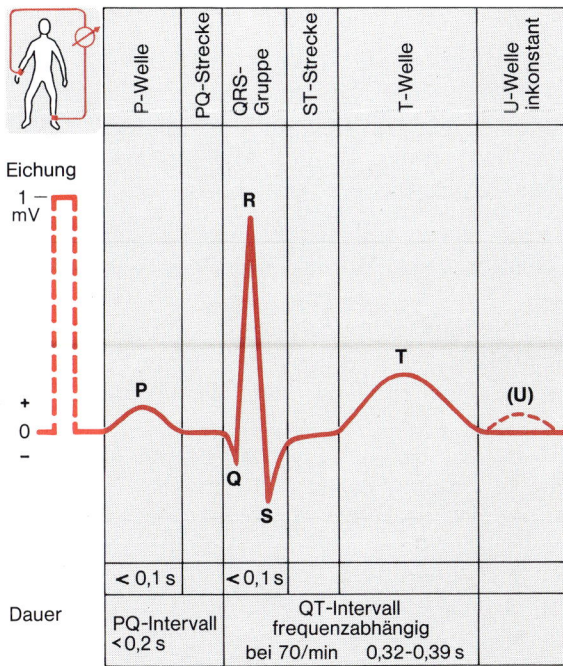

Karodkowsche Geräusch

Das an der Körperoberfläche gemessene EKG ist Ausdruck der Herzerregung und nicht der Muskelkontraktion. Die Muskelkontraktion ist allerdings durch die elektromechanische Koppelung gewährleistet, durch die sich der Muskel bei Erregung zwangsläufig kontrahieren muß.

Für die Messung des EKG werden in der Regel 2 verschiedene Meßmethoden angewandt:

- die unipolare Ableitung (nach Wilson),
- die bipolare Ableitung (nach Einthoven).

Unipolare Ableitung:
Bei der unipolaren Ableitung werden 3 Extremitätenableitungen durch Widerstände miteinander verbunden, dadurch heben sich die meßbaren Schwankungen gegenseitig auf, und die daraus resultierende Ableitung wird als indifferent bezeichnet. An 6 verschiedenen genau definierten Orten der Brustwand ($V_1 - V_6$) wird eine differente Elektrode angelegt. Gemessen werden die Schwankungen zwischen differenter und indifferenter Elektrode.

Bipolare Ableitung:
Bei der bipolaren Ableitung werden die Potentialänderungen jeweils zwischen 2 Extremitäten gemessen. Hierbei gilt:

Tabelle 9.3. Bedeutung der EKG-Intervalle

Intervall	Bedeutung
PR	Vorhofdepolarisation
QRS	Ventrikeldepolarisation
QT	Depolarisation + Repolarisation der Ventrikel
ST	Repolarisation der Ventrikel
PQ	Überleitungszeit

- Ableitung I: rechter Arm – linker Arm,
- Ableitung II: rechter Arm – linker Fuß,
- Ableitung III: linker Arm – linker Fuß.

Durch die Erregungsausbreitung (**Depolarisation**) und den Erregungsrückgang (**Repolarisation**) kommt ein typisches Muster von Summenpotentialschwankungen zustande; diese werden als **Elektrokardiogramm** bezeichnet (Abb. 9.10 zeigt ein typisches EKG bei einer bipolaren Ableitung II).

Die inkonstante U-Welle entsteht wahrscheinlich durch die Repolarisierung der Papillarmuskeln.

Die einzelnen Zacken und Ausschläge beim EKG werden mit den Buchstaben **P**, **Q**, **R**, **S**, **T** bezeichnet. Dabei sind v. a. die Intervalle zwischen den Zacken von Bedeutung (s. Tabelle 9.3).

Die Überleitungszeit ist die Zeit vom Beginn der Vorhoferregung bis zum Beginn der Kammererregung. Diese Zeit beträgt in der Regel weniger als 0,2 Sekunden. Sie ist notwendig, um die Vorhofkontraktion vor der Kammerkontraktion ablaufen zu lassen, und ist bedingt durch das Fehlen einer direkten Reizleitung zwischen Sinusknoten und AV-Knoten.

Die normale Ruheherzfrequenz beträgt ca. 70 Schläge/min. Im Schlaf schlägt das Herz langsamer (**Bradykardie**). Durch Arbeit, Schmerz, Emotionen, Fieber etc. wird der Herzrhythmus erhöht (**Tachykardie**).

9.3 Blut

9.3.1 Allgemeines

Blut ist das Transportmittel, das all die Funktionen des Herz-Kreislauf-Systems überhaupt erst ermöglicht. Die Blutmenge eines Individuums ist korrelierbar mit dem Körpergewicht; sie beträgt in der Regel 8% des Körpergewichts. Das entspricht einer Blutmenge von 4 – 6 l, bei einem Körpergewicht von 50 – 70 kg. Diese Blutmenge ist allerdings während des Tages größeren Schwankungen unterworfen, da sie von 2 Faktoren abhängt:

- Wasseraufnahme (Trinken) und
- Wasserabgabe (Harn, Schweiß, Atemluft).

Der Verlust von 500 ml Blut (z. B. Blutspende; ca. 10%) bewirkt bei einem normalgewichtigen Individuum (mindestens 50 kg) noch keinerlei funktionelle Veränderungen im Herz-Kreislauf-System.

Bei Verlust von ca. 30% der Gesamtblutmenge treten jedoch deutliche Schocksymptome auf.

Der Verlust von 50% der Gesamtblutmenge ist in der Regel ohne sofortige Hilfsmaßnahmen tödlich.

Wenn man Blut zentrifugiert, so sinken die **geformten Blutbestandteile** auf den Boden, und es bildet sich im Überstand eine fast farblose, klare Flüssigkeit, das **Blutplasma**. Das Blutplasma beträgt ca. 55% des Gesamtblutes, der volumenmäßige Anteil der geformten Blutbestandteile (Blutkörperchen) beträgt demgegenüber 45%; er wird als **Hämatokrit** bezeichnet (s. unten). Dieser Wert schwankt mit den täglichen Schwankungen des Wassergehaltes.

Blutbestandteile:
- Hämatokrit ca. 45%
  (= geformte Bestandteile, Blutkörperchen);
- Blutplasma ca. 55%
  (= farblose, klare Flüssigkeit).

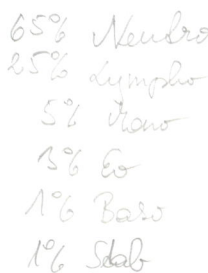

9.3.2 Erythrozyten (rote Blutkörperchen)

Die Hauptmenge der geformten Blutbestandteile wird durch die roten Blutkörperchen (Erythrozyten) gebildet. Vor der Geburt werden die Erythrozyten an verschiedenen Orten im Körper gebildet (Milz, Leber, Mesenchym, Knochenmark). Nach der Geburt beschränkt sich die Blutbildung auf das rote Knochenmark, das in den plattenförmigen und würfelförmigen Knochen sowie in den Epiphysen der röhrenförmigen Knochen vorkommt (s. Abb. 5.7, S. 140). In den Diaphysen der Röhrenknochen ist beim Erwachsenen nur noch gelbes Fettmark vorhanden.

Entstehung und Anzahl

Die Erythrozyten entstehen durch mitotische Teilung aus Stammzellen. Sie reifen über verschiedene Stufen zu kernlosen roten Blutkörperchen heran. Reife Erythrozyten enthalten keinerlei Organellen. Ihr Inneres ist sowohl im Licht- als auch im Elektronenmikroskop homogen und beinhaltet praktisch nur roten Blutfarbstoff, das **Hämoglobin**.

In Form von Retikulozyten (bereits kernlose, mit noch sehr wenigen Organellen besetzte Formen) gelangen die frisch gebildeten roten Blutzellen in den Kreislauf. Hier reifen sie vollständig zu Erythrozyten, indem sie ihre Organellen abbauen. Sie bleiben ca. 120 Tage funktionstüchtig, um dann abgebaut zu werden, z. B. in der Milz.

Beim Mann beträgt die durchschnittliche Erythrozytenzahl ca. 5,2 Mio/mm³, bei der Frau ca. 4,6 Mio/mm³. Aus der Gesamtmenge des Blutes, der Lebensdauer der Erythrozyten und ihrer Anzahl pro mm³ läßt sich errechnen, daß pro Minute ca. 160 Mio. Erythrozyten abgebaut werden und die gleiche Zahl neu gebildet wird. Das entspricht einer Menge von 2,67 Mio/s.

Form und Größe

Erythrozyten sind bikonkave, kernlose Scheiben, die einen Durchmesser von ca. 7,5 μm aufweisen (Abb. 9.11). Sie besitzen eine Randdicke von ca. 2 μm und eine Zentrumsdicke von ca. 1 μm. Durch ihre spezielle Form wird ihre **Hauptaufgabe:** Gastransport und Gasaustausch wesentlich begünstigt, da nur kurze Strecken im Innern überwunden werden müssen. Die Gesamtoberfläche aller Erythrozyten im Blut eines Menschen kann auf ca. 3800 m² (!) berechnet werden. Erythrozyten sind sehr flexibel, sie können beim Durchfließen enger Kapillaren häufig die Form eines Napfes annehmen. Deshalb ist es ihnen auch möglich, Blutgefäße zu durchfließen, die einen Durchmesser von weniger als 7,5 μm besitzen.

Stimulierende Faktoren der Blutbildung

Die Bildung der Erythrozyten wird durch innere und äußere Faktoren stimuliert. Die wichtigsten **exogenen (äußeren)** *Faktoren* sind:

- Eisen,
- Vitamin B_{12} („extrinsic factor"),
- Vitamin B_6,
- Folsäure,
- Kobalt.

Der wichtigste **endogene (innere) Faktor** ist:

- das Erythropoietin.

Erythropoietin ist ein Hormon das in der Niere produziert wird. Die Bildung dieses Hormons wird durch einen relativen Sauerstoffmangel (z. B. bei Aufenthalt in großer Höhe) sowie durch Blutverlust induziert.

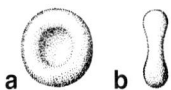

Abb. 9.11 a, b. Erythrozyt (rote Blutzelle) in der Aufsicht (**a**) und in der Seitenansicht (**b**). Durch das Ausstoßen des Zellkerns entsteht eine bikonkave Scheibe mit einem Durchmesser von ca. 7,5 μm. (Aus Junqueira u. Carneiro 1984)

Erythrozyten reagieren sehr stark auf Veränderungen des osmotischen Druckes in ihrer Umgebung. Wenn sie in stark hypotone Lösungen (= mit geringem osmotischem Druck) eingebracht werden (z. B. destilliertes Wasser, das bekanntlich keine Elektrolyte enthält), dann strömt so lange Wasser in die Erythrozyten, bis sie platzen. Dieser Vorgang wird **Hämolyse** genannt.

Infusionslösungen sollten deshalb immer mit dem Blut isoton (= den gleichen osmotischen Druck besitzen) sein (Beispiel: physiologische Kochsalzlösung = 0,9%iges NaCl). Hämolyse kann aber auch durch andere Faktoren hervorgerufen werden, z. B. Schlangengift und Bakterientoxine.

9.3.3 Blutsenkungsgeschwindigkeit (BSG)

In einer Blutprobe, die durch Zusatz von Natriumcitrat ungerinnbar gemacht worden ist, sinken die Blutzellen aufgrund ihrer größeren Dichte zu Boden. Die Dichte der Blutzellen beträgt 1,1 g/ml, die Dichte von Blutplasma 1,03 g/ml. Dadurch trennen sich geformte von ungeformten Blutbestandteilen. Dies verläuft ähnlich wie bei der Hämatokritbestimmung. Bei der Bestimmung der BSG wird jedoch nicht Zentrifugalkraft, sondern lediglich die Erdanziehungskraft benutzt.

Zur Bestimmung der BSG wird das mit Natriumcitrat versetzte Blut in 200 mm lange Spezialpipetten gebracht. An diesen senkrecht aufgestellten Pipetten wird die BSG (in mm) nach 1 bzw. 2 Stunden abgelesen. Die Normwerte sind in Tabelle 9.4 angegeben.

Eine Erhöhung der Normwerte ist als Zeichen einer krankhaften Veränderung zu werten. Die Schwere der Krankheit ist allerdings nicht immer mit dem Ausmaß einer BSG-Erhöhung zu korrelieren. Außerdem führt nicht jede Krankheit zu einer Erhöhung der Normwerte.

Der diagnostische Wert der BSG besteht darin, daß sie als unspezifischer Krankheitssuchtest und als Test für den Verlauf von Krankheitsprozessen eingesetzt werden kann.

Ursache für eine BSG-Erhöhung ist eine reversible Zusammenballung von mehreren Erythrozyten zu Agglomeraten durch Agglomerine. **Agglomerine** sind verschiedene Proteine. Dies können entweder physiologischerweise vorhandene, unter pathologischen Bedingungen vermehrt auftretende Proteine sein. Es können aber auch rein pathologische Proteine sein, die beim Gesunden nicht vorkommen.

Tabelle 9.4. Normwerte der Blutsenkungsgeschwindigkeit (BSG) beim Mann und bei der Frau

BSG-Werte	Frau	Mann
Nach:		
1 Stunde	– 8 mm	– 5 mm
2 Stunden	– 20 mm	– 15 mm

9.3.4 Mittleres korpuskuläres Hämoglobin (MCH)

Zur Beurteilung der Bluteigenschaften wird auch der Hämoglobingehalt (Hb) der einzelnen Erythrozyten herangezogen. Dabei wird die Einheit des Pikogramm (pg) verwendet. $1\,pg = 10^{-12}\,g$, d.h. 1 g enthält 10^{12} pg.

- hypochrom: $Hb < 28$ pg,
- normal: $Hb = 28 - 32$ pg,
- hyperchrom: $Hb > 32$ pg.

9.3.5 Blutgruppen

Erythrozyten weisen an ihrer Oberfläche eine Vielzahl spezieller Moleküle auf, die einen stark antigenen Charakter besitzen. Gegen diese Antigene können selbstverständlich auch Antikörper gebildet werden. Dabei besteht, wie bei anderen Körperzellen auch, eine Immuntoleranz gegen eigene Erythrozytenantigene. Mit spezifischen Untersuchungsmethoden können mehr als 30 verschiedene Blutgruppensysteme bestimmt werden, von denen allerdings v. a. das AB0- (A-B-Null-) und das Rhesussystem eine besondere klinische Bedeutung haben.

Das AB0-System

Die spezifischen antigenen Determinanten der Erythrozytenmembranen des AB0-Systems werden durch Glykosphingolipide gebildet, die man als **Agglutinogene** bezeichnet. Der molekulare Aufbau dieser Agglutinogene ist genetisch festgelegt, d.h. er wird vererbt.

Je nach Blutgruppe können die Erythrozytenmembranen eine von 4 Eigenschaften aufweisen bzw. verschiedene Agglutinogene besitzen. Diese Agglutinogene bezeichnet man als **A** und **B**, **AB** und **0** (Null). Die gegen diese Agglutinogene gebildeten Antikörper werden Agglutinine genannt. Die Glykosphingolipide mit der Eigenschaft 0 haben jedoch so schwachen antigenen Charakter, daß gegen sie praktisch keine Antikörper bzw. Agglutinine gebildet werden.

Die Agglutinine gehören zur Gruppe der Immunglobuline M (IgM). Sie entstehen in der Regel einige Monate nach der Geburt und werden durch Kontakt mit nichtpathogenen Keimen, mit gleichen Glykosphingolipiden wie auf den Erythrozyten induziert. Diese Bakterien kommen physiologischerweise im Darm vor. Das Blut enthält dann nur solche Agglutinine, die nicht gegen die eigenen Erythrozytenantigene gerichtet sind.

Agglutinogene = Moleküle mit Antigencharakter auf der Erythrozytenmembran.

Agglutinine = gegen Erythrozytenantigene gerichtete Antikörper, die auch als Antiagglutinogene bezeichnet werden können.

Tabelle 9.5. Erythrozytenantigene und dagegen gerichtete Antikörper

Agglutinogen (Antigen auf Erythrozyt)	Agglutinin (Antikörper im Blut)
0	Anti-A, Anti-B
A	Anti-B
B	Anti-A
AB	keine

Im Blut eines Menschen der Blutgruppe A befindet sich Agglutinin (Anti-B) gegen die Blutgruppensubstanz B; im Blut eines Menschen der Blutgruppe B befindet sich Agglutinin (Anti-A) gegen die Blutgruppensubstanz der Blutgruppe A etc. (Tabelle 9.5).

Werden Erythrozyten einer bestimmten Blutgruppe mit Blut zusammengebracht, das Agglutinine (Antikörper) gegen diese enthält, so kommt es zur **Agglutination**; d. h. die Erythrozyten werden zusammengeballt und hämolysieren anschließend (lösen sich auf). Bei der Transfusion gruppenungleichen Blutes kann es daher zu schweren Transfusionszwischenfällen kommen (Transfusionsschock und sogar Tod), besonders dann, wenn der Empfänger Antikörper (Agglutinine) gegen das Spenderblut aufweist. Diese Reaktion nennt man **Majorreaktion**. Eine **Minorreaktion** tritt dagegen auf, wenn das Spenderblut Antikörper gegen die Empfängererythrozyten besitzt.

Wenn man die Minorreaktion außer acht läßt, dann kann man die Blutgruppe 0 als Universalspender und die Blutgruppe AB als Universalempfänger bezeichnen. Wegen der Minorreaktion wird allerdings – wenn möglich – immer gruppengleiches Blut transfundiert. Nur in äußersten Notfällen wird auf Blut ausgewichen, das Agglutinine (Antikörper) gegen das Empfängerblut enthält.

Die Häufigkeit der einzelnen Blutgruppen sieht in verschiedenen Kontinenten sehr unterschiedlich aus. Für Europa gelten folgende Zahlen:

- Blutgruppe A   = 43%,
- Blutgruppe 0   = 40%,
- Blutgruppe B   = 12%,
- Blutgruppe AB =   5%.

Das Rhesussystem

Durch Versuche mit Affenblut, das man auf Meerschweinchen übertrug, wurde festgestellt, daß die Meerschweinchen Agglutinine (Antikörper) gegen das Affenblut bilden. Man isolierte diese Antikörper und wandte sie auf menschliches Blut an. Dabei konnte man beobachten, daß diese Antikörper bei 85% der Menschen auch zu einer Agglutination führen, bei den restlichen 15% jedoch nicht. Da diese Agglutinogene zuerst beim Rhesus-Affen entdeckt worden waren, bezeichnet man sie als **Rhesusfaktor**.

Menschen, deren Blut diese Faktoren enthalten, sind rhesuspositiv (= Rh oder Rh^+). Menschen, deren Blut diese Faktoren nicht enthält, sind rhesusnegativ (= rh oder Rh^-).

> Wegen der Verwechslungsmöglichkeit sollte man jedoch nicht die Groß- bzw. Kleinschreibung verwenden, sondern ein Plus (+) bzw. ein Minus (−) dazusetzen. Von der Genetik her bezeichnet man Menschen mit Rh^+ als D und Menschen mit Rh^- als d.

Im Unterschied zu den Agglutininen gegen AB0-Agglutinogene werden die Agglutinine gegen Rhesusfaktoren nicht durch Kontakt mit Keimen oder Nahrungsbestandteilen in den ersten Lebensmonaten induziert, sondern sie entstehen erst nach einem vorausgegangenen Kontakt mit rhesuspositivem Blut.

Rhesuspositive Individuen bilden selbstverständlich keine Antirhesusagglutinine aus. Die Antikörperbildung tritt also nur bei rhesusnegativen Individuen auf. Eine erste Bluttransfusion von Rh^+-Blut auf ein Rh^--Individuum kann deshalb ohne Zwischenfälle verlaufen. Vorsicht ist trotzdem geboten, da entsprechende Antikörper nicht erst nach massivem Kontakt, wie bei einer Bluttransfusion, gebildet werden. Es reichen vielfach schon kleinste Mengen, wie sie bei einem Geburtsvorgang von einem Rh^+-Kind auf die Rh^--Mutter übertragen werden können. In einem solchen Fall ist jedes weitere Kind dieser Mutter sehr stark gefährdet, da die Antikörper die Schranke zwischen mütterlichem und kindlichem Blut (Plazentabarriere) überwinden können. Im Körper des Kindes kommt es dann unter der Einwirkung dieser Antikörper zu einer Hämolyse, die einen starken Anstieg des Bilirubins nach sich zieht. Dadurch kann es dann je nach Schweregrad zu mehr oder weniger starken Schäden am Kind kommen.

9.3.6 Blutplasma und seine Bestandteile

Das **Blutplasma** ist eine fast farblose, klare Flüssigkeit. Das normale Plasmavolumen beträgt ca. 4,5% des Körpergewichts, d.h. mehr als 3 l bei einem 70 kg schweren Menschen.

Dem Begriff Blutplasma steht der Begriff **Serum** gegenüber. Darunter versteht man das Blutplasma, aus dem das Fibrinogen entfernt worden ist. **Fibrinogen** ist ein Protein, das bei der Blutgerinnung eine wesentliche Rolle spielt (s. Abschn. 9.4.2).

Plasma ist eine 7- bis 9%ige wäßrige Lösung. Wasser macht also die Hauptmenge des Blutes aus. Die Zusammensetzung der im Plasma gelösten Bestandteile hat eine große Bedeutung für Diagnose, Prognose und Behandlungskontrolle vieler Krankheiten. Deshalb ist es wichtig sowohl die qualitative, wie auch die quantitative Zusammensetzung des Plasmas unter normalen, d.h. nichtpathologischen Bedingungen zu kennen.

Plasmaproteine

Den Hauptanteil der gelösten Stoffe im Blut machen die Plasmaproteine (= Eiweiße im Blutplasma) aus. Der Gesamtproteingehalt des Plasmas beträgt 6–8 g/100 ml.

Die Plasmaproteine sind ein komplexes Gemisch aus vorwiegend zusammengesetzten Proteinen (Glykoproteine, Lipoproteine). Ihre Zahl wird auf über 100 geschätzt. Es sind immer noch nicht alle Plasmaproteine in ihrer Zahl und Funktion bekannt.

Die Funktionen der Plasmaproteine sind vielfältig; sie dienen als:
- Proteinreserve für die Ernährung des Körpers,
- Trägerproteine für den Substanztransport,
- Puffer für den pH-Wert des Blutes,
- Träger des onkotischen Druckes,
- Gerinnungsproteine für die Blutgerinnung,
- Antikörper für die Immunfunktionen.

Einige dieser Funktionen werden weiter unten näher beschrieben.

Um die Plasmaproteine qualitativ und quantitativ zu untersuchen, müssen sie isoliert, d. h. voneinander getrennt werden. Eine einfache Methode der Trennung ist die Trägerelektrophorese.

Elektrophorese

Proteine sind unterschiedlich groß und besitzen unterschiedliche elektrische Ladungen. Aufgrund dieser beiden Tatsachen können sie voneinander getrennt werden. Die Trennung geschieht folgendermaßen:

Plasma wird auf eine z. B. mit Gel überzogene Trägerplatte gebracht. An diese Platte wird an einem Ende eine positiv geladene Elektrode (Anode) und am anderen Ende eine negativ geladene Elektrode (Kathode) befestigt. Im Bereich der Kathode wird das Plasma aufgetragen. Es wandert nun, durch die elektrischen Ladungen getrieben, in Richtung auf die Anode. Je nach Ladung und Größe wandern die einzelnen Proteine unterschiedlich schnell (Abb. 9.12).

Auf diese Art können schon 5 verschiedene Gruppen von Plasmaproteinen voneinander getrennt werden.

In Tabelle 9.6 sind die 5 Proteingruppen sowie das Fibrinogen, das häufig mit den Gammaglobulinen (γ-Globulinen) wandert, aufgeführt.

Mit der **Immunelektrophorese** (s. oben) werden die Trägerelektrophorese und die Möglichkeit der Bildung von Antigen-Antikörper-Komplexen miteinander kombiniert. Elektrophoretisch getrennte Proteine werden mit Antikörpern in Kontakt gebracht. Dadurch wird eine **Ausfällung** (Präzipitation) bewirkt, die zu einer mondsichelartigen Ansammlung von Immunkomplexen am Fällungsort führt. Auf diese Art ist es möglich, bis zu 40 verschiedene Proteine zu identifizieren.

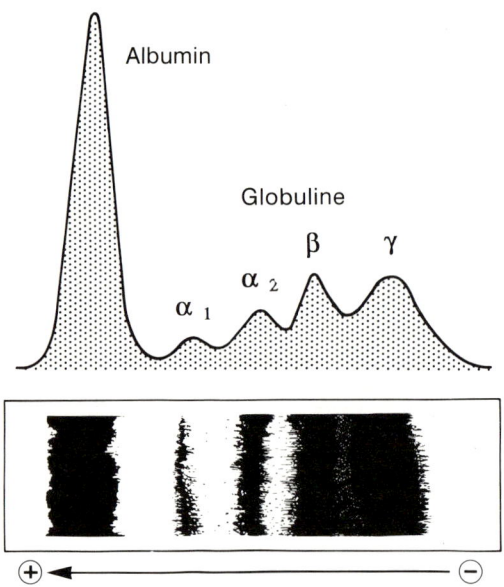

Abb. 9.12. Elektropherogramm der Plasmaproteine. Beim negativen Pol auf einen mit Gel beschichteten Objektträger aufgetragen (*untere Darstellung*), wandern die negativ geladenen Plasmaproteine auf den positiven Pol zu. Dies geschieht in Abhängigkeit von der Größe und der Ladung der Proteine. Im *oberen Teil* der Abbildung sind die Proteine quantitativ mit einem Densitometer dargestellt

Bindungsfähigkeit des Albumins

Albumin besitzt eine ausgesprochene Fähigkeit zur **Wasserbindung**. Deshalb ist es auch an der Regulation des kolloidosmotischen Druckes und des Wassergehaltes des Blutes entscheidend beteiligt. Es fungiert auch als Transportmolekül für niedermolekulare, wasserunlösliche Substanzen. Ein einziges Albuminmolekül kann $20-25$ Bilirubinmoleküle, 9 Stearinsäuremoleküle oder 5 Salizylsäuremoleküle reversibel binden. Aber auch verschiedene andere Substanzen, z.B. Penizillin, werden an Albumin gebunden transportiert.

Tabelle 9.6. Menge und Funktion verschiedener Plasmaproteine

Protein	Menge im Blutplasma [g/100 ml]	Funktion
Albumin	4,50	Osmoregulation, Transport
α_1-Globuline	0,5	Lipidtransport
α_2-Globuline (α_1-Lipoproteine) (Zäruloplasmin)	0,4	z.B. Kupfertransport
β-Globuline (Transferrin)	0,45	z.B. Eisentransport
Fibrinogen	0,3	Blutgerinnung
γ-Globuline (IgA, IgE etc.)	0,7	Antikörper

Pathoproteinämien

Bei der Untersuchung der Plasmaproteinzusammensetzung können im Krankheitsfall mehr oder minder starke Abweichungen von der „normalen" Proteinzusammensetzung gefunden werden. Dies wird als Pathoproteinämie bezeichnet. Man unterscheidet die Dys-, Defekt- und Paraproteinämie.

● **Dysproteinämie:** Wenn die in Tabelle 9.6 angegebenen Verhältniszahlen für die einzelnen Proteine und Proteinfraktionen verschoben sind, wenn also mehr oder weniger als normal von einem Protein vorhanden ist, dann redet man von einer **Dysproteinämie.** So sind z. B. bei akuten Entzündungen die α_1-Globuline erhöht, bei chronischen Entzündungen hingegen die γ-Globuline.

Unterernährung, Nierenerkrankungen und Resorptionsstörungen im Darm können zu einer Erniedrigung der Gesamtproteinmenge im Blut führen. Dies wird als **Hypoproteinämie** bezeichnet. Da die meisten Plasmaproteine in der Leber synthetisiert werden, können auch Leberfunktionsstörungen zu einer Veränderung der Proteinzusammensetzung (z. B. Hypoproteinämie) führen.

● **Defektproteinämie:** Als Defektproteinämie wird der Mangel oder das Fehlen eines oder mehrerer Plasmaproteine bezeichnet. Es handelt sich dabei hauptsächlich um genetisch bedingte Defekte, bei denen ein oder mehrere Proteine nicht gebildet werden können. Eine typische Defektproteinämie ist das Fehlen des kupfertransportierenden Zäruloplasmins, das zum Morbus Wilson führt.

● **Paraproteinämien:** Bei einigen Erkrankungen kommt es zur Bildung von Proteinen, die normalerweise im Blut gar nicht oder nur unterhalb der Nachweisgrenze vorkommen. In einem solchen Fall redet man von einer Paraproteinämie. Ein bekanntes Protein dieser Art ist das Bence-Jones-Protein, das beim multiplen Myelom (Plasmozytom) auftritt und mit dem Urin ausgeschieden wird. Beim Plasmozytom handelt es sich um ein bösartiges Wuchern von Plasmazellen.

Zelluläre Proteine im Blut

Unter normalen physiologischen Bedingungen sterben im menschlichen Körper fortlaufend Zellen der verschiedensten Organe. Diese werden zum Teil wieder ersetzt. Durch den Zelluntergang gelangen Proteine ins Blut, bei denen es sich meist um **Enzyme** handelt. Von besonderer Bedeutung sind die Enzyme aus der Gruppe der Dehydrogenasen und der Gruppe der Transaminasen. Dies sind z. B.:

LDH = Laktatdehydrogenase,
GLDH = Glutamatdehydrogenase,
HBDH = Hydroxybutyratdehydrogenase,
GOT = Glutamat-Oxalazetat-Transaminase,
GPT = Glutamat-Pyruvat-Transaminase.

Ein weiteres wichtiges zelluläres Protein im Blut ist die:

CPK = Creatininphosphokinase.

Mit der Bestimmung der zellulären Proteine im Blut kann auch eine Organschädigung diagnostiziert werden. In einem derartigen Fall kommt es zu einer Veränderung des typischen Enzymmusters. Aus dieser Veränderung kann man Rückschlüsse ziehen auf die Art der Schädigung. So führen z. B. Schäden an der quergestreiften Muskulatur (z. B. Herzinfarkt) zur vermehrten Freisetzung von CPK und HBDH. Bei Schädigung der Leber (z. B. Zirrhose) wird v. a. GPT und GLDH vermehrt freigesetzt.

Lipide im Blut

Im Plasma erscheinen nach der Nahrungsaufnahme Lipide in Form von kleinen Fetttropfen, dies sind die **Chylomikronen**. Sie werden über das Lymphgefäßsystem im Darm aufgenommen und über den Venenwinkel (Ductus thoracicus) ins Blut transportiert. Sie sind für eine Trübung des Blutes (postalimentäre Lipämie) verantwortlich.

Die Chylomikronen werden unter der Wirkung der Lipoproteinlipase abgebaut. Da sich das Plasma bei diesem Vorgang klärt, wird das Enzym auch als **Klärfaktor** bezeichnet. Die Chylomikronen sind Zusammenlagerungen von verschiedenen Lipiden (u. a. Lipoproteine, Phospholipide etc.); sie enthalten relativ viel Triglyzeride.

Neben den zusammengesetzten Chylomikronen sind im Blut noch andere Lipide vorhanden:

- Triglyzeride,
- Cholesterin,
- freie Fettsäuren,
- HDL („high density lipoprotein"),
- VLDL („very low density lipoprotein"),
- LDL („low density lipoprotein"),
- Phospholipide.

Die **freien Fettsäuren** werden meist an Albumin gebunden transportiert.

VLDL ist ein Lipoprotein mit sehr geringer Dichte, es besteht zu mehr als 50% aus Triglyzeriden sowie aus gleichen Anteilen Cholesterin und Phospholipiden, es ist das Transportvehikel für endogene Glyzeride.

LDL entsteht aus VLDL durch Abspaltung von Triglyzeriden; praktisch die Hälfte dieses Moleküls besteht aus Cholesterin.

HDL enthält nur wenig Lipid und besteht fast zur Hälfte aus Protein. Aufgrund seines niedrigen Cholesteringehaltes ist es ebenfalls in der Lage, freies (schädliches) Cholesterin aus dem Blut aufzunehmen und in die Leber zu transportieren, wo der eigentliche Stoffwechsel des Cholesterins stattfindet.

Somit ist HDL in besonderem Maß an der Regulation der zellulären Cholesterinbilanz beteiligt. Es wird vielfach als „gutes" Fett bezeichnet und damit dem „schlechten" LDL gegenübergestellt.

Die Angaben für Normwerte der einzelnen Lipoproteine schwanken und besonders die Bedeutung der Werte wird nicht einheitlich beurteilt. Es scheint sich aber in der letzten Zeit die Auffassung durchzusetzen, daß der Wert für Gesamtcholesterin unterhalb von 5,2 mmol/l liegen sollte. Außerdem ist der Quotient von Cholesterin zu HDL von großer Bedeutung; er sollte kleiner als 5 sein.

Wenn der Cholesteringehalt des Serums über 5,2 mmol/l (200 mg%) und der Cholesterin-HDL-Quotient über 5 liegt, wird das als Risikofaktor für die Entwicklung von koronaren Herzkrankheiten (KHK) angesehen.

Gelegentlich findet man immer noch Angaben über die Menge der Gesamtlipide, die im Normbereich ca. 570 mg/100 ml betragen.

Die Zusammensetzung der Lipide im Serum ist sehr stark abhängig von genetischen (vererbten) Faktoren sowie vom Alter, von der Rasse, den Eßgewohnheiten und dem Geschlecht.

Glukose im Blut

Glukose ist einer der wichtigsten Nährstoffe in unserem Blut. Das Gehirn ist fast ausschließlich auf die Verbrennung von Glukose für die Energiegewinnung angewiesen (s. Kap. 8 Atmungsapparat). Die Glukosekonzentration im Blut ist während des ganzen Lebens relativ konstant und unabhängig von Alter und Geschlecht. Nach 12 Stunden Fasten beträgt der Blutzuckerwert ca. 3,33 – 5,55 mmol/l (60 – 100 mg/100 ml). Nach einer kohlenhydratreichen Mahlzeit steigt der Blutzuckerwert auf 6,66 – 7,15 mmol/l an (120 – 130 mg/ 100 ml), um dann nach ca. 2 Stunden wieder auf den Normalwert abzusinken.

Durch Bilanzversuche konnte festgestellt werden, daß der Mensch ca. 300 mg Glukose pro Kilogramm Körpergewicht pro Stunde (300 mg Glukose/kg KG/h) braucht. Die nötige Glukose wird in der Regel von der Leber bereitgestellt und stammt aus 3 verschiedenen Quellen:

● Verdauung (Nahrungsglukose),
● Leberglykogen (Abbau der Reserven),
● Glukoneogenese (vom Körper neu aufgebaute Glukose).

Da die obengenannten Blutzuckerwerte unter allen Umständen eingehalten werden müssen (Hypoglykämie kann zu zentralnervösen Ausfallerscheinungen, hypoglykämischem Schock und Koma mit Todesfolge führen), baut der Körper nötigenfalls andere Kohlenhydrate in Glukose um. Bei Bedarf baut der Körper sogar Proteine ab, um aus den damit frei werdenden glukoplastischen Aminosäuren neue Glukose aufzubauen. Diese beiden Prozesse werden als **Glukoneogenese** bezeichnet. Wenn der venöse Blutzuckerwert über 8,25 mmol/l ansteigt, wird mit dem Harn Glukose ausgeschieden, da die Nierenschwelle erreicht ist. Das bedeutet, daß die Niere nicht mehr die gesamte Glukose aus dem Primärharn (s. Kap. 12: Harnapparat) rückresorbieren kann. Dies ist beim Diabetiker der Fall, bei dem aufgrund einer Erkrankung der Bauchspeicheldrüse (Pankreas) Insulinmangel entsteht. Dadurch kann die vorhandene Glukose nicht mehr in die Zellen eintreten; d. h. die Glukose bleibt zum größten Teil im Blut, was zum Überschreiten der Nierenschwelle führt.

Demgegenüber wird ein Versagen des Transportmechanismus in der Niere als renaler Diabetes bezeichnet. In diesem Fall ist das Pankreas nicht gestört und genügend Insulin im Blut vorhanden.

Reststickstoff im Blut

Die Aminosäuren (= Baueinheiten der Proteine) sind die wichtigsten Stickstoffträger im Körper. Wenn sie mit verschiedenen Methoden, z. B. durch Ausfällung, aus dem Serum entfernt werden, bleiben in dem resultierenden eiweißfreien Filtrat stickstoffhaltige, wasserlösliche Verbindungen zurück, die in ihrer Gesamtheit als **Reststickstoff (Rest-N**, Stickstoff = Nitrogenium = N) bezeichnet werden. Es handelt sich beim Rest-N vorwiegend um Endprodukte des Intermediärstoffwechsels. Sie werden als harnpflichtige Substanzen ausgeschieden, sobald ihre Konzentration die Nierenschwelle überschreitet. Für die klinische Diagnostik sind v. a. 3 stickstoffhaltige Stoffwechselendprodukte von Bedeutung (Tabelle 9.7).
Harnstoff ist Endprodukt des Aminosäure- und Proteinstoffwechsels.
Kreatinin ist ein Endprodukt des Stoffwechsels in der Muskulatur.
Harnsäure ist Endprodukt des Nukleinsäurestoffwechsels.

Wenn im Körper zuviel Harnsäure zurückbehalten wird, kann es zur Gicht kommen. Dabei wird Harnsäure in Gelenken, der Niere etc. eingelagert.

9.3.7 Andere Plasmabestandteile

Das Blut ist Verteilsystem für alle Substanzen, die der Körper benötigt. Deshalb sind im Blut noch weitere Substanzen vorhanden, z. B. Vitamine, Hormone, Spurenelemente und Elektrolyte. Von diesen Stoffen werden die Hormone noch gesondert in Kap. 11 (Endokrinologie) dargestellt.

Die Elektrolyte bilden zusammen mit dem Wasser eine funktionelle Einheit, deshalb sollen sie im folgenden noch genauer besprochen werden:

Tabelle 9.7. Reststickstoff im Blut

Substanz	Konzentration
Harnstoff	4 mmol/l
Kreatinin	100 µmol/l
Harnsäure	300 µmol/l

Wasser- und Elektrolythaushalt

Wasser ist ein absolut lebensnotwendiger Faktor. Es gibt Lebewesen, die ohne Licht und ohne Sauerstoff existieren können, es gibt jedoch kein Lebewesen, das sich ohne Wasser über längere Zeit am Leben zu erhalten vermag.

Der Mensch ist bei einem Wasserverlust von 11% nicht mehr lebensfähig. Dieser Wasserverlust entspricht ca. einer Durstperiode von 6−7 Tagen unter normalen Klimabedingungen. Unter Wüstenbedingungen ist dieser Verlust schon nach ca. 3 Tagen erreicht.

Der Hauptbestandteil des Blutes ist Wasser. Dieses Wasser steht in konstantem Austausch mit dem Wasser der anderen Flüssigkeitsräume. Ein großer Teil des menschlichen Körpers besteht aus Wasser. Wasser macht ca. 75% des Körpergewichtes aus (Tabelle 9.8).

Die Flüssigkeitsräume des Menschen sind nicht unabhängig, sondern sie sind über die Mechanismen der Wasseraufnahme und -abgabe mit der Außenwelt verbunden.

Die treibenden Kräfte für den Austausch (Drucksysteme) zwischen den 3 großen Kompartimenten des Körpers sind:

- der osmotische Druck,
- der kolloidosmotische Druck,
- der hydrostatische Druck.

Osmotischer Druck

> Unter **Osmose** versteht man die Bewegung von Lösungsmittelmolekülen (z. B. Wasser) durch eine semipermeable Membran hindurch. Semipermeable (= halbdurchlässige) Membranen sind durchlässig für das Lösungsmittel, nicht aber für die gelöste Substanz.

In der Regel besteht die Tendenz, daß das Lösungsmittel auf die Seite der Membran diffundiert (eindringt), auf der die höhere Konzentration eines gelösten Stoffes besteht, um so quasi die Druckunterschiede auszugleichen.

Osmotischer Druck in einer Lösung entsteht durch das Aufeinanderprallen der gelösten Moleküle. Je höher die Konzentration an gelösten Substanzbestandteilen ist, desto öfter prallen die Moleküle aufeinander und desto höher ist der osmotische Druck.

Tabelle 9.8. Wasserverteilung im Körper

Kompartiment	[l]	[%]
Blut	3−4	4−5
Interstitium	10−15	15−20
Intrazellulär	28−35	40−50

Bei den **Elektrolyten**, die in Lösung Elektronen aufnehmen oder abgeben und damit negativ oder positiv geladen sind, handelt es sich nicht um Moleküle, die gelöst sind, sondern um negative oder positive **Ionen**.

In einem Röhrensystem, in dem sich eine semipermeable Membran zwischen 2 Kompartimenten mit unterschiedlicher Konzentration an gelöster Substanz befindet, kommt es automatisch zu einem Flüssigkeitsübertritt von der Seite mit der niedrigeren Konzentration auf die Seite mit der höheren Konzentration. Wenn man auf die Seite der höheren Konzentration einen Druck ausübt, kann man die Flüssigkeitsbewegung zum Stehen bringen. Der Druck, der die Flüssigkeitsbewegung gerade zum Stehen bringt, wird als **effektiver osmotischer Druck** der Lösung bezeichnet. Ebenso wie andere Erscheinungen (Dampfdruckerniedrigung, Gefrierpunkterniedrigung, Siedepunkterhöhung) hängt auch der osmotische Druck vorwiegend von der Zahl der Teilchen in einer Lösung und nicht von der Art (z. B. Ionen oder Moleküle) der Teilchen ab.

Die **Abhängigkeit des osmotischen Druckes von der Anzahl der gelösten Teilchen** ist eine Eigenschaft, die alle Lösungen aufweisen.

Der osmotische Druck hat sowohl im Bereich Zelle-Interstitium wie auch in den intrazellulären Kompartimenten (Golgi, Mitochondrien, RER etc.) seine Bedeutung.

Kolloidosmotischer Druck

Der kolloidosmotische oder onkotische Druck entsteht nach den gleichen Prinzipien wie der osmotische Druck. Es ist der Druck, der im Blutgefäßsystem unter der Wirkung von Proteinen auftritt. Die Wand der Blutgefäße, v. a. der Kapillaren, ist an den meisten Orten undurchlässig für die in kolloidaler Form (= in feinster Verteilung) vorliegenden Plasmaproteine, so daß diese einen Druck von ca. 25 mmHg auf die Kapillarwand ausüben. Durch diesen Druck entsteht eine Sogwirkung auf die außerhalb der Gefäße vorhandene Flüssigkeit. Dies ist die Grundlage für den Rücktransport von Flüssigkeit in das Blutgefäßsystem.

Hydrostatischer Druck

Der hydrostatische Druck hat seine Ursache in der Herzkontraktion und dem Gefäßtonus (Spannung der Muskulatur der Gefäßwand). Für den Flüssigkeitsstrom im Bereich der Kapillaren, aus dem Gefäß hinaus in das Interstitium (= Zwischenzellraum) hinein, ist v. a. der hydrostatische Druck verantwortlich.

Der Druck im arteriellen Teil des Kapillarschenkels ist größer als der Druck im Interstitium, so daß konstant ein Austritt von Flüssigkeit in das Interstitium stattfindet. Umgekehrt findet im Bereich des venösen Teils der Kapillaren ein Rückstrom der Flüssigkeit in das Blutgefäß statt. Dieser Rückstrom ist dadurch bedingt, daß im venösen Schenkel der Kapillaren der kolloidosmotische (onkotische) Druck mit 20–30 mmHg größer ist als der hydrostatische Druck mit ca. 16 mmHg. Damit sind im Bereich der Kapillarversorgung v. a. der hydrostatische und der kolloidosmotische Druck für den konstant ablaufenden Flüssigkeitsaustausch verantwortlich. Dadurch wird die Versorgung der Gewe-

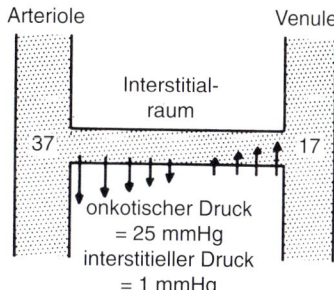

Abb. 9.13. Darstellung der Druckverhältnisse vom arteriellen Schenkel über die Kapillaren, bis hin zum venösen Schenkel des Gefäßsystems. Der hydrostatische Druck überwiegt in der Arteriole mit 37 mmHg den onkotischen Druck der Plasmaproteine mit 25 mmHg um 12 mmHg. Dementsprechend wird im arteriennahen Bereich der Kapillare (zwischen Arteriole und Venule) Flüssigkeit ausgepreßt. Im venennahen Bereich hingegen überwiegt der nach innen gerichtete Sog des onkotischen Druckes, so daß Flüssigkeit wieder in die Kapillaren zurückgezogen wird. Die *Pfeile* geben die Größe und die Richtung des Flüssigkeitsstromes an. (Aus Ganong 1974)

be mit Substraten und der Abtransport von Endprodukten des Stoffwechsels sichergestellt (Abb. 9.13).

Wenn der Zufluß von Flüssigkeit größer ist als der Abtransport, kommt es zu einer Flüssigkeitsansammlung im Gewebe, die man als Ödem bezeichnet.

Veränderungen im Wasser- und Elektrolythaushalt

Eine Erhöhung der Zahl von osmotisch wirksamen Teilchen in einem Kompartiment oder auch nur in einer Region eines Kompartiments zieht sofort eine entsprechende Flüssigkeitsverschiebung von einem Kompartiment in das andere nach sich und umgekehrt. Damit sind der Wasserhaushalt und der Elektrolythaushalt zwangsläufig aneinandergekoppelt.

Der osmotische Druck im Intrazellularraum ist deutlich höher als der Druck im Interstitium und im Blutplasma. Er wird über aktive Transportmechanismen aufrechterhalten, die gleichzeitig auch für die Aufrechterhaltung des entsprechenden Membranpotentials verantwortlich sind. Ohne Aufrechterhaltung des Membranpotentials würden die Zellen sofort absterben.

> Der Wasser- und Elektrolythaushalt des gesamten Körpers wird über Zentren des Zwischenhirns (Dienzephalon) gesteuert.

Hier wird die Konzentration der Körperflüssigkeiten, v.a. im Blut, gemessen und je nach Bedarf dann ein Regelimpuls für die Aufnahme (Trinken) oder Abgabe (Harn) von Wasser gegeben. Ein Ausgleich des Wasser- und Elektrolythaushaltes ist auf zweierlei Weise möglich:

- Veränderung der Flüssigkeitsmenge und damit auch der Elektrolytkonzentration,
- Veränderung der Elektrolytzusammensetzung in einem Kompartiment.

Die Organe, die diese Veränderungen vornehmen bzw. die auf den Wasser- und Elektrolythaushalt Einfluß haben, sind:

- die Nieren,
- die Leber,
- die Haut und
- die Lungen.

Die Verteilung der wichtigen Elektrolyte im Körper zeigt Tabelle 9.9.

Die Summe der Anionen und Kationen in den einzelnen Kompartimenten ist gleich.

Natrium macht den Hauptteil der positiv geladenen Ionen aus, es ist wichtig für die osmotische Regulation. **Kaliummangel** führt zu Herzrhythmusstörungen und Muskelschwäche. **Kalzium** ist wichtig für den Knochenstoffwechsel, Blutgerinnung und Muskelkontraktionen. **Chlorid** macht den Hauptteil der negativ geladenen Ionen aus, es ist wichtig für die osmotische Regulation. **Bikarbonat** spielt eine wichtige Rolle im Säure-Basen-Haushalt. **Phosphat** ist wichtig für den Knochenstoffwechsel, Energiehaushalt (ATP) und für die Pufferung des Blutes.

Die Gesamtheit der sowohl im Interstitium wie auch im Plasma gelösten Teile ist maßgebend für den osmotischen Druck in diesen Kompartimenten. Im Normalfall beträgt dieser Druck ca. 300 mosmol. Lösungen, die die gleiche Anzahl gelöster Teilchen enthalten wie das Blut und damit den gleichen osmotischen Druck ausüben, nennt man **physiologische Lösungen**. Eine solche Lösung ist z.B. eine 0,9%ige NaCl-Lösung.

Tabelle 9.9. Verteilung wichtiger Elektrolyte im Körper (in Mval/l)

Elektrolyte	Serum	Interzellularraum/ Interstitium	Zelle
Kationen:			
Natrium	142	145	10
Kalium	4	4	160
Kalzium	5	5	2
Magnesium	2	2	26
Gesamt	153	156	198
Anionen:			
Chlorid	101	114	3
Bikarbonat	27	31	10
Phosphat	2	2	100
Sulfat	1	1	20
Organische Säuren	16	1	65
Gesamt	153	156	198

Lösungen mit dem gleichen osmotischen Druck wie das Blut nennt man **isoton**, Lösungen mit niedrigerem Druck **hypoton** und Lösungen mit höherem Druck **hyperton**.

Säure-Basen-Haushalt

Der pH-Wert des arteriellen Blutes beträgt 7,4, im venösen Blut liegt er mit 7,38 nur geringfügig darunter. Sehr viele Lebensvorgänge sind äußerst pH-spezifisch, d. h. sie laufen nur bei genau eingehaltenem pH-Wert ab. Die noch mit dem Leben vereinbare maximale Schwankungsbreite der H^+-Konzentration der Extrazellularflüssigkeit liegt im pH-Bereich zwischen 7,0 und 7,7, d. h. vom Minimum bis zum Maximum entspricht das einem 7fachen Konzentrationsunterschied.

Puffersystem des Blutes

Die beim Stoffwechsel anfallenden Säuren, die bei der Hyperventilation abnehmende H_2CO_3-Konzentration und der Säureverlust beim Erbrechen von Magensaft (um nur einige Beispiele zu nennen), verändern die Reaktion des Blutes nur in einem Ausmaß, das vom Körper ausgeglichen werden kann. Die Fähigkeit des Körpers, sich den Belastungen des Säure-Basen-Haushaltes anzupassen, beruht auf 2 grundsätzlich verschiedenen Mechanismen:

- den physikalisch-chemischen Eigenschaften des Blutes (Pufferfähigkeit) und
- den Regulationssystemen (Lunge, Niere), die durch Veränderung der Ausscheidungsgröße saurer Valenzen das Säure-Basen-Verhältnis beeinflussen können.

Wenn vermehrt Säuren im Körper entstehen oder von außen aufgenommen werden, wenn zuviel Säure durch Erbrechen oder durch Abgabe von CO_2 dem Körper entzogen wird, so daß er zu alkalisch wird, dann kann das in einem gewissen Rahmen durch **Puffersubstanzen** im Blut ausgeglichen werden. Diese Puffersubstanzen sind in der Lage, je nach Bedarf H^+-Ionen aufzunehmen oder abzugeben und damit stabilisierend in die H^+-Ionen-Konzentration einzugreifen. Es gibt viele verschiedene Puffer, die im Blut wirksam sind. Die wichtigsten sind:

- **Bikarbonat:**
  H_2CO_3 steht mit $H^+ + HCO_3^-$ im Gleichgewicht.
  H_2CO_3 ist die protonierte Form, $H^+ + HCO_3^-$ ist die dissoziierte (getrennte) Form.

- **Hämoglobin:**
  Bei Hb steht die protonierte Form HHB im Gleichgewicht mit der dissoziierten (getrennten) Form $H^+ + Hb^-$.
  Das Wasserstoffion (H^+) wird auch als **Proton** bezeichnet.

● **Protein:**
Hier steht ebenfalls die protonierte Form (HProt) mit der dissoziierten Form ($H^+ + Prot^-$) im Gleichgewicht.

Ausscheidungsmechanismen

Neben den Puffersystemen des Blutes sind es v. a. die Ausscheidungsmechanismen über die Niere oder die Lunge, die für eine Aufrechterhaltung des Säure-Basen-Gleichgewichts sorgen.

Die **Niere** ist in der Lage, je nach Erfordernis des Stoffwechsels mehr oder weniger H^+ und Bikarbonat auszuscheiden. Bei Hyperventilation infolge alveolärer Hypoxie (z.B. durch Höhenanpassung) scheidet die Niere vermehrt H_2CO_3 aus und ermöglicht so, daß der pH-Wert des Blutes bei erniedrigtem arteriellem CO_2-Wert nicht übermäßig ansteigt. Umgekehrt kann die Niere bei Anstieg des arteriellen CO_2-Wertes H^+-Ionen ausscheiden und so eine Übersäuerung des Blutes verhindern.

Durch die Funktion der **Lunge** nimmt das Bikarbonat eine besondere Stellung unter den Puffern ein, da es zu H_2O und CO_2 zerfällt, wobei das CO_2 über die Lungen abgeatmet werden kann.

Störungen des Säure-Basen-Gleichgewichts werden als Alkalose oder Azidose bezeichnet.

● **Alkalose** = Anstieg des pH-Wertes (= Verschiebung des pH-Wertes in den basischen/alkalischen Bereich);
● **Azidose** = Abfall des pH-Wertes (= Verschiebung des pH-Wertes in den sauren Bereich; Acidum = Säure).

Je nach Ursache einer solchen Störung redet man von einer respiratorischen (durch die Lunge hervorgerufenen) bzw. metabolischen (durch die Niere bedingten) Alkalose und Azidose (Ursachen s. Tabelle 9.10).

9.4 Blutstillung, Blutgerinnung, Fibrinolyse

Weiter oben wurde bereits dargestellt, daß ein Blutverlust von 30% bereits lebensbedrohend sein kann und ein Blutverlust von 50% ohne sofortige Hilfsmaßnahmen tödlich verläuft. Es müssen also Mechanismen vorhanden sein,

Tabelle 9.10. Ursachen der respiratorischen und metabolischen Alkalose bzw. Azidose

	Alkalose	Azidose
Respiratorisch	Hyperventilation	Hypoventilation
Metabolisch	z.B. – andauerndes starkes Erbrechen, – übermäßige Alkalizufuhr mit der Nahrung	abnorm hohe Säureproduktion (z.B. bei Diabetes mellitus)

die bei normalen Verletzungen einen zu großen Blutverlust verhindern können. Umgekehrt darf es nicht zu einer Blutgerinnung in den Gefäßen kommen, da diese ebenfalls nicht mit dem Leben zu vereinbaren ist. In 10 ml Blut befinden sich genügend gerinnungsauslösende Stoffe, um das gesamte Blut innerhalb von Sekunden gerinnen zu lassen.

9.4.1 Blutstillung

Die Blutstillung wird als **Hämostase** bezeichnet. Man unterscheidet eine primäre und eine sekundäre Hämostase:
Die **primäre Hämostase** führt zur Bildung eines reversiblen Thrombus (= auflösbarer Blutpfropf),
die **sekundäre Hämostase** umfaßt die eigentliche Blutgerinnung, die zur Bildung eines irreversiblen (nicht auflösbaren) Thrombus führt. Allgemein gesehen sind an der Hämostase 3 verschiedene Faktoren beteiligt:

- Blutgefäße,
- Blutplättchen (Thrombozyten),
- eigentlicher Gerinnungsvorgang (= sekundäre Hämostase).

Bei einer Verletzung kommt es zur Freisetzung von Substanzen aus der Gefäßwand, die eine Konstriktion (= Zusammenziehung) der Gefäßwand bewirken. Dies führt bereits zu einer Blutstillung.
Die Vasokonstriktion (= Gefäßverengung) kann so stark sein, daß sogar bei einer queren Durchtrennung eines Gefäßes von der Größe der A. radialis die Blutung zum Stehen kommen kann. Bei Verletzungen in Längsrichtung des Gefäßes und bei unvollständiger Durchtrennung kommt dieser Mechanismus allerdings nicht voll zur Wirkung, so daß eine Versorgung des verletzten Gefäßes auf jeden Fall schnellstens vorgenommen werden muß.
Gleichzeitig mit der Gefäßkonstriktion kommt es zur Bildung eines noch reversiblen Thrombozytenpropfes (weißer Thrombus). Durch die Gefäßverletzung werden mit dem Einreißen des Endothels auch subendotheliale kollagene Fasern freigelegt. Diese Fasern zeigen Ladungseigenschaften, die sich stark unterscheiden von denen der Thrombozyten. Dadurch werden die Thrombozyten angezogen und lagern sich massiv am Kollagen an. Als Folge dieser Anlagerung setzen die Thrombozyten ADP (Adenosindiphosphat) und Serotonin frei. Das ADP dient zur chemotaktischen Anlockung weiterer Thrombozyten, das Serotonin führt zu einer Gefäßkonstriktion. Mit einem weißen Thrombus kann ein verletztes Gefäß nicht dauerhaft verschlossen werden.
Beim Nachlassen der Vasokonstriktion und dem daraus resultierenden Anstieg des lokalen Blutdrucks wird der reversible Thrombozytenpropf unweigerlich wieder herausgepreßt.
Die Zeit von der Verletzung bis zum Ende der Blutung wird als Blutungszeit bezeichnet. Bei kleineren peripheren Gefäßen beträgt sie ca. 2 min. Die Blutungszeit gibt Auskunft über die Funktion der Thrombozyten; sie kann etwas

über einen Mangel an Thrombozyten oder eine gestörte Funktion der Thrombozyten aussagen.

9.4.2 Blutgerinnung (sekundäre Hämostase)

Die Vorgänge, die einen weißen Thrombus in einen roten Thrombus überführen und damit aus einem reversiblen einen irreversiblen Thrombus machen, bezeichnet man als eigentliche Blutgerinnung.

An der Blutgerinnung sind 12 verschiedene Faktoren beteiligt, die in der Regel Eigennamen besitzen, die aber auch der Reihenfolge ihrer Entdeckung nach mit den römischen Zahlen von I–XIII bezeichnet werden. Die Numerierung der einzelnen Faktoren stimmt jedoch nicht mit der Reihenfolge ihrer Beteiligung am Gerinnungsvorgang überein. Der Faktor VI mußte nach seiner Entdeckung wieder aus der Numerierung genommen werden, weil er mit dem bereits früher entdeckten Faktor V identisch war.

Mit Ausnahme des Faktors IV (Kalzium, Ca^{++}), handelt es sich bei allen Faktoren um Proteine, die vielfach Enzymwirkung haben und meist in einer **inaktiven Form im Plasma**, in den Thrombozyten oder im Gewebe vorliegen.

Sobald die Faktoren **aktiviert** worden sind, werden sie mit einem kleinen a (= aktiv) bezeichnet, z. B. IXa (aktive Plasmathromboplastinkomponente).

Die Blutgerinnung kann über 2 Systeme in Gang gesetzt werden:
- Intravasales („intrinsic") System. Es kommt über Thrombozytenzerfall in Gang.
- Extravasales („extrinsic") System. Es wird über die Zerstörung von Gewebe in Gang gesetzt.

Nicht alle der 12 Faktoren werden bei beiden Systemen benötigt. Wenn die Blutgerinnung in Gang gesetzt worden ist, gleicht das Geschehen einer Kettenreaktion, bei der ein aktivierter Faktor die Aktivierung des nächsten Faktors bewirkt, dieser dann wiederum die Aktivierung des nachfolgenden Faktors usw.

Im Zentrum des Geschehens steht der aktivierte Faktor X (= Xa), der auch als Prothrombinumwandlungsfaktor bezeichnet wird. Er wird durch beide Systeme (intra- und extravasales) produziert und setzt dann die weiteren Abläufe in Gang.

Bei der Blutgerinnung unterscheidet man 3 Phasen:
- Vorphase,
- Phase 1,
- Phase 2.

Das extravasale und intravasale System unterscheidet sich lediglich in der Vorphase. Phase 1 und 2 laufen bei beiden Systemen identisch ab.

Die **Vorphase** führt zur Bildung des oben erwähnten zentralen Faktors Xa.

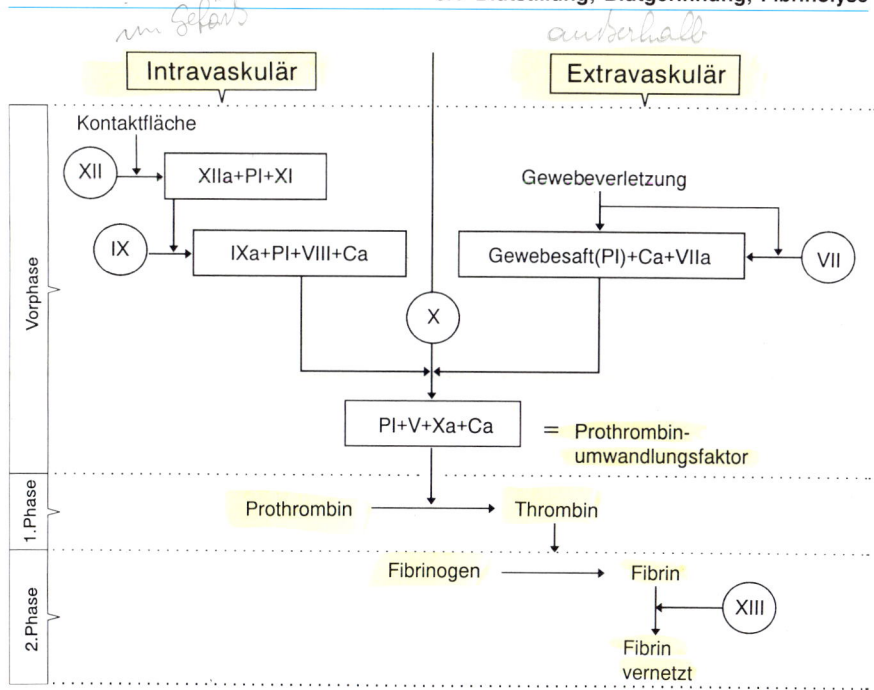

Abb. 9.14. Schema der Blutgerinnung. Im Zentrum der Gerinnung steht der auf 2 Arten (intravaskulär und extravaskulär) aktivierbare Faktor X, der in seiner aktivierten Form zusammen mit Phospholipid (**Pl**), dem Faktor V und Kalzium (**Ca**) als Prothrombinumwandlungsfaktor bezeichnet wird. In Phase 1 wandelt er Prothrombin in Thrombin um, das dann in Phase 2 Fibrinogen in Fibrin umwandelt

In der anschließenden **Phase 1** kommt es unter der Wirkung von Faktor Xa zur Bildung von Thrombin aus Prothrombin.

In **Phase 2** wird aus dem im Blut zirkulierenden Fibrinogen das Fibrin gebildet. Dies geschieht unter der Wirkung des Thrombins. Das Produkt der Gerinnung (Fibrin) besteht aus fädigem Protein, das die korpuskulären Blutbestandteile miteinander verbindet und damit ein Ausschwemmen verhindert. Nach der Bildung des Fibrins muß dieses allerdings noch stabilisiert werden. Dies geschieht unter der Wirkung des Faktors XIII, der eine Vernetzung der Fibrinuntereinheiten untereinander verursacht. Damit werden „kovalente" (chemisch sehr stabile) Bindungen geknüpft, die nur sehr schwer wieder zu lösen sind (Abb. 9.14).

Nach dieser eigentlichen Gerinnung kommt es nach einiger Zeit noch zur **Retraktion**; d. h. die Fibrinfäden ziehen sich zusammen und werden teilweise molekular gefaltet. Damit nähern sich die Wundränder einander und die Wunde wird noch besser verschlossen. Äußeres Zeichen der Retraktion ist das Erscheinen einiger Tropfen Flüssigkeit auf dem roten Thrombus, die durch die Retraktion aus dem Thrombus ausgepreßt werden. Der Vorgang der Retraktion ist auf das Vorhandensein funktionstüchtiger Thrombozyten angewiesen, die außer ATP (das neben dem bereits erwähnten ADP auch vorhanden ist) auch

Tabelle 9.11. Faktoren der Blutgerinnung

Faktor	Bezeichnung
I	Fibrinogen
II	Prothrombin
III	Thromboplastin
IV	Kalzium
V	Akzeleratorglobulin
VII	Prokonvertin
VIII	antihämophiles Globulin A
IX	Christmas-Faktor
X	Stuart-Prower-Faktor
XI	Plasmathromboplastinantezedent (Rosenthal-Faktor)
XII	Hagemann-Faktor (Oberflächenfaktor)
XIII	Laki-Lorand-Faktor (fibrinstabilisierender Faktor)

noch ein muskelfilamentähnliches Protein enthalten. Die einzelnen Faktoren für die Blutgerinnung sind in Tabelle 9.11 zusammengestellt.

9.4.3 Gerinnungshemmung

Die Aktivität des Gerinnungssystems muß bei Bedarf gehemmt werden. Dies geschieht physiologischerweise durch Inhibitoren („Hemmer"), die dafür sorgen, daß die Gerinnung sich nicht über den zur Blutungsstillung notwendigen Bereich hinaus ausbreiten kann. Die beiden wichtigsten Inhibitoren sind:

- Antithrombin III und
- Protein C.

Beide Inhibitoren sind in der Lage, aktivierte Gerinnungsfaktoren zu neutralisieren. Daneben bewirkt auch die Verdünnung durch das Blut selber eine gewisse Schutzfunktion.

In der Klinik ist v. a. Hemmung der Blutgerinnung durch Medikamente (Antikoagulanzien) von Bedeutung. Man unterscheidet:

- direkt (sofort) wirkende Antikoagulanzien,
- indirekt wirkende Antikoagulanzien.

Die Gerinnung wird bezeichnet als Koagulation; die Gerinnungshemmung als Antikoagulation.

Zu den **direkt wirkenden Antikoagulanzien** wird das Heparin gerechnet.

Heparine bilden mit einem Kofaktor, der bereits im Blut vorhanden ist, das Antithrombin. Antithrombin führt zu einer Blockierung der Thrombinwirkung. Somit kann Fibrinogen nicht mehr in Fibrin überführt werden. Nach der Gabe von therapeutischen Heparindosen hält die Gerinnungshemmung mehrere Stunden an. Durch die Gabe eines Heparinantidots (Antidot = Gegenmittel) kann die Heparinwirkung sofort aufgehoben werden. Die Heparinantidote können sich an die Schwefelsäure des Heparins anlagern und somit inaktive Komplexe bilden. Hierfür werden stark basische Polypeptide eingesetzt, z. B. Protamin.

Die **indirekt wirkenden Antikoagulanzien** hemmen in der Leber die Bildung der notwendigen Gerinnungsfaktoren.

Für die Synthese einiger Gerinnungsfaktoren (II, VII, IX, X) wird Vitamin K benötigt. Durch Gabe von Vitamin-K-Antagonisten wird Vitamin K verdrängt. Somit können die Gerinnungsfaktoren nicht mehr produziert werden. Entsprechend ihrer Konzentration im Blut und ihrer Halbwertszeit sinkt ihre Konzentration langsam ab. Innerhalb 24–36 Stunden setzt die Wirkung dieser indirekt wirkenden Antikoagulanzien ein. Eines der wichtigsten ist das Dicumarol, ein Oxidationsprodukt des Cumarins. Dicumarol entsteht z. B. in faulendem Heu oder Klee. Durch massive Gabe von Vitamin K können das Dicumarol oder andere indirekt wirkende Antikoagulanzien wieder aus der Leber verdrängt werden, so daß dieser Prozeß innerhalb weniger Stunden reversibel ist.

9.4.4 Fibrinolyse

Dem System der Blutgerinnung steht das fibrinolytische System gegenüber.

Seine Aufgabe ist:
- Die Fibrineinlagerungen in Grenzen zu halten und so die Bildung von Thromben in den Gefäßen zu verhindern.
- Andererseits wird an verletzten Stellen abgelagertes Fibrin durch das fibrinolytische System abgebaut und so die Reparatur von Gewebsdefekten durch zelluläre Elemente eingeleitet.

Unter normalen Bedingungen steht das fibrinolytische System mit dem Gerinnungssystem im Gleichgewicht, so daß es zu einem ständigen Abbau des Fibrins, das an verschiedenen Stellen des Körpers in den Gefäßen gebildet wird, kommt.

Bei der Fibrinolyse wird ein im Blut vorhandenes Protein, das Plasminogen, entweder über Plasmaaktivatoren oder durch Gewebeaktivatoren in Plasmin überführt. Plasmin löst Fibrin in lösliche Spaltprodukte, die Fibrinopeptide, auf. Plasmin wird durch das Vorhandensein eines Antiplasmins in seiner Aktivität gehemmt. Da sich Plasmin jedoch aufgrund einer besonderen Affinität v. a. im Inneren von Blutgerinnseln ansammelt, das Antiplasmin hingegen nicht, kann Plasmin dort ungehindert arbeiten und führt schließlich zur Auflösung von Thromben.

9.4.5 Gerinnungsstörungen (Koagulopathien)

Durch den Mangel eines oder mehrerer Gerinnungsfaktoren kann die Gerinnung erheblich gestört werden. Eine Ausnahme bildet das Kalzium (Faktor

IV), da bei seiner Verminderung die Symptome der Erregbarkeitssteigerung (Tetanie) schon lebensbedrohlich sind, bevor die benötigte Menge für den Gerinnungsvorgang unterschritten wird.

Man unterscheidet zwischen angeborenen und erworbenen Störungen der Blutgerinnung:

Die **angeborenen Störungen** betreffen meist einen einzelnen Faktor und weisen auch einen typischen Erbgang auf. Die **erworbenen Störungen** betreffen vielfach mehrere Faktoren.

● Die bekannteste unter den angeborenen Gerinnungsstörungen ist die Hämophilie A („Bluterkrankheit"). Sie beruht auf einem Mangel an Faktor VIII. Trotz ihrer Seltenheit ist diese Hämophilie schon sehr frühzeitig bekannt geworden, da sie wegen ihres typischen Erbgangs im europäischen Hochadel verbreitet war. Bei der Hämophilie B fehlt der Faktor IX, der auch als Christmas-Faktor bezeichnet wird.

   Beide Gendefekte (Hämophilie A und B) werden heterosomal rezessiv über das X-Chromosom vererbt; d.h. Frauen sind in der Regel nur Trägerinnen des defekten Gens, bei Männern hingegen manifestiert sich die Krankheit zwangsläufig, da sie kein zweites (gesundes) X-Chromosom aufweisen.

● Die erworbenen Gerinnungsstörungen basieren meist auf der Unfähigkeit der Leber, die entsprechenden Faktoren zu synthetisieren, sei es durch einen Leberschaden oder durch einen Vitamin-K-Mangel.

   Bei Verbrauchskoagulopathien sind ebenfalls nicht genügend Gerinnungsfaktoren im Blut, so daß dadurch die Neigung zu Blutungen erhöht ist. Dies wird durch eine große Neigung zur Bildung intravasaler Gerinnsel bedingt. Diese Gerinnsel werden meist durch eine Erhöhung der Fibrinolyse wieder aufgelöst, so daß sie keine schädigende Wirkung aufweisen. Der Verbrauch an Gerinnungsfaktoren ist dabei so hoch, daß die Leber nicht mehr genügend nachliefern kann und daraus eine Blutungsneigung resultiert.

9.5 Blutgefäßsystem

9.5.1 Aufbau des Blutgefäßsystems und Blutfluß

Die Funktion des Kreislaufs ist zwingend an das Vorhandensein eines Gefäßsystems gebunden. In das Gefäßsystem sind das linke und das rechte Herz als Pumpen eingefügt.

Das vom linken Herzen ausströmende Blut verteilt sich auf die parallel geschalteten Organe und wird nach dem Durchlaufen der Organe zum Herzen zurückgeführt. Dieser Abschnitt des Kreislaufs wird als großer oder **Körperkreislauf** bezeichnet.

Das vom rechten Herzen weitertransportierte Blut fließt durch das Lungengefäßsystem und gelangt dann wieder zum linken Herzen zurück. Dieser Abschnitt des Gefäßsystems wird als **Lungenkreislauf** oder kleiner Kreislauf bezeichnet.

Die Verteilung des Blutes in den einzelnen Organen und Abschnitten des Kreislaufs ist von der Körperfunktion abhängig. Bei starker Muskeltätigkeit wird die Zufuhr zu inneren Organen reduziert und die Muskelgefäße weiten sich, damit möglichst viel Blut die Muskulatur mit Sauerstoff versorgen kann.

Die Gesamtmenge des Blutes ist nicht ausreichend, um alle Organe gleichzeitig maximal zu versorgen. Deshalb kann die Versorgung der einzelnen Organe sehr stark variieren.

- Gefäße, die das Blut dem Herzen zuführen, werden als **Venen** bezeichnet.
- Gefäße, die das Blut vom Herzen wegführen, werden als **Arterien** bezeichnet.

Die großen Arterien teilen sich auf in kleine Arterien, aus denen dann die Arteriolen hervorgehen. Diese münden in Kapillaren ein. In den Kapillaren findet der Stoffaustausch zwischen dem Blut und dem Gewebe statt. Aus den Kapillaren fließt das Blut in Venulen (auch als Venolen bezeichnet), von denen mehrere zu kleinen Venen zusammenfließen, die ihrerseits in große Venen münden. Die großen Venen bringen das Blut zum Herzen zurück.

Auf Abbildungen des Blutgefäßsystems werden die Gefäße mit sauerstoffhaltigem Blut häufig rot und die Gefäße mit sauerstoffarmem Blut blau gezeichnet. In Analogie zum großen Kreislauf wird dementsprechend auch von venösem und von arterialisiertem Blut gesprochen.

Im kleinen Kreislauf ist das Blut in den Venen jedoch sauerstoffhaltig und in den Arterien sauerstoffarm.

Die Bezeichnung Arterie und Vene bezieht sich also nicht auf den Sauerstoffgehalt, sondern lediglich auf die Tatsache, daß das Blut **vom Herzen weg** oder **auf dieses zu** transportiert wird.

9.5.2 Wandbau der Gefäße

Blut, das vom Herzen wegtransportiert wird, hat einen höheren hydrostatischen Druck als Blut, das zum Herzen zurücktransportiert wird. Dementsprechend ist auch die Gefäßwand sehr unterschiedlichen mechanischen Belastungen ausgesetzt. Dies wiederum führt zu einem unterschiedlichen Wandbau der einzelnen Gefäßtypen.

Auf einem histologischen Schnitt wird der Aufbau der Gefäße deutlich. Bei den größeren Gefäßen (Arterien und Venen) unterscheidet man 3 Schichten:

- Intima,
- Media,
- Adventitia.

Intima

Die Intima ist die innerste Schicht der Gefäße, sie setzt sich zusammen aus dem Endothel (einschichtiges Plattenepithel), den subendothelialen Kollagenfasern sowie einer elastischen Membran, der Elastica interna. Je nach Größe des Gefäßes ist die Elastica interna stärker oder schwächer ausgebildet.

Media

Die Media ist eine Schicht von zirkulär und spiralförmig angeordneten glatten Muskelzellen, zwischen denen Bindegewebsfasern liegen. Neben Kollagen sind es v. a. elastische Fasern, die einen Teil der Media ausmachen.

Adventitia

Die Adventitia schließlich baut die Gefäße in die Umgebung ein. Sie ist eine Schicht aus Bindegewebezellen und -fasern, in der auch häufig Fettzellen vorkommen. Außerdem verlaufen in dieser Schicht auch die versorgenden Nervenfasern und Gefäße (Abb. 9.15 und 9.16).

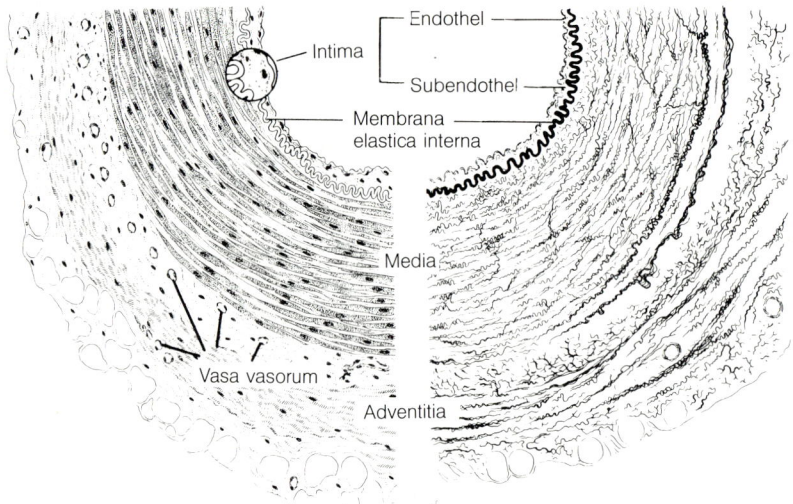

Abb. 9.15. Schnitt durch die Wand einer Arterie. Auf der *linken Hälfte* der Abbildung sind die Vasa vasorum (Gefäße der Gefäße) eingezeichnet, die typisch für größere Gefäße sind, da diese nicht durch Diffusion aus dem Gefäß heraus versorgt werden können. Im *rechten Teil* der Abbildung sind die elastischen Fasern „gefärbt". Diese sind nicht nur im Bereich der Membrana elastica interna vorhanden, sondern auch in der Media und der Adventitia. Endothel, Subendothel und Membrana elastica interna bilden zusammen die Intima. (Aus Junqueira u. Carneiro 1984)

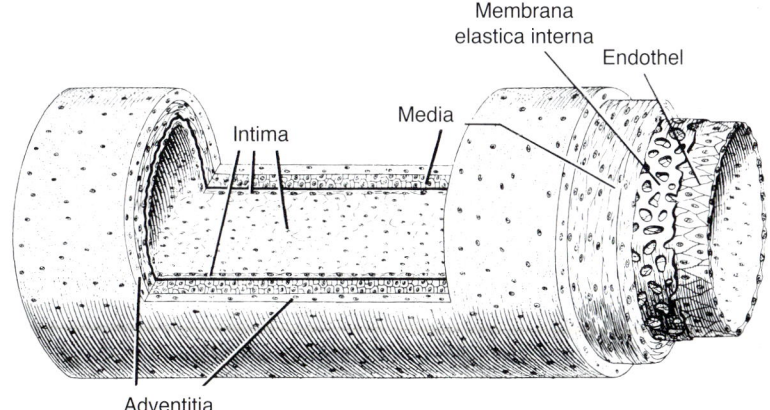

Abb. 9.16. Typischer Gefäßaufbau mit den Schichten der Intima, der Media und der Adventitia. (Aus Junqueira u. Carneiro 1984)

9.5.3 Gefäßarten

Arterien

Die großen herznahen Arterien (Aorta, Truncus brachiocephalicus, A. subclavia, A. carotis communis) sind durch eine dicke Intima und durch dichte elastische Netze innerhalb der Media gekennzeichnet (s. Abb. 9.17). Sie sind aufgrund der elastischen Fasern sehr stark reversibel dehnbar und werden deshalb als **Arterien vom elastischen Typ** bezeichnet. Diese Arterien haben eine große Bedeutung für den kontinuierlichen Blutfluß in den peripheren Gefäßabschnitten. Mit jeder Systole des Herzens wird ein Blutvolumen von 70–140 ml in das arterielle System ausgeworfen. Die dadurch hervorgerufenen rhythmischen Volumenschwankungen setzen sich jedoch nicht bis in die peripheren Gefäßabschnitte fort, sondern werden infolge der elastischen Wandeigenschaften der Aorta und der herznahen Arterien gedämpft. Während der Austreibungsphase des Herzens speichern diese Gefäße einen Teil des ausgeworfenen Schlagvolumens durch Ausdehnung ihres Lumens. Bei sinkendem Gefäßinnendruck im Verlauf der Diastole wird das gespeicherte Volumen an die anschließenden Gefäßabschnitte weitergegeben. Man bezeichnet das als **Windkesselfunktion** (in Analogie zu den in früheren Jahrhunderten bei der Feuerwehr verwendeten Windkesseln). Die Windkesselfunktion tritt prinzipiell nur bei den Arterien vom elastischen Typ auf. Mit größerer Entfernung vom Herzen nehmen in der Media die elastischen Fasern ab und die glatten Muskelfasern zu. Dadurch besitzen diese Gefäße eine geringere Dehnbarkeit in ihrer Wand, aber eine größere Kraft der glatten Muskulatur. Man bezeichnet sie als Widerstandsgefäße oder **Gefäße vom muskulären Typ.**

Die Wand der größeren Gefäße ist so dick, daß sie nicht mehr vollständig von innen durch das strömende Blut ernährt werden können. Deshalb sind in der Wand größerer Gefäße eigene Gefäßäste vorhanden, die die Ernährung und Versorgung der Gefäßwand übernehmen. Sie verlaufen meist in der Adventitia und der Media. Sie werden als Vasa vasorum (Gefäße der Gefäße) bezeichnet (s. Abb. 9.15).

Venen

Venen haben eine wesentlich dünnere Wand als gleichgroße Arterien aus dem gleichen Stromgebiet. Auch bei ihnen kann man aber eine Intima, eine Media und eine Adventitia unterscheiden. Charakteristisch für die Venenwand ist eine dünne und aufgelockerte Media, die meist deutlich weniger Muskelfasern als die Arterienwand enthält. Durch das Vorhandensein von elastischem und kollagenem Bindegewebe sind die Muskelzellen bündelweise auseinandergedrängt.

Kapillaren

In den Kapillaren findet der eigentliche Stoff- und Gasaustausch statt. Somit stellen die Kapillaren den **funktionell wichtigsten Teil des Kreislaufsystems** dar, auch wenn sie nur ca. 5% des gesamten zirkulierenden Blutes beinhalten. Ihre Wandung besteht praktisch nur noch aus der Intima, d.h. es ist nur noch das Endothel mit einer Basallamina vorhanden. Je nach Organ kann das Endothel Lücken aufweisen (Leber) oder vollständig geschlossen sein (Gehirn).

Kapillaren, die stark ausgeweitet sind und mit ihren Buchten wesentlich zur Strömungsverlangsamung beitragen, werden als sinusoide Kapillaren oder **Sinusoide** bezeichnet. Sinusoide kommen z.B. in der Milz und in der Leber vor.

9.5.4 Spezielle Gefäße und Gefäßbereiche

Venenarten

Bei den Venen werden 2 prinzipielle Arten unterschieden:

- die Hautvenen und
- die Begleitvenen.

Bei den **Hautvenen** handelt es sich um **unpaare** oberflächlich gelegene Venen, die in der Subkutis verlaufen. Sie weisen eine große Zahl von Verbindungen (Anastomosen) untereinander auf und sind durch ihre Lage direkt an der Temperaturregulation beteiligt.

Bei den tiefer gelegenen **Begleitvenen** handelt es sich um **paarige** Venen, die jeweils mit einer gleichnamigen Arterie verlaufen und ebenfalls sehr viele Anastomosen untereinander aufweisen. Diese Anastomosen laufen quer von einem Teil des Venenpaares zum anderen, so daß diese Venen auch den Namen

„Strickleitervenen" erhalten haben. Die Begleitvenen liegen meist mit kleineren oder mittleren Arterien in einer gemeinsamen Gefäßscheide aus Bindegewebe. Die Bedeutung dieser „arteriovenösen Koppelung" liegt darin, daß das Lumen der Venen beim Vorbeistreichen der Pulswelle in der Arterie zusammengedrückt wird und damit das Blut verschoben wird. Da in den Venen ventilartige Klappen vorhanden sind (Venenklappen), kann das Blut nur in Richtung Herz fließen.

Weitere wichtige Motoren für die Bewegung des Blutes in den Venen sind:
- die Muskelpumpe und
- die Atmung mit ihrem Unterdruck.

Durch die **Muskelpumpe** werden die Gefäße in den Muskeln zusammengedrückt, und das Blut muß wegen der Venenklappen herzwärts fließen. Die durch die **Atmung** bedingte Verstärkung des Unterdrucks im Brustraum hält das Lumen der Hohlvene offen und begünstigt damit den Blutstrom zum Herzen.

Kollateralkreislauf

Als Kollateralkreislauf bezeichnet man die **Verbindung zwischen 2 Arterien** (arterioarterielle Anastomosen). Ihre Funktion liegt in der Aufrechterhaltung der Versorgung einer Region, auch dann, wenn über ein Gefäß des Kollateralkreislaufs aus physiologischen oder pathologischen Gründen nur noch wenig oder kein Blut mehr fließt. Ein derartiger Kollateralkreislauf ist z.B. im Bereich des Armes vorhanden.

Wenn in einem Stromgebiet keinerlei arterioarterielle Anastomosen vorhanden sind, werden die entsprechenden Arterien als Endarterien bezeichnet.

Anastomosen

Verbindungen von Gefäßen untereinander, ohne dazwischengeschaltetes Kapillarnetz, werden − wie bereits oben erwähnt − als Anastomosen bezeichnet. Man unterscheidet:

- arterioarterielle Anastomosen,
- arteriovenöse Anastomosen,
- venovenöse Anastomosen.

Zu den **arterioarteriellen** Anastomosen gehören die Kollateralkreisläufe (s. unten). **Arteriovenöse** Anastomosen sind Kurzschlüsse zwischen Arterien und Venen, deren Funktion darin liegt, die geringe Menge des vorhandenen Blutes in unserem Körper optimal zu verteilen. So wird bei Bedarf der Magen-Darm-Trakt über arteriovenöse Anastomosen nur gering versorgt und dafür

z. B. das Blut vermehrt in die Muskulatur geleitet. Grundlage für eine Regulation des Blutstromes sind spezielle sphinkterartige Muskelzüge in der Media der Gefäße, die bei Bedarf kontrahiert werden können.

Venovenöse Anastomosen sind die Venengeflechte in und um verschiedene Organe, aber auch die Hautvenen in der Subkutis. Sie garantieren unter praktisch allen Umständen einen Blutabfluß. Auch dann, wenn z. B. in der Haut durch Liegen, Aufstützen, Sitzen etc. die Venen einer Region so stark komprimiert sind, daß ein Blutdurchfluß nicht mehr möglich ist. Bei besonders ausgeprägten Anastomosen zwischen Venen redet man von einem **Venenplexus**.

9.6 Makroskopische Anatomie des Gefäßsystems

Viele Gefäße werden nach der Körperregion benannt, die sie durchlaufen. Deshalb hat häufig die Weiterführung eines Gefäßes in der folgenden Region einen anderen Namen. Die meisten Arterien, auch wenn es sich um Seitenäste eines größeren Gefäßes handelt, besitzen einen eigenen Namen. Die Venen haben

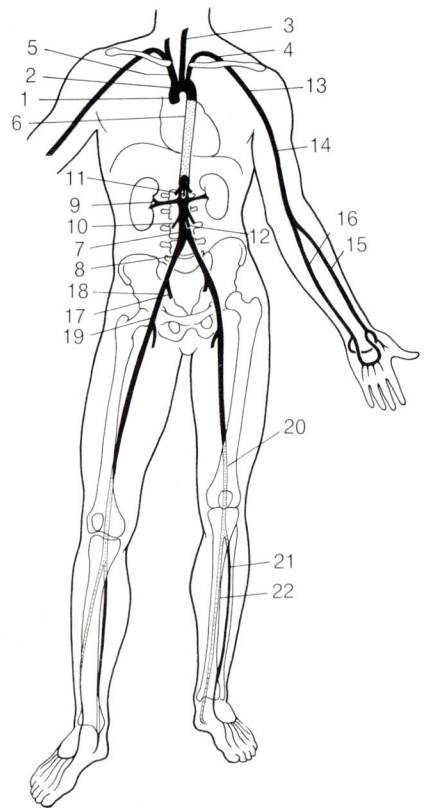

Abb. 9.17. Große Arterien. **1** = Abgang der Aorta aus dem Herzen, **2** = Aortenbogen, **3** = A. carotis communis sinistra (gemeinsamer Stamm der Karotisarterien), **4** = A. subclavia sinistra (linke Unterschlüsselbeinarterie), **5** = Truncus brachiocephalicus (gemeinsamer Stamm der rechten A. carotis communis und der A. subclavia dextra), **6** = Aorta thoracia oder auch descenders (Brustaorta), **7** = Aorta abdominalis (Bauchaorta), **8** = A. iliaca communis dextra (gemeinsame Beckenschlagader), **9** = A. renalis (Nierenarterie), **10** = A. ovarica (bei der Frau Eierstockarterie) oder A. testicularis (beim Mann Hodenarterie), **11** = Truncus coeliacus (gemeinsamer Stamm der Leber-, Milz- und linken Magenarterie), **12** = A. mesenterica superior (obere Mesenterialarterie), **13** = A. axillaris (Achselarterie), **14** = A. brachialis (Oberarmarterie), **15** = A. radialis (Radialarterie), **16** = A. ulnaris (Ulnararterie), **17** = A. iliaca interna (innere Beckenarterie), **18** = A. iliaca externa (äußere Beckenarterie), **19** = A. femoralis (Oberschenkelarterie), **20** = A. poplitea (Kniekehlenarterie, **21** = A. tibialis anterior (vordere Schienbeinarterie), **22** = A. tibialis posterior (hintere Schienbeinarterie). (Aus Schiebler und Schmidt 1987)

mit wenigen Ausnahmen immer den gleichen Namen wie die Arterien, die sie begleiten.

9.6.1 Arterien des Körperstamms

Die größte Arterie des Körpers nimmt ihren Ausgang vom linken Herzen, sie heißt mit Eigennamen Aorta oder große Körperschlagader (Abb. 9.17). Sie steigt zunächst vom Herzen auf als Aorta ascendens, um dann als Arcus aortae einen Bogen zu machen, der wieder nach unten führt als Aorta descendens (oder Aorta thoracica).

Nach Durchtritt durch das Zwerchfell heißt dieses Gefäß Aorta abdominalis. In Höhe des 4. Lendenwirbels teilt sich die Aorta abdominalis in eine rechte und eine linke A. iliaca communis, aus denen die Arterien für das Becken, A. iliaca interna, und die Arterien für die unteren Gliedmaßen, A. iliaca externa, hervorgehen.

Vom Arcus aortae gehen 3 große Arterienstämme ab:
- Truncus brachiocephalicus, der sich teilt in die A. subclavia dextra für den rechten Arm und die A. carotis communis dextra für die rechte Kopfhälfte;
- A. subclavia sinistra, die den linken Arm versorgt;
- A. carotis communis sinistra, welche die linke Kopfhälfte versorgt.

Die Aorta thoracica gibt paarige Zwischenrippenarterien ab, die in den Interkostalräumen verlaufen und die Muskulatur und die Haut des Thorax versorgen.

Aus der Aorta abdominalis entspringen die ebenfalls paarigen Arterien zum Zwerchfell (A. phrenica), zu den Nieren (A. renalis), zu den Keimdrüsen (A. ovarica bzw. A. testicularis). Außerdem gibt die Aorta abdominalis 3 große unpaare Äste an die Eingeweide ab:

- den Truncus coeliacus, für die Versorgung von Magen, oberem Duodenum, Leber, Milz und Pankreas,
- die A. mesenterica superior und
- die A. mesenterica inferior für die Versorgung der anderen Darmabschnitte.

9.6.2 Venen des Körperstamms

Das Blut, das auf jeder Seite vom Kopf und Hals durch die V. jugularis interna und vom Arm durch die V. subclavia zurückströmt, sammelt sich auf beiden Seiten in einer V. brachiocephalica (Abb. 9.18). Die rechte und die linke V. brachiocephalica vereinigen sich zur oberen Hohlvene (V. cava superior), die in den rechten Vorhof des Herzens einmündet. Das Blut, das aus den Beinen und dem Becken zurückfließt, läuft über die linke und die rechte V. iliaca communis, die sich zur unteren Hohlvene (V. cava inferior) vereinigen. Die V. cava in-

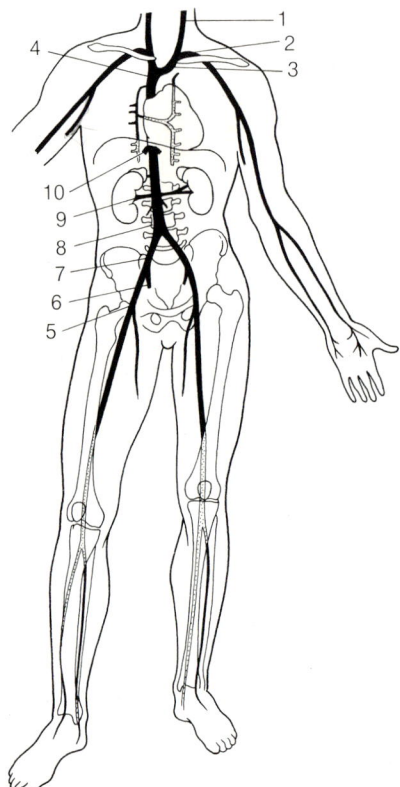

Abb. 9.18. Große Venen. **1** = V. jugularis interna (innere Drosselvene), **2** = V. subclavia (Unterschlüsselbeinvene), **3** = V. brachiocephalica (Kopf-Arm-Vene), **4** = V. cava superior (obere Hohlvene), **5** = V. femoralis (Oberschenkelvene, **6** = V. iliaca interna (innere Beckenvene), **7** = V. iliaca communis (gemeinsame Beckenvene), **8** = V. cava inferior (untere Hohlvene), **9** = V. renalis (Nierenvene), **10** = Vv. hepaticae (Lebervenen). (Aus Schiebler und Schmidt 1987)

ferior nimmt während ihres Aufstiegs zum Herzen das Blut der paarigen Baucheingeweide auf und mündet ebenfalls in den rechten Vorhof.

Das Blut aus großen Teilen des Magen-Darm-Traktes, der Milz und des Pankreas wird in der V. portae gesammelt, durchströmt dann die Leber und fließt mit den Lebervenen (Vv. hepaticae) ebenfalls in die V. cava inferior.

Zwischen den Venensystemen der oberen und der unteren Körperhälfte bestehen Anastomosen, die im Fall einer Behinderung des venösen Rückflusses einen Kollateralkreislauf zwischen V. cava inferior und V. cava superior ermöglichen. Die beiden wichtigsten Anastomosen sind die V. hemiazygos auf der linken Körperseite und die V. azygos auf der rechten Körperseite.

9.6.3 Gefäße und Gefäßversorgung der Extremitäten

Armarterien

Die arterielle Blutversorgung des Armes stammt aus der A. subclavia, die – wie ihr Name besagt – unter der Klavikula hindurchläuft und in der Region der Achselhöhle A. axillaris heißt. Nach Übertritt an den Oberarm wird sie zur

A. brachialis, die als wichtigsten Ast die tiefe Oberarmarterie, die A. profunda brachii, abgibt. Ungefähr auf der Höhe der Ellenbogen teilt sie sich in eine A. radialis und eine A. ulnaris, die für die Versorgung des Unterarms und der Hand verantwortlich sind. Kurz nachdem sich die A. brachialis in die A. radialis und die A. ulnaris geteilt hat, gibt jede dieser Arterien verschiedene rückläufige Arterienäste ab, die weiter oben am Arm wiederum mit der A. brachialis anastomosieren. Diese rückläufigen Arterien gehören zum Kollateralkreislauf des Arms. Sie erhalten ihre volle Bedeutung im Falle einer Stenose oder Obstruktion der A. brachialis, da sie dann die Blutversorgung des Arms weitgehend sicherstellen können. Im Bereich der Hand bilden die A. radialis und die A. ulnaris zusammen einen tiefen und einen oberflächlichen Hohlhandbogen, die 2 wichtige Anastomosen zwischen der A. radialis und der A. ulnaris darstellen.

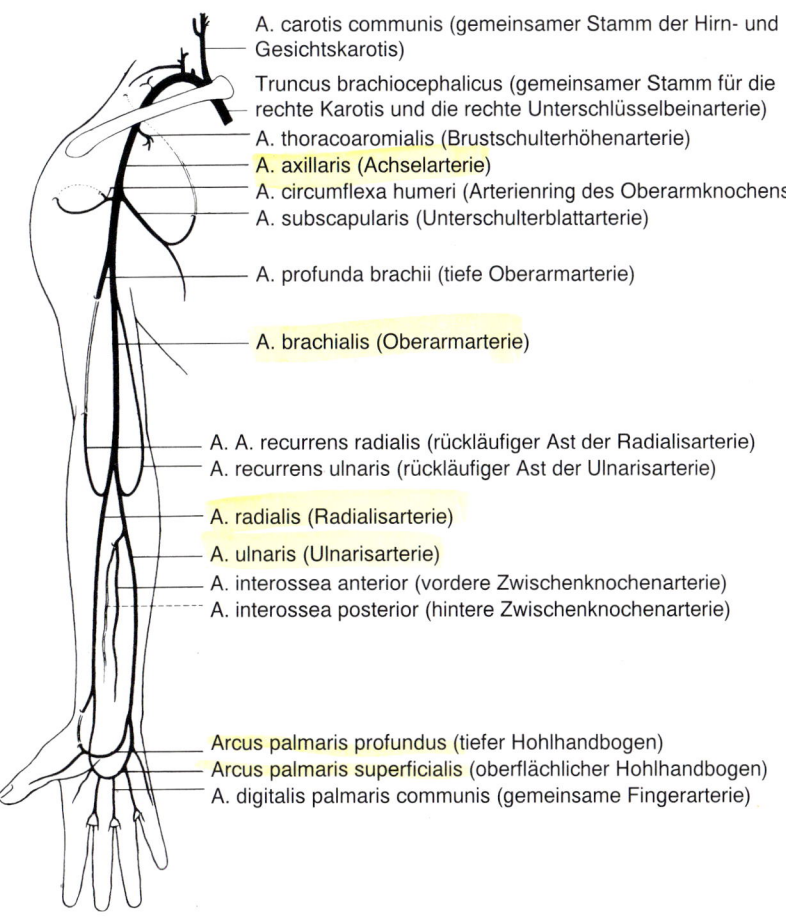

A. carotis communis (gemeinsamer Stamm der Hirn- und Gesichtskarotis)

Truncus brachiocephalicus (gemeinsamer Stamm für die rechte Karotis und die rechte Unterschlüsselbeinarterie)

A. thoracoaromialis (Brustschulterhöhenarterie)

A. axillaris (Achselarterie)

A. circumflexa humeri (Arterienring des Oberarmknochens)

A. subscapularis (Unterschulterblattarterie)

A. profunda brachii (tiefe Oberarmarterie)

A. brachialis (Oberarmarterie)

A. A. recurrens radialis (rückläufiger Ast der Radialisarterie)

A. recurrens ulnaris (rückläufiger Ast der Ulnarisarterie)

A. radialis (Radialisarterie)

A. ulnaris (Ulnarisarterie)

A. interossea anterior (vordere Zwischenknochenarterie)

A. interossea posterior (hintere Zwischenknochenarterie)

Arcus palmaris profundus (tiefer Hohlhandbogen)

Arcus palmaris superficialis (oberflächlicher Hohlhandbogen)

A. digitalis palmaris communis (gemeinsame Fingerarterie)

Abb. 9.19. Arterien des Armes. (Aus Faller 1978)

Aus dem tiefen Hohlhandbogen gehen die eigentlichen Fingerarterien hervor. Bedingt durch die Anastomosen zwischen der A. radialis und der A. ulnaris (den Hohlhandbögen) ist bei einer Verletzung eines dieser Gefäße das andere ebenfalls zu unterbinden, da sonst die Blutung nicht zum Stoppen kommt (Abb. 9.19).

Armvenen

Das venöse Blut des Unterarms wird zur Hauptsache in den tief liegenden Begleitvenen gesammelt. Ein Teil fließt über die verschiedenen kleinen und kleinsten Hautvenen ab, deren Blut im wesentlichen in 2 großen Hautvenen gesammelt wird. Das Blut der Radialseite des Unterarms sammelt sich in der V. cephalica, die im Bereich oberhalb des M. deltoideus in die V. axillaris mündet.

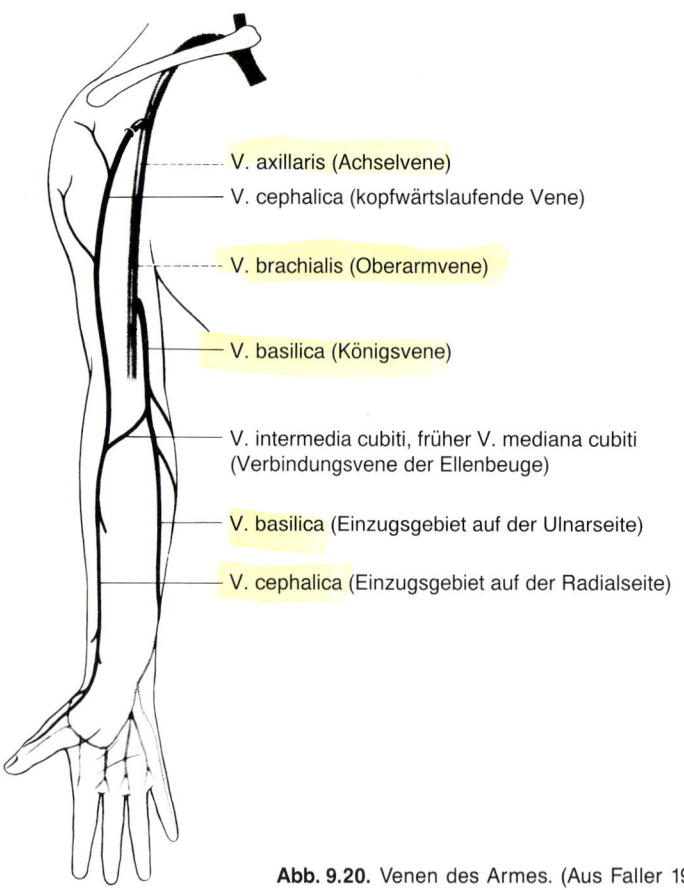

V. axillaris (Achselvene)

V. cephalica (kopfwärtslaufende Vene)

V. brachialis (Oberarmvene)

V. basilica (Königsvene)

V. intermedia cubiti, früher V. mediana cubiti (Verbindungsvene der Ellenbeuge)

V. basilica (Einzugsgebiet auf der Ulnarseite)

V. cephalica (Einzugsgebiet auf der Radialseite)

Abb. 9.20. Venen des Armes. (Aus Faller 1978)

Das Blut der Ulnarseite sammelt sich in der V. basilica, die im Bereich unterhalb des M. deltoideus in die V. brachialis mündet. Die V. brachialis geht über in die V. axillaris.

Der weitere Verlauf ist: V. subclavia, V. brachiocephalica, V. cava superior, rechter Vorhof.

Im Bereich der Ellenbeuge ist eine Verbindung zwischen dem Gebiet der V. cephalica und der V. basilica vorhanden, die V. mediana cubiti. Als Hautvene ist sie sehr gut sichtbar und wird deshalb häufig als Einstichstelle für Injektionen oder Blutentnahmen verwendet. Dies ist nicht immer möglich, da die V. mediana cubiti – wie alle Hautvenen – eine große Variabilität von Individuum zu Individuum zeigt. Deshalb ist sie manchmal nur sehr klein oder gar nicht vorhanden (Abb. 9.20).

Beinarterien

Aus der Aorta gehen die rechte und die linke A. iliaca communis hervor, die sich jeweils in 2 Äste teilen, die A. iliaca interna. Diese versorgt die Beckenorgane und die A. iliaca externa, welche das Bein versorgt.

Die A. iliaca externa läuft unter dem Ligamentum inguinale (Leistenband) hindurch auf die Vorderseite des Oberschenkels und wird dort zur A. femoralis. Die A. femoralis gibt verschiedene kleinere Äste ab, die den Oberschenkel versorgen. Ein wichtiger Ast, der ebenfalls den Oberschenkel versorgt, ist die A. profunda femoris. Kurz bevor die A. femoralis diese Region verläßt, läuft sie durch den Adduktorenkanal auf die Rückseite des Kniegelenks und wird dort zur A. poplitea. Damit folgt sie einem wichtigen Prinzip: es besagt, daß die Arterien immer auf der Beugeseite über ein Gelenk hinwegziehen, damit sie bei der Beugung mechanisch nicht zu sehr beansprucht werden (Zug, Quetschung etc.).

Aus der A. poplitea gehen 3 wichtige Äste für die Versorgung des Unterschenkels und des Fußes hervor:

- die A. tibialis anterior, die auf der Vorderseite des Unterschenkels verläuft,
- die A. peronea, die auf der Außenseite des Unterschenkels verläuft,
- die A. tibialis posterior, deren Endäste die Fußsohle versorgen (Abb. 9.21).

Beinvenen

Neben den tief gelegenen Begleitvenen, die wie am Arm paarig die versorgenden Arterien begleiten, sind am Bein regelmäßig zwei große Hautvenen vorhanden.

Die V. saphena magna entsorgt auf der Medialseite des Beines und mündet im Oberschenkelbereich in die V. femoralis. Die V. saphena parva entsorgt im Lateralbereich des Unterschenkels und mündet in die V. poplitea, die ihrerseits nach Durchtritt durch den Adduktorenkanal zur V. femoralis wird.

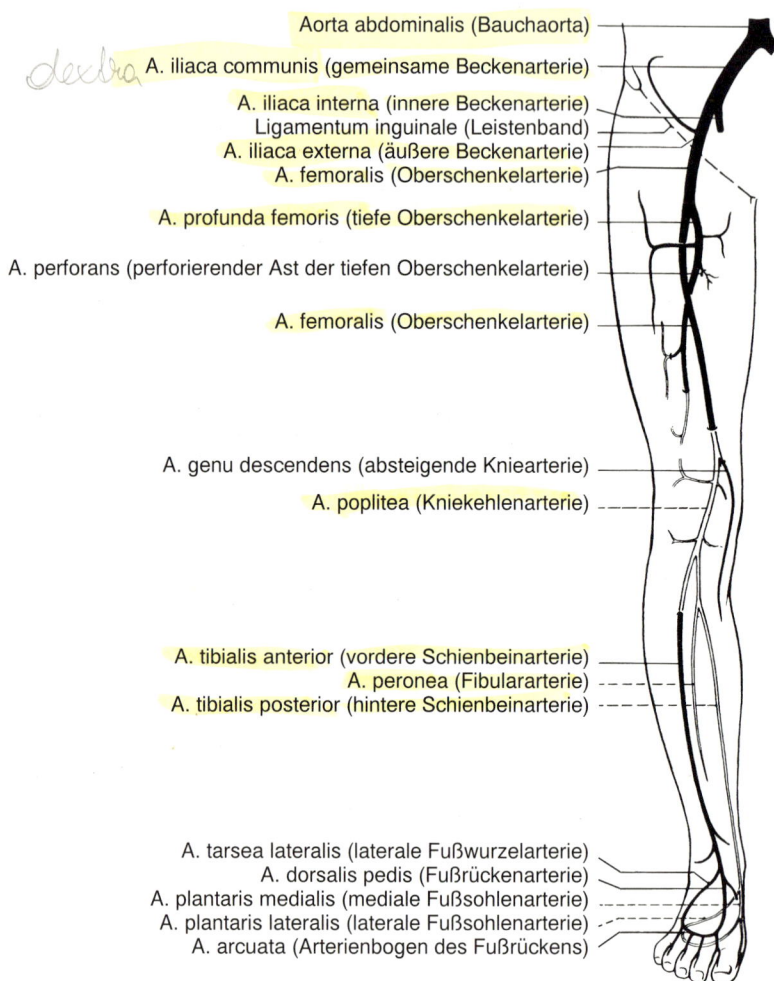

Aorta abdominalis (Bauchaorta)

dextra A. iliaca communis (gemeinsame Beckenarterie)

A. iliaca interna (innere Beckenarterie)
Ligamentum inguinale (Leistenband)
A. iliaca externa (äußere Beckenarterie)
A. femoralis (Oberschenkelarterie)

A. profunda femoris (tiefe Oberschenkelarterie)

A. perforans (perforierender Ast der tiefen Oberschenkelarterie)

A. femoralis (Oberschenkelarterie)

A. genu descendens (absteigende Kniearterie)
A. poplitea (Kniekehlenarterie)

A. tibialis anterior (vordere Schienbeinarterie)
A. peronea (Fibulararterie)
A. tibialis posterior (hintere Schienbeinarterie)

A. tarsea lateralis (laterale Fußwurzelarterie)
A. dorsalis pedis (Fußrückenarterie)
A. plantaris medialis (mediale Fußsohlenarterie)
A. plantaris lateralis (laterale Fußsohlenarterie)
A. arcuata (Arterienbogen des Fußrückens)

Abb. 9.21. Arterien des Beines. (Aus Faller 1978)

Bei entsprechender Prädisposition sowie bei einer Abflußbehinderung kann es zu einer Bildung von Krampfadern (Varizen) kommen. Varizen sind auch an anderen Orten im Körper möglich (Anus, Ösophagus etc.). Im Bereich der Beine betreffen sie immer Äste der V. saphena magna und/oder Äste der V. saphena parva (Abb. 9.22).

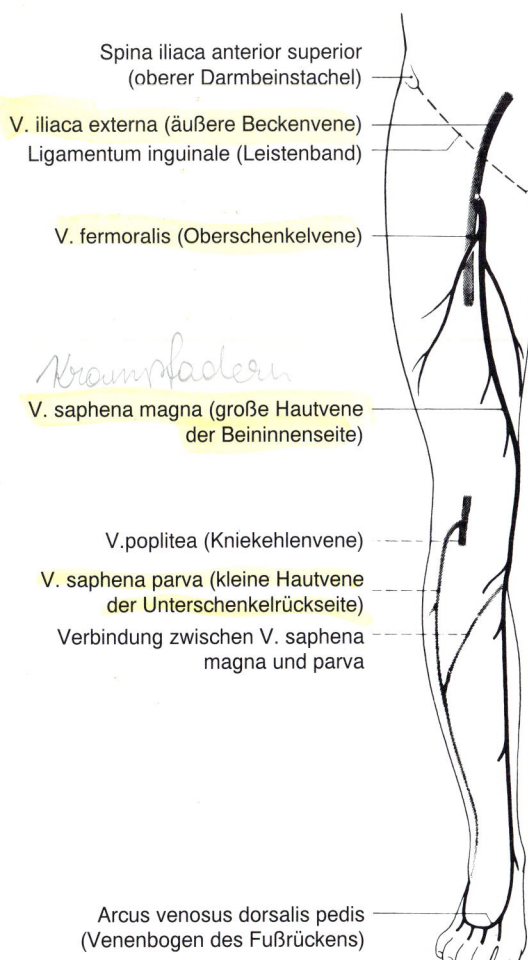

Spina iliaca anterior superior
(oberer Darmbeinstachel)

V. iliaca externa (äußere Beckenvene)
Ligamentum inguinale (Leistenband)

V. fermoralis (Oberschenkelvene)

Krampfadern

V. saphena magna (große Hautvene
der Beininnenseite)

V.poplitea (Kniekehlenvene)

V. saphena parva (kleine Hautvene
der Unterschenkelrückseite)

Verbindung zwischen V. saphena
magna und parva

Abb. 9.22. Venen des Beines.
(Aus Faller 1978)

Arcus venosus dorsalis pedis
(Venenbogen des Fußrückens)

9.7 Zusammenfassung Herz-Kreislauf-System

▶ **Wichtigste Aufgaben des Herz-Kreislauf-Systems**
- Transport der Atemgase,
- Transport der Nahrungsbestandteile,
- Verteilsystem für alle im Körper zirkulierenden Stoffe.

▶ **Herz**
Das Herz liegt im Mediastinum auf dem Zwerchfell. Die Herzspitze berührt auf der Medioklavikularlinie den 5. Interkostalraum. Das durchschnittliche Herzgewicht beträgt 280 g (Frau) bzw. 330 g (Mann). Der rechte Herzrand überragt das Brustbein um Fingerbreite.

Die Herzwand besteht von innen nach außen aus: Endokard, Myokard, Epikard, Perikard. Das Epikard ist das viszerale Blatt des Herzbeutels, das Perikard das parietale. Das Perikard ist mit dem Centrum tendineum des Zwerchfells verwachsen.

Das rechte Herz betätigt den kleinen Kreislauf, das linke Herz den großen. Linkes und rechtes Herz sind durch das Herzseptum voneinander getrennt.

Sowohl das linke wie auch das rechte Herz besitzen einen Vorhof (Atrium) und eine Kammer (Ventrikel). Atrium und Ventrikel sind durch die **Segelklappen** voneinander getrennt. Linkes Herz: Mitral- oder Bikuspidalklappe. Rechtes Herz: Trikuspidalklappe. Die Ventrikel sind vom dahinterliegenden Gefäßabschnitt durch die **Taschenklappen** getrennt. Linkes Herz: Aortenklappe. Rechtes Herz: Pulmonalklappe. Die Herzklappen (Ventile) liegen in einer Ebene, der Ventilebene. Sie sind von Bindegewebefasern, an denen die Muskulatur ansetzt, umgeben. Die Bindegewebefasern werden als Herzskelett bezeichnet.

Herzmuskel (Myokard)
Das Myokard wird durch 2 Herzkranzgefäße versorgt: A. coronaria sinistra und dextra. Die beiden wichtigsten Endäste dieser Gefäße sind: Ramus interventricularis anterior und posterior. Die Herzkranzgefäße sind funktionelle Endarterien. Je nach Belastung werden zwischen 5 und 10% des HMV ins Myokard gepumpt, das keine Sauerstoffschuld eingehen kann.

Die Kontraktion des Myokards heißt Systole, die Dilatation Diastole. Während der Vorhofsystole wird die Ventilebene verlagert. Dabei werden die Kammern zu 30% gefüllt. Die restlichen 70% strömen während der Kammerdiastole nach. Das Herz arbeitet als Saug- und Druckpumpe.

Die Kammersystole besteht aus Anspannungszeit und Austreibungszeit. Während der Anspannungszeit kommt es zu einer isovolumetrischen Kontraktion, die der intraventrikulären Druckerhöhung dient. Sobald der arterielle Druck erreicht ist, öffnen sich die Taschenklappen, und die Austreibungszeit beginnt.

Der arterielle Blutdruck im großen Kreislauf beträgt im Normalfall 120/80 (Systole/Diastole), im Lungenkreislauf 25/15 (jeweils mmHg).

Die Erregung des Myokards geht vom Sinusknoten (Schrittmacherregion) aus, wird durch Erregung der Muskelzellen weitergeleitet an den AV-Knoten, um von hier aus über das His-Bündel (2 Schenkel) in die Endaufzweigungen, die Purkinje-Fasern zu gelangen.

Die vegetativen Herznerven (Sympathikus/Parasympathikus) modulieren die Herzfrequenz, die Kraftentwicklung, die Erregbarkeitsschwelle, wie auch den Erregungsablauf nach oben (Sympathikus) oder unten (Parasympathikus).

Herztöne:
1. Ton: 25–45 Hz = Anspannungston.
2. Ton: 50 Hz; wird durch Schluß der Taschenklappen erzeugt.

Pumpleistung:
Schlagvolumen (SV) in Ruhe und Rückenlage = ca. 80 ml.
Herzminutenvolumen (HMV) = SV·Frequenz (F) = ca. 5,6 l/min.

Das SV wird durch den Frank-Starling-Mechanismus geregelt. Dieser besagt, daß die Kraft der Kontraktion proportional der Länge der Herzmuskelfaser ist und die Länge vom enddiastolischen Volumen abhängt.

▶ **Blut:**
Die normale Blutmenge entspricht 8% des Körpergewichts, also 4–6 l bei 50–70 kg.

▶ **Blutbestandteile:**
Hämatokrit (Menge der geformten Blutbestandteile am Gesamtblut) = 45%. Plasma = 55%.

Erythrozyten gehen aus Erythroblasten hervor. Sie sind kernlos und enthalten nur noch Hämoglobin. Erythrozyten pro mm^3: beim Mann 5,2 Mio., bei der Frau 4,6 Mio. Wichtigster endogener Faktor für die Blutbildung: Erythropoietin (Hormon aus der Niere).

Blutsenkungsgeschwindigkeit (BSG) wird durch Agglomerine erhöht.

Das **mittlere korpuskuläre Hämoglobin** (MCH) beträgt 28–32 pg (pikogramm = pg).

▶ **Blutgruppen:**
Agglutinogene auf den Erythrozytenmembranen (= antigene Determinanten) können die Eigenschaften A, B, AB und 0 (Null) aufweisen (AB0-System). Mit Ausnahme der eigenen Blutgruppe werden Agglutinine (Antikörper) gegen die Agglutinogene gebildet.

Die **Major-Reaktion** bei der Transfusion gruppenungleichen Blutes entsteht, wenn der Empfänger Agglutinine (Antikörper) gegen das Spenderblut besitzt. Die **Minor-Reaktion** entsteht, wenn der Spender Agglutinine gegen das Empfängerblut besitzt.

85% der Menschen besitzen einen Faktor (rhesuspositiv, (Rh$^+$) auf ihren Erythrozyten, gegen den die restlichen 15% (rhesusnegativ, (Rh$^-$) einen Antikörper bilden können (Kontakt vorausgesetzt). Deshalb kann es bei Schwangerschaften einer rhesusnegativen Mutter mit einem rhesuspositiven Kind zu Problemen kommen.

▶ **Blutplasma:**
Die Menge des Blutplasmas beträgt ca. 4,5% des Körpergewichts. Serum ist Plasma ohne Fibrinogen. Plasma ist eine 7- bis 9%ige wäßrige Lösung.

Proteine machen den Hauptanteil der gelösten Stoffe aus (6–8 g/100 ml). Mit Elektrophorese lassen sich 5 verschiedene Gruppen von Proteinen trennen: Albumin, α_1-Globuline, α_2-Globuline, β-Globuline, γ-Globuline (Fibrinogen wandert bei der Elektrophorese mit den γ-Globulinen).

Die meisten **Plasmaproteine** haben Transportaufgaben, 1 Albuminmolekül kann 25 Bilirubinmoleküle transportieren (Albumin ist auch für den onkotischen Druck verantwortlich).

Bei **Pathoproteinämien** ist die Zusammensetzung der Plasmaproteine verändert. Man unterscheidet Dys-, Para- und Defektproteinämien.

Zelluläre Proteine im Plasma sind Ausdruck eines physiologischen (und auch pathologischen) Zelluntergangs, bei dem Enzyme ins Blut gelangen. Bei Herzinfarkt sind HBDH und CPK erhöht, bei Leberzirrhose sind GPT und GLDH erhöht.

Lipide im Plasma sind: Triglyzeride, Cholesterin, freie Fettsäuren, HDL („gutes Fett"), VDL, LDL („schlechtes Fett") und Phospholipide. Der Cholesteringehalt des Serums sollte unter 5,2 mmol/l liegen.

Glukose wird als Substrat für die Energiegewinnung (ATP) benötigt. Der Nüchternwert sollte zwischen 3,33 mmol/l und 5,55 mmol/l liegen. Bei Bedarf werden die Glykogenreserven mobilisiert oder der Weg der Glukoneogenese beschritten (Umwandlung von Kohlenhydraten und Proteinen in Glukose).

Stickstoffhaltige Substanzen, die nach Ausfällung der Proteine (die Stickstoff enthalten) noch im Blut vorhanden sind, werden als **Rest-N** bezeichnet. Von Bedeutung sind Kreatinin (Muskelstoffwechsel), Harnstoff (Aminosäuren- und Proteinstoffwechsel) und Harnsäure (Nukleinsäurestoffwechsel).

Wasser- und Elektrolythaushalt:
Beide Haushalte sind zwangsläufig aneinandergekoppelt wegen des osmotischen Ausgleichs an semipermeablen Membranen. Die treibenden Kräfte zwischen dem Blut, dem Interstitium und dem Intrazellularraum sind: osmotischer, onkotischer und hydrostatischer Druck.

Osmotischer und onkotischer Druck sind lediglich von der Anzahl gelöster Teilchen in der entsprechenden Flüssigkeit abhängig. Der onkotische Druck beträgt 25 mmHg, er sorgt für einen Rückstrom von Flüssigkeit im venennahen Kapillarbereich.

Die Summe der Anionen (negativ geladene Ionen) und der Kationen (positiv geladene Ionen) ist in den einzelnen Kompartimenten gleich groß.

Der **pH-Wert** des arteriellen Blutes beträgt 7,4 und darf nur im Bereich zwischen 7,0 und 7,7 variieren. Dies entspricht einer 7fachen Konzentrationsänderung der H^+-Ionen. Durch **Puffersubstanzen** im Blut werden je nach Bedarf H^+-Ionen aufgenommen oder abgegeben, um die Konstanz des pH-Wertes zu ermöglichen. Die wichtigsten Puffersubstanzen des Blutes sind: Bikarbonat, Protein, Hämoglobin.

Abweichungen des pH-Wertes:
Sie werden je nach Entstehung als respiratorische oder metabolische Alkalose und Azidose bezeichnet.

Blutstillung:
Ein 30%iger Blutverlust ist lebensbedrohlich, ein 50%iger tödlich. Deshalb verfügt der Körper über 2 Mechanismen der Hämostase (Blutstillung):
Primäre Hämostase führt zur Gefäßkonstriktion (Serotonin der Thrombozyten) und zur Bildung eines weißen Thrombus (reversibel).
Die eigentliche Blutgerinnung ist die **sekundäre Hämostase**. Sie führt zur Bildung des irreversiblen roten Thrombus. Die sekundäre Hämostase kann in 3 Phasen unterteilt werden:
– Vorphase: Sie kann auf 2 Wegen in Gang gesetzt werden („extrinsic"/extravasal oder „intrinsic"/intravasal). Sie führt zur Bildung des Prothrombinumwandlungsfaktors.
– Phase 1: Der Prothrombinumwandlungsfaktor wandelt Prothrombin in Thrombin um.
– Phase 2: Unter der Wirkung von Thrombin wird Fibrinogen in Fibrin umgewandelt.

Blutgerinnung:
An der Blutgerinnung sind 12 **Gerinnungsfaktoren** beteiligt (numeriert mit den römischen Zahlen I–V und VII–XIII). Unter der Wirkung von Faktor XIII wird Fibrin stabilisiert. In der Nachgerinnung kommt es zur Retraktion des Fibrins, damit nähern sich die Wundränder, und es wird Flüssigkeit ausgepreßt.

Gerinnungshemmung:
Die Gerinnungshemmung läuft physiologischerweise unter der Wirkung von Antithrombin III und Protein C ab.

Für die **therapeutische Gerinnungshemmung** (**Antikoagulation**) werden direkt und indirekt wirkende Antikoagulanzien eingesetzt.
Direkt wirkendes Antikoagulans: Heparin. Es bildet zusammen mit einem Blutfaktor das Antithrombin, das die Bildung von Fibrin hemmt. Heparinwirkung kann durch basische Polypeptide aufgehoben werden, z. B. durch Protamin.
Indirekt wirkende Antikoagulanzien: Vitamin-K-Antagonisten, z. B. Dicumarol. Es verdrängt Vitamin K aus der Leber, wo es für die Synthese der Gerinnungsfaktoren benötigt wird. Wirkung tritt nach 24–36 h ein. Kann durch hochdosiertes Vitamin K aufgehoben werden.

▶ **Fibrinolyse:**
Fibrinolyse hält physiologischerweise die Fibrineinlagerung in Grenzen, löst außerdem vorhandenes Fibrin auf und leitet damit die Reparatur von Gewebsdefekten ein. Fibrinolyse steht normalerweise mit der Gerinnung im Gleichgewicht.

Ablauf der Fibrinolyse: Plasminogen wird durch Aktivatoren in Plasmin umgewandelt. Plasmin baut Fibrin in Fibrinopeptide ab, die löslich sind. Antiplasmin hält die Aktivität des Plasmins in Grenzen. Plasmin kann gut in Thromben eindringen, Antiplasmin nicht. Somit kann Plasmin Thromben von innen heraus auflösen.

▶ **Gerinnungsstörungen (Koagulopathien):**
Bei Fehlen einzelner oder mehrerer Gerinnungsfaktoren kommt es zur Gerinnungsstörung.

Angeborene Gerinnungsstörung: Hämophilie A (Faktor VIII fehlt) und Hämophilie B (Faktor IX fehlt).

Erworbene Gerinnungsstörung: Leberschaden oder Vitamin-K-Mangel. In beiden Fällen können Gerinnungsfaktoren nicht produziert werden.

EKG:
Das Elektrokardiogramm ist die Ableitung an der Körperoberfläche von Summenpotentialen der Herzpolarisation und Repolarisation. Die Ausschläge des EKG werden mit den Buchstaben P, Q, R, S, T bezeichnet. Man unterscheidet unipolare (Wilson V_1-V_6) und bipolare Ableitungen (Einthoven I, II, III).

Bedeutung der Intervalle: PR = Vorhofdepolarisation, QRS = Ventrikeldepolarisation, QT = Depolarisation und Repolarisation der Ventrikel, ST = Repolarisation der Ventrikel, PQ = Überleitungszeit.

▶ **Arterien und Venen:**
Der **Aufbau** von Arterien und Venen ist ähnlich: Beide besitzen eine Intima (Endothel, Elastica interna), Media (glatte Muskelfasern, elastische Fasern) und Adventitia (BG, Fett). Bei Arterien sind aufgrund des höheren Innendruckes v.a. die Intima und die Media stärker gebaut als bei Venen.

Herznahe Arterien besitzen viele elastische Fasern in der Media, sie gehören zu den elastischen Arterien und haben eine Windkesselfunktion.

Herzferne Arterien besitzen eine muskelstarke Media und werden als Arterien vom muskulären Typ zu den Widerstandsgefäßen gerechnet.

Der eigentliche **Stoffaustausch** findet in den Kapillaren statt. Sie enthalten lediglich 5% des Blutes. Kapillaren besitzen lediglich die Intima. Je nach Stromgebiet können sie vollständig geschlossen, fenestriert oder buchtenartig erweitert sein (Sinusoide).

Im Unterschied zu Arterien besitzen Venen Klappen, die die Strömungsrichtung vorgeben.

Durch einen **Kollateralkreislauf** wird die arterielle Versorgung von 2 oder mehreren Arterien gewährleistet (z. B. A. ulnaris, A. radialis).

Anastomosen sind Kurzschlüsse zwischen Gefäßen. Meist sind es Kurzschlüsse zwischen Arterien und Venen ohne dazwischengeschaltetes Kapillargebiet. Anastomosen zwischen Arterien nennt man **Kollateralkreislauf**, Anastomosen zwischen Venen heißen **Plexus**.

Begleitvenen sind meist paarig (Ausnahme: große herznahe Venen). **Hautvenen** sind unpaar, liegen in der Subkutis und sind sehr variabel.

Große Arterien des Körperstammes:
Aortenbogen (gibt ab: Truncus brachiocephalicus, A. subclavia sinistra, A. carotis communis sinistra), Aorta thoracica, Aorta abdominalis, A. iliaca communis (dextra+sinistra), A. iliaca interna+externa (dextra+sinistra).

Äste der A. abdominalis:
Paarig: A. phrenica, A. renalis, A. ovarica resp. A. testicularis.

Unpaar: Truncus coeliacus, A. mesenterica superior, A. mesenterica inferior.

Venen des Körperstammes:
Vom Kopf und Arm: V. jugularis interna, V. subclavia (Arm), V. brachiocephalica, V. cava superior.

Aus der unteren Körperregion (Bein und Bauchraum) V. portae in die Leber (Magen-Darm-Trakt) Vv. hepaticae, V. cava inferior.

Aus den unteren Extremitäten: V. iliaca externa.

Aus dem unteren Bauchraum: V. iliaca interna. V. iliaca externa und interna bilden die V. iliaca communis, die in die V. cava inferior mündet.

Armarterien:
A. subclavia, A. axillaris, A. brachialis. Die A. brachialis spaltet sich in A. radialis und A. ulnaris und A. profunda brachii.

Hautvenen des Armes:
V. cephalica (von der Radialseite), V. basilica (von der Ulnarseite).

Beinarterien:
A. iliaca externa, A. femoralis, A. tibialis anterior, A. tibialis posterior, A. peronea.

Hautvenen des Beines:
V. saphena magna (Medialseite), V. saphena parva (Lateralseite).

10 Geschlechtsapparat und Fortpflanzung

10.1 Geschlechtsmerkmale

Die Gesamtheit der Unterscheidungsmerkmale zwischen Mann und Frau wird als Geschlechtsmerkmale bezeichnet. Man unterscheidet zwischen primären, sekundären und tertiären Geschlechtsmerkmalen:

- **Primär** werden sie genannt, wenn sie schon zum Zeitpunkt der Geburt vorhanden sind. Es handelt sich bei den primären Geschlechtsmerkmalen sowohl um die inneren (Hoden, Eierstöcke etc.) als auch die äußeren Geschlechtsorgane (Penis, Schamlippen etc.), die beim Neugeborenen schon vorhanden sind.

- Die **sekundären** Geschlechtsmerkmale entwickeln sich erst zum Zeitpunkt der Pubertät, unter der Wirkung der dann vermehrt im Körper produzierten Geschlechtshormone. Unter ihrer Wirkung entwickelt sich die Brust, die Schambehaarung; es kommt zu einer geschlechtsspezifischen Körperbehaarung, unterschiedlichen Proportionen im Bau des Kehlkopfes, zu einer typisch männlichen bzw. weiblichen Verteilung der subkutanen Fettpolster etc. + Beckenform ; Bart

- Als **tertiäre** Geschlechtsmerkmale bezeichnet man die unterschiedliche Leistung der einzelnen Organe bei der Frau und beim Mann. Beispiele:
  - Die glomeruläre Filtrationsrate (GFR). Das ist eine Funktionsgröße der Niere, die bei der Frau niedriger ist als beim Mann.
  - Die Anzahl der Erythrozyten pro mm^3, die ca. 4,6 Mio. bei der Frau und ca. 5,2 Mio. beim Mann beträgt.

Der eigentliche „kleine" Unterschied zwischen Frau und Mann liegt jedoch, wie schon in den Kap. 2 und 3 (Zytologie, Histologie) beschrieben, in der genetischen Konstitution, d.h. im Vorhandensein der entsprechenden Chromosomen (Heterosomen-Paar). Dies sind die zwei X-Chromosomen bei der Frau und das XY-Paar beim Mann. Streng genommen ist das Vorhandensein oder Fehlen des Y-Chromosoms der entscheidende Faktor in der Entwicklung von Mann und Frau.

10.1.1 Geschlechtliche Differenzierung

Wenn man einen weiblichen und einen männlichen Embryo während der 4. bis 8. Entwicklungswoche miteinander vergleicht, so kann man aufgrund der ausgebildeten inneren wie äußeren Strukturen keinen Unterschied zwischen beiden feststellen. Dies liegt daran, daß alle Teile des Geschlechtsapparates bei beiden Geschlechtern zunächst gleich angelegt werden. Man redet von einem **Indifferenzstadium**.

Von der 9. Entwicklungswoche an beginnen sich die beiden Geschlechter unterschiedlich zu entwickeln. Jedoch erst gegen Ende des 4. Monats sind die Unterschiede so deutlich, daß auf dem Ultraschallbild eine Identifikation des Geschlechts vorgenommen werden kann.

Die oben erwähnte **Zusammensetzung der Chromosomen** ist für die geschlechtliche Differenzierung verantwortlich. Neben dem Normalfall mit XX (weiblich) oder XY (männlich) sind allerdings viele Abweichungen bekannt, die auf einer Fehlverteilung der Heterosomen (= Geschlechtschromosomen) basieren. So können zusätzliche Chromosomen vorhanden sein (XXY, XYY etc.); es kann aber auch ein X- bzw. das Y-Chromosom fehlen (XO). Ein sehr häufiger Fall der chromosomal bedingten „Intersexualität" ist das **Klinefelter-Syndrom** (XXY), das mit einer Häufigkeit von ca. 1:1000 auftritt. Patienten mit dem Klinefelter-Syndrom weisen einen eunuchoiden[16] Hochwuchs und eine feminine Fettverteilung auf, ihre Hoden sind nicht voll entwickelt. Es können keine befruchtungsfähigen Spermien gebildet werden.

Neben einer Chromosomenfehlverteilung können auch andere Faktoren zu **Intersexualität** führen. Zum Beispiel kann bei normalem Chromosomensatz eine testikuläre Feminisierung auftreten; d.h. das Individuum weist ein weibliches Erscheinungsbild auf, es besitzt allerdings nur eine blind endigende Vagina, und anstelle von Eierstöcken sind lediglich rudimentäre Hoden in der Bauchhöhle vorhanden. Ein solcher Fall wird als **Pseudohermaphroditismus**[17] bezeichnet. Echter Hermaphroditismus besteht dann, wenn gleichzeitig Eierstöcke und Hoden vorhanden sind. Dies kann bei niederen Wirbeltieren (z.B. Fröschen) relativ häufig beobachtet werden, kommt beim Menschen allerdings praktisch nicht vor.

10.1.2 Pubertät

Der Beginn der Pubertät ist gekennzeichnet durch eine vermehrte Bildung von Geschlechtshormonen in den entsprechenden Drüsen. So werden z.B. im Ovar vermehrt Östrogene und im Hoden vermehrt Testosteron gebildet. Diese Hormonproduktion wird in Gang gesetzt durch die Ausschüttung von übergeordneten Hormonen aus der Hirnanhangsdrüse. Allgemein kommt es dadurch zu Veränderungen im Körper. Besonders auffällig ist die „puberale Streckung",

---

[16] Eunuchen sind kastrierte Haremswächter.
[17] Nach den griechischen Göttern Hermes und Aphrodite.

ein durch die Hormone ausgelöster Wachstumsschub. Der Kehlkopf des Mannes ändert seine Dimensionen, dadurch kommt es zum Stimmbruch (s. Kap. 8: Atmungsapparat).

Die apokrinen Schweißdrüsen, mit ihrem durch Bakterien zersetzbaren Sekret, fangen mit der Schweißproduktion an.

In Europa liegt der Beginn der Pubertät bei der Frau zwischen dem 10. und 14. Lebensjahr, beim Mann in der Regel etwas später, zwischen dem 12. und 14. Lebensjahr. In diese Zeit fällt auch das Erwachen des Geschlechtstriebes; es zeigen sich die Wirkungen der Hormone auf den Geschlechtsapparat. Die hormonellen Veränderungen äußern sich bei der Frau in der ersten Regelblutung (Menarche) und beim Mann in der Möglichkeit zum Samenerguß.

10.2 Weibliche Geschlechtsorgane

Die primären weiblichen Geschlechtsorgane sind bereits zum Zeitpunkt der Geburt vorhanden. Man rechnet dazu sowohl die inneren als auch die äußeren Geschlechtsmerkmale:

Innere Geschlechtsorgane der Frau:
- Eierstock   (Ovarium)
- Eileiter   (Tuba uterina)
- Gebärmutter   (Uterus)
- Scheide   (Vagina)
- akzessorische Drüsen:
  kleine Vorhofdrüsen   (Glandulae vestibulares minores)
  große Vorhofdrüsen   (Glandulae vestibulares majores)

Äußere Geschlechtsorgane der Frau:
- Schamberg   (Mons pubis)
- kleine Schamlippe   (Labium minus; Plural: Labia minora)
- große Schamlippe   (Labium majus; Plural: Labia majora)
- Scheidenvorhof   (Vestibulum vaginae)
- Kitzler   (Klitoris)

Die inneren Geschlechtsorgane liegen im weiblichen Becken in einer Peritonealduplikatur, die quasi als quergestellte Platte zwischen dem Rektum und der Harnblase eingeschoben ist. Diese Peritonealduplikatur wird in ihrer Gesamtheit als Ligamentum latum (breites Mutterband) bezeichnet. Durch das Ligamentum latum werden die einzelnen Organe überzogen (Abb. 10.4).

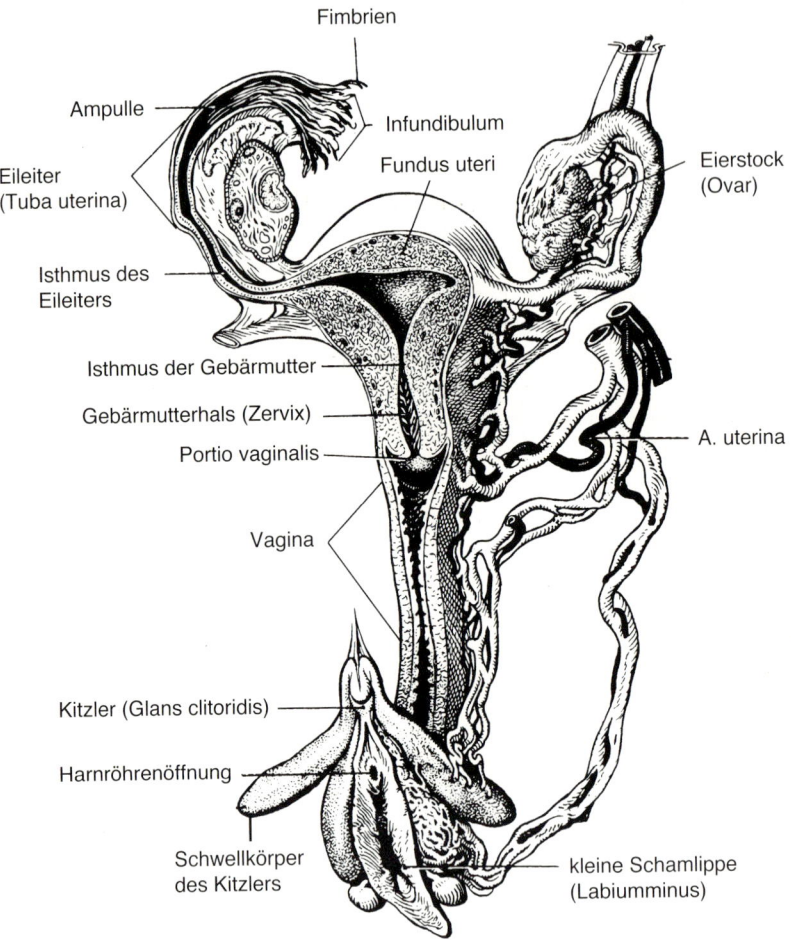

Fimbrien

Ampulle

Infundibulum

Eileiter
(Tuba uterina)

Fundus uteri

Eierstock
(Ovar)

Isthmus des
Eileiters

Isthmus der Gebärmutter

Gebärmutterhals (Zervix)

Portio vaginalis

A. uterina

Vagina

Kitzler (Glans clitoridis)

Harnröhrenöffnung

Schwellkörper
des Kitzlers

kleine Schamlippe
(Labiumminus)

Abb. 10.1. Schema der inneren und äußeren weiblichen Geschlechtsorgane. (Aus Thews et al. 1989)

10.2.1 Primäre weibliche Geschlechtsorgane: innere Organe

Eierstöcke (Ovarien)

Anatomie der Eierstöcke (Ovarien)

Die Ovarien liegen auf jeder Seite des kleinen Beckens in einer Grube (Fossa ovarica), die sich zwischen den beiden großen Beckengefäßen befindet (A. iliaca externa und A. iliaca interna).

Sie haben die Form und Größe einer Mandel in ihrer Schale (ca. 3 cm lang). Durch das Ligamentum latum bedeckt sind sie mit diesem über das Mesovar (ebenfalls eine Peritonealduplikatur) verbunden. Neben dem Mesovar sind 2

Ligamente vorhanden, die das Ovar befestigen: das Lig. ovarii proprium und das Lig. suspensorium ovarii.

Struktur und Funktion der Eierstöcke (Ovarien)

Der Peritonealüberzug der Ovarien wird als Keimepithel bezeichnet. Direkt unter dem Keimepithel liegt eine schwache kollagenfaserige Kapsel, die Tunica albuginea. Das Ovar wird in eine Rinde und ein Mark unterteilt. Im Mark befinden sich v. a. die zu- und abführenden Gefäße. Die für die Funktion der Ovarien wichtigen Strukturen befinden sich im Rindenbereich. Das Bindegewebe der Rinde ist in starken Wirbeln angeordnet. Zwischen den Bindegewebestrukturen liegen die Keimzellen. Zur Zeit der Geburt sind in beiden Eierstöcken ca. 1 Mio. Keimzellen vorhanden. Während des weiteren Lebens werden keine zusätzlichen Keimzellen mehr produziert, im Gegenteil, ein großer Teil dieser Keimzellen geht im Laufe des Lebens zugrunde.

Die Keimzellen liegen in der Rinde in Form von Follikeln, die während des weiteren Lebens verschiedene Entwicklungsstadien durchlaufen. Die einzelnen Follikelstadien sind (Abb. 10.2 und 10.3):

- Primordialfollikel,
- Primärfollikel,
- Sekundärfollikel,
- Tertiärfollikel,
- Graaf-Follikel.

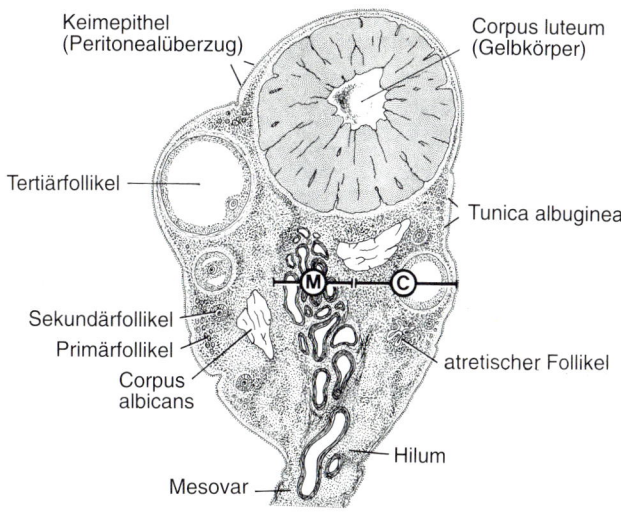

Abb. 10.2. Schnittbild durch einen Eierstock (Ovar) mit dem Mark (**M** = Medulla) und der Rinde (**C** = Cortex). Im Mark befinden sich größere Gefäße, die am Hilum ein- und austreten. Das Mesovar ist die Abfaltung des Peritoneums, durch die eine Peritonealduplikatur entsteht. (Aus Krstic 1984)

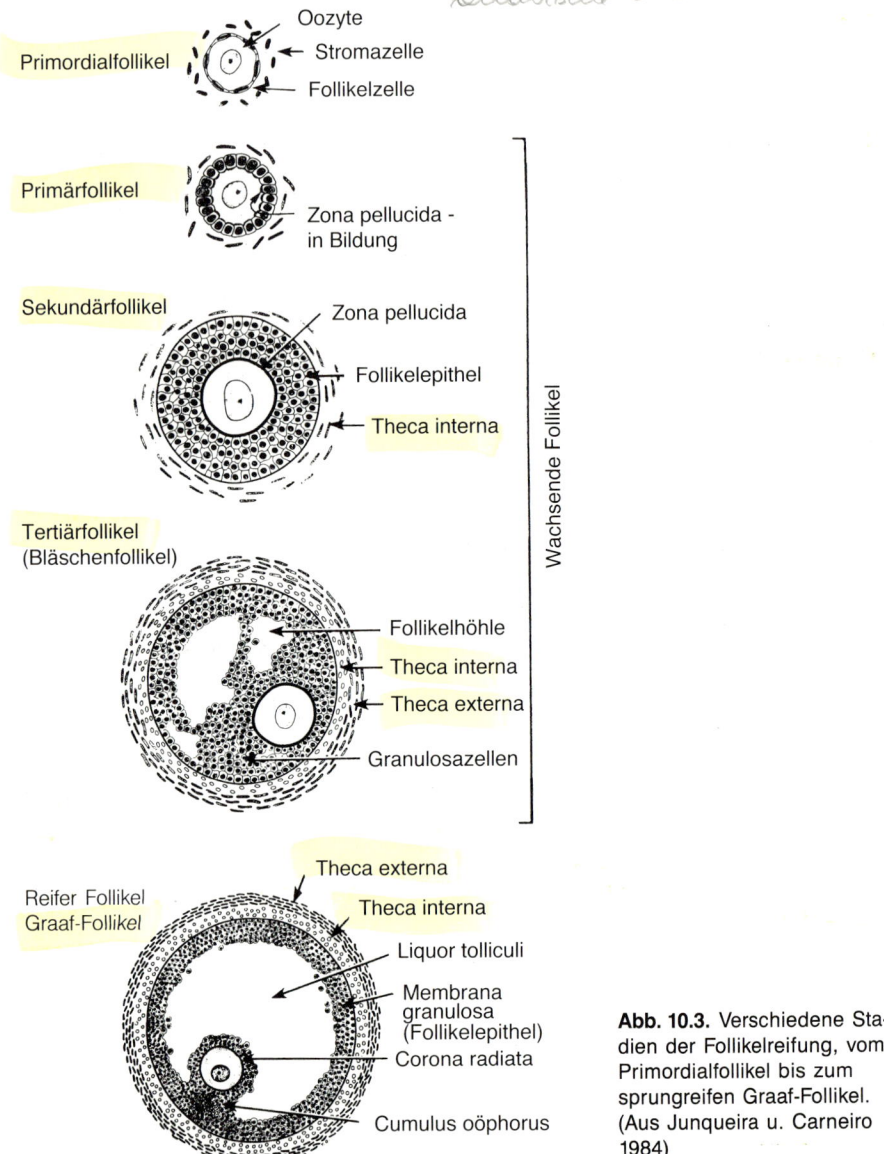

Abb. 10.3. Verschiedene Stadien der Follikelreifung, vom Primordialfollikel bis zum sprungreifen Graaf-Follikel. (Aus Junqueira u. Carneiro 1984)

Primordialfollikel: bestehen aus der Keimzelle und einer dünnen, teilweise unvollständigen Schicht von umgebenden Epithelzellen, die als Follikelepithelzellen bezeichnet werden.

Primärfollikel: besitzen einen vollständigen, einschichtigen Überzug von kubischen Follikelepithelzellen.

Sekundärfollikel: besitzen einen mehrschichtigen Überzug von Follikelepithel. Zwischen dem Follikelepithel und der Eizelle befindet sich eine Glashaut, die Zona pellucida.

Tertiärfollikel: besitzen einen Hohlraum im Follikel, das Antrum folliculi, das eine proteinreiche Flüssigkeit enthält, den Liquor folliculi. Das Follikelepithel ist im Bereich des Eihügels (Cumulus oophorus) in das Cavum vorgewölbt. Im Cumulus oophorus befindet sich die Eizelle (Oozyte). Die Zellen, die die Oozyte umgeben, werden als Corona radiata bezeichnet. Sie werden beim Eisprung zusammen mit der Eizelle ausgestoßen.

Graaf-Follikel: sprungreife Follikel, die einen Durchmesser von bis zu 1 cm besitzen. Sie wölben die Oberfläche des Ovars deutlich aus, so daß bei Betrachtung von außen eine bevorstehende Ovulation (Eisprung) daran entdeckt werden kann.

Um den Tertiärfollikel wie auch um den Graaf-Follikel ist das umgebende Bindegewebe in 2 Schichten organisiert: die zellreiche innere Schicht (Theca interna) und die faserreiche äußere Schicht (Theca externa).

Die **zellreiche Theca interna** produziert Geschlechtshormone, vornehmlich Östrogene. Sie wird deshalb auch als Theca-Organ bezeichnet, das eine selbständige Aufgabe zu erfüllen hat.

Die verschiedenen Stadien der Follikelreifung werden nacheinander durchlaufen. Unter der Wirkung der Hypophysenhormone treten jeweils nur wenige FSH Follikel gleichzeitig in diesen Reifungsprozeß ein.

Bereits zum Zeitpunkt der Geburt haben die Keimzellen mit der **Meiose** (= Reduktionsteilung) begonnen. Die Meiose ist notwendig, um aus den diploiden Oogonien[18] die haploiden Eizellen[19] werden zu lassen:

Zunächst treten die unreifen Eizellen (= primäre Oozyten) in die Prophase der **1. Reifeteilung**. In ihr können sie bis zum Ende des Klimakteriums verweilen, es sei denn, sie entwickeln sich weiter zu sprungreifen Keimzellen. Da dieses Stadium so lange dauern kann, hat es einen eigenen Namen bekommen: **Diktyotän.**

Bereits im Diktyotän paaren sich die homologen Chromosomen (s. Kap. 2: Zytologie). Dies kann bei Frauen über 34 Jahren vermehrt dazu führen, daß bei den weiteren Stadien der Keimzellbildung die Chromosomen nicht mehr auseinanderweichen können (chromosomale Nondisjunction). Das wiederum führt zu **Trisomien**, z. B. Mongolismus etc. Deshalb ist man in vielen Ländern dazu übergegangen, schwangeren Frauen, die älter als 34 Jahre sind, eine Untersuchung vorzuschlagen, durch die ein derartiger Defekt entdeckt werden kann.

Sobald der Tertiärfollikel reif ist, verläßt die primäre Oozyte das Diktyotänstadium und setzt die 1. Reifeteilung fort. Aus dieser Teilung gehen 2 unter-

---

[18] Diploides Oogonium: Urei mit doppeltem Chromosomensatz.
[19] Haploide Eizellen: Eizellen mit einfachem Chromosomensatz.

schiedliche Tochterzellen hervor, die je 23 Chromosomen besitzen. In jedem
dieser 23 Chromosomen ist allerdings die DNA bereits identisch redupliziert,
so daß die Tochterzellen dieser 1. Reifeteilung je die diploide Menge an DNA
enthalten, wie sie auch in somatischen Zellen (Körperzellen) vorhanden ist.

Eine der beiden Tochterzellen, die aus dieser Teilung hervorgeht, enthält das
gesamte Zytoplasma, sie wird als **sekundäre Oozyte** bezeichnet. Die andere
Tochterzelle enthält praktisch nur den Kern, sie wird als **Polkörperchen** bezeichnet und liegt vorläufig zwischen der Zona pellucida und der Oozyte. In
der Regel schließt sich die **2. Reifeteilung** der 1. Reifeteilung sofort an. Sie wird
jedoch nur vollendet, wenn die Eizelle befruchtet ist; sonst degeneriert sie. Bei
der 2. Reifeteilung wird schließlich der DNA-Gehalt der Oozyte auf den haploiden Wert reduziert (= Meiose), und die Oozyte enthält nur noch 23 Chromosomen, deren DNA noch nicht identisch redupliziert ist. Die Reduktion geschieht durch die Bildung eines weiteren Polkörperchens. Danach erfüllen die
beiden Polkörperchen keine Aufgabe mehr und degenerieren vollständig.

Ovulation (Eisprung)

Unter der Wirkung von 2 Hormonen aus der Hypophyse (Hirnanhangsdrüse)
wachsen die Sekundärfollikel zu Tertiär- und Graaf-Follikeln. Diese beiden
Hormone sind **FSH** (follikelstimulierendes Hormon) und **LH** (luteinisierendes
Hormon): + Östrogene   Glandula ...

FSH ist für den Beginn der Follikelreifung verantwortlich, FSH und LH gemeinsam für die abschließende Reifung. Durch einen weiteren Anstieg des LH
gegen die Mitte des Zyklus kommt es zur Ovulation. Bei den geringen Mengen
von Hypophysenhormon, die jeweils im Blut zirkulieren, sind nur wenige Oozyten von diesem Reifungsprozeß betroffen.

In den Tagen kurz vor der Ovulation wächst einer der vorhandenen Tertiärfollikel zum Graaf-Follikel. Die Vorwölbung der Ovaroberfläche führt zu einer
starken Strapazierung der Tunica albuginea. Zusätzlich kommt es unter Enzymwirkung zu einer leichten Verdauung der Tunica albuginea. Im Inneren des
Follikels führt ein anderes Enzym zur Spaltung der Proteine in Peptide. Durch
diese Erhöhung der Anzahl der osmotisch wirksamen Teilchen kommt es zu
einem intrafollikulären Druckanstieg. All diese Faktoren gemeinsam führen zu
einem Platzen des Graaf-Follikels, so daß die Eizelle mitsamt der anhängenden
Corona radiata ausgespült wird. corpus rubrum
aus dem Graaf follikel ↗

Corpus luteum (Gelbkörper)

Unter der Wirkung des LH werden die nach der Ovulation im Graaf-Follikel
zurückbleibenden Follikelepithelzellen (Granulosazellen) innerhalb weniger
Tage umgebaut in Corpus-luteum-Zellen. Der Name Corpus luteum (Gelbkörper) kommt von den leuchtend gelben Lipiden, die in den Zellen des Corpus
luteum synthetisiert werden. Diese Lipide werden benötigt für die Synthese
von Steroidhormon, dem Progesteron. Cholesterin und Steroidhormone (z. B.
Nebennierenrindenhormone und Geschlechtshormone) haben das gleiche
Grundgerüst (s. Abb. 11.1).

Corpus albicans

Unter normalen Bedingungen, d.h. wenn keine Befruchtung der Eizelle stattgefunden hat, bleibt das Corpus luteum während ca. 2 Wochen funktionstüchtig und sondert Progesteron ab. Danach geht es zugrunde. Ein solches Corpus luteum bezeichnet man als **Corpus luteum menstruationis,** weil am Ende eines solchen Zyklus die Menstruation einsetzt. Aus diesem Corpus luteum geht durch Abbau ein weißliches Gebilde hervor, das Corpus albicans, das schließlich vollständig abgebaut wird.

Im Falle der Befruchtung einer Eizelle und nachfolgender Einnistung (Implantation) des Keimlings bleibt das Corpus luteum bis zum 4. Monat der Schwangerschaft (Gravidität) funktionstüchtig. Das auf diese Art ausgeschüttete Progesteron sorgt u.a. dafür, daß es zu keiner weiteren Ovulation kommt.

Ein solches Corpus luteum nennt man **Corpus luteum graviditatis.** Wenn es seine Hormonproduktion endgültig einstellt, wird seine Funktion durch die Plazenta übernommen, die dann selber in der Lage ist, vermehrt Hormone zu produzieren.

(bei der Schwangerschaft)

Follikelatresie

Während der fruchtbaren Periode im Leben einer Frau (von der **Menarche** = 1. Regelblutung, bis zum **Klimakterium** = Wechseljahre) und der anschließenden Menopause (Zeit ohne Zyklus) werden in der Regel maximal 400 Eizellen reif. Etwa 1 000 000 Eier sind jedoch bei der Geburt bereits angelegt; d.h. der überwiegende Teil der Eizellen gelangt also nicht zur Ovulation, sie bleiben uneröffnet (atretisch). In diesem Fall degenerieren sowohl Eizelle als auch das Follikelepithel. Dieser Vorgang wird **Follikelatresie** genannt; er ist funktionell sehr wichtig.

Bei der Follikelatresie werden zwar keine befruchtungsfähigen Eizellen gebildet, wohl aber funktionstüchtige Thecaorgane. Durch den ständigen Untergang einzelner Follikel entstehen somit ständig neue Östrogenquellen. Die atresierenden Follikel sind damit verantwortlich für die Aufrechterhaltung des nötigen Östrogenspiegels im weiblichen Körper.

Entstehung und Anzahl

Im Eileiter findet die Befruchtung statt, dementsprechend müssen die Eileiter das richtige Milieu für die Befruchtung bereitstellen sowie das ovulierte Ei von der Oberfläche des Ovars abnehmen und in die Gebärmutter leiten. Außerdem werden die Spermien an den Ort der Befruchtung geleitet.

Der Bau der Eileiter ist für diese Funktionen optimal. Sie besitzen eine durchschnittliche Länge von ca. 12 cm und sind vom Ligamentum latum überzogen, das hier die Mesosalpinx bildet (Salpinx = griechisch für Tuba uterina). Die Eileiter beginnen am Ovar und laufen auf die Gebärmutter zu, in der sie im Bereich des Tubenwinkels münden (Abb. 10.1).

Am Eileiter werden 4 große **Abschnitte** unterschieden (Abb. 10.5):
- Infundibulum mit den Fimbrien (Trichter mit Fransen),
- Ampulla (Ampulle),

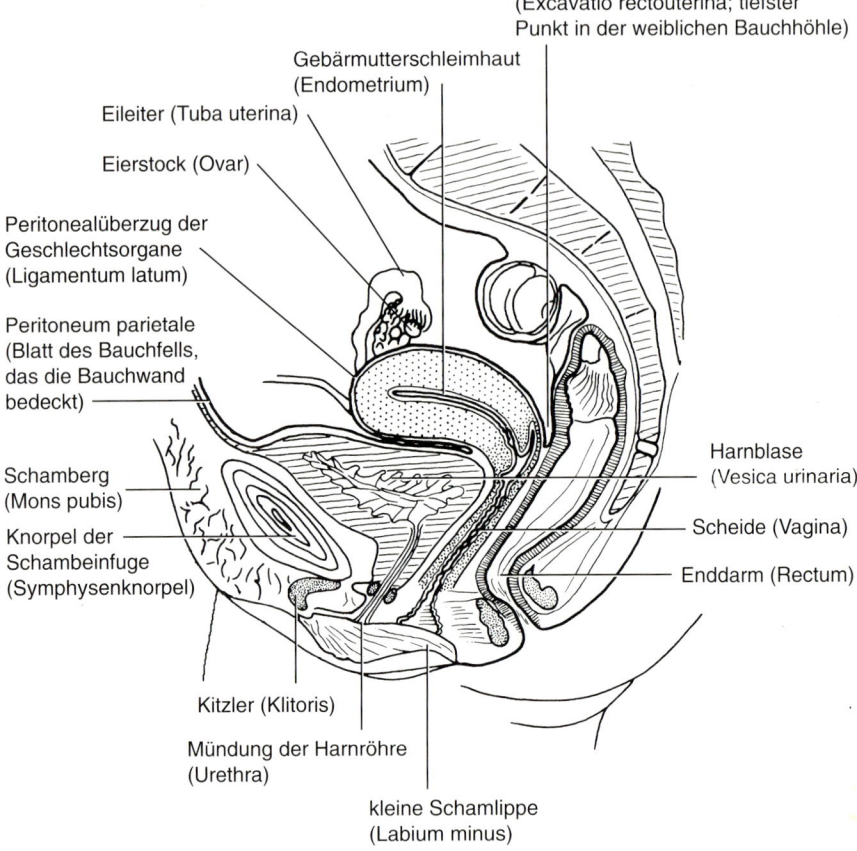

Douglas-Raum
(Excavatio rectouterina; tiefster
Punkt in der weiblichen Bauchhöhle)

Gebärmutterschleimhaut
(Endometrium)

Eileiter (Tuba uterina)

Eierstock (Ovar)

Peritonealüberzug der
Geschlechtsorgane
(Ligamentum latum)

Peritoneum parietale
(Blatt des Bauchfells,
das die Bauchwand
bedeckt)

Schamberg
(Mons pubis)

Knorpel der
Schambeinfuge
(Symphysenknorpel)

Harnblase
(Vesica urinaria)

Scheide (Vagina)

Enddarm (Rectum)

Kitzler (Klitoris)

Mündung der Harnröhre
(Urethra)

kleine Schamlippe
(Labium minus)

Abb. 10.4. Medianschnitt durch ein weibliches Becken mit den Beckenorganen

- Isthmus (verengte Stelle),
- Pars intramuralis (in der Wand der Gebärmutter).

Das **Infundibulum** (Trichter) ist der Anfangsteil der Tuba uterina, hier befindet sich die Öffnung in die Bauchhöhle. Es ist trichterförmig und läuft in Fimbrien (Fransen) aus. Die größte dieser Fimbrien (Fimbria ovarica) ist konstant mit der Oberfläche des Ovars verbunden. Neben der Fimbria ovarica sind noch ca. 10–15 weitere Fimbrien vorhanden, die frei beweglich und ohne Verbindung mit dem Ovar sind. Die **Aufgabe** des Infundibulums mit seinen Fimbrien ist es, sich an die Stelle des Ovars, an der das Ei ovuliert wird, anzulegen und das ovulierte Ei aufzunehmen, damit es sicher in die Gebärmutter und nicht in die Bauchhöhle gelangt.

Dem Infundibulum folgt die **Ampulle** (Ampulla tubae), die ca. zwei Drittel der Gesamtlänge der Tuba uterina ausmacht. Die Ampulle hat den größten

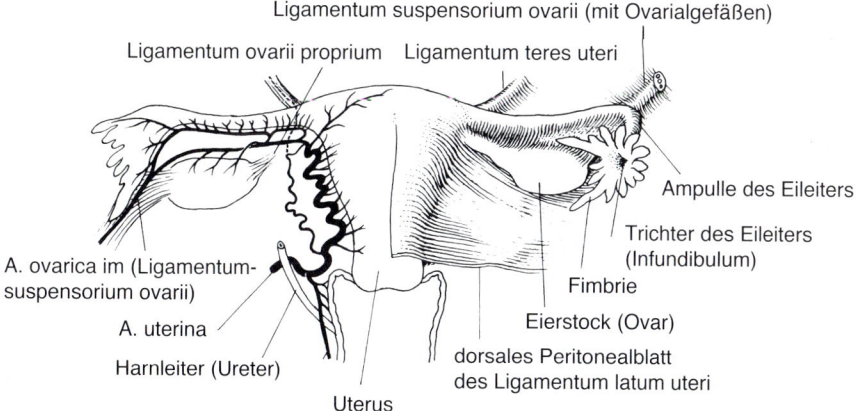

Abb. 10.5. Dorsalansicht des Ligamentum latum (breites Mutterband) mit den inneren Geschlechtsorganen. Auf der *linken Seite* ist die Anastomose zwischen A. uterina und der A. ovarica zu sehen. (Aus Schiebler u. Schmidt 1987)

Querschnitt, hier ist das Tubenlumen am weitesten. In der Ampulla findet normalerweise die Befruchtung des ovulierten Eies statt. Die lichte Weite der Ampulle beträgt ca. 4–10 mm. Auf die Ampulle folgt ein relativ kurzer verengter Teil, der **Isthmus**. Der Isthmus führt bis in den Uterus hinein. Dort liegt dann der kürzeste Teil der Tube, mit dem engsten Querschnitt, die **Pars intramuralis**.

Die Wand des Eileiters besteht aus 3 Schichten:
- Schleimhaut (Tunica mucosa),
- Muskulatur (Tunica muscularis),
- Peritonealüberzug (Tunica serosa).

Die **Schleimhaut** (Tunica mucosa) besteht auf einem durchgehend einschichtigen, hochprismatischen Flimmerepithel, das zwischen den Ziliarzellen auch Sekretzellen enthält. Die Ziliarzellen erzeugen einen hauptsächlich in Richtung Uterus gerichteten Flimmerschlag. Gegen diesen Flimmerschlag und den von ihm erzeugten leichten Flüssigkeitsstrom schwimmen die Spermien an. Sie können nur gegen den Strom schwimmen (positive Rheotaxie).

Zwischen die Ziliarzellen sind die Sekretzellen unregelmäßig eingestreut. Sie sorgen mit ihrem Sekret für eine Ernährung des befruchteten Eies während seiner Tubenwanderung, die mehrere Tage dauert (4–6 Tage). Die Ernährung von außen ist in dieser Zeit für den Keim von großer Bedeutung, da er selber zu wenig Energiereserven für seine Entwicklung mit sich trägt.

Im Querschnitt durch den Eileiter wird deutlich, daß die Schleimhaut stark gefaltet ist, es sind Primär-, Sekundär- und Tertiärfalten vorhanden. Besonders im Ampullenbereich sind die Schleimhautfalten sehr ausgeprägt und füllen praktisch das ganze Lumen der Ampulle aus (Abb. 10.6). Im Isthmusbereich sind die Falten deutlich weniger stark ausgebildet, und in der Pars intramuralis schließlich fehlen sie fast ganz.

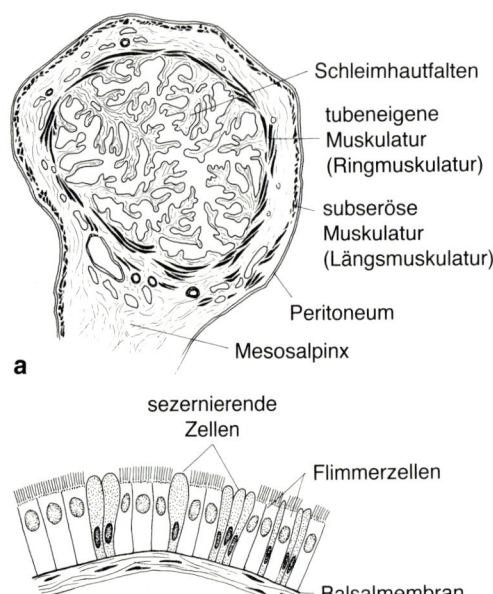

Schleimhautfalten

tubeneigene
Muskulatur
(Ringmuskulatur)

subseröse
Muskulatur
(Längsmuskulatur)

Peritoneum

Mesosalpinx

a

sezernierende
Zellen

Flimmerzellen

Balsalmembran

b

Abb. 10.6 a, b. a Querschnitt durch die Ampulle (Ampulla tubae uterinae) mit ihren typischen Schleimhautfalten. **b** Detail des Tubenepithels mit Flimmerzellen und sezernierenden Zellen. (Aus Schiebler u. Schmidt 1987)

Die **Muskulatur** der Tuba uterina läßt sich in 2 unscharf voneinander trennbare Muskelschichten teilen: eine innere längs angeordnete und eine äußere, mehr ringförmig orientierte Muskelschicht. Diese beiden Muskelschichten sind in der Lage, eine Peristaltik und Antiperistaltik zu erzeugen, die einmal dem Eitransport in den Uterus, zum anderen aber auch dem Spermientransport vom Uterus bis in die Ampulle dienen.

Auf den Querschnitten wird auch deutlich, daß unter der **Tunica serosa** noch eine bindegewebige Schicht (Tela subserosa) vorhanden ist, die bei den Peristaltikbewegungen des Eileiters für die nötige Verschieblichkeit gegenüber der Umgebung sorgt.

Gebärmutter (Uterus)

Die beiden Eileiter münden in eine Gebärmutter (Pars intramuralis). Die Gebärmutter ist ein muskuläres Organ, das als „Fruchthalter" dient. Die im Inneren der Gebärmutter liegende Schleimhaut (Endometrium) dient der Ernährung der sich entwickelnden Frucht (s. Abb. 10.7). Die Uterusmuskulatur paßt sich der wachsenden Größe des Keimes an und dient bei der Geburt der Austreibung des Kindes.

Anatomie des Uterus

Die Gebärmutter hat die Form einer auf die Spitze gestellten Birne. Sie liegt im kleinen Becken zwischen Harnblase und Enddarm. Dadurch entstehen 2

Ausbuchtungen im Beckenbereich: die Excavatio recto-uterina zwischen Rektum und Uterus und die Excavatio vesico-uterina zwischen Harnblase und Uterus.

Die Excavatio rectouterina wird auch Douglas-Raum genannt, sie stellt den tiefsten Punkt der weiblichen Bauchhöhle dar.

Die Gebärmutter wird in ihrer Lage durch die Beckenbodenmuskulatur (M. transversus perinei profundus, s. Kap. 4: Bewegungsapparat) gestützt und gehalten. Der Uterus hat eine Größe von ca. 6,5 – 8 cm. Er sitzt auf der Scheide, in die er mit einem Teil (Portio vaginalis) hineinragt. Der Uterus ist vom Ligamentum latum überzogen und liegt damit zum größten Teil intraperitoneal. An den Orten, an denen der Uterus nicht vom Peritoneum (Bauchfell) überzogen ist, sitzt er im subperitonealen Bindegewebe durch Ligamente verankert. Außerdem sind im oberen Bereich des Uterus links und rechts je ein „rundes Mutterband" (Ligamentum teres uteri) vorhanden. Diese beiden Bänder sind verantwortlich für eine gegenüber der Scheide nach vorne geneigte Stellung (**Anteversio**). Zusätzlich ist die Gebärmutter noch in sich selber nach vorne abgewinkelt (**Anteflexio**). Somit liegt sie praktisch zum größten Teil auf der Harnblase und folgt dieser bei ihren Füllungs- und Entleerungsbewegungen. Trotz der Befestigung durch das Ligamentum latum, das Ligamentum teres uteri sowie die anderen Bänder im subperitonealen Bindegeweberaum besitzt der Uterus eine relativ große Lageverschieblichkeit, so daß man nicht von einer Normallage, sondern von einer normalen Ausgangslage reden kann.

Man unterscheidet an der Gebärmutter 4 verschiedene **Abschnitte**:
- Gebärmuttergrund (Fundus uteri),
- Gebärmutterkörper (Corpus uteri),
- Gebärmutterhals (Cervix uteri),
- Scheidenteil (Portio vaginalis).

Der **Gebärmuttergrund** ist der oberste Teil, der mit seiner Kuppe die Einmündungen der Eileiter überragt. An den Gebärmuttergrund schließt sich der **Gebärmutterkörper** an. Er macht den größten Teil der Gebärmutter aus. Der Gebärmutterkörper verjüngt sich nach unten und geht in den **Gebärmutterhals** über. Der unterste Teil des Gebärmutterhalses ragt als **Portio vaginalis** in die Scheide hinein. In der Portio liegt auch der **Muttermund**, die äußere Öffnung des Uterus, durch die bei einer Geburt das Kind ausgetrieben wird und durch die die Spermien eindringen müssen für die Befruchtung. Der Muttermund ist durch einen Schleimpfropf (Zervikalschleim) normalerweise verschlossen. Die Aufgabe des Pfropfes ist es u. a., Bakterien am Eintritt in die Gebärmutter zu hindern. Dies geschieht durch einen niedrigen pH-Wert (ca. 4,5). Bei Frauen, die noch nicht geboren haben, ist der Muttermund eine runde Öffnung. Nach der Geburt wird daraus ein querer Spalt, an dem eine vordere und eine hintere Lippe (dorsal und ventral) unterschieden werden.

Wandbau des Uterus

Auf einem Längsschnitt durch den Uterus, parallel zum Verlauf des Ligamentum latum, wird der Wandbau des Uterus deutlich. Man unterscheidet hier ebenfalls 4 Bestandteile:

- Perimetrium,   *übergang durch Bandfell*
- Parametrium,   *Kont. mit Bindegewebe*
- Myometrium,   *glatte Muskulatur*
- Endometrium.

Das **Perimetrium** ist der äußere Überzug von Peritoneum. Es ist fest mit der darunterliegenden Muskulatur verwachsen. Am seitlichen Uterusrand geht das Perimetrium in das Ligamentum latum über.

An den Orten, an denen die Gebärmutter nicht von Peritoneum überzogen ist, steht sie mit dem Bindegewebe in Kontakt, das hier **Parametrium** genannt wird. Dies ist der Fall an den seitlichen Rändern (wo das Perimetrium in das Ligamentum latum übergeht) sowie im Bereich des Gebärmutterhalses.

Den stärksten Anteil am Aufbau der Uteruswand hat die Muskulatur, das **Myometrium**. Im Normalfall beträgt die Wandstärke mindestens 10 mm. Es sind 3 stark miteinander verwobene Muskelschichten vorhanden. Der teilweise recht komplizierte Verlauf der Muskelfasern, vielfach spiralig, ermöglicht während der Schwangerschaft eine enorme Weiterstellung der Fasern, so daß das Uteruslumen der Größe des Fetus angepaßt werden kann. Während der Schwangerschaft hypertrophieren die Muskelfasern außerdem auf die ca. 10fache Größe, d.h. von 50 µm auf ungefähr 500 µm.

Solange keine Schwangerschaft vorliegt, ist die Uterusmuskulatur praktisch funktionslos.

Die innerste Schicht des Uterus ist das **Endometrium**, die Uterusschleimhaut. Sie dient der Einnistung des befruchteten Eies. Um dies zu ermöglichen, ist sie zyklischen Veränderungen unterworfen, die dazu führen, daß sie größtenteils abgestoßen (während der Menstruation) und anschließend wieder neu aufgebaut wird.

Auf einem Schnitt durch den Uterus parallel zum Ligamentum latum ist zu erkennen, daß die Uterushöhle vollständig mit einer Schleimhaut ausgekleidet ist (Abb. 10.7). Im Bereich des Fundus und Corpus ist es das Endometrium, das im Bereich des Gebärmutterhalses in das Zervixepithel übergeht. Im Zervixepithel liegen die Schleimdrüsen (Glandulae cervicales), die den Schleimpfropf des äußeren Muttermundes bilden. Das Zervixepithel ist in weitaus geringerem Maße den zyklischen Veränderungen unterworfen. In Abhängigkeit vom Zykluszeitpunkt ändert sich jedoch die Konsistenz des Zervikalschleimes. Unter dem Einfluß von Östrogen (1. Zyklushälfte) läßt er sich zu relativ langen Fäden ziehen, unter dem Einfluß von Progesteron (2. Zyklushälfte) ist das nicht möglich. Die Fähigkeit, sich zu einem Faden ziehen zu lassen, wird als „**Spinnbarkeit**" bezeichnet. Das Ausmaß der Spinnbarkeit gibt also Auskunft über den Zykluszeitpunkt.

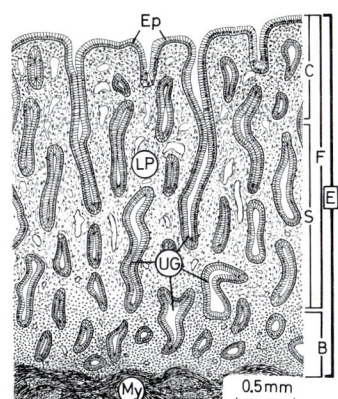

Abb. 10.7. Schnitt durch das Endometrium (Gebär-mutterschleimhaut) zum Zeitpunkt der späten Proliferationsphase. **Ep** = Oberflächenepithel, **E** = Endometrium, **C** = Kompakta, **S** = Spongiosa, **F** = Funktionalis, **B** = Basalis, **My** = Myometrium, **UG** = Uterusdrüsen, **LP** = Stroma. (Aus Krstic 1984)

Aufbau des Endometriums (Abb. 10.7):

Die Uterusschleimhaut sitzt direkt auf der Uterusmuskulatur auf. Sie trägt an der Oberfläche ein einschichtiges, prismatisches Epithel, in das stellenweise Inseln mit Ziliarzellen eingestreut sind. Das Oberflächenepithel geht in das Drüsenepithel über, das die Uterusdrüsen (Glandulae uterinae) bildet. Dies sind tubulöse, unverzweigte Drüsen, die sich gestreckt in die Tiefe der Mukosa senken und teilweise bis in die Muskulatur hineinreichen. Die Wand der Uterusdrüsen wird ebenfalls aus einem einschichtigen Epithel gebildet, das ähnlich strukturiert ist wie das Oberflächenepithel. Das Drüsenepithel ist umgeben von Schleimhautbindegewebe (Stroma), das zellreich und faserarm ist. In diesem Bindegewebe verlaufen vielfältige Gefäße. Am Endometrium werden 2 prinzipielle Schichten unterschieden:

- Lamina basalis (vielfach auch nur Basalis genannt),
- Lamina functionalis (vielfach auch nur Funktionalis genannt).

Die **Lamina basalis** sitzt direkt auf der Muskulatur, sie nimmt an den zyklischen Veränderungen nur in geringem Maße teil und wird auch während der Menstruation nicht abgestoßen. Aus ihr heraus regeneriert das neue Endometrium. Die Lamina basalis hat eine Höhe von ca. 1 mm.

Die **Lamina functionalis** kann als eigentliches Zielorgan für die im Ovar gebildeten Hormone angesehen werden. Die zyklischen Veränderungen sind direkt korrelierbar mit den Veränderungen des Hormonspiegels der ovariellen Hormone (Östrogen und Progesteron). Gegen Ende des endometriellen Zyklus erreicht die gesamte Mukosa (Funktionalis und Basalis) eine Höhe von ca. 8 – 11 mm.

Für die zyklischen Veränderungen spielt die Blutversorgung des Endometriums eine wichtige Rolle. Diese erfolgt über die A. uterina, aus der nach einigen Aufzweigungen die Basalarterien hervorgehen. Sie verlaufen an der Grenze zwischen Myometrium und Basalis in geradem Verlauf in die Mukosa hinein.

Aus den Basalarterien gehen die Spiralarterien hervor, die sich unter Abgabe von Arteriolen spiralartig bis unter die Oberfläche des Endometriums schlängeln. Auf ihrem Weg dorthin versorgen sie ein ausgedehntes Kapillarnetz. Die Spiralarterien haben die Möglichkeit, sich zu kontrahieren und damit die Blutversorgung der Funktionalis stark zu reduzieren oder gar zu stoppen.

Menstruationszyklus

Die Dauer eines durchschnittlichen Menstruationszyklus beträgt ca. 28 Tage. Dieser Wert kann jedoch je nach Individuum, Lebensrhythmus etc. stark nach unten oder oben abweichen, ohne daß es sich dabei um eine pathologische Veränderung handelt.

Uteriner Zyklus
Im uterinen Zyklus (= Gebärmutterzyklus) werden **4 Phasen** unterschieden:

- Proliferationsphase (= Phase der Erneuerung), *Östrogene*
- Sekretionsphase (= Phase der Sekretbildung),
- Ischämiephase (= Phase der „Blutleere"),
- Desquamationsphase (= Phase der Ausstoßung).

Da der Menstruationszyklus am besten berechnet werden kann in Relation zum 1. Blutungstag, wird dieser Tag auch als 1. Tag des Zyklus bezeichnet, obwohl die Desquamation des Endometriums ja eigentlich einen Endpunkt der zyklischen Abläufe darstellt.

In der folgenden Beschreibung soll die Neubildung des Endometriums an den Anfang gestellt werden.

Proliferationsphase: Unter der Wirkung des im Ovar gebildeten Östrogens kommt es in der Funktionalis zu einer Zellneubildung (Proliferation). Die Proliferation nimmt ihren Ausgang von Drüsenstümpfen, die in der Basalis liegen und mit ihrem untersten Teil im Myometrium verankert sind. Aus diesen Drüsenstümpfen wächst das neue Oberflächenepithel aus.

Die Proliferationsphase dauert meist vom 5. bis 14. Tag des Zyklus. In dieser Zeit wächst die Schleimhaut bis zu 4 mm an. Ein deutliches Zeichen der Proliferationsphase sind die häufigen Mitosen, die sowohl im Stroma als auch im Bereich des Drüsen- und Oberflächenepithels ablaufen.

Die Drüsentubuli verlaufen zu diesem Zeitpunkt noch gestreckt und zeigen keinerlei Anzeichen einer Sekretion. Ihr Epithel ist prismatisch, die Drüsenlumina sind eng.

Um den 14. Zyklustag herum kommt es im Ovar zu einem Follikelsprung, und unter der Wirkung des Hypophysenhormons LH (luteinisierendes Hormon) wird das Corpus luteum im Ovar gebildet. Das äußerlich feststellbare Zeichen einer stattgefundenen Ovulation ist ein Anstieg der Basaltemperatur (= prämenstruelle Hyperthermie), der zwischen 0,2 und 0,5 °C ausmacht.

Sekretionsphase: Die Sekretionsphase ist v. a. durch das im Corpus luteum gebildete Progesteron bestimmt. Unter der Wirkung des Progesterons beginnen die Drüsentubuli zu wachsen. Dies führt zu einer Schlängelung. Die Epithelzellen beginnen mit der Bildung eines Sekretes, das v. a. Glykogen enthält. Das Sekret ist wichtig für den Stoffwechsel eines sich evtl. implantierenden Keims. Die Drüsentubuli erweitern sich und erscheinen schließlich im Längsschnitt gezahnt. Man redet von einer Sägeblattkontur, die als Zeichen einer fortgeschrittenen Sekretionsphase gewertet wird.

Die Spiralarterien des Stromas wachsen und spiralisieren sich stärker. Im Stroma differenzieren sich die Zellen in Prädeziduazellen. Gleichzeitig bilden sich aus einwandernden Lymphozyten Körnchenzellen (K-Zellen), die nach heutiger Auffassung auch als große granulierte Lymphozyten bezeichnet werden (LGL = „large granular lymphocytes"). Beide Zellarten, die Prädeziduazellen und die Körnchenzellen, sind beim Aufbau der Grenzschicht zwischen mütterlichem und kindlichem Gewebe von Bedeutung. Auf der einen Seite darf sich der (evtl.) implantierende Keim nicht zu weit in das mütterliche Gewebe einnisten, auf der anderen Seite darf das mit körperfremden antigenen Determinanten ausgestattete Gewebe des sich entwickelnden Embryos nicht abgestoßen werden. Das sind die Aufgaben der beiden Stromazellarten. Die Sekretionsphase dauert vom 15. bis zum 28. Tag.

Ischämiephase: Wenn das Corpus luteum nicht durch eine Schwangerschaft als Corpus luteum graviditatis in Funktion gehalten wird, hört es spätestens 2 Wochen nach der Ovulation mit der Sekretion von Progesteron auf. Durch diesen Abbruch der Progesteronsekretion kommt es zu Veränderungen im Endometrium, besonders in der Wand der Spiralarterien. An der Grenze zwischen Basalis und Funktionalis kontrahieren sich die Spiralarterien, so daß der Blutfluß unterbunden wird. Ohne Blutfluß kann die Funktionalis ihren Stoffwechsel nicht aufrechterhalten; sie fängt an zu degenerieren. Die Blutleere der Funktionalis hat zur Prägung des Begriffs Ischämiephase geführt (Ischämie = Blutleere).

Die Ischämiephase dauert nur wenige Stunden. Durch die Kontraktion wird auch die Muskulatur der Gefäße nicht mehr ausreichend versorgt und verliert an Kraft.

Desquamationsphase: Durch die Schädigungen, die während der Ischämiephase in der Funktionalis und besonders in den oberen Abschnitten der nicht mehr durchbluteten Gefäße entstanden sind, kommt es zur Desquamation. Die Funktionalis ist nicht mehr funktionstüchtig. Die Gefäßwände können dem Blutdruck nicht mehr standhalten, so daß sich die Kontraktionen lösen und Blut über die geschädigten Gefäßwände ins Stroma (= Bindegewebe des Endometriums) fließt. Dadurch wird die Funktionalis quasi in das Uteruslumen hinein abgeschwemmt. Das während der Menstruation ausgestoßene Blut koaguliert nicht, denn dies würde zur Verstopfung des Uteruslumens führen. Menstruationsblut enthält fibrinolytische Faktoren und nur wenige Thrombozyten.

Die Desquamationsphase dauert vom 1. bis zum 4. Tag des Zyklus.

Ovarieller Zyklus

Durch den Hormonabfall kurz vor Beginn der Menstruation kommt es bei sensiblen Frauen zum **prämenstruellen Syndrom**: Es äußert sich häufig in einer veränderten Stimmungslage. Während der Menstruation werden ca. 30 – 50 ml Blut abgegeben.

Im Falle einer **Hypermenorrhö** (starke Regelblutung) kann die Blutmenge allerdings ein Mehrfaches dieses Wertes betragen.

Die Dauer der Menstruation mit ca. 4 – 5 Tagen scheint von äußeren Faktoren beeinflußbar zu sein. So sind z. B. in New York Menstruationsblutungen von 6 – 7 Tagen keine Seltenheit.

Wehenartige Kontraktionen der Uterusmuskulatur können den Menstruationsschmerz hervorrufen. Außerdem kann durch die Tuba uterina Blut in die Bauchhöhle gelangen, das führt dann ebenfalls zu einer schmerzhaften Peritonealreizung.

Während der Schwangerschaft kommt es zu keinen Menstruationen. Nach der Schwangerschaft tritt die 1. Menstruation meist erst nach ca. 6 Wochen bei „nichtstillenden" Müttern wieder auf. Bei Stillenden tritt die Menstruation vielfach erst nach Ende der Stillperiode wieder auf. Trotzdem kann es in dieser Zeit zu Ovulationen kommen; es besteht also kein absolut sicherer Schutz vor Empfängnis.

Die Ereignisse des Menstruationszyklus stehen eindeutig unter dem Einfluß des Geschehens im Ovarium (Eierstock), d. h. der dort gebildeten Hormone. Menstruationszyklen treten in der Regel zwischen dem 10. und 45. Lebensjahr auf.

Die **Menarche** ist die 1. Regelblutung.

Während des **Klimakteriums** (Wechseljahre) hören die Eireifungen und die damit verbundenen Hormonausschüttungen langsam auf. Die Schwankungen im Hormonspiegel können dann zu Hitzewallungen, Gemütsschwankungen bis hin zu Depressionen führen. Aus diesem Grunde wird häufig in dieser Zeit eine Östrogenersatztherapie durchgeführt, die die Beschwerden der Wechseljahre lindern kann.

Die **Menopause** ist der postklimakterische Abschnitt im Leben einer Frau, in dem weder ein uteriner noch ein ovarieller Zyklus vorhanden ist. Im Ovar befinden sich in diesem Lebensabschnitt keine Keimzellen mehr und das Endometrium weist nur wenige inaktive Drüsen auf.

Scheide (Vagina)

Der Uterus (Gebärmutter) ragt mit seinem untersten Teil, der Portio vaginalis (meist kurz Portio genannt) in die Scheide hinein. Die Portio wird dementsprechend vom oberen Scheidenteil umgriffen. Die Scheide dient zur Aufnahme der ejakulierten Samenflüssigkeit und als Geburtskanal. Entsprechend den Bedürfnissen dieser Funktionen ist die Scheide sehr elastisch; sie läßt sich dehnen, ist verformbar und legt sich trotzdem beim Geschlechtsakt fest um den Penis.

Bei der Geburt ist die Scheide locker und nachgiebig, um den kindlichen Kopf und Körper passieren zu lassen.

Anatomie der Scheide (Vagina)

Die Vagina ist ein 8–12 cm langer häutig-muskulärer Schlauch (Abb. 10.8). Das blinde Ende dieses Schlauches umgibt als Scheidengewölbe (Fornix vaginae) ringförmig die Portio vaginalis des Uterus. Der dorsal liegende Teil, das hintere Scheidengewölbe, grenzt an den tiefsten Punkt des Peritonealraumes, an die Excavatio rectouterina (Douglas-Raum).

Normalerweise liegen die Wände der Vagina flach aufeinander und bilden einen H-förmigen schmalen Spalt. Unter der Wirkung einer schwachen Muskelschicht ist die Wand in Falten geworfen (Rugae vaginales), die als Reservefalten für den Geburtsvorgang angesehen werden können, aber auch beim Geschlechtsakt (Koitus) als Reibefläche für den Penis dienen. Vor dem ersten Koitus wird die Vagina nach außen durch eine Schleimhautplatte („Jungfernhäutchen" = Hymen) unvollständig verschlossen. Beim ersten Eindringen eines Penis (Immissio penis) wird dieses Häutchen bis auf kleine Reste zerstört (Defloration), ein Vorgang der schmerzhaft sein kann und vielfach zu einer kleinen Blutung führt.

Bau der Vaginalwand

Die Scheidenwand besteht aus einer Tunica mucosa und einer Tunica muscularis.

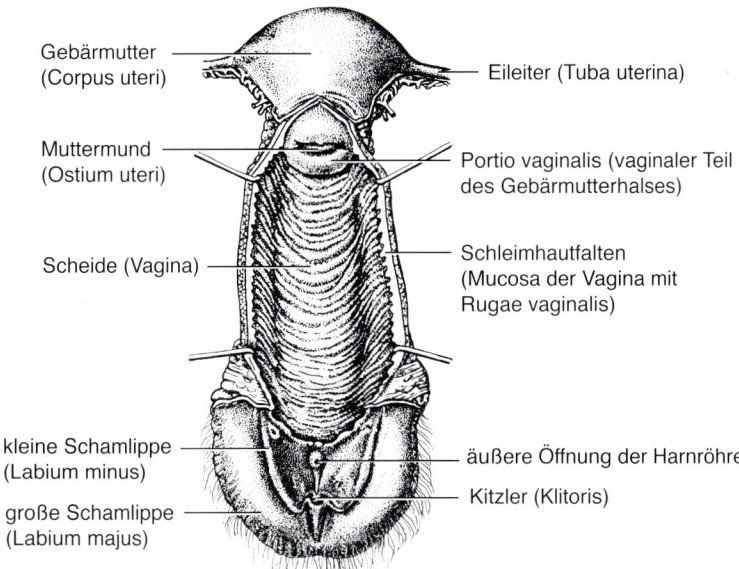

Abb. 10.8. Schnitt durch den weiblichen Genitaltrakt, ausgehend von der Excavatio rectouterina (Douglas-Raum und tiefster Punkt der weiblichen Bauchhöhle). Der Muttermund ist als breiter Spalt abgebildet, wie er nach Geburtsvorgängen aussieht. Bei Frauen, die noch nicht geboren haben, ist er meist punktförmig. (Aus Schuhmacher 1985)

Das Epithel der **Tunica mucosa** ist ein mehrschichtiges unverhorntes Plattenepithel. Die oberen Zellagen schilfern konstant ab und werden durch Neubildung aus der basalen Zellschicht ersetzt. Je nach Zykluszeitpunkt ändern die Zellen der Vaginalwand ebenfalls ihre Struktur, so daß sie auch für die Zyklusdiagnostik herangezogen werden können. Auffallend ist der hohe Gehalt an Glykogen in den oberen Zellagen. Das Glykogen dient den physiologischerweise in der Scheide vorhandenen Milchsäurebakterien (Lactobacillus vaginalis) als Nahrung. Das Glykogen der abgeschilferten Epithelzellen wird von den Bakterien (nach ihrem Entdecker auch als Döderlein-Stäbchen bezeichnet) zu Milchsäure zersetzt. Dadurch entsteht in der Scheidenflüssigkeit ein pH-Wert von 4,5, der als Säureschutz eine Besiedelung der Vagina mit pathogenen Keimen verhindern kann. Bei massivem Auftreten von pathogenen Keimen, z. B. durch Geschlechtsverkehr eingeführte Bakterien, ist dieser Säureschutz hoffnungslos überfordert.

Im Vaginalepithel sind keinerlei Drüsen vorhanden. Bei der Scheidenflüssigkeit handelt es sich um Sekrete aus den oberen Bereichen des Genitaltrakts sowie um ein Transsudat der in der Scheidenwand liegenden Blutgefäße. Beim Koitus werden diese Gefäße stärker durchblutet, so daß dann vermehrt Transsudat durch die Wand der Scheide tritt. Dies dient der Lubrikation (Erhöhung der Gleitfähigkeit) der Scheide. Die Propria (Schleimhautbindegewebe) der Tunica mucosa ist aufgrund der großen Anzahl feiner Blutgefäße sehr gut durchblutet.

Die **Tunica muscularis** besteht nur aus wenigen Fasern glatter Muskelzellen, die von Bindegewebezügen durchsetzt sind. Die Muskulatur geht ohne scharfe Begrenzung in adventitielles Bindegewebe über, das die Vagina mit der Urethra (Harnröhre) fest, mit den übrigen Organen des subperitonealen Raums (z. B. Rectum) aber nur locker verbindet. Die Scheide mündet in den Scheidenvorhof (Vestibulum vaginae), der Teil der äußeren Geschlechtsorgane ist.

Akzessorische Geschlechtsdrüsen

Im Bereich der Harnröhrenöffnung liegen im Vorhof die Ausführgänge kleiner muköser Drüsen, die der Vorhofbefeuchtung dienen. Sie werden als **kleine Vorhofdrüsen** bezeichnet (Glandulae vestibulares minores). Diese Drüsen werden v. a. dann auffällig, wenn pathogene Keime in sie eindringen und sie sich entzünden.

Neben den kleinen Vorhofdrüsen sind auch 2 **große Vorhofdrüsen** vorhanden (Glandulae vestibulares majores), die auch mit dem Eigennamen Bartholini-Drüsen bezeichnet werden. Das sind 2 ca. bohnengroße Drüsen, die in der Beckenbodenmuskulatur liegen. Die Ausführgänge der Drüsen münden im unteren Drittel auf der Innenseite der kleinen Schamlippen. Das Sekret der Bartholini-Drüsen ist leicht alkalisch und dient der Befeuchtung des Vorhofs während sexueller Erregung.

10.2.2 Primäre weibliche Geschlechtsorgane: äußere Organe (Vulva)

Die äußeren Geschlechtsorgane der Frau werden in ihrer Gesamtheit als **Vulva** bezeichnet (Abb. 10.9).

Schamberg (Mons pubis)

Der Schamberg (Mons pubis) als Teil der Vulva wölbt sich über der Symphyse vor. Er wird gebildet durch subkutanes Fettgewebe, das in dieser Region stärker als in den angrenzenden Gebieten vorhanden ist. Die Haut des Schamberges wird durch Schamhaare bedeckt. Neben Talgdrüsen, die in die Trichter der Schamhaare münden, sind im Bereich des Mons pubis auch apokrine Schweiß-drüsen (Duftdrüsen) vorhanden, die allerdings beim Menschen ihre Bedeutung weitgehend verloren haben.

Schamlippen (Labia pudendi)

An den Mons pubis schließen sich nach unten, zu beiden Seiten der Scham-spalte (Rima pudendi), die **großen Schamlippen** an (Labia majora pudendi). Die großen Schamlippen sind fettreiche Hautfalten, die entwicklungsge-schichtlich dem Hodensack des Mannes entsprechen. Auf ihrer Außenseite tra-gen sie Schamhaare, sowie apokrine und ekkrine Schweißdrüsen. Auf der In-nenseite fehlen die Haare, es sind jedoch frei Talgdrüsen vorhanden. An der

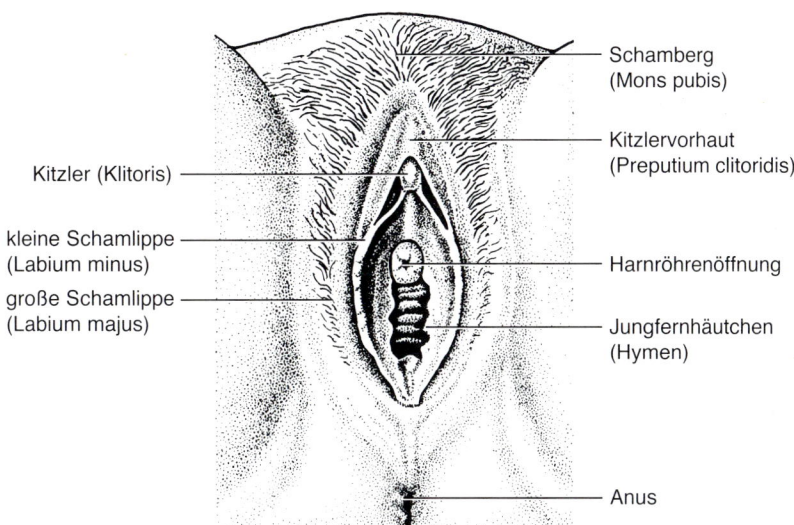

Abb. 10.9. Äußere weibliche Genitalorgane. (Aus Schuhmacher 1985)

Innenseite der großen Schamlippen liegen die **kleinen Schamlippen** (Labia minora pudendi). Sie umfassen den Scheideneingang. Die kleinen Schamlippen sind ähnlich gebaut wie die Innenseite der großen Schamlippen. Sie sind nicht behaart, tragen ein leicht verhorntes Plattenepithel und besitzen ebenfalls freie Talgdrüsen. Entwicklungsgeschichtlich entsprechen sie der Haut des Penis.

Die kleinen Schamlippen sind schlaffe Hautduplikaturen, die keine Subkutis (s. Kap. 14: Haut und Anhangsorgane) enthalten, im Gegensatz zu den großen Schamlippen. Im oberen Teil sind die kleinen Schamlippen aufgespalten. Die daraus entstehenden Hautfalten der beiden Schamlippen vereinigen sich oberhalb und unterhalb des Kitzlers (Glans clitoridis) und bilden auf diese Art eine Schutzkappe (Präputium), ähnlich der männlichen Vorhaut.

Vorhof (Vestibulum vaginae)

Die kleinen Schamlippen umgeben den Scheidenvorhof (Vestibulum vaginae). Der Vorhof wird gegen die Scheide durch das Hymen, eine halbmondförmige Hautfalte („Jungfernhäutchen"), begrenzt. Die Ausbildung des Hymens ist individuell sehr verschieden. Sie reicht von völligem Fehlen bis zu völligem Verschluß der Scheide. Beide Extremfälle treten allerdings nur sehr selten auf. Die nach der Durchstoßung des Hymens und v. a. nach einer Geburt noch vorhandenen Reste werden als Carunculae hymenales bezeichnet. Im Bereich des Vorhofs münden die kleinen und großen Vorhofdrüsen. Zwischen der Klitoris und der Scheide mündet die Harnröhre (Urethra) in den Vorhof.

Kitzler (Klitoris; Glans clitoridis)

Die Klitoris ist Teil des Klitorisschwellkörpers (Corpus cavernosum clitoridis), der mit 2 Ästen auf beiden Seiten unter dem Schambein beginnt. Diese beiden Äste verschmelzen miteinander und bilden die Klitoris (Glans clitoridis). Der gesamte Schwellkörper inklusive Klitoris besteht aus Hohlräumen, die während sexueller Erregung mit Blut gefüllt werden. Dadurch wird die Klitoris aus den Hautfalten der Vorhaut herausgeschoben. Sie ist infolge ihres Nervenreichtums sehr empfindlich. Neben Tastkörperchen kommen v. a. Genitalnervenkörperchen vor.

Unterhalb der Klitoris, d. h. zwischen Klitoris und Vaginamündung, befindet sich die Harnröhrenmündung. Zu beiden Seiten des Scheidenvorhofs liegen an der Basis der kleinen Schamlippen die Vorhofschwellkörper (Bulbus vestibuli). Sie enthalten ebenfalls Hohlräume, die sich während sexueller Erregung mit Blut füllen, wodurch die kleinen Schamlippen stärker an den Penis gedrückt werden.

10.2.3 Sekundäre weibliche Geschlechtsmerkmale

Brustdrüse (Mamma)

Als sekundäres weibliches Geschlechtsmerkmal soll die Brustdrüse hier im Kapitel Geschlechtsapparat behandelt werden, obwohl sie von der Herkunft her (als Hautdrüse) eigentlich in Kap. 14 (Haut und Anhangsorgane) gehört.

Nach den Brustdrüsen, bzw. ihrer Funktion, ist eine ganze Tierklasse benannt worden: die Säugetiere (Mammalia).

Die Brustdrüse ist die größte Hautdrüse. Ihr Sekret, die Muttermilch, dient der Ernährung der Säuglinge. Sie ist die einzige Drüse, deren Sekret nicht dem eigenen Körper dient.

Die Entwicklung von der kindlichen Brustdrüse zur weiblichen Brust wird durch die Geschlechtshormone gesteuert.

Anatomie der Brustdrüse

Die Brustdrüse liegt verschieblich auf der Faszie des M. pectoralis major, in Höhe der 3.–7. Rippe. Bei der unreifen Brustdrüse sowie bei der männlichen Brustdrüse (die zeitlebens auf der kindlichen Entwicklungsstufe stehenbleibt), liegt die Brustwarze (Papilla mammae) auf der Höhe des 4. Interkostalraums. Durch ein Aufhängeband (Ligamentum suspensorium mammae) ist die Brust an der Faszie des M. pectoralis aufgehängt. Daneben sind in der Brust Bindegewebezüge vorhanden, die ebenfalls an der Faszie ansetzen (Abb. 10.10).

Form und Größe der Brust sind sehr variabel und hängen von vielen Faktoren ab, z. B. Rasse, Alter, vorangegangene Schwangerschaften, Hormonspiegel im Blut sowie allgemeine Konstitution.

Die Vertiefung zwischen beiden Brüsten heißt Busen (Sinus mammarum) und nicht – wie fälschlicherweise oft angenommen wird – die Brust selbst.

Bau der Brust

Die Brustdrüse besteht aus einem Drüsenkörper, der in 15–20 **Lappen** aufgeteilt ist. Zwischen den einzelnen Lappen liegt Bindegewebe, das je nach Indivi-

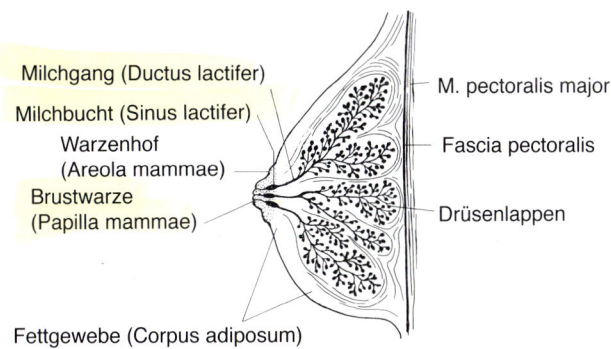

Milchgang (Ductus lactifer)

Milchbucht (Sinus lactifer)

Warzenhof (Areola mammae)

Brustwarze (Papilla mammae)

M. pectoralis major

Fascia pectoralis

Drüsenlappen

Fettgewebe (Corpus adiposum)

Abb. 10.10. Sagittalschnitt durch eine weibliche Brustdrüse. (Aus Schiebler u. Schmidt 1987)

duum mehr oder weniger mit Fett durchsetzt ist. In der „nichtstillenden" Brust (Mamma non lactans) ist es zur Hauptsache der **Fettkörper,** der durch seine Größe die Brustgröße bestimmt, nicht das Drüsengewebe selber.

Während der Schwangerschaft und der anschließenden Stillperiode ist eine Größenzunahme dann v. a. durch Vermehrung des **Drüsengewebes** bedingt. Die einzelnen Drüsenlappen sind radiär um die Brustwarze angeordnet. Jeder dieser Lappen stellt eine Einzeldrüse dar, die vom Typ her zu den tubuloalveolären Drüsen gehört. Jede dieser Drüsen besitzt einen **Milchgang** (Ductus lactiferus). Dies ist ein verzweigtes, teilweise bis zu 2 mm weites Röhrchen, in das das Drüsensekret, aus den Alveolen kommend, fließt. Die Milchgänge münden in **Milchbuchten** (Sinus lactiferi); das sind Erweiterungen kurz vor der Brustwarze. Die Milchbuchten können bis zu 7–8 mm weit werden und dienen zur Zeit der Milchabsonderung als Behälter. Ehe sie in die Brustwarze münden, verengen sich die Milchbuchten wieder. Die **Brustwarze** (Papilla mammae) ist ein konischer Vorsprung, der von einem pigmentierten Warzenhof (Areola mammae) umgeben ist. Auf dem **Warzenhof** münden ca. 10–15, kreisförmig um die Warze angeordnete kleine Drüsen, die Montgomery-Knötchen (Glandulae areolares). Sie ähneln in ihrem Bau den Milchdrüsen. Ihre Funktion ist es, während des Stillvorgangs, den für das Saugen nötigen hermetischen Verschluß zwischen Mund des Säuglings und Warzenhof zu ermöglichen, indem sie eine geringe Menge an Flüssigkeit während des Saugaktes absondern.

In der Warze und im Warzenhof verlaufen Bündel von glatter Muskulatur, die sich bei Berührung der Brustwarze kontrahieren und damit zur Erektion der Brustwarze führen. Dies erleichtert den Saugvorgang. Hohlwarzen oder Flachwarzen, die sich nicht aufstellen (erigieren) können, bereiten häufig Schwierigkeiten beim Stillvorgang.

Entwicklung der Brust

In Frühstadien der menschlichen Entwicklung ist auf jeder Körperseite eine **Milchleiste** vorhanden (Abb. 10.11). Eine solche Milchleiste besteht auch bei

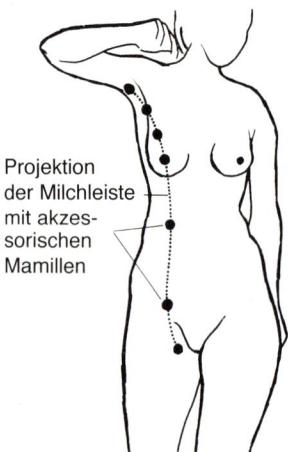

Projektion der Milchleiste mit akzessorischen Mamillen

Abb. 10.11. Milchleiste, auf die Körperfläche gezeichnet. Auf dieser Leiste können zusätzliche Brustwarzen (Hyperthelie) oder zusätzliche Brustdrüsen (Hypermastie) vorkommen. (Aus Schiebler u. Schmidt 1987)

anderen Säugern und führt bei diesen zur Entwicklung einer größeren Anzahl von Brustdrüsen.

Beim Menschen wird im Normalfall nur das 4. Paar dieser embryonalen Brustdrüsen entwickelt, die anderen werden wieder zurückgebildet. Gelegentlich kann es jedoch vorkommen, daß durch Fehlentwicklung überzählige Brustdrüsen (**Hypermastie**) oder häufiger noch überzählige Brustwarzen (**Hyperthelie**) ausgebildet werden. Diese akzessorischen Warzen oder Drüsen liegen dann immer in der als Milchleiste bezeichneten Region.

Funktion der Brustdrüse

Von der Funktion und der damit in Verbindung stehenden Struktur der Brustdrüse unterscheidet man eine laktierende (Mamma lactans = milchgebende Drüse) von einer nicht laktierenden Brustdrüse (Mamma non lactans = nichtmilchgebende Brustdrüse).

Die Brüste entwickeln sich während der Pubertät unter dem Einfluß der weiblichen Hormone. Durch Östrogen kommt es zum Aussprossen der Drüsen. Dabei kann es häufig zu einer überschießenden Reaktion kommen. Große Brüste zur Zeit der Pubertät bilden sich häufig nach Abfall des Hormonspiegels in späteren Jahren wieder zurück. Die eigentliche Entwicklung des Drüsengewebes, d.h. der milchproduzierenden Gewebe (sezernierende Drüsenendstücke), setzt erst zur Zeit einer Schwangerschaft ein. Nach der Pubertät sind die Drüsengänge meist noch ohne Lumen und die Drüsalveolen als sezernierende Endstücke gar nicht vorhanden. Während der Schwangerschaft kommt es unter der Wirkung von ovariellen und plazentaren Hormonen zu einer Aussprossung der Drüsengänge und Bildung der Alveolen, in denen nach der Geburt die Milch gebildet wird (s. Tabelle 10.1). Unter der Wirkung des Hypophysenhormons Prolaktin wird nach der Geburt die Milchproduktion gesteuert. In den Alveolen werden 2 verschiedene Sekretgranula gebildet; die einen enthalten Protein, die anderen Lipid. Die Alveolen sind von kontraktilen Zellen umgeben (s. Kap. 3: Histologie), den Myoepithelien, die sich unter der Wirkung des Hypophysenhormons Oxytozin (Ozytocin) kontrahieren und dadurch der Milchaustreibung dienen. Gegen Ende der Schwangerschaft produzieren die Brustdrüsen zunächst eine Vormilch (Kolostrum), die anders als die eigentliche Milch sehr viel Protein und wenig Fett enthält. Es wird angenommen, daß Kolostrum auch viel Antikörper enthält. Dies ist sehr wichtig, da das Neugeborene selber noch keine Antikörper bildet. Erst ca. 3 Tage nach der Geburt kommt es zum Einschießen der eigentlichen Milch, die dann weniger Eiweiß und mehr Fett enthält.

Tabelle 10.1. Wirkungen der Hormone auf die Brustdrüse

Hormon	Wirkung
Östrogen	Wachstum der Milchgänge, Vorbedingung für Progesteronwirkung
Progesteron	Alveolenwachstum (Alveolen = Drüsenendstücke)
Prolaktin	fördert Milchproduktion
Oxytozin	fördert Milchfluß durch Kontraktion der Myoepithelien

Tabelle 10.2. Zusammensetzung der Muttermilch

Bestandteil	Menge/Anteil
Protein	1 – 2%
Lipid	3 – 4%
Zucker	6 – 7%
Elektrolyte	0,2%
Wasser	87%
Nährwert	280 kJ/100 ml

+ Abwehrstoffe

In der Mamma non lactans sind praktisch keine Drüsenendstücke vorhanden.

Muttermilch
Das Lipid der Muttermilch ist in kleinen membranumschlossenen Tröpfchen vorhanden, d. h. es ist emulgiert. Dadurch kommt die weiße Farbe der Milch zustande. Die Zusammensetzung der Muttermilch ist in Tabelle 10.2 angegeben.

Das wichtigste Milchprotein ist das **Kasein**, das unter Hitzeeinwirkung nicht denaturiert, jedoch unter Säureeinwirkung. Es macht ca. zwei Drittel des Milcheiweißes aus.

Andere Milchproteine, z. B. **Laktalbumin** und **Laktoglobulin** denaturieren unter Hitzeeinwirkung. Dadurch entsteht die Milchhaut.

Da Milch praktisch kein Eisen enthält, ist eine ausschließliche Ernährung durch Muttermilch über einen Zeitraum länger als 6 Monate nicht zu empfehlen. Bis zu 6 Monaten verfügt der Säugling in der Regel über genügend Eisenreserven in seinem Körper.

Unter normalen Ernährungsbedingungen seitens der Mutter ist die Muttermilch in ihrer Zusammensetzung nicht sehr beeinflußbar, lediglich der Gehalt an Vitaminen kann sehr stark variieren. Vorsicht ist allerdings bei Medikamenten und Alkohol während der Stillperiode geboten, da beide leicht in die Milch übertreten. Ebenso können verschiedene ätherische Öle und Aromastoffe in die Milch gelangen. Säuglinge reagieren z. B. sehr stark mit Ablehnung auf eine übermäßig mit Geschmacksstoffen angereicherte Muttermilch, wie u. a. nach großem Konsum von Orangen.

10.3 Männliche Geschlechtsorgane

Wie bei der Frau, sind auch beim Mann die primären Geschlechtsmerkmale bereits zum Zeitpunkt der Geburt vorhanden. Dazu gehören folgende innere und äußere Geschlechtsorgane (Abb. 10.12).

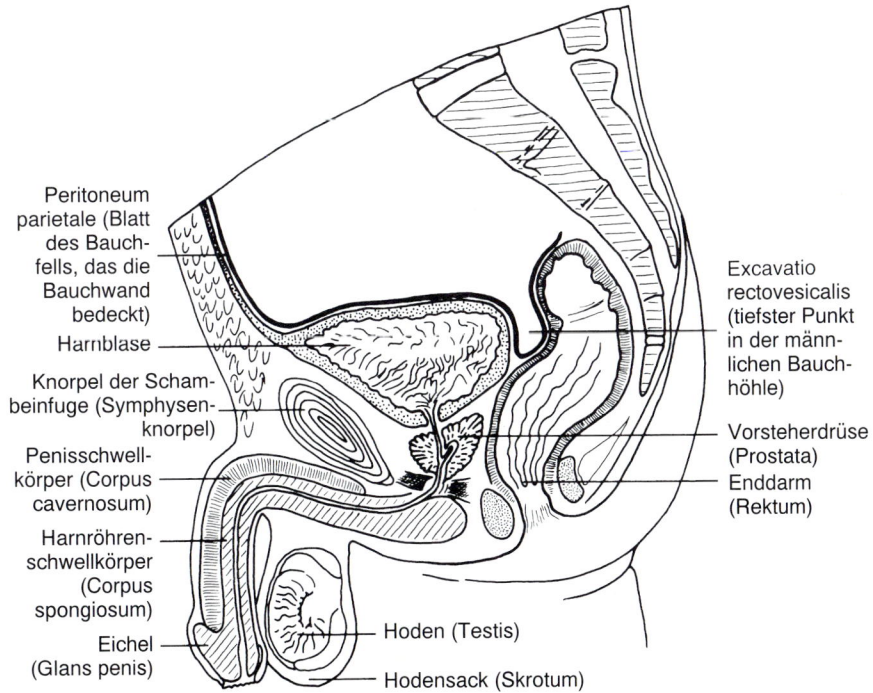

Peritoneum parietale (Blatt des Bauchfells, das die Bauchwand bedeckt)

Harnblase

Knorpel der Schambeinfuge (Symphysenknorpel)

Penisschwellkörper (Corpus cavernosum)

Harnröhrenschwellkörper (Corpus spongiosum)

Eichel (Glans penis)

Excavatio rectovesicalis (tiefster Punkt in der männlichen Bauchhöhle)

Vorsteherdrüse (Prostata)

Enddarm (Rektum)

Hoden (Testis)

Hodensack (Skrotum)

Abb. 10.12. Medianschnitt durch ein männliches Becken.

Innere Geschlechtsorgane des Mannes:
- Hoden   (Testis)
- Nebenhoden   (Epididymis)
- Samenleiter   (Ductus deferens)
- akzessorische Drüsen:
  Cowper Drüse   (Glandula bulbourethralis)

Äußere Geschlechtsorgane des Mannes:
- Glied   (Penis oder Phallus[20])
- Hodensack   (Skrotum)

10.3.1 Innere Geschlechtsorgane des Mannes

Hoden (Testis)

Anatomie

Die Hoden haben wie die Ovarien eine Doppelfunktion. Auf der einen Seite sind sie verantwortlich für die Keimzellenbildung, auf der anderen Seite funktionieren sie als Hormonproduzenten.

---

[20] Phallus: In der naturwissenschaftlichen Terminologie selten bzw. nicht mehr verwendet. Wird meist als Symbol der Kraft und Fruchtbarkeit gebraucht.

Die ausgewachsenen Hoden haben ungefähr die Form und Größe eines kleinen Hühnereies. Sie liegen außerhalb der Bauchhöhle in einer Hauttasche, dem Hodensack (Skrotum). Oben auf den Hoden und entlang ihrer Rückseite liegen die Nebenhoden. Das Gewicht eines einzelnen Hodens beträgt zwischen 30 und 50 g. In der Länge mißt ein Hoden ca. 4 – 5 cm. Der linke Hoden ist oft etwas größer als der rechte und steht gewöhnlich auch etwas tiefer im Hodensack.

Bau und Funktion des Hodens

Die Hoden sind außen von einer derben Bindegewebehülle (Tunica albuginea) umgeben. Von ihr strahlen radiär Septen auf einen Bindegewebekörper zu, das Mediastinum testis (Abb. 10.13). Diese Scheidewände sind v. a. im unreifen Hoden stark ausgebildet. Im reifen Hoden sind sie nur noch unvollständig vorhanden. Zwischen den Scheidewänden liegen die Hodenkanälchen (Tubuli seminiferi), in denen die Keimzellen gebildet werden. Die Gesamtlänge aller Hodenkanälchen wird auf ca. 200 bis 300 m geschätzt. Die Hodenkanälchen sind stark gewunden, sie stellen eine Schlaufe dar, die in einen kurzen, geraden Anteil mündet, der seinerseits im Bereich des Mediastinum testis in das Hodennetz (Rete testis) übergeht. Das Hodennetz ist ein System von weiten spaltförmigen Kanälen. Mit dem Hodennetz beginnen die eigentlichen ableitenden Samenwege. Das Hodennetz geht über die ableitenden Samenwege (Ductuli efferentes; ca. 12 – 20) in den Nebenhodengang über, der seinerseits in den Samenleiter mündet (s. unten).

Spermienbildung

In den Hodenkanälchen (Tubuli seminiferi) liegen die samenbildenden Zellen, die Spermatogonien. Das Epithel der Hodenkanälchen ist so angelegt, daß die am wenigsten entwickelten Zellen in einem mehrschichtigen Epithel an der Ba-

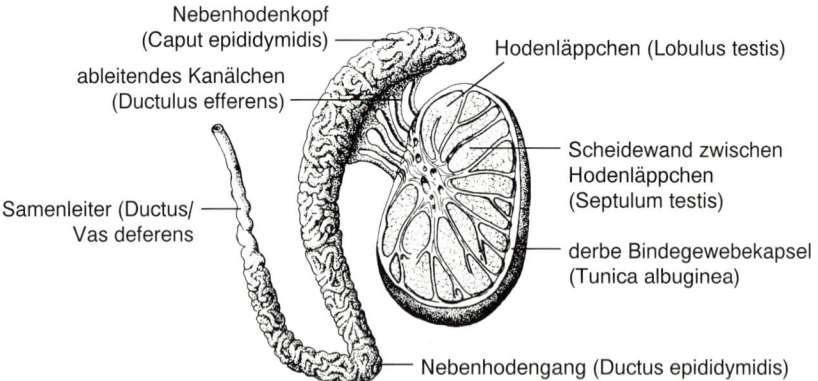

Abb. 10.13. Hoden mit Nebenhoden. Die Ductuli efferentes (Singular: Ductulus efferens) leiten die Spermien aus dem Hoden in den Nebenhodengang. Die Scheidewände (Septulum testis, Plural: Septula testis) strahlen auf den bindegewebigen Körper des Hodens, das Mediastinum testis, zu, in dem sich das Hodennetz (Rete testis) befindet. (Aus Schumacher 1985)

sis liegen, direkt auf der Basalmembran. Die am weitesten entwickelten Stadien hingegen liegen auf der luminalen Seite des Epithels. Während der Reifung zu Spermien wandern die Zellen von der Basalmembran nach oben, um dort bei entsprechender Reife in das Lumen abgegeben zu werden, von wo aus sie zunächst in den Nebenhoden gelangen.

Die eigentlichen Stammzellen der Spermienbildung sind die Spermatogonien, die sich vom Beginn der Pubertät bis zum Lebensende konstant durch Mitose teilen. Dadurch werden 2 Zelltypen gebildet, die Spermatogonien A (die sich weiter mitotisch teilen) und die Spermatogonien B (die in die Meiose eintreten). Durch die Meiose resultieren aus einer Spermatogonie B, über verschiedene Zwischenstadien, 4 Spermien, die alle nur einen haploiden (einfachen) Chromosomensatz besitzen (23 Chromosomen). An der Reifung der verschiedenen Zwischenstadien, bis hin zum reifen Spermium, sind Sertoli-Zellen maßgeblich beteiligt. Sie erfüllen die Funktion einer Ammenzelle, die während der Reifung die Zellen mit ihrem Zytoplasma umfließt. Von der Spermatide (schwanzlose Vorstufe des Spermiums) bis hin zum reifen Spermium stehen die Sertoli-Zellen in engem Kontakt mit den diversen Entwicklungsstadien (Abb. 10.14).

Hormonproduktion
Durch Hypophysenhormon gesteuert (ICSH, „interstitil cell stimulating hormone"), das mit dem LH (luteinisierendes Hormon der Frau) identisch ist, beginnen im interstitiellen Bindegewebe liegende Zellen zum Zeitpunkt der Pubertät ihre Funktion aufzunehmen. Diese Zellen werden nach ihrem Entdecker auch als Leydig-Zwischenzellen bezeichnet. Sie sind verantwortlich für die Bildung von Testosteron, das primäre männliche Geschlechtshormon. Testosteron ist für die Ausbildung der sekundären Geschlechtsmerkmale verantwortlich

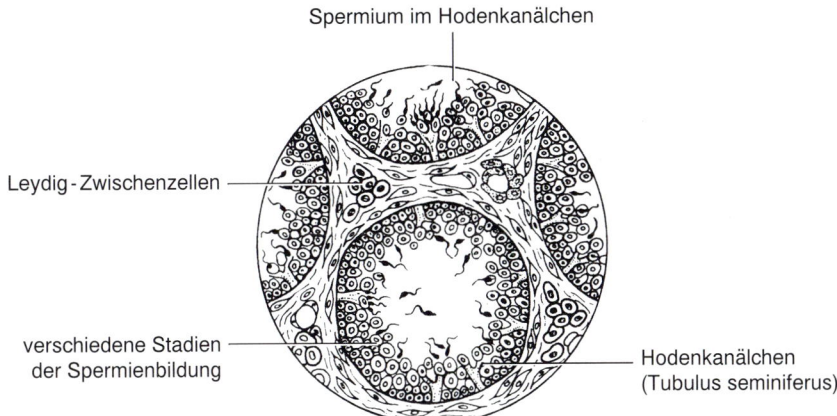

Spermium im Hodenkanälchen

Leydig-Zwischenzellen

verschiedene Stadien
der Spermienbildung

Hodenkanälchen
(Tubulus seminiferus)

Abb. 10.14. Querschnitt durch die Hodenkanälchen mit verschiedenen Stadien der Spermienbildung. Im Lumen befinden sich bereits fertige Spermien. Zwischen den Hodenkanälchen sitzen die Leydig-Zwischenzellen, die Bildner des männlichen Geschlechtshormons Testosteron. (Aus Schuhmacher 1985)

und spielt auch bei der Reifung der Samenzellen eine bedeutende Rolle. Auch für die Steuerung des Geschlechtstriebes hat Testosteron eine große Bedeutung.

Spermien

Während der Reifung von der Spermatogonie bis zum reifen Spermium verlieren die Zellen den größten Teil ihres Zytoplasmas. Das reife Spermium besteht aus: Kopf, Hals, Mittelstück und Schwanz (Abb. 10.15).

Der **Kopf** enthält praktisch nur noch den Zellkern der Spermatide mit den dicht gepackten Chromosomen. Oben auf dem Kopf sitzt eine aus dem Golgi-Apparat hervorgegangene **Kopfkappe, das Akrosom.** Es enthält Enzyme (Hyaluronidase, Akrosin, „corona penetrating enzyme"), die für den Befruchtungsvorgang von größter Bedeutung sind.

Über einen engen **Halsteil** ist der Kopf mit dem Mittelstück verbunden. Das **Mittelstück** enthält den Achsenfaden (wichtig für die Bewegung des Spermiums), um den herum Mitochondrien als Energielieferanten angeordnet sind. Der längste Teil des Spermiums, der **Schwanz**, ist ebenfalls vom Achsenfaden durchzogen, enthält sonst aber praktisch keine weiteren Strukturen. Der Achsenfaden besteht aus Mikrotubuli, die durch kontraktile Proteine in der Lage sind, eine Bewegung des Spermienschwanzes durchzuführen. Der Kopf hat eine Länge von ca. 3–5 μm, ist in der Aufsicht oval, von der Seite betrachtet birnenförmig. Das Mittelstück ist ca. 6 μm lang, und der Schwanz hat eine Länge von 30–40 μm.

Abstieg der Hoden (Descensus testis)

Die Hoden liegen während der Entwicklung in der Bauchhöhle. Erst am Ende der Fetalzeit treten sie in den Hodensack ein. Hierbei werden sie geleitet vom unteren Keimdrüsenband (Gubernaculum testis). Durch diesen Vorgang werden sie der intraabdominalen Körperwärme entzogen, die ca. 3–5 °C über der Temperatur im Hodensack liegt. Die tiefere Temperatur des Hodensackes ist notwendig für die Spermienbildung.

Wenn der Abtieg der Hoden nicht erfolgt, redet man von Kryptorchismus (= Hodenhochstand). Kryptorche Hoden sind nicht in der Lage, Spermien zu bilden. Jedoch können sie Testosteron bilden.

Die Hoden sollten am Beginn des 8. Schwangerschaftsmonats im äußeren Leistenring liegen, also schon durch den Leistenkanal hindurchgetreten sein. Am Anfang des 9. Monats sollten sie im Skrotum liegen.

Der Descensus (der Abstieg) nimmt seinen Weg entlang der hinteren Wand einer Peritonealausstülpung, die in den Hodensack hineinreicht. Die Verbindung mit dem Bauchraum verödet in der Regel. Geschieht das nicht, können Darmschlingen bis in das Skrotum gelangen (Bruch). Wenn die Verbindung mit dem Bauchraum nur teilweise verödet, können aus den Resten flüssigkeitsgefüllte Zysten werden; diese bezeichnet man als Hydrozoele.

Aus der Peritonealausstülpung, die während des Descensus testis mit in den Hodensack gelangen, bildet sich um die Hoden und Nebenhoden ein doppelwandiger Serosaüberzug. Dadurch wird die Beweglichkeit der Hoden und Ne-

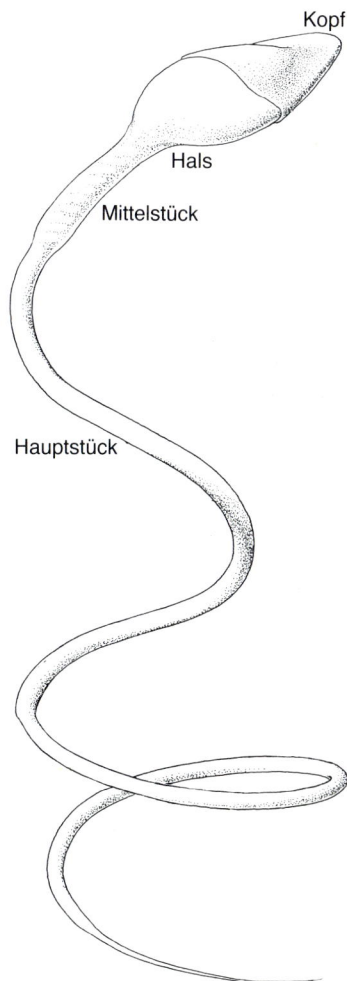

Abb. 10.15. Abbildung eines Spermiums. Auf dem Kopf sitzt das Akrosom (Kopfkappe), in dem sich die für die Durchdringung der Eihüllen notwendigen Enzyme befinden (Akrosin, ein coronapenetrierendes Enzym, und Hyaluronidase). (Aus Schiebler u. Schmidt 1987)

benhoden gewährleistet. Das innere Blatt dieses Überzuges ist das Epiorchium, das äußere Blatt das Periorchium. Zwischen beiden ist eine geringe Menge an Flüssigkeit vorhanden.

Nebenhoden (Epididymis)

Die Nebenhoden sitzen oben auf und hinter den Hoden, mit denen sie fest verwachsen sind. Am Nebenhoden unterscheidet man:

- Kopfteil (Caput epididymidis),
- Körper (Corpus epididymidis),
- Schwanz (Cauda epididymidis).

Der **Kopfteil** sitzt oben dem Hoden auf und enthält v. a. die Ductuli efferentes (ausführende Gänge) und einen Teil des Nebenhodenganges.

Der **Körper** verjüngt sich entlang der Hinterseite des Hodens und geht über in den **Nebenhodenschwanz**, der seinerseits in den Ductus (Vas) deferens mündet.

Im Körper und im Schwanz befindet sich ein unverzweigtes stark gewundenes Gangsystem, das der endgültigen Reifung der Spermien und ihrer Speicherung dient, der Nebenhodengang. Er schlängelt sich durch das ganze Organ und hat eine Gesamtlänge von ca. 5 m. Im Nebenhoden machen die Spermien einen letzten Reifungsprozeß durch, indem sie ihre endgültige Form annehmen, d. h. letzte Zytoplasmabezirke abschnüren.

Da der Energievorrat der Spermien nur sehr beschränkt ist, dürfen sie sich nicht bewegen, bevor sie sich nicht im weiblichen Genitalapparat befinden. Aus diesem Grunde wird vom Nebenhodengang ein leicht saures Sekret abgegeben, das u. a. dazu dient, die Spermien in ihrer Beweglichkeit zu lähmen. Sie können bei saurem pH-Wert keine Eigenbewegung durchführen. Erst durch die − während der Ejakulation beigefügten − alkalischen Sekrete werden sie mobil.

Die eigentliche Speicherung der Spermien geschieht im Nebenhodengangteil, der sich im Nebenhodenschwanz befindet. Von hier werden sie durch Kontraktion der Muskulatur im Nebenhodengang peristaltisch in den Samenleiter (Ductus deferens) transportiert.

Samenleiter (Ductus deferens) und Samenblase (Vesicula seminalis)

Für den **Samenleiter** wird auch der Ausdruck Vas deferens verwendet, von dem sich der Begriff Vasektomie (Unterbindung) ableitet.

Der Samenleiter schließt sich an den Nebenhodengang an. Er ist ein ca. 3 − 4 mm dickes sehr muskelstarkes Hohlorgan, das die Spermien während der Ejakulation (Austreibung der Samenflüssigkeit) transportiert. Die Länge des Samenleiters beträgt ca. 50 − 60 cm. Er läuft vom oberen Hodenpol am Nebenhoden entlang aufwärts. Gemeinsam mit der Hodenarterie (A. testicularis), den dazugehörigen Venen (Plexus pampiniformis) und verschiedenen Nerven bildet er den Samenstrang (Funiculus spermaticus). Dieser ist vom Hodenhebermuskel (M. cremaster) und verschiedenen Bindegewebehüllen umschlossen. All diese im Samenstrang zusammengefaßten Gebilde ziehen über die Leistenregion durch den Leistenkanal (Canalis inguinalis), d. h. von außen, in die Bauchhöhle hinein. Hier erreicht der Samenleiter unter dem Harnblasenboden die Vorsteherdrüse (Prostata) und mündet innerhalb dieser Drüse auf dem Samenhügel (Colliculus seminalis).

Die **Wand des Ductus deferens** ist sehr muskelstark. Es sind 3 Muskelschichten vorhanden:

- eine innere Längsmuskelschicht,
- eine mittlere Ringmuskelschicht und
- eine äußere Längsmuskelschicht.

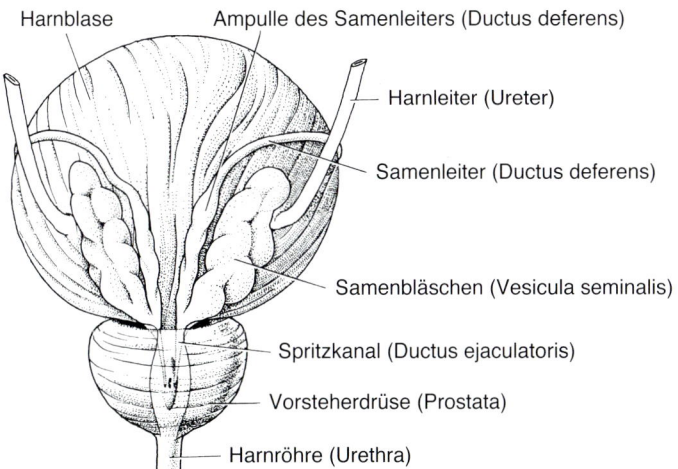

Harnblase   Ampulle des Samenleiters (Ductus deferens)

Harnleiter (Ureter)

Samenleiter (Ductus deferens)

Samenbläschen (Vesicula seminalis)

Spritzkanal (Ductus ejaculatoris)

Vorsteherdrüse (Prostata)

Harnröhre (Urethra)

Abb. 10.16. Dorsalansicht der Harnblase mit Vorsteherdrüse (Prostata), der Samenblase (Vesicula seminalis) und der Einmündung des Samenleiters (Ductus deferens). (Aus Schiebler u. Schmidt 1987)

Dadurch erhält der Ductus deferens fast eine knorpelige Konsistenz. Die Schichten der Muskulatur sind spiralig gewunden und stehen untereinander in Verbindung (Abb. 10.16).

Einige Zentimeter vor der Prostata erweitern sich die Samenleiter zur Ampulle (Ampulla ductus deferentis). Bevor sie in der Prostata münden, nehmen sie noch die Ausführgänge der **Samenblase** (Vesicula seminalis) auf. Diese ca. 4–5 cm lange bauchig gewundene Drüse bildet ein alkalisches Sekret, das zusammen mit dem Prostatasekret die Hauptmenge des Ejakulates ausmacht. Die alkalische Reaktion des Sekretes fördert die Beweglichkeit der Spermien, die ja – da aus saurem Milieu kommend – zuerst mobilisiert werden müssen.

Der letzte Teil des Vas deferens liegt in der Prostata und heißt Spritzkanal (Ductus ejaculatorius). Das Lumen dieses Spritzkanals ist sehr eng, dadurch erhält das Ejakulat eine hohe Beschleunigung, bevor es in der Harnröhre mündet, die damit zur Harnsamenröhre wird. Diese Beschleunigung ist notwendig, damit das Ejakulat bis an die Körperoberfläche gelangen kann.

Vorsteherdrüse (Prostata)

Die Vorsteherdrüse hat ihren Namen der Tatsache zu verdanken, daß sie vor der Harnblase steht (Abb. 10.16). Sie umschließt ringförmig das aus der Harnblase austretende Stück der Harnröhre (Pars prostatica). Die Prostata hat ungefähr die Größe einer Eßkastanie. Sie besteht aus ca. 30–50 tubuloalveolären Einzeldrüsen, die ein glasiges, leicht saures Sekret sezernieren. Gelegentlich dickt das Sekret bereits im Lumen der Drüse ein und gibt damit Anlaß zur Bildung von Prostatasteinen.

Die Ausführgänge der Prostata münden links und rechts des Colliculus seminalis in die Harnsamenröhre. Die Prostata besitzt einen östrogenabhängigen Innenteil und einen testosteronabhängigen Außenteil. Der Innenteil ist für die physiologische Prostatahypertrophie (auch Hyperplasie) verantwortlich, die im Alter gelegentlich das Lumen der Harnröhre beengt. Der Außenteil kann in Form eines Prostatakarzinoms entarten.

Samenflüssigkeit (Ejakulat)

Das Ejakulat ist eine glasige, weißliche Flüssigkeit, die aus dem Sekret des Hodens mit den darin schwimmenden Spermien sowie der Flüssigkeit aus Samenbläschen und Prostata besteht. Bei einer Ejakulation werden ca. 2−3 ml Flüssigkeit ausgestoßen. Dies geschieht durch die Kontraktion der glatten Muskulatur in Nebenhoden, Samenleiter, Samenbläschen und Prostata. Gleichzeitig zieht sich die tiefe Beckenbodenmuskulatur rhythmisch zusammen, so daß das Ejakulat eine große Beschleunigung erfährt (Abb. 10.17). Das Ejakulat hat einen alkalischen pH-Wert (8,3), der die Beweglichkeit der Spermien ermöglicht. Im Ejakulat befinden sich ca. 200−300 Mio. Spermien, die aus dem Samenspeicher des Nebenhodens stammen.

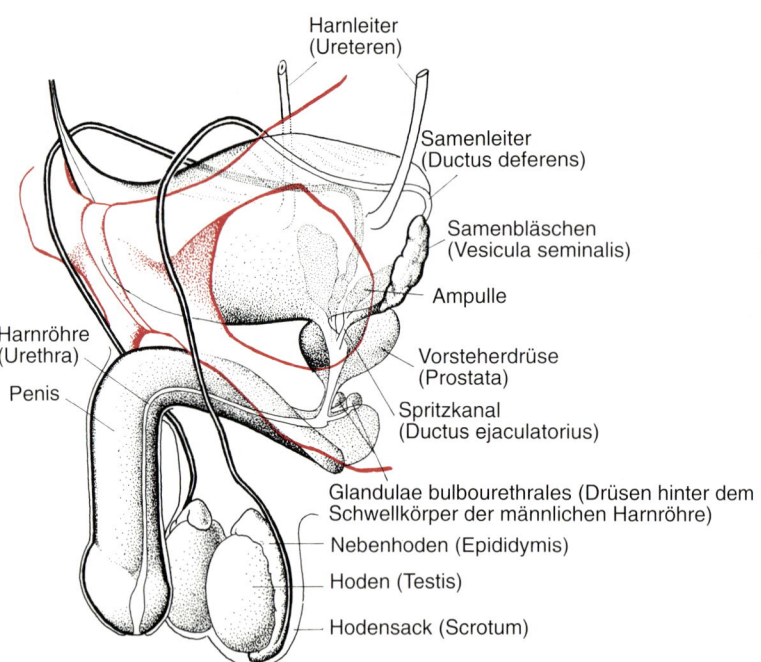

Abb. 10.17. Seitenansicht der inneren und äußeren männlichen Geschlechtsorgane. Auf dieser Abbildung wird der lange Weg der Spermien deutlich, den sie vom Hoden über den Samenleiter bis hin zur Penisspitze machen müssen. (Aus Schiebler u. Schmidt 1987)

Ein folgendes zweites und drittes Ejakulat enthält in der Regel weniger Spermien; jedoch sollte man nicht darauf vertrauen, daß weitere Ejakulate nicht mehr zu einer Befruchtung führen können.

Im Unterschied zum Menstruationszyklus der Frau werden beim Mann kontinuierlich, ohne zyklischen Ablauf, Spermien gebildet. Auch wenn die Menge an Spermien ca. ab dem 25. Lebensjahr kontinuierlich abnimmt, bleibt die Zeugungsfähigkeit teilweise bis ins hohe Alter erhalten. Eine dem Klimakterium der Frau vergleichbare Phase des Lebens ist beim Mann nicht vorhanden.

Akzessorische Geschlechtsdrüsen

Cowper-Drüsen
Die Glandulae bulbourethrales (Cowper-Drüsen) entsprechen den Vorhofdrüsen (Bartholini-Drüsen) der Frau. Sie sind ebenfalls paarig und liegen wie bei der Frau in der Beckenbodenmuskulatur. Sie sezernieren kurz vor der eigentlichen Ejakulation ein schleimiges Sekret, das die Urinreste der Harnröhre neutralisieren soll. Das Sekret ist wasserklar und alkalisch.

10.3.2 Äußere Geschlechtsorgane des Mannes

Hodensack (Skrotum)

Der Hodensack ist quasi eine Fortsetzung der Bauchhaut, allerdings mit einem anderen Aufbau. Im Unterschied zur Bauchhaut enthält die Haut des Skrotums keinerlei subkutanes Fettgewebe. Anstelle des Fettgewebes ist eine spezielle Muskelschicht aus glatter Muskulatur vorhanden, die Tunica dartos. Diese Muskelschicht ist die Grundlage der Temperaturregulation im Skrotum. Durch Kontraktion der Muskelzellen kann die Oberfläche stark gerunzelt und damit verkleinert werden, so daß die Wärmeabgabe reduziert ist. Umgekehrt kann sich bei hoher Wärme die Haut stark dehnen, so daß sie fast glatt wird, um damit − durch die größere Oberfläche − eine größere Wärmeabgabe zu erreichen.

In der Mitte des Skrotums ist eine Naht vorhanden, die Raphe scroti, die aus der Verschmelzung der Geschlechtswülste der indifferenten Gonadenanlage stammt. Bei der Frau entwickeln sich die Geschlechtswülste in die großen Schamlippen.

Glied (Penis)

Anatomie
Der Bau des männlichen Gliedes erklärt sich aus seinen beiden Funktionen:

- Entleerung der Harnblase als beweglicher Schlauch,
- Einführung in die Vagina zur Samenentleerung als versteiftes Glied.

Rein äußerlich unterscheidet man am Penis den Schaft (Corpus penis) und die Eichel (Glans penis) mit der Vorhaut (Praeputium).

Die Haut des Schaftes ist sehr dehnbar und verschieblich. Sie muß sich den verschiedenen Dehnungszuständen anpassen können. Der Vorderteil der Penishaut, das Praeputium, ist eine Hautduplikatur, die die Eichel bedeckt, schützt und die als Reservefalte dient.

Wenn die Vorhaut zu eng ist, so daß sie nicht über die Eichel geschoben werden kann, redet man von einer **Phimose** (Vorhautverengung). Wenn bei einer Phimose die Vorhaut gewaltsam zurückgezogen wird, kann die Glans penis eingeschnürt und von der Blutversorgung abgeschnitten werden. Durch eine Vorhautverengung kommt es zu Problemen bei der Kohabitation (Beischlaf). Aus diesen Gründen muß eine Phimose durch einen kleinen Eingriff behoben werden.

Das Smegma, die Absonderung der Vorhautdrüse, die aus abgeschilferten Epithelzellen und deren durch Bakterien gebildeten Zersetzungsprodukten besteht, kann im Falle einer Phimose zu Entzündungen führen (Balanitis). In warmen Ländern, in denen das Smegma rascher durch Bakterien zersetzt wird als in gemäßigten Klimazonen, hat man schon seit Jahrhunderten solchen Zuständen durch Beschneidungen (Circumcision) vorgebeugt.

Der Schaft des Penis ist aus 2 verschiedenen Bestandteilen aufgebaut:
- Penisschwellkörper (Corpus cavernosum), Paarig
- Harnröhrenschwellkörper (Corpus spongiosum).

Das Corpus cavernosum entspringt mit 2 Ästen unterhalb des Schambeins. Die beiden Äste vereinigen sich an der Wurzel des Penis. Auf der Unterseite des Corpus cavernosum verläuft eine Furche, in der das Corpus spongiosum liegt. Das Corpus spongiosum nimmt seinen Anfang mit der Zwiebel (Bulbus penis) und endet vorn in der Eichel (Glans penis). Im Inneren des Corpus spongiosum liegt der letzte Teil der Harnsamenröhre (Pars spongiosa).

Bau der Schwellkörper und Erektion

Sowohl das Corpus cavernosum wie auch das Corpus spongiosum sind aus schwammartigen Hohlräumen aufgebaut, die Blut stauen können. Über das versorgende Gefäß, die A. dorsalis penis und ihren tiefen Ast der A. profunda penis, werden spiralartige Arterien (Aa. helicinae) im Schwellkörper versorgt, die zu einer starken Füllung des Organs führen. Das wird allerdings erst möglich durch die Betätigung von Drosselmechanismen, die den venösen Abfluß erschweren. Dies führt zwangsläufig zur Erektion, d. h. der Versteifung des Penis. Unterstützt wird die Erektion durch straffes kollagenes Bindegewebe um das Corpus cavernosum herum, das der Blutfüllung Widerstand leistet und damit für den Druckaufbau mit verantwortlich ist.

Das Corpus spongiosum enthält die Harnsamenröhre, die während der Ejakulation Samenflüssigkeit passieren lassen muß. Es darf aus diesem Grunde nicht so stark erigieren wie das Corpus cavernosum, sonst wäre der Transport des Ejakulates nicht mehr möglich.

10.4 Fortpflanzung

10.4.1 Geschlechtsverkehr (Kohabitation)

Für die Befruchtung einer Eizelle ist in der Regel der Geschlechtsverkehr die Voraussetzung. Die Potentia coeundi (Fähigkeit zum Geschlechtsverkehr) setzt beim Mann voraus, daß der Penis erigiert, und bei der Frau, daß die Vagina erweitert und befeuchtet werden kann.

Prinzipiell kann der Reaktionsablauf beim Geschlechtsakt in folgende 4 Phasen unterteilt werden: *Potentia generadi*

- Erregungsphase,
- Plateauphase,
- Orgasmusphase,
- Rückbildungsphase.

Erregungsphase

Die Erregungsphase kann auf verschiedene Arten positiv beeinflußt werden, z. B. durch optische, olfaktorische, mechanische und psychische Reize: die alle schließlich über Teile des vegetativen Nervensystems im Sakralbereich (Parasympathikus) und im Beckenbereich (Sympathikus) das Erfolgsorgan (Vagina/Penis) beeinflussen. Beim Mann führt dies zur Erektion, bei der Frau zur Erweiterung der Vagina und zu vermehrter Transsudatbildung aus den Venen der Vaginalwand.

Plateauphase

In der Plateauphase kommt es bei der Frau zu einer massiven Blutstauung in der Vaginalwand und in den Schwellkörpern. Beim Mann kommt es zu einer weiteren Anschwellung der Glans penis und zum Ausstoßen des Sekretes der Cowper-Drüsen.

Orgasmusphase

Die Orgasmusphase entspricht beim Mann der Ejakulation und dauert damit nur wenige Sekunden. Während der Ejakulation kommt es zu einer Kontraktion der Muskulatur des Beckenbodens sowie zur Kontraktion sämtlicher glatten Muskelzellen in den an der Ejakulatbildung beteiligten Organe.

Bei der Frau kommt es zur Ausbildung einer orgastischen Manschette in der Vaginalwand, bedingt durch vermehrte Füllung der Venen. Gleichzeitig treten rhythmische Kontraktionen der Vaginalmuskulatur, der Beckenbodenmuskulatur und der Uterusmuskulatur auf, die im Abstand von ca. 0,8 s aufeinander folgen. Die Orgasmusphase kann bei der Frau wesentlich länger als beim Mann dauern.

Gleichzeitig kommt es bei beiden Geschlechtern, durch die Genitalnervenendigungen im Genitalbereich vermittelt, zu einer maximalen Nervenreizung, die einerseits die reflexartig ablaufenden Muskelkontraktionen erst auslöst, andererseits als Höhepunkt des Geschlechtsaktes empfunden wird.

Rückbildungsphase

In der Rückbildungsphase nimmt bei der Frau der Muskeltonus in den beteiligten Organen wieder ab, die Schwellkörper entleeren sich, und die Blutmenge im kleinen Becken wird reduziert. Beim Mann kommt es durch nervöse Gegenregulation ebenfalls zu einer Leerung der Schwellkörper und damit zu einer Erschlaffung und Verkleinerung des Penis. Die Rückbildungsphase läuft beim Mann wesentlich kürzer ab als bei der Frau.

10.4.2 Befruchtung (Fertilisation)   *kristella = Schleimpfropf*

Mit der Ejakulation werden die Spermien in die Nähe des äußeren Gebärmuttermundes gebracht. Von hier aus müssen sie den Pfropf aus Zervikalschleim durchdringen, um in den Uterus zu gelangen. Dies können sie nur mit Eigenbewegung, durch Schlängeln des Spermienschwanzes, durchführen. Der Schleimpfropf ist nur durchdringbar, wenn er noch unter der Wirkung des maximalen Östrogenspiegels steht, d. h. nur um den Zeitpunkt der Ovulation. Sobald Progesteron auf den Schleimpfropf einwirkt, wird er unpassierbar für die Spermien. Spermien sind ca. 1,5 Tage lang in der Lage, eine Eizelle zu befruchten. Danach zeigen sie zwar durchaus noch Zeichen von Aktivität, sind allerdings nicht mehr zu einer Befruchtung fähig.

Bevor es zu einer Befruchtung kommen kann, müssen die Spermien allerdings einen Prozeß durchmachen, der ihre Befruchtungskapazität erst in Gang setzt. Dies geschieht durch den Kontakt mit den Flüssigkeiten des weiblichen

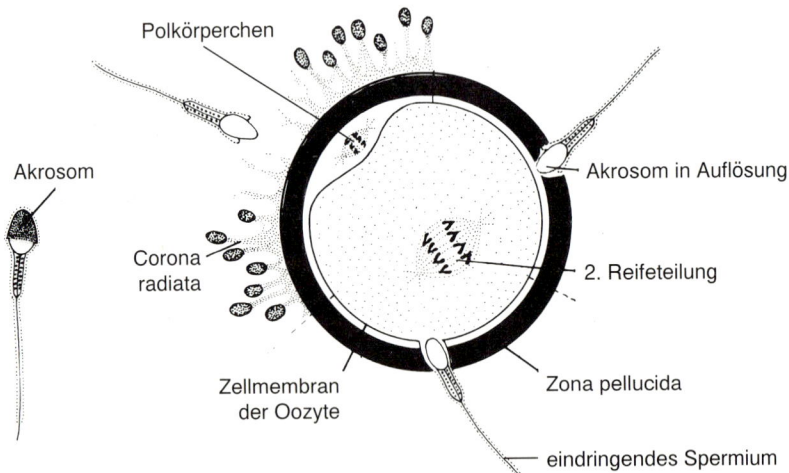

Abb. 10.18. Verschiedene Stadien der Befruchtung einer Eizelle. Auf der *linken Seite* sind noch die Zellen des Cumulus oophorus (Eihügels) eingezeichnet, die als Strahlenkranz (Corona radiata) der ovulierten Eizelle anhaften. Die im Polkörperchen dargestellte Zellteilung findet meist nicht mehr statt, da das Polkörperchen in der Regel vorher degeneriert. (Aus Langmann 1977)

Genitalapparates. Dieser Prozeß wird als **Kapazitation** bezeichnet. Teil der Kapazitation ist die Akrosomreaktion, bei der die Enzyme des Akrosoms aktiviert werden. Sie werden damit in die Lage versetzt, bei Kontakt mit einer Eizelle die Corona radiata und die Zona pellucida sowie die Eizellmembran zu durchdringen. In dem Moment, in dem ein Spermium als erstes die Zona pellucida durchdrungen hat und mit seinem Kopfteil in das Ei eingedrungen ist, kommt es zu einer Blockierung der Zona pellucida und der Zellmembran, so daß keine weiteren Spermien eindringen können. Dieser Polyspermieblock ist absolut notwendig, da sonst mehr als nur ein diploider Chromosomensatz in einer Eizelle vorhanden wäre (Abb. 10.18).

Zum Zeitpunkt der Befruchtung beendet die Eizelle die 2. Reifeteilung, und das zweite Polkörperchen wird abgeschnürt. Der Spermienkopf quillt im Eiplasma und bildet ein Bläschen. Mittelstück und Schwanz werden in der Regel abgestoßen. Nach der 2. Reifeteilung bildet sich aus dem Eikern der weibliche Vorkern und aus dem Spermienkopf der männliche Vorkern. Die befruchtete Eizelle ist damit wieder diploid (46 Chromosomen). Sie beginnt nun mit den mitotischen Zellteilungen, die schließlich zur Ausbildung des Embryos und seiner Hüllen führen.

10.4.3 Bildung der Keimblase (Blastozyste)

Aus der 1. Teilung geht das 2-Zellstadium hervor, dann entsteht das 4- und das 8-Zellstadium. Bereits zu diesem Zeitpunkt (nach der 3. Teilung) kann man größere und kleinere Zellen unterscheiden (je 4):

● Die kleinen Zellen bilden den **Embryoblasten**, aus dem der Embryo gebildet wird;
● die größeren Zellen bilden den **Trophoblasten**, aus dem der kindliche Anteil der Plazenta gebildet wird.

Es schließen sich weitere Zellteilungen an, an denen beide Zellarten teilnehmen. Die Trophoblastzellen hüllen schließlich die Embryoblastzellen ein. Sie eilen auch in der Entwicklung etwas voraus, so daß sie eine Höhle, das Blastocoel, bilden. Damit wird der Keimling zur **Keimblase** (Blastozyste; Abb. 10.19).

Rund 100 Stunden nach der Befruchtung gelangt die Blastozyste von der Tuba uterina in die Uterushöhle. Ungefähr 5–6 Tage nach der Ovulation kommt es zur Einnistung (Implantation) der Blastozyste in das Endometrium, in dem bereits Deziduazellen und Körnchenzellen gebildet worden sind (Abb. 10.20). Bei der **Implantation** dringen die Trophoblastzellen zwischen die Epithelzellen der Uterusschleimhaut ein. Dieses Eindringen wird sowohl durch Enzyme aus der Blastozyste wie auch durch Sekret der Körnchenzellen erleichtert, wodurch das Endometrium gelockert wird.

Kurze Zeit nach dem Eindringen der Blastozyste in das Endometrium bildet der Embryoblast 3 Schichten aus, die **Keimblätter.** Man unterscheidet ein Entoderm, Mesoderm und Ektoderm (s. Kap. 3: Histologie). Gleichzeitig bil-

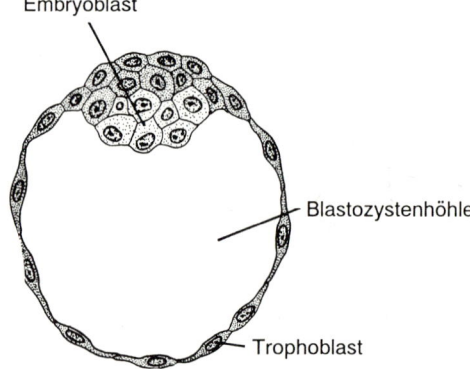

Embryoblast

Blastozystenhöhle

Trophoblast

Abb. 10.19. Schnittbild durch eine Blastozyste. Die innere Zellmasse (Embryoblast) wird zum Embryo, die äußeren Zellen (Trophoblast) werden zum kindlichen Anteil der Plazenta. (Aus Langmann 1977)

det das äußere Keimblatt das Amnion, das zusammen mit dem Chorion (kindlicher Teil der Plazenta) und der Dezidua die Embryonalhüllen bildet. Die Zellen des Trophoblasten bilden den fetalen Anteil der Plazenta, das Chorion. Der mütterliche Anteil der Plazenta geht aus den Deziduazellen hervor.

In Abb. 10.21 sind die Entwicklungsstadien der Eizelle zusammenfassend dargestellt.

Implantationsorte

Die Blastozyste nistet sich normalerweise in der oberen Hälfte der vorderen oder hinteren Uteruswand ein. Bei tieferer Implantation kann es zur Ausbildung einer Placenta praevia (d. h. vor dem Geburtskanal) kommen, was bei der Geburt zum Zerreißen der Plazenta oder der Nabelschnur führt. Da die Plazenta bei der Geburt noch nicht gelöst ist, kann das zur Verblutung der Mutter

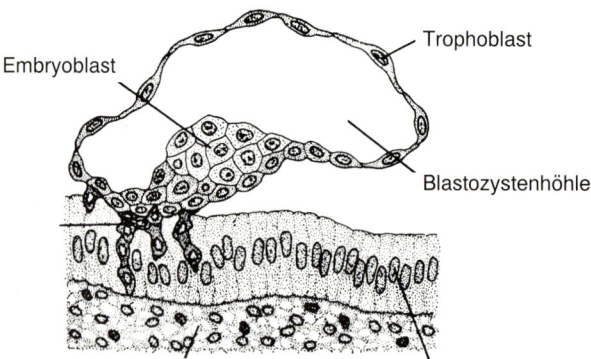

Trophoblast

Embryoblast

Blastozystenhöhle

Stroma des Endometriums   Oberflächenepithel des Endometriums

Abb. 10.20. Schnittzeichnung einer implantierenden Blastozyste. Der Trophoblast bildet füßchenartige Ausläufer, die in das mütterliche Gewebe eindringen. (Aus Langmann 1977)

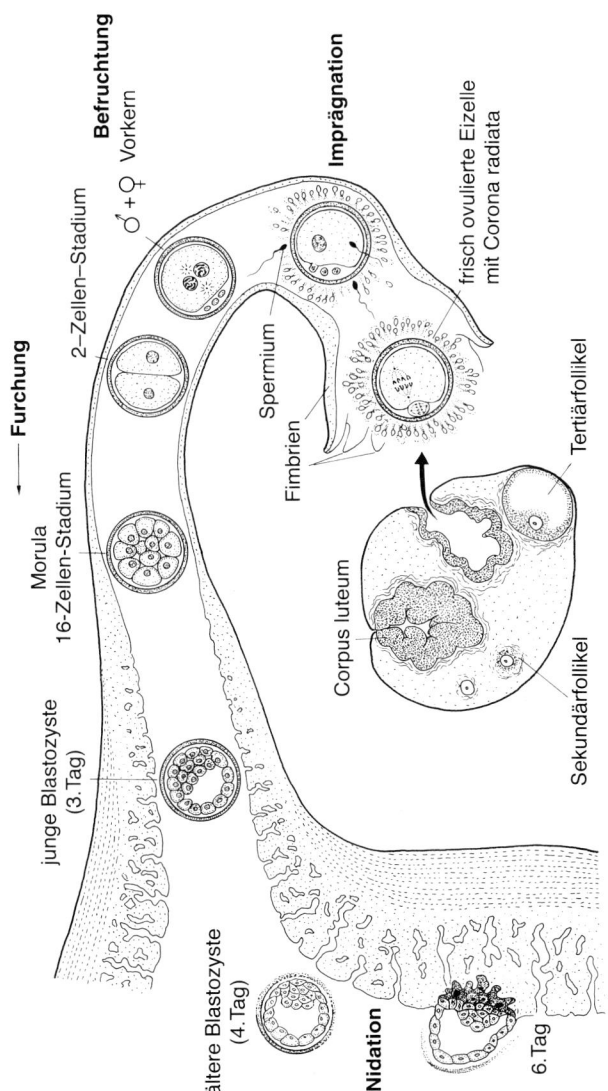

Abb. 10.21. Entwicklungsstadien der Eizelle. Von der Ovulation (Eisprung), über die Befruchtung, bis hin zur Implantation (Einnistung = Nidation), die in der Regel zwischen dem 5. und 6. Tag stattfindet. (Aus Schiebler u. Schmidt 1987)

führen. Außer dieser zu tiefen Implantationsstelle kann sich der befruchtete Keim noch an verschiedenen anderen Orten einnisten, die meistens ebenfalls mit großen Gefahren für die Mutter verbunden sind und die deshalb sofort durch einen Abort abgewendet werden müssen. Diese Schwangerschaften werden als Extra-Uterin-Graviditäten (EUG) bezeichnet. Extra-uterine Implantationsorte können in der Bauchhöhle, in der Tuba uterina oder auf dem Ovar liegen. *Plazenta prävia*

10.4.4 „Mutterkuchen" (Plazenta)

Eine vollständig ausgebildete Plazenta besteht aus einem mütterlichen und einem kindlichen Anteil. Der mütterliche Anteil geht aus der Dezidua hervor, der kindliche Anteil aus dem Trophoblasten (s. oben). Auf der kindlichen Seite befindet sich die Chorionplatte, der auf der mütterlichen Seite die Basalplatte gegenübersteht (Abb. 10.22). Die Chorionplatte ist durch Gefäße, die in der Nabelschnur verlaufen (A. und V. umbilicalis), mit dem kindlichen Kreislauf verbunden. Von der Chorionplatte gehen vielfältig verzweigte Zottenbäume ab, die in den mütterlichen Blutraum tauchen (intervillöser Raum).

Der **intervillöse Blutraum** wird über Spiralarterien aus dem Bereich des Myometriums versorgt und über entsprechende Venen entsorgt. Den Boden des intervillösen Raums bildet die Basalplatte, die zum größten Teil aus mütterlichem Gewebe (Dezidua) besteht.

Damit tauchen die Plazentazotten in einen eigens dafür geschaffenen, mit Blut gefüllten Raum ein. Sie bringen so die kindlichen Gefäße in größtmögliche Nähe zum mütterlichen Blut, ohne daß ein direkter Kontakt zwischen kindlichem und mütterlichem Blut vorhanden ist.

Für den Austausch muß die **Plazentabarriere** überwunden werden. Sie besteht aus Synzytiotrophoblast (ein die Plazentazotten bedeckendes Epithel),

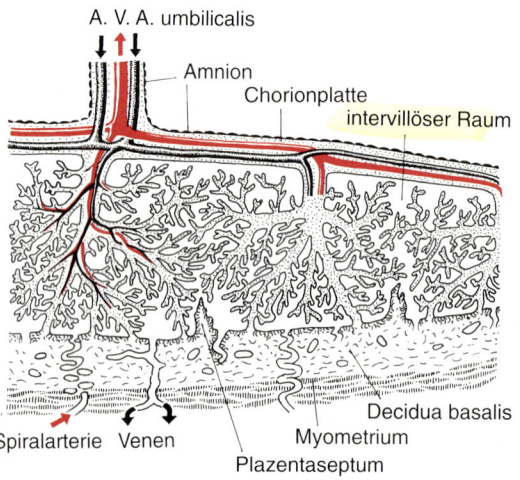

Abb. 10.22. Schema einer Plazenta. Im Bereich der Nabelschnur sind 2 Arterien (A. umbilicalis) und 1 Vene vorhanden (V. umbilicalis). Von der Chorionplatte hängen die Plazentarzotten in den mütterlichen Blutraum (intervillöser Raum), der über Spiralarterien versorgt und über venenartige Spalten entsorgt wird. Die Decidua basalis (= Schleimhaut zwischen dem Embryo und der Gebärmutterwand) ist der mütterliche Anteil der Plazenta. (Aus Schiebler u. Schmidt 1987)

dem anschließenden Bindegewebe und dem Endothel der darunterliegenden Blutgefäße.

Über die Plazentabarriere hinweg können auch Antikörper transportiert werden, die dann dem Neugeborenen in den ersten Wochen und Monaten den nötigen Immunschutz geben.

10.5 Zusammenfassung Geschlechtsapparat und Fortpflanzung

Weibliche Geschlechtsorgane

Die primären Geschlechtsmerkmale sind bereits bei der Geburt vorhanden. Die sekundären Geschlechtsmerkmale entwickeln sich während der Pubertät. Die tertiären Merkmale bestehen in den unterschiedlichen Organleistungen.

Embryonal werden die Geschlechtsorgane beider Geschlechter gleich angelegt. Geschlechtsbestimmend ist das Y-Chromosom. Intersexualität kommt sowohl phänotypisch (äußere Erscheinung) als auch genotypisch (Fehlverteilung der Heterosomen) beim Menschen vor.

Die **Pubertät** wird durch vermehrte Ausschüttung von Geschlechtshormonen bewirkt.

Innere weibliche Geschlechtsorgane:
Die inneren weiblichen Geschlechtsorgane sind vom Peritoneum überzogen, das hier Ligamentum latum heißt. Die Umschlagsfalte um Ovar und Tuba uterina führt zur Bildung eines Meso (Mesovar, Mesosalpinx).

Die **Ovarien** (Eierstöcke) bilden Oozyten (Keimzellen) und dienen als Hormonproduzenten (Östrogen und Progesteron). Die Oozyten liegen in Follikeln, die entsprechend ihrer Entwicklung in Primordial-, Primär-, Sekundär-, Tertiär- und Graaf-Follikel eingeteilt werden.

Durch FSH- und LH-Wirkung kommt es zur **Ovulation** (Eisprung). Nach der Ovulation bildet sich aus dem Follikelepithel mit seiner Theca das Corpus luteum (Gelbkörper), das Progesteron sezerniert. Ohne Schwangerschaft funktioniert das Corpus luteum 2 Wochen. Bei Schwangerschaft bis zum 4. Monat. Atretische Follikel sind an der Östrogenbildung beteiligt.

Die **Oozyten** befinden sich bis zum Beginn der Follikelreifung im Diktyotän. Dies kann bis zu 50 Jahre dauern und führt gelegentlich zu Trisomien (chromosomale Nondisjunction). Kurz vor der Ovulation kommt es zur 2. Reifeteilung, die zum haploiden Chromosomensatz führt. Sie wird nur vollendet, wenn die Eizelle befruchtet ist.

Die **Tuba uterina** (Eileiter) nimmt die ovulierten Eizellen mitsamt ihrer Corona radiata auf. Die Tuba uterina besteht aus Infundibulum mit den Fimbrien, der Ampulle (hier findet die Befruchtung statt), dem Isthmus und der Pars intramuralis. Neben Flimmerzellen befinden sich in der Mukosa auch Sekretzellen (Ernährung des ovulierten Eies).

Der **Uterus** (Gebärmutter) besteht aus Fundus, Corpus, Cervix und Portio vaginalis (die in die Vagina ragt). Die Wand wird aufgebaut aus Perimetrium (Ligamentum-latum-Überzug), Parametrium, Myometrium und Endometrium.
In perimetriumfreien Bezirken befindet sich das Parametrium.

Das **Endometrium** (Uterusschleimhaut) besteht aus Funktionalis und Basalis. Die Funktionalis ist Zielorgan der ovariellen Hormone. Die Proliferationsphase steht unter Östrogen-, die Sekretionsphase unter Progesteroneinfluß. Im Stroma entstehen während der Sekretionsphase K-Zellen und Prädeziduazellen, die ohne Implantation funktionslos bleiben. Durch den Hormonabfall am Ende der Sekretionsphase kommt es zunächst zu Ischämie (Blutleere) und anschließender Desquamation (Ausstoßung). Der 1. Tag der Blutung wird als 1. Tag des Monatszyklus gerechnet.

Die **Menarche** ist die 1. Regelblutung, das **Klimakterium** die Zeit der Wechseljahre, der die **Menopause** folgt.

Die **Vagina** (Scheide) ist ein häutig-muskulärer Schlauch, dessen Wände relativ dünn sind. Sie ist in Falten geworfen, die bei der Geburt als Reservefalten dienen. Die Muskulatur dient der Anpassung an den Penis während des Koitus.
Vor der Defloration begrenzt das Hymen (= dünnes Häutchen) die Vagina vom Vorhof. Das Vaginaepithel enthält viel Glykogen, das – durch Lactobacillus vaginalis abgebaut – als Säureschutz gegen Bakterien dient. Befeuchtung entsteht v. a. durch Transsudation aus den Venen der Vaginalwand.

▶ **Äußere weibliche Geschlechtsorgane:**
Die äußeren weiblichen Genitalorgane (**Vulva**) bestehen aus den großen und kleinen Schamlippen, dem Vorhof, der Klitoris und dem Schamberg (Mons pubis).
Die Klitoris ist der vereinigte äußerste Teil zweier Schwellkörper. Zwischen den großen und kleinen Schamlippen liegen 2 weitere Schwellkörper. In den Vorhof münden die Glandulae vestibulares majores (große Vorhofdrüsen im unteren Teil des Labium minus), die der Befeuchtung des Vorhofs dienen.

Die **Mamma** (Brustdrüse) entsteht aus der embryonalen 4. Anlage auf der Milchleiste. Sie ist aus 15–20 Lappen aufgebaut, die im Zustand der Mamma non lactans (= nichtmilchgebende Brustdrüse) fast keine Drüsenendstücke aufweisen, sondern v. a. aus Ductus lactiferi und Sinus lactiferi bestehen.

Östrogen läßt die Ductus lactiferi (Milchgänge) wachsen, **Progesteron** läßt die Alveolen wachsen. Unter der Wirkung von **Prolaktin** kommt es am Ende der Schwangerschaft zur Milchbildung. **Oxytozin** treibt die Milch über Myoepithelien aus. Auf dem pigmentierten Warzenhof sitzen die Montgomery-Knötchen, deren Sekret beim Stillvorgang eine Abdichtung der Lippen auf der Brusthaut bewirkt.

Zusammensetzung der Muttermilch: Sie enthält 1–2% Protein, 3–4% Lipid, 6–7% Zucker, 87% Wasser und 0,2% Elektrolyte. Sie hat einen Nährwert von ca. 280 kJ/100 ml.

Männliche Geschlechtsorgane

Innere männliche Geschlechtsorgane:
Hoden (Testis) sind 4–5 cm lang, 30–50 g schwer und liegen außerhalb der Bauchhöhle im Skrotum (Hodensack), da die Spermienreifung eine tiefere Temperatur als in der Bauchhöhle erfordert.

Außen sind sie von einer derben Bindegewebehülle (Tunica albuginea) umgeben. Von dieser strahlen Septen (Wände) auf das Mediastinum testis. Zwischen den Septen befinden sich Tubuli seminiferi, die über das Hodennetz (Rete testis) und die ableitenden Samenwege (Ductuli efferentes) mit dem Nebenhodengang verbunden sind. In den Hodenkanälchen (Tubuli seminiferi) entstehen aus Spermatogonien über diverse Reifungsschritte die Spermien mit ihrem haploiden Chromosomensatz. Sertoli-Zellen unterstützen die Reifung als Ammenzellen.

Zwischen den Tubuli seminiferi liegen die Leydig-Zwischenzellen, die Testosteron produzieren.

Spermien bestehen aus: Kopf, Hals, Mittelstück und Schwanz (Hauptstück). Im Kopf befinden sich die Chromosomen in kondensiertem Zustand. Darüber sitzt das Akrosom, das für die Befruchtung wichtig ist.

Im **Nebenhoden** müssen die Spermien ausreifen. Sie werden hier gespeichert in einem sauren Milieu, damit sie nicht durch Bewegung ihre Energie verbrauchen.

An den Nebenhodengang schließt der Samenleiter (Ductus deferens) an. Er ist ca. 50 cm lang und mündet mit dem Spritzkanal auf dem Samenhügel (Colliculus seminalis) der Prostata in der Harnröhre. Vor dem Spritzkanal wird die Ampulle gebildet, in die auch die Samenblase (Vesicula seminalis) mündet. Die Muskulatur des Samenleiters ist 3schichtig und dient der Peristaltik, mit der die Spermien transportiert werden.

Die **Prostata** (Vorsteherdrüse) besteht aus 30–50 Einzeldrüsen, die neben dem Colliculus seminalis in die Harnsamenröhre münden. Das Sekret der Prostata ist alkalisch, es fördert die Beweglichkeit der Spermien.

Im **Ejakulat** (Samenflüssigkeit), 2–3 ml, befinden sich 200–300 Mio. Spermien. Es hat einen pH-Wert von ca. 8,3. Neben den Spermien enthält es die Flüssigkeit aus Nebenhoden, Vesicula seminalis und Prostata.

Das Sekret der **Cowper-Drüsen** dient der Neutralisation und Befeuchtung der Harnsamenröhre.

▷ **Äußere männliche Geschlechtsorgane:**
In der Haut des Skrotums (Hodensack) befindet sich die Tunica dartos (= spezielle Muskelschicht), durch die die Oberfläche verkleinert werden kann – zur Regulation der Temperaturabgabe. Das Skrotum entspricht den großen Schamlippen der Frau.

Der **Penis** enthält das Corpus cavernosum und das Corpus spongiosum. Das Corpus cavernosum (Penisschwellkörper) ist der Hauptträger der Erektion, das Corpus spongiosum (Harnröhrenschwellkörper) enthält die Harnsamenröhre, die auch während der Erektion durchgängig bleiben muß. Durch vermehrten Zufluß und gedrosselten Abfluß des Blutes kommt es zur Erektion.

Fortpflanzung

▷ **Geschlechtsverkehr**
Der Reaktionsablauf des Geschlechtsverkehrs (Kohabitation) wird in 4 Phasen unterteilt: Erregungsphase, Plateauphase, Orgasmusphase, Rückbildungsphase. Während der Orgasmusphase kommt es zur Ejakulation beim Manne, dadurch wird das Ejakulat im Fornix der Vagina deponiert.

▷ **Befruchtung** (Fertilisation):
Voraussetzung ist die Kapazitation der Spermien. Darunter versteht man alle im weiblichen Genitaltrakt ablaufenden physiologischen Vorgänge, die den Samenfaden befruchtungsfähig machen. Ein Teil der Kapazitation ist die Akrosomreaktion; durch sie wird das Spermium in die Lage versetzt, die Eizelle zu befruchten.

Sobald ein Spermium die Zona pellucida durchdrungen hat und von der Eizelle aufgenommen worden ist, kommt es zum Polyspermieblock. Die Befruchtung findet in der Ampulle der Tuba uterina (Eileiter) statt.

▷ Bildung der **Blastozyste** (Keimblase)
Die befruchtete Eizelle bildet einen mütterlichen und einen väterlichen Vorkern, die homologen Chromosomen paaren sich und durch mitotische Teilungen wird schließlich die Blastozyste gebildet.

Die Blastozyste besteht aus einem äußeren Trophoblasten und einem inneren Embryoblasten. Der Embryoblast wird zum Embryo, der Trophoblast bildet den kindlichen Anteil der Plazenta.

Implantation (Einnistung): Die Blastozyste wird nach 5–6 Tagen im Endometrium implantiert. Dabei lockern die Körnchenzellen das Gewebe auf. Die Deziduazellen bilden einen wichtigen Teil der uteroplazentaren Grenzschicht, die ein zu tiefes Eindringen der Blastozyste und eine Abstoßungsreaktion verhindert.

Die Plazenta besteht aus der Chorionplatte mit dem Zottenbaum und der Basalplatte mit der Dezidua. Die Zotten des Zottenbaums baden im mütterlichen Blut des intervillösen Raums. Über die Plazenta hinweg findet der Austausch zwischen Kind und Mutter statt. Auch Antikörper können die Plazentabarriere überwinden.

Ektope Implantationsorte können die Mutter gefährden. Sie müssen deshalb durch einen Schwangerschaftsabbruch beendet werden.

STREBER!

11 Endokrinologie

11.1 Regulation der Körperfunktionen

Der menschliche Körper ist mit 2 Steuersystemen ausgestattet, die sämtliche Aktivitäten des Organismus regulieren und koordinieren. Das eine System ist das **Nervensystem** (s. Kap. 13: Nervensystem). Das andere ist das **endokrine System**. Es besteht aus einer Anzahl von Drüsen und Zellen, die Wirkstoffe zur Regulation von Körperaktivitäten herstellen. Diese Wirkstoffe nennt man Hormone. Die Drüsen und Gewebe, die diese Hormone herstellen, bilden das „endokrine System". Die **Lehre von den Hormonen** heißt dementsprechend Endokrinologie[21].

Das Nervensystem kann man mit einer komplizierten technischen Einrichtung vergleichen, in der Informationen auf dem Leitungsweg übertragen und verarbeitet werden. Die Nachrichten werden als eine Folge von Nervenimpulsen über die Nervenbahnen geleitet und lösen im Erfolgsorgan eine bestimmte sofort erfolgende, kurzdauernde Reaktion aus.

Das **endokrine System** kann demgegenüber mit einem drahtlosen Kommunikationssystem verglichen werden. Der Inhalt der Nachrichten ist dabei in der chemischen Struktur hochspezialisierter Substanzen verschlüsselt, die auf dem Blutwege die Körperzellen erreichen und sie zu bestimmten Reaktionen veranlassen. Die Auslösung der Reaktion benötigt in der Regel Zeit und ist vielfach von längerer Dauer.

11.2 Hormone

Hormone sind Regulationsstoffe, die vom Körper, in speziellen Organen (endokrinen Drüsen) hergestellt werden, über die Blutbahn ein oder mehrere Erfolgsorgane erreichen und deren Stoffwechsel in spezieller Weise beeinflussen.

---

[21] Das Wort Endokrinologie leitet sich aus dem Griechischen ab und bedeutet: die Lehre der inneren Sekretion.

Für die Beeinflussung sind meist nur sehr geringe Hormonkonzentrationen notwendig. In der Regel werden weniger als 10^{-5} mmol/l (= Millimol pro Liter; Mol = Einheit, die so viele Teilchen enthält, wie es der relativen Molekülmasse in Gramm entspricht) benötigt, um eine spezifische Wirkung zu erzeugen. Von der absoluten Menge her gesehen sind das je nach relativer Molekülmasse von $<1 \mu g$ (10^{-6} g) bis zu mehreren Milligramm (mg; 10^{-3} g).

11.2.1 Einteilungsmöglichkeiten der Hormone

Einteilung nach der chemischen Struktur

Aufgrund ihrer chemischen Struktur unterscheidet man 3 Hauptgruppen von Hormonen:

- Steroidhormone,
- Aminosäurederivate,
- Proteo- und Peptidhormone.

Steroidhormone
Dies sind Hormone, die alle vom Steranringsystem (Abb. 11.1) abgeleitet sind.
Zu den Steroidhormonen gehören v. a. die Geschlechtshormone und die Nebennierenrindenhormone (NNR-Hormone). Die gleiche Grundstruktur weisen aber auch andere Substanzen auf, die nicht zu den Hormonen gerechnet werden, z. B. Cholesterin, Vitamin D und die Gallensäuren. Für die unterschiedliche Wirkung dieser Moleküle sind die Anzahl der C-Atome sowie die Bindungsart und die räumliche Verteilung der reaktiven Gruppen am Steranringsystem verantwortlich.

Aminosäurederivate
Dies sind Hormone, die sich vom Grundbaustein der Proteine, d. h. den Aminosäuren, ableiten. Dazu gehören so unterschiedliche Wirkstoffe wie Adrenalin und das Schilddrüsenhormon.

Peptid- und Proteohormone
Das sind Hormone, die aus wenigen bis sehr vielen einzelnen Aminosäuren zusammengesetzt werden. In diese Gruppe gehören z. B. die Hypophysenhormo-

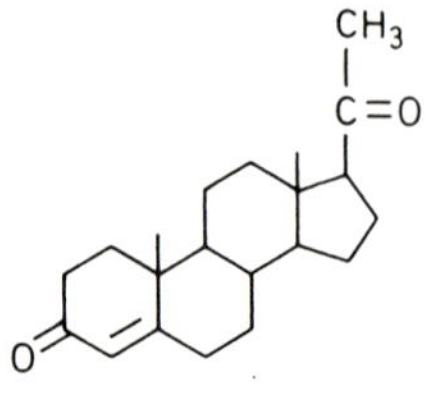

Progesteron

Abb. 11.1. Steranringsystem der Steroidhormone am Beispiel des Progesterons (Gelbkörperhormon). Dieses Grundgerüst ist bei allen Steroidhormonen sowie bei Cholesterin und Vitamin D gleich gebaut

ne, Pankreashormone, das Parathormon und auch die meisten hypothalamischen Wirkstoffe (Releasing factors oder Liberine).

Einteilung nach dem Entstehungsort

Eine andere Einteilung der Hormone ist möglich unter Berücksichtigung ihres Entstehungsortes. Diese Einteilung zeigt auch ein wesentliches Prinzip der Endokrinologie, die Eigenregulation des endokrinen Systems. Unter Zuhilfenahme dieser Einteilung ergeben sich 4 Gruppen von Hormonen.

Releasingfaktoren oder Liberine   *Thyrea Releasing Hormon TRH → TSH*

Der Hypothalamus (als Teil des Zentralnervensystems) stellt die Verbindung her zwischen schnell arbeitendem Nervensystem und langsam arbeitender Hormonsteuerung. In einigen Hypothalamuskernen (Ansammlung von Nervenzellen, s. Kap. 13: Nervensystem) werden Neurosekrete (Releasingfaktoren oder Liberine) gebildet. Diese Hormone wirken auf die Hypophyse, die den anderen Hormondrüsen übergeordnet ist, indem sie die Neubildung und/oder Abgabe von dort gespeicherten sog. glandotropen Hormonen bewirken (Abb. 11.2).

Glandotrope Hormone   *Drüsenwirksamhormone TSH*

Mit dem Ausdruck glandotrop bezeichnet man Hormone, die „drüsenwirksam" sind, d.h. sie wirken auf die der Hypophysenwirkung unterstellten Hormondrüsen und veranlassen diese, sog. glanduläre oder effektorische Hormone (s. unten) in die Blutbahn abzugeben.

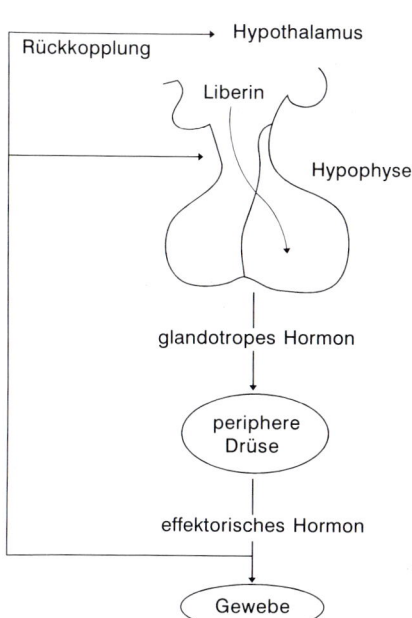

Abb. 11.2. Schema der Regulation im hypothalamohypophysären System. Ein Releasinghormon (Liberin) wird im Hypothalamus freigesetzt, wirkt auf die Hypophyse, die ihrerseits ein glandotropes Hormon freisetzt. Dies wiederum wirkt auf eine untergeordnete periphere Drüse, die selber ein effektorisches Hormon produziert. Der Blutspiegel des effektorischen Hormons wirkt im Sinne einer Rückkoppelung auf den Hypothalamus und führt dort zum Stoppen der Liberinproduktion. Dieses Schema zeigt deutlich die Einteilung der Hormone nach Herkunftsort

Glanduläre oder effektorische Hormone

Die glandulären Hormone (= Drüsenhormone) schließlich wirken direkt auf die Gewebe der „Zielorgane" und verursachen dort einen Effekt im Stoffwechsel der betroffenen Zellen. Deshalb werden sie auch als effektorische Hormone bezeichnet.

Gewebehormone

Die Gewebehormone gewinnen heute zunehmend an Bedeutung, weil man ihre Funktionen immer besser versteht. Diese Hormone werden mehr oder weniger diffus in verschiedenen Gewebearten gebildet, um dann im gleichen Gewebe oder in Nachbarorganen ihre Wirkung zu entfalten. Das Besondere an diesen Gewebehormonen ist die Tatsache, daß sie vielfach in Organen produziert werden, die andere Aufgaben haben, die also nicht zu den eigentlichen endokrinen Organen gerechnet werden.

In diese Gruppe der Gewebehormone gehören auch die gastrointestinalen Hormone, z.B. Gastrin, Sekretin, Motilin, CCK-PZ etc. (s. Kap. 7: Verdauungsapparat).

Eine weitere Einteilung der Hormone – nach ihrer Wirkung auf den Stoffwechsel – ist praktisch nicht möglich. Denn einerseits erzeugen oft mehrere Hormone ähnliche Stoffwechselwirkungen, andererseits werden die Stoffwechselwirkungen eines Hormons von fördernden oder hemmenden Einflüssen des Nervensystems überlagert. Außerdem können antagonistische Hormonwirkungen die typische Stoffwechselwirkung eines Hormons verdecken.

11.2.2 Regulationsmechanismen

Für einen Teil der Hormone läßt sich entsprechend ihrer Wirkungsweise ein Schema aufstellen, das einen dreistufigen, hierarchischen Aufbau zeigt (Abb. 11.3):

An der Spitze steht ein Regulationszentrum, das sich im Hypothalamus befindet. Ein hier von sekretorischen Nervenzellen gebildetes 1. Hormon, das als **Releasinghormon** oder Liberin bezeichnet wird, gelangt in die Hypophyse und steuert dort die Bildung und Freisetzung („release") eines 2. Hormons, des Hypophysenhormons. Dieses beeinflußt eine periphere endokrine Drüse und wird deshalb **glandotropes Hormon** genannt. Unter der Wirkung des glandotropen Hormons wird aus der peripheren Drüse ein 3. Hormon freigesetzt, das sich mit dem Blutstrom über den ganzen Körper verteilt und in den Zellen der Erfolgsorgane eine spezifische Reaktion auslöst. Diese Hormone werden **glanduläre oder effektorische Hormone** genannt.

Die Menge des zirkulierenden effektorischen Hormons (Ist-Wert) wird im Hypothalamus quasi gemessen und mit dem Soll-Wert verglichen. Je nach Resultat werden dann vom Hypothalamus stimulierende Hormone (Releasingfaktoren oder Liberine) oder hemmende Hormone (Inhibitingfaktoren oder Statine) an die Hypophyse abgegeben, die dann mit einer Erhöhung oder Erniedrigung der Sekretionsrate des dazugehörigen glandotropen Hormons reagiert. Damit ist der Regelkreis geschlossen (Abb. 11.3).

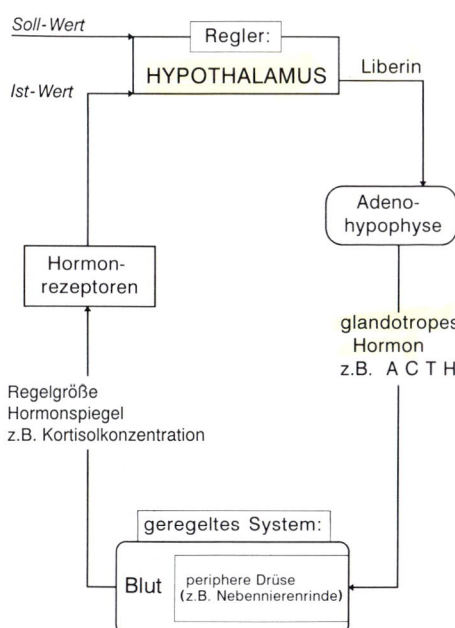

Abb. 11.3. Konkretes Beispiel der Hor-
monregulation mit dem Hypothalamus
als Regler. Hier wird der Soll-Wert mit
dem Ist-Wert des Hormons verglichen,
im Falle eines Hormondefizits wird Liberin freigesetzt, das auf die Hypophyse wirkt. Die Hypophyse setzt z. B.
ACTH (adrenokortikotropes Hormon)
frei, das auf das geregelte System
(Blut mit der peripheren Drüse, z. B.
Nebennierenrinde) einwirkt. Die Regelgröße (Hormon, z. B. Kortisol, als
Antwort auf das ACTH) wirkt über Rezeptoren auf das Gewebe. Die nicht
an Rezeptoren gebundene Hormon-
menge wird im Hypothalamus zum
Vergleich des Soll-Wertes mit dem Ist-
Wert verwendet

Andere Hormone unterliegen nicht diesem 3stufigen Regelmechanismus,
sondern werden vielfach direkt über die Menge des gebildeten Hormons oder
die dadurch bewirkte Stoffwechselreaktion gesteuert. Für diese Hormone werden bei der folgenden Beschreibung entsprechende Beispiele genannt.

Hormoninaktivierung

Damit Hormone nicht durch ständige Bildung (Synthese) und Abgabe an die
Blutbahn im Körper zu hohe Konzentrationen erreichen, werden sie vielfach
durch Veränderung im Erfolgsorgan unwirksam gemacht (inaktiviert). Sie können aber auch in der Leber durch Umbau in verwandte Stoffe inaktiviert oder
mit dem Harn ausgeschieden werden.

11.2.3 Wirkungsmechanismen der Hormone

Der eigentliche Wirkungsort der Hormone ist die Zelle und deren Stoffwechsel. Es lassen sich dabei 3 Eingriffe in den Stoffwechsel unterscheiden:

Permeabilitätsänderungen

Hormone können die Durchlässigkeit (Permeabilität) der Zellmembranen oder
der Membranen subzellulärer Partikel (z. B. Lysosomen) verändern. Dadurch

wird die Stoffaufnahme in die Zelle oder die Abgabe von Zellinhalt in den Extrazellulärraum erhöht.

Enzymaktivierung

Hormone können verschiedene, bereits in den Zellen vorhandene, inaktive Enzyme aktivieren. Damit werden diese Enzyme in Gang gesetzt und führen die von ihnen abhängigen Stoffwechselreaktionen durch.

Genaktivierung

Hormone können im Zellkern die auf den Chromosomen liegenden Gene aktivieren. Dies führt zur Bildung von mRNA (Messenger-Ribonukleinsäure). mRNA-Synthese und Proteinsynthese (z. B. Enzymsynthese) sind miteinander gekoppelt. So kann die intrazelluläre Enzymkonzentration durch Ankurbelung der Enzymproduktion erhöht werden.

Die Erhöhung der Membrandurchlässigkeit (Permeabilität) und die Enzymaktivierung geschehen in allen Erfolgsorganen mehr oder weniger unabhängig vom Hormon auf die gleiche Art:

Es wird an der Zellmembran eine Substanz aktiviert (cAMP, das zyklische AMP = Adenosinmonophosphat), das dann seinerseits die weiteren Vorgänge in der Zelle auslöst.

Bei der Genaktivierung verbindet sich das Hormon im Zellkern mit einem Proteinmolekül (Suppressor), das die DNA auf den Genen verdeckt, so daß sie nicht abgelesen werden können. Durch diese Verbindung wird das Gen „frei"; damit wird die Bildung von mRNA ermöglicht.

Zielorgane und Rezeptorwirkung

Die meisten Hormone wirken nur auf bestimmte Organe und Gewebe, die man „Ziel- oder Erfolgsorgane" nennt. Der Grund für diese selektive Wirkung liegt darin, daß nur die entsprechenden Organe und Gewebe in ihren Zellen und Zellmembranen Moleküle besitzen, die in der Lage sind, mit dem Hormonmolekül zu reagieren. Diese Moleküle nennt man **Rezeptoren**. Wenn die Rezeptoren mit dem Hormon in Verbindung treten, löst dies meist eine typische Reaktion in den Zellen aus. So wird z. B. unter der Wirkung von Adrenalin an den Leberzellmembranen zyklisches Adenosinmonophosphat (cAMP) gebildet, das in den Leberzellen die Phosphorylase aktiviert. Phosphorylase führt dann zum Abbau des Leberglykogens (Abb. 11.4).

11.2.4 Medizinische Bedeutung der Hormone

Als Regulatoren des Stoffwechsels, des Wasser- und Elektrolythaushaltes, des Wachstums, der sexuellen Entwicklung und der Sexualfunktion sind Hormone lebenswichtige Wirkstoffe. Ihr völliges Fehlen führt in vielen Fällen zum Tode. Viel häufiger als das völlige Fehlen von Hormonen tritt eine entsprechende

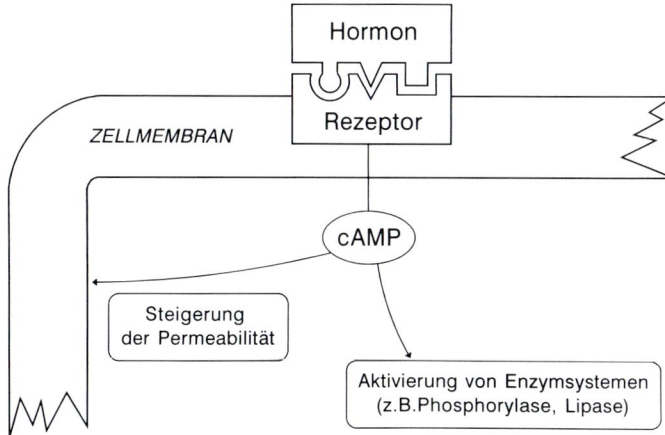

Abb. 11.4. Hormone wirken in der Regel über Rezeptoren, die meist an Membranen sitzen. Das Hormon paßt nach dem Schlüssel-Schloß-Prinzip nur an den entsprechenden Rezeptor. Dieser verursacht die Bildung von cAMP (zyklisches Adenosinmonophosphat), das Enzymsysteme aktivieren kann oder die Zellmembrandurchlässigkeit (Permeabilität) steigert

Unter- oder **Überfunktion der Hormondrüsen** auf. Das kann zu stark gestörten Organfunktionen mit den entsprechenden Krankheitsbildern und z.T. lebensbedrohenden Zuständen führen. Dementsprechend ist die Funktionsprüfung der Hormondrüsen von großer Bedeutung. Man bedient sich dazu hauptsächlich zweier Möglichkeiten:

● Quantitative Hormonbestimmung im Blut,
● Messung von hormonabhängigen Stoffwechselvorgängen.

11.2.5 Permissive Hormonwirkungen

Vielfach sind Hormonwirkungen direkt dosisabhängig; d. h. bei einer höheren Konzentration wird auch eine stärkere Wirkung erzielt. Einige Hormonwirkungen erfolgen nicht aufgrund der Dosisabhängigkeit, sondern durch das Zusammenwirken zweier Hormone. Das bedeutet, daß diese Hormone zum Erreichen ihres optimalen Effekts ein zweites Hormon als Kofaktor bzw. als Vorbedingung ihrer eigenen Wirkung benötigen. Dieses Zusammenspiel nennt man **permissive Wirkung**. Ein Beispiel dafür ist die permissive Wirkung von Kortisol auf den Gefäßtonus. Der Gefäßtonus wird prinzipiell von Noradrenalin gesteuert, es muß jedoch auch Kortisol (als Kofaktor) vorhanden sein, damit es zu einer optimalen Wirkung kommt. Eine Erhöhung der Kortisolkonzentration über den Punkt, an dem die Wirkung überhaupt eintritt, bewirkt jedoch keine Erhöhung der Reaktion.

11.3 Hypothalamus-Hypophysen-System

Die vegetativen Regulationen der Körperfunktionen werden zum Teil über das endokrine System und zum Teil über das vegetative Nervensystem vermittelt. Das Zusammenspiel dieser beiden Systeme erfordert eine enge Koordination, für die der Hypothalamus verantwortlich ist. Hier liegen die übergeordneten vegetativen Zentren, die einerseits die Aktivität des Nervensystems (Sympathikus und Parasympathikus) und andererseits die Hormonabgabe der Hypophyse beeinflussen.

> Hypothalamus und Hypophyse bilden eine übergeordnete Funktionseinheit für verschiedene (nicht alle) hormonale Regulationen. Diese werden als Hypothalamus-Hypophysen-System (auch hypothalamohypophysäres System) bezeichnet.

11.3.1 Hirnanhangsdrüse (Hypophyse)

Die Hirnanhangsdrüse (Hypophyse) ist ein 0,6 g schweres Organ, das in einer Grube des Keilbeins (Os sphenoidale), der Hypophysengrube, liegt. Über den Hypophysenstiel ist die Drüse mit dem Boden des Zwischenhirns (Dienzephalon) verbunden.

Die Hypophyse gliedert sich in 2 Hauptanteile:
- den Hypophysenhinterlappen (HHL) oder Neurohypophyse und
- den Hypophysenvorderlappen (HVL) oder Adenohypophyse.

Diese beiden Anteile sind entwicklungsgeschichtlich sehr verschieden entstanden. Die größere Adenohypophyse ist eine abgeschnürte Ausstülpung des primitiven Rachendaches (Rathke-Tasche), die Neurohypophyse ist aus einer Ausstülpung des Zwischenhirnbodens (im Bereich des III. Ventrikels) entstanden.

Zwischen Vorder- und Hinterlappen der Hypophyse läßt sich noch ein schmaler Zwischenlappen (Pars intermedia) mit zahlreichen kleinen Zysten abgrenzen.

Das histologische Bild der Hypophyse ist durch ihre entwicklungsgeschichtliche Herkunft geprägt. Die Neurohypophyse besteht aus Gliagewebe, das von marklosen Nervenfasern und Gefäßen durchzogen wird. Die Adenohypophyse dagegen ist aus Epithelzellen aufgebaut, die zu größeren Verbänden zusammengefaßt und von Kapillaren umgeben sind. Aufgrund ihrer Anfärbbarkeit lassen sich in der Adenohypophyse schon mit einfachen Methoden 3 verschiedene Zelltypen darstellen:

- acidophile α-(Alpha-)Zellen (= mit sauren Farbstoffen färbbar);
- basophile β-(Beta-)Zellen (= mit basischen Farbstoffen leicht färbbar);
- chromophobe γ-(Gamma-)Zellen (= schwer bzw. gar nicht färbbar).

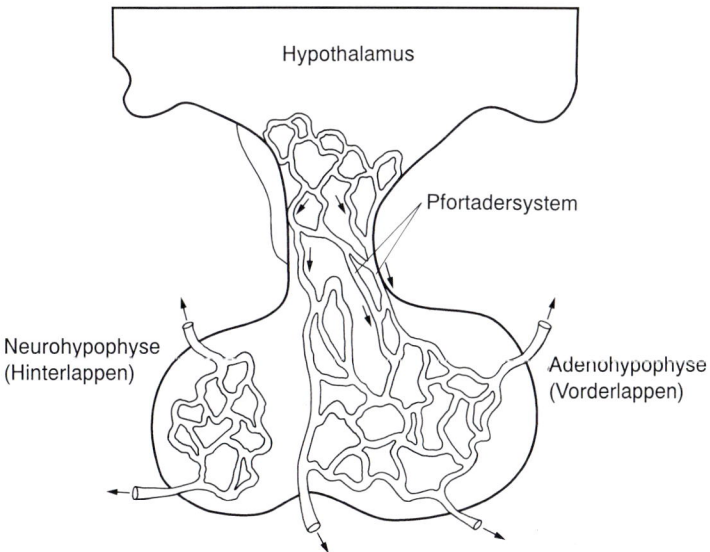

Abb. 11.5. Verbindung des Hypothalamus mit dem Hypophysenvorderlappen (Adenohypophyse) auf dem Blutweg. Beim Durchlaufen des Kapillargebietes im Hypothalamus werden Liberine (Releasinghormone) ins Blut aufgenommen und in die Adenohypophyse in ein zweites Kapillarnetz eingespeist. Hier wirken sie induzierend auf die Bildung von glandotropen, gonadotropen oder effektorischen Hormonen. In Analogie zum Portalkreislauf der Leber, bei dem auch 2 Kapillarnetze hintereinander geschaltet sind, wird diese Verbindung auf dem Blutweg zwischen Hypothalamus und Hypophyse ebenfalls als Pfortadersystem bezeichnet

11.3.2 Hypothalamus

Der Hypothalamus gliedert sich in einen Teil mit markreichen Nervenfasern, zu dem die Corpora mamillaria (= erbsengroße Erhebungen auf beiden Seiten der Hirnbasis) gehören, und in einen Teil mit markarmen Fasern, der in der Nähe der Hypophyse lokalisiert ist. Für die Regulation der vegetativen Funktionen ist v. a. der markarme (aber zellreiche) Hypothalamus zuständig. Dementsprechend finden sich hier mehrere Kerngebiete, d. h. Ansammlungen von Neuronen. Von diesen Nervenkernen im Bereich des Hypothalamus besitzen 2 eine besondere Bedeutung:

- der Nucleus supraopticus, der oberhalb des Chiasma opticum liegt, und
- der Nucleus paraventricularis, der dem III. Hirnventrikel benachbart ist.

Von beiden Kernen ziehen markarme Nervenfasern zum Hypophysenhinterlappen (Neurohypophyse). Ein in den Neuronen dieser Kerne gebildetes Neurosekret, das Hormone bzw. deren Vorstufen enthält, wird auf dem Weg über diese Nervenfasern zur Neurohypophyse transportiert.

Der Hypophysenvorderlappen (Adenohypophyse) hat keine Nervenverbindungen zum Hypothalamus, hier geschieht die Regulation auf dem Blutwege.

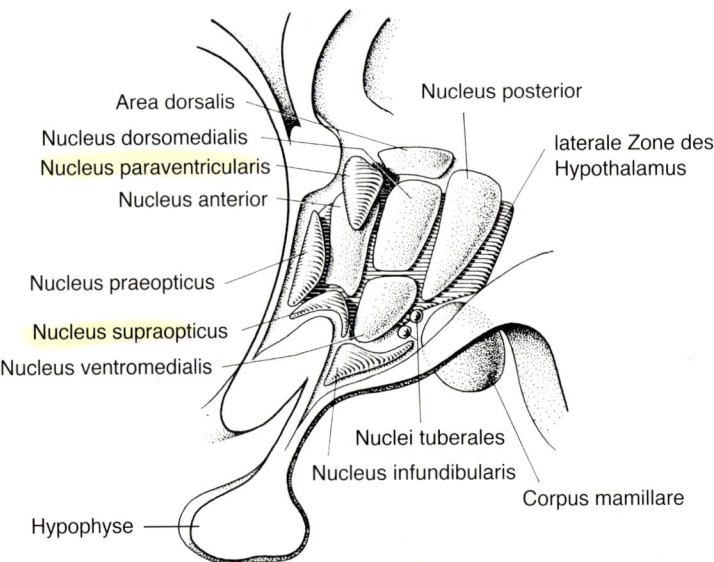

Abb. 11.6. Darstellung der hypothalamischen Kerngebiete. Für die Verbindung mit dem Hypophysenvorderlappen (Adenohypophyse) auf dem Blutweg sind der Nucleus dorsomedialis, Nucleus ventromedialis und Nucleus infundibularis wichtig. Für die Verbindung des Hypothalamus mit dem Hypophysenhinterlappen (Neurohypophyse) auf dem Nervenweg sind der Nucleus supraopticus und der Nucleus paraventricularis wichtig. (Aus Schiebler u. Schmidt 1987)

Die Grundlage dafür liegt in der Kapillarversorgung der Adenohypophyse. Die Kapillaren des unteren Hypothalamusgebietes münden in ein sog. Pfortadersystem, das sich im Hypophysenvorderlappen zu einem zweiten Kapillarnetz verzweigt. Auf diesem Wege gelangen im Hypothalamus gebildete Hormone (Releasingfaktoren/Liberine) in den Hypophysenvorderlappen. Die Releasingfaktoren werden ebenfalls in hypothalamischen Ansammlungen von Nervenzellkörpern gebildet, die als Kerngebiete bezeichnet werden. Die drei wichtigsten hypophysenwirksamen Kerngebiete sind (Abb. 11.6):

- Nucleus dorsomedialis,
- Nucleus ventromedialis,
- Nucleus infundibularis.

11.3.3 Hormone des Hypophysenvorderlappens (Adenohypophyse)

Acidophile Zellen: Sie lassen sich mit sauren Farbstoffen gut färben und bilden Wachstumshormon (**STH**) und Prolaktin (**PRL**).

Basophile Zellen: Sie lassen sich mit basischen Farbstoffen gut färben und bilden das follikelstimulierende Hormon (**FSH**), das luteinisierende Hormon

(**LH**), das thyroideastimulierende Hormon (**TSH**) und das adrenokortikotrope Hormon (**ACTH**).

Chromophobe Zellen: Sie werden als erschöpfte Sekretzellen in der Erholungsphase und als Reservezellen angesehen. Sie machen den größten Teil der Zellen im Hypophysenvorderlappen aus.

Die Hormone des Hypophysenvorderlappens können entsprechend ihres Wirkungsortes unterteilt werden in

- 2 glandotrope Hormone (TSH und ACTH),
- 2 gonadotrope Hormone (LH und FSH) sowie
- 3 effektorische Hormone (STH, Prolactin und MSH).

MSH wird in der Pars intermedia gebildet, die entwicklungsgeschichtlich zum Hypophysenvorderlappen gehört.

Glandotrope Hormone

Thyroideastimulierendes Hormon (TSH)

TSH stimuliert die Produktion und Abgabe von Schilddrüsenhormon. Das TSH ist das Musterbeispiel der hypothalamo-hypophysären Regulation, da sein Blutwert relativ konstant gehalten wird – im Unterschied zu anderen Hormonen, die eine wechselnde Konzentration aufweisen. Je nach Menge des ausgeschütteten Hormons kann sich die Schilddrüse vergrößern oder verkleinern und mehr oder weniger Hormon produzieren.

Adrenokortikotropes Hormon (ACTH)

ACTH stimuliert das Wachstum der Nebennierenrinde (NNR) und fördert die Sekretion der Nebennierenrindenhormone. Es nimmt hauptsächlich Einfluß auf die Sekretion der Glukokortikoide (Kortisol und Kortikosteron) der Zona fasciculata und auf die Sekretion der Androgene (vermännlichende Hormone) der Zona reticularis in der Nebennierenrinde. Es hat nur beschränkten Einfluß auf die Bildung der Mineralokortikoide in der Zona glomerulosa (s. Hormone der Nebennierenrinde). Da ACTH v. a. auf die Sekretion von Kortisol Einfluß nimmt, ist es nicht verwunderlich, daß die Kortisolmenge im Blut auch die Regelgröße für die ACTH-Ausschüttung ist. Damit ist der Regelkreis geschlossen.

Gonadotrope Hormone

In der Gruppe der glandotropen Hormone (auf untergeordnete Hormondrüsen wirkende Hormone) befinden sich 2 Hormone, die auch als gonadotrope Hormone bezeichnet werden: LH (luteinisierendes Hormon) und FSH (follikelstimulierendes Hormon). Sie werden deshalb als gonadotrop bezeichnet, weil sie auf die Gonaden wirken (Hoden und Eierstöcke). Beide Hormone sind sowohl beim Mann als auch bei der Frau vorhanden und bei beiden Geschlechtern in ihrer Struktur identisch.

Follikelstimulierendes Hormon (FSH)

FSH bewirkt Wachstum der Follikel im Ovar und regt die Östrogenproduktion an. Beim Mann stimuliert dieses Hormon die Entwicklung der Hodenkanälchen und die Reifung der Spermien.

Luteinisierungshormon (LH)

LH bewirkt bei der Frau die Ovulation und die Gelbkörperbildung und damit auch die Synthese des Progesterons (Gelbkörperhormon). Beim Mann heißt das LH „interstitial cells stimulating hormone" (= ICSH); es regt die Leydig-Zwischenzellen zur Bildung von Testosteron an (s. Kap. 10: Fortpflanzung und Geschlechtsapparat).

Effektorische Hormone (Adenohypophyse)

Vom Hypophysenvorderlappen werden neben den glandotropen (und gonadotropen) Hormonen auch Hormone abgegeben, die effektorisch wirken, d. h. sie rufen direkt Gewebereaktionen hervor.

Somatotropes Hormon (STH)

STH ist das wichtigste effektorische Hormon; es ist das Wachstumshormon.

Das STH ist ein typisches Beispiel für ein Proteohormon, es besteht aus einer Kette von 190 einzelnen Aminosäuren. Seine Wirksamkeit ist streng artspezifisch, so daß etwa aus Rinderhypophysen gewonnenes STH beim Menschen wirkungslos bleibt, obwohl nur wenige Aminosäuren des Rinder-STH anders sind als die des menschlichen STH.

STH besitzt ein sehr breites Wirkungsspektrum:

Es steigert den Aminosäuretransport durch die Zellmembranen, stimuliert die Bildung von Ribonukleinsäuren und damit die Proteinsynthese. Es hat eine aufbauende (anabole) Wirkung. Beim Jugendlichen steigert es die Aktivität des Epiphysenknorpels und damit das Längenwachstum, indem es u. a. die Osteoblasten stimuliert. Die Wirkung auf die Knochen wird über Somatomedine bewirkt. Unter dem Einfluß von STH entstehen in der Leber und der Niere Somatomedine (Polypeptide), die stimulierend auf den Epiphysenknorpel wirken. Außerdem haben die Somatomedine eine insulinartige Wirkung (s. Abschnitt Pankreas).

Beim Erwachsenen fördert STH das appositionelle Knochenwachstum (d. h. durch Anlagerung erfolgendes Wachstum). Die volle Wirkung des STH wird nur erreicht, wenn gleichzeitig Schilddrüsen-, Nebennierenrinden- und Sexualhormone in physiologischen Konzentrationen vorhanden sind (permissive Wirkungen).

Somatotropes Hormon mobilisiert außerdem das Depotfett, es setzt Fettsäuren frei und steigert die Fettverbrennung. Daneben hemmt es den Glukoseabbau, so daß der Blutzuckerspiegel ansteigt, dessen Höhe im Hypothalamus gemessen wird.

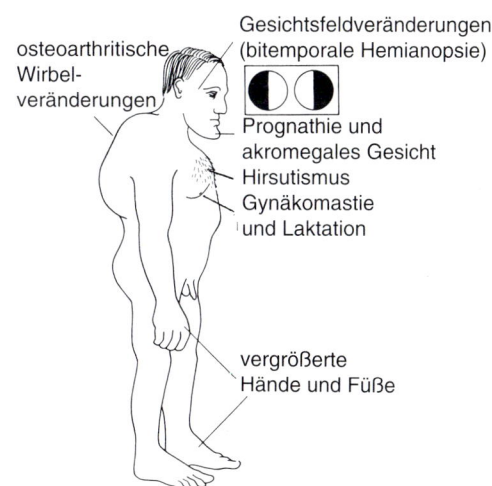

osteoarthritische
Wirbel-
veränderungen

Gesichtsfeldveränderungen
(bitemporale Hemianopsie)

Prognathie und
akromegales Gesicht

Hirsutismus

Gynäkomastie
und Laktation

vergrößerte
Hände und Füße

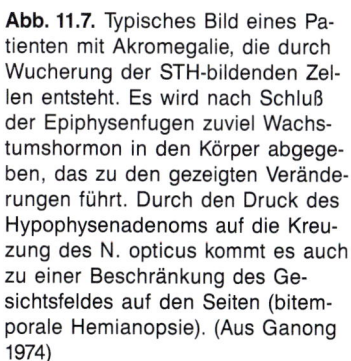

Abb. 11.7. Typisches Bild eines Patienten mit Akromegalie, die durch Wucherung der STH-bildenden Zellen entsteht. Es wird nach Schluß der Epiphysenfugen zuviel Wachstumshormon in den Körper abgegeben, das zu den gezeigten Veränderungen führt. Durch den Druck des Hypophysenadenoms auf die Kreuzung des N. opticus kommt es auch zu einer Beschränkung des Gesichtsfeldes auf den Seiten (bitemporale Hemianopsie). (Aus Ganong 1974)

STH-Überschuß/STH-Mangel

Wenn vor dem Schluß der Epiphysen zuviel STH produziert wird, kommt es zum **Riesenwuchs** (Gigantismus). Dabei sind Körpergrößen bis über 2,40 m gemessen worden.

Nach dem Schluß der Epiphysenfugen ist kein Längenwachstum mehr möglich; es kommt zu Knochen- und Weichteildeformitäten, die in ihrer Gesamtheit als **Akromegalie** bezeichnet werden (Abb. 11.7). Menschen, die unter Akromegalie leiden, haben in der Regel vergrößerte Hände und Füße (Akren), einen vergrößerten Unterkiefer (Prognathie) sowie osteoarthritische Skelettveränderungen. Weichteile und Eingeweide sind ebenfalls vergrößert. Da die zu hohe Produktionsrate von STH meist durch Hypophysentumoren hervorgerufen wird, ist auch die Hypophyse stark vergrößert; es kann dabei durch Einwirkung auf die Kreuzung des N. opticus, die über der Hypophyse liegt, auch zur Einengung des seitlichen Gesichtsfeldes kommen (bitemporale Hemianopsie). Ein Mangel an STH während der Wachstumsperiode führt zu normal proportioniertem **Zwergwuchs** (Hypopituitarismus, hypophysäre Zwerge).

Prolaktin

Prolaktin gehört ebenfalls zu den in der Adenohypophyse hergestellten Hormonen; es wird gelegentlich auch als LTH bezeichnet (luteotropes Hormon). Es wird sowohl beim Mann wie auch bei der Frau gebildet. Eine gesicherte Funktion ist jedoch nur bei der Frau bekannt. Es wirkt gegen Ende der Schwangerschaft auf die Brustdrüse und stimuliert dort die Milchproduktion. Voraussetzung für die Wirkung des Prolaktins ist, daß während der Schwangerschaft unter der Wirkung des Östrogens und des Progesterons bereits die Milchgänge und die sezernierenden Endstücke des Drüsengewebes gebildet worden sind. Die gemeinsame Wirkung aller 3 Hormone kann zu einer enormen Vergrößerung der Brust führen.

Melanozytenstimulierendes Hormon (MSH)

Im Randbereich zwischen Adenohypophyse und Neurohypophyse wird das MSH (melanozytenstimulierendes Hormon) produziert. MSH gehört zur Gruppe der effektorischen Hormone. Dieses Hormon wirkt auf die Pigmentzellen ein, die auch als Melanozyten bezeichnet werden. Beim Menschen spielt dieses Hormon nur eine untergeordnete Rolle (im Gegensatz z. B. zu den Amphibien, bei denen die Hautfarbe dem Untergrund angepaßt werden kann).

Unter der Wirkung des MSH strecken die Melanozyten bei den Amphibien ihre pigmenthaltigen Ausläufer aus, so daß die Haut dunkler wirkt. Beim Menschen geschieht die Stimulation der Hautmelanozyten v. a. durch UV-Strahlen (s. Kap. 14: Haut). Lediglich bei einer massiven Überproduktion des MSH kann es auch beim Menschen zu pathologischer Pigmentierung der Haut kommen.

11.3.4 Hormone des Hypophysenhinterlappens (Neurohypophyse)

Vom Hypophysenhinterlappen (HHL Neurohypophyse) werden 2 Hormone abgegeben, die direkt auf periphere Organe einwirken. Da keine periphere Drüse in den hormonalen Regelkreis eingeschaltet ist, zählen beide Hormone zu den effektorischen Hormonen. Diese 2 Hormone sind das antidiuretische Hormon (ADH) und Oxytozin (gelegentlich auch als Ocytocin bezeichnet). Beide Hormone werden im Hypothalamus in den Kerngebieten des Nucleus supraopticus und des Nucleus paraventricularis gebildet; sie werden auf dem Nervenweg, d. h. über die Axone der Nervenzellen, in die Neurohypophyse transportiert, wo sie gespeichert und bei Bedarf abgegeben werden. Die Neurohypophyse bildet also selber keine Hormone, sondern setzt sie nur bei Bedarf frei (Abb. 11.8).

Antidiuretisches Hormon (ADH)

Das ADH ist ein Peptidhormon, das aus 9 Aminosäuren besteht. Es wird wegen seiner Wirkung auf die Nierenfunktion als antidiuretisches Hormon bezeichnet. Seine Aufgabe besteht darin, die Harnkonzentrierung zu fördern (s. auch Kap. 12: Harnapparat).

Die Kontrolle über die Hormonwirkung erfolgt zweifach:
- über Barorezeptoren (Druckrezeptoren) in den Vorhöfen des Herzens und
- über Osmorezeptoren im Hypothalamus, die laufend den osmotischen Druck des Blutes überwachen.

Der osmotische Druck des Blutes ist vom Wassergehalt des Blutes stark abhängig. Somit geschieht die Kontrolle über das Blutvolumen und über den osmotischen Druck des Blutes. Dabei genügt eine Zunahme des osmotischen Drucks

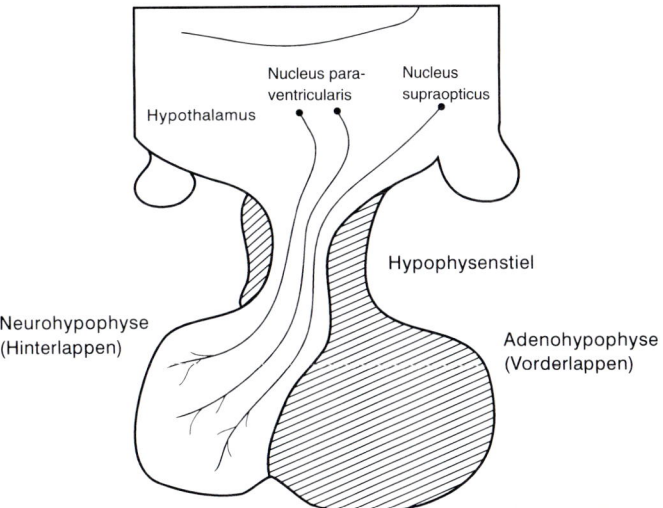

Abb. 11.8. Verbindung zwischen dem Hypothalamus und dem Hypophysenhinterlappen (Neurohypophyse). Die im Nucleus supraopticus und im Nucleus paraventricularis gebildeten Hormone (ADH und Oxytozin) werden über Nervenfasern in den Hypophysenhinterlappen geleitet, wo sie bei Bedarf freigesetzt werden können

um 1%, um eine vermehrte ADH-Ausschüttung zu veranlassen. Das ADH bewirkt eine Erhöhung der Permeabilität am distalen Tubulus und am Sammelrohr (s. Kap. 12: Harnapparat), so daß vermehrt Wasser in das Interstitium und damit in das Blut aufgenommen wird. Daraus folgt eine Verminderung des osmotischen Drucks. Als Resultat kommt es zu Wirkungen auf den Hypothalamus, die zu einer Verminderung der ADH-Bildung und Ausschüttung führen. Beide werden also über die Soll-Wert-Kontrolle des osmotischen Drucks im Hypothalamus reguliert.

ADH-Mangel
Unterfunktion bzw. ADH-Mangel führt zu Diabetes insipidus. Bei dieser Krankheit kann es zu Harnmengen bis zu 20 l pro Tag kommen. Damit derartige Patienten durch die großen Mengen an Flüssigkeitsverlust nicht verdursten, müssen sie die abgegebenen Flüssigkeitsmengen durch konstantes Trinken wieder ausgleichen.

Als einfaches Peptidhormon kann ADH in ausreichenden Mengen produziert werden, so daß Diabetes insipidus heute eine therapierbare Erkrankung ist. Bei genügend hohem ADH-Spiegel im Blut beträgt die tägliche Normalharnmenge ca. 1,5 l. Die Bildung von ADH wird durch Angst, Schmerz, Nikotin etc. stimuliert und durch Alkohol gehemmt (alkoholische Diurese; s. Kap. 12: Harnapparat).

Oxytozin (Ocytocin)

Das zweite Neurohypophysen-Hormon ist Oxytozin (Ocytocin). Es ist ein dem ADH ähnliches Hormon, bei dem lediglich 2 Aminosäuren anders sind. Ebenso wie ADH wird auch Oxytozin im Hypothalamus gebildet und gelangt auf dem Nervenweg in die Neurohypophyse; von dort wird es bei Bedarf abgegeben.

Oxytozin bewirkt die rhythmischen Kontraktionen der glatten Uterusmuskulatur (Wehen) gegen Ende der Schwangerschaft, die schließlich zur Austreibung des Kindes führen. Der Beginn dieser Kontraktion wird wahrscheinlich durch die Konzentration der weiblichen Sexualhormone bestimmt, die gegen Ende der Schwangerschaft stark ansteigt.

Sobald im Zervixbereich des Uterus (s. Kap. 10: Geschlechtsapparat und Fortpflanzung) durch mechanischen Kontakt Rezeptoren angeregt werden, führt dies über das Nervensystem zur Auslösung der Oxytozinausschüttung (Abb. 11.9). Auf dem Blutweg gelangt das Oxytozin zur glatten Muskulatur (dem Myometrium) und veranlaßt diese zu Kontraktionen, die dann zur Austreibung des Kindes während der Geburt führen.

Eine weitere Funktion des Oxytozins ist die Beeinflussung der Milchabgabe aus der Brustdrüse. Durch Prolaktin wird gegen Ende der Schwangerschaft die

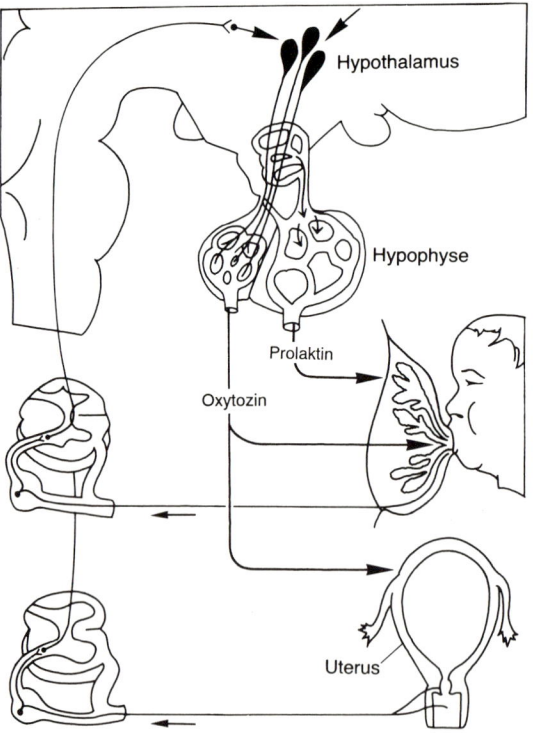

Abb. 11.9. Schematische Darstellung der Oxytozinwirkung. Taktile Reize, die über das Rückenmark bis in die Region des Hypothalamus geleitet werden, lösen die Sekretion von Oxytozin aus. Dieses gelangt über die Blutbahn an die Uterusmuskulatur, wo es Wehen auslöst, oder an die Myoepithelien der Brustdrüse, die es zur Kontraktion veranlaßt. Dadurch wird die Milch ausgetrieben. (Aus Thews et al. 1989)

Synthese der Milchsekrete in Gang gesetzt, und durch die Oxytozinwirkung kommt es zur Austreibung der Milch. Taktile Reize (z. B. Saugen) lösen den Milchaustreibungsreflex auf dem Nervenweg aus. Es wird vermehrt Oxytozin ausgeschüttet, das dann die Myoepithelien der Brustdrüse zur Kontraktion und damit zur Milchaustreibung anregt. Dies erleichtert dem Säugling den Saugvorgang.

11.4 Schilddrüse (Glandula thyroidea)

11.4.1 Anatomie

Die Schilddrüse besteht aus 2 ovalen Lappen, die auf beiden Seiten der Luftröhre in Höhe des 2.–4. Trachealknorpels liegen und teilweise direkt an den Schildknorpel des Kehlkopfes angrenzen (Abb. 11.10). Diese beiden Drüsenlappen sind über eine schmale Gewebebrücke (Isthmus) auf der Vorderseite der Luftröhre miteinander verbunden. Aus dem Isthmus steigt in 50% der Fälle noch ein schmaler „Pyramidenlappen" (Lobus pyramidalis) nach oben in Richtung Zungenbein. Die Schilddrüse entsteht während der Entwicklung aus einer Vertiefung im Zungenbereich, die sich als Ductus thyroglossus (Zungenschilddrüsengang) bis auf die Höhe des 2.–4. Trachealknorpels senkt und dort die beiden Schilddrüsenlappen und den Isthmus bildet. Der Lobus pyramidalis, wenn vorhanden, ist ein Überbleibsel aus diesem Entwicklungsablauf. Im Bereich der Zunge bleibt zeitlebens das Foramen caecum (blindes Loch) bestehen, das den Abgangsort des Ductus thyroglossus markiert.

Individuell schwankt die Größe der Schilddrüse sehr stark, so daß das Normalgewicht zwischen 18 und 60 g liegt.

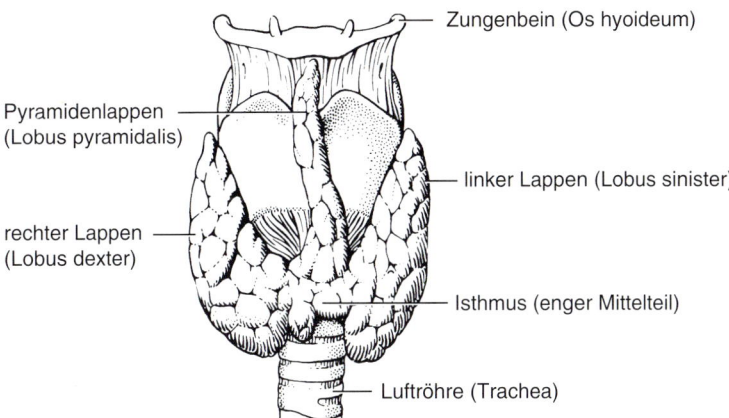

Abb. 11.10. Ventralansicht der Schilddrüse. Das Bild zeigt eine Drüse mit einem (fakultativen) Pyramidenlappen, der als Rest des Ductus thyroglossus während der Entwicklung stehengeblieben ist. Der Isthmus verbindet den linken mit dem rechten Lappen. (Aus Feneis 1974)

11.4.2 Bau

Das Drüsengewebe besteht aus bläschenförmigen Follikeln, die unregelmäßig gestaltet sind. Die Wand dieser Follikel wird aus einem geschlossenen einschichtigen Epithel gebildet. Im Innern der Follikel befindet sich eine homogene Masse, das Kolloid, in dem die Schilddrüsenhormone enthalten sind. Das Hormon wird in den Epithelzellen der Follikel gebildet und in die Follikel in einer Speicherform (Thyroglobulin) abgegeben, die in ihrer Gesamtheit das Kolloid ausmacht. Bei Bedarf kann das Kolloid verflüssigt werden, wobei die an das Thyroglobulin gebundenen Hormone abgespalten werden. Inaktive Follikel zeichnen sich durch ein flaches Epithel und große Mengen an homogen verteiltem Kolloid aus. Sekretorisch aktive Follikel haben demgegenüber ein hohes Epithel und vakuolisiertes Kolloid. Entsprechend ihrer Funktion – als endokrine Drüse – ist die Schilddrüse reichlich mit Gefäßen versorgt (Abb. 11.11).

11.4.3 Hormone der Schilddrüse

Von den Follikelepithelzellen werden 2 Hormone gebildet, die für den Stoffwechsel des gesamten Körpers von größter Bedeutung sind:

● Thyroxin (Tetrajodthyronin = T_4) und
● Trijodthyronin (T_3).

Die beiden Hormone Thyroxin und Trijodthyronin leiten sich von der Aminosäure Tyrosin ab. T_3 enthält 3 und T_4 4 Jodatome. Das für die beiden Hormone benötigte Jod wird von den Follikelepithelzellen aus dem Blut entnommen. Dies geschieht gegen hohe Konzentrationsgradienten. In den Zellen des Follikelepithels ist bis zu 1000mal mehr Jod vorhanden als außerhalb. Das Jod wird über aktiven Transport – mit der Jodidpumpe – in die Zellen gebracht. 98% des im Körper zirkulierenden Jods wird von der Schilddrüse aufgenommen und dort in die entsprechenden Hormone eingebaut. Die Biosynthese von T_3 und T_4 ist von einer ausreichenden Jodzufuhr durch die Nahrung abhängig.

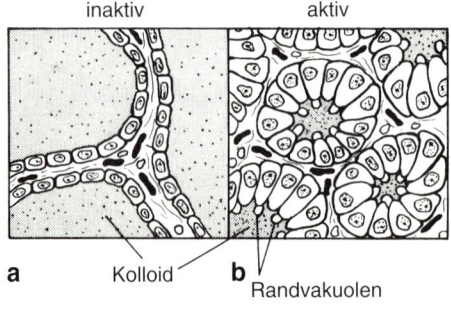

inaktiv   aktiv

a   Kolloid   b
Randvakuolen

Abb. 11.11 a, b. Ausschnitt aus den Follikeln der Schilddrüse. a Bild einer inaktiven Drüse, die hauptsächlich Speicherfunktion ausübt. b Bild einer hochaktiven Drüse, die nur wenig Kolloid mit Randvakuolen enthält. Randvakuolen sind durch die Auflösung von Kolloid entstanden. (Aus Ganong 1974)

In verschiedenen Ländern, in denen teilweise zu wenig Jod im Trinkwasser vorhanden ist, hat man sich zu einer allgemeinen Jodierung des Kochsalzes entschlossen (z. B. in der Schweiz).

Biologische Wirkungen von T_3 und T_4

> Die Hauptfunktion von Thyroxin und Trijodthyronin besteht in einer Beschleunigung der oxidativen Stoffwechselvorgänge in den meisten Zellen. Dies führt zu einer Steigerung des Energieverbrauchs und des Grundumsatzes. Kohlenhydrate, Proteine und Fette sind davon gleichermaßen betroffen.

Die Hormonwirkung kommt durch eine Aktivierung von Enzymen, v.a. der Mitochondrienenzyme, zustande. Die Steigerung der Mitochondrienaktivität führt zu einem erhöhten Sauerstoffverbrauch; dies bezeichnet man als kalorigene Wirkung.

Die durch T_3 erreichte Wirkung ist bei gleicher Hormonkonzentration ca. 5mal höher als die durch T_4 erreichbare Wirkung. Dagegen ist die Wirkungsdauer von T_4 erheblich länger als die von T_3.

Regulation der Hormonkonzentration

Das Schema der hierarchisch gegliederten Regulationspyramide: Hypothalamus – Hypophyse – periphere Drüse – Blutkonzentration des Hormons findet auch bei den Schilddrüsenhormonen Anwendung (Abb. 11.3): Durch Verringerung des Blutspiegels kommt es zur Freisetzung des Liberins TRH (Thyrotropin-Releasing-Hormon) im Hypothalamus. Dieses Liberin wird auf dem Blutweg in die Adenohypophyse transportiert (Pfortadersystem). Hier bewirkt es die Ausschüttung von TSH (die Schilddrüse stimulierendes Hormon). TSH wiederum stimuliert die Aufnahme von Jod in die Schilddrüse, aktiviert die Jodierung von Tyrosin und setzt gleichzeitig T_3 und T_4 aus dem Kolloid frei, das dann ans Blut abgegeben wird. Im zirkulierenden Blut sind T_3 und T_4 an Protein gebunden, v.a. an Albumin und ein spezifisches α-Globulin. Das auf diese Weise gebundene Hormon wird als PBI („protein-bound-iodine", proteingebundenes Jod) bezeichnet. Im Gewebe kann das PBI dann T_3 und T_4 abgeben, so daß diese ihre Wirkung entfalten können. Die quantitative Messung des PBI dient der Diagnose von verschiedenen Störungen der Schilddrüsenfunktion.

Störungen der Schilddrüsenfunktion

Die Bedeutung der meisten endokrinen Organe ist erst im Falle von Funktionsstörungen erfaßt und verstanden worden. Auch bei der Schilddrüse sind die beiden wichtigsten Störungen die Über- und die Unterfunktion.

Hypothyreose (Schilddrüsenunterfunktion)
Die Ursachen der Schilddrüsenunterfunktion sind entweder

- ein Mangel an Jod oder
- eine eigentliche Drüsenunterfunktion, d.h. die Unfähigkeit der Drüse, die Hormone T_3 und T_4 herzustellen.

Ein völliges oder teilweises Fehlen der Drüse (Aplasie) kann ebenfalls dramatische Folgen haben. Je nach Ursache und Beginn der Hypothyreose ergeben sich unterschiedliche Auswirkungen. Bei Auftritt im Erwachsenenalter ist eine Abhilfe durch Gabe von Schilddrüsenhormonen in den meisten Fällen möglich.

Es gibt folgende Formen der Schilddrüsenunterfunktion
- endemischer Kretinismus,
- sporadischer Kretinismus,
- Myxödem.

Endemischer Kretinismus: Der endemische Kretinismus kommt v.a. in Regionen mit mangelndem Jodgehalt des Trinkwassers vor. Dies führt bei der betroffenen Bevölkerung zu einer Schilddrüsenvergrößerung (Struma oder Kropf). Da infolge Jodmangels zu wenig Thyroxin und Trijodthyronin ausgeschüttet werden, sezerniert die Hypophyse konstant Thyrotropin, das dann das Wachstum der Schilddrüse fördert. Wenn Frauen mit derartigem Jodmangelkropf schwanger werden, besteht beim sich entwickelnden Fetus ebenfalls eine Jodmangelsituation, die dann irreversible Entwicklungsstörungen zur Folge hat: disproportionierter Zwergwuchs, faltiges Gesicht, wülstige Lippen, übergroße Zunge, trockene schuppige Haut, Debilität und vielfach Taubheit. Allgemein sind der Grundumsatz, die Körpertemperatur und der Herzschlag reduziert. Solche Menschen bezeichnet man als Kretin. Da diese Schäden schon während der Entwicklung aufgetreten sind, können sie auch durch postnatale (nachgeburtliche) Verabreichung von Hormonen nicht mehr behoben werden.

Sporadischer Kretinismus: Anders sieht die Situation bei genetisch bedingten Schäden der Schilddrüsenfunktion aus, z.B. totales Fehlen der Schilddrüse beim Kind. Da diese Kinder während des intrauterinen Lebens über die Mutter ausreichend mit Hormonen versorgt waren, kann rechtzeitige Gabe von Hormonen nach der Geburt zu normaler geistiger und körperlicher Entwicklung führen. Das Problem bei diesen Kindern liegt darin, daß derart genetisch bedingte Unterfunktionen vielfach erst nach Auftreten von entsprechenden Fehlentwicklungen entdeckt werden. Dann ist es meist schon zu spät für eine Korrektur. Die sich auf diese Art entwickelnden Formen des Kretinismus werden als sporadischer Kretinismus bezeichnet.

Myxödem: Kommt es beim Erwachsenen zur Schilddrüsenunterfunktion, so werden vermehrt Glukosaminoglykane und Wasser in das subkutane Bindege-

webe eingelagert. Dies führt zu einer teigigen Schwellung der Haut und wird
als Myxödem bezeichnet. Ebenfalls kennzeichnend für das Myxödem ist eine
Reduktion des Grundumsatzes (bis 40%), der Herzfrequenz, Körpertemperatur und der geistigen Beweglichkeit. Die davon betroffenen Individuen sind extrem langsam in ihren Gedanken, aber auch in ihren Bewegungen. Durch Gabe
von Schilddrüsenhormon ist das Myxödem heilbar.

Hyperthyreose (Schilddrüsenüberfunktion)
Bei einer Überfunktion der Schilddrüse (Hyperthyreose) ist die Ausschüttung
von Schilddrüsenhormon gesteigert. Dadurch sind der Grundumsatz, die Körpertemperatur, Herzfrequenz und Erregbarkeit heraufgesetzt. Die Patienten
schwitzen sehr leicht und leiden unter Gedankenjagen und Schlaflosigkeit. Das
Gesamtbild dieser Symptome wird als Basedow-Erkrankung bezeichnet.
Durch den erhöhten Grundumsatz etc. kommt es vielfach zu einer negativen
Stickstoffbilanz und damit zum Abbau von körpereigenem Protein, was
schließlich zur Abmagerung führt. Vielfach (nicht immer) ist bei Morbus Basedow noch ein charakteristisches Hervortreten der Augäpfel (Exophthalmus)
vorhanden.
    Die Hyperthyreose wird häufig durch die Bildung eines TSH-ähnlichen
Stoffs LATS („long acting thyreotropic substance" = lang wirkende schilddrü-
senstimulierende Substanz) bewirkt. Diese Substanz unterliegt nicht der Kontrolle durch das hypothalamohypophysäre System. Sie kann deshalb ungehindert die Schilddrüse stimulieren.
    Hyperthyreose kann durch teilweise operative Entfernung der Schilddrüse
oder durch Gabe von bremsenden Medikamenten (Thyreostatika) meist gut behandelt werden, z. B. durch Thiouracil oder Thioharnstoff.

11.4.4 C-Zellen (parafollikuläre Zellen)

Zwischen den Follikeln und den Gefäßen, welche die Follikel engmaschig umspannen, sind sog. C-Zellen oder parafollikuläre Zellen vorhanden, die in
Gruppen angeordnet ein spezielles Hormon, das nicht in den Follikeln gespeichert wird, produzieren. Dieses Hormon ist das Kalzitonin.
    Kalzitonin bewirkt eine Senkung des Kalziumspiegels im Blut und ist damit
ein partieller Antagonist des Parathormons. Es wird deshalb zusammen mit
dem Parathormon bei der Schilderung der Nebenschilddrüse (Parathyroidea)
behandelt.

11.5 Nebenschilddrüse (Glandula parathyroidea)

11.5.1 Lage und Bau

Die Nebenschilddrüsen (oder Epithelkörperchen) sind winzige, ungefähr lin-
sengroße Drüsen, die auf der Hinterseite des rechten und linken Schilddrüsen-

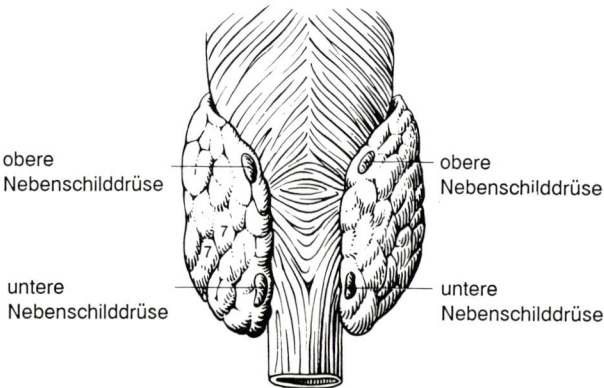

Abb. 11.12. Dorsalansicht der Schilddrüse. *Oben* ist die Pharynxmuskulatur zu sehen, die *unten* in die Wand des Ösophagus übergeht. (Aus Feneis 1974)

Kalziumspiegel

lappens liegen. Meist sind auf jeder Seite 2 Drüsen (eine obere und eine untere) vorhanden, also insgesamt 4 Drüsen. Es können jedoch auch nur 2 oder aber auch 6 dieser Epithelkörperchen vorhanden sein. Zusammen haben diese Drüsen in der Regel ein Gewicht von ca. 150 mg (Abb. 11.12).

Sie sind in die Bindegewebekapsel der Schilddrüse eingeschlossen, so daß sie erst relativ spät entdeckt wurden.

Die Nebenschilddrüsen werden häufig auch als Epithelkörperchen bezeichnet, da sie einen epithelialen Aufbau haben. Man unterscheidet 3 verschiedene Drüsenzelltypen:

- helle Hauptzellen,
- dunkle Hauptzellen und
- oxyphile Zellen.

Die hellen Hauptzellen werden als die aktiven Hormonbildner angesehen, sie enthalten größere Mengen an Glykogen. Die dunklen Hauptzellen sind wahrscheinlich erschöpfte helle Hauptzellen. Die oxyphilen Zellen enthalten sehr viele Mitochondrien. Über die Funktion dieser Zellen ist nichts bekannt.

11.5.2 Hormon und Hormonwirkungen

In den Zellen der Nebenschilddrüsen wird Parathormon, ein Polypeptid, produziert. Die Aufgabe des Parathormons besteht darin, den Kalzium- und Phosphathaushalt des Körpers zu regulieren, d.h. auf normale Werte einzustellen. Um dies zu erreichen, greift das Hormon an 3 Orten an:

- Im Darm:
  Hier fördert es die Kalziumresorption.
  Daraus resultiert ein erhöhter Kalziumspiegel im Blut.

- An den Nierentubuli:
  Hier hemmt es die Phosphatresorption.
  Daraus resultiert eine erhöhte Ausscheidung von Phosphat.

- In den Knochen:
  Hier bewirkt es eine Mobilisierung des Hydroxylapatits, indem die Osteoklasten stimuliert werden und diese Knochen abbauen.

Unter der Wirkung des Parathormons kommt es also zu einer Erhöhung des Kalziumspiegels im Blut. Durch gleichzeitig erhöhte renale (in der Niere erfolgende) Phosphatausscheidung bleibt eine Erhöhung des Phosphatspiegels aus.

Kalzitonin

Das in den C-Zellen der Schilddrüse produzierte Kalzitonin ist ein **partieller** Antagonist (teilweiser Antagonist) des Parathormons, da es nur auf den Kalziumgehalt des Blutes, aber nicht auf den Phosphatgehalt einwirkt.

Bei zu hohem Kalziumgehalt des Blutes wird Kalzitonin aus den C-Zellen ausgeschüttet und mobilisiert die Osteoblasten, die durch Einbau von Hydroxylapatit (besteht aus Kalzium und Phosphat) in den Knochen, zu einer Reduktion des Kalziumspiegels führen.

Kreuzweise beeinflussen sich auch Parathormon und Kalzitonin: Ein niedriger Kalziumspiegel (in der Regel durch Kalzitonin bewirkt) führt zur Ausschüttung von Parathormon, ein hoher Kalziumspiegel (in der Regel durch Parathormon bewirkt) zur Ausschüttung von Kalzitonin.

Störungen der Nebenschilddrüsenfunktion

Hypoparathyroidismus

Unter dem Begriff Hypoparathyroidismus versteht man die Unterfunktion der Nebenschilddrüsen. **Primäre** Unterfunktionen der Nebenschilddrüsen sind sehr selten, ihre Ursache ist noch nicht eindeutig geklärt.

Sekundäre Unterfunktion kommt in der Regel nach ausgedehnten Schilddrüsenoperationen vor, bei denen die Nebenschilddrüse oder deren Blutversorgung verletzt wurde. Daraus resultiert eine **Hypokalzämie** (= Verminderung des Kalziumgehalts im Blut) und eine **Hyperphosphatämie** (= starke Erhöhung des Phosphatgehalts im Blut). Es wird zu wenig Kalzium resorbiert und zu wenig Phosphat ausgeschieden. Die Hypokalzämie mündet meist in eine Tetanie, d. h. der Kalziummangel führt zu einer Übererregbarkeit des Nervensystems mit Dauerkontraktion der Muskulatur. Ohne Kalziumgabe führt dies unweigerlich zum Tod. *Ablagerung von Ca*

Hyperparathyroidismus

Unter dem Begriff Hyperparathyroidismus versteht man die Überfunktion der Nebenschilddrüsen. Eine Überfunktion ist meist durch krankhafte Wucherun-

gen (Adenome) verursacht und führt zu **Hyperkalzämie** (= erhöhter Kalziumgehalt des Blutes) und **Hypophosphatämie** (= verminderter Phosphatgehalt
des Blutes).

Unter der Wirkung des vermehrt ausgeschütteten Parathormons wird aus
dem Skelett Kalzium und Phosphat mobilisiert. Daraus resultiert vielfach eine
Knochenerkrankung mit Bildung von Zysten im Knochen (Ostitis cystica fibrosa) sowie Ablagerung von Kalzium in der Niere, als Steine oder in den Papillen.
Dies kann die Funktion der Niere in erheblichem Maße beeinträchtigen.

Hyperparathyroidismus kann in der Regel nur durch operative Entfernung
des Drüsengewebes behoben werden.

11.6 Nebennieren (Glandulae suprarenales)

11.6.1 Lage und Entwicklung

Die Nebennieren sind 2 pyramidenförmige Drüsen, die locker auf dem oberen
Pol der Nieren sitzen und zusammen ca. 10 g wiegen. Wenn die Nieren während der Entwicklung nicht an den Ort aufgestiegen sind, wo sie auf die Nebennieren treffen, dann sind die Nebennieren unabhängig davon am richtigen
Ort vorhanden. Nieren und Nebennieren sind also von ihrer Lage her gesehen
nicht voneinander abhängig.

Die Nebennieren bestehen aus je 2 Hormondrüsen verschiedenen entwicklungsgeschichtlichen Ursprungs und mit unterschiedlicher Funktion:

● die Nebennierenrinde (NNR) und
● das Nebennierenmark (NNM).

Die **Nebennierenrinde** entwickelt sich aus einer Epithelwucherung des Mesoderms (mittleres Keimblatt). Das **Nebennierenmark** ist entwicklungsgeschichtlich von gleicher Herkunft wie das sympathische Nervensystem, es ist aus dem
Ektoderm (äußeres Keimblatt) hervorgegangen (Abb. 11.13).

11.6.2 Nebennierenrinde (NNR)

Bau der Nebennierenrinde

Die Nebennierenrinde (NNR) umfaßt ca. 80% der Nebennierensubstanz. Sie
gliedert sich histologisch in 3 Zonen, die mehr oder weniger fließend ineinander übergehen (s. Abb. 11.13):

● Zona glomerulosa: Sie liegt in Form von Zellnestern außen unter der Organkapsel.
● Zona fasciculata: Das ist der mittlere und breiteste Abschnitt der NNR. Die
Zellen dieser Zone sind in radiären Streifen angeordnet.

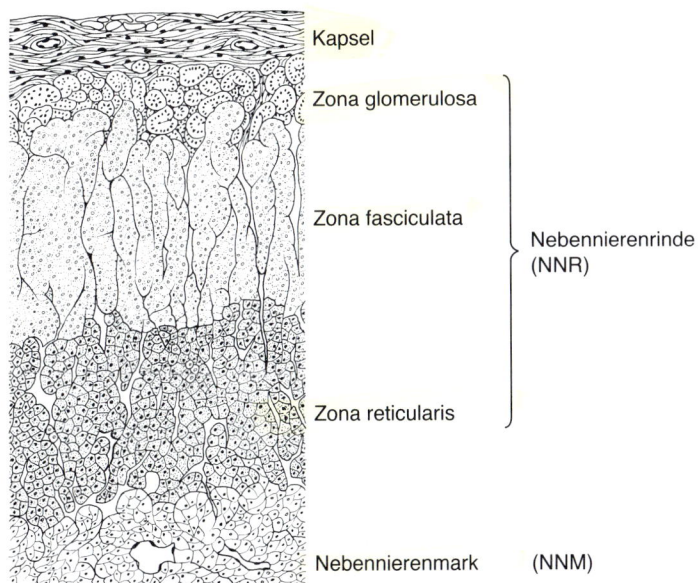

Abb. 11.13. Schnitt durch die Nebenniere. *Oben* befindet sich die Kapsel, *unten* ein Teil des Nebennierenmarks. Die Zona glomerulosa, Zona fasciculata und Zona reticularis bilden die Nebennierenrinde. (Aus Schiebler u. Schmidt 1977)

● Zona reticularis: Das ist die marknahe innerste Zone, deren Zellen einen lockeren, pigmentreichen, netzartigen Verband darstellen.

Hormone der Nebennierenrinde

Die 3 Zonen der NNR bilden unterschiedliche Hormone (Tabelle 11.1).

> Als Kortikoide bezeichnet man Steroidhormone der Nebennierenrinde (Cortex = Rinde). Bisher wurden schon ca. 50 verschiedene Verbindungen aus der NNR isoliert, die alle ausnahmslos zu den Steroiden gehören und sich dementsprechend vom Steranring (s. Abb. 11.1) ableiten lassen. Die Vorstufen dieser Hormone werden in der Regel über Cholesterin aufgebaut, das seinerseits ein Steranringsystem als Grundstruktur besitzt.

Tabelle 11.1. Hormone der 3 Zonen der Nebennierenrinde

Zone	Hormon	(Beispiel)
Zona glomerulosa	Mineralokortikoide	(Aldosteron)
Zona fasciculata	Glukokortikoide	(Kortisol)
Zona reticularis	Androgene	(Dihydroepiandrosteron, DHEA)

Regulation der NNR-Hormone: Neben äußeren Faktoren, wie Streß etc., ist es v. a. die Menge des frei (d. h. nicht an Transkortin gebunden) zirkulierenden Kortisols (ca. 10% der Gesamtmenge), das im Sinne einer Regulation auf den Hypothalamus wirkt. Bei einer Abnahme des freien Kortisols wird im Hypothalamus das Kortikoliberin („cortico-tropin releasing factor" = CRF) freigesetzt, das über das Pfortadersystem in die Hypophyse gelangt, wo es die Freisetzung von ACTH (adrenokortikotropes Hormon) bewirkt. ACTH seinerseits stimuliert in der Nebennierenrinde die Ausschüttung von Glukokortikoiden.

Glukokortikoide

Die beiden wichtigsten Glukokortikoide sind Kortisol und Kortikosteron. Sie sind normalerweise in einem typischen Verhältnis von 7/1 (Kortisol/Kortikosteron) vorhanden. Der Hauptanteil dieser Hormone ist im Plasma an ein α-Globulin (Transkortin) gebunden. In dieser Form sind die Hormone inaktiv; sie können ihre Wirkung erst entfalten, wenn sie vom Trägerprotein (Transkortin) abgetrennt sind.

Wirkungen der Glukokortikoide:

Unter normalen physiologischen Bedingungen stehen 2 Wirkungen der Glukokortikoide im Vordergrund:

- Förderung des Proteinabbaus, verbunden mit starker Glukoneogenese (Neubildung von Zucker) aus den freigesetzten Aminosäuren.
- Hemmung der Glukoseverwertung in den Zellen und daraus resultierender Anstieg des Blutzuckerspiegels (letzteres v. a. bei therapeutisch hohen Dosen).

Daneben sind aber noch eine Anzahl anderer z. T. weniger augenfälliger Wirkungen der Glukokortikoide bekannt:

- Steigerung der glomerulären Filtrationsrate (GFR) und daraus resultierender Wasserdiurese.
- Erhöhung der Magensäure und damit Herabsetzung der Schleimhautresistenz (Magengeschwüre).
- Reduktion der Eosinophilen und der Lymphozyten.
- Erhöhung der Erythrozytenzahl und der Neutrophilen.
- Erhöhung der zentral-nervösen Erregbarkeit.
- Steigerung der Widerstandsfähigkeit gegen Streß.
- Vielseitige permissive Wirkungen.

Pharmakologische Wirkungen der Glukokortikoide:

Von besonderer Bedeutung sind die pharmakologischen Wirkungen der Glukokortikoide, d. h. die Wirkung von unphysiologisch hohen, therapeutischen Dosen, also ihr Einsatz als Arzneistoff.

Diese therapeutischen Wirkungen sind:
- Entzündungshemmung – durch Herabsetzung der Leukozyteninfiltration und Hemmung der Fibrinbildung.

- Antiallergische Wirkung – durch verminderte Antikörperbildung und Verminderung der Histaminfreisetzung.

Histamin ist für viele Symptome von Allergien verantwortlich.

> Bei Infektionskrankheiten ist Glukokortikoidmedikation nicht ungefährlich. Die Symptome der Krankheit, z.B. Entzündungen etc., verschwinden zwar, aber es kann zur Ausbreitung der Bakterien im Körper kommen. Dies entzieht sich durch den Wegfall der Symptome, aber einer Diagnose, so daß die Gabe von Antibiotika unter Umständen zu spät einsetzt.

Mineralokortikoide

In der Zona glomerulosa der NNR werden die Mineralokortikoide gebildet. Das wichtigste Mineralokortikoid ist das Aldosteron. Wie die anderen NNR-Hormone gehört auch das Aldosteron zu den Steroidhormonen. Mineralokortikoide, v.a. aber das Aldosteron sind an der Regulation des Elektrolyt- und Wasserhaushaltes beteiligt. Die primäre Wirkung des Aldosterons besteht in einer **Erhöhung der Natriumrückresportion** in der Niere. Unter der Wirkung des Aldosterons kommt es zur Bildung von Enzymen, die verantwortlich sind für den ATP-abhängigen Natriumtransport. Mit dem transportierten Natrium wird gleichzeitig Wasser rückresorbiert, das dem Natrium passiv folgt unter Einhaltung der Isotonizität (d.h. des gleichen osmotischen Druckes). Gleichzeitig kommt es zu einer Förderung der Kalium-(K^+) und Wasserstoff-(H^+)-Ionen-Ausscheidung und damit zur Ansäuerung des Harns.

Regulation der Aldosteronkonzentration im Blut:

Die Aldosteronsekretion kann über verschiedene Wege beeinflußt bzw. reguliert werden. Von wesentlicher Bedeutung sind jedoch 2 Stimuli:

- Natriummangel,
- Abnahme des Blutvolumens.

Bei Natriummangel und Abnahme der Nierendurchblutung (z.B. nach Blutverlust) wird in den juxtaglomerulären Zellen der Niere (Kap. 12) Renin freigesetzt, das über Zwischenstufen (Angiotensinogen, Angiotensin I und Angiotensin II) die Ausschüttung von Aldosteron aus der NNR bewirkt. Es handelt sich also um einen geschlossenen Regelkreis, in dem die Natriumkonzentration die Regelgröße darstellt.

Androgene

In der Zona reticularis werden Androgene produziert. Dies sind ebenfalls Kortikoide, die zu den Steroiden gehören. Sie haben vermännlichende Wirkung und kommen sowohl beim Mann wie auch bei der Frau vor. Unter physiologischen Bedingungen sind diese NNR-Androgene jedoch von untergeordneter funktioneller Bedeutung. Erst unter pathologischen Verhältnissen können sie eine größere Bedeutung erlangen (s. adrenogenitales Syndrom; Abb. 11.15).

Störungen der Funktion der Nebennierenrinde

NNR-Insuffizienz (Unterfunktion der NNR)

Wie bei den anderen Hormondrüsen können auch bei der Nebennierenrinde 2 Formen der Funktionsstörung unterschieden werden: Unter- und Überfunktion.

Die Unterfunktion wird auch als NNR-Insuffizienz bezeichnet. Es wird zwischen einer primären und einer sekundären NNR-Insuffizienz unterschieden: **Primär** wird sie genannt, wenn die NNR selber geschädigt ist oder unterfunktioniert. **Sekundär** ist die NNR-Insuffizienz, wenn zu wenig ACTH abgesondert wird. Das bedeutet, daß die sekundäre Wirkung des ACTH-Mangels dann ein NNR-Hormonmangel (Insuffizienz) ist. Ein absoluter Mangel an NNR-Hormonen ist tödlich. Da sich eine solche Mangelsituation jedoch meist langsam entwickelt, kann bei rechtzeitiger Diagnose eine entsprechende Hormontherapie einsetzen.

Die primäre Form der NNR-Insuffizienz wird als Morbus Addison (**Addison-Krankheit**) bezeichnet. Sie wird als solche erkannt, wenn mindestens 90% des NNR-Gewebes zerstört oder funktionsunfähig sind. Bei der Addison-Krankheit sind sowohl Glukokortikoide als auch Mineralokortikoide betroffen.

Da bei der sekundären NNR-Insuffizienz die Ursache im ACTH-Mangel liegt, die Mineralokortikoide jedoch nur unwesentlich durch ACTH stimuliert werden, treten in diesem Fall in der Regel keine Mineralokortikoidmangelerscheinungen auf. Unter einer sich entwickelnden NNR-Insuffizienz kommt es zu Müdigkeit, Schwäche, Erbrechen, Muskelkrämpfen, psychischen Störungen, verstärkter Pigmentation von Haut und Schleimhaut, Azidose, Tachykardie, Hypotonie etc.

NNR-Überfunktion

Die Überfunktion der NNR hat ebenfalls ein typisches klinisches Bild zur Folge, das als **Cushing-Syndrom** bezeichnet wird (Abb. 11.14). Dieses Krankheits-

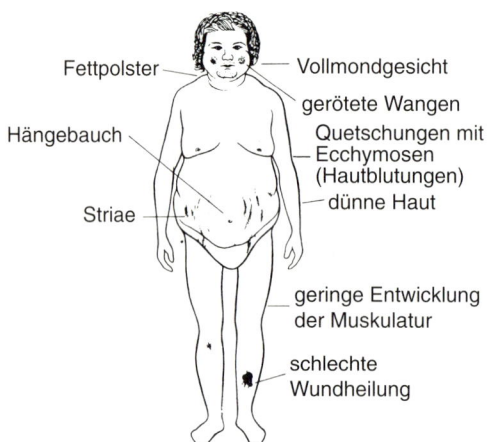

Fettpolster

Vollmondgesicht

gerötete Wangen

Hängebauch

Quetschungen mit Ecchymosen (Hautblutungen)

dünne Haut

Striae

geringe Entwicklung der Muskulatur

schlechte Wundheilung

Abb. 11.14. Typischer Cushing-Syndrom-Patient. Die dargestellten Veränderungen entstehen durch zu große Mengen an zirkulierenden Glukokortikoiden (primär Kortisol). (Aus Ganong 1974)

bild ist die Folge einer überhöhten Produktion von Glukokortikoiden, besonders des Kortisols. Charakteristisch für das Cushing-Syndrom sind ein ausdrucksloses Vollmondgesicht, Stammfettsucht (d. h. starke Fettpolster am Körper bei relativ dünnen oder normalen Extremitäten), Striae in der Bauch- und Hüftgegend (Brüche des Bindegewebes in der Unterhaut), geringe Entwicklung der Muskulatur etc.

Als Ausdruck einer starken Kortisolwirkung kommt es zu übermäßigem Proteinabbau und zum Abbau der Knochenmatrix, aus dem vielfach eine Osteoporose resultiert. Als Auswirkung des Proteinabbaus ist mit dem Cushing-Syndrom in der Regel auch eine schlechte Wundheilung verbunden.

Adrenogenitales Syndrom
Infolge von angeborener oder erworbener Störung der Glukokortikoidproduktion in der Zona fasciculata gelangt zu wenig Kortisol ins Blut, so daß die Hypophyse konstant ACTH in großen Mengen ausschüttet. ACTH hat normalerweise die Funktion, sowohl die Zona fasciculata zur Bildung von Glukokortikoid anzuregen, wie auch die Zona reticularis zur Bildung von Androgenen. Dabei wird die Androgenbildung also auch durch die Menge des zirkulierenden freien Kortisols reguliert (hoher Kortisolspiegel = geringe ACTH-Ausschüttung und umgekehrt). Da aber durch die Unterfunktion der Zona fasciculata kein Kortisol produziert wird, verursacht die große Menge an ACTH eine Überfunktion der Zona reticularis, so daß es zur Bildung großer Mengen an Androgenen kommt.

Bei Mädchen führt dies schließlich zu Virilismus (Vermännlichung des äußeren Genitale, männliche Behaarung/Hirsutismus, männlicher Körperbau etc.; Abb. 11.15). Bei Knaben kommt es zur vorzeitigen Ausbildung der sekundären Geschlechtsmerkmale und einer Überentwicklung des äußeren Genitale ohne entsprechende Entwicklung der Keimdrüsen.

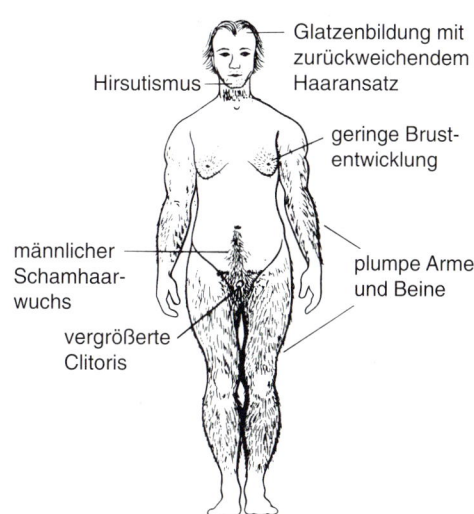

Glatzenbildung mit zurückweichendem Haaransatz

Hirsutismus

geringe Brustentwicklung

männlicher Schamhaarwuchs

plumpe Arme und Beine

vergrößerte Clitoris

Abb. 11.15. Bild einer Patientin mit adrenogenitalem Syndrom. Durch die großen Mengen an Androgenen aus der Zona reticularis der Nebenniere kommt es zur Vermännlichung (Virilismus) mit männlicher Behaarung und Statur. (Aus Ganong 1974)

11.6.3 Nebennierenmark

Entstehung und Bau

Das Nebennierenmark ist entwicklungsgeschichtlich aus dem Ektoderm (äußeres Keimblatt) hervorgegangen und steht in enger Beziehung zum sympathischen Nervensystem. Die Zellen des Marks lassen sich mit Chromsalzen anfärben. Deshalb werden sie als chromaffine (phäochrome) Zellen bezeichnet. Mit spezifischen Färbungen kann man 2 verschiedene Zelltypen unterscheiden, denen die Hormone Adrenalin und Noradrenalin zugeordnet sind. Diese Zellen werden als modifizierte Sympathikuszellen aufgefaßt. Sie werden mit Fasern des Sympathikus versorgt, deren Reizung eine Hormonausschüttung bewirkt.

Die beiden Hormone Adrenalin und Noradrenalin werden zu einer Stoffgruppe gerechnet, die man als **Katecholamine** bezeichnet, die ihrerseits zu den Aminosäurederivaten gehören. Sie leiten sich durch entsprechenden Umbau von der Aminosäure Tyrosin ab. Adrenalin hat eine Methylgruppe (CH_3) mehr als Noradrenalin.

Biologische Wirkungen der Hormone Adrenalin und Noradrenalin

Beide Hormone beeinflussen in erster Linie das Herz-Kreislauf-System (s. Übersicht). **Adrenalin** hat eine positive Wirkung auf das Herzzeitvolumen. **Noradrenalin** hingegen erhöht hauptsächlich den peripheren Gefäßwiderstand. Somit steigert es auch den systolischen und diastolischen Blutdruck.

Darüber hinaus hat Adrenalin eine größere Wirkung auf den Stoffwechsel; es ist in der Lage, durch Mobilisierung des Glykogens aus Muskel und Leber die Blutglukosekonzentration zu erhöhen.

Allgemein beeinflußt Adrenalin die Mechanismen, die eine erhöhte Leistung des Körpers ermöglichen (Abb. 11.16).

Steuerung der Hormonabgabe

Die Menge des abgegebenen Hormons wird praktisch nur auf nervösem Weg gesteuert. Unter Ruhebedingungen ist die Sekretionsrate gering; bei physischen und psychischen Belastungen steigt sie jedoch an. Gesteigerte NNM-Sekretion kommt in Streßsituationen vor und ist als Alarmbereitschaft zu interpretieren, da die erhöhte Ausschüttung nicht nur Energiereserven mobilisiert, sondern auch zu erhöter Aktivität des Gehirns führt. Sehr hohe Adrenalinausschüttung verursacht außerdem Angstgefühl. Da die beiden Substanzen Adrenalin und Noradrenalin auch an anderen Orten des Körpers gebildet werden (als Transmittersubstanzen an den Nervenendigungen des sympathischen Nervensystems sowie in den Paraganglien), ist eine Unterfunktion praktisch nicht nachweisbar. Überfunktion kommt zur Hauptsache als Folge von Tumoren vor (sog. Phäochromozytom). Diese Tumoren selbst sind harmlos, jedoch ihre

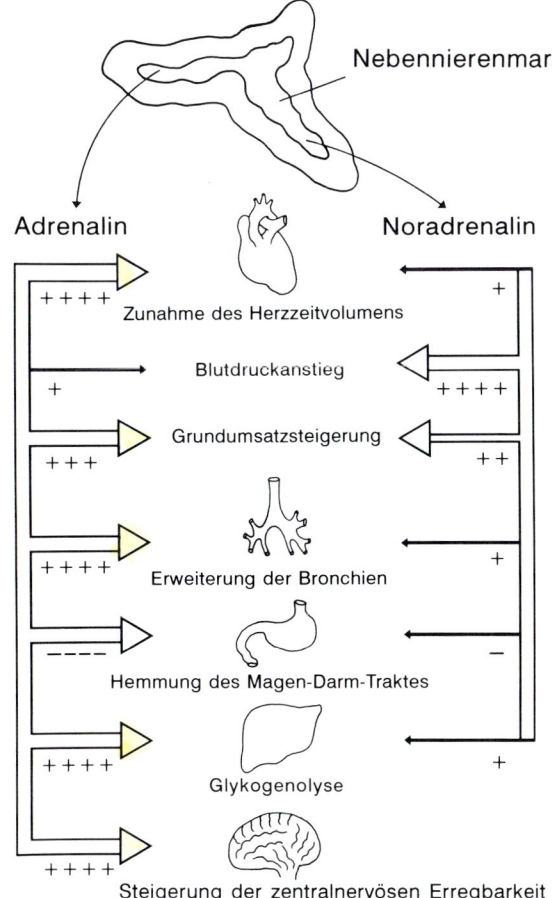

Abb. 11.16. Schema der haupt-
sächlichen Wirkungen von
Adrenalin und Noradrenalin
aus dem Nebennierenmark.
Prinzipiell kommt es unter der
Wirkung dieser Hormone zu einer Leistungssteigerung.
Bei Adrenalin ist es eine allgemeine Leistungssteigerung in
verschiedenen Organen, bei
Noradrenalin steht v. a. der
Blutdruckanstieg im Vordergrund

Auswirkung kann lebensbedrohend sein, da sie eine sehr starke Erhöhung des
Blutdrucks bewirken.

11.7 Endokrines Pankreas[22]

Die Zellen des endokrinen Pankreas sind während der Entwicklung aus dem
exokrinen Pankreas hervorgegangen und liegen in Gruppen über das ganze

---

[22] Das Pankreas (Bauchspeicheldrüse) ist eine Drüse mit äußerer und innerer Sekretion.
Das endokrine Pankreas hat eine innere Sekretion → Insulin und Glukagon.
Das exokrine Pankreas hat eine äußere Sekretion → Verdauungsenzyme (s. Kap. 7: Ver-
dauungsapparat).

Pankreas verstreut. Im histologischen Schnitt sieht das aus wie Gewebsinseln zwischen den exokrinen Zellen. Deshalb wird die Gesamtheit all dieser 1–2 Millionen Inseln als **Inselorgan** bezeichnet. Nach ihrem Entdecker werden diese Inseln auch **Langerhans-Inseln** genannt. Im Schwanzteil der Bauchspeicheldrüse liegen die meisten Inseln, im Corpus weniger und im Kopf schließlich die wenigsten.

11.7.1 Hormone des endokrinen Pankreas

Mit entsprechenden Methoden lassen sich 2 verschiedene Zelltypen in den Inseln unterscheiden: α-Zellen und β-Zellen.

Die *α-Zellen* machen 20% der Inselzellen aus; sie produzieren das Hormon Glukagon.

Die *β-Zellen* machen 80% der Zellen aus; sie sind die Produzenten des Insulins.

Insulin und seine Stoffwechselwirkungen

Insulin ist ein Polypeptid, das aus 51 Aminosäuren zusammengesetzt ist; diese wiederum sind in 2 Peptidketten miteinander verbunden. Die Insuline verschiedener Tierarten unterscheiden sich nur geringfügig. Sie sind in ihrer biologischen Wirkung auch für den Menschen brauchbar (Rind und Schwein). Dies ist die Grundlage für die Herstellung großer Mengen von tierischem Insulin zu therapeutischen Zwecken. Heute ist es auch möglich, mit gentechnisch veränderten Bakterien ein humanes (menschliches) Insulin produzieren zu lassen. Obwohl es einen – mit dem menschlichen Insulin – identischen Aufbau aufweist, muß es viel genauer dosiert werden als tierisches Insulin, da die Gefahr einer rasch – ohne Vorwarnung – auftretenden Hypoglykämie (= stark herabgesetzter Zuckergehalt des Blutes) besteht.

Unabhängig von der Hormonwirkung kann jedoch durch das tierische Insulin eine allergische Reaktion hervorgerufen werden. Bei Unverträglichkeit des Schweineinsulins kann das Rinderinsulin eingesetzt werden und umgekehrt.

Insulin ist ein **lebenswichtiges Hormon**, dessen Ausfall unbedingt zum Tod führt.

Die Hauptaufgabe des Insulins besteht darin, die Glukoseverwertung zu steigern. Dies geschieht durch Förderung des Glukosetransportes über die Zellmembranen hinweg und durch Stimulierung der Glukoseoxidation. Außerdem fördert Insulin die Bildung von Glykogen in der Leber und in den Muskeln sowie die Protein- und Lipidbildung aus Kohlenhydraten. Es hat somit anabole (aufbauende) Wirkung.[23]

---

[23] Anabolie: Aufbauphase des Stoffwechsels. Metabolie: Um- und Abbauphase des Stoffwechsels.

In ihrer Gesamtheit haben alle diese Vorgänge den Effekt, daß der Blutzuckerspiegel sinkt, indem Glukose entweder metabolisiert wird oder in die entsprechenden Depots eingebaut wird.

Eine weitere Wirkung ist die Förderung des Einbaus von freien Fettsäuren in das Depotfett. Insulin wirkt also dem Fettabbau entgegen (antilipolytische Wirkung) und damit auch gleichzeitig der Bildung von Ketokörpern (z. B. Acetoacetat und Aceton, die bei Diabetikern mit der Atemluft ausgeatmet werden können).

Glukagon und seine Stoffwechselwirkungen

Das in den α-Zellen des Inselorgans produzierte Glukagon ist ebenfalls ein Polypeptidhormon. Es besteht aus einer Kette von 29 Aminosäuren. Glukagon kann als **Antagonist des Insulins** angesehen werden, da es den Glykogenabbau fördert und damit den Blutzuckerspiegel erhöht. Im Gegensatz zu Adrenalin, das u. a. den Abbau von Leber- und Muskelglykogen bewirkt, fördert Glukagon lediglich den Abbau des Leberglykogens. Auf den Fettstoffwechsel wirkt Glukagon im Sinne einer Förderung der Fettsäureoxidation, also fettspaltend (lipolytisch).

11.7.2 Regulation der Blutzuckerkonzentration

Die Glukosekonzentration im Blut wird normalerweise auf einem Wert zwischen 3,33 und 5,55 mmol/l konstant gehalten. Obwohl durch wechselnde Kohlenhydrataufnahme mit der Nahrung und Veränderungen der Glukoseoxidationsrate, die bei Arbeit um ein Vielfaches ansteigen kann, ständig Abweichungen von diesem Soll-Wert auftreten, ist das Regelsystem meist in der Lage, dies sofort wieder auszugleichen. Nur eine massive Kohlenhydratzufuhr kann u. U. einen vorübergehenden Anstieg des Blutzuckerspiegels bewirken. Dies nennt man **alimentäre Hyperglykämie** (durch Lebensmittel bedingt) oder **postprandiale Hyperglykämie** (d. h. nach Nahrungsaufnahme auftretend).

Die Blut-Glukose-Konzentration kann als eine Resultante aus glukoseliefernden und glukoseverbrauchenden Vorgängen im Organismus aufgefaßt werden.

Glukoseliefernde Prozesse:
- Glukosezufuhr (mit der Nahrung),
- Glykogenabbau,
- Galaktoseumbau,
- Fruktoseumbau,
- Glukoneogenese (z. B. aus Aminosäuren etc.).

Glukoseverbrauchende Prozesse:
- Glukoseoxidation,
- Glykogenaufbau,
- Fettbildung.

Durch Aktivierung oder Hemmung der einzelnen, vorwiegend hormonell ge-
steuerten Vorgänge wird das System auf dem vorgegebenen Soll-Wert des Blutzuckerspiegels konstant gehalten. Eine wesentliche Funktion bei dieser Regulation hat das Insulin. Steigt die Glukosekonzentration im Blut (z. B. nach Nahrungsaufnahme), so wird Insulin in verstärktem Maße sezerniert und damit der
Blutzuckerwert wieder gesenkt. Daneben sind aber auch Adrenalin, Glukagon
und Somatotropin (STH) an der Blutzuckerregulation beteiligt. Diese 3 Antagonisten des Insulins werden vermehrt freigesetzt, wenn die Glukosekonzentration unter den Normalwert absinkt. Dadurch wird ein Konzentrationsanstieg
eingeleitet. Die Ausschüttung dieser 3 Hormone erfolgt unter der Kontrolle des
Hypothalamus, in dem die Höhe des Glukosespiegels von sog. Glukostaten
(glukoseempfindlichen Zellen) gemessen wird.

Kortisol und Thyroxin sind offensichtlich an der Regulation nicht beteiligt.

Hypoglykämien

> Unter Hypoglykämie versteht man den stark herabgesetzten Zuckergehalt
> des Blutes (Blutzuckerspiegel < 3,33 mmol/l).

Es wird dabei unterschieden zwischen exogenen und endogenen Hypoglykämien. **Exogene Hypoglykämien** können durch unsachgemäße Medikationen
auftreten (zu hohe Dosen von Insulin oder oralen Antidiabetika) sowie nach
exzessivem Alkoholgenuß durch Hemmung der Glukoneogenese.

Den **endogenen Hypoglykämien** liegen verschiedene Ursachen zugrunde:
z. B. insulinbildende Inselzelltumoren, schwere Lebererkrankungen mit Gluko-
sebildungsstörungen, angeborene Stoffwechselerkrankungen mit Störung der
glykolytischen Enzyme etc.

Rascher Blutdruckabfall führt infolge sympathischer Gegenregulation
(Adrenalinausschüttung) zu Unruhe, Angstgefühl, Übelkeit, Zittern und
Schwitzen. Hinzu kommen zentralnervöse Symptome wie Verwirrtheit,
Sprach- und Sehstörungen. Sehr niedrige Blutzuckerwerte schließlich führen
zu **hypoglykämischem Schock** (Koma). Dies kommt meist infolge von Insulin-
überdosierung vor.

Hyperglykämien

> Unter Hyperglykämie versteht man den erhöhten Zuckergehalt des Blutes.

Die wichtigste Ursache für eine Hyperglykämie ist der Diabetes mellitus (Zuckerkrankheit); er stellt gleichzeitig die häufigste Stoffwechselerkrankung dar
(2–3% der Bevölkerung). Die Ursache des Diabetes mellitus ist ein relativer
oder absoluter **Insulinmangel.** Dadurch kommt es zu charakteristischen Störungen des Kohlenhydrat-, Fett- und Eiweißstoffwechsels. Im Vordergrund stehen dabei allerdings die Störungen der Glukoseverwertung mit den daraus re-

sultierenden Folgen. Eine der wichtigsten Spätfolgen von Diabetes mellitus ist die **Mikroangiopathie**. Das ist eine krankhafte Veränderung der kleinen und kleinsten Gefässe. Durch Mikroangiopathien können an verschiedenen Orten wie in der Netzhaut des Auges, dem Innenohr, der Niere schwere Störungen auftreten, die zu Blindheit, Taubheit, Proteinverlust etc. führen.

Aufgrund der Abhängigkeit von Insulin wird unterschieden zwischen Diabetes vom Typ I (= insulinabhängig) und Diabetes vom Typ II (= von Insulin nicht abhängig).

11.8 Zusammenfassung Endokrinologie

▶ **Definitionen**
Endokrinologie ist die Lehre der inneren Sekretion. Endokrine Drüsen sind Drüsen ohne Ausführgang, die ihre Wirkstoffe über das Interstitium an das Blut abgeben.

Hormone sind Regulationsstoffe, die in den endokrinen Drüsen hergestellt werden. Sie gelangen über die Blutbahn an ein oder mehrere Erfolgsorgane und beeinflussen deren Stoffwechsel in charakteristischer Weise.

▶ **Einteilungsmöglichkeiten**
● Aufgrund der **chemischen Struktur** der verschiedenen Hormone unterscheiden wir: Steroidhormone, Aminosäurederivate, Proteo- und Peptidhormone:

Steroidhormone: Dazu gehören die Geschlechtshormone und die Nebennierenrindenhormone. Sie besitzen einen Steranring als Grundstruktur (gleich wie Cholesterin, Vitamin D und die Gallensäuren).

Aminosäurederivate: Sie leiten sich von Aminosäuren ab. Beispiel: Adrenalin, Schilddrüsenhormon.

Proteo- und Peptidhormone: Sie bestehen aus wenig bis sehr vielen Aminosäuren. Dazu gehören u. a. die Hypophysenhormone, die Releasingfaktoren, das Parathormon, Insulin und Glukagon.

● Aufgrund ihres **Entstehungsortes** und ihrer hierarchischen Strukturierung kann ein Teil der Hormone eingeteilt werden in: Releasingfaktoren oder Liberine, glandotrope Hormone, glanduläre oder effektorische Hormone, Gewebshormone:

Releasingfaktoren oder Liberine: Das sind hypothalamische Wirkstoffe, die auf die untergeordnete Adenohypophyse wirken und diese zur Sekretion von glandotropen Hormonen veranlassen.

Glandotrope Hormone (z. B. die Schilddrüse stimulierendes Hormon): Sie wirken auf periphere Drüsen (Glandulae) und veranlassen diese zur

Produktion von effektorischen Hormonen (z. B. $T_3 + T_4$), die den Stoffwechsel der Zielorgane beeinflussen.

Gewebshormone: Das ist eine Gruppe von Hormonen, die in den einzelnen Geweben gebildet werden, meist in diffus verteilten hormonproduzierenden Zellen. Beispiel sind die gastrointestinalen Hormone, z. B. Gastrin und Sekretin (s. auch Kap. 8: Verdauungsapparat).

▶ **Regulation der Hormone**
Die Regulation eines Teiles der Hormone geschieht über einen 3stufigen Regulationsmechanismus:
An der Spitze steht der **Hypothalamus** mit seinen Releasingfaktoren, die in der **Adenohypophyse** die Freisetzung von glandotropen Hormonen bewirken, die ihrerseits auf eine **periphere Drüse** wirken, die dann ein glanduläres oder effektorisches Hormon produziert.

Damit Hormone nicht zu hohe Konzentrationen erreichen und ihre Wirkung begrenzt werden kann, kommt es vielfach zur Hormoninaktivierung im Erfolgsorgan oder zum Abbau in der Leber.

▶ **Wirkungsmechanismen der Hormone**
Es werden 3 Wirkungsmechanismen unterschieden:
Permeabilitätsänderungen, Enzymaktivierung, Genaktivierung.

Hormone wirken nur an den „Zielorganen", weil diese mit spezifischen Hormonrezeptoren ausgestattet sind.

Permissive Wirkung: Dies bedeutet, daß als Vorbedingung für die Wirkung verschiedener Hormone die vorausgegangene Einwirkung eines zweiten Hormons nötig ist.

▶ **Hypothalamus und Hypophyse:**
Im **Hypothalamus** unterscheidet man einen markreichen Teil mit viel Nervenfasern und einen markarmen Teil mit viel Kerngebieten. Im markarmen Teil sind diverse vegetative Regulationszentren vorhanden (s. Kap. 13: Nervensystem).

Der Nucleus supraopticus und der Nucleus paraventricularis sind über Nervenbahnen mit der Neurohypophyse (= Hypophysenhinterlappen) verbunden. In den beiden Kerngebieten wird Oxytozin und ADH (antidiuretisches Hormon) gebildet über Axone transportiert und in der Neurohypophyse bei Bedarf freigesetzt:

● Oxytozin wirkt bei der schwangeren Frau auf die Uterusmuskulatur und leitet damit die Wehen ein. In der laktierenden Brustdrüse wirkt es kontrahierend auf die Myoepithelien, die damit zur Milchaustreibung veranlaßt werden.

● ADH wirkt u. a. auf die Sammelrohre der Niere (s. dort) und bewirkt eine Permeabilität für Wasser, das damit unter dem vorhandenen, hohen osmotischen Gradienten ins Nierenmark strömen kann und so dem Körper erhalten bleibt. Wenn zu wenig ADH gebildet oder abgegeben wird, kommt es zu Diabetes insipidus (unstillbarer Durst) mit Wasserabgabe bis 20 l pro Tag.

Die **Hypophyse** entsteht während der Entwicklung als Ausstülpung des Rachendaches und als Ausstülpung des III. Ventrikels (s. Kap. 13: Nervensystem). Beide Teile treffen sich und bilden somit die Adenohypophyse (aus dem Rachendach) und die Neurohypophyse (aus dem Boden des Dienzephalon). Zwischen beiden liegt die Pars intermedia. Die Hypophyse liegt in der Hypophysengrube auf dem Türkensattel. Sie wiegt ca. 0,6 g.

Über einen Portalkreislauf (ähnlich wie bei der Leber) ist der markarme Hypothalamus mit der Adenohypophyse verbunden. Aus den Kerngebieten des Nucleus ventromedialis, dorsomedialis und infundibularis gelangen Releasingfaktoren auf dem Blutweg in die Adenohypophyse, die dadurch zur Bildung der glandotropen Hormone angeregt wird.

● Glandotrope Hormone der Hypophyse:
TSH (schilddrüsenstimulierendes Hormon),
ACTH (adrenokortikotropes Hormon) sowie
FSH (follikelstimulierendes Hormon) und
LH (luteinisierendes Hormon).
Die beiden letzteren werden auch als gonadotrope Hormone bezeichnet, da sie auf die Gonaden (Hoden und Eierstock) wirken (s. auch Kap. 10 Geschlechtsapparat).

● Effektorisches Hormon: Aus der Pars intermedia der Hypophyse stammt das MSH (melanozytenstimulierendes Hormon), das beim Menschen nur untergeordnete Bedeutung hat. Zusammen mit dem STH (somatotropes Hormon) und dem Prolaktin wird es als effektorisches Hormon bezeichnet.

● STH (somatotropes Hormon) hat eine anabole Wirkung. Es fördert die Proteinsynthese, hemmt die Glukoseverwertung und führt zum Abbau von Depotfett. STH fördert den Knochenaufbau. STH-Überschuß führt beim Kind und Jugendlichen zu Gigantismus, da die Epiphysenfugen der Röhrenknochen noch nicht geschlossen sind. Beim Erwachsenen führt es zu Akromegalie. STH-Mangel während der Wachstumsperiode führt zu hypophysärem Zwergwuchs.

▶ **Schilddrüse**
Bau und Lage:
Die Schilddrüse (Glandula thyroidea) besteht aus einem linken und einem rechten Lappen, die miteinander über den Isthmus verbunden sind. Sie liegt auf beiden Seiten der Trachea (2.–4. Trachealknorpel). Ein fakultativer Pyramidenlappen (Lobus pyramidalis) entsteht durch eine mangelhafte

Rückbildung des Ductus thyroglossus, der vom Foramen caecum der Zunge ausgehend, die Entwicklung der Schilddrüse markiert.

Hormone der Schilddrüse:
Das Drüsengewebe besteht aus Follikeln, die mit Kolloid gefüllt sind. Im Kolloid sind die Hormone T_3 und T_4 an Thyroglobulin (ein Protein) gebunden. Bei Bedarf können sie davon abgespalten werden und gelangen dann in die Blutbahn.

T_3 enthält pro Molekül 3 Atome Jod, T_4 enthält 4 Atome Jod. Die Bildung beider ist von einer ausreichenden Jodzufuhr mit der Nahrung oder dem Wasser abhängig. 98% des Jods im Körper werden in die Schilddrüse mit der Jodidpumpe transportiert. T_3 hat eine stärkere, T_4 dafür eine längere Wirkung zur Folge.

T_3 und T_4 bewirken eine Beschleunigung aller oxidativen Stoffwechselvorgänge. Dies führt zu einer Steigerung des Energiebedarfs und des Grundumsatzes. Davon sind Proteine, Fette und Kohlenhydrate gleichermaßen betroffen.

Die Regulation des Blutspiegels von T_3 und T_4 geschieht im Sinne der klassischen, hierarchisch gegliederten Pyramide (Hypothalamus, Hypophyse, periphere Drüse).

Hypothyreose:
Unterfunktion der Schilddrüse (Hypothyreose) tritt in 3 Formen auf:
- endemischer Kretinismus (wegen der Jodierung von Kochsalz heute selten),
- sporadischer Kretinismus (Fehlen der Schilddrüse) und
- Myxödem. Myxödem kann durch Gabe von T_3 und T_4 geheilt werden.

Hyperthyreose:
Überfunktion (Hyperthyreose) führt u. a. zu stark erhöhtem Grundumsatz, erhöhter Herzfrequenz, Körpertemperatur, Erregbarkeit und Gedankenjagen. Das Gesamtbild dieser Krankheit wird als **Morbus Basedow** bezeichnet, bei dem es auch zu Exophthalmus (Hervortreten der Augäpfel) kommen kann.

Nebenschilddrüsen (Parathyroidea):
Lage
Die beiden oberen und die beiden unteren Nebenschilddrüsen (Glandulae parathyroideae) sitzen auf der Rückseite der Schilddrüse, in die Faszie der Schilddrüse eingebaut. Sie produzieren das lebensnotwendige Parathormon und wiegen zusammen nur 150 mg.

Hormone der Nebenschilddrüsen:
Das **Parathormon** greift an 3 Orten ein:
- Abbau von Hydroxylapatit im Knochen (durch die Mobilisierung der

Osteoklasten; dies führt zu einer Erhöhung des Kalzium- und Phosphatspiegels);
- Hemmung der Phosphatrückresorption in der Niere (damit erhöhte Ausscheidung von Phosphat);
- Erhöhung der Kalziumresorption im Darm.

Ziel der Parathormonwirkung ist eine Erhöhung des Kalziumspiegels im
Blut.

C-Zellen (parafollikuläre Zellen) produzieren **Kalzitonin**, das als partieller
Antagonist des Parathormons wirkt, da es über Aktivierung der Osteoblasten zum Einbau von Kalzium in die Knochen führt, aber keinen Einfluß auf
die Phosphatausscheidung in der Niere hat.

Nebennieren

Die Nebennieren bestehen aus 2 funktionell und entwicklungsgeschichtlich unterschiedlichen Anteilen: Nebennierenrinde = NNR (aus dem Mesoderm) und Nebennierenmark = NNM (aus dem Nervensystem entstanden). Beide Anteile haben endokrine Funktion.

Nebennierenrinde (NNR)

Die Nebennierenrinde (NNR) besteht aus: Zona glomerulosa (Mineralokortikoide), Zona fasciculata (Glukokortikoide), Zona reticularis (Androgene).

- **Mineralokortikoide:**
  Der wichtigste Vertreter der Mineralokortikoide ist das Aldosteron. Es
  wird bei Natriummangel über das Nierenhormon Renin (mit den Zwischenstufen: Angiotensinogen, Angiotensin I, Angiotensin II) freigesetzt und bewirkt eine Erhöhung der Elektrolytrückresorption in der
  Niere.

- **Glukokortikoide:**
  Die wichtigsten Vertreter der Glukokortikoide sind Kortisol und Kortikosteron, die im Verhältnis 7/1 im Körper vorkommen. Glukokortikoide bewirken physiologischerweise eine Vielzahl von Mechanismen; die wichtigsten sind: Förderung des Proteinabbaus, Hemmung der Glukose48ver-
  wertung.

In therapeutischen Dosen eingesetzt, kommt es zu 2 wichtigen pharmakologischen Wirkungen: Entzündungshemmung (Herabsetzung der Leukozyteninfiltration und Hemmung der Fibrinbildung), antiallergische Wirkung
(verminderte Antikörperbildung und reduzierte Histaminfreisetzung).

- **Androgene:**
  Androgene sind unter normalen Bedingungen von untergeordneter Bedeutung. Beim adrenogenitalen Syndrom (Überfunktion der NNR durch
  Fehlsteuerung) führen sie bei der Frau zu Virilismus (Vermännlichung)
  mit Hirsutismus (männliche Behaarung), männlichem Körperbau,
  männlicher Brustdrüse etc.

Folgen der Über- bzw. Unterfunktion:
Überfunktion der Zona fasciculata (Glukokortikoide) führt zum Cushing-Syndrom (Vollmondgesicht, Knochenabbau mit Osteoporose, Proteinabbau mit schlechter Wundheilung, Stammfettsucht, Ecchymosen, Striae in der Bauchhaut etc.

Unterfunktion wird als NNR-Insuffizienz bezeichnet. Die primäre NNR-Insuffizienz (Morbus Addison) entsteht, wenn mindestens 90% der NNR nicht mehr funktionstüchtig oder zerstört sind. Es sind in diesem Fall Mineralo- wie auch Glukokortikoide betroffen. Bei der sekundären Form (ACTH-Mangel) sind v. a. die Glukokortikoide betroffen, da die Mineralokortikoide praktisch nicht durch ACTH stimuliert werden.

Wichtige Symptome einer sich entwickelnden NNR-Insuffizienz sind: Müdigkeit, Schwäche, Muskelkrämpfe, verstärkte Pigmentation der Haut und Schleimhaut, psychische Störungen etc.

▶ **Nebennierenmark (NNM):**
Hormone: Im Nebennierenmark (NNM) werden Noradrenalin und Adrenalin produziert. Die Hormonproduktion und -abgabe wird auf nervösem Wege reguliert.

Wirkungen der Hormone:
- Adrenalin: Zunahme des Herzminutenvolumens (HMV), Erweiterung der Bronchien, Steigerung des Glykogenabbaus (zur Energieproduktion) und Steigerung der zentralnervösen Erregbarkeit.

- Noradrenalin: Erhöhung des Blutdrucks.

Unterfunktionen sind praktisch nicht bekannt, da beide Hormone auch an anderen Orten des Körpers gebildet werden, z. B. als Transmittersubstanz (Noradrenalin).

Durch einen gutartigen Tumor (Phäochromozytom) können Adrenalin und Noradrenalin in lebensbedrohender Menge produziert werden.

▶ **Endokrines Pankreas (Bauchspeicheldrüse):**
Die Zellen des endokrinen Pankreas sind während der Entwicklung aus den Zellen des exokrinen Pankreas (s. Kap. 8 Verdauungsapparat) hervorgegangen. Sie liegen v. a. im Schwanz der Bauchspeicheldrüse (Cauda pancreatis), in ca. 1−2 Millionen Langerhans-Inseln.

Die Langerhans-Inseln bestehen aus glukagonproduzierenden α-Zellen (20%) und insulinproduzierenden β-Zellen (80%).

Hormone und ihre Wirkungen
- Insulin steigert die Glukoseverwertung. Es fördert den Transport von Glukose in die Zellen und stimuliert die Glukoseoxidation. Außerdem fördert es die Bildung von Glykogen sowie die Synthese von Protein und Lipid aus Kohlenhydraten.

- **Glukagon** ist ein Antagonist des Insulins. Es fördert den Abbau von Glykogen in Muskulatur und Leber sowie die Fettverbrennung (Lipolyse).

▶ **Regulation der Blutzuckerkonzentration:**

Die **Glukosekonzentration im Blut** wird unter allen Umständen zwischen 3,33 und 5,55 mmol/l konstant gehalten. Daran sind glukoseverbrauchende (Glukoseoxidation, Glykogenaufbau, Fettbildung) und glukoseliefernde (Glukosezufuhr, Glykogenabbau, Galaktoseumbau, Fruktoseumbau, Glukoneogenese) Mechanismen beteiligt.

Die Aufrechterhaltung des notwendigen Glukosespiegels im Blut geschieht unter der Beteiligung von Insulin und Glukagon (diese beiden sind führend) sowie von Adrenalin und STH.

Hypoglykämien liegen bei Blutzuckerwerten unterhalb 3,33 mmol/l vor. Man unterscheidet endogene von exogenen Hypoglykämien. Endogene Hypoglykämien treten z. B. bei Inselzelltumoren auf. Exogene entstehen v. a. durch Überdosierung von gespritztem Insulin.

Hyperglykämien entstehen in den meisten Fällen durch Diabetes mellitus (Zuckerkrankheit). Es handelt sich dabei um einen relativen oder absoluten Insulinmangel. Neben Störungen des Fett- und Proteinstoffwechsels kommt es dabei v. a. zu Störungen im Kohlenhydratstoffwechsel. Dies führt u. a. als Spätfolge zu Mikroangiopathien.

12 Harnapparat

Noch im letzten Jahrhundert war man der Auffassung, daß der Harnapparat lediglich exkretorische Funktion habe. Heute weiß man, daß er darüber hinaus für die Regulation des Wasser-Elektrolyt-Haushalts und des Säure-Basen-Haushalts verantwortlich ist. Außerdem ist die Niere als endokrines Organ tätig. In Tabelle 12.1 sind die wichtigsten Funktionen, die der Harnapparat ausführt oder an denen er teilnimmt, aufgeführt.

Um die in Tabelle 12.1 genannten Aufgaben durchführen zu können, stehen dem Körper folgende Organe zur Verfügung:

Bestandteile des Harnapparates:
● Niere (Ren)
● Nierenbecken (Pelvis, Pyelon) ⎫
● Harnleiter (Ureter)   ⎬ ableitende
● Harnblase (Vesica urinaria)   ⎭ Harnwege
● Harnröhre (Urethra)

12.1 Anatomie der Niere

12.1.1 Größe, Form und Lage

Größe: Die Niere ist 12 cm lang, 6 cm breit und 3–4 cm hoch.

Tabelle 12.1. Funktionen des Harnapparates

Funktion	Betroffen
Exkretion	Harnstoff Harnsäure Kreatinin Giftstoffe Pharmaka etc.
Regulation	Wasser/Elektrolythaushalt (osmot. Druck) Säuren/Basenhaushalt
Hormonsekretion	Renin Erythropoietin

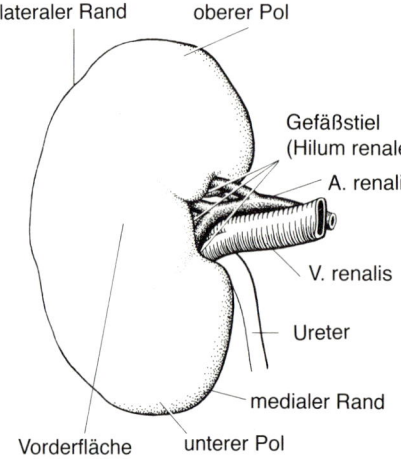

lateraler Rand   oberer Pol

Gefäßstiel
(Hilum renale)
A. renalis

V. renalis

Ureter

medialer Rand

Vorderfläche   unterer Pol

Abb. 12.1. Ventralansicht der rechten Niere. Das Nierenbecken befindet sich hinter dem Gefäßstiel und ist damit operativ gut zugänglich. (Aus Schiebler u. Schmidt 1987)

Eine Niere hat ein Gewicht von ca. 150 g.

Form: Ihre Form ist allgemein so gut bekannt, daß daraus der geläufige Ausdruck „nierenförmig" entstanden ist (s. Abb. 12.1).

Lage: Die beiden Nieren liegen in der Lendengegend beiderseits der Wirbelsäule, hinter dem Bauchfell, d. h. retroperitoneal. Mit ihrem oberen Pol grenzt die linke Niere bis an die 11. Rippe, die rechte Niere liegt etwas tiefer und grenzt mit ihrem oberen Pol nur bis an die 12. Rippe. Auf beiden Nieren sitzt am oberen Pol die Nebenniere (s. Kap. 12: Endokrinologie). Oben an der linken Niere befindet sich die Milz, oben an der rechten Niere die Leber. Der untere Pol der Nieren liegt in der Gegend des 3. Lendenwirbels, links ca. 4 cm und rechts ca. 2,5 cm oberhalb des Darmbeinkammes (Crista iliaca). An der medialen Seite sind die Nieren stark eingebuchtet. Hier treten die Arterien und die vegetativen Nerven ein, die Venen und Lymphgefäße sowie das Nierenbecken dagegen treten aus. Dieses Gebiet wird wie bei den anderen Organen auch als Pforte (Hilum) bezeichnet. Die nach Entfernung der entsprechenden zu- und ableitenden Strukturen verbleibende Einbuchtung der medialen Nierenseite wird als Nierenbucht oder Nierensinus (Sinus renalis) bezeichnet.

12.1.2 Befestigung und Beweglichkeit der Niere

Die unmittelbare Nähe des Zwerchfells, das sich bei Atmung nach oben und unten bewegt, bringt es mit sich, daß die Nieren, die im Fett des Retroperitonealraumes (hinter dem Bauchfell) eingebettet sind, mit jedem Atemzug die Bewegungen des Zwerchfells mitmachen. Dabei beträgt die maximale Lageverschiebung zwischen Inspiration und Exspiration ca. 3 cm (Abb. 12.2).

Die Lageveränderung der Niere, die auch beim Übergang zwischen Stehen, Sitzen und Liegen stattfinden, wird ermöglicht durch den relativ lockeren Einbau der Niere in das retroperitoneale Fettgewebe, das seinerseits von einem Fas-

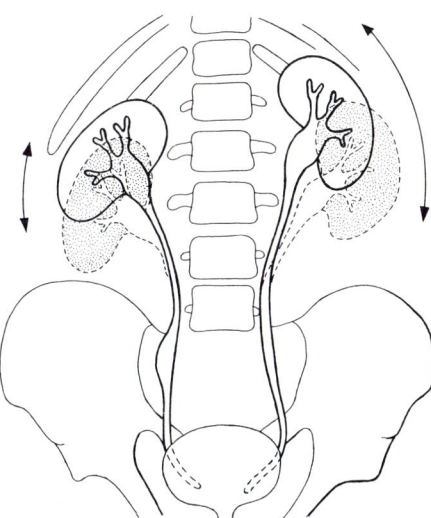

Abb. 12.2. Ventralansicht der Nieren mit Darstellung ihrer atmungsbedingten Lageverschieblichkeit. Die rechte Niere steht etwas tiefer als die linke Niere, da sich oberhalb der große rechte Leberlappen befindet. (Aus Schiebler u. Schmidt 1987)

ziensack, der aus derbem Bindegewebe besteht, umschlossen wird. Dieser Fasziensack ist nach medial und kaudal hin offen.

Das Fett, in das die Nieren eingebettet sind, wird zum Baufett und nicht zum Speicherfett gerechnet. Unter pathologischen Bedingungen kann jedoch auch das Fettgewebe des Nierenfettkörpers eingeschmolzen werden. Daraus resultiert eine große Beweglichkeit der Nieren (Ren mobilis oder Wanderniere).

Für eine gewisse Lagebeständigkeit der Niere sind neben dem Fettkörper aber auch der Gefäßstiel und der Bauchhöhleninnendruck verantwortlich. Bänder zur Befestigung – wie bei anderen Organen – sind bei den Nieren nicht vorhanden.

Durch die Lage der Nieren direkt unterhalb der 11. bzw. 12. Rippe, ist bei stumpfen Traumen in der Brustregion, mit Rippenbrüchen, auch immer die Gefahr einer Nierenverletzung gegeben. Daran sollte man bei Brüchen der unteren Rippen denken.

12.1.3 Bestandteile der Niere

Am Längsschnitt durch die Nieren (Abb. 12.3) lassen sich makroskopisch folgende Bestandteile erkennen:

- Kapsel (Capsula fibrosa)
- Rinde (Cortex renis) ⎫
- Mark (Medulla renis) ⎬ Parenchym
- Nierenbecken (Pelvis renalis).

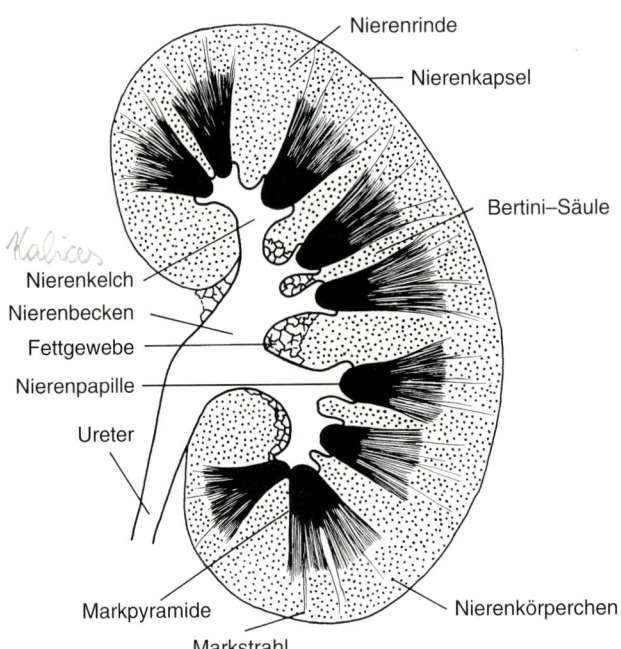

Kalices

Nierenrinde

Nierenkapsel

Bertini–Säule

Nierenkelch
Nierenbecken
Fettgewebe
Nierenpapille
Ureter

Markpyramide
Markstrahl
Nierenkörperchen

Abb. 12.3. Längsschnitt durch die Niere. Das Nierenmark besteht aus nicht miteinander in Verbindung stehenden Markpyramiden, die von Rinde umgeben sind. Im Bereich der Bertini-Säulen reicht die Rinde bis an die Nierenbucht heran. Die *Punkte* im Rindenbereich stellen die Nierenkörperchen dar

Nierenkapsel

Die Nieren sind von einer zweischichtigen fibrösen Kapsel überzogen:
Äußere Tunica fibrosa: Sie besteht aus derbem Bindegewebe.
Innere Tunica subfibrosa: Sie ist von glatten Muskelzellen durchzogen und mit der Nierenoberfläche verwachsen.

Die äußere Fibrosa ist nur durch lockere Bindegewebefasern mit der Subfibrosa verbunden, so daß sie von dieser abgestreift werden kann.

Eine Dehnung der Niere führt zu einem Druck auf die Nierenkapsel, die sehr viele schmerzleitende Nervenfasern enthält und damit der eigentliche Ort der Empfindung von Nierenschmerzen ist. Das Nierenparenchym selbst enthält keine Schmerzfasern. Nierenkoliken z. B. werden durch die Schmerzfasern der Kapsel empfunden.

Wenn bei Stauungsnieren extreme Schmerzen auftreten und die Gefahr einer Nierenkompression (Quetschung) besteht, kann es nötig werden, die Nierenkapsel zu entfernen. Dies wird als Dekapsulation bezeichnet.

Die äußere Schicht (Tunica fibrosa) besteht v. a. aus Kollagenfasern, die nur sehr wenig dehnbar sind. Deshalb kann es bei Vorhandensein einer Stauungsniere zur Kompression des Nierenparenchyms mit daraus resultierender Degeneration (Rückbildung) einzelner Nierenbezirke oder der ganzen Niere kommen.

Nierenrinde und Nierenmark

Ein Längsschnitt durch die Nieren zeigt ihren Aufbau deutlich (s. Abb. 12.3). Unter der bindegewebigen **Nierenkapsel** liegt eine ca. 1 cm breite braune Zone, in der auch von bloßem Auge eine Vielzahl feinster dunkelroter Punkte sichtbar ist. Diese braun gefärbte Zone ist die **Nierenrinde** (Cortex renis), die roten Pünktchen sind die **Nierenkörperchen** (Corpuscula renis).

Neben den Nierenkörperchen enthält die Rinde aber auch die gewundenen Anteile der Nierenkanälchen und eine große Anzahl von Gefäßen.

Die Nierenrinde sitzt auf Markpyramiden (Pyramides renales) und umgreift diese auch mit sog. **Bertini-Säulen** (Columnae renales), die bis an das Nierenhilum heranreichen. Die Rinde ist also nicht nur auf den äußeren Bereich der Niere begrenzt, sondern sitzt kappenförmig auf den **Markpyramiden** und reicht damit bis in das Innere der Niere, d. h. bis an das Nierenbecken heran. Die Spitzen der Markpyramiden ragen in das Nierenbecken hinein und bilden die **Nierenpapillen** (Papillae renales).

Auf einem Nierenschnitt sieht man bei näherer Betrachtung, daß die Rindensubstanz nicht nur die Markpyramiden umgreift, sondern daß von den Markpyramiden auch sog. **Markstrahlen** in die Rinde aufsteigen. Markpyramiden und Markstrahlen weisen eine Längsstreifung auf. Diese Längsstreifung ist durch parallele Anordnung der geraden Anteile der Nierenkanälchen sowie durch die Sammelrohre und die Kapillaren entstanden. Damit wird die Gliederung der Niere in Rinde und Mark verständlich:

Die **Rinde** enthält zur Hauptsache die Nierenkörperchen und die gewundenen Anteile der Nierenkanälchen.

Das **Mark** enthält v. a. die Sammelrohre und die geraden Teile der Nierenkanälchen.

Entsprechend dem Aufbau des Marks in Pyramiden, die an der Spitze zusammenlaufen (konvergieren), fließen die Sammelrohre ebenfalls konvergierend und in ihrer Zahl abnehmend auf die Spitze der Pyramide zu, wo sie in sog. Papillengängen (Ductus papillares) einmünden, die in einer Art Siebplatte (Area cribrosa) schließlich in die **Nierenkelche** münden.

Nierenbecken

Das Nierenbecken (Pelvis renalis) kleidet, quasi als Futter, den Nierensinus aus. Im Bereich der Papillen ist das Nierenbecken fest mit der Niere verwachsen, so daß es sich becherartig über die einzelnen Papillen stülpt. Damit liegen die Spitzen der Markpyramiden, nämlich die Papillen, in einer kelchartigen Einstülpung des Nierenbeckens. Aus diesem Grund werden die Einstülpungen auch **Nierenkelche** (Calix renalis) genannt.

Zwischen den einzelnen Papillen liegt das Nierenbecken locker auf einer fettreichen Bindegewebeschicht. Je nach Anzahl der vorhandenen Nierenpapillen münden ca. 5–20 Nierenkelche in das Nierenbecken.

Der griechische Name für Nierenbecken ist **Pyelon:** Daraus leiten sich verschiedene in der Klinik gebräuchliche Bezeichnungen ab, z. B. **Pyelogramm** (Röntgenaufnahme des Nierenbeckens), **Pyelitis** (Nierenbeckenentzündung) etc.

12.1.4 Gefäßversorgung der Niere

Die Gefäßversorgung der Niere ist komplex, da die gleichen Gefäße auf der einen Seite der Funktion auf der anderen Seite der Ernährung der Niere dienen. Die linke und die rechte Nierenarterie (A. renalis sinistra und A. renalis dextra) sind Äste der unteren Körperschlagader (Aorta abdominalis). Sie treten am Hilum der jeweils zugehörigen linken oder rechten Niere ein, wo sie sich in 5 Hauptäste **(Segmentarterien)** aufteilen.

Morphologisch und funktionell sind die Segmentarterien Endarterien. Mit dem lateinischen Namen heißt die einzelne Segmentarterie A. interlobaris. Aus ihr geht die **Bogenarterie** hervor (A. arcuata), die radiär gestellte in die Rinde verlaufende **Radiärarterien** (A. interlobularis) abgibt. Aus diesen Radiärarterien entspringen viele zuführende Arterien (A. oder Vas afferens). Diese münden schließlich in den für die Funktion der Niere so wichtigen **Glomerulus.** Das ist ein Knäuel von Kapillaren, aus dem im Nierenkörperchen der Primärharn abfiltriert wird.

Dem Glomerulus schließt sich die abführende Arterie (A. oder Vas efferens) an, die in ein Kapillarnetz übergeht, aus dem der venöse Schenkel des Nierengefäßsystems hervorgeht (s. S. 417). Schematisch können die **Nierengefäße** wie folgt dargestellt werden:

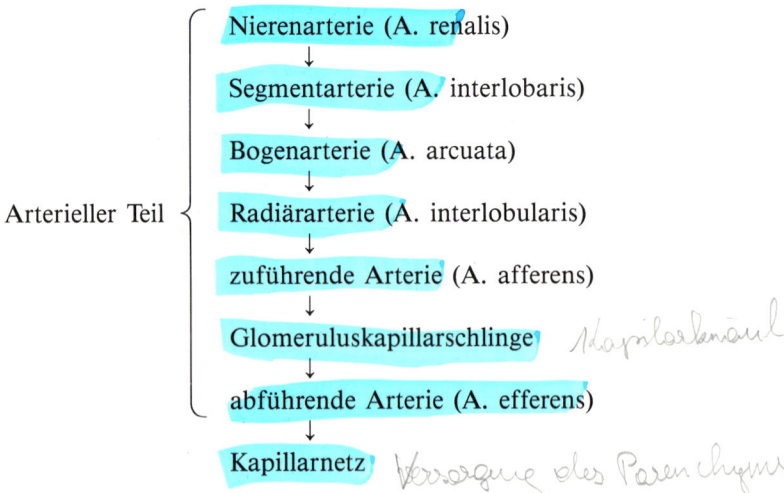

Arterieller Teil
- Nierenarterie (A. renalis)
  ↓
- Segmentarterie (A. interlobaris)
  ↓
- Bogenarterie (A. arcuata)
  ↓
- Radiärarterie (A. interlobularis)
  ↓
- zuführende Arterie (A. afferens)
  ↓
- Glomeruluskapillarschlinge   *Kapillarknäuel*
  ↓
- abführende Arterie (A. efferens)
  ↓
- Kapillarnetz   *Versorgung des Parenchyms*

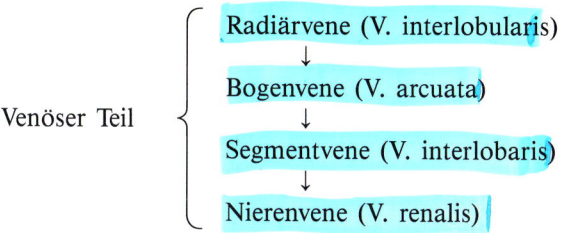

Venöser Teil
{
Radiärvene (V. interlobularis)
↓
Bogenvene (V. arcuata)
↓
Segmentvene (V. interlobaris)
↓
Nierenvene (V. renalis)
}

Die **A. renalis** entspringt aus der Aorta abdominalis, die **V. renalis** mündet in die V. cava inferior.

Neben den Verbindungen zwischen Arterien und Venen, die über den Glomerulus laufen, sind in der Niere viele direkte Verbindungen zwischen Arterien und Venen vorhanden (Anastomosen).

Das Mark wird über gestreckte Gefäße versorgt (Arteriolae rectae), die entweder aus der A. efferens oder aus der A. arcuata hervorgehen. Nach Aufzweigung in ein Kapillarnetz fließt das Blut aus dem Mark wieder über gestreckte Venen (Venulae rectae) in die Bogenvenen zurück (s. Abb. 12.4).

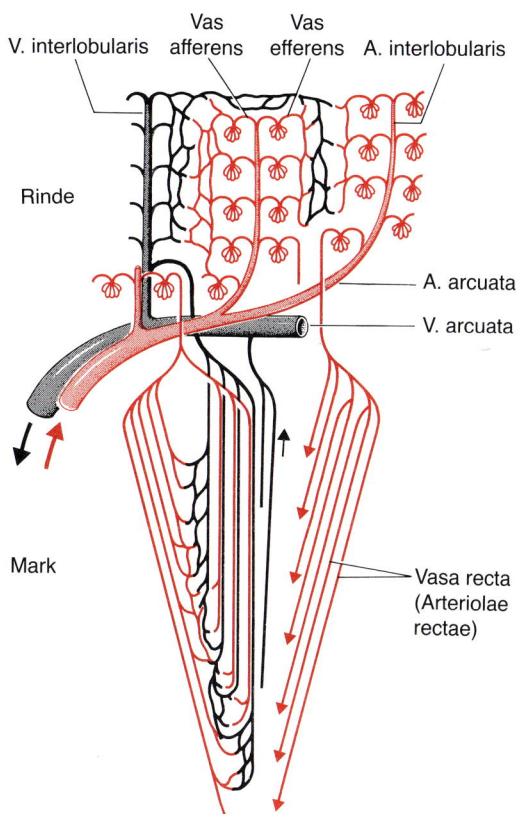

Abb. 12.4. Gefäßversorgung der Niere. Die beiden *Pfeile* zeigen die Flußrichtung des Blutes in der A. und V. interlobaris an, aus denen die A. und V. arcuata hervorgehen. Diese verlaufen an der Grenze zwischen Rinde und Mark. Zwischen dem Vas afferens und dem Vas efferens ist jeweils ein Glomerulus (Kapillarknäuel) eingezeichnet. Zusammen mit der Bowman-Kapsel bilden die Kapillarknäuel das Nierenkörperchen. (Aus Schiebler u. Schmidt 1987)

12.1.5 Mikroskopische Anatomie und Histologie der Niere

Nephron

Die morphologische und funktionelle **Baueinheit der Niere ist** das Nephron. Es besteht aus dem Nierenkörperchen (Corpusculum renis) und dem dazugehörigen Nierenkanälchen (Tubulus renis) mit seinen gewundenen und geraden Anteilen bis zu dessen Einmündung in das Sammelrohr (Abb. 12.5).

Bestandteile des Nephrons:
- Nierenkörperchen (Corpusculum renis), mit Bowman-Kapsel und Glomerulus,
- proximaler Tubulus, mit Pars recta und Pars convoluta,
- Intermediärtubulus, mit Pars descendens und Pars ascendens,
- distaler Tubulus, mit Pars recta und Pars convoluta.

Pars recta des proximalen Tubulus und Pars recta des distalen Tubulus werden mit dem Intermediärtubulus zur Henle-Schleife zusammengefaßt.

Jede menschliche Niere enthält ungefähr *1 Million* solcher Nephrone, die in ihrer Gesamtheit den größten Teil des Nierenparenchyms ausmachen.

Das Nierenkörperchen

Das Nierenkörperchen ist ca. $200-300\,\mu m$ groß und makroskopisch gerade noch als roter Punkt im Nierenschnitt sichtbar (die Auflösungsgrenze des Auges liegt bei ca. $100\,\mu m$). Seine Bestandteile sind: der Glomerulus und die Bowman-Kapsel.

Der **Glomerulus** ist eine Ansammlung von ca. 30 Kapillarschlingen, die aus der Arteriola afferens hervorgehen und den blindsackähnlichen Anfangsteil des Tubulussystems einstülpen, so daß ein doppelwandiger Becher, die Bowman-Kapsel, entsteht. Der Ort, an dem diese Kapsel eingestülpt wird, heißt Gefäßpol. An diesem Ort tritt die Arteriola afferens in die Kapsel ein; nach Bildung des Glomerulus tritt sie als Arteriola efferens hier auch wieder aus.

Auf der anderen Seite des Corpusculums, dem Gefäßpol gegenüber, liegt der Harnpol, durch den der aus dem Blut abfiltrierte Primärharn in das Tubulussystem eintritt (Abb. 12.6).

Wird die Wand der Bowman-Kapsel eingestülpt, legt sich der den Kapillarschlingen benachbarte Teil der Kapsel sehr eng an die einzelnen Schlingen an. Dadurch entsteht zwischen dem auf diese Art gebildeten Glomerulus und der seitlichen Wand der Kapsel ein Spaltraum, der **Kapselraum**. In diesen wird der Primärharn filtriert. Der Teil der Kapsel, der das Nierenkörperchen nach außen begrenzt, ist das **parietale Blatt** der Bowman-Kapsel. Der Teil, der die Glomeruluskapillaren bedeckt, ist das **viszerale Blatt.** Parietales und viszerales Blatt gehen am Gefäßpol ineinander über. Die Zellen des viszeralen Blattes sind außerordentlich stark verästelt und bedecken mit ihren Ausläufern

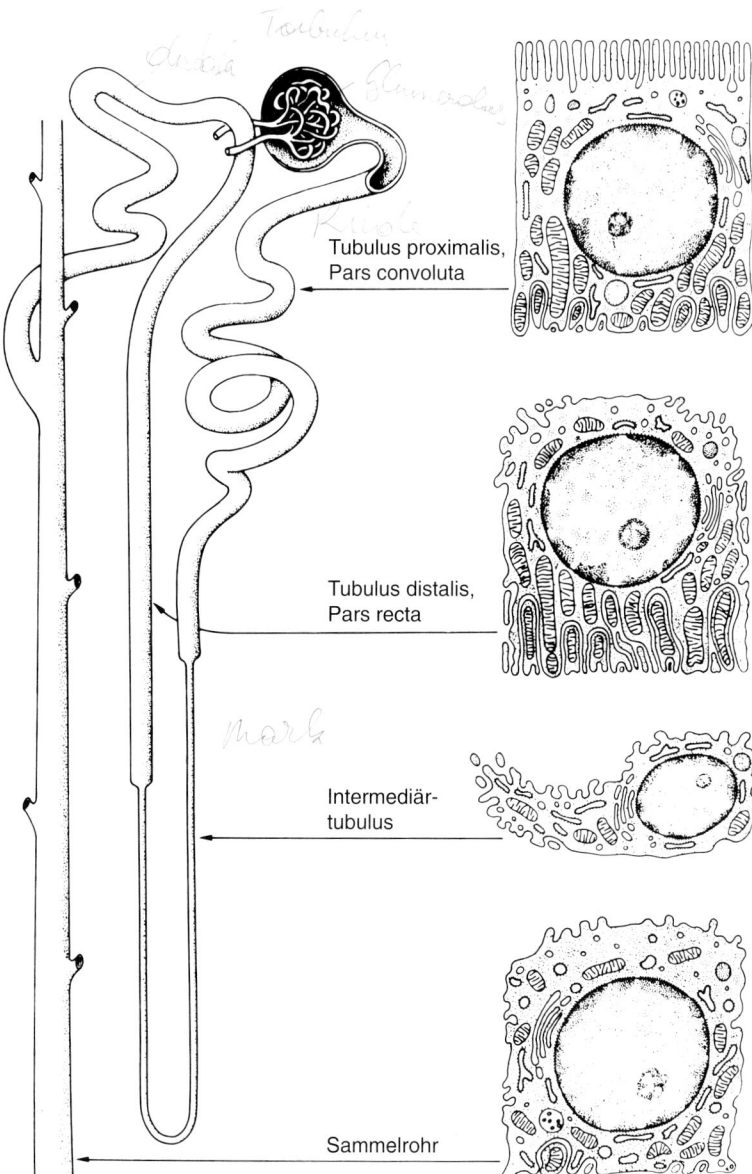

Abb. 12.5. Nephron mit Sammelrohr. Das Nephron besteht aus proximalem Tubulus, Interme-diärtubulus und distalem Tubulus. Die geraden Bestandteile des Nephrons (Pars recta) befin-den sich im Mark oder in den Markstrahlen, die gewundenen Bestandteile (Pars convoluta) befinden sich in der Rinde. Auf der rechten Seite sind die histologischen Merkmale der Nephronabschnitte dargestellt. Für den proximalen Tubulus ist ein Bürstensaum aus Mikrovilli typisch, der distale Tubulus weist eine basale Streifung auf, die aus Mitochondrien und inter-digitierenden Zellausläufern besteht. (Aus Junqueira u. Carneiro 1984)

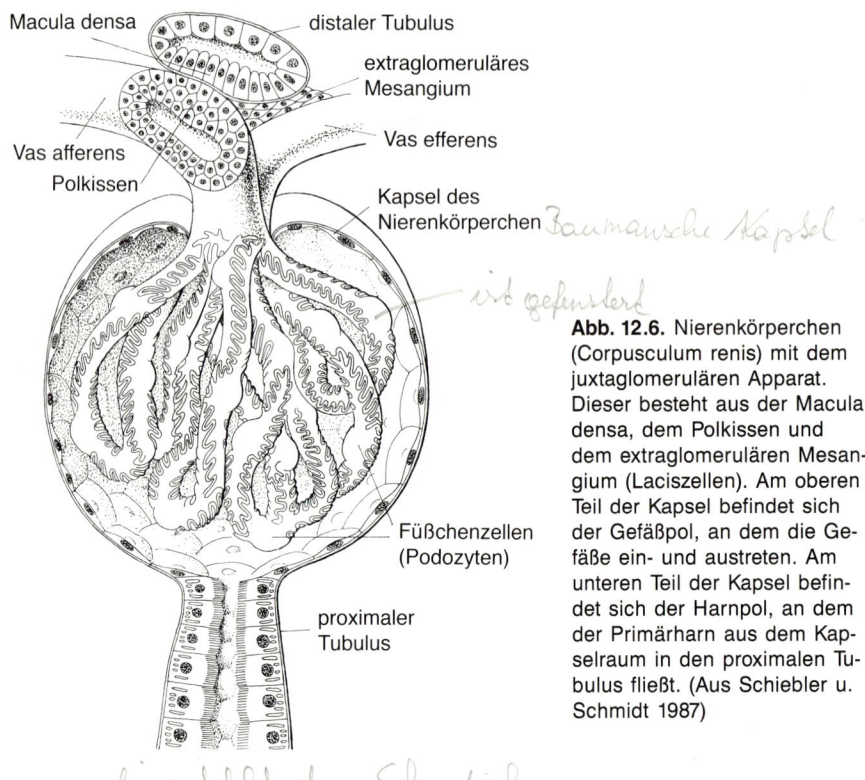

Macula densa

distaler Tubulus

extraglomeruläres Mesangium

Vas efferens

Vas afferens

Polkissen

Kapsel des Nierenkörperchen *Baumansche Kapsel*

ist gefenstert

Abb. 12.6. Nierenkörperchen (Corpusculum renis) mit dem juxtaglomerulären Apparat. Dieser besteht aus der Macula densa, dem Polkissen und dem extraglomerulären Mesangium (Laciszellen). Am oberen Teil der Kapsel befindet sich der Gefäßpol, an dem die Gefäße ein- und austreten. Am unteren Teil der Kapsel befindet sich der Harnpol, an dem der Primärharn aus dem Kapselraum in den proximalen Tubulus fließt. (Aus Schiebler u. Schmidt 1987)

Füßchenzellen (Podozyten)

proximaler Tubulus

hier entsteht der Sekundärharn

(= Fußfortsätze) die zwischen ihnen und dem Endothel der Kapillaren gelegene Basalmembran vollständig. Damit kommt ihnen (im weiter unten besprochenen Filtrationsvorgang) eine entscheidende Rolle zu. Wegen ihrer Fußfortsätze werden diese Zellen Füßchenzellen (Podozyten) genannt.

Das Kapillarendothel des Glomerulus ist gefenstert; seine Poren haben eine Größe von ca. $20-30$ nm.

Die Basalmembran zwischen Endothel und Podozyten sieht im Elektronenmikroskop zwar homogen aus, weist aber trotzdem Poren auf, die eine Größe zwischen 7 und 12 nm besitzen. Die zwischen den Fußfortsätzen der Podozyten liegenden Zwischenräume schließlich haben eine Größe von ca. 8 nm.

Zwischen den Kapillarschlingen befinden sich Zellen, deren Gesamtheit als Aufhängeapparat des Glomerulus (Mesangium) bezeichnet wird. Die Zellen heißen **Mesangiozyten**. Sie sind am Abbau der glomerulären Basalmembran beteiligt, die von zwei Seiten, dem Kapillarendothel und den Podozyten, aufgebaut wird. Die Mesangiozyten sind für die Aufrechterhaltung des Gleichgewichtes besorgt. Sie dürfen nicht verwechselt werden mit den Lacis-Zellen, die außerhalb des Corpusculums zwischen A. afferens und A. efferens sitzen und auch als extraglomeruläres Mesangium bezeichnet werden.

Die Gesamtlänge der Glomeruluskapillarschlingen beträgt ca. 25 km pro Niere. Bei einem durchschnittlichen Durchmesser der Kapillaren von 10 µm ergibt sich daraus für beide Nieren zusammen eine Filtrationsfläche von $1,5 \, m^2$. Diese enorme Filtrationsfläche bildet den Primärharn (ca. 150 – 180 l/Tag). Da die Kapillarschlingen, die den Primärharn abfiltrieren, innerhalb des Corpusculum renis liegen, wird das Corpusculum auch als **Primärharnbildner** bezeichnet.

Als **Sekundärharnbildner** werden die Nierentubuli bezeichnet.

Nierentubulus

Obwohl der Primärharn durch die Tubuli fließt, sind diese nicht zum ableitenden Harnsystem zu rechnen, sondern sie gehören im eigentlichen Sinn zum harnbildenden System.

In den Tubuli geschehen all die Prozesse, die den Sekundärharn in seiner Form, wie er als Urin ausgeschieden wird, entstehen lassen. Der in den Nierenkörperchen abfiltrierte Primärharn wird durch Sekretion sowie aktive und passive Rückresorption derart verändert, daß daraus die 1,5 l definitiven Harns entstehen, die der Mensch durchschnittlich pro Tag abgibt.

Die verschiedenen Vorgänge wie Sekretion, aktive und passive Rückresorption finden ihren morphologischen Ausdruck in der unterschiedlichen Ausbildung der einzelnen Tubulusabschnitte.

Der Nierentubulus (Tubulus renalis) ist in der Regel mehrere Zentimeter lang und unverzweigt. Er beginnt am Harnpol des Nierenkörperchens und ist aus einem einschichtigen Epithel aufgebaut, das auf einer Basallamina sitzt. Am Nierentubulus werden 3 Abschnitte unterschieden. Diese Abschnitte unterscheiden sich hinsichtlich der Anordnung (gewunden oder gestreckt) und hinsichtlich der Strukturen ihrer Epithelzellen deutlich voneinander. Es sind dies:

- proximaler Tubulus (frühere Bezeichnung: Hauptstück),
- Intermediärtubulus (frühere Bezeichnung: Überleitungsstück),
- distaler Tubulus (frühere Bezeichnung: Mittelstück).

Proximaler Tubulus

Der proximale Tubulus ist ca. 15 mm lang. Er beginnt am Harnpol des Nierenkörperchens mit der Pars convoluta, die in der Umgebung des Nierenkörperchens ein Knäuel bildet. Der Pars convoluta schließt sich an die Pars recta an, die mehr oder weniger gestreckt im Mark oder in den Markstrahlen verläuft. Morphologisch sind die Zellen des proximalen Tubulus gekennzeichnet durch ein hohes kubisches Epithel, dessen Zellgrenzen im Lichtmikroskop nicht klar hervortreten. Die an die Tubuluslichtung grenzende Oberfläche der Zellen ist mit einem aus Mikrovilli bestehenden „Bürstensaum" besetzt. An der Zellbasis ist eine deutliche Streifung sichtbar, die durch Einstülpung der Zellmembran hervorgerufen wird, in die zahlreiche längsgestellte Mitochondrien eingelagert sind (Abb. 12.7). Dies wird basale Streifung oder **basales Labyrinth** genannt und ist ein Ausdruck der starken Transportaktivität dieser Zellen. Die Mito-

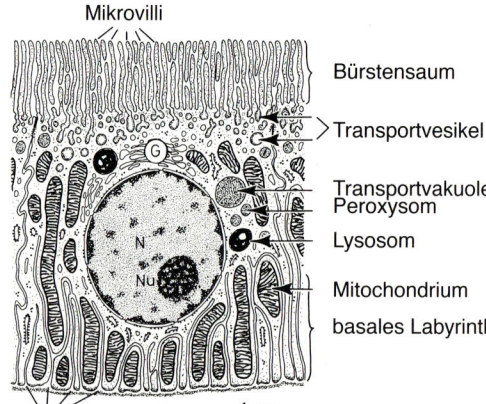

Mikrovilli

Bürstensaum

Transportvesikel

Transportvakuole
Peroxysom

Lysosom

Mitochondrium

basales Labyrinth

Basallamina   4μm

Abb. 12.7. Typische Zelle aus dem proximalen Tubulus, mit Bürstensaum, Transportvesikeln und basalem Labyrinth. Das basale Labyrinth entsteht durch fingerartige Einfaltungen (Interdigitationen), in denen sich Mitochondrien befinden. (Aus Krstic 1984)

chondrien, als Kraftwerke der Zellen, stellen die für den Transport benötigte Energie zu Verfügung.

Intermediärtubulus

Der Intermediärtubulus ist unterschiedlich lang. Seine Länge ist abhängig davon, ob er zu einem marknahen oder weiter oben in der Rinde gelegenen Corpusculum gehört. Er kann bis zu 10 mm lang sein. Er ist immer gestreckt (nicht gewunden) und zieht haarnadelförmig durch das Mark hindurch. Wegen seines sehr dünnen Epithels hat er den kleinsten Querschnitt des Tubulussystems. Seinen Zellkerne springen buckelartig ins Lumen vor. Das Zytoplasma ist im Vergleich zu den beiden anderen Tubulusasbschnitten relativ arm an Organellen.

Distaler Tubulus

Der distale Tubulus ist ca. 12 mm lang und setzt mit seiner Pars recta den wieder aus dem Mark aufsteigenden Schenkel des Intermediärtubulus fort. Er kehrt in die Nähe des zugehörigen Nierenkörperchens zurück und bildet in dessen Umgebung die knäuelförmige Pars convoluta. Im Gegensatz zum proximalen Tubulus trägt der distale Tubulus an seiner freien Oberfläche keinen Bürstensaum, er ist somit im Lichtmikroskop scharf abgegrenzt (Abb. 12.8). Sein Lumen ist weiter, die Epithelzellen niedriger und heller. Am Übergang der Pars recta in die Pars convoluta legt sich die Wand des Tubulus der Wand der Arteriola afferens an und bildet hier die Macula densa. Die Macula densa gehört zum sog. juxtaglomerulären Apparat, der weiter unten im Zusammenhang mit den endokrinen Funktionen der Niere besprochen wird. Der distale Tubulus mündet über einen Verbindungstubulus, der selber schon Teil des Sammelsystems ist, in das Sammelrohr.

12.1.6 Sammelsystem

Die Sammelrohre stellen den in der Niere gelegenen Teil des ableitenden Harnsystems dar. Sie sind etwa 20–22 mm lang und liegen entweder in den Markpy-

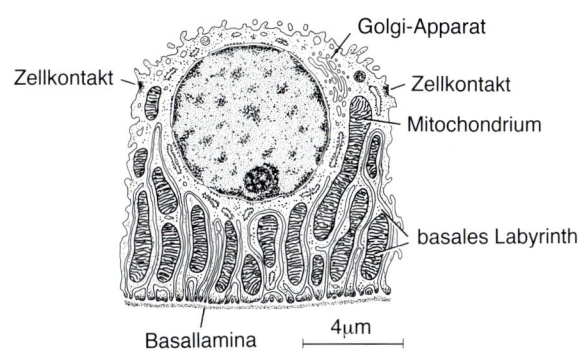

Abb. 12.8. Typische Zelle aus dem distalen Tubulus. Anstelle eines Bürstensaums sind nur wenige Mikrovilli an der luminalen (dem Lumen zugewandten) Zelloberfläche vorhanden. Transportvesikel fehlen, das basale Labyrinth ist deutlicher ausgeprägt als im proximalen Tubulus. (Aus Krstic 1984)

ramiden oder in den Markstrahlen, je nachdem ob sie den Harn aus subkapsulären (= unter der Kapsel gelegenen) oder aus juxtamedullären (= in Marknähe liegenden) Nierenkörperchen aufnehmen.

In das einzelne Sammelrohr münden während seines Verlaufs viele **Nierenkanälchen** ein. Gegen die Papillenspitze laufen die einzelnen Sammelrohre zusammen und münden in größere Rohre, deren Durchmesser dann zunimmt. Dies sind die **Papillengänge** (Ductus papillares).

Die Sammelrohre sind aus einem einschichtigen Epithel aufgebaut und weisen keine besonderen Strukturmerkmale auf. Die Papillengänge münden in der Area cribrosa (Siebplatte) in die **Nierenkelche** ein, von denen der Harn dann über das Nierenbecken in den **Harnleiter** (Ureter) fließt.

12.2 Anatomie der ableitenden Harnwege

Zu den ableitenden Harnwegen rechnet man folgende Teile:

- Nierenbecken (Pelvis),
- Harnleiter (Ureter),
- Harnblase (Vesica urinaria),
- Harnröhre (Urethra).

12.2.1 Nierenbecken (Pelvis)

Die Nierenkelche sind Teil des Nierenbeckens. Sie stülpen sich über die Markpapillen, um den aus den Papillengängen träufelnden Harn aufzunehmen. Wie bereits gesagt, kann die Anzahl der Nierenkelche je nach Anzahl der vorhandenen Markpapillen zwischen 5 und 20 schwanken.

Im Bereich der Nierenkelche sind ringförmige Muskelfasern vorhanden, die sich außen um die Kelche gebildet haben. Diese Muskelfasern wirken bei den peristaltischen Bewegungen mit, die der Harnaustreibung dienen. Gleichzeitig verhindern diese Muskeln einen Rückstrom des Harns in die Papillengänge.

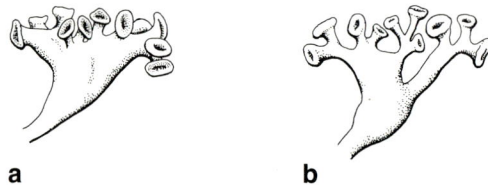

a   b

Abb. 12.9a, b. a Ampulläres Nierenbecken, die Nierenkelche gehen direkt ins großräumige Nierenbecken über. b Dendritisches Nierenbecken: hier sind kürzere oder längere „Äste" dazwischengeschaltet. (Aus Schiebler u. Schmidt 1987)

Man unterscheidet 2 prinzipielle Nierenbeckenformen (Abb. 12.9):

● das ampulläre Nierenbecken (trichterförmig, weit),
● das dendritische Nierenbecken (verästelt, eng).

Die Durchschnittsgröße des Nierenbeckens liegt bei 3–8 cm³ Fassungsvermögen. Das Nierenbecken ist vollständig von Übergangsepithel ausgekleidet. Da das Übergangsepithel im gesamten ableitenden Harnsystem vorkommt, wird es auch **Urothel** genannt. Es ist ein mehrschichtiges Epithel, das hochspezialisiert ist und sich den unterschiedlichen Dehnungs- bzw. Füllungszuständen der Blase anpassen kann. Typisch für das Übergangsepithel ist die oberste Zellschicht. Sie besteht aus großen Deckzellen, die häufig mehrkernig sind. Der nach innen gerichtete oberste Teil der Zellen besteht aus einer harten Schicht, die im Lichtmikroskop homogen erscheint, der Crusta. Die Funktion der **Crusta** besteht darin, die Zellen gegen die unterschiedlichen Osmolaritäten und Säuregrade des abfließenden Harns zu schützen. Die Bildung der Crusta ist eine direkte Reaktion des Epithels auf den Harn. Wie man experimentell zeigen konnte, entwickelt sich auch bei anderen Schleimhäuten eine solche Crusta, wenn längere Zeit Harn darüberläuft.

12.2.2 Harnleiter (Ureter)

Der Harnleiter (Ureter) übernimmt den Harn aus dem Nierenbecken und befördert ihn in kleinen Portionen (durch peristaltische Wellen) bis in die Harnblase.

Der Ureter ist ein ovales, röhrenförmiges muskulöses Organ, das einen Durchmesser von 4–7 mm hat (Abb. 12.10). Die Länge des Harnleiters hängt von der Körpergröße des einzelnen Individuums ab. Sie beträgt beim Mann ca. 30 cm, bei der Frau entsprechend weniger.

Abschnitte

Man unterscheidet beim Harnleiter (Ureter) einen Bauchteil (Pars abdominalis) und einen Beckenteil (Pars pelvina).

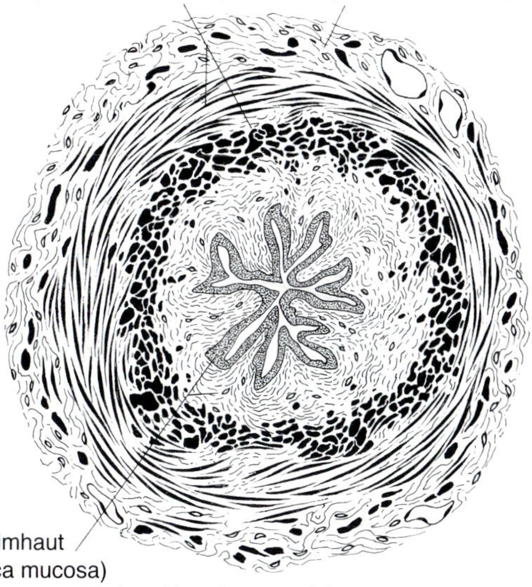

Muskelhaut
(Tunica muscularis)

Bindegewebehülle
(Tunica adventitia)

Abb. 12.10. Querschnitt durch einen Harnleiter (Ureter). Das Lumen des Harnleiters ist von Übergangsepithel ausgekleidet. Die Muskelschicht (Tunica muscularis) besteht aus einer inneren Längsmuskelschicht und einer äußeren Ringmuskelschicht. Durch adventitielles Bindegewebe (Tunica adventitia) ist der Harnleiter in die Umgebung eingebaut. (Aus Schiebler u. Schmidt 1987)

Schleimhaut
(Tunica mucosa)
(Übergangsepithel und Lamina propria)

Bauchteil (Pars abdominalis)

Dieser Teil liegt wie die Niere selber retroperitoneal, d. h. hinter dem Bauchfell. Er verläuft auf der Oberfläche des Psoasmuskels und unterkreuzt bei der Frau die Vasa ovarica und beim Mann die Vasa testicularia. Im Bereich des Darmbein-Kreuzbeingelenks (Art. sacroiliaca) überkreuzen die beiden Harnleiter die Vasa iliaca. Gleichzeitig ändern sie ihren Verlauf. Sie biegen um und legen sich der Wand des kleinen Beckens an, jetzt redet man von der Pars pelvina (Pars = Teil, Pelvis = Becken).

Beckenteil (Pars pelvina)

Dieser Teil liegt subperitoneal, d. h. ebenfalls nicht innerhalb des Bauchfelles. Die beiden Harnleiter konvergieren nun in ihrem Verlauf und treten in die Blasenwand ein, um noch einige Zentimeter in der Blasenwand zu verlaufen, ehe sie ins Blaseninneren münden. Dadurch liegen ihre Mündungsstellen näher beieinander (2,5 cm) als ihre Eintrittsstellen (5 cm). Dieser Eintritt der Harnleiter in die Harnblase ist von Vorteil im Fall einer starken Blasenfüllung. Dabei wird automatisch dafür gesorgt, daß durch den Druck des Blaseninhalts die Einmündungsstellen verschlossen werden und es zu keinem Harnrückfluß mit entsprechendem Verschleppen von Keimen in die Ureter kommen kann.

Aufbau

Der Aufbau des Harnleiters zeigt sich am deutlichsten auf einem Querschnitt (Abb. 12.10). Man erkennt, daß die Wand aus einer Schleimhaut (Tunica mucosa), einer Muskelhaut (Tunica muscularis) und einer äußeren Hülle aus lockerem Bindegewebe (Adventitia) besteht.

Die **Schleimhaut** wird aus dem Übergangsepithel und dem darunterliegenden Bindegewebe gebildet. Im normalerweise kontrahierten Querschnitt durch den Harnleiter ist das Epithel in Längsfalten geworfen, so daß das Lumen dadurch ein sternförmiges Aussehen erhält. Diese Schleimhautfalten sind Reservefalten, die sich bei der erforderlichen Dehnung während des Harntransports glätten.

Die **Muskelhaut** besteht aus 2 Muskelschichten, einer inneren Längs- und einer äußeren Ringmuskulatur (anders als im Darmrohr). Durch peristaltische Kontraktionen, die bereits im Nierenbecken beginnen, wird der Harn durch den Harnleiter (Ureter) in die Harnblase transportiert. Diese peristaltischen Kontraktionen finden durchschnittlich 3- bis 6mal/min statt.

Während seines Transportes hat der Harn 3 Engpässe im Harnleiter zu überwinden, die v. a. bei Steinen (Nierensteine, Uretersteine) Hindernisse darstellen: Die 1. Enge des Harnleiters liegt gleich beim Abgang aus dem Nierenbecken, die 2. bei der Überkreuzung der großen Beckengefäße, die 3. und ausgeprägteste liegt an der Einmündungsstelle in die Blase (= prävesikale Uretersteine). Hier ist es auch am schwierigsten, die Steine operativ zu entfernen.

Durch die **Bindegewebehülle** (Adventitia) sind die Harnleiter locker und verschieblich in ihre Umgebung eingebaut. Im Bindegewebe der Adventitia verlaufen auch die Nerven sowie die Blut- und Lymphgefäße.

12.2.3 Harnblase (Vesica urinaria)

Form und Größe der Harnblase als Hohlorgan sind vom Füllungszustand abhängig. Ihre Aufgabe liegt darin, den Harn zwischen 2 Entleerungen (Miktionen) zu sammeln.

Im gefüllten Zustand hat die Harnblase eine fast kugelige Form, entleert sieht sie von vorn eher herzförmig oder taschenförmig aus.

Die Harnblase liegt subperitoneal bzw. präperitoneal. Das Bauchfell (Peritoneum) bedeckt bei der leeren Blase nur ihre Oberfläche, bei gefüllter Blase auch ihre Rückseite.

Die Harnblase liegt im kleinen Becken hinter der Schamfuge. Beim Manne liegt sie vor dem Rektum und auf der Vorsteherdrüse (Prostata), bei der Frau vor der Scheide und der Gebärmutter.

Blasenfüllung

Bei stärkster Füllung kann die Blase ca. 1 l Flüssigkeit aufnehmen. Dies ist allerdings schmerzhaft und mit der Gefahr eines Rückstaus in die Harnleiter verbunden. Das normale Volumen der Harnblase beträgt lediglich 250 – 500 ml. Bereits bei einer Blasenfüllung in dieser Größenordnung kommt es zu einer automatischen Kontraktion der Blasenmuskulatur, die nur durch aktive Betätigung der Schließmuskulatur, die der Willkürmotorik unterworfen ist, eingedämmt werden kann. Aus diesem Grund empfiehlt es sich, für Blasenspülungen nicht mehr als ca. 120 ml Flüssigkeit zu verwenden, um die Wandmuskulatur nicht zur Kontraktion zu reizen.

Aufbau der Harnblasenwand

Die Harnblasenwand besteht aus 3 funktionellen Schichten:

- Schleimhaut (Tunica mucosa),
- Muskelhaut (Tunica muscularis),
- Peritoneum (Tunica serosa) an den Stellen, an denen die Harnblase von Peritoneum überzogen ist; *oder:*
  Bindegewebe (Tunica adventitia) an den Stellen, an denen kein Peritonealüberzug besteht.

Die **Schleimhaut** kann mit einem Zystoskop (Blasenspiegel) direkt am Menschen beobachtet werden. Sie ist rötlich gefärbt und weist mehr oder weniger deutliche Falten auf. Am Boden der Blase findet sich ein dreieckiges Feld mit völlig glatter Schleimhaut, also ohne Falten. Dies ist das Trigonum vesicae, an dessen 3 Eckpunkten sich die Harnleiteröffnungen und die Harnröhrenöffnung befinden. Auch in der Harnblase besteht das Schleimhautepithel aus Übergangsepithel mit den typischen crustabildenden Deckzellen, die auch hier vor dem ätzenden und hypertonen Harn schützen.

Die **Muskulatur** der Harnblasenwand wird durch den komplex gebauten und stark verwobenen Detrusormuskel (M. detrusor) gebildet, der aus glatter Muskulatur besteht. Er hat die Aufgabe, durch seine Kontraktion zusammen mit der Bauchpresse die Harnblase vollständig zu entleeren. Das Verbleiben von Restharn ist pathologisch und kommt bei Abflußhindernissen, z. B. bei stärker entwickelten Prostataadenomen, regelmäßig vor.

Aus dem M. detrusor geht eine Muskelschlinge hervor, die von hinten kommend das Orificium vesicae (d. h. die im Boden der Harnblase gelegene Öffnung zur Harnröhre) umkreist. Dieser Muskel heißt M. sphincter vesicae. Bei Kontraktion des M. detrusor erschlafft dieser Muskel. Dadurch kommt es zur Öffnung des sonst automatisch verschlossenen Orificiums. Gekoppelt mit diesem Mechanismus ist der gleichzeitige Verschluß der Ureterschlitze, so daß durch Kontraktion des Harnblasenmuskels (M. detrusor) kein Harn in die Harnleiter zurückfließen kann. Etwas weiter distal vom M. sphincter vesicae liegt der quergestreifte und damit der Willkürmotorik unterworfene Teil des Blasenverschlußmechanismus. Dies ist der M. sphincter urethrae. Dieser Muskel ist eine Abspaltung der tiefen Beckenbodenmuskulatur (des M. transversus perinei profundus). Durch Betätigung dieses Muskels ist es möglich, die Harnentleerungen zu kontrollieren. Dieser Vorgang muß von Kleinkindern mühsam erlernt werden.

Unter dem Einfluß des Sympathikus erschlafft die Blasenwandmuskulatur, und das Orificium verschließt sich. Unter dem Einfluß des Parasympathikus kontrahiert die Wandmuskulatur, und das Orificium öffnet sich. Die Entleerung (Miktion) wird wahrscheinlich eingeleitet durch eine willkürliche Erschlaffung des M. sphincter vesicae und der gesamten Beckenbodenmuskulatur. Dadurch kommt auch eine Zugwirkung auf den Blasenmuskel zustande, der sich darauf zu kontrahieren beginnt. Gleichzeitig setzt die Bauchpresse ein, die den Harnfluß beschleunigt. Der normalerweise erreichbare Harnfluß sollte nicht unter 20 ml/s liegen; darunterliegende Werte deuten auf ein Abflußhindernis hin und sind pathologisch.

12.2.4 Harnröhre (Urethra)

Die Harnröhre bildet den letzten Teil der harnableitenden Wege. Sie leitet den Harn von der Harnblase bis zur Körperöffnung. Beim Mann liegt diese Öffnung auf der Penisspitze, bei der Frau im Vorhof der Vagina, unterhalb der Klitoris.

Die Harnröhre zeigt wesentliche geschlechtsspezifische Unterschiede, so daß die männliche Harnröhre (Urethra masculina) und die weibliche Harnröhre (Urethra feminina) getrennt betrachtet werden sollen.

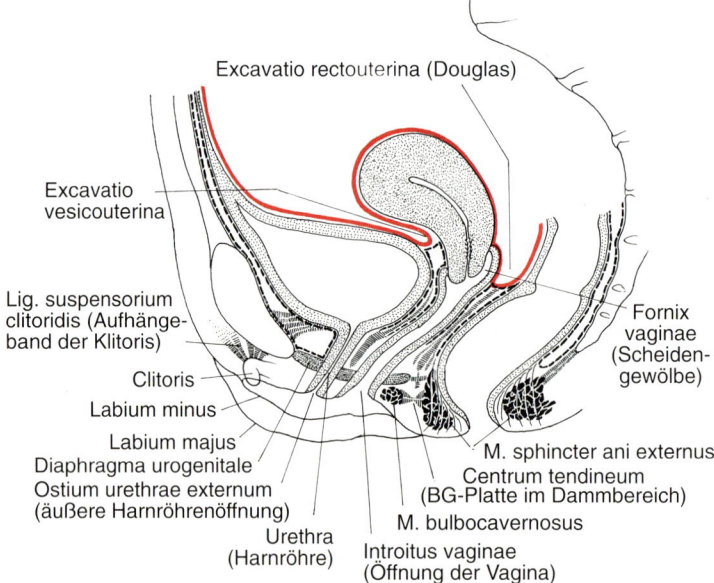

Abb. 12.11. Medianschnitt durch ein weibliches Becken. Die Excavatio rectouterina (Douglas-Raum) ist der tiefste Punkt in der weiblichen Bauchhöhle. Bei Füllung der Blase steigt diese über den Rand der Symphyse auf (*wie hier gezeichnet*). (Aus Schiebler u. Schmidt 1987)

Weibliche Harnröhre (Urethra feminina)

Die weibliche Harnröhre ist lediglich 3–5 cm lang. Dadurch können pathogene Keime rascher in die Harnblase gelangen. Harnblasenentzündungen sind deshalb bei der Frau wesentlich häufiger als beim Mann.

Die weibliche Harnröhre folgt meist in schwachem Bogen dem Hinterrand der Schambeinfuge (Symphyse). Die Schleimhaut besteht am blasennahen Teil aus Übergangsepithel, dem weiter nach außen ein mehrreihiges Zylinderepithel folgt. Die Schleimhaut ist in Falten gelegt, die das Lumen der Urethra normalerweise verschließen. In das Epithel münden kleine muköse Drüsen, die Glandulae urethrales (Abb. 12.11).

Männliche Harnröhre (Urethra masculina)

Durch die Einmündung des Samenweges und der Geschlechtsdrüsen wird die männliche Harnröhre zur Harn-Samen-Röhre (Abb. 12.12). Sie ist ca.

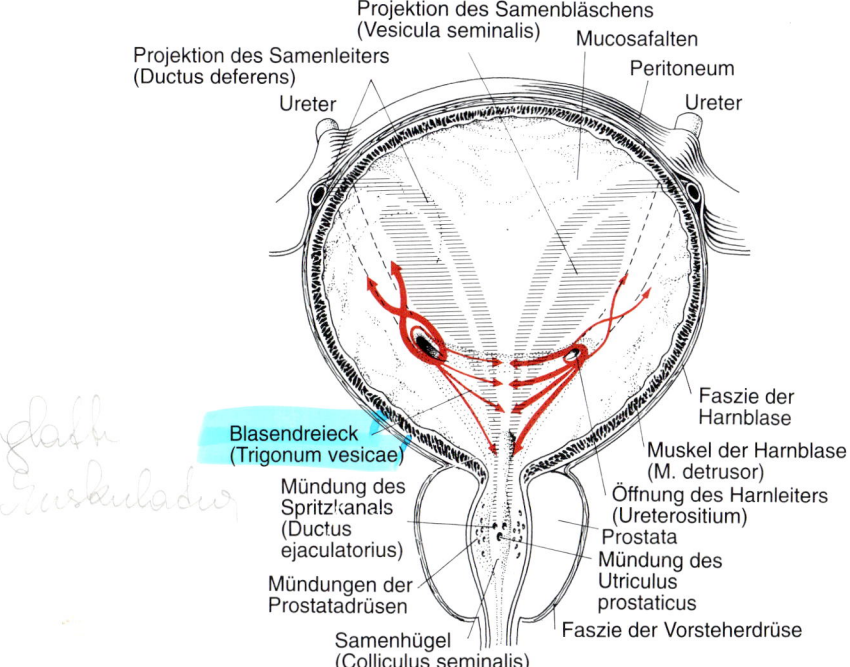

Abb. 12.12. Männliche Harnblase (Vesica urinaria) in der Frontalebene aufgeschnitten. Die hinter der Harnblase liegenden Harnleiter (Ureter) und Samenblasen (Vesicula seminalis) sind *schraffiert* in der Projektion eingezeichnet. *Oben* ist die Harnblase vom Peritoneum bedeckt. Im Bereich der Vorsteherdrüse (Prostata) münden links und rechts jeweils der Spritzkanal (Ductus ejaculatorius) sowie die Gänge der Vorsteherdrüse. Die *Pfeile* im Bereich des Trigonum vesicae zeigen den Verlauf der Öffnungs- (*links*) und Verschlußmuskeln (*rechts*) für die Harnleiter an. (Aus Schiebler u. Schmidt 1987)

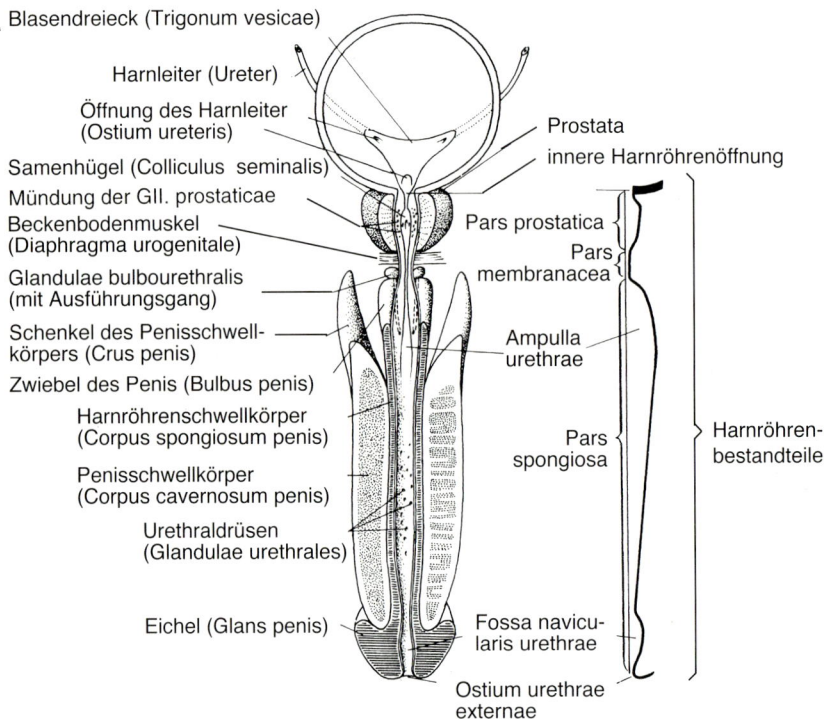

Blasendreieck (Trigonum vesicae)

Harnleiter (Ureter)

Öffnung des Harnleiter
(Ostium ureteris)

Samenhügel (Colliculus seminalis)

Mündung der Gll. prostaticae

Beckenbodenmuskel
(Diaphragma urogenitale)

Glandulae bulbourethralis
(mit Ausführungsgang)

Schenkel des Penisschwell-
körpers (Crus penis)

Zwiebel des Penis (Bulbus penis)

Harnröhrenschwellkörper
(Corpus spongiosum penis)

Penisschwellkörper
(Corpus cavernosum penis)

Urethraldrüsen
(Glandulae urethrales)

Eichel (Glans penis)

Prostata

innere Harnröhrenöffnung

Pars prostatica

Pars membranacea

Ampulla urethrae

Pars spongiosa

Harnröhren-bestandteile

Fossa navicu-laris urethrae

Ostium urethrae externae

Abb. 12.13. Schnitt durch die männliche Harnblase und den Penis. Im Blasendreieck (Trigo-num vesicae) ist die Wand der Harnblase nicht in Falten geworfen wie im restlichen Teil der Harnblase, sondern glatt. Hier sitzen auch die Verschluß- und Öffnungsmechanismen der Harnleiteröffnung (s. Abb. 12.12). (Aus Schiebler u. Schmidt 1987)

25–30 cm lang und kann in 4 verschiedene Teile gegliedert werden (Abb. 12.13):

- **Pars intramuralis:** Dieser Teil beinhaltet die innere Harnröhrenöffnung (Ostium urethrae internum), liegt direkt in der Blasenwand und ist entsprechend kurz.
- **Pars prostatica:** Das ist der weiteste Teil der Harnröhre (ca. 1 cm weit), ca. 3–3,5 cm lang und liegt innerhalb der Vorsteherdrüse (Prostata). Hier liegt auch der ca. 2 cm lange Samenhügel, auf dem die beiden Spritzkanälchen (Ductus ejaculatorius) münden. Erst durch diese Mündungen wird der weitere Teil der Urethra masculina zur Harn-Samen-Röhre.
- **Pars membranacea:** Das ist ein kurzer Teil von ca. 1 cm Länge, mit dem die Harnröhre die Muskulatur des Beckenbodens durchstößt (den M. transversus perinei profundus).
- **Pars spongiosa:** Mit ca. 25 cm ist das der längste Teil; er ist in den Harnröhrenschwellkörper eingebettet. Dieser Teil mündet an der Penisspitze in der Fossa navicularis, einer buchtartigen Erweiterung.

Die Schleimhaut der Urethrae masculina besteht nur bis und mit Pars prostatica aus Übergangsepithel. Auf dem weiteren Wege nach außen wird es durch ein mehrreihiges hochzylindrisches Epithel ersetzt, das schließlich in der Eichel (Glans penis) in ein mehrschichtig verhorntes Plattenepithel übergeht. *unverhorntes*

Der s-förmige Verlauf der männlichen Harnröhre erschwert eine Katheterisierung. Durch entsprechende Bewegungen mit dem Penis während des Einführens mit dem Katheter (zuerst nach oben, dann für das weitere Einführen nach unten) können diese Hindernisse umgangen werden.

12.3 Physiologie der Niere

12.3.1 Ultrafiltration

Nierenfilter

Die grundlegende Voraussetzung für das Verständnis der Nierenfunktion ist die Kenntnis der Bildung des Primärharns, und damit die Kenntnis der **Filtration des Blutes**, das die Nieren durchfließt.

Das Nierenfilter besteht aus 3 Schichten (Abb. 12.14):
- Kapillarendothel,
- glomeruläre Basalmembran,
- Füßchenzellen (Podozyten).

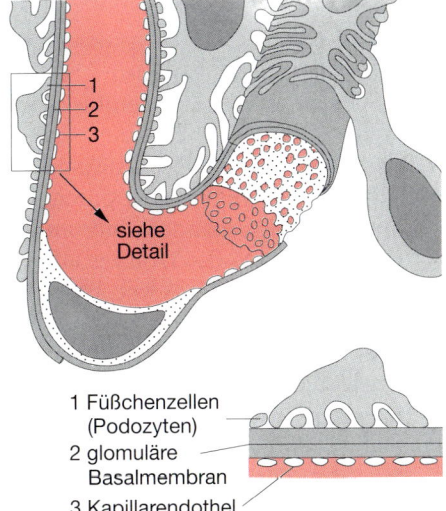

Abb. 12.14. Teil einer Kapillarschlinge (Glomerulus) des Nierenkörperchens. Diese Zeichnung zeigt die Bestandteile des Nierenfilters. Das Kapillarendothel weist Poren auf. Zwischen den Ausläufen der Podozyten befinden sich schlitzförmige Öffnungen, die durch das Schlitzdiaphragma bedeckt sind (*nicht eingezeichnet*). (Aus Schmidt u. Thews 1984)

1 Füßchenzellen (Podozyten)
2 glomuläre Basalmembran
3 Kapillarendothel

180 ℓ/Tag

Vereinfachend kann man annehmen, daß die durchschnittliche Porengröße dieses 3fachen Filters ca. 10 nm[24] beträgt. Wegen dieser extrem kleinen Porengröße spricht man von einer Ultrafiltration. Bereits in der Mitte des letzten Jahrhunderts hatte man festgestellt, daß auf Schnitten durch gekochte Nieren keine Eiweißgerinnsel im Kapselraum vorhanden sind. Daraus wurde geschlossen, daß das Ultrafiltrat eiweißfrei sein muß. Heute weiß man, daß dies im großen und ganzen stimmt. Substanzen bis zu einer maximalen relativen Molekülmasse von ca. 65 000 gelangen in das Ultrafiltrat. Viele Plasmaproteine liegen oberhalb dieser Größe, sind also hochmolekular (z. B. Albumin = 69 000). Niedermolekulare Proteine und Polypeptide passieren ihrer Form und Größe entsprechend das Nierenfilter leichter. Wegen der geringen Plasmakonzentration an Proteinen und Peptiden dieser Größenordnung enthält das Ultrafiltrat aber auch nur Spuren an Eiweiß. Bei einer Erkrankung der Nieren ist vielfach die Permeabilität des Glomerulusfilters erhöht, so daß Plasmaproteine in den Harn gelangen können. In diesem Fall redet man von einer Albuminurie oder allgemeiner von einer Proteinurie.

Die Poren des Kapillarendothels sind gerade so groß, daß keinerlei geformte Blutbestandteile hindurchtreten können.

Die glomeruläre Basalmembran (GBM) wird sowohl von den Podozyten als auch vom Kapillarendothel aufgebaut und ist deshalb fast 10mal so dick wie die Basallamina normaler Epithelien. Durch elektrische Ladung der Bestandteile der GBM wird verhindert, daß Proteine – auch wenn sie kleiner sind als die eigentliche Porengröße – durch die Membran hindurchtreten können, da sie negativ geladen sind.

Filtrationsdruck

Um eine Filtration (Filterungsvorgang) zu bewirken, muß das Blut die Nierenkapillaren mit einem gewissen Druck durchströmen. Beim Menschen beträgt der Blutdruck in den Glomeruluskapillaren ca. 50 mmHg. Diesem kapillaren Blutdruck wirkt der Flüssigkeitsdruck des Primärharns (Ultrafiltrat) sowie der osmotische Gradient zwischen Kapillarblut und Primärharn entgegen. Dieser osmotische Gradient entsteht durch den onkotischen Druck der Plasmaproteine, die im Blut vorhanden sind, im Primärharn hingegen fehlen. Wenn man die einzelnen Werte des Druckes addiert, erhält man einen daraus resultierenden Nettofiltrationsdruck von ca. 15 mmHg:

Kapillardruck	50 mmHg
Ultrafiltrat	−10 mmHg
onkotischer Druck	−25 mmHg
Nettofiltrationsdruck =	15 mmHg

[24] 1 nm (1 Nanometer) = 10^{-6} mm. Das ist 1 Millionstel Millimeter.

Dieser effektive Filtrationsdruck (Nettofiltrationsdruck) ist die treibende Kraft für die Produktion des Primärharns.

Glomeruläre Filtrationsrate (GFR) und renaler Plasmafluß (RPF)

Da der Primärharn ein Ultrafiltrat des Blutplasmas ist, ist natürlich auch die Gesamtmenge des Blutes, das die Niere durchströmt, für die Bildung des Primärharns von Bedeutung. In körperlicher Ruhe erhält die Niere ca. 1,3 l Blut/min. Das sind mehr als 20% des Herzminutenvolumens (HMV). Bei einem Hämatokrit (s. Kap. Herz/Kreislauf) von 45% ergibt sich daraus ein renaler Plasmafluß (RPF) von 700 ml/min.

Die **glomeruläre Filtrationsrate** (GFR) kann durch Bestimmung der Ausscheidungsrate einer Substanz durch die Niere gemessen werden. Die Substanz darf dabei weder aus dem Primärharn rückresorbiert werden, noch darf sie zusätzlich in die Nierenkanälchen sezerniert werden. Eine solche Substanz ist z. B. das Inulin (ein Fruktosepolymer, das aus Dahliengewächsen isoliert wird). Das Inulin wird intravenös injiziert, bis eine konstante arterielle Plasmakonzentration erreicht ist. Die Formel zur Berechnung der glomerulären Filtrationsrate (GFR) sieht folgendermaßen aus:

$$GFR = \frac{U_{In} \cdot V}{P_{In}}$$

U_{In} = Konzentration des Inulins im Harn.
V = Harnvolumen pro Minute.
P_{In} = die Plasmakonzentration des Inulins.

Setzen wir einmal konkrete Zahlen, wie sie für einen derartigen Versuch beim Mann zutreffen, in die Formel ein, z. B.:

U_{In} = 1250 mg/100 ml,
V = 1 ml/min,
P_{In} = 10 mg/100 ml

dann lautet die Formel:

$$\frac{1250 \, mg/100 \, ml \cdot 1 \, ml/min}{10 \, mg/100 \, ml} = 125 \, ml/min.$$

Es ergibt sich also eine GFR von 125 ml/min. Das sind 7,5 l/h (Liter pro Stunde) oder 180 l pro Tag. Wenn wir das in Relation zur täglich abgegebenen Harnmenge von ca. 1–1,5 l/Tag setzen, so wird deutlich, daß ungefähr 99% des Primärharns in den Nierenkanälchen **rückresorbiert** werden.

12.3.2 Autoregulation der Nierendurchblutung

Man müßte annehmen können, daß zwischen Blutdruck (der ja für den Filtrationsdruck verantwortlich ist) und der glomerulären Filtrationsrate (GFR) ein direkter Zusammenhang besteht, d.h., daß die GFR proportional zum Blutdruck ansteigt oder abfällt. Eigenartigerweise besteht dieser Zusammenhang jedoch nur bei einem Blutdruck (arteriell in der Niere gemessen) von unter 80 mmHg und bei über 220 mmHg, also eigentlich in sehr unüblichen, d.h. unphysiologischen Bereichen.

Im Bereich zwischen 80 und 220 mmHg bleiben sowohl RPF (renaler Plasmafluß) und GFR (glomuläre Filtrationsrate) ziemlich konstant. In diesem Bereich wird also die zu erwartende Beziehung zwischen Druck und Durchblutung nicht beobachtet. Dieses Phänomen wird **Autoregulation** genannt (Abb. 12.15).

Über die Autoregulation der Nierendurchblutung sind verschiedene Theorien aufgestellt worden. Die einleuchtendste und heute auch weitgehend akzeptierte Theorie ist die **Theorie der „myogenen Autoregulation":**

Isolierte und perfundierte Nieren, d.h. Nieren, die entsprechend nicht innerviert sind, zeigen diese Autoregulation ebenfalls. Sie ist also nicht nervöser Natur. Gabe von Medikamenten, die die glatte Muskulatur, d.h. die Muskulatur der Gefäßwände, lähmen, heben die Autoregulation auf (z.B. Procain). Die Autoregulation ist deshalb wahrscheinlich als direkte Reaktion der Gefäßmuskulatur im Bereich der afferenten Arteriole zu verstehen. Deshalb der Ausdruck „myogen" (= im Muskel entstanden oder vom Muskel ausgehend).

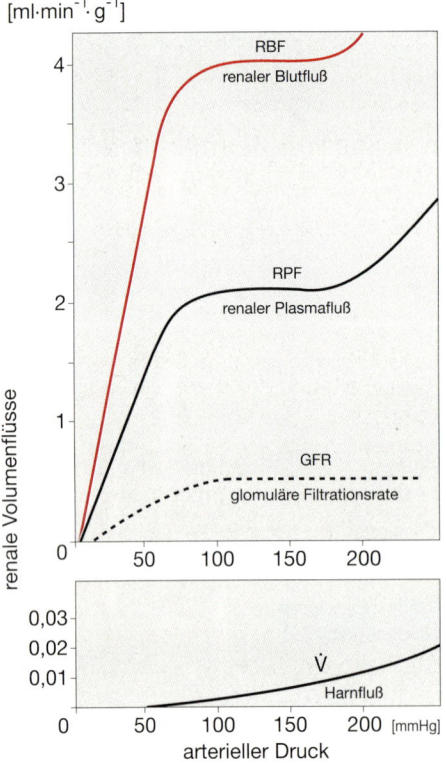

Abb. 12.15. Im physiologischen Bereich zwischen 80 und 200 mmHg sind durch die Autoregulation der Nierendurchblutung sowohl die glomuläre Filtrationsrate (**GFR**) als auch der renale Plasmafluß (**RPF**) und der renale Blutfluß (**RBF**) konstant. Trotzdem kommt es zu einer Erhöhung des Harnflusses (*unteres Schema*), weil das Nierenmark nicht der Autoregulation unterliegt und durch die höhere Markdurchblutung der osmotische Gradient zwischen Sammelrohr und Mark reduziert ist. Dieser Gradient ist u.a. für die Harnmenge eine führende Größe. (Aus Schmidt u. Thews 1984)

Diese myogene Autoregulation der Nierendurchblutung trifft nur auf die Nierenrinde, nicht jedoch auf das Nierenmark zu. Bei gesteigertem Blutdruck erhöht sich auch die Markdurchblutung; als Resultat erhöht sich auch der Harnfluß (meist verbunden mit einer Reduktion der Harnkonzentration). Diesen Vorgang bezeichnet man als **Druckdiurese** (Diurese = Harnausscheidung). Bei pathologischer einseitiger Nierenarterienstenose (die zu Hochdruck führt) steht die gesunde zweite Niere unter erhöhtem Druck und zeigt dann die Symptome einer Druckdiurese (= erhöhte Wasser- und Natriumausscheidung).

Substanzabhängig: Filtration Glomerulus
Sekretion ⎫ Tubuli
Resorption ⎭

12.3.3 Clearance

Definition *Eiweiß wird nicht Filtriert*

> Die Ausscheidungsfähigkeit der Nieren für eine gewisse Substanz wird als Clearance dieser Substanz bezeichnet.

Für die Berechnung der Clearance wird die gleiche Formel wie für die GFR verwendet. Ob Clearance und GFR jedoch gleich groß sind oder nicht, hängt u. a. davon ab, ob die zu untersuchende Substanz im Tubulussystem bei der Aufbereitung des Sekundärharns noch zusätzlich beim Durchfließen der Tubulusabschnitte in den Primärharn abgegeben (= **sezerniert**) bzw. beim Durchfließen zusätzlich aus dem Primärharn entnommen (= **rückresorbiert**) wird oder nicht. Wenn dies der Fall ist, was – wie wir später noch sehen werden – für viele Substanzen zutrifft, dann dient die Berechnung der Clearance hauptsächlich als Index für die Nierenfunktion. Das bedeutet, es läßt sich durch die Ermittlung einer zu niedrigen oder zu hohen Clearance feststellen, ob eine gestörte Nierenfunktion vorliegt.

Der Glomerulus ist für die Bildung des Primärharns zuständig; diese erfolgt – wie die Kapillarfunktion im übrigen Körper – durch eine passive Filtration. Die Glomerulusfunktion kann also nicht zur Regulation der chemischen Zusammensetzung der Körperflüssigkeiten beitragen.

Die Regulation der chemischen Zusammensetzung geschieht fast ausschließlich durch die Funktion des Tubulussystems sowie zu einem gewissen Anteil durch Vorgänge im Sammelrohrsystem.

Die Tubuluszellen können entsprechend ihrer Aufgabe der Regulation des inneren Milieus nach 3 verschiedenen Prinzipien arbeiten:

- **Sekretion:** Die Tubuluszellen geben eine Substanz zusätzlich in den Primärharn ab.
  Beispiel: Paraaminohippursäure (PAH).

- **Rückresorption:** Die Tubuluszellen nehmen die Substanz aus dem Primärharn wieder auf und geben sie an das Blut ab.
  Beispiel: Glukose.

● **Filtration:** Diese Substanz wird von den Tubuluszellen weder sezerniert noch rückresorbiert.
Beispiel: Inulin.

Berechnungen

Die Menge einer Substanz, die in der Niere filtriert wird, ist das Produkt der GFR und des Plasmaspiegels dieser Substanz.

Die Menge der mit dem Harn ausgeschiedenen Substanz hingegen hängt von ihrer Behandlung im Tubulussystem ab. Sie ist gleich der filtrierten Menge plus der Nettomenge des transtubulären Transportes, d.h. der resorbierten oder sezernierten Menge. Mit einer einfachen Formel ausgedrückt heißt das:

$$GFR \cdot (P_X + T_X) = U_X \cdot V$$

GFR = glomuläre Filtrationsrate.
P_X = Plasmakonzentration der Substanz X.
T_X = Nettomenge des transtubulären Transportes der Substanz X.
U_X = Konzentration der Substanz X im Harn.
V = Harnvolumen pro Minute.

Sekretion

Verschiedene, v.a. körperfremde Substanzen werden im Sinne einer Entgiftung so vollständig aus dem Kreislauf herausgelöst (extrahiert), daß das Blut bei einer einmaligen Passage durch die Niere (Nephron) davon vollständig gereinigt wird.

Eine derartige Substanz ist z.B. die Paraaminohippursäure (PAH). Sie ist deshalb besonders gut geeignet zum Nachweis und zur Beurteilung der tubulären Sekretion. Wenn diese Substanz injiziert wird, so gelangt das arterielle Blut in den Glomerulus mit einer Konzentration dieser Substanz, die man mit P_{PAH} bezeichnet. Die Ultrafiltration entzieht nun dem Plasma eine Flüssigkeitsmenge mit der gleichen Konzentration. Ebenso enthält das aus dem Glomerulus ausfließende Blut im Vas efferens die gleiche Konzentration. Aus diesem Blut wird jetzt allerdings die gesamte verbleibende Menge PAH während des Vorbeiströmens durch die Tubuluszellen entfernt und in den Urin überführt, so daß die PAH-Konzentration im venösen Blut (= beim Ausfluß aus der Niere) gleich Null ist. Somit ist das gesamte dem Nephron zugeführte PAH bei einer Passage des Blutes durch die Niere entfernt worden:

● zum einen durch die Filtration,
● zum anderen und weitaus größeren Teil durch transtubulären Transport, in diesem Fall durch Sekretion.

Mit der Paraaminohippursäure läßt sich auch der renale Plasmafluß (RPF) bestimmen. Der RPF ist ein wichtiges Maß für die Nierendurchblutung. Er wird mit folgender Formel berechnet:

$$\frac{U_{PAH} \cdot V}{P_{PAH}} = RPF \;.$$

U_{PAH} = Konzentration der PAH im Urin.
V = Harnvolumen pro Minute.
P_{PAH} = Konzentration der PAH im Plasma.

Setzen wir konkrete Zahlen in die Formel ein (Beispiel):

U_{PAH} = 14 mg/ml,
V = 1 ml/min, 14 mg/ml · 1 ml/min,
P_{PAH} = 0,02 mg/ml,

dann lautet die Formel:

$$\frac{14\,mg/ml \cdot 1\,ml/min}{0,02\,mg/ml} = 700\,ml/min\;.$$

In unserem Beispiel beträgt also der renale Plasmafluß 700 ml/min. Unter Zuhilfenahme des Hämatokritwertes läßt sich somit auch der renale Blutfluß (Blutmenge) wie folgt errechnen:

$$Blutmenge = RPF \cdot \frac{100}{100-45} = \frac{700\,ml/min \cdot 100}{55} = 1273\,ml/min\;.$$

Somit wurde über die PAH-Clearance der renale Plasmafluß (RPF) und unter Zuhilfenahme des Hämatokritwertes auch der renale Blutfluß (Nierendurchblutung) errechnet (1273 ml/min).

Neben der Paraaminohippursäure werden auch andere körperfremde Substanzen (z. B. Penicillin, Phenolrot), jedoch auch körpereigene Stoffe (z. B. Steroide oder 5-Hydroxyindolacetat, ein wichtiges Abbauprodukt des Serotonins) sezerniert. Im Rahmen der Regulation des Elektrolythaushaltes und des Säure-Basen-Haushalts (s. 2.3.4) werden auch Ionen aktiv sezerniert.

Daß Substanzen bereits bei einem Durchgang durch die Niere vollständig aus dem Blut entfernt werden – wie in unserem Beispiel die PAH – trifft natürlich nicht immer zu. Die Sekretionsrate für einzelne Substanzen kann beträchtlich schwanken.

Rückresorption

Glukoserückresorption
Das Phänomen der Rückresorption soll am Beispiel der Glukose verdeutlicht werden:

Bei gesunden Individuen wird im Harn nur eine ganz geringe Menge an Glukose ausgeschieden. Daraus könnte man schließen, daß die Glukose nicht in der Lage ist, das Filter des Glomerulus zu passieren. Aus Mikropunktionsuntersuchungen (Untersuchung der Flüssigkeit in den verschiedenen Tubulusabschnitten, s. weiter unten) weiß man aber, daß dies nicht der Fall ist. Glukose ist zudem ein kleines Molekül, das ohne weiteres in der Lage ist, das Nierenfilter zu passieren. Glukose erscheint im Ultrafiltrat des Primärharns in der gleichen Konzentration, die sie im Plasma hat. Aufgrund der Plasmakonzentration und der GFR läßt sich auch die pro Zeiteinheit filtrierte Menge berechnen: es sind 100 mg/min. Wenn also im Harn keine Glukose erscheint, im Ultrafiltrat hingegen 100 mg/min abfiltriert sind, muß ein anderer Mechanismus wirken, der in der Lage ist, die gesamte filtrierte Glukose wieder ins Blut zurückzuführen. Dieser Mechanismus ist die **aktive Rückresorption**; darunter versteht man einen energieverbrauchenden transmembranalen Transportvorgang.

Übersicht über Substanzen, die im Tubulussystem aktiv rückresorbiert werden:

- Glukose,
- Aminosäuren,
- Ketonkörper (Acetoacetat, β-Hydroxybutyrat etc.),
- Sulfat,
- Harnsäure,
- Ascorbinsäure,
- Creatin,
- Elektrolyte (z. B. Na^+, K^+, Phosphat).

Im Gegensatz zur Sekretion, bei der ein Transportmechanismus für praktisch alle sezernierten Substanzen verantwortlich ist, gibt es für die Rückresorption viele verschiedene Transportmechanismen.

Nierenschwelle und Transportmaximum

Wie bei jedem Transportvorgang, ist auch für die Glukoserückresorption eine Sättigung zu beobachten. Man redet von einem Transportmaximum (= Tm). Für Glukose wird dies als Tm_g bezeichnet. Das Transportmaximum von Glukose (Tm_g) ist erreicht, wenn mehr Glukose im Ultrafiltrat (bzw. im Plasma) vorhanden ist, als das Tubulussystem rückresorbieren kann. Das Tm_g beträgt beim Mann ca. 375 mg/min, bei der Frau ca. 300 mg/min. Wenn das Transportmaximum überschritten wird, d. h. die Glukosekonzentration im Plasma zu hoch ist, erscheint Glukose im Harn. Die Plasmakonzentration, bei der dies der Fall ist, wird als **Nierenschwelle** bezeichnet. Die Nierenschwelle für Glukose liegt bei 200 mg/100 ml. Sie ist von großer Bedeutung, da das Erscheinen von Glukose im Harn ein wichtiger Indikator für die Zuckerkrankheit (Diabetes mellitus) ist. In Fällen, in denen die Rückresorption von Glukose in den Tubuli gestört ist, redet man von einem **renalen Diabetes**. Das heißt, Glukose erscheint im Harn, bevor der Plasmaspiegel eine entsprechende Höhe erreicht hat.

- Die Nierenschwelle bezeichnet eine Menge pro Volumen (z. B. Glukosekonzentration im Blut).
- Das Transportmaximum bezeichnet eine Menge pro Zeiteinheit (die maximal transportiert werden kann).

Ein wichtiges Instrument der experimentellen Nierenuntersuchung ist die **Mikropunktion**. Dabei werden die einzelnen Tubulusabschnitte direkt angestochen mit einer Mikrokapillare. Auf diese Weise wird Flüssigkeit aus dem Tubulussystem entnommen, die dann auf ihre Zusammensetzung untersucht wird. Durch solche Mikropunktionen weiß man, daß Glukose zu 99% in der Pars convoluta des proximalen Tubulus resorbiert wird.

> Für die meisten aktiv rückresorbierten Substanzen liegt der Transportmechanismus im Bereich des proximalen Tubulus. Ausnahme: der Transportmechanismus für die Na^+-Rückresorption, der im distalen Tubulus und im Sammelrohr lokalisiert ist.

Filtration

Die dritte Art der Ausscheidung in der Niere läuft ohne Veränderung des Primärharns durch die Tubuluszellen. Dies ist die reine Filtration. Bei der Inulinclearance, d. h. der Methode zur Bestimmung der GFR (glomeruläre Filtrationsrate), ist der Vorgang der Filtration schon besprochen worden (s. S. 433).

12.3.4 Regulationsmechanismus der Niere

Wasserhaushalt

Durch Umrechnung der glomerulären Filtrationsrate (GFR) auf den Zeitraum von 24 h weiß man, daß in der Niere pro Tag ca. 180 l Primärharn produziert werden. Der größte Teil muß wieder rückresorbiert werden.

Die Niere ist in der Lage, dieselbe Menge an gelösten Substanzen pro 24 h sowohl in einem Harnvolumen von 500 ml (**Antidiurese**) mit einer Konzentration von 1400 mosmol, als auch in einem Volumen von 23,3 l mit einer Konzentration von 30 mosmol auszuscheiden (**Wasserdiurese**).

Dieses Beispiel zeigt 2 wesentliche Tatsachen auf:
- Auch wenn das Harnvolumen 23,3 l beträgt, werden noch mindestens 88% des filtrierten Wassers rückresorbiert.
- Die Menge des filtrierten Wassers kann verändert werden, ohne daß die Menge der pro Tag ausgeschiedenen gelösten Substanzen davon betroffen wird.

In beiden Beispielen (500 ml mit 1400 mosmol und 23,3 l mit 30 mosmol) wird genau die gleiche Menge an gelösten Teilchen ausgeschieden. Dies ist für den Körperhaushalt und die **Regulation der Osmolalität** der Körperflüssigkeit von großer Bedeutung.

Aus Mikropunktionsuntersuchungen weiß man, daß die Tubulusflüssigkeit mindestens bis zum Ende des proximalen Tubulus **isoton** bleibt, d.h. daß sie den gleichen osmotischen Wert aufweist wie das Blut. Wenn man die Konzentration des Inulins am Ende des proximalen Tubulus mißt, so stellt man allerdings fest, daß sie 4mal höher ist als die Plasmakonzentration. Wie wir wissen, wird Inulin weder sezerniert noch rückresorbiert. Wenn sich seine Konzentration also erhöht hat, muß aus dem Tubulus eine entsprechende Menge an Wasser rückresorbiert worden sein. Da die Tubulusflüssigkeit am Ende des Hauptstückes immer noch isoton ist, muß mit dem Wasser auch eine entsprechende Menge gelöster Substanzen rückresorbiert worden sein.

Die **Wasserrückresorption** geschieht, wie aus der Inulinkonzentration hervorgeht, zur Hauptsache, nämlich zu 75% im proximalen Tubulus. Der proximale Tubulus nimmt also allgemein ausgedrückt die Grobregulation des Harns vor. Die Feinregulation dagegen geschieht im distalen Tubulus und – was die Wasserausscheidung anbelangt – auch im Sammelrohr.

Die Veränderung des Flüssigkeitsvolumens und der Osmolalität des Harns im distalen Tubulus und im Sammelrohr hängt von der Anwesenheit eines im Hypophysenhinterlappen produzierten Hormons ab (s. Kap. 12: Endokrinologie), dem antidiuretischen Hormon (ADH). Es wird gelegentlich auch als Vasopressin-ADH bezeichnet. Dieses Hormon erhöht die Permeabilität der Sammelrohre für Wasser. In der Gegenwart dieses Hormons werden geringe Mengen konzentrierten Harns, bei seinem Fehlen große Mengen verdünnten Harns ausgeschieden. Durch verschiedene Mechanismen, die mit dem Gegenstromprinzip funktionieren oder daran gekoppelt sind, ist das Interstitium in den Markpyramiden stark hyperton. Somit strömt Wasser aus den Sammelrohren in das Markinterstitium, sobald durch ADH die Wasserpermeabilität der Sammelrohre erhöht worden ist. Die treibende Kraft ist der osmotische Gradient zwischen Sammelrohr und dem Markinterstitium. Aus dem Mark wird das Wasser mit dem Blut wieder abtransportiert. Somit ist das ADH mitverantwortlich für die Regulation der täglich ausgeschiedenen Harnmenge. Bei Mangel des ADH (Diabetes insipidus) können bis zu 12% der GFR (glomeruläre Filtrationsrate) über den Harn ausgeschieden werden. Dieser große Wasserverlust muß über die Aufnahme einer entsprechend großen Wassermenge wieder kompensiert werden. Bei Vorhandensein eines Diabetes insipidus (unstillbarer Durst) kann es dementsprechend bis zu täglichen Harnflußmengen von über 20 l kommen.

Elektrolythaushalt

Wasser- und Elektrolythaushalt sind immer eng miteinander verbunden wegen der Tendenz des osmotischen Ausgleichs an halbdurchlässigen (semipermeablen) Membranen.

Die mit dem Ultrafiltrat pro Tag aus dem Blut herausgepreßte Menge an Elektrolyten beträgt rund das 10fache der im Extrazellulärraum des Körpers überhaupt vorhandenen Menge an Elektrolyten. Ohne quantitativ leistungsfähige und qualitativ fein regulierende Mechanismen der tubulären Rückresorption würden die Elektrolytverluste mit dem Harn rasch zum Tod führen.

Rückresorption

Im Zentrum des Geschehens der Rückresorption der Elektrolyte steht das Natrium.

Natrium wird über einen aktiv erfolgenden, transtubulären Transport aus dem Primärharn entnommen. Dies ist ein energieverbrauchender Prozeß, der ca. 10% des Grundumsatzes beansprucht. Wenn man bedenkt, daß pro Tag mit dem Harn eine Menge von ca. 1,4 kg Natrium abfiltriert wird und der größte Teil davon wieder rückresorbiert wird, ist das natürlich nicht erstaunlich.

Den positiv geladenen Natriumionen (Na^+), die aktiv transportiert werden, folgen andere, negativ geladene Ionen (z. B. Chlor, Cl^-) passiv nach, entlang einem elektrischen Gradienten. Auf diese Weise wird auch die nötige Elektroneutralität des Transportprozesses gewährleistet. Ebenso zieht das transportierte Natrium Wasser durch osmotische Kräfte passiv in die Blutbahn zurück. – Die gesamte Rückresorption in den oberen Tubulusabschnitten verläuft isoosmotisch und ist qualitativ wie quantitativ unabhängig von der jeweiligen Bilanz des Elektrolyt- und Wasserhaushaltes.

Im Gegensatz dazu steht die Rückresorption im distalen Tubulus. Hier wird ebenfalls Natrium rückresorbiert, allerdings wird hier die Rückresorption durch das Hormon Aldosteron und andere abenfalls aus der Nebennierenrinde (NNR) stammende Mineralokortikoide gesteuert. Die Sekretion von Aldosteron aus der Nebennierenrinde wird durch relativen Natriummangel oder durch Blutverlust hervorgerufen. Bei der Freisetzung des Aldosterons spielt der juxtaglomeruläre Apparat eine Rolle (s. S. 447).

Die Wirkung des Aldosterons besteht darin, daß die Natriumpumpe im distalen Tubulus aktiviert wird und somit vermehrt Natrium rückresorbiert werden kann. Beim Natriumtransport im distalen Tubulus wird die Elektroneutralität des Transportes nicht wie im proximalen Tubulus zur Hauptsache über passives Nachdiffundieren von Chlorionen bewerkstelligt, sondern hier wird im Austausch für jedes Na^+-Ion, das in den Interstitialraum transportiert wird, ein K^+-Ion aus diesem heraustransportiert. Auf diese Weise ist im distalen Tubulus die Natriumpumpe an die Kaliumsekretion gekoppelt. Durch Aldosteron wird also nicht nur vermehrt Natrium zurückgesaugt (rückresorbiert) sondern auch vermehrt Kalium ausgeschieden (sezerniert).

Mit dem Aldosteronmechanismus und der ADH-Wirkung verfügt die Niere über die Möglichkeit, den Wasser- und Elektrolythaushalt den jeweiligen Erfordernissen anzupassen.

Säure-Basen-Haushalt

Der Säure-Basen-Haushalt des Körpers wird durch 2 Komponenten reguliert:

- die respiratorische Komponente (s. Kap. 8: Atmungsapparat) und
- die metabolische Komponente bzw. renale Regulation, die in der Niere abläuft.

Die einzelnen Vorgänge bei der Regulation des Säure-Basen-Haushaltes sind äußerst komplex. Deshalb sollen nur ein paar Grundprinzipien dargestellt werden.

In Abhängigkeit der metabolischen Ausgangslage hat die Niere verschiedene Möglichkeiten, regulatorisch einzugreifen. Die beiden wichtigsten Mechanismen sind: ~~HCO₃~~   ~~Filtration~~

- Bei **azidotischer (saurer) Ausgangslage** wird alles filtrierte Bikarbonat wieder rückresorbiert; die entstandene Säure wird in Form von H^+ oder NH_4^+ (Ammoniumionen) ausgeschieden. ~~Ammonium~~
- Bei **alkalotischer (basischer) Ausgangslage** wird von dem filtrierten Bikarbonat ein entsprechender Teil nicht rückresorbiert, sondern mit dem Harn ausgeschieden.

Wie die Zellen des Magens, sind auch die Zellen des Tubulussystems in der Lage, H^+-Ionen auszuscheiden. Dies geschieht über einen Mechanismus, der gewährleistet, daß für jedes H^+-Ion, das aus den Zellen heraustransportiert wird, ein Na^+-Ion in die Zellen hineintransportiert wird. Damit wird auf der einen Seite das für den Körper wichtige Natrium rückresorbiert, auf der anderen Seite aber auch die nötige **Elektronenneutralität** des Transportes gewährleistet.

Im Unterschied zur Natrium-Kalium-Pumpe (Na/K-Pumpe; s. S. 441), die auf der basalen Seite[25] der Zellen liegt (gegen das Interstitium zu), ist die Na-

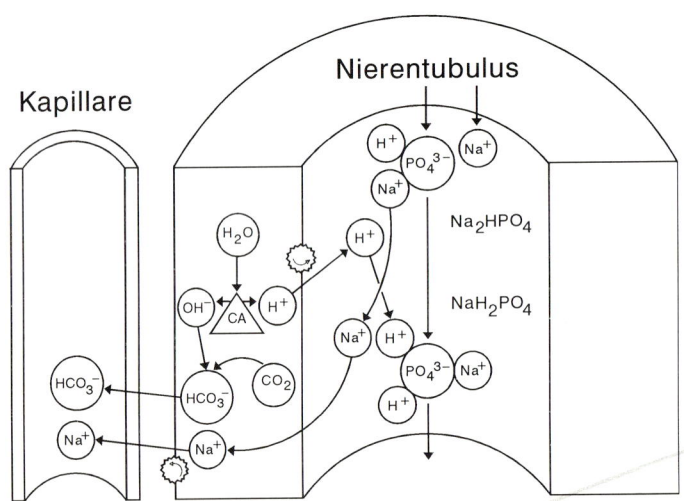

Abb. 12.16. Schematische Darstellung der H^+-Ausscheidung am Beispiel des Natriumphosphates. Das im Tubuluslumen vorhandene Dinatriumhydrogenphosphat (Na_2HPO_4) wird durch entsprechende Abspaltung von Na^+ und Anlagerung von H^+ in Natriumdihydrogenphosphat (NaH_2PO_4) umgewandelt. Das mit CA beschriftete Dreieck stellt das Enzym Carboanhydrase dar, das u. a. die Spaltung von H_2O zu H^+ und OH^- katalysiert. Das aus der Spaltung entstehende OH^--Ion verbindet sich innerhalb der Zelle mit CO_2 zu HCO_3^-; dieses wird an das Kapillarblut abgegeben. Der Zahnkranz stellt den Ort des aktiven (energieabhängigen) Transports über die Zellmembran dar

---

[25] Basal = an der Zellbasis, d. h. gegen außen.

trium-Wasserstoff-Pumpe (Na-H-Pumpe) auf der luminalen Seite[26] der Zellen lokalisiert. Da die Niere nur in einem begrenzten Rahmen gegen einen H^+-Gradienten arbeiten kann (limitierendes pH = 4,5), müssen die in den Harn transportierten H^+-Ionen gebunden werden. Denn ansonsten würde der pH-Wert von 4,5 ziemlich schnell erreicht, und dann könnte kein weiterer Transport erfolgen.

Es stehen verschiedene Systeme (Puffer) zur Verfügung, die gewährleisten, daß es zu keiner Übersäuerung des Harns kommt.

Natriumhydrogenphosphat, Bikarbonat und Ammonium sind die dabei wirkenden Puffersysteme. Dies ist auf den Abb. 12.16 und 12.17 dargestellt.

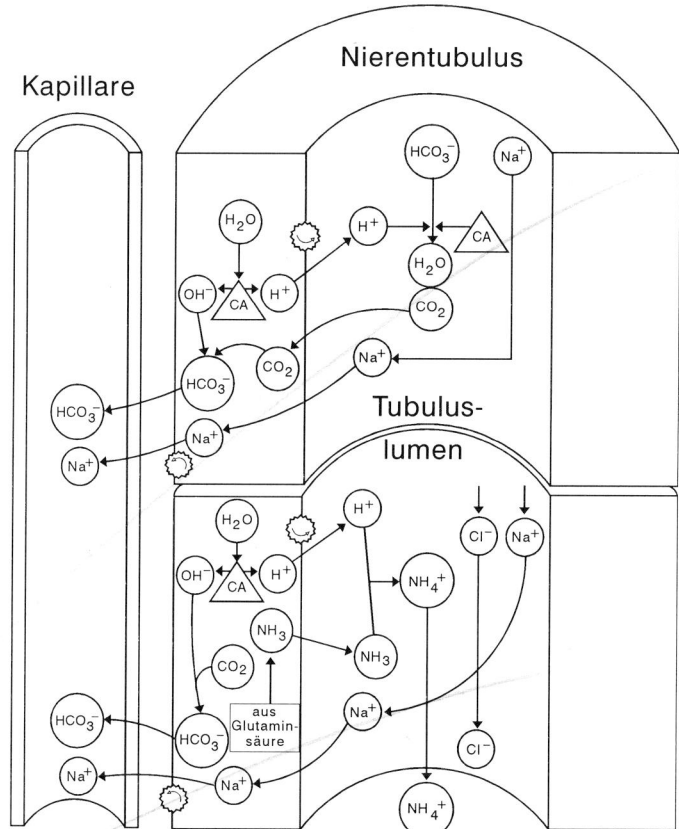

Abb. 12.17. Schematische Darstellung der pH-Regulation am Beispiel der Bikarbonatrück-resorption (*oberer Teil der Abbildung*) und der pH-Regulation unter gleichzeitiger Stickstoff-ausscheidung in Form von Ammonium-Ionen (NH_4^+; *unterer Teil der Abbildung*). Das mit CA beschriftete Dreieck stellt das Enzym Carboanhydrase dar, das u. a. die Spaltung von H_2O zu H^+ und OH^- katalysiert. Die Glutaminsäure (eine Aminosäure) ist der Lieferant der Amino-gruppe NH_3, die sich mit H^+ zum Ammonium-Ion (NH_4^+) verbindet. Der Zahnkranz stellt den Ort des aktiven (energieabhängigen) Transports über die Zellmembran dar

---

[26] Luminal = an das Lumen angrenzend, d. h. gegen innen.

Der pH-Wert des Harns bewegt sich durch Zusammenwirken der Säuresekretion und der Puffersysteme in den physiologischen Grenzen von pH 4,5 bis 8,2.

Die Bicarbonat-Rückresorption ist im wesentlichen auch an die Sekretion von H^+-Ionen gekoppelt. Die im Tubulus vorhandenen HCO_3^--Ionen binden sich mit dem H^+-Ion zu H_2CO_3, das dann in H_2O und CO_2 zerfällt.

CO_2 kann leicht durch die Membranen diffundieren, in die Tubuluszellen zurück, um dort im Austausch der Na^+-Ionen, die mit H^+-Ionen in die Zelle gelangt sind, als $NaHCO_3$ (Natriumhydrogencarbonat) wieder ins Blut zurück zu gelangen.

Die Regulation des Blut-pH-Wertes erfolgt relativ rasch über die Ausatmung von CO_2. Die Regulation über die Niere mit Säureausscheidung und Bikarbonat-Rückresorption verläuft langsam und kann sich über mehrere Tage erstrecken.

12.3.5 Gegenstromprinzip

In der Technik wird das Gegenstromprinzip in vielfältiger Weise nutzbringend eingesetzt. Ein kleiner Vergleich aus der Technik soll deshalb helfen, das Grundprinzip des Gegenstroms zu verstehen:

> Wenn man um ein Wasserrohr, durch das eine Menge von 10 ml Wasser pro Minute fließt, eine Heizmanschette mit einem Heizwert von 100 cal/min legt, dann kann man die Temperatur des Wassers maximal um 10 °C erhöhen (Abb. 12.18). Wenn das Wasserrohr allerdings U-förmig gebogen wird, so daß die beiden Rohrteile einander eng anliegen, kann vorübergehend eine wesentlich höhere Temperatur erreicht werden. Die Heizquelle ist in diesem Beispiel am untersten Punkt des U angeordnet, so daß das auf der einen Seite aufsteigende Wasser bereits durch den engen Kontakt mit dem anderen Schenkel des U, in dem das Wasser absteigt, Wärme aufnimmt. Auf diese Art kann in der Region der Heizmanschette eine Temperatur von nahezu 100 °C erreicht werden, obwohl das ausfließende Wasser ebenfalls nur eine Temperatur hat die 10 °C über der Temperatur des einlaufenden Wassers liegt. Die relativ starke Erhöhung der Temperatur im Bereich der Heizmanschette wird durch das Gegenstromprinzip erreicht (Abb. 12.18).

In der Niere ist ebenfalls ein Gegenstromprinzip vorhanden, das v.a. darauf basiert, daß über die Membranen des Tubulussystems zwar aktiv Elektrolyte (v.a. Natrium) transportiert werden können, daß jedoch die aus dem Mark wieder aufsteigenden Anteile der Henle-Schleife für Wasser ziemlich undurchlässig sind. Somit kann aus den aufsteigenden Schenkel Natrium (Na^+) in die absteigenden Schenkel der Henle-Schleife transportiert werden, ohne daß Wasser passiv nachfolgt.

Durch den Gegenstrommechanismus werden im Interstitium der Markpyramide osmotische Werte von ca. 1400 mosmol erreicht. Diese hohen Werte bil-

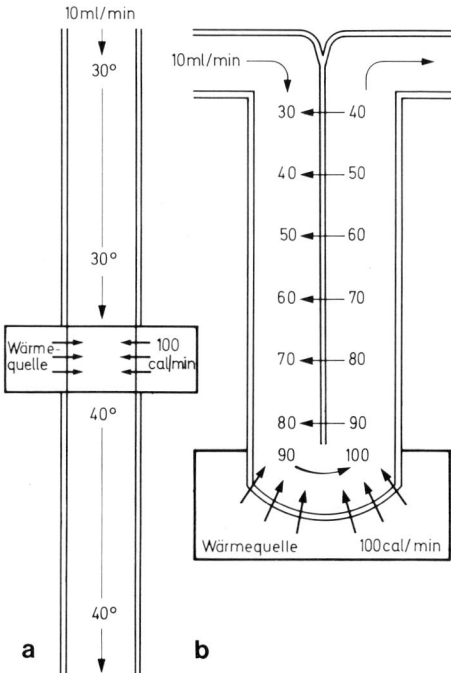

Abb. 12.18a, b. Schema des Gegenstromprinzips an einer Heizmanschette
(**a**) und einer Heizkalotte (**b**) verdeutlicht. Bei gleicher Heizleistung von
100 cal/min kann bei Ausnutzung des
Gegenstromprinzips (**b**) die Temperatur
kurzfristig bis praktisch auf 100 °C gebracht werden. Bei einem reinen Durch-
laufsystem ohne Gegenstrom kommt es
lediglich zu einer Aufheizung von 30
auf 40 °C. (Aus Ganong 1974)

den wiederum die Grundlage für die Wasserrückresorption aus den Sammelrohren. Wenn die Sammelrohre durch ADH-Wirkung ihre Wasserpermeabilität
erhöhen, folgt Wasser dem osmotischen Gradienten und fließt ins Markinterstitium ein. Von hier wird es mit dem Blut der Gefäße wieder in den Körper
zurückgeführt.

Der unter Normalbedingungen ausgeschiedene Harn ist stark hyperton,
d. h. er hat einen höheren osmotischen Druck als das Blutplasma. Diese Hy-
pertonie des Harns ist jedoch nicht allein durch die Permeabilität der Sammelrohre zu erreichen. Sie erfolgt vielmehr dadurch, daß gelöste Teilchen aktiv aus
dem Harn entfernt werden und nach dem Gegenstromprinzip in den Markpyramiden konzentriert werden. Dadurch entsteht ein Konzentrationsgradient
zwischen dem Harn der Sammelrohre und dem Markinterstitium, der die treibende Kraft für das Eindringen des Wassers aus dem Sammelrohr ins Mark
darstellt. Der Wasserstrom ins Mark ist kein aktiver Transportvorgang, sondern erfolgt passiv durch den bestehenden osmotischen Gradienten.

12.3.6 Harnausscheidung (Diurese)

Je nach Ausgangslage im Körper werden 2 Hauptarten der Harnausscheidung
(Diurese) unterschieden:

- die Wasserdiurese und
- die osmotische Diurese.

Wasserdiurese

Im Hypothalamus (s. Kap. 13: Nervensystem) befinden sich spezifische Zellen, die auf osmotische Veränderungen des Plasmas reagieren. Bei Verdünnung des Plasmas, d. h. Absinken der Osmolalität des Plasmas durch Aufnahme großer Wassermengen, verhindern diese Osmorezeptoren eine Ausschüttung des ADH, so daß die Permeabilität der Sammelrohre für Wasser abnimmt. Auf diese Art wird vermehrt Wasser ausgeschieden. Da die Halbwertszeit des ADH nur ca. 18 min beträgt, funktioniert dieses System innerhalb von ca. 15 – 20 min.

> Das Trinken größerer Mengen hypotoner Lösungen bewirkt also eine Erhöhung der Wasserausscheidung. Dieses Phänomen wird als Wasserdiurese bezeichnet.

Alkoholische Diurese

Die alkoholische Diurese kann als Spezialfall der Wasserdiurese angesehen werden. Nach Genuß von Alkohol kommt es zu einer Hemmung der ADH-Ausschüttung in der Hypophyse. Dies ist eine direkte Wirkung des Alkohols, die im Unterschied zur Wasserdiurese nicht über die hypothalamischen Osmorezeptoren vermittelt wird. Durch die verminderte ADH-Ausschüttung wird in den Sammelrohren die Permeabilität nicht erhöht. Dadurch kommt es zu einer vermehrten Wasserausscheidung.

Osmotische Diurese

Die osmotische Diurese ist das „Gegenstück" zur Wasserdiurese. Hierzu kommt es, wenn zu viele osmotisch wirksame Teilchen im Harn zurückbleiben, d. h. nicht rückresorbiert werden. Diese Teilchen üben einen merklichen osmotischen Effekt aus, indem sie Wasser im Harn zurückbehalten. Es kommt dadurch zu einer Verkleinerung des osmotischen Gradienten zwischen Markinterstitium und Sammelrohren, so daß aus den Sammelrohren weniger Wasser ins Markinterstitium zurückdringen kann. Osmotische Diurese kann z. B. durch Mannitol (ein Polysaccharid), das filtriert, aber nicht rückresorbiert wird, hervorgerufen werden. Es kann aber auch durch eine Überkonzentration von normalen Filtratbestandteilen hervorgerufen werden. So ist z. B. die beim Diabetes mellitus bestehende Polyurie (mit daraus resultierendem verstärktem Durstgefühl) durch osmotische Diurese hervorgerufen. Es ist im Harn mehr Glukose vorhanden, als rückresorbiert werden kann, da das Glukosetransportmaximum (Tm_g) der Niere überschritten worden ist. Die in den Tubuli verbleibende Glukose hält Wasser zurück, so daß als Resultat vermehrt Harn ausgeschieden wird.

12.3.7 Endokrine Funktion der Niere

Juxtaglomerulärer Apparat

Im Bereich des Gefäßpols sind am Nierenkörperchen verschiedene Zelldifferenzierungen vorhanden, die unter dem Begriff „juxtaglomerulärer Apparat" zusammengefaßt werden. Der juxtaglomeruläre Apparat setzt sich aus 3 Bestandteilen zusammen:

- vaskuläre Komponente,   *Vas afferens*
- tubuläre Komponente,
- mesangiale Komponente.   *zwischengewebe*

Vaskuläre Komponente

Kurz vor Eintritt der Arteriola afferens in den Glomerulus ist in der Wand des Gefäßes eine Spezialisierung, das Polkissen, vorhanden. Die Media (eigentlich aus Muskelzellen aufgebaut) ist zu Epithelzellen modifiziert, die nur noch entfernt an Myozyten erinnern. Im Innern dieser Zellen liegen Sekretgranula, die ein Hormon enthalten, das Renin. Dieses Polkissen stellt die vaskuläre Komponente des juxtaglomerulären Apparates dar (da das Polkissen in der Gefäßwand liegt; Abb. 12.19).

Tubuläre Komponente

In der Nähe des Polkissens liegt die tubuläre Komponente (Macula densa), eine Differenzierung des distalen Tubulus. Es handelt sich hierbei um eine Platte von Epithelzellen in der Wand des distalen Tubulus, in der die Zellkerne relativ dicht beieinander stehen (deshalb: Macula densa = dichter Fleck).

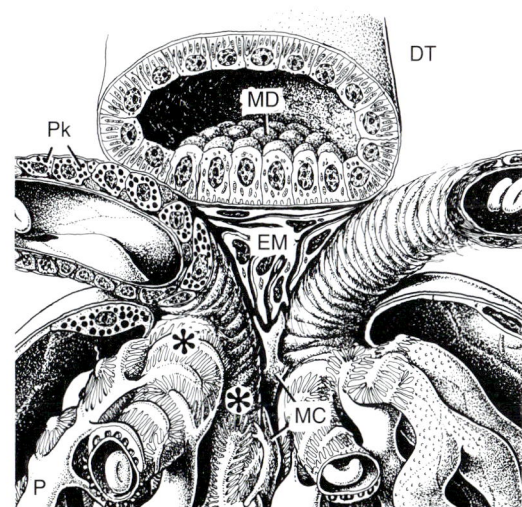

Abb. 12.19. Detail aus der Region des Gefäßpols eines Nierenkörperchens mit den Bestandteilen des juxtaglomerulären Apparats. Zum juxtaglomerulären Apparat gehören die Macula densa (**MD**), das extraglomeruläre Mesangium (**EM**, auch Laciszellen genannt) und das Polkissen im Vas afferens (linkes Gefäß). Der Aufhängeapparat des Glomerulus wird als Mesangium bezeichnet (**MC**). Die *Sterne* deuten auf die Podozyten hin, sie bedecken die Kapillarschlingen als äußeres Blatt des Nierenfilters. **DT** = distaler Tubulus. (Aus Krstic 1991)

Die Macula densa transportiert Natrium in eine Gruppe von Zellen, die zwischen den Zellen der Wand der Macula densa und dem Polkissen liegen.

Mesangiale Komponente *zwischen vaskulär / tubulär*

Die Zellen, die zwischen Macula densa und A. afferens liegen, sind die Laciszellen. Sie werden auch als extraglomeruläres Mesangium bezeichnet und stellen die mesangiale Komponente dar.

Die Laciszellen sind in der Lage, die jeweilige Natriumkonzentration zu registrieren. Bei zu geringer Natriumkonzentration stimulieren sie die Zellen des Polkissens zur Abgabe von Renin. Sowohl Natriummangel wie auch zu geringe Nierendurchblutung führen zu einer Reninausschüttung aus dem Polkissen. Unter der Wirkung von Renin wird das im Blut zirkulierende Angiotensinogen in Angiotensin I umgewandelt. Angiotensin I wird durch ein Enzym (Convertingenzym) in Angiotensin II umgewandelt.

Steigert den Druck / wirkt auf Angiotensin Vas efferens Renin

> Angiotensin II wirkt auf 2 Arten: Auf der einen Seite setzt es Aldosteron aus der Nebennierenrinde frei, daraus folgt eine vermehrte Natriumrückresorption. Auf der anderen Seite ist Angiotensin II das stärkste heute bekannte blutdrucksteigernde Mittel. Es wird v.a. lokal in der Niere, indem es die Wandzellen der Arteriola efferens veranlaßt, das Gefäßlumen zu verengen. Dadurch wird der Filtrationsdruck im Glomerulum gesteigert.

ACE - Hemmer

Die durch Aldosteron hervorgerufene vermehrte Natriumrückresorption bedingt aber auch eine passive Rückresorption von Wasser. Dadurch wird das im Plasma vorhandene Flüssigkeitsvolumen erhöht. Dies wirkt einer Eindickung des Blutes entgegen und erhöht indirekt auch den Blutdruck.

Durch einen zu geringen Natriumgehalt des Blutes wird auch zu wenig Wasser im Blut zurückbehalten, so daß das Blut unter Natriummangel dicker wird.

Erythropoietin

Zu den endokrinen Aufgaben der Niere gehört auch die Bildung eines Hormons, das die Erythrozytenbildung stimuliert. Der genaue Ort der Bildung dieses Hormons in der Niere ist noch nicht lokalisiert worden. Man nimmt an, daß es in den Gefäßwänden vom Endothel gebildet wird. Es handelt sich dabei um ein Glykoproteid, das die Bezeichnung renaler erythropoietischer Faktor (REF) erhalten hat. Unter der Wirkung des REF wird ein im Plasma zirkulierendes Globulin, das „Proerythropoietin", in Erythropoietin umgewandelt. **Erythropoietin** ist in der Lage, die Erythrozytenbildung im Knochenmark zu stimulieren. Dadurch steigt die Anzahl der zirkulierenden Erythrozyten. Die auslösenden Faktoren für die Sekretion des REF (renaler erythropoietischer Faktor oder Erythrogenin) sind Anämie, Hypoxie sowie eine Erhöhung des Kobaltspiegels im Blut.

12.3.8 Eigenschaften des Harns

Die Untersuchung des Harns ist eine der Routinemethoden, die es dem Arzt ermöglichen, erste Aussagen über Abweichungen der Körperfunktionen vom Normalen zu machen. Störungen im Körperhaushalt äußern sich häufig in einer Änderung der Zusammensetzung, Farbe oder Menge des Harns.

Menschlicher Harn ist eine klare gelbliche Flüssigkeit, die beim Schütteln schäumt und beim Stehen einen leichten wolkigen Niederschlag bilden kann. Er besteht aus Spuren von Eiweiß, das mit den abgestoßenen Harnwegsepithelzellen in den Harn gelangt ist. Beim Abkühlen kann aus stark konzentriertem Harn ein Sediment von Uraten ausfallen, die sich beim Erwärmen wieder lösen.

Das spezifische Gewicht des Harns ist ebenfalls eine leicht zu untersuchende Eigenschaft, die über die Konzentration Auskunft gibt. Das spezifische Gewicht beträgt im Mittel 1016–1020 und kann bei extrem konzentriertem Harn bis auf 1035 ansteigen.

Heute sind vielfach osmometrische Messungen üblich, da sie wesentlich genauer sind. Die osmotische Konzentration kann im Fall der Wasserdiurese bei 50 mosmol und im Fall der Antidiurese bei 1400 mosmol liegen.

Bei verschiedenen Formen der Nierenschädigung hat die Niere die Fähigkeit verloren, die Harnkonzentration den Erfordernissen des Flüssigkeitshaushalts anzupassen. Das spezifische Gewicht des Harns entspricht dann der Osmolalität des Ultrafiltrats (ca. 1010 = Isosthenurie (ca. 290 mosmol). Der **pH-Wert** des Harns liegt normalerweise bei 5,5. Je nach Kost kann er aber auch bis auf 4,5 sinken oder bis auf über 8 ansteigen. Ein Anstieg ist z. B. bei pflanzlicher Kost zu beachten, ein Abfall v. a. bei eiweißreicher Kost (wegen der im Protein enthaltenen Aminosäuren).

Für die normale Untersuchung des Harns stehen verschiedene Methoden zur Verfügung.

Gängige Harnuntersuchungen:
- Eiweißprobe,
- Zuckerprobe,
- Sedimentuntersuchung.

Bei der Sedimentuntersuchung unterscheidet man normale und pathologische Bestandteile (Tabelle 12.2).

Tabelle 12.2. Normale und pathologische Bestandteile bei der Sedimentuntersuchung

Normale Harnbestandteile	Pathologische Harnbestandteile
Harnsäurekristalle (Urate)	Erythrozyten (einzelne)
Kalziumoxalatkristalle	Erythrozytenzylinder
Phosphat (z. B. Ammonium-Magnesium-Phosphat)	Leukozyten (einzelne)
	Leukozytenzylinder
Epithelzellen aus dem äußeren Geschlechtsbereich	Epithelzellen der ableitenden Harnwege

Mit Schnelltestmethoden (Teststreifen) lassen sich heute innerhalb von Minuten Aussagen über pH-Wert, vorhandene Bakterien, Blut, Zucker etc. machen.

12.4 Zusammenfassung Harnapparat

▶ **Organe**
Zum Harnapparat rechnet man: die Niere als harnbereitendes Organ; das Nierenbecken, der Harnleiter, die Harnblase und die Harnröhre als harnableitende Organe.

▶ **Niere**
Die Niere nimmt an folgenden Funktionen teil:
- an der Exkretion (z.B. Harnstoff, Harnsäure, Pharmaka etc.),
- an der Regulation des inneren Milieus (Wasser-Elektrolyt-Haushalt, Säure-Basen-Haushalt) und
- an der Hormonsekretion (Renin, Erythropoietin).

Die beiden Nieren liegen retroperitoneal links und rechts der Wirbelsäule. Die linke Niere liegt mit ihrem oberen Pol auf der Höhe der 11. Rippe, die rechte Niere auf der Höhe der 12. Rippe.

Die Nieren sind verschieblich in die Umgebung eingebaut. Zwischen Inspiration und Exspiration variieren sie um 3–4 cm in ihrer Position.

Bestandteile: Die Nieren sind außen von einer Kapsel überzogen. Das Innere der Niere (= Parenchym) wird in Rinde und Mark unterteilt.

Die **Nierenkapsel** besteht aus einer Tunica fibrosa und einer Tunica subfibrosa. Die Tunica fibrosa ist nur locker mit der Tunica subfibrosa verbunden. Bei einer notwendigen Dekapsulation wird die nervenreiche Tunica fibrosa abgestreift. Das **Nierenparenchym** selber enthält keine Schmerzfasern.

Die **Nierenrinde** enthält die gewundenen Anteile der Nephrone, die Nierenkörperchen sowie Gefäße. Das **Mark** besteht aus Markpyramiden, in denen sich die geraden Anteile der Nephrone (Henle-Schleife), die Sammelrohre und gestreckt verlaufende Gefäße befinden. Von den Markpyramiden verlaufen Markstrahlen in die Rinde. Die Rinde umgibt die Markpyramiden vollständig, so daß diese isoliert sind.

5–20 Markpyramiden mit ihren Papillen münden in die Nierenkelche, die ihrerseits Teil des Nierenbeckens sind.

Nierengefäße: Die für die Primärharnbildung wichtigen Gefäßabschnitte der Niere sind die A. afferens (zuführende Arterie), der Glomerulus (Kapillarschlingen) und die A. efferens (abführende Arterie).

Das **Nephron** ist die funktionelle und morphologische Baueinheit der Niere. Es besteht aus: Nierenkörperchen (Corpusculum renis) mit Bowman-Kapsel und Glomerulus, dem proximalen Tubulus mit Pars convoluta und Pars recta, dem Intermediärtubulus mit Pars descendens und Pars ascendens sowie dem distalen Tubulus mit Pars recta und Pars convoluta:

- Die **Bowman-Kapsel** des Nierenkörperchens besteht aus einem dünnen parietalen und einem zu Podozyten differenzierten viszeralen Blatt. Die Podozyten sind Teil des Nierenfilters.

- Der **proximale Tubulus** hat auf der luminalen Seite einen ausgeprägten Bürstensaum (Mikrovilli) und auf der basalen Seite sehr deutliche Interdigitationen und Einfaltungen, in denen sich Mitochondrien befinden (basale Streifung). Bürstensaum und basale Streifung sind Ausdruck der hohen Transportaktivität des proximalen Tubulus.

- Der **Intermediärtubulus** ist der dünnste Teil des Nephrons, er besitzt weder basale Streifung noch Mikrovilli. Er ist Teil des Gegenstrommechanismus.

- Der distale Tubulus besitzt auf der luminalen Seite nur wenige Mikrovilli und auf der basalen Seite eine noch deutlichere basale Streifung als der proximale Tubulus.

Ableitende Harnwege:
Dazu gehören das Nierenbecken (Pelvis), die Harnleiter (Ureter), die Harnblase (Vesica urinaria) und die Harnröhre (Urethra).

- Der aus den Markpapillen träufelnde Harn wird von den Nierenkelchen aufgenommen und in das **Nierenbecken** geleitet. Man unterscheidet ein dendritisches (englumig, verzweigt) von einem ampullären Nierenbecken (weitlumig, unverzweigt).

- Die **Harnleiter** sind ovale, röhrenförmige Hohlorgane mit einem Durchmesser von ca. 4–7 mm. Sie verbinden die Niere mit der Harnblase und sind ca. 29–30 cm lang. Sie werden entsprechend ihrem Verlauf in eine jeweils gleichlange Pars abdominalis (Bauchteil) und eine Pars pelvina (Beckenteil) unterteilt.

Die Harnleiter sind aus einer Schleimhaut (Tunica mucosa), einer Muskelhaut (Tunica muscularis) und einer bindegewebigen äußeren Hülle (Adventitia) aufgebaut. Die Schleimhaut besteht aus Übergangsepithel (mit Deckepithel und Crusta). Die Muskelhaut besteht aus einer inneren Längs- und einer äußeren Ringmuskulatur. Durch die Muskelschichten wird der peristaltische Harntransport (3- bis 6mal pro Minute) ermöglicht.

Drei Engpässe der Harnleiter sind klinisch (Nierensteine) von Bedeutung:
- am Überang vom Nierenbecken in die Harnleiter,
- am Übergang der Pars abdominalis in die Pars pelvina,
- beim Eintritt der Harnleiter in die Harnblase.

- Die **Harnblase** dient der Sammlung des Harns zwischen 2 Entleerungen (Miktionen). Sie ist ebenfalls aus Schleimhaut, Muskelhaut und Adventitia aufgebaut. Die Muskulatur ist dreischichtig und wird als M. detrusor (Austreiber) bezeichnet. Die Harnblase liegt im kleinen Becken hinter der Schamfuge und ist nur auf der Oberseite (kranial) von Peritoneum bedeckt.

Die Harnblase ist durch einen inneren glatten (M. sphincter vesicae) und einen äußeren quergestreiften Muskel (M. sphincter urethrae) verschlossen. Sympathikuseinfluß führt zu einer Erschlaffung des M. detrusor und zu einer Kontraktion des M. sphincter vesicae. Parasympathikuseinfluß führt zum Austreiben des Harns. Der Vorgang wird durch die Bauchpresse) unterstützt. Normalerweise sollten Harnflußmengen von 20 ml/s erreicht werden.

- Die Urethra feminina (**weibliche Harnröhre**) ist nur ca. 3–5 cm lang (deshalb leichter Aufstieg von Bakterien in die Harnblase) und folgt in schwachem Bogen dem Hinterrand der Schamfuge. In das Lumen der Urethra feminina münden muköse Drüsen (Glandulae urethrales).

- Die Urethra masculina (**männliche Harnröhre**) besteht aus einer Pars intramuralis (in der Harnblasenwand), einer Pars prostatica (in der Prostata), einer Pars membranacea (im Beckenbodenmuskel, M. transversus perinei profundus) und einer Pars spongiosa (im Corpus spongiosum). Die Pars spongiosa mündet an der Penisspitze mit der Fossa navicularis.

Physiologie der Niere:

Das **Nierenfilter** besteht aus drei Schichten: Kapillarendothel mit Poren, glomeruläre Basalmembran und den Podozyten mit ihren Interdigitationen und dem Schlitzdiaphragma. Die durchschnittliche Porengröße des Nierenfilters beträgt ca. 10 nm (1 Nanometer = 10^{-6} mm). Wegen der elektrischen Ladung der Filterporen können auch geladene Partikel, die kleiner sind als 10 nm, nicht durch das Filter verlorengehen. Albumin mit einer relativen Molekülmasse von ca. 65000 kann das Filter nicht passieren und erscheint nicht im Ultrafiltrat. Bei Proteinurie ist das Nierenfilter defekt.

- Der **Nettofiltrationsdruck** beträgt 15 mmHg. Er entsteht durch den Kapillardruck (50 mmHg), von dem der Druck des Ultrafiltrats (10 mmHg) und der onkotische Druck (25 mmHg) abgezogen werden müssen.

- Die **glomeruläre Filtrationsrate** (GFR) kann durch die Inulin-Clearance berechnet werden. Sie beträgt 125 ml/min (180 Liter Primärharn/Tag). Der renale Plasmafluß (RPF) beträgt 700 ml/min und der renale Blutfluß (RBF) 1270 ml/min.

Clearance:
Die Clearance bezeichnet die Ausscheidungsfähigkeit der Niere für eine gewisse Substanz. Die Größe der Clearance hängt davon ab, wie die entsprechende Substanz im Tubulussystem verarbeitet wird. Die Möglichkeiten sind:
- reine Filtration (Beispiel: Inulin),
- Rückresorption (Beispiel: Glukose),
- Sekretion (Beispiel: Paraaminohippursäure = PAH).

Die Durchblutung der Nierenrinde unterliegt einer myogenen **Autoregulation**. Im Druckbereich zwischen 80 und 200 mmHg verändern sich GFR, renaler Plasmafluß und renaler Blutfluß nicht. Die Markdurchblutung unterliegt nicht der Autoregulation, so daß ein erhöhter Blutdruck zu einer Erhöhung des Harnflusses führt (Druckdiurese).

Die **Rückresorption** unterliegt der Transportmöglichkeit der Niere. Wenn diese erschöpft ist (Transportmaximum), erscheint die entsprechende Substanz im Harn (Nierenschwelle ist erreicht). Die Nierenschwelle (Konzentration = Menge pro Volumen) für Glukose beträgt 200 mg/100 ml. Das Transportmaximum (Menge pro Zeiteinheit) für Glukose beträgt 300 mg/min. Bei 200 mg Glukose/100 ml Blut ist das Transportmaximum der Niere erreicht, und Glukose kann nicht mehr rückresorbiert werden; sie erscheint im Harn.

Die Niere kann die gleiche Menge an gelöster Substanz in 500 ml oder in maximal 23 l (z.B. bei Diabetes insipidus) ausscheiden.

Bis zum Ende des proximalen Tubulus ist das Ultrafiltrat isoton, da den rückresorbierten Primärharnbestandteilen Wasser passiv folgt.

Gegenstromprinzip:
Das Gegenstromprinzip basiert auf 2 Fakten:
Der Intermediärtubulus transportiert aktiv Na^+ vom aufsteigenden in den absteigenden Schenkel.
Wasser kann nicht folgen, da dieser Teil des Tubulus für Wasser undurchlässig ist.

Harnausscheidung (Diurese):
- **Wasserdiurese** beruht auf der fehlenden oder reduzierten Wirkung von ADH (antidiuretisches Hormon). Über Osmorezeptoren wird die Ausschüttung von ADH reguliert. Wenig oder kein ADH hat Wasserdiurese zur Folge, da die Sammelrohrpermeabilität reduziert ist.

- Die **alkoholische Diurese** ist ein Spezialfall der Wasserdiurese, da Alkohol die Ausschüttung von ADH vermindert. Dadurch kommt es zu einem erhöhten Harnfluß.

- Osmotische Diurese kommt durch zu viele osmotisch wirksame Teilchen im Harn zustande. Dadurch wird der Gradient zwischen Sammelrohr und Markinterstitium reduziert, so daß weniger Wasser diesem Gradienten folgend ins Mark einströmt. Das kann u. a. bei Diabetes mellitus der Fall sein, wenn sich zu viele Glukosemoleküle im Harn befinden.

Wasser- und Elektrolythaushalt:
Durch die Tendenz des osmotischen Ausgleichs an semipermeablen Membranen sind Wasser- und Elektrolythaushalt immer eng miteinander verbunden.

Die täglich in der Niere filtrierte Menge an Elektrolyten beträgt rund das 10fache der im Extrazellularraum vorhandenen Elektrolytmenge. Entsprechend hoch ist die Rückresorptionsrate. Natrium nimmt eine zentrale Stellung ein. 10% des Grundumsatzes werden für die aktive Natriumrückresorption beansprucht (ca. 1,4 kg Natrium). Die notwendige Elektroneutralität des Natriumtransports wird entweder durch passiv nachströmendes Cl^- oder durch im Austausch auf die Gegenseite transportiertes K^+ ermöglicht.

Bei **azidotischer (saurer) Ausgangslage** wird alles filtrierte Bikarbonat wieder rückresorbiert und saure Valenzen in Form von H^+ oder NH_4^+ (Ammonium-Ionen) ausgeschieden.

Bei **alkalotischer (basischer) Ausgangslage** wird vom filtrierten Bikarbonat nur ein Teil rückresorbiert.

Der limitierende **pH-Wert** für die Abgabe von H^+ aus den Tubuluszellen beträgt 4,5. Der pH-Wert des Harns schwankt maximal zwischen 4,5 und 8,2. Der Normalwert beträgt pH 5,5.

Juxtaglomerulärer Apparat:
Der juxtaglomeruläre Apparat besteht aus dem Polkissen (vaskuläre Komponente) der Macula densa (tubuläre Komponente des distalen Tubulus) und den Laciszellen (mesangiale Komponente).

Die Macula densa transportiert Na^+ in den Bereich der Laciszellen. Bei zu geringer Na^+-Konzentration lösen die Laciszellen an den Zellen des Polkissens die Sekretion von Reningranula aus.

● Renin bewirkt die Umwandlung von Angiotensinogen in Angiotensin I. Angiotensin I wird durch ein Enzym (Convertingenzym) in Angiotensin II umgewandelt. Angiotensin II ist die stärkste blutdrucksteigernde Substanz des menschlichen Körpers. Sie bewirkt eine Regulation des Filtrationsdrucks im Corpusculum. Gleichzeitig wird unter der Wirkung von Angiotensin II Aldosteron aus der Nebennierenrinde freigesetzt. Dies bewirkt eine Erhöhung der Natriumrückresorption, das damit dem Körper weiterhin zur Verfügung steht.

- Wegen der Koppelung der Natriumrückresorption und dem passiv nachfolgenden Wasser wird Renin auch bei Blutverlust ausgeschüttet. Dadurch wird Wasser vermehrt im Körper zurückbehalten; so kann wenigstens das Blutvolumen erhöht werden, bis durch entsprechende Neubildung der verlorengegangenen Zellen das Volumen wieder ausgeglichen wird.

Erythropoietin:

In der Niere wird ein Glykoproteid produziert, der renale erythropoietische Faktor (REF). Er wandelt im Blut vorhandenes „Proerythropoietin" in Erythropoietin um. Erythropoietin stimuliert im Knochenmark die Blutbildung. Auslösende Faktoren für die Sekretion von REF sind Hypoxie, Anämie und die Erhöhung des Kobaltspiegels im Blut.

Der osmotische Wert des Harns schwankt physiologischerweise zwischen 50 und 1400 mosmol (spezifisches Gewicht 1016–1020).

13 Nervensystem

13.1 Einteilung

Um die verschiedenen Bestandteile eines derart komplexen Systems, wie es der menschliche Körper darstellt, miteinander zu koordinieren und in einen geordneten Funktionsablauf zu integrieren, muß ein übergeordnetes Kontrollsystem vorhanden sein. Diese Aufgabe wird vom Nervensystem ausgeführt. Es ermöglicht, die Außenwelt mit der Innenwelt des Organismus sowie die inneren Regulationen des Organismus untereinander zu verknüpfen.

Vom Nervensystem werden Reize über Rezeptoren aufgenommen (Augen, Ohren, Haut etc.), in Erregung umgewandelt und – nach entsprechender Umschaltung – effektorischen Systemen (Muskeln, Drüsen) zugeleitet. Durch Vermittlung des Nervensystems erfolgt so auf jeden Reiz eine entsprechende Antwort, die in ihrer Gesamtheit als Grundlage für die Erhaltung des Lebens angesehen werden können.

Das Nervensystem gliedert sich in 2 Anteile:
- zerebrospinales Nervensystem,
- vegetatives Nervensystem.

Die Unterscheidung der beiden Nervensysteme beruht auf ihren unterschiedlichen Funktionen (Tabelle 13.1):

Die Aufgabe des zerebrospinalen Systems besteht u.a. darin, Umweltreize wahrzunehmen, sie zu verarbeiten und durch Muskelinnervation auf die Umweltreize zu reagieren.

Das vegetative Nervensystem hingegen reguliert und koordiniert die Funktionen der inneren Organe so, daß ihre Tätigkeit den jeweiligen Bedürfnissen des Gesamtorganismus angepaßt wird.

Des zerebrospinale System unterliegt in großem Ausmaß unserer willkürlichen Kontrolle, das vegetative System kann hingegen nur in geringem Maße willkürlich beeinflußt werden; deshalb wird es auch als autonomes Nervensystem bezeichnet.

Eine andere, häufig vorgenommene, Einteilung geht weniger auf die Funktion als auf die Lage der Bestandteile des Nervensystems ein (zentral oder peripher) und unterteilt dementsprechend unser Nervensystem in

- einen zentralen Anteil und
- einen peripheren Anteil.

Tabelle 13.1. Einteilung des Nervensystems

Einteilung nach der Funktion	
Zerebrospinales Nervensystem	Vegetatives Nervensystem
Wahrnehmung und Verarbeitung von Umweltreizen	Regulation und Koordination der Funktionen der inneren Organe
Reaktion auf die Umweltreize durch Muskelinnervation	
Unterliegt weitgehend der willkürlichen Kontrolle des Menschen	Kann nur in sehr geringem Maße willkürlich beeinflußt werden (daher „autonomes" NS)
Einteilung nach der Lage der Bestandteile des Nervensystems	
Zentrales Nervensystem (ZNS)	Peripheres Nervensystem (PNS)
Gehirn und Rückenmark (= kompakte Masse)	Alle Nervensubstanz außerhalb der Zentralorgane (= einzelne Nerven und Nevenzellkörper = Ganglien)

Der zentrale Anteil oder auch ZNS (Zentralnervensystem) besteht aus dem Gehirn sowie aus dem Rückenmark. Als peripheres Nervensystem oder auch PNS wird alle Nervensubstanz außerhalb dieser Zentralorgane zusammengefaßt. Dabei handelt es sich nicht um eine kompakte Masse wie im Bereich des Gehirns und des Rückenmarks, sondern um einzelne Nerven und die mit diesen Nerven verbundenen Ansammlungen von Nervenzellkörpern, die Ganglien.

13.2 Entwicklung des Nervensystems

Die Ausbildung des Nervensystems beginnt beim menschlichen Embryo zu einem sehr frühen Zeitpunkt. Bereits in der 3. Embryonalwoche bildet sich im Bereich des äußeren Keimblattes (Ektoderm) eine Verdickung, die als **Neuralplatte** bezeichnet wird. Die Ränder dieser Neuralplatte stülpen sich nach außen und bilden so in der Längsrichtung des Embryos die **Neuralwülste**, zwischen denen eine Vertiefung liegt, die **Neuralrinne**. Die Neuralrinne senkt sich weiter ab, und die Neuralwülste verschmelzen miteinander. Dadurch wird die Neuralrinne zum **Neuralrohr**, wobei der Verschmelzungsvorgang in der Mitte des Embryos beginnt und dann sowohl nach kranial (kopfwärts) wie auch nach kaudal (schwanzwärts) fortschreitet. Im kranialen Bereich des Neuralrohrs, dem späteren Gehirn, nimmt die Zahl der neugebildeten Zellen rascher zu als im kaudalen Bereich, dem späteren Rückenmark (Abb. 13.1).

Wenn der Verschluß der Neuralrinne oder die Zellvermehrung gestört wird, sei es durch innere oder äußere Faktoren, so kommt es zur Mißbildungen, wie z.B. Fehlen (Anenzephalus) oder zu geringe Entwicklung (Mikrozephalus) des

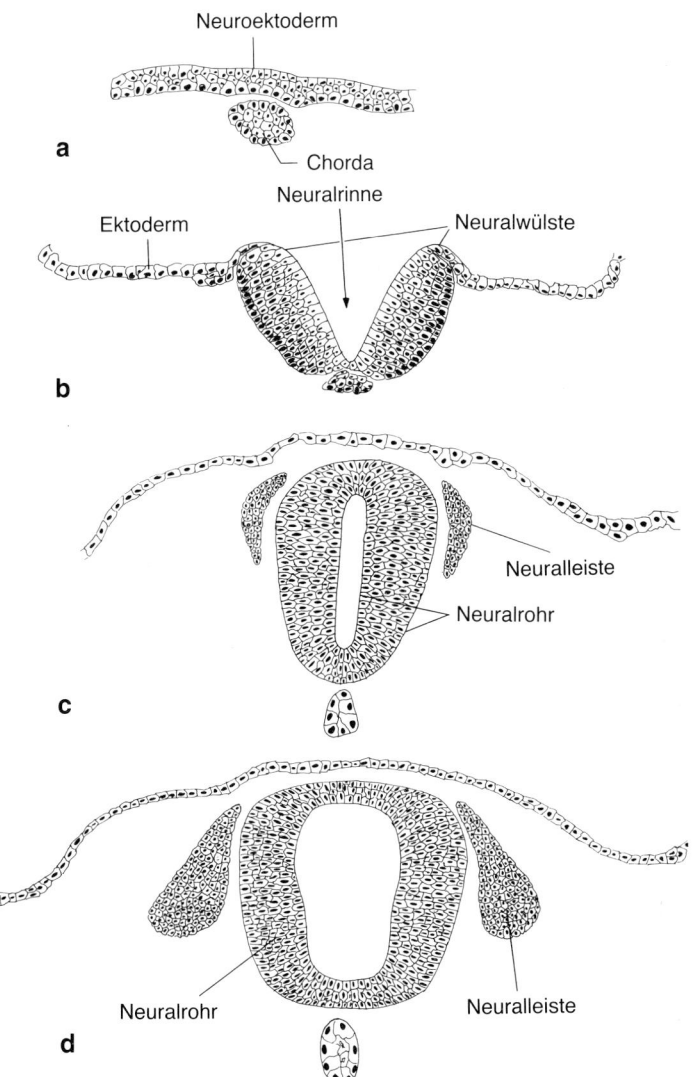

Abb. 13.1 a–d. Verschiedene Stadien in der Entwicklung des Nervensystems. **a** Unterhalb des Ektodermbereiches, der als Neuroektoderm Entwicklungsmöglichkeiten für das Nervensystem beinhaltet, hat sich die Chorda gebildet, die einen wichtigen Teil an der Entwicklung der Wirbelsäule hat. **b** Im Neuroektodermbereich hat sich durch Einsenkung und Auffaltung die Neuralrinne mit den Neuralwülsten gebildet. **c** Aus der Neuralrinne ist das Neuralrohr geworden und die Neuralwülste haben sich als Neuralleiste ausgegliedert. **d** Das Neuralrohr wird später zum Rückenmark und dem Gehirn (ZNS), die Neuralleisten u.a. zum peripheren Nervensystem (PNS). (Aus Forssmann u. Heym 1985)

Gehirns, aber auch zur Spina bifida, d.h. dem mangelhaften oder fehlenden Verschluß des Neuralrohrs und damit verbunden meist auch des Wirbelkanals.

Während der Bildung des Neuralrohrs durch Verschmelzung der Neuralwülste, wandern aus diesen auf beiden Seiten Zellen aus, die je einen Zellstrang bilden, die **Neuralleisten**. Aus diesen Neuralleisten entstehen im Laufe der weiteren Entwicklung die Anteile des peripheren Nervensystems. Aber auch sog. neurogene Elemente, die z. T. außerhalb des Nervensystems zu liegen kommen, gehen aus den Neuralleisten hervor. Zu diesen gehören die Melanozyten, die als Pigmentzellen für die Farbe der Haut und der Haare etc. verantwortlich sind.

13.3 Nervenzellen

Die Einteilung des Nervensystems in einen peripheren und einen zentralen Anteil ist willkürlich und lediglich durch die Lage der Bestandteile zu erklären. Sowohl von der Funktion wie auch von der zugrundeliegenden Struktur ist das Nervensystem ein einheitliches Ganzes. Der strukturelle wie auch der funktionelle Grundbaustein des Nervensystems ist − wie in allen anderen Systemen des Körpers − die Zelle. Die Zellen des Nervensystems werden meist als **Neurone** oder gelegentlich als Neurozyten bezeichnet. Von anderen Körperzellen unterscheiden sie sich nicht nur aufgrund ihrer Struktur, sondern v.a. auch aufgrund einiger funktioneller Merkmale.

Merkmale der Nervenzellen:
- Spezialisierung für Erregungsleitung,
- extreme Empfindlichkeit gegenüber Sauerstoffmangel,
- Vermehrungsunfähigkeit, abgestorbene Zellen werden nicht ersetzt.

Ein typisches Neuron besteht aus einem Zellkörper sowie verschiedenen Zellausläufern. Der **Zellkörper** wird Perikaryon genannt. Er besitzt einen großen Zellkern mit einem zentral gelegenen Nukleolus. Im Perikaryon befinden sich lichtmikroskopisch sichtbare Granula, die der Zelle ein scholliges Aussehen geben. Nach ihrem Entdecker werden diese Granula **Nissl-Schollen** genannt. Sie bestehen aus rauhem endoplasmatischen Retikulum (mit Ribosomen besetzt). Vom Perikaryon entspringen mehrere kürzere Zellausläufer, die der Zelle in einigen Fällen das Aussehen eines mit Ästen besetzten Baumes oder Strauches geben; deshalb werden sie **Dendriten** (Äste) genannt. Die Dendriten nehmen

---

Abb. 13.2. Schema eines multipolaren Neurons am Beispiel einer motorischen Vorderhornzelle des Rückenmarks. Die *gestrichelte Linie* deutet den Übergang vom zentralen zum peripheren Nervensystem an. Dies wird auch deutlich am Übergang von der zentralen (Oligodendrozyt) zur peripheren Glia (Schwann-Zelle). Die motorischen Endplatten sind neuromuskuläre Synapsen, an denen der Nervenimpuls auf die Muskelzelle der Skelettmuskulatur übertragen wird und wodurch eine Muskelkontraktion ausgelöst wird. (Aus Junqueira u. Carneiro 1987)

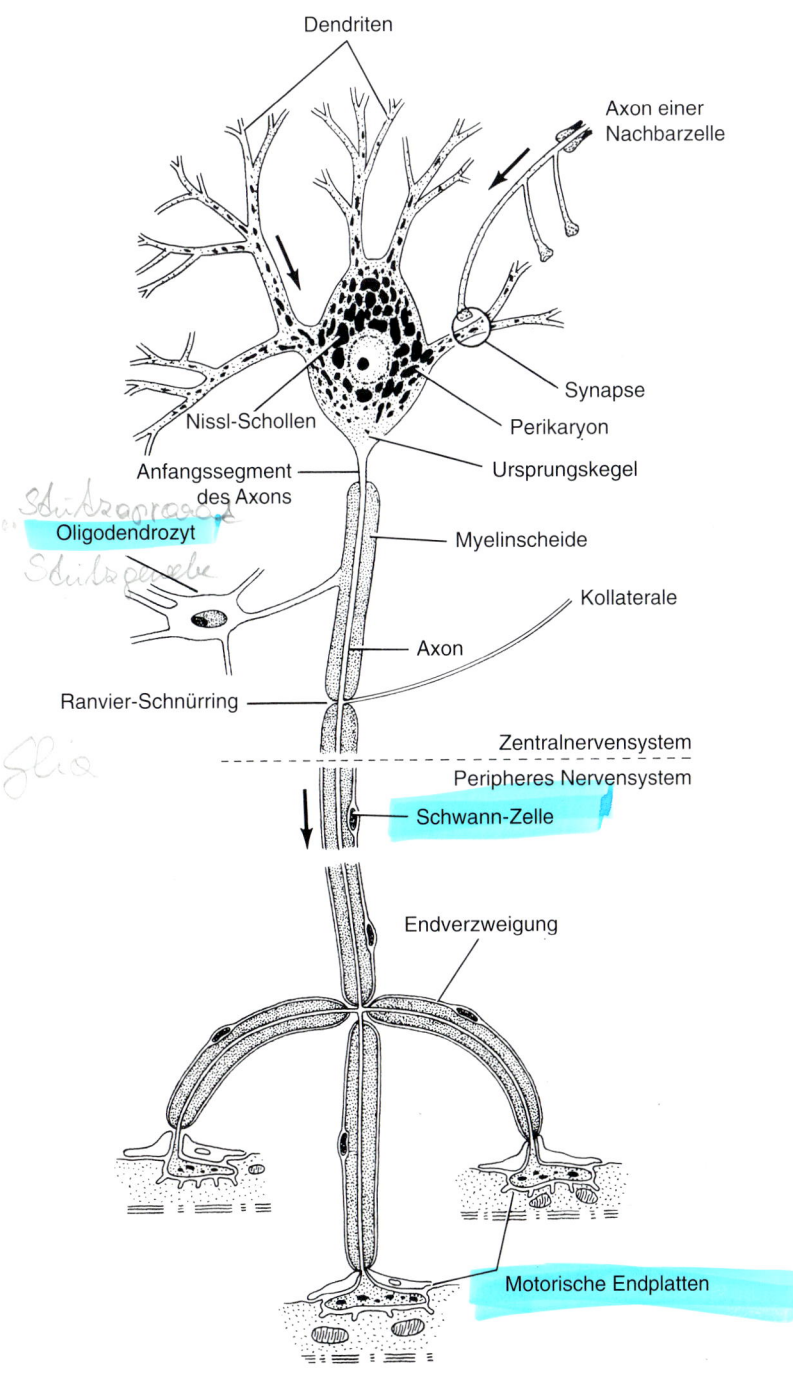

Dendriten

Axon einer
Nachbarzelle

Synapse

Perikaryon

Nissl-Schollen

Ursprungskegel

Anfangssegment
des Axons

Oligodendrozyt

Myelinscheide

Kollaterale

Axon

Ranvier-Schnürring

Zentralnervensystem

Peripheres Nervensystem

Schwann-Zelle

Endverzweigung

Motorische Endplatten

Impulse von anderen Neuronen auf und leiten sie zum Perikaryon. Von einer Zone des Perikaryons, in der sich kein rauhes endoplasmatisches Retikulum befindet und die Ursprungskegel genannt wird, entspringt ein einzelner langer Zellausläufer, der **Neurit** (auch Axon genannt). Über den Neuriten werden Nervenimpulse vom Perikaryon zu den Dendriten anderer Neurone, zu Muskeln oder Drüsen abgeleitet.

Die Neuriten wachsen zum Teil in die Peripherie aus (z. B. vom Rückenmark bis zu den Muskeln). Sie können bis zu 1,20 m lang sein, obwohl ihr Durchmesser teilweise nur 5–20 µm beträgt.

Damit ist ein Neuron grundsätzlich polar gegliedert, was seiner physiologischen Funktion entspricht, nämlich Erregung, d. h. einen Nervenimpuls, am Pol der einen Seite (Dendriten) aufzunehmen und sie am Pol der anderen Seite (Neurit) abzugeben. Die beiden Pole werden dementsprechend als **Rezeptorpol** (Dendrit) und **Effektorpol** (Neurit) bezeichnet (Abb. 13.2).

13.3.1 Synapsen

Die Übertragung eines Nervenimpulses von einer Zelle auf die andere geschieht durch Synapsen. Die Neuriten enden meist mit zahlreichen kleinen Auftreibungen, den Endknöpfchen, die auch als Boutons bezeichnet werden. Zusammen mit der Membran des folgenden Neurons, dem diese Boutons anliegen, bilden sie die Synapse, an der die Übertragung der Erregung von einer Zelle auf die andere erfolgt (s. Kap. 2: Zytologie, und 3: Histologie).

Den Synapsen kommt eine Ventilfunktion zu, da sie die Erregung nur in einer Richtung leiten können. Damit wird durch die Funktion der Synapsen eine geordnete Tätigkeit des Nervensystems überhaupt erst ermöglicht (Abb. 13.3).

Man unterscheidet allgemein
- erregende und
- hemmende Synapsen.

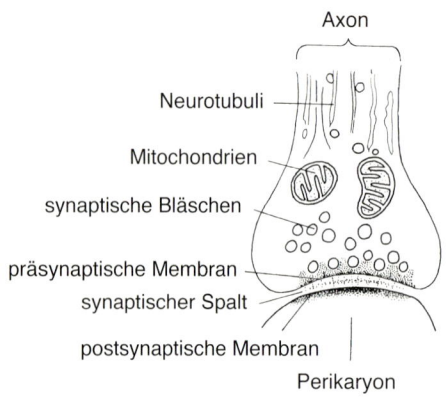

Axon

Neurotubuli

Mitochondrien

synaptische Bläschen

präsynaptische Membran

synaptischer Spalt

postsynaptische Membran

Perikaryon

Abb. 13.3. Schema einer Synapse. (Aus Schiebler u. Schmidt 1987)

Reizschwelle ist unterschiedlich durchgängig.

Eine Hemmung kann präsynaptisch oder postsynaptisch sein:

Präsynaptisch ist sie, wenn die Ausschüttung des Transmitters reduziert oder verhindert wird. **Postsynaptisch** ist sie, wenn die Hemmung an der postsynaptischen Membran (Membran der Folgezelle) erfolgt. Dies kann bedeuten, daß ein nachfolgender erregender Impuls aus einem anderen Neuron ohne Wirksamkeit bleibt oder daß ein stärkerer Impuls nötig wird. Für die postsynaptische Hemmung sind verschiedene Transmittersubstanzen gefunden worden, so z. B. die Aminosäure Glyzin oder ein Aminosäurederivat die γ-Aminobuttersäure (GABA).

Die meisten Nervenzellen bilden mehrere Synapsen mit anderen Nervenzellen und erhalten gleichzeitig hemmende oder erregende Impulse von anderen Zellen. Man hat errechnet, daß es allein im Gehirn ca. 10^{14} Synapsen gibt und daß jedes Neuron etwa 100 Zuleitungen erhält (Konvergenz) und andererseits an etwa 100 Neurone Verbindungen abgibt (Divergenz). Hierbei handelt es sich jedoch um Durchschnittswerte. Die Zahl der Synapsen pro einzelne Zelle schwankt zwischen einer Synapse im Mittelhirn und mehreren Tausend, z. B. an einer motorischen Vorderhornzelle des Rückenmarks, an der bis zu 5500 Endknöpfchen, d. h. Synapsen, anliegen. Bei einer derartigen Zelle sind bis zu 40% ihrer Zellmembran von synaptischen Endknöpfchen bedeckt (Abb. 13.4).

Synapsen scheinen „lernfähig" oder trainierbar zu sein. Praktisch unbenutzte Synapsen funktionieren nur schlecht. Häufig benutzte Synapsen hingegen funktionieren sehr rasch, d. h. die Erregungsübertragung läuft an ihnen besser.

13.3.2 Erregbarkeit und Erregungsleitung

Nervenzellen können im Unterschied zu den meisten anderen Zellen sehr leicht erregt werden. Sie haben eine sog. niedrige Erregbarkeitsschwelle. Der Reiz, der dabei zu einer Erregung führt, kann im Experiment elektrisch sein; unter physiologischen Bedingungen ist er jedoch meist mechanisch oder chemisch.

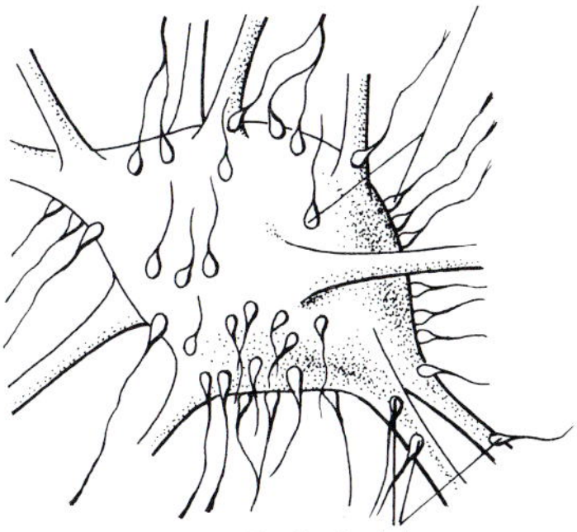

Endknöpfchen
(Bouton) am Perikaryon

Endknöpfchen an
dendritischen Ausläufern

Abb. 13.4. Zeichnung verschiedener Endknöpfchen (Bouton) am Perikaryon und an den dendritischen Ausläufern. (Aus Junqueira u. Carneiro 1987)

Die Impulse, die durch solche Reize entstehen, werden entlang eines Neuriten einer Nervenzelle bis zu seinem Ende weitergeleitet. Diese Leitung ist ein aktiver, energieverbrauchender Prozeß. Der nervöse Impuls bewegt sich bei dieser Leitung mit einer konstanten Stärke und Geschwindigkeit dem Nerv entlang. Grundlage für diese Impulsleitung ist die Veränderung im Membranpotential.

> Wenn man von 2 Elektroden, die mit einem Verstärker und einem Oszillographen verbunden sind, eine Elektrode in das Zellinnere einer Nervenzelle führt und die andere auf der Außenseite der Zelle läßt, kann man über den Oszillographen eine dauernde Potentialdifferenz zwischen dem Inneren der Zelle und der Außenseite messen, solange die Zelle nicht erregt ist, d. h. solange sie sich in Ruhe befindet. Wenn keine Potentialdifferenz meßbar ist, dann ist die Zelle nicht mehr lebensfähig.

Das Membranpotential einer Zelle im nichterregten Zustand wird als **Ruhemembranpotential** bezeichnet. Bei Nervenzellen beträgt das Ruhemembranpotential ca. 70 mV. Es wird als negatives Potential (-70 mV) bezeichnet, da das Innere der Zellen gegenüber dem Äußeren negativ geladen ist.

> Das Ruhemembranpotential einer Zelle entsteht primär durch das Ausströmen von Kaliumionen. Innerhalb der Zelle (= intrazellulär) besteht eine ca. 30mal höhere Konzentration an positiv geladenen Kaliumionen als außerhalb (= Extrazellularraum). Die Kaliumionen haben somit die Tendenz, dem Konzentrationsgradienten folgend, aus der Zelle zu strömen. Dabei bleiben negativ geladene Proteine in der Zelle zurück, für die – aufgrund ihrer Größe und ihrer negativen Ladung – die Zellmembran undurchlässig ist. Somit entsteht also durch den Ausstrom von positiven Ladungen (K^+) ein Überschuß an negativen Ladungen im Inneren der Zelle. Sobald die Ladungsdifferenz zwischen Zellinnerem und Extrazellularraum eine gewisse Größe erreicht hat, können keinerlei weitere Kaliumionen ausströmen. Das ganze System steht dann im Gleichgewicht, das je nach Zellart zu einem unterschiedlichen Ruhemembranpotential führt (Nerven: -70, Herzmuskel: -80, Skelettmuskulatur: -90 mV). Das Gleichgewicht ist Ausdruck des ausgewogenen Kräfteverhältnisses zwischen nach innen gerichtetem Ladungsgradienten und nach außen gerichtetem Konzentrationsgradienten.

Dem Ruhemembranpotential der Nerven wird das **Aktionspotential** gegenübergestellt. Das Aktionspotential ist das Membranpotential einer Zelle im erregten Zustand. Das Aktionspotential entsteht, sobald ein Reiz über eine Nervenfaser geleitet wird. Wenn aus einem synaptischen Endknöpfchen genügend Transmittersubstanz freigesetzt wird (z. B. Acetylcholin oder Noradrenalin), verändert sich das Membranpotential an der postsynaptischen Membran in charakteristischer Weise.

Es kommt zunächst zu einer Depolarisation von ca. 15 mV, d. h., das Membranpotential steigt von −70 mV auf −55 mV an. Diesen Punkt bezeichnet man als Zündschwelle (firing level). Von diesem Punkt aus kommt es nun ohne weitere Zufuhr von Transmittersubstanz zu einem sehr raschen Anstieg des Membranpotentials auf ungefähr +35 mV und zu einer sofort darauf folgenden Rückkehr (Repolarisation) bis auf das Niveau des Ruhemembranpotentials, d. h. −70 mV. Dieser Wert wird sogar kurzfristig noch unterschritten (Hyperpolarisation).

Das Aktionspotential ist also die gesamte Veränderung des Membranpotentials während der Leitung eines Impulses (Abb. 13.5):

- zuerst ein relativ „langsames" Ansteigen bis zur Zündschwelle (Aufstrich mit anschließender Depolarisation),
- dann ein sofortiges Überschießen bis auf ca. +35 mV (Overshoot) und
- daran anschließendes Absinken auf −70 mV (Repolarisation).

Die anfängliche Depolarisation muß mindestens 15 mV betragen, d. h. das Ruhemembranpotential muß bis auf −55 mV ansteigen, da es sonst nicht zur Ausbildung eines sog. Aktionspotentials kommt. Ist diese anfängliche Depolarisation auf −55 mV erreicht, so kommt es unter allen Umständen zu einem Aktionspotential: diese Tatsache wird als „**Alles-oder-nichts-Gesetz**" bezeichnet.

Der fast explosionsartige Anstieg des Potentials auf ca. +35 mV wird durch eine plötzliche Änderung der Permeabilität der Zellmembran für Na^+-Ionen

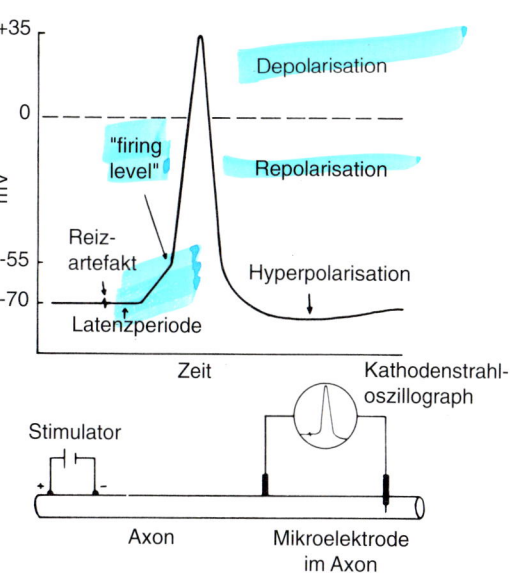

Abb. 13.5. Darstellung eines Aktionspotentials mit einem Kathodenstrahloszillograph. Der *untere Teil der Abbildung* zeigt die Meßelektroden. Eine liegt auf der Außenseite, die andere im Inneren des Axons. Durch den Stimulator wird ein Impuls abgegeben, der zu einem Aktionspotential führt. Im *oberen Teil der Abbildung* ist das Aktionspotential aufgezeichnet. Nach Erreichen der Zündschwelle („firing level") kommt es nach dem „Alles-oder-nichts-Gesetz" zu einem Aktionspotential, mit einer Hyperpolarisation bis ca. 35 mV. Daran schließt sich die Repolarisation an. (Aus Ganong 1974)

erreicht. Bei einem Ruhemembranpotential von -70 mV ist die Zellmembran praktisch undurchlässig für Natriumionen, die im Extrazellularraum in ca. 10fach höherer Konzentration als in der Zelle vorliegen. Von einer gewissen Höhe der intrazellulären Natriumkonzentration nimmt die Permeabilität der Zellmembran für Natriumionen wieder ab und für Kalium-Ionen gleichzeitig zu, so daß es zu einer Umkehr des Prozesses kommt und damit zu einer Rückkehr zum normalen Ruhemembranpotential.

Die Veränderungen des Membranpotentials während der Reizleitung sind lokal, z. B. nur gerade im Bereich der postsynaptischen Membran einer Nervenzelle, pflanzen sich dann aber automatisch entlang der ganzen Zellmembran fort, bis sie an den vom Neuriten gebildeten Endknöpfchen ankommen und dort die Ausschüttung von Transmittersubstanz bewirken. Während des Aktionspotentials und der direkt darauffolgenden kurzen Zeitphase, dem Nachpotential, das sogar zu einer sog. Hyperpolarisation führt (Abfall des Membranpotentials unter -70 mV, z. B. bis -80 mV), ist die Reizschwelle eines Neurons derart verändert, daß auch der stärkste Reiz wirkungslos bleibt und nicht zu einem sofortigen zweiten Aktionspotential führt. Diesen Zeitraum, in dem die Neurone nicht erregt werden können, bezeichnet man als **Refraktärperiode**. Die gesamte Zeitspanne (Beginn des Aktionspotentials bis zum Ende der Refraktärperiode) liegt allerdings im Bereich von nur wenigen Millisekunden (1 Millisekunde = 1 Tausendstelsekunde).

Die Geschwindigkeit, mit der sich ein Aktionspotential über eine ganze Nervenfaser ausbreitet, hängt zum großen Teil von der Isolierung der Nervenfasern ab. So leiten myelinisierte Fasern bis zu 250mal schneller als nichtmyelinisierte Fasern. Die Leitungsgeschwindigkeit von motorischen Nervenfasern (= steuern die aktiven Muskelbewegungen) beträgt bis zu 120 m/s. Dagegen liegt die Leitungsgeschwindigkeit von Schmerzfasern bei ca. 0,5 m/s. Für die schnelle Leitung ist v. a. die sog. **saltatorische Erregungsleitung** von Bedeutung: Dabei springt die Depolarisation von einem Ranvier-Schnürring zum anderen, und somit muß nicht die gesamte Länge eines Neuriten langsam durchlaufen werden.

13.4 Neuroglia

Die Aufgabe der Nervenzellen besteht darin, Impulse zu leiten. Damit diese Impulse nicht wahllos von einer Nervenzelle auf die andere überspringen können, müssen die Nervenzellen und ihre Ausläufer gegeneinander isoliert sein. Diese Aufgabe wird von verschiedenen Zellen durchgeführt, die man unter dem Begriff Neuroglia zusammenfaßt. Neben der **Isolation** von Nervenzellen hat die Glia aber auch noch andere Aufgaben, wie sie in der Regel in anderen Organen vom Bindegewebe übernommen werden: z. B. **Stützfunktion, Stoffaustausch** und – bei pathologischen Prozessen – **Abbau** und **Narbenbildung**. Man unterscheidet zwei prinzipielle Arten von Glia:

- periphere Glia im peripheren Nervensystem,
- zentrale Glia im zentralen Nervensystem.

13.4.1 Periphere Glia

Die periphere Glia umschließt die Nervenfasern und Nervenzellkörper in der Peripherie. Wir unterscheiden 2 verschiedene Zelltypen:

- Schwann-Zellen,
- Mantel- oder Hüllzellen.

Schwann-Zellen
Sie isolieren die Neuriten der einzelnen Neurone gegeneinander, entweder in Form einer Myelinscheide (vgl. Kap. 3: Histologie) oder indem sie lediglich den Neuriten mit ihrem Zelleib umbetten und damit von anderen Neuriten isolieren.

Mantel- und Hüllzellen
Mantel- und Hüllzellen isolieren in den Ganglien die Perikaryen einzelner Neurone gegeneinander und gegenüber den verschiedenen Ausläufern der Neurone.

13.4.2 Zentrale Glia

Die zentrale Glia gliedert sich in 4 verschiedene Zelltypen:

- Oligodendroglia,
- Astrozyten,
- Mikroglia,
- Ependymzellen.

Oligodendroglia
Die Oligodendroglia ist für die Markscheidenbildung verantwortlich, d. h. die Isolierung der Zellausläufer der Nervenzellen gegeneinander. Im Unterschied zur peripheren Glia, bei der die Schwann-Zellen nur um ein einziges Axon eine Scheide bilden, kann jedoch eine einzelne Oligodendrogliazelle Markscheiden um 3 – 5 verschiedene Ausläufer bilden. Sie sendet dafür Ausläufer an verschiedene Neuriten, die dort jeweils in einem kurzen Abschnitt eine Myelinscheide bilden. Auch im zentralen Nervensystem mit seinen Oligodendrozyten folgt eine Zelle auf die andere, so daß zwischen den von einzelnen Zellen myelinisierten Abschnitten jeweils ein Ranvier-Schnürring vorhanden ist (Abb. 13.6).

Astrozyten
Die wichtigste Aufgabe der Astrozyten ist es, die Zusammensetzung des extrazellulären Milieus zu regulieren. Außerdem bilden die Astrozyten die äußere

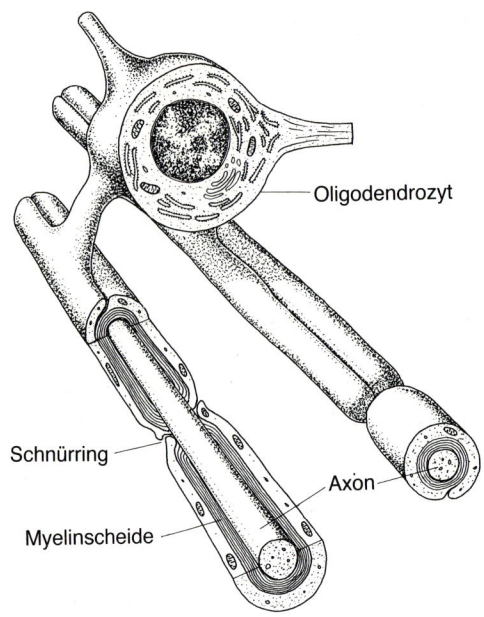

Oligodendrozyt

Schnürring

Axon

Myelinscheide

Abb. 13.6. Oligodendrozyt mit Ausläufern an 2 Axone, an denen er Myelinscheiden bildet. (Aus Schiebler u. Schmidt 1987)

Begrenzung der Hirnsubstanz und der Rückenmarksubstanz. Sie füllen die Räume zwischen den Perikarien, Dendriten und Neuriten vollständig aus.

Früher war man der Auffassung, daß Astrozyten die Blut-Hirn-Schranke aufbauen. Heute weiß man, daß dies durch das Kapillarendothel geschieht, das für sehr viele Stoffe eine absolut dichte Barriere darstellt, die nicht überwunden werden kann.

Mikroglia
Die Zellen der Mikroglia werden auch Hortega-Zellen genannt. Sie haben die Funktion von „Abräumzellen", die v. a. bei pathologischen Bedingungen perivaskulär (um die Gefäße herum) vermehrt auftreten. Sie sind in der Lage, durch Phagozytose körpereigene und körperfremde Bestandteile abzubauen.

Ependymzellen
Die Ependymzellen kleiden die Innenräume des Zentralnervensystems aus. Damit sind sie als innere Oberfläche in den Ventrikeln des Gehirns und im Zentralkanal des Rückenmarks vorhanden.

13.5 Rückenmark

13.5.1 Entstehung und Aufbau des Rückenmarks

Aus dem größten Teil des Neuralrohrs ist während der Entwicklung das Rückenmark (Medulla spinalis) hervorgegangen. Es liegt im Wirbelkanal optimal geschützt und reicht dort vom großen Hinterhauptloch (Foramen occipitale magnum) bis zur Höhe des 2. Lendenwirbels. Es ist ca. 40–45 cm lang.

Während der frühen Embryonalzeit wird das Rückenmark in der ganzen Länge der Wirbelsäule angelegt, doch wächst die Wirbelsäule in der Folge stärker als das Rückenmark, so daß unterhalb des 2. Lendenwirbels keine kompakte Masse mehr, sondern nur noch Wurzelfäden (Fila radicularia) vorhanden sind, die nach Austritt durch die Zwischenwirbellöcher zu den Spinalnerven werden. In ihrer Gesamtheit nennt man diese Wurzelfäden Pferdeschweif (Cauda equina).

Das Rückenmark stellt einen kompakten Strang in der Stärke eines Fingers dar, der sowohl in der Zervikalgegend wie auch in der Lumbalgegend etwas verdickt ist. Diese Anschwellungen werden als Intumescentia cervicalis und Intumescentia lumbalis bezeichnet. Sie sind bedingt durch eine große Anzahl von Perikaryen (motorische Nervenzellen), die, von hier ausgehend, ihre langen Fortsätze zu den Muskeln der Extremitäten schicken.

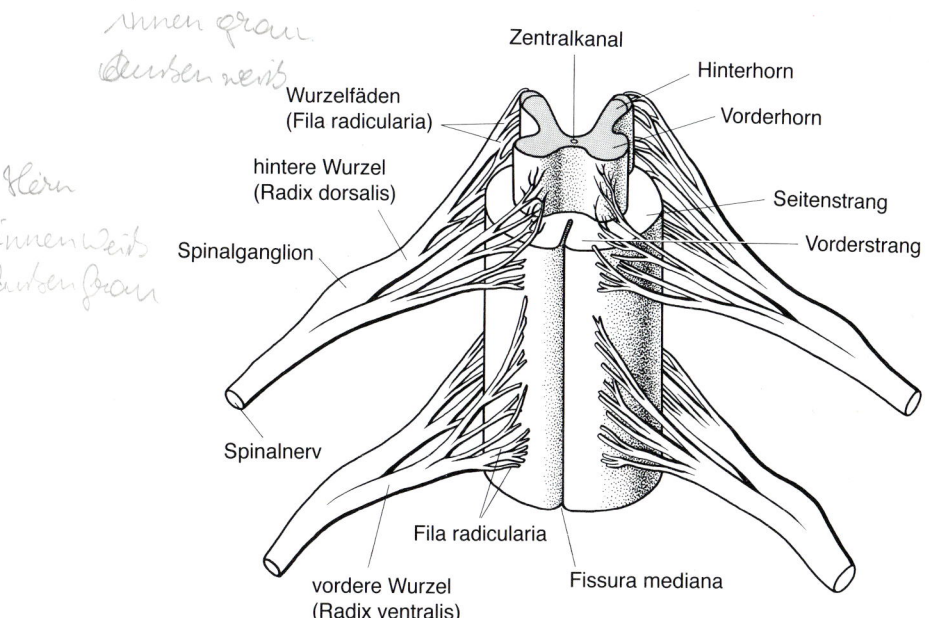

Abb. 13.7. Rückenmark mit 2 eingezeichneten Spinalnervenpaaren. Die Spinalnerven entstehen aus dem Zusammenlaufen von hinterer und vorderer Wurzel (Radix dorsalis und Radix ventralis). In der hinteren Wurzel liegt das Spinalganglion. Hier befinden sich die Perikarien der afferenten (sensiblen) Neurone. (Aus Schiebler u. Schmidt 1977)

Auf der gesamten Länge des Rückenmarks treten seitlich – durch die Zwischenwirbellöcher – die Spinalnerven aus, jeweils paarweise auf beiden Seiten. Deshalb redet man auch von Spinalnervenpaaren (Abb. 13.7).

An einem Schnitt durch das Rückenmark erkennt man, daß es durch ein bindegewebiges Septum dorsale und durch einen tiefen vorderen Einschnitt, die Fissura mediana anterior, in 2 symmetrische Hälften gegliedert ist. Deutlich tritt auf einem derartigen Schnitt auch eine graue schmetterlingsförmige Innenzone hervor, die von einer weißen Außenzone umgeben ist. Die **graue Substanz** besteht hauptsächlich aus den Nervenzellkörperchen, den Perikaryen; die weiße Substanz enthält aufsteigende oder absteigende Leitungsbahnen, d. h. Bündel von Nervenfasern (Abb. 13.8).

Die graue Substanz (Schmetterlingsfigur) besteht auf jeder Seite aus
- einem Vorderhorn (Cornu anterior),
- einem Hinterhorn (Cornu posterior) und
- einem verbindenden Seitenhorn (Cornu lateralis).

Dreidimensional betrachtet, handelt es sich bei den Hörnern um Zellsäulen, die durch ein Mittelstück verbunden sind.

Die graue Substanz des Rückenmarks gliedert sich also in eine schmale Hintersäule (Columna posterior), eine breite Vordersäule (Columna anterior) und eine spitze, kleine Seitensäule (Columna lateralis). Die Seitensäule kommt allerdings nur im Brustmark sowie in den angrenzenden Markabschnitten vor. Das Verbindungsstück, das die Zellsäulen der grauen Substanz miteinander verbindet, enthält einen Zentralkanal, der von Ependym ausgekleidet ist (s. 13.4.2). Durch den Verlauf der Zellsäulen sowie den Eintritt von Nervenfasern in das Hinterhorn und den Austritt von Fasern aus dem Vorderhorn wird die weiße Substanz, die ja die graue Substanz umgibt, in 3 Zonen oder Stränge gegliedert. Auf diese Weise lassen sich in jeder Rückenmarkhälfte 3 Stränge abgrenzen:

- ein Vorderstrang (Funiculus anterior),
- ein Seitenstrang (Funiculus lateralis) und
- ein Hinterstrang (Funiculus posterior).

Innerhalb dieser Stränge sind auf- und absteigende Nervenfasern entsprechend ihrer Funktion in einzelnen Bündeln zusammengefaßt. Diese Faserbündel, die sich nicht scharf gegeneinander abgrenzen, werden als Tractus bezeichnet. Sie sind in der Regel nach dem Ursprung und Ziel ihres Verlaufs benannt; so z. B. der Tractus corticospinalis, der aus der Hirnrinde (Cortex) ins Rückenmark (Medulla spinalis) verläuft. Er ist eine wichtige Leitungsbahn für die Motorik.

Rückenmarksegmente

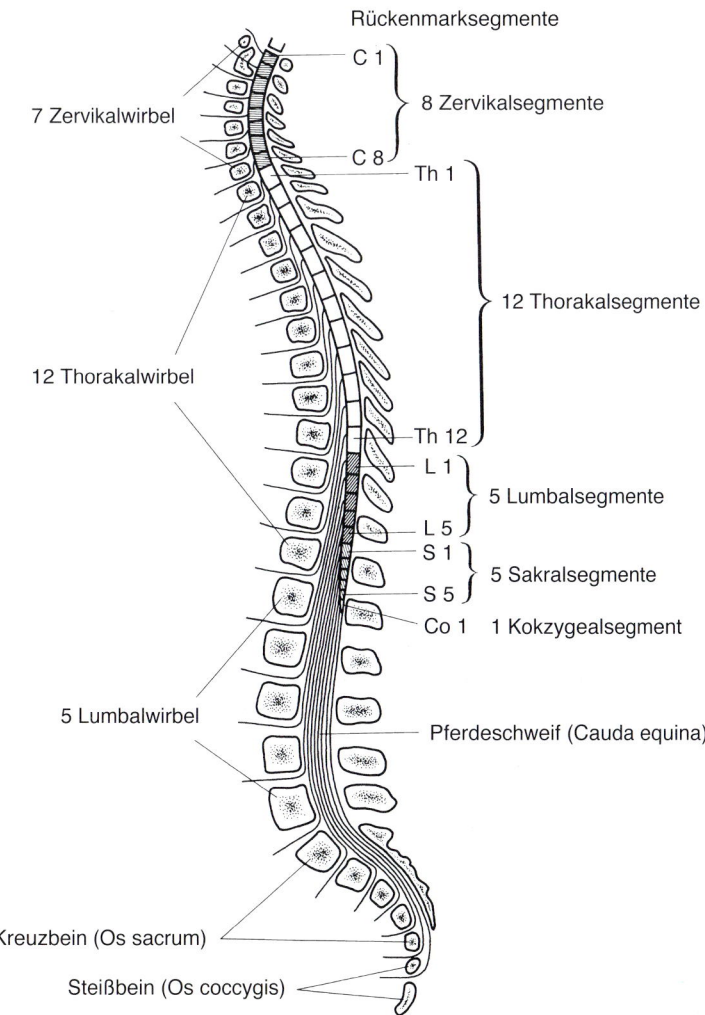

7 Zervikalwirbel

C 1 ⎱
⎰ 8 Zervikalsegmente

C 8

Th 1 ⎱

12 Thorakalwirbel

12 Thorakalsegmente

Th 12 ⎰
L 1 ⎱
5 Lumbalsegmente
L 5 ⎰
S 1 ⎱
5 Sakralsegmente
S 5 ⎰
Co 1   1 Kokzygealsegment

Pferdeschweif (Cauda equina)

5 Lumbalwirbel

Kreuzbein (Os sacrum)

Steißbein (Os coccygis)

Abb. 13.8. Längsschnitt durch die Wirbelsäule mit eingezeichnetem Rückenmark. Das Rückenmark ist nur bis auf Höhe von L1–L2 kompakt, weiter kaudal besteht es nur noch aus den Wurzelfäden (Fila radicularia) des Pferderschweifs (Cauda equina). Als Rückenmarksegmente (Zervikal- bis Sakralsegmente) sind die Regionen des kompakten Rückenmarks bezeichnet, aus denen die für die entsprechende Region bestimmten Wurzelfäden aus dem Rückenmark in den Wirbelkanal eintreten. (Aus Schiebler u. Schmidt 1987)

13.5.2 Spinalnerven

Die Nervenfasern, die das Rückenmark verlassen, stammen aus 2 Wurzeln: der vorderen Wurzel (Radix ventralis) und der hinteren Wurzel (Radix dorsalis). Jede Wurzel besteht aus einer größeren Anzahl einzelner Wurzelfäden (Fila radicularia), die, kurz bevor sich die beiden Wurzeln einander nähern, zu einheitlichen Strängen verschmelzen.

In der hinteren Wurzel befindet sich, durch die hier vorhandenen Perikaryen (Zellkörper) hervorgerufen, eine Anschwellung, das Ganglion spinale. Hier sitzen die Perikaryen der sensiblen Neurone, die Impulse aus dem peripheren ins zentrale Nervensystem leiten. Kurz hinter dem Ganglion spinale vereinigt sich die hintere mit der vorderen Wurzel zum Spinalnerv. Auf jeder Seite tritt je 1 Spinalnerv durch die Zwischenwirbellöcher aus (Abb. 13.9). In der hinteren Wurzel des Spinalnervs verlaufen Fasern, die Impulse vom peripheren Nervensystem zum Rückenmark leiten. Sie werden dementsprechend als afferente Bahnen bezeichnet. In der vorderen Wurzel der Spinalnerven hingegen verlaufen Fasern, die Nervenimpulse vom Rückenmark zur Peripherie − also in umgekehrte Richtung − leiten und dementsprechend als efferente Bahnen bezeichnet werden.

Bestandteile eines Spinalnervs:
- Efferenzen aus dem Vorderhorn für die Skelettmuskulatur = somatomotorische Fasern.
- Afferenzen sensibler Neurone, die ins Hinterhorn ziehen = somatosensible Fasern.
- Efferenzen aus dem Seitenhorn für die Eingeweide- und Vasomotorik = viszeromotorische Fasern.
- Afferenzen sensibler Neurone aus den Eingeweiden = viszerosensible Fasern.

Die Afferenzen und Efferenzen der Eingeweide gehören zum vegetativen Nervensystem und werden dort noch weiter behandelt (s. 13.11).

Periphere Innervation

Die Zahl der Spinalnervenpaare entspricht der Zahl der vorhandenen Wirbel. Eine Ausnahme ist lediglich im Halsbereich vorhanden, da hier 8 Halsnervenpaare vorkommen (bei 7 vorhandenen Halswirbeln). Somit verlassen den Wirbelkanal auf jeder Seite:

Spinalnerven
- 8 Halsnerven (Nn. cervicales),
- 12 Brustnerven (Nn. thoracici),
- 5 Lendennerven (Nn. lumbales),
- 5 Kreuzbeinnerven (Nn. sacrales),
- 1−2 Steißbeinnerven (Nn. coccygei).

Nachdem die Spinalnerven durch die Zwischenwirbellöcher den Wirbelkanal verlassen haben, teilen sie sich in 4 Äste:

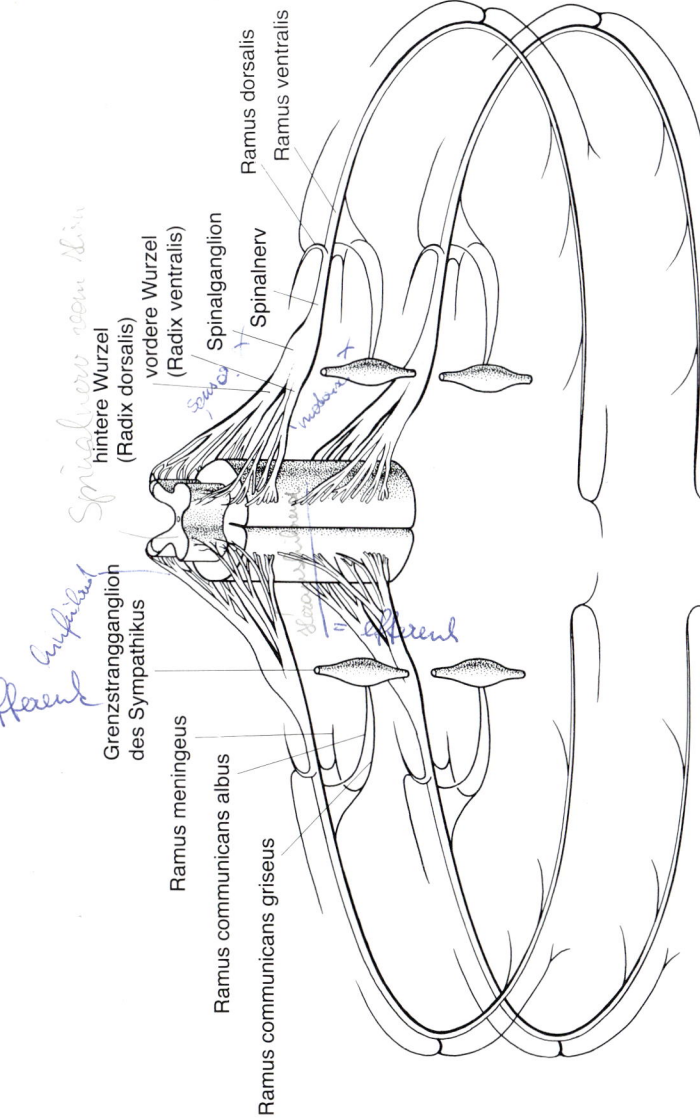

Ramus dorsalis
Ramus ventralis

hintere Wurzel
(Radix dorsalis)
vordere Wurzel
(Radix ventralis)
Spinalganglion
Spinalnerv

Grenzstrangganglion
des Sympathikus

Ramus meningeus

Ramus communicans albus

Ramus communicans griseus

Abb. 13.9. Darstellung der Spinalnervenpaare im Thorakalbereich. Der Spinalnerv gibt einen hinteren Ast (Radix dorsalis) für die Haut des Rückens und die Rückenmuskulatur, einen vorderen Ast (Radix ventralis) für die Haut der Körpervorderseite und die Interkostalmuskulatur sowie eine Radix meningeus für die Versorgung der Rückenmarkhäute ab. Der Ramus communicans albus (weißer Verbindungsast) mit den myelinisierten präganglionären Fasern und der Ramus communicans griseus (grauer Verbindungsast) mit den markarmen postganglionären Fasern, stellen die Verbindung zum Grenzstrang, dem sympathischen Teil des vegetativen Nervensystems her. (Aus Schiebler u. Schmidt 1987)

Ramus dorsalis: Das ist ein hinterer Ast, der sensibel die Haut des Rückens und motorisch die sog. genuine Rückenmuskulatur, d. h. den Erector trunci, versorgt.

Ramus ventralis: Das ist ein vorderer Ast für die sensible und motorische Innervation des Rumpfes und der Glieder.

Ramus communicans albus: Dieser Ast stellt eine Verbindung mit dem vegetativen Nervensystem dar; er läuft zum sympathischen Grenzstrang (s. 13.11: vegetatives Nervensystem).

Ramus meningeus: Dieser Ast dient der Versorgung der Rückenmarkhäute.

Die vorderen Äste der Spinalnerven (Rami ventrales) haben das größte Versorgungsgebiet. Im Bereich des Hals-, Lenden- und Kreuzbeinmarks bilden sie große Nervengeflechte, die als **Plexus** bezeichnet werden. Dabei kommt es zu einer ausgiebigen Vermischung der in den einzelnen Rami ventrales enthaltenen Fasern, so daß die peripheren Nerven schließlich aus Fasern mehrerer Rami ventrales zusammengesetzt sind. Die so entstandenen Plexus heißen Nervenplexus.

Nervenplexus 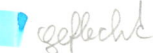 _geflecht_

Zu den großen Nervenplexus gehören:
- Plexus cervicalis,
- Plexus brachialis,
- Plexus lumbalis,
- Plexus sacralis.

Gelegentlich werden der Plexus lumbalis und der Plexus sacralis auch zum Plexus lumbosacralis zusammengefaßt.

Aus den verschiedenen Plexus gehen periphere Nerven hervor. Die wichtigsten sind in Tabelle 13.2 zusammengestellt.

Der N. ischiadicus ist der größte Nerv des Körpers. Er kann fast die Stärke eines kleinen Fingers haben. Bedeckt vom M. glutaeus maximus tritt er aus dem kleinen Becken auf die Körperrückseite aus und teilt sich während seines Verlaufs auf der Rückseite des Beines in seine beiden Hauptäste, den N. tibialis und den N. peronaeus.

Die Spinalnerven im Bereich des Brustmarkes bilden keine Plexus. Sie verlaufen jeweils zwischen den Rippen und versorgen sensibel die Haut über dem Brustkorb und motorisch die Interkostalmuskulatur.

Nerven sind in der Regel durch das sie umgebende Peri- und Epineurium (vgl. Kap. 3: Histologie) locker und verschieblich in ihre Umgebung eingebaut, so daß sie bei Kontraktionen der Muskulatur nicht gequetscht werden. Wenn sie allerdings einem längerdauernden Zug oder Druck ausgesetzt sind, z. B.

Tabelle 13.2. Die aus den verschiedenen Plexus hervorgehenden peripheren Nerven

Plexus	Periphere Nerven + wichtigste Funktion
Plexus cervicalis	N. phrenicus Zwerchfellinnervation (Atmung)
Plexus brachialis	Nerven für die somatomotorische und somatosensible Innervation von Arm und Hand
	N. musculocutaneus z.B. für den M. biceps
	N. radialis für die Extensoren an Oberarm und Unterarm
	N. medianus für die meisten Flexoren am Unterarm
	N. ulnaris für die Flexoren auf der Kleinfingerseite des Unterarms
Plexus lumbalis	Nerven für die somatomotorische und somatosensible Innervation der Unterbauchregion und des Oberschenkels
	N. femoralis z.B. für den M. quadriceps femoris
	N. obturatorius z.B. für die Adduktoren
Plexus sacralis	N. ischiadicus mit seinen beiden Hauptästen: N. tibialis und N. peronaeus
	N. tibialis z.B. Flexoren am Unterschenkel
	N. peronaeus z.B. für die Extensoren am Unterschenkel

beim Übereinanderschlagen der Beine, dann kann eine – meist vorübergehende – Teillähmung auftreten, durch welche die Erregungsleitung stark erschwert oder gehemmt ist. Die Muskeln werden nicht mehr ausreichend innerviert und die Haut wird unangenehm überempfindlich, was allgemein als „Ameisenkribbeln" oder „Eingeschlafensein" bezeichnet wird.

13.5.3 Hautfelder (Dermatome)

Prinzipiell ist die sensible Innervation der Haut unseres Körpers so geregelt, daß jedes Rückenmarksegment die afferenten Signale aus einem bestimmten Hautstreifen des Hinterkopfes, Halses, Rumpfes oder der Extremitäten erhält.

> Das von einem Rückenmarksegment sensibel innervierte Hautfeld wird Dermatom genannt. Insgesamt gibt es 30 Dermatome, die entsprechend dem Austrittsort des zugehörigen Spinalnervs segmental von C 2 (= 2. Zervikalsegment) bis S 5 (= 5. Sakralsegment) bezeichnet werden.

Das 1. Zervikalsegment besitzt keine sensible Wurzel, so daß auch kein entsprechendes Dermatom existiert. Die Karte der Dermatome bzw. der Verlauf der Grenzlinien zwischen den einzelnen Dermatomen ist für die Höhendiagnostik von Rückenmarkläsionen von großer Bedeutung (Abb. 13.10).

Durch die Plexusbildung sind in den peripheren Nerven Fasern aus verschiedenen Rückenmarksegmenten vorhanden, so daß die von ihnen versorgten Hautfelder nicht identisch mit den von einzelnen Segmenten versorgten Dermatomen sind.

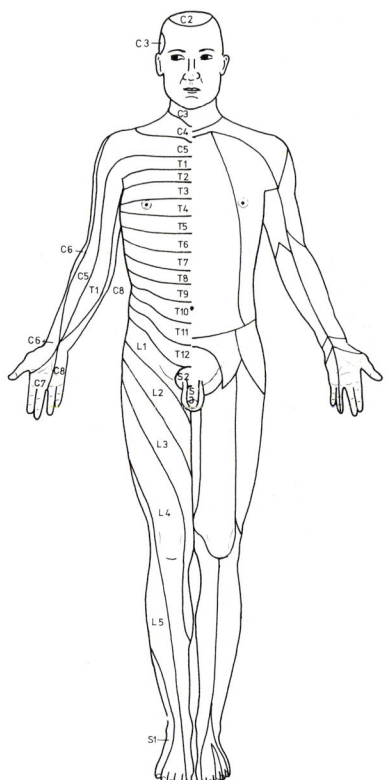

Abb. 13.10. Auf der *rechten Körperseite* sind die Hautfelder (Dermatome) eingezeichnet, die von den entsprechenden Rückenmarksegmenten versorgt werden. Auf der *linken Körperseite* sind die den entsprechenden Nerven zugeordneten Hautfelder eingezeichnet. Die Hautnerven enthalten in der Regel von mehreren Rückenmarksegmenten ihre Zuflüsse, so daß die Felder der Hautnerven nicht mit den Dermatomen übereinstimmen. (Aus Forssmann u. Heym 1985)

13.5.4 Qualitäten peripherer Nerven

Als **sensibel** werden Impulse bezeichnet, die von niederen Sinnesorganen stammen, so z.B. Tastsinn, Wärme- und Kälteempfinden.
Als **sensorisch** werden Impulse bezeichnet, die von höheren Sinnesorganen stammen, z.B. von den Augen oder den Ohren.
Afferenzen kommen aus der Peripherie und werden ins zentrale Nervensystem geleitet. Es handelt sich also um sensible und sensorische Qualitäten.
Efferenzen kommen aus dem zentralen Nervensystem und werden in die Peripherie geleitet. Es handelt sich um motorische und sekretorische (die Drüsentätigkeit regulierende) Qualitäten.

13.6 Hirnnerven

Die Hirnnerven gehören ebenfalls zum peripheren Nervensystem. Im Unterschied zu den bisher behandelten Nerven verlaufen sie jedoch nicht über das

Rückenmark, sondern treten direkt aus dem Gehirn aus. Sie werden mit den römischen Zahlen von I–XII bezeichnet, wobei allerdings der erste und der zweite Hirnnerv, nämlich der Bulbus olfactorius und der Nervus opticus keine Nerven im strengen Sinne sind, sondern in die Peripherie verlagerte Hirnteile (Abb. 13.11).

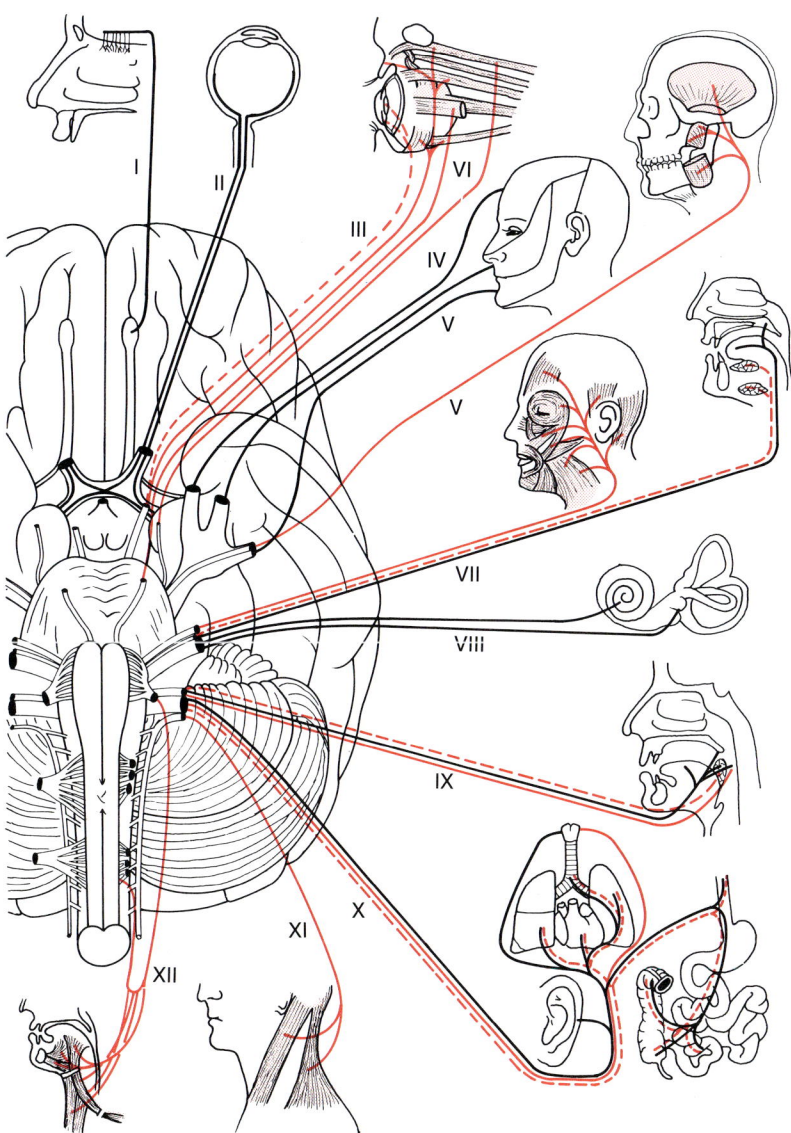

Abb. 13.11. Schematische Darstellung der Hirnnerven und der von ihnen versorgten Organe. Entsprechend ihrem Austrittsort aus dem Gehirn sind sie *von vorn* (nasal) *nach hinten* (okzipital) mit römischen Ziffern von I–XII bezeichnet. Erläuterungen s. Text. (Aus Forssmann u. Heym 1985)

I: Bulbus olfactorius *Riechnerv*

Von ihm gehen Nervenfasern aus, die man Riechenfäden (Fila olfactoria) nennt und die nach neuerem Verständnis vielfach als die eigentlichen − unter römisch I zusammengefaßten − Hirnnerven betrachtet werden. Sie treten durch die Area cribosa, aus der vorderen Schädelgrube, in die Nasenhöhle ein und innervieren dort sensorisch die Regio olfactoria, das Riechepithel.

II: N. opticus *sensorisch*

Der N. opticus versorgt sensorisch die Netzhaut, indem seine Fasern die an den Stäbchen und Zapfen aufgenommenen Impulse an das Gehirn weiterleiten.

III: N. oculomotorius *Augenmuskel + Irismuskel*

Er versorgt motorisch die äußeren Augenmuskeln (Ausnahme: M. obliquus superior und M. rectus lateralis s. unten). Außerdem verlaufen in diesem Nerv Parasympathikusfasern für die Akkommodation des Auges sowie für die Pupillenverengung.

IV: N. trochlearis *schrägen Augenmuskel*

Motorischer Nerv für die Versorgung des oberen schrägen Augenmuskels, M. obliquus superior, der über eine Trochlea (Umlenkrolle) an das Auge gelangt.

V: N. trigeminus

Dieser Nerv hat sowohl sensible als auch motorische Funktionen. Er besitzt 3 Hauptäste:

- N. ophthalmicus (V_1), der durch die Augenhöhle hindurch sensible Fasern für die Hautinnervation der Stirn und des Nasenrückens führt;
- N. maxillaris (V_2), der sensible Fasern für die Innervation der Zähne des Oberkiefers sowie der Nasenhöhle und der Haut des Oberkiefers führt;
- N. mandibularis (V_3), der den motorischen Anteil des N. trigeminus für die Innervation der Kaumuskulatur sowie sensible Fasern für die Zähne und die Haut des Unterkiefers enthält.

VI: N. abducens *Augenmuskel rectus lateralis*

Das ist der dritte motorische Nerv für die Augenmuskulatur. Dieser Nerv innerviert den Muskel, der eine Abduktion der Augen, d. h. eine Divergenzbewegung (= Auseinandergehen) bewirkt, nämlich den M. rectus lateralis.

VII: N. facialis *Geschmacksstörunge + mimik*

Dieser Nerv bildet ein Nervengeflecht (Plexus) in der Ohrspeicheldrüse (Glandula parotis) und schickt dann verschiedene Äste an die mimische Muskulatur. Bei Verletzungen oder Operationen im Bereich der Ohrspeicheldrüse kann dieser Nerv verletzt werden. Dies hat zur Folge, daß die mimische Muskulatur der entsprechenden Gesichtshälfte ausfällt. Ebenfalls mit dem N. facialis verlaufen sensorische Fasern für das vordere Drittel der Zunge.

VIII: N. statoacusticus

Dieser Nerv wird auch als N. vestibulocochlearis bezeichnet. Er hat sensorische Fasern, die auf der einen Seite Afferenzen vom Gleichgewichtsorgan (Vestibularapparat) leiten, und auf der anderen Seite sensorische Fasern, die Afferenzen vom Corti-Organ (Hörorgan) leiten.

IX: N. glossopharyngeus

Dieser Nerv hat sowohl sensorische als auch motorische Fasern. Die sensorischen Fasern versorgen die hinteren zwei Drittel der Zunge, die motorischen Fasern die Rachenmuskulatur, d.h. den Pharynx.

X: N. vagus

Dieser Nerv hat motorische und vegetative Funktionen. Er versorgt **vegetativ** das Herz, die Lunge und Teile des Magen-Darm-Traktes. Er ist der Hauptnerv des Parasympathikus. **Motorisch** versorgt er als N. laryngeus recurrens die Kehlkopfmuskulatur.

XI: N. accessorius

Dies ist ein motorischer Nerv, der den M. trapezius und den M. sternocleidomastoideus versorgt.

XII: N. hypoglossus

Dies ist ein motorischer Nerv, der die Zungenmuskulatur versorgt.

13.7 Gehirn

13.7.1 Entwicklung des Gehirns

Nach Verschluß des vorderen Teiles des Neuralrohres weitet sich dieses zu 3 hintereinanderliegenden Bläschen aus, den primären Hirnbläschen:

- Vorderhirnbläschen (Prosenzephalon),
- Mittelhirnbläschen (Mesenzephalon),
- Rautenhirnbläschen (Rhombenzephalon).

Von den 3 Hirnbläschen ist das Mittelhirnbläschen am wenigsten stark ausgeweitet. Am Prosenzephalon entwickeln sich sehr frühzeitig 2 seitliche Ausstülpungen, die Endhirnbläschen (Telenzephalon). Dadurch wird der hinterste Teil des Prosenzephalons von diesen beiden Bläschen eingezwängt und bildet eine eigenständige Struktur, die man als Zwischenhirn (Dienzephalon) bezeichnet. Damit sind aus den 3 primären Hirnbläschen 5 sekundäre Hirnbläschen entstanden:

- Endhirn (Telenzephalon; 2 Bläschen),
- Zwischenhirn (Dienzephalon),

- Mittelhirnbläschen (Mesenzephalon),
- Rautenhirn (Rhombenzephalon).

Durch weitere Entwicklung entstehen in der Region des Rautenhirns (Rhombenzephalon):

- das Hinterhirn (Metenzephalon) mit Brücke (Pons) und Kleinhirn (Cerebellum) und
- das Nachhirn (Myelenzephalon).

Damit sind die **definitiven Hirnabschnitte** folgende (Abb. 13.12):

Endhirn (Telenzephalon),
Zwischenhirn (Dienzephalon),
Mittelhirn (Mesenzephalon),   + Latein
Hinterhirn (Metenzephalon),
Nachhirn (Myelenzephalon).

Das Nachhirn (Myelenzephalon) wird häufig auch als Medulla oblongata
(= verlängertes Mark) bezeichnet, da es am Foramen occipitale magnum in
das Rückenmark mündet.

Im Verlaufe der weiteren Entwicklung zeigt das Gewebe der Hirnbläschen
ein gesteigertes Wachstum (= proliferiert), und die vorhandenen Hohlräume
werden bis auf kleine Bereiche (s. unten) mit Hirngewebe gefüllt.

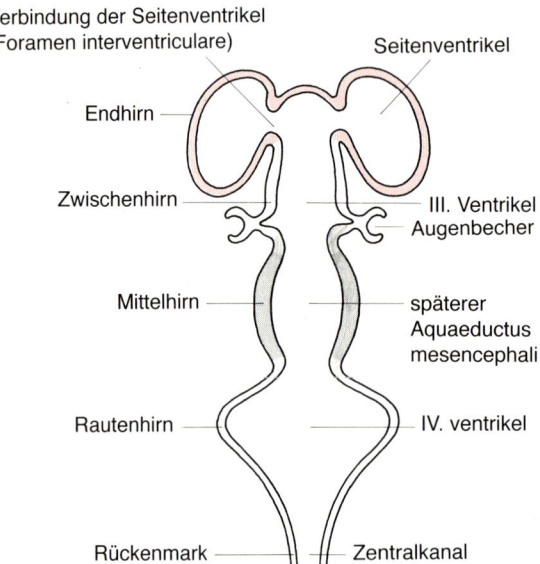

Verbindung der Seitenventrikel
(Foramen interventriculare)

Seitenventrikel

Endhirn

Zwischenhirn

III. Ventrikel
Augenbecher

Mittelhirn

späterer
Aquaeductus
mesencephali

Rautenhirn

IV. ventrikel

Rückenmark

Zentralkanal

Abb. 13.12. Aus dem Neuralrohr entwickeln sich im Bereich des Schädels Ausstülpungen, die sich später in
die entsprechenden Hirnabschnitte entwickeln. Aus dem
Dienzephalon entsteht durch
Ausstülpung der Augenbe-
cher. (Aus Schiebler u.
Schmidt 1987)

13.7.2 Liquor und Hirnventrikel

Bedingt durch die Bildung der Hirnabschnitte als Bläschen, die sich aus dem Neuralrohr ausgestülpt haben, entstehen **Hohlräume,** die auch im definitiven Hirn bestehenbleiben und dort als **Ventrikel** bzw. als Ventrikelsystem bezeichnet werden.

- In den beiden Ausstülpungen des Endhirns, d. h. in den Großhirnhemisphären, liegt je ein **Seitenventrikel,** die als 1. und 2. Ventrikel bezeichnet werden.
- In der Mitte des Zwischenhirns liegt der **3. Ventrikel,** dessen hinteres, kaudales Ende in den **Aquädukt** mündet, eine Verbindung zwischen dem 3. und 4. Ventrikel. Sie ist enstanden durch das Wachstum von Zellmassen im Bereich des Mittelhirns, wodurch das vorhandene Lumen des Neuralrohres eingeengt wurde.
- Der **4.** **Ventrikel** liegt im Rautenhirn (Rhombenzephalon) und hat die Form eines Zeltes. Der Boden dieses Ventrikels ist rhombisch und wird deshalb Fossa rhomboidea oder Rautengrube genannt. Der 4. Ventrikel verjüngt sich nach kaudal ebenfalls durch Gewebeproliferation zum Zentralkanal des Rückenmarks. Die Ventrikel sowie der Zentralkanal werden von Ependym ausgekleidet (Glia-Art). Im Kindesalter sind Ventrikel sehr eng; sie werden im Laufe des Lebens weiter.

Die Hirnventrikel sind von einer Flüssigkeit ausgefüllt, dem Liquor cerebrospinalis. Er wird meist nur in der Kurzform als **Liquor** bezeichnet. Liquor wird in speziellen, zottenartigen Adergeflechten, die in die Ventrikel hineinhängen (Plexus choroideus), gebildet. Die Adergeflechte entstehen durch das Einwachsen von Gefäßen in die Ventrikel. Die Ventrikel nehmen dabei quasi als Einstülpung der Ventrikelwand das Ependym mit und sind so durch eine von kubischen Epithelzellen gebildete Schicht überzogen. Die Zotten der Adergeflechte sind nur an bestimmten Stellen der Ventrikel vorhanden, nämlich an einigen Stellen in den beiden Seitenventrikeln, am Dach des 3. Ventrikels und im 4. Ventrikel vor der Kleinhirnunterseite.

Liquor fließt über Verbindungen des Ventrikelsystems mit den Hirnhäuten in einen Raum (Subarachnoidalraum) zwischen den Hirnhäuten, wo er eine wichtige Aufgabe zu erfüllen hat (s. unten).

Die gesamte vorhandene Liquormenge beträgt ca. 150 ml. Sie wird in ca. 2 Tagen umgesetzt, da die Tagesproduktion an Liquor uungefähr 70 – 100 ml beträgt

Liquor ist eine eiweißarme, wäßrige Flüssigkeit, die nur wenige Lymphozyten enthält (ca. 6/mm^3). Liquor ist quais ein Ultrafiltrat des Blutes mit einer Osmolarität, die der des Blutes entspricht. Bei seiner Bildung muß Liquor 3 Schichten überqueren:

Schichten der Blut-Liquor-Schranke:
- das Kapillarendothel,
- die Basalmembran,
- das Plexusepithel.

Diese 3 Schichten bilden für viele Stoffe eine Permeabilitätsbarriere: die Blut-Liquor-Schranke.

Bei Erkrankungen des zentralen Nervensystems kann sowohl die Zusammensetzung des Liquors als auch die Zahl der in ihm vorhandenen Zellen verändert sein. Deshalb ist die Untersuchung des Liquors von diagnostischer Bedeutung. Um Liquor für eine Untersuchung zu gewinnen, kann eine Lumbalpunktion oder eine Subokzipitalpunktion durchgeführt werden.

Bei der **Lumbalpunktion** wird zwischen 2 unteren Lendenwirbeln eingestochen. Dabei gelangt man in den Wirbelkanal und in den Liquorraum, in welchem an dieser Stelle kein Rückenmark mehr liegt. Hier befinden sich die Wurzelfäden der Spinalnerven (Cauda equina), die in der Regel beim Eindringen der Kanüle gut ausweichen können.

Bei der **Subokzipitalpunktion** wird zwischen Hinterhaupt und Atlas (oberster Halswirbel) eingestochen in eine Erweiterung des Liquorraumes zwischen Kleinhirnunterseite und dem verlängerten Mark (Cisterna cerebello-medullaris). Direkt darunter liegt allerdings die Medulla oblongata mit lebenswichtigen Zentren, so daß man – wenn immer möglich – eher eine Lumbalpunktion durchführt.

Auf beiden Wegen (Subokzipital- und Lumbalpunktion) können auch Arzneimittel direkt in den Liquor abgegeben oder die Hirnventrikel mit Luft gefüllt werden. Dabei gelangt die in den Liquorraum gegebene Luft über ein Loch in den 4. Hirnventrikel, um von dort weiter in die übrigen Ventrikel einzudringen. Die luftgefüllten Ventrikel lassen sich dann mit dem Röntgengerät darstellen (Ventrikulographie). Auf diese Weise kann man Geschwülste, Blutungen, Verformungen durch Narben oder andere mit einer Anschwellung einzelner Hirnteile verbundene Krankheiten erkennen, die in der Regel die normale Form der Ventrikel verändern. Heute wird allerdings häufiger eine Kernspintomographie durchgeführt, für welche die Ventrikel nicht zuerst mit Luft gefüllt werden müssen.

13.7.3 Hüllen des zentralen Nervensystems

Die Zentralorgane des Nervensystems, d.h. das Gehirn und das Rückenmark, sind von 2 bindegewebigen Hüllen umgeben, der harten und der weichen Hirn- bzw. Rückenmarkhaut. Die **harte Hirnhaut** (Pachymeninx) wird als Dura mater encephali, die **harte Rückenmarkhaut** als Dura mater spinalis bezeichnet. Unter der harten Hirnhaut liegt eine zweite Schicht, die **weiche Hirnhaut** oder Leptomeninx. Die Leptomeninx ihrerseits teilt sich wiederum in 2 Schichten, die sog. **Spinnwebhaut** (Arachnoidea) und die eigentliche **weiche Hirn-** oder **Rückenmarkhaut** (Pia mater), die direkt auf der Oberfläche des Rückenmarks oder des Hirngewebes liegt (Abb. 13.13). Zwischen der Arachnoidea und der Pia mater liegt ein Bindegeweberaum, der **Subarachnoidalraum**. Er steht mit den Hirnventrikeln über Öffnungen, die sich im Bereich der Rautengrube befinden, in Verbindung. Diese Öffnungen sind die seitlichen Öffnungen (Aperturae laterales) und die mittlere Öffnung (Apertura mediana) des 4. Ventrikels.

In den Subarachnoidalraum fließt der Liquor cerebrospinalis aus dem Ventrikelsystem hinein. Dadurch schwimmen Gehirn und Rückenmark im Liquor.

Im Unterschied zur harten Hirnhaut (Dura mater encephali), ist die harte Rückenmarkhaut (Dura mater spinalis) in ein äußeres und ein inneres Blatt geteilt, zwischen denen sich ein Spaltraum, das Cavum epidurale, befindet. Dieses enthält neben Fett und Lymphgefäßen ein dichtes Venengeflecht. Bei Bewegungen der Wirbelsäule bildet das Cavum epidurale ein Polster um das Rückenmark.

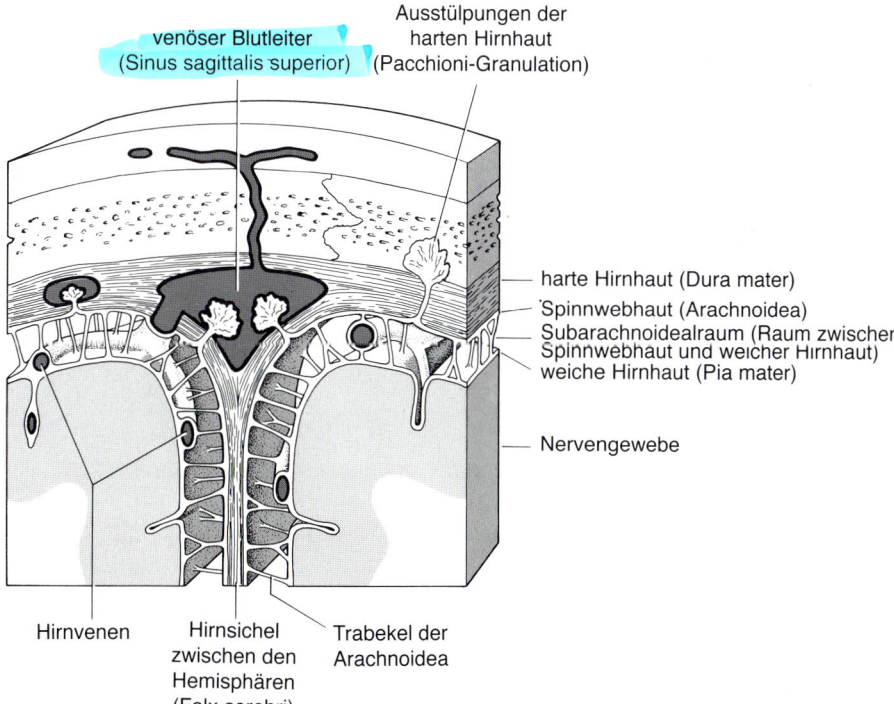

Abb. 13.13. Schnitt durch das Schädeldach im Bereich der Hirnsichel (Falx cerebri), die in die Längsfurche (Sulcus longitudinalis cerebri) zwischen linker und rechter Hemisphäre hineinragt. Der Sinus sagittalis superior gehört zu den Sinus durae matris; das sind venöse Blutleiter im Schädelbereich. In diesen fließt venöses Blut, sie sind aber nicht wie normale Venen aufgebaut, sondern bestehen aus einer derben bindegewebigen Wand ohne Mediamuskulatur, lediglich das Endothel ist wie in normalen Venen vorhanden. Durch das Bindegewebe wird verhindert, daß diese Gefäße bei der Saugaktion des Herzens kollabieren können. (Aus Junqueira u. Carneiro 1987)

Die Hirnhäute (Meningen) und der im Subarachnoidalraum vorhandene Liquor schützen das Gehirn und das Rückenmark gegen Stoß und Schlag, aber auch gegen große Wärmebelastungen. Gehirn und Rückenmark schwimmen quasi in einem Flüssigkeitsmantel. Da ein in Flüssigkeit eingetauchter Körper soviel an Gewicht verliert, wie er an Flüssigkeit verdrängt (Auftrieb), sind Gehirn und Rückenmark nahezu schwerelos aufgehängt. Das menschliche Gehirn wiegt in Luft ca. 1350 g, in der Liquorflüssigkeit dagegen nur noch 50 g. Ohne die Schutzfunktion des Liquors und der Meningen könnten bereits geringe Krafteinwirkungen das Gehirn schädigen. So würde z. B. ein einfacher Boxhieb ausreichen, um eine mechanische Hirnschädigung hervorzurufen.

13.7.4 Hirnabschnitte

Das Gehirn des erwachsenen Menschen hat ein mittleres Gewicht von ca. 1350 g. Es ist von den Hirnhäuten und dem Liquor umgeben und füllt die knöcherne Schädelhöhle aus. Die definitiven Hirnabschnitte, die sich während der Entwicklung durch entsprechendes differentielles Wachstum und Gestaltungsbewegungen aus den Hirnbläschen gebildet haben, sind in der Übersicht noch einmal zusammengefaßt (Abb. 13.14):

Definitive Hirnabschnitte:
Nachhirn (Myenzephalon bzw. Medulla oblongata),
Hinterhirn (Metenzephalon):
– Brücke (Pons),
– Kleinhirn (Cerebellum),
Mittelhirn (Mesenzephalon),
Zwischenhirn (Dienzephalon),
Endhirn (Telenzephalon).

In diesen Hirnabschnitten unterscheidet man ebenfalls – wie im Rückenmark – graue und weiße Substanz.

Die weiße Substanz (Substantia alba) wird durch myelinisierte und nichtmyelinisierte Nervenfasern gebildet, die graue Substanz (Substantia grisea) hingegen durch Ansammlungen von Perikarya (Zellkörpern). Je nach Lokalisation der grauen Substanz redet man von:

- Rinde = Kortex und
- Kerngebiet = Nukleus.

Im Bereich des Mittelhirns liegt graue Substanz, auch um den Aquädukt, relativ zentral. Diese bezeichnet man als Substantia grisea centralis.

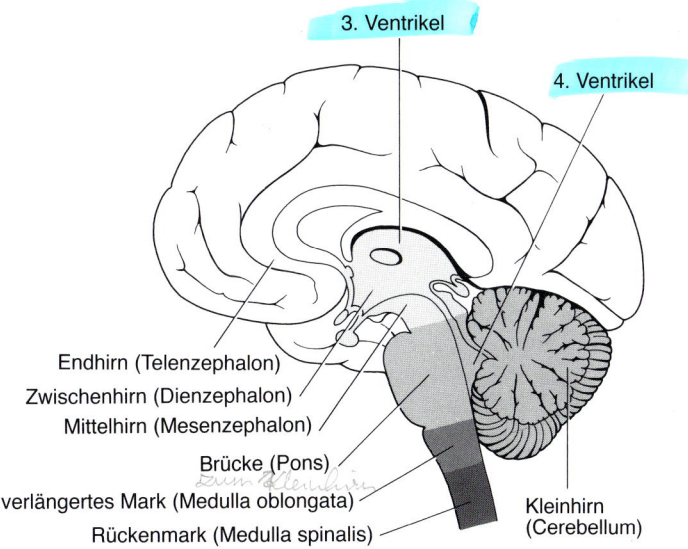

3. Ventrikel

4. Ventrikel

Endhirn (Telenzephalon)
Zwischenhirn (Dienzephalon)
Mittelhirn (Mesenzephalon)
Brücke (Pons)
verlängertes Mark (Medulla oblongata)
Rückenmark (Medulla spinalis)

Kleinhirn
(Cerebellum)

Abb. 13.14. Abschnitte des Gehirns auf einem Medianschnitt. (Aus Junqueira u. Carneiro 1987)

Nachhirn (Medulla oblongata; Myelenzephalon)

Das verlängerte Mark ist die Verbindung zwischen Rückenmark und Hinterhirn. Es reicht von der Brücke bis zum Foramen occipitale magnum und hat damit eine Länge von ca. 3 cm. Beim Anblick von vorn auf das Nachhirn (Medulla oblongata) ist ein Einschnitt sichtbar, der sich vom Rückenmark auf die Medulla fortsetzt: die **Fissura mediana** anterior. Durch diese Fissur werden 2 Vorwölbungen voneinander getrennt, die **Pyramiden**. In den Pyramiden verlaufen Fasern der Leitungsbahnen für die Willkürmotorik, die aus diesem Grunde auch Pyramidenbahn heißt (s. 13.9).

Seitlich von den Pyramiden befinden sich 2 Vorwölbungen, die **Oliven**. Das sind Umschaltzentren, die der Überwachung der unwillkürlichen Motorik dienen. Da die Fasern dieser nichtwillkürlichen Motorik außerhalb der Pyramidenbahnen laufen, wird sie auch als Extrapyramidalmotorik bezeichnet (Abb. 13.15). Zwischen den Pyramiden und den Oliven sowie seitlich von den Oliven treten Fasern der Hirnnerven VI bis XII aus.

Von hinten betrachtet wird das Nachhirn (Medulla oblongata) zu einem großen Teil vom Kleinhirn überdeckt. Nach Abtrennung des Kleinhirns wird sowohl die Medulla oblongata wie auch die Rautengrube (Fossa rhomboidea), die den Boden des vierten Hirnventrikels bildet, sichtbar. Unterhalb der Fossa rhomboidea sind links und rechts 2 Vorwölbungen vorhanden. Sie enthalten Nervenzellgruppen, in denen sensible Hinterstrangbahnen des Rückenmarks umgeschaltet werden. Dies sind der mediale Nucleus fasciculi gracilis und der laterale Nucleus fasciculi cuneati. Die Rautengrube wird im unteren Teil von der Medulla und im oberen Teil von Metenzephalon gebildet. In beiden Regio-

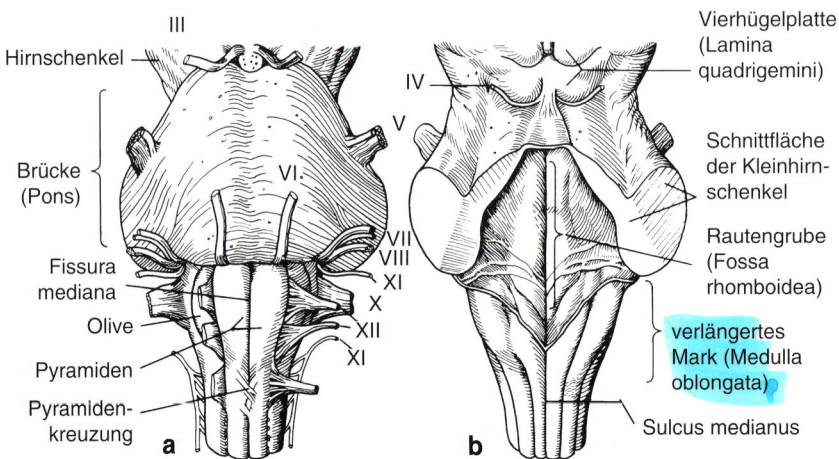

Abb. 13.15 a, b. Hirnstamm von ventral (a) und von dorsal (b). Die *römischen Ziffern* bezeichnen die entsprechenden Hirnnerven. **b** Der N. trochlearis (**N. IV**) ist der einzige dorsal austretende Hirnnerv. Die Rautengrube (Boden des 4. Ventrikels) ist erst nach Entfernung des Kleinhirns sichtbar, wie hier eingezeichnet. **a** Unterhalb der Pyramiden ist die Kreuzung der Fasern der Willkürmotorik zu sehen (Pyramidenkreuzung). Die Oliven sind wichtige Schaltzentren für die Unwillkürmotorik (Extrapyramidalmotorik). (Aus Thews et al. 1989)

nen sind verschiedene Vorwölbungen vorhanden, die durch die Kerne der von hier ausgehenden Hirnnerven gebildet werden.

Man unterscheidet **Ursprungskerne** (Nuclei origines), von denen die motorischen Fasern der Hirnnervenkerne ausgehen, und **Endkerne** (Nuclei terminationes), an denen die sensiblen Fasern der Hirnnerven enden.

In der Medulla oblongata befindet sich auch ein Teil des als Formatio reticularis bezeichneten vegetativen Systems, zu dem Atemzentrum, Kreislaufzentrum etc. gerechnet werden (s. Formatio reticularis).

Außerdem sind in der Medulla oblongata verschiedene Reflexzentren lokalisiert, z. B. Saugreflex, Schluckreflex, Hustenreflex, Lidschlußreflex etc.

Hinterhirn (Metenzephalon)

Zum Hinterhirn (Metenzephalon) zählen wir die Brücke (Pons) und das Kleinhirn (Cerebellum; s. Abb. 13.14).

Brücke (Pons)

Die Brücke bildet den ventral liegenden Anteil des Hinterhirns. Sie ist von der Hirnbasis als großer, weißer Wulst sichtbar. Die Brücke wird hauptsächlich von queren, die Mittellinie kreuzenden Faserzügen gebildet, zwischen denen die Brückenkerne (Nuclei pontis) liegen.

> Die Brücke dient der Umschaltung zwischen Kleinhirn und Großhirn, d. h., sie ist **Schaltstation** der Bahnen, die die Großhirnrinde mit der Kleinhirnrinde verbinden.

Kleinhirn (Cerebellum)

Das Kleinhirn (Cerebellum) liegt in der hinteren Schädelgrube. Es wird von einer Duplikatur der Hirnhäute, dem Tentorium cerebelli, überdacht. Seine Vorderfläche bildet das Dach der Rautengrube, d. h. des vierten Ventrikels. Über die Kleinhirnschenkel steht das Kleinhirn in Verbindung mit dem Mittelhirn, der Brücke und dem verlängerten Rückenmark. Es besteht aus 2 Kleinhirnhemisphären, zwischen die ein mittlerer unpaarer Teil, der Wurm (Vermis), eingeschaltet ist. Die Oberfläche von Wurm und Hemisphären zeigt zahlreiche schmale Windungen und Furchen, die der Oberflächenvergrößerung dienen. Durch diese Furchen erscheint das Kleinhirn bei einem Sagittalschnitt baumartig verzweigt, eine Konfiguration, die man als Lebensbaum (Arbor vitae) bezeichnet, da man früher der irrigen Annahme war, daß sich hier der Sitz des Lebens befände.

Das Kleinhirn ist in eine außen gelagerte graue Rinde und eine innen liegende weiße Markzone unterteilt, in der sich Kleinhirnkerne (Ansammlungen von Perikarya) befinden (Abb. 13.16). Der bedeutendste dieser Kleinhirnkerne ist der Nucleus dentatus (gezähnter Kern). Er weist eine sehr starke Faltung auf und stellt eine wichtige Verbindung zum Nucleus ruber (roter Kern) des Mittelhirns und zum Thalamus des Zwischenhirns dar. Weitere, ebenfalls paarige Kerne sind: Nucleus emboliformis, Nucleus globosus und Nucleus fastigii.

Im Kleinhirn ist die graue Substanz nicht nur in den vorher erwähnten Kerngebieten, sondern v. a. in der Rinde vorhanden. Die Rinde hat einen typischen 3schichtigen Aufbau. Von außen nach innen wird die Kleinhirnrinde durch folgende Schichten gebildet (Abb. 13.17):

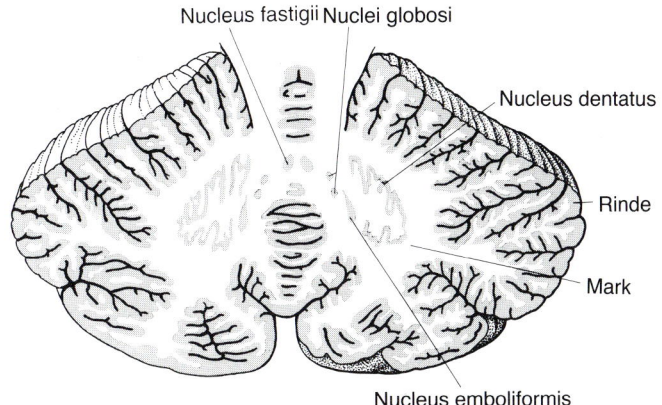

Abb. 13.16. Horizontalschnitt durch das Kleinhirn in der Region der Kleinhirnkerne. Der größte der Kleinhirnkerne ist der Nucleus dentatus. (Aus Schiebler u. Schmidt 1987)

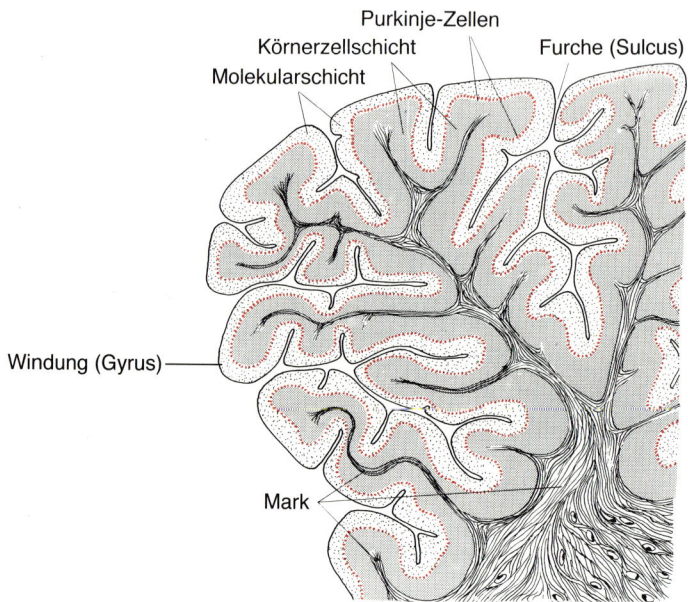

Abb. 13.17. Ausschnitt der Kleinhirnrinde. Die Kleinhirnrinde ist dreischichtig, sie besteht aus Molekularschicht (Stratum moleculare), Purkinje-Zellschicht (Stratum ganglionare) und der innersten Körnerzellschicht (Stratum granulare). (Aus Schiebler u. Schmidt 1987)

- Molekularschicht (Stratum moleculare),
- Ganglienzellschicht (Purkinje-Zellschicht; Stratum ganglionare),
- Körnerzellschicht (Stratum granulosum).

In die Kleinhirnrinde gelangen im wesentlichen 2 Afferenzen (= Erregungen von der Peripherie): eine über die sog. Moosfasern und die zweite über die Kletterfasern (Abb. 13.18).

Die **Moosfasern** werden an den Zellen des Stratum granulare umgeschaltet, deren Ausläufer bis in das Stratum moleculare gelangen und dort als Parallelfasern verlaufen. Die **Parallelfasern** werden über Synapsen entweder direkt auf die Dendriten der Purkinje-Zellen umgeschaltet oder gelangen an diese erst nach Umschaltung über Korbzellen. Die **Kletterfasern** gelangen direkt an die Zellen im Stratum ganglionare, indem sie Synapsen mit den Dendriten der Purkinje-Zellen bilden.

Die efferenten Impulse dagegen verlassen das Kleinhirn nur über die Neuriten der Zellen aus der Ganglienzellschicht, den Purkinje-Zellen. Das sind multipolare Zellen, die ein großes Perikaryon besitzen, von dem in Richtung Molekularschicht 1–2 spalierbaumartig sich verzweigende Dendriten abgehen. Die Dendritenbäumchen der Purkinje-Zellen stehen senkrecht zum Verlauf der Kleinhirnwindungen. Sie werden über Ausläufer der Körnerzellen aus dem Stratum granulare in Form von Parallelfasern miteinander verbunden (Abb. 13.18). Die efferenten Bahnen der Purkinje-Zellneuriten werden an den

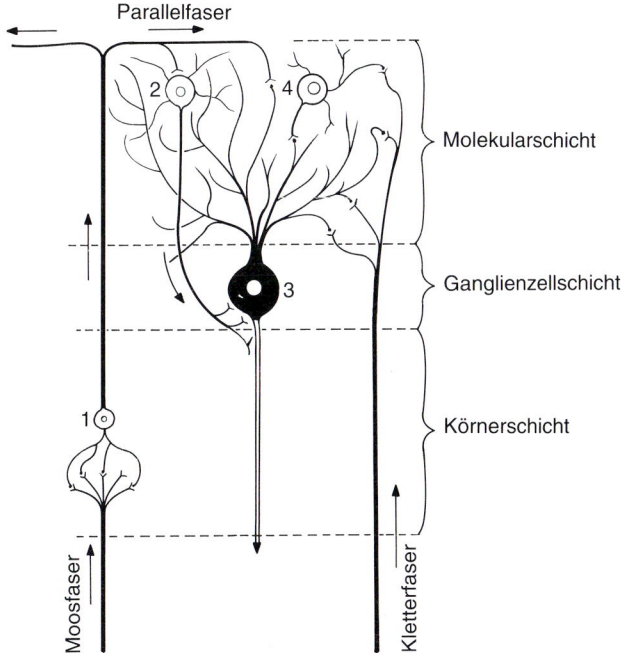

Abb. 13.18. Ins Kleinhirn gelangen 2 Afferenzen: Moosfasern und Kletterfasern. Die Moosfasern werden an den Körnerzellen (*1*) umgeschaltet. Die Neuriten der Körnerzellen steigen in die Molekularschicht auf, wo sie sich als Parallelfasern verzweigen, um direkt oder über Korbzellen (*2*) an die Purkinje-Zellen (*3*) zu gelangen. Die Kletterfasern steigen direkt bis in die Molekularschicht auf, um dort an den Dendriten der Purkinje-Zellen umgeschaltet zu werden. Sie können aber auch über Sternzellen (*4*) an die Purkinje-Zellen geschaltet sein. Der Neurit der Purkinje-Zelle ist die einzige Efferenz aus dem Kleinhirn. (Aus Forssmann u. Heym 1985)

Kleinhirnkernen umgeschaltet oder laufen ohne Umschaltung zu den Kernen des Vestibularapparates.

> Das Kleinhirn hält das Körpergleichgewicht aufrecht und koordiniert gezielte Bewegungen, ohne sie jedoch auszulösen. Somit kann das Kleinhirn als **Regulationsorgan für die Motorik** bezeichnet werden.
> Eine gestörte Kleinhirnfunktion kann z.B. durch den Finger-Nasen-Versuch überprüft werden. Der Patient muß versuchen, bei geschlossenen Augen seinen Finger an die Nasenspitze zu legen, was bei einem Kleinhirndefekt häufig nicht gelingt, da der Finger in einer Zickzacklinie an der Nase vorbeigeführt wird.

Mittelhirn (Mesenzephalon)

Das Mittelhirn (Mesenzephalon) liegt zwischen dem Hinter- und Zwischenhirn (Met- und Dienzephalon). Es besteht aus 3 großen Struktureinheiten (Abb. 13.19):

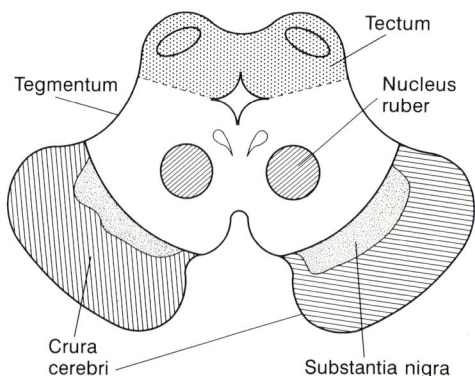

Abb. 13.19. Schnitt durch das Mittelhirn (Mesenzephalon) mit dem Dach (Tectum), in dem 2 der 4 Kerngebiete der Vierhügelplatte getroffen sind. Die Haube (Tegmentum) enthält den roten Kern (Nucleus ruber), der Teil der Unwillkürmotorik (Extrapyramidalmotorik) ist. Die Hirnschenkel (Crura cerebri) enthalten die Bahnen, über die das Endhirn mit dem Rückenmark verbunden ist. An der Grenze zwischen Tectum und Tegmentum (Dach und Haube) befindet sich in der Mitte der Aquädukt, durch den der 3. mit dem 4. Ventrikel verbunden ist

● Dach (Tectum),
● Haube (Tegmentum),
● Hirnschenkel (Crura cerebri).

Der hintere Teil, das **Dach** (Tectum), wird aus einer Platte, der Vierhügelplatte (Lamina quadrigemini), gebildet. Die 2 oberen Hügel (Colliculi rostrales) dieser Platte sind Schaltstellen der Sehbahn und die 2 unteren Hügel (Colliculi caudales) Schaltstellen der Hörbahn. Aus diesen Schaltstellen verlaufen Seh- und Hörreflexe zum Rückenmark.

Zwischen Dach (Tectum) und den Hirnschenkeln (Cura cerebri) ist die Haube (Tegmentum) eingeschaltet, die wichtige Kerngebiete für die Extrapyramidalmotorik enthält:

● roter Kern (Nucleus ruber),
● schwarzer Kern (Substantia nigra).

Unter der Haube liegen die Hirnschenkel, in deren Mitte jeweils links und rechts die Pyramidenbahn verläuft.

Die **Pyramidenbahn** ist zu beiden Seiten von den Bahnen umgeben, die die Großhirnrinde über die Brücke mit der Kleinhirnrinde verbinden (Tractus corticopontini). Zwischen Haube und Dach läuft der Aquädukt hindurch; er verbinden den dritten mit dem vierten Ventrikel. In seiner Nähe ist ein weiterer Kern, der motorische Kern des N. oculomotorius, der aus dem Mittelhirn austritt.

Zwischenhirn (Dienzephalon)

Während der Entwicklung des Gehirns hat sich aus dem vordersten der drei primären Hirnbläschen (Prosenzephalon) links und rechts je ein Endhirnbläschen (Telenzephalon) ausgestülpt. Dadurch wurde der hintere Teil des Vorderhirns zwischen dem Endhirn und dem Mittelhirn eingezwängt und das Zwischenhirn kommt um den dritten Hirnventrikel zu liegen. Es wird dabei von den beiden Großhirnhälften umfaßt (s. Abb. 13.12).

Am **Zwischenhirn** werden topographisch und funktionell verschiedene Kerngebiete (Ansammlungen von Zellkernen) unterschieden. Es sind dies (s. Abb. 13.20):

- Thalamus (= Sehhügel),
- Epithalamus (**auf** dem Thalamus/Sehhügel liegender Teil des Zwischenhirns),
- Metathalamus (**seitlich** vom Thalamus liegender Teil des Zwischenhirns),
- Hypothalamus (**unter** dem Thalamus liegender Teil des Zwischenhirns).

Thalamus

Im Dienzephalon beider Gehirnhälften sind komplex gegliederte Kerngruppen vorhanden, die als Thalamus bezeichnet werden. Die meisten Sinnesbahnen enden gekreuzt im Thalamus der **gegenseitigen** Hirnhälfte. Durch Faserbündel ist der Thalamus mit dem Kleinhirn, dem Pallidum (s. Basalganglien), dem Corpus striatum (s. Basalganglien) und dem Hypothalamus verbunden. Eine

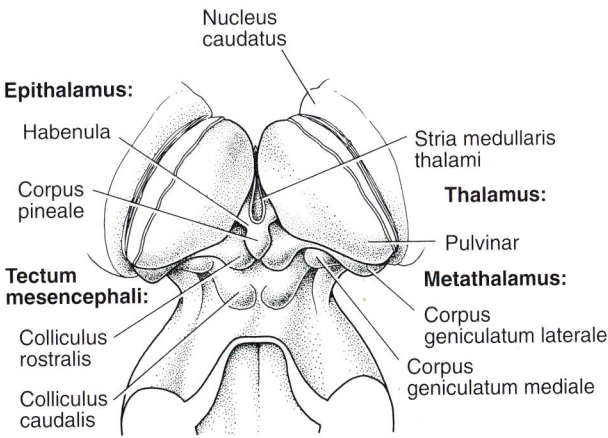

Abb. 13.20. Blick auf die Region des Zwischenhirns (Dienzephalon) und des Mittelhirns (Mesenzephalon) von dorsal. Die oberen zwei der Vierhügel (Colliculus rostralis, jeweils links und rechts) sind Schaltstationen der Sehbahn, die unteren zwei der Vierhügel (Colliculus caudalis, jeweils links und rechts) sind Schaltstationen der Hörbahn. Das Corpus pineale ist die Zirbeldrüse, die Stria terminalis thalami bedeckt den 3. Ventrikel. Das Corpus geniculatum laterale ist eine Schaltstation in der Sehbahn, das Corpus geniculatum mediale eine Schaltstation in der Hörbahn. (Aus Schiebler u. Schmidt 1987)

besonders wichtige Verbindung ist die mit der Hirnrinde, mit der der Thalamus über den Stabkranz (Radiatio thalami) verbunden ist.

> Die vielfältigen Faserverbindungen des Thalamus weisen auf seine zentrale Funktion hin. Er ist in die meisten Systeme direkt oder indirekt eingeschaltet. Daraus resultierend ist er auch kein einheitliches Gebilde. In grober Einteilung kann man eine dorsale, eine mediale, eine laterale und eine ventrale Kerngruppe des Thalamus unterscheiden, die ihrerseits aus ca. 100 einzelnen Kernen zusammengesetzt sind.
>
> Der Thalamus ist das wichtigste unbewußt arbeitende Integrationszentrum der allgemeinen Sensibilität. Hier sind Tastempfindung, Temperaturempfindung, Schmerzempfindung und Tiefensensibilität lokalisiert.

Um den Thalamus gruppieren sich dorsal der Epithalamus, lateral der Metathalamus und ventral der Hypothalamus.

Epithalamus
Als Epithalamus wird der Anteil des Zwischenhirns (Dienzephalon) bezeichnet, der an der Hinterwand des dritten Ventrikels über der Lamina quadrigemini lokalisiert ist.

Er besteht aus
● der Habenula, einer Schaltstätte für Impulse der Riechbahn und
● der Epiphyse (Corpus pineale = Zirbeldrüse).

Die **Epiphyse** ist bei niederen Wirbeltieren ein lichtempfindliches Organ. Beim Menschen wird der Epiphyse die Funktion zugeschrieben, die Ausreifung der Genitalien bis zur Pubertät zu hemmen. Die Epiphyse produziert Melatonin, das eine Rolle bei der Regulation von Zirkadianrhythmen (Tagesrhythmen) und der sog. Photoperiodik hat.

Metathalamus
Als Metathalamus werden der laterale (Corpus geniculatum laterale) und der mediale Kniehöcker (Corpus geniculatum mediale) bezeichnet. Sie sind wichtige Umschaltstellen der Sehbahn (lateral) und der Hörbahn (medial; Abb. 13.20).

Hypothalamus
Der Hypothalamus schließlich bildet die unterste Ansammlung von Ganglienzellen und damit auch den Boden des Zwischenhirns. In ihm liegen übergeordnete Zentren des vegetativen Nervensystems, z. B. ein Zentrum für den Wasserhaushalt, die Steuerung der Körperwärme, ein Zentrum für die Regulation der Nahrungsaufnahme und des Stoffwechsels ganz allgemein sowie ein Kreislaufzentrum.

Außerdem sind im markarmen Hypothalamus Kerngebiete vorhanden, die einen Teil des endokrinen Regulationsystems darstellen (Abb. 13.21). Dazu ge-

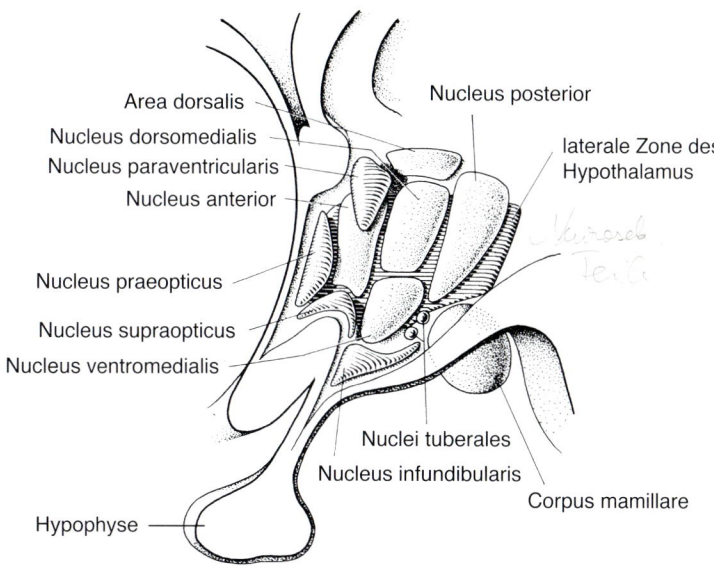

Area dorsalis
Nucleus dorsomedialis
Nucleus paraventricularis
Nucleus anterior

Nucleus posterior

laterale Zone des
Hypothalamus

Nucleus praeopticus

Nucleus supraopticus

Nucleus ventromedialis

Nuclei tuberales
Nucleus infundibularis

Corpus mamillare

Hypophyse

Abb. 13.21. Darstellung des Hypothalamus mit seinen verschiedenen Kerngebieten. Die Kerngebiete Nucleus dorsomedialis, Nucleus ventromedialis und Nucleus infundibularis sind funktionell mit dem Hypophysenvorderlappen verbunden. Die Kerngebiete Nucleus paraventricularis und Nucleus supraopticus sind funktionell mit dem Hypophysenhinterlappen verbunden. (Aus Schiebler u. Schmidt 1987)

hören der Nucleus supraopticus und der Nucleus paraventricularis. Sie sind für die Bildung der Wirkstoffe der Neurohypophyse verantwortlich (ADH und Oxytozin).

Außerdem befinden sich hier die Kerngebiete, in denen die Releasingfaktoren oder Liberine des endokrinen Systems hergestellt werden. Dies sind der Nucleus dorsomedialis, ventromedialis und infundibularis. Die 3 letztgenannten Kerngebiete sind mit der Adenohypophyse über einen Portalkreislauf verbunden (s. Kap. 11: Endokrinologie).

Endhirn (Telenzephalon)

Der Aufbau des Endhirns wird am deutlichsten an einem Frontalschnitt, d. h. an einem Schnitt parallel zur Stirnebene (Abb. 13.22).

An einem solchen Schnitt erkennt man, daß das Endhirn aus 2 Großhirnhemisphären aufgebaut ist, die wie ein Mantel (Pallium) das Zwischenhirn und Teile des Hirnstamms überdecken.

Die beiden Großhirnhemisphären sind durch einen tiefen Einschnitt (Fissura longitudinalis) voneinander getrennt. Die Oberfläche der Hemisphären wird durch Furchen (Sulci) und Windungen (Gyri) gegliedert. Auf beiden Seiten liegt in jeder Großhirnhemisphäre ein Sulcus lateralis, der einen tiefen Ein-

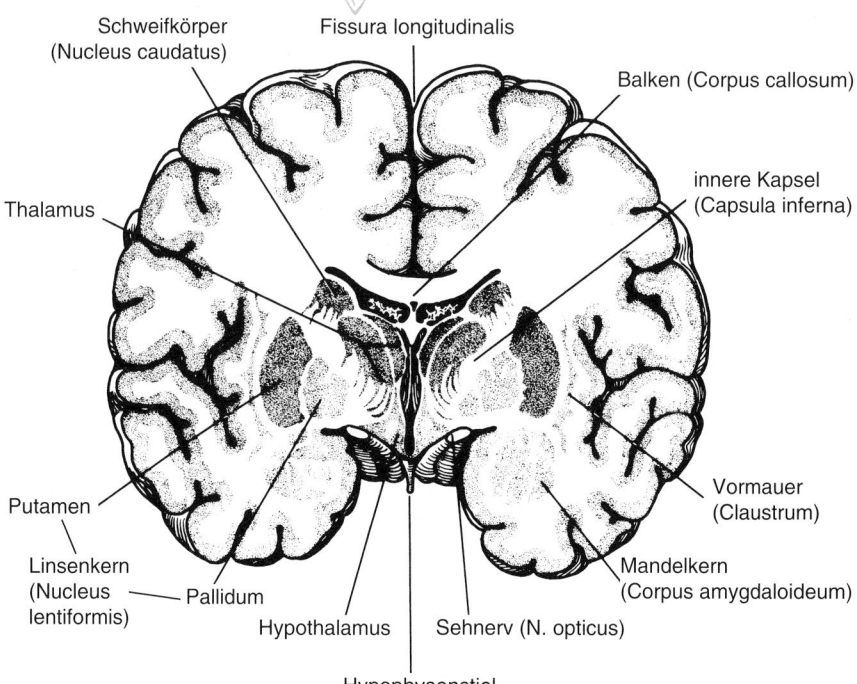

Schweifkörper
(Nucleus caudatus)

Fissura longitudinalis

Balken (Corpus callosum)

innere Kapsel
(Capsula inferna)

Thalamus

Putamen

Linsenkern
(Nucleus
lentiformis)

Pallidum

Hypothalamus

Sehnerv (N. opticus)

Vormauer
(Claustrum)

Mandelkern
(Corpus amygdaloideum)

Hypophysenstiel

Abb. 13.22. Frontalschnitt durch das Endhirn (Telenzephalon) auf der Höhe der Basalganglien. Der Balken (Corpus callosum) ist die wichtigste Verbindung (Commissur) zwischen den beiden Hirnhemisphären. (Aus Thews et al. 1989)

schnitt bildet und sich zur sog. Fossa lateralis erweitert. An der inneren Fläche dieser Grube liegt die Insel (Insula).

Graue Substanz (Hirnrinde/Kortex)

Durch die Furchen (Sulci) und Windungen (Gyri) wird die Großhirnoberfläche ca. 3mal vergrößert. Die graue Substanz, d.h. die Hirnrinde (Kortex), ist außen angelagert und wird durch die Bildung der Furchen ebenfalls mit in die Tiefe hineingezogen. Im Inneren liegen die weiße Substanz (Hirnmark) sowie die subkortikalen Kerne. Zusammen mit dem zum Zwischenhirn (Dienzephalon) gehörenden Pallidum werden die subkortikalen Kerne als Basalganglien bezeichnet.

Zu den **Basalganglien** rechnet man:
- Nucleus caudatus,
- Putamen,
- Globus pallidus (Pallidum),
- Corpus amygdaloideum (Amygdala),
- Claustrum.

Nucleus caudatus und Putamen sind durch die Capsula interna voneinander getrennt, sie werden häufig auch zusammengefaßt als Corpus striatum (Streifenkörper).

Die Capsula interna ist eine Zone aus markhaltigen Fasern, die die Großhirnrinde mit tieferen Hirnabschnitten verbindet.

> Das Corpus striatum (Streifenkörper) stellt die oberste subkortikale Schaltstelle des extrapyramidalmotorischen Systems dar. Dem Corpus striatum (Nucleus caudatus und Putamen) kommt bei der Regulation der Motorik eine hemmende, dem Pallidum hingegen eine fördernde Funktion zu.
>
> • Das Putamen hemmt die Bewegung.
> • Das Pallidum fördert Bewegung.
>
> Bei Ausfall des Corpus striatum kommt es zu **Hyperkinese**, d.h. Bewegungsunruhe, wie sinnloses Drehen von Kopf und Rumpt etc.
> Bei Ausfall des Pallidum hingegen kommt es zu **Hypokinese**, d.h. Bewegungsarmut, alle Bewegungen werden sehr langsam ausgeführt.

Das Corpus amygdaloideum (der Mandelkern) befindet sich auf der Innenseite des Temporallappens. Funktionell ist dieser Kern dem limbischen System zugeordnet (s. 13.10).

Die graue Substanz der Rinde wird als Kortex bezeichnet.

Der Kortex der Großhirnhemisphäre gliedert sich in 6 Zellschichten, die durch Silberimprägnation, Zellfärbung oder Markscheidenfärbung dargestellt werden können (Abb. 13.23).

Man unterscheidet von außen nach innen folgende Kortexschichten:
I   = molekulare Schicht (Lamina molecularis),
II   = äußere Körnerschicht (Lamina granularis externa),
III = äußere Pyramidenschicht (Lamina pyramidalis),
IV   = innere Körnerschicht (Lamina granularis interna),
V   = innere Pyramidenschicht (Lamina ganglionaris), im motorischen Kortex
       mit besonders großen Pyramidenzellen (Betz-Riesenzellen),
VI   = multiforme Schicht (Lamina multiformis).

Es lassen sich insgesamt über 200 verschiedene Rindenfelder erkennen, die sich in ihrem Aufbau, sei es im Vorherrschen einzelner Rindenzellschichten oder in der Ausprägung der Markscheiden, voneinander unterscheiden.

> In sensiblen oder sensorischen Kortexarealen überwiegen die Körnerzellschichten; sie können als Endpunkt von Sinnesempfindungen angesehen werden.
> In den motorischen Kortexarealen überwiegen die Pyramidenzellen. Sie gelten als Ausgangspunkt der Motorik.

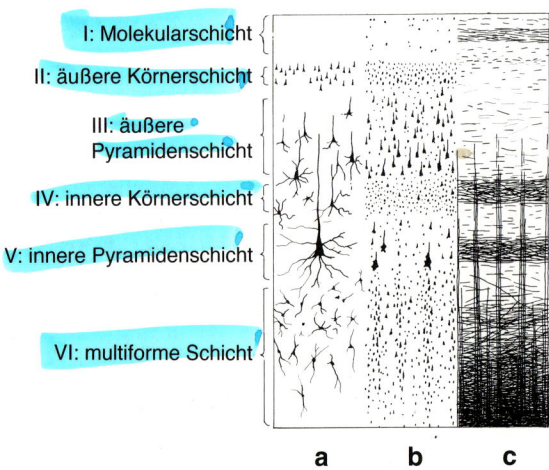

I: Molekularschicht

II: äußere Körnerschicht

III: äußere Pyramidenschicht

IV: innere Körnerschicht

V: innere Pyramidenschicht

VI: multiforme Schicht

a   b   c

Abb. 13.23 a–c. Schichten der grauen Substanz im Endhirn (Telenzephalon): **a** Darstellung der Nervenzellen mit ihren Ausläufern (Silberimprägnation). **b** Darstellung der Perikaryen (Färbung der Nissl-Substanz). **c** Darstellung der weißen Substanz (Myelinscheidenfärbung). (Aus Schiebler u. Schmidt 1987)

So sind z. B. die Betz-Riesenzellen der 5. Rindenzellschicht (innere Pyramidenschicht) ein typisches Kennzeichen für den motorischen Kortex, d. h. für den Aufbau der Rindensubstanz des Gyrus praecentralis.

Hirnlappen (Lobi) und Rindenfelder:
Jede der beiden Großhirnhemisphären wird in 5 Abschnitte (Endhirnlappen) unterteilt:

- Frontal- bzw. Stirnlappen (Lobus frontalis),
- Scheitellappen (Lobus parietalis),
- Hinterhauptlappen (Lobus occipitalis),
- Schläfenlappen (Lobus temporalis),
- Insel (Insula).

Der **Frontal- bzw. Stirnlappen** reicht von der Stirn bis zum Sulcus centralis, einem tiefen Einschnitt, der vom Sulcus lateralis bis zur Fissura longitudinalis reicht. Die im Frontallappen vorhandenen Rindenfelder dienen überwiegend motorischen Funktionen. Besonders wichtig sind hierbei eine Windung (Gyrus praecentralis) und die angrenzenden Regionen, die der Ausgangspunkt der Willkürmotorik sind. In der Pars triangularis, der unteren Frontalwindung (Gyrus frontalis inferior) in der linken Hirnhemisphäre, findet sich das motorische Sprachzentrum, das Broca-Zentrum.

Bei Rechtshändern ist das motorische Sprachzentrum prinzipiell nur auf der linken Seite, bei Linkshändern meist auch links. Es kann jedoch gelegentlich rechts oder sogar auf beiden Seiten lokalisiert sein.

Hinter dem Sulcus centralis beginnt der **Parietal- bzw. Scheitellappen**. In seiner vordersten Windung (Gyrus postcentralis) und den angrenzenden Regionen enden die sensiblen Bahnen. Diese Rindenfelder sind primär für die somatische Sensibilität zuständig. Sie werden daher auch als Körperfühlsphäre bezeichnet.

Der **Temporal- bzw. Schläfenlappen** enthält unterhalb des Sulcus lateralis an seiner dorsalen Fläche zwei querverlaufende Windungen (Heschl-Querwindungen), in denen die Hörbahnen enden. Am Ende des Sulcus lateralis, im Bereich des Gyrus supramarginalis, liegt die für das Sprachverständnis zuständige Rindenregion (Wernicke-Zentrum).

Im **Hinterhaupt bzw. Okzipitallappen** verläuft an der medialen Fläche, die der anderen Großhirnhemisphäre zugewendet ist, der Sulcus calcarinus. In der Rindenregion, die den Sulcus calcarinus umgibt und am hinteren Hirnpol in die Konvexität übergeht, enden die Sehbahnen. Hier ist also das primäre Sehzentrum lokalisiert. Diese Region wird als Area striata bezeichnet, da die innere Körnerschicht (Lamina granularis interna) durch myelinisierte Nervenfasern unterteilt ist, so daß man auf Hirnschnitten schon von bloßem Auge einen weißen Streifen in dieser Region sehen kann.

Reizexperimente in verschiedenen Rindenfeldern zeigten, daß die Rindenfelder in Projektionsfelder gegliedert sind, d. h., bestimmte Rindenareale sind bestimmten Muskelgruppen oder sensiblen Arealen des Körpers zuzuordnen. Eine solche Zuordnung von Arealen des zentralen Nervensystems zu Strukturen in der Peripherie wird als somatotopische Gliederung oder **Somatotopie** bezeichnet (Abb. 13.24). Eine somatotopische Gliederung ist sowohl im motorischen wie auch im sensiblen Kortex vorhanden.

Weiße Substanz (Hirnmark)

Die weiße Substanz des Endhirns besteht zum größten Teil aus markhaltigen Nervenfasern, die sich in verschiedenen Richtungen durchflechten. Auf Horizontalschnitten durch die Hemisphären sind in den Gebieten oberhalb der Ba-

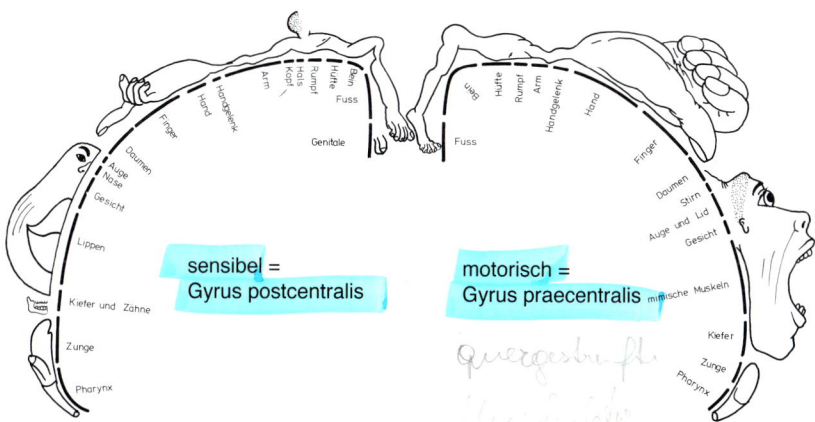

Abb. 13.24. Zuordnung der verschiedenen Körperregionen zu den motorischen und den sensiblen Hirnrindengebieten (Somatotopie). *Links:* Darstellung der sensiblen Hirnwindung (Gyrus postcentralis). *Rechts:* Darstellung der motorischen Hirnwindung (Gyrus praecentralis). Gesicht und Hand sind durch sehr große Gebiete vertreten, der Rumpf und die Beine hingegen nur durch relativ kleine Gebiete. (Aus Forssmann u. Heym 1985)

salganglien große Zonen mit Fasern zu sehen, die direkt unter der Rindensubstanz beginnen und aufgrund ihrer Form als Centrum semiovale bezeichnet
werden.

Je nach Funktion unterscheidet man 3 verschiedene Fasertypen:
- Kommissurenfasern,
- Assoziationsfasern,
- Projektionsfasern.

Kommissurenfasern: Die Kommissurenfasern verbinden gleiche Rindenareale
der beiden Hemisphären miteinander. Die wichtigste Kommissur ist das Corpus callosum (Balken), das am Boden der Fissura longitudinalis die beiden Hemisphären verbindet. Durch das Corpus callosum verlaufen Fasern für vielfältige Verbindungen zwischen den beiden Hirnhälften. Besonders wichtig sind
die Fasern, die die motorischen Rindenfelder in den beiden Hemisphären verbinden.

Da die Fasern der linken Hemisphäre für die Innervation der rechten Körperhälfte und die Fasern der rechten Hemisphäre für die der linken Körperhälfte
verantwortlich sind, hat z. B. die linke Hemisphäre für einen Rechtshänder
die größere Bedeutung als die rechte.

So können bei Unterbrüchen im Bereich der Kommissuren zwischen dem rechten und dem linken motorischen Kortex (Gyrus praecentralis) Bewegungsunsi-
cherheiten auftreten (Dyspraxien). Diese Störungen äußern sich v. a. bei komplizierten Bewegungen wie Grüßen, Winken oder Drohen mit der Hand, nicht
jedoch bei einfachen Bewegungen wie Heben, Tragen etc.
    Weitere Kommissurenfasern sind auch in der Commissura anterior sowie in
der Commissura fornicis vorhanden.

Assoziationsfasern: Die Assoziationsfasern verbinden Rindenfelder innerhalb
einer Hemisphäre miteinander. Dabei sind längere und kürzere Assoziations-
bahnen vorhanden. Die kürzeren Bahnen werden durch Bogenfasern (Fibrae
arcuatae) gebildet, bei längeren Bahnen redet man von Faszikeln, z. B. Fascicu-
lus frontooccipitalis superior, der vom lateralen Stirn- zum Scheitel- und Hinterhauptlappen verläuft.

Projektionsfasern: Bei den Projektionsfasern handelt es sich um lange Faserzüge, die zur Großhirnrinde ziehen (z. B. sensible Bahnen) oder von der Großhirnrinde ausgehen (z. B. die Pyramidenbahn). Durch die Basalganglien werden diese Bahnen zu einer schmalen Faserplatte (Capsula interna) zusammengedrückt, die auf der einen Seite vom Nucleus caudatus und vom Thalamus,
auf der anderen Seite vom Putamen und dem Pallidum (zusammen Nucleus
lentiformis) begrenzt wird. Hier in der Capsula interna verlaufen die meisten
Projektionsbahnen. Von hier gelangen sie in die Hirnschenkel (Crura cerebri).
Ein kleiner Teil der Projektionsbahnen verläuft durch die Capsula externa; die-

se Fasern vereinigen sich unterhalb des Nucleus lentiformis wieder mit den Fasern der Capsula interna.

13.8 Regulation wichtiger Funktionen

Vom Nachhirn (Medulla oblongata) über das Hinterhirn (Metenzephalon) und Mittelhirn (Mesenzephalon) bis zum Zwischenhirn (Dienzephalon) zieht sich ein Netzwerk von weißer und grauer Substanz mit sehr verstreut liegenden Nervenzellen. Dieses Netzwerk bezeichnet man als Formatio reticularis.

Im Bereich des Tegmentums, also im Mittelhirn, ist die Formatio reticularis am stärksten entwickelt (Abb. 13.25).

Besonders wichtig in der Formatio reticularis sind das sog. Atemzentrum und das Kreislaufzentrum. Das **Atemzentrum** ist unter Normalbedingungen, d.h. in Ruhelage, weitgehend selbstgesteuert (Autorhythmie). So existieren in diesem Gebiet inspiratorische und exspiratorische Neurone, die eine rhythmische Folge der Atmungsphasen durch abwechselnd salvenartige Entladung bewirken. Während der Aktivität der einen Zellgruppe ist die andere jeweils gehemmt. Dieser zentrale Atmungsrhythmus kann zusätzlich durch periphere Einflüsse stabilisiert werden, z.B. in der Art des Hering-Breuer-Reflexes (s. Kap. 8: Atmungsapparat).

Im weiteren wird das Atemzentrum über Sauerstoffmangel und CO_2-Partialdruck reguliert. Zusätzlich kann natürlich die selbständige Rhythmik der Atmung willkürlich beeinflußt werden.

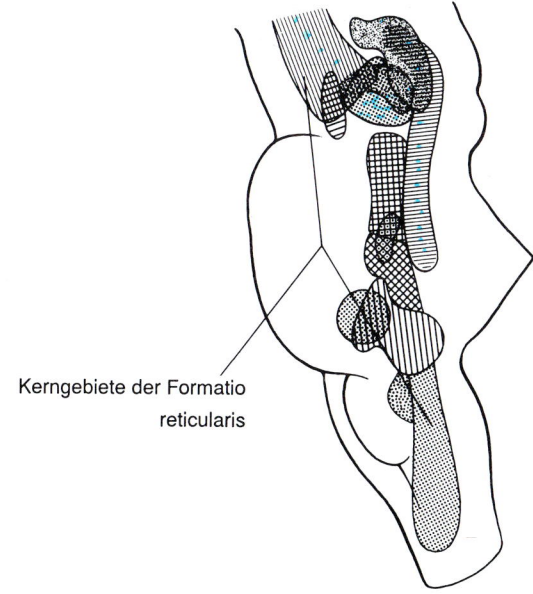

Abb. 13.25. Medianschnitt durch die Region des Hirnstammes mit den Kerngebieten der Formatio reticularis. Die Formatio reticularis erstreckt sich vom Zwischenhirn (Dienzephalon) am *oberen Rand der Abbildung* bis zum verlängerten Mark (medulla oblongata) am *unteren Rand der Abbildung*. (Aus Thews et al. 1989)

Kerngebiete der Formatio reticularis

Das **Kreislaufzentrum** — ebenfalls im Bereich der Formatio reticularis lokalisiert — steuert die Frequenz des Herzschlags und die Kontraktionskraft des Herzens. Es wird durch den CO_2-Partialdruck und den pH-Wert des Blutes sowie durch Dehnungsrezeptoren im Karotissinus und im Aortenbogen gesteuert, die auf den Blutdruck reagieren.

Eine besondere Funktion kommt der Formatio reticularis für den **Grad unserer Bewußtseinshelligkeit** zu, da sie durch Verbindungen zur Großhirnrinde eine bedeutende Weckwirkung hat. Damit ist sie an unserem Bewußtseinszustand wesentlich beteiligt. Sie ist Teil des aufsteigenden retikulären Aktivierungssystems (ARAS), das am Morgen beim Aufwachen erst durch Verbindung zu verschiedenen höheren Zentren (Thalamus und Großhirnrinde) quasi das Bewußtsein „einschaltet". Unterbrechung des ARAS, z. B. durch Narkose, führt zur Bewußtlosigkeit.

13.9 Reflexe

13.9.1 Eigenreflex (monosynaptischer Reflex)

Jede Muskeltätigkeit wird ermöglicht durch ein Regelsystem, das im einfachsten Fall aus einem afferenten und einem efferenten Schenkel sowie dem Muskel besteht. Dieses System wird als **sensomotorischer Funktionskreis** bezeichnet. Er ist die Grundlage für alle Arten der Motorik, angefangen von einfachen „reflektorischen" Muskelzuckungen über Gleichgewichtsreaktionen, erlernte Bewegungen, bis hin zur bewußten Willkürmotorik.

> Für die Regelung einfacher motorischer Abläufe ist das Rückenmark zuständig. Je komplexer die Bewegungen sind, desto höhere Hirnzentren schalten sich in die einfachen Leitungsbögen des Rückenmarks ein, desto länger wird die Leitungsbahn des sensomotorischen Systems und desto mehr Neurone sind an der Regelung beteiligt. Das einfachste, auf dem Niveau des Rückenmarks geregelte System, ist der **monosynaptische Reflex.** Unter dem Begriff Reflex versteht man eine stets gleichbleibende Reaktion des Organismus auf einen bestimmten sensiblen Reiz. So löst ein kurzer Schlag auf eine Sehne eine bei Wiederholung immer gleichbleibende kurze Muskelkontraktion aus. Ein derartiger Reflex ist z. B. der Patellarsehnenreflex oder der Achillessehnenreflex.

Wenn man mit einem Reflexhammer gegen die Patellarsehne schlägt, etwas unterhalb der Kniescheibe, so schnellt der Unterschenkel nach vorne, da sich die Oberschenkelmuskulatur kontrahiert (in diesem Fall der M. quadriceps femoris). Es kontrahiert sich also der Muskel, auf dessen Sehne man geschlagen hat. Deshalb wird diese Art von Reflex auch als Eigenreflex bezeichnet.

Beim Eigenreflex handelt es sich um den einfachsten Typ des Reflexes, den monosynaptischen Reflex. Man redet allgemein auch von einem **Reflexbogen** (Abb. 13.26): Beim monosynaptischen Reflex besteht dieser aus

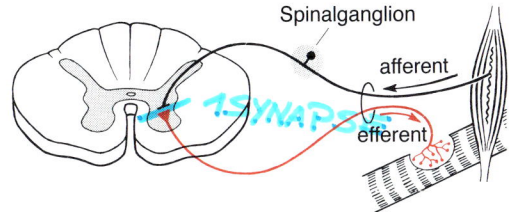

Abb. 13.26. Darstellung eines einfachen Reflexbogens. Erläuterungen s. Text. (Aus Schiebler u. Schmidt 1987)

- einem Rezeptor,
- einem afferenten Neuron,
- einem efferenten Neuron und
- einem Effektor (dem Muskel).

Im Muskel befinden sich Dehnungsrezeptoren in Form von sog. Muskelspindeln, die bei Schlag auf die Sehne gereizt werden und damit über ein afferentes Neuron einen Impuls ins Rückenmark leiten. Die afferente Faser tritt durch das Hinterhorn ins Rückenmark ein und wird über eine Synapse im Vorderhornbereich auf eine motorische Vorderhornzelle umgeschaltet; deren Motoaxon (motorisches Axon) läuft mit einer efferenten Faser zurück an den Muskel. Dort wird über eine motorische Endplatte der Muskel zur Kontraktion veranlaßt, so daß die Muskelspindel nicht mehr gedehnt ist.

Unter normalen Bedingungen erfolgt die Auslösung eines Eigenreflexes natürlich nicht durch einen Reflexhammer, sondern durch eine plötzliche passive Überdehnung einer Muskelgruppe, z. B. beim Einknicken des Knies. Der Körper kann in einem solchen Moment auf schnellstem Weg (über den kurzen Reflexbogen) der Störung entgegenwirken, ohne daß hierbei primär das Bewußtsein eingeschaltet werden muß.

Damit in einem solchen Fall nicht eine langanhaltende Kontraktion zustande kommt, müssen Hemmungsmechanismen vorhanden sein, welche die reflektorische Muskeltätigkeit begrenzen. Dies wird erreicht:

- Durch die Kontraktion des Muskels, der der Dehnung der Muskelspindel entgegenwirkt.
- Durch einen in der Sehne vorhandenen Rezeptor (Golgi-Rezeptor oder Sehnenspindel), der nach Dehnung mit einem Impuls reagiert, der über ein zweites afferentes Neuron ebenfalls ins Hinterhorn des Rückenmarks gelangt, dort ein inhibitorisches (hemmendes) Zwischenneuron erreicht, das seinerseits am Motoneuron des Vorderhorns über eine Synapse zur Hemmung des Motoneurons führt. Das inhibitorische Zwischenneuron, auch Renshaw-Zelle genannt, führt zu einer Hyperpolarisierung des Motoneurons, so daß damit eine zu starke Spannungsentwicklung des Muskels verhindert wird. Ebenfalls über inhibitorische Zwischenneurone werden die antagonistischen Muskeln gehemmt.

Sowohl von der Pyramidalmotorik wie auch von der Extrapyramidalmotorik wird die gleiche motorische Endstrecke benutzt. Beide wirken also auf das Motoneuron in der Vordersäule des Rückenmarks ein.

13.9.2 Fremdreflex (polysynaptischer Reflex)

Dem Eigenreflex kann der Fremdreflex (polysynaptischer Reflex) gegenübergestellt werden.

> Beim Fremdreflex sind meist mehrere Neurone in den Reflexbogen eingeschaltet. Typisch für den polysynaptischen Reflex ist auch die Tatsache, daß er über mehrere Rückenmarksegmente läuft. Die Regulation geschieht zwar immer noch auf dem Niveau des Rückenmarks, allerdings sind 3–4 oder mehr Segmente daran beteiligt. Bei diesem polysynaptischen Reflex redet man von Fremdreflex, weil Rezeptor und Effektor nicht im gleichen Organ liegen.

Mit den Willen kan man den __ Refle nicht unterbinden

Ein bekannter Fremdreflex ist z. B. das automatische Zurückziehen der Hand bei Verbrennung, Verletzung etc. Beim Verbrennen der Hand wird diese schon zurückgezogen, bevor man sich des Hitzeschmerzes richtig bewußt geworden ist. Die neuronale Schaltung verläuft so, daß in der Haut gelegene Rezeptoren Nervenimpulse über ein afferentes Neuron in das Hinterhorn leiten, wo sie über ein Schaltneuron auf mehrere Motoneurone der gleichen Seite, bei großer Reizintensität sogar auf die Neurone der Gegenseite weitergeleitet werden. Daraus resultiert in der Regel eine biologisch zweckmäßige Bewegung (z. B. Rückzug der Hand etc.). Neben diesen Schutzreflexen, zu denen z. B. auch der Lidschlußreflex gehört, existiert noch eine große Anzahl von Fremdreflexen, die durch das autonome Nervensystem gesteuert werden, z. B. der Hering-Breuer-Reflex für die Selbststeuerung der Atembewegung des Brustkorbes (s. Kap. 8: Atmungsapparat).

Bauchdeckenreflex
Inguinalreflex

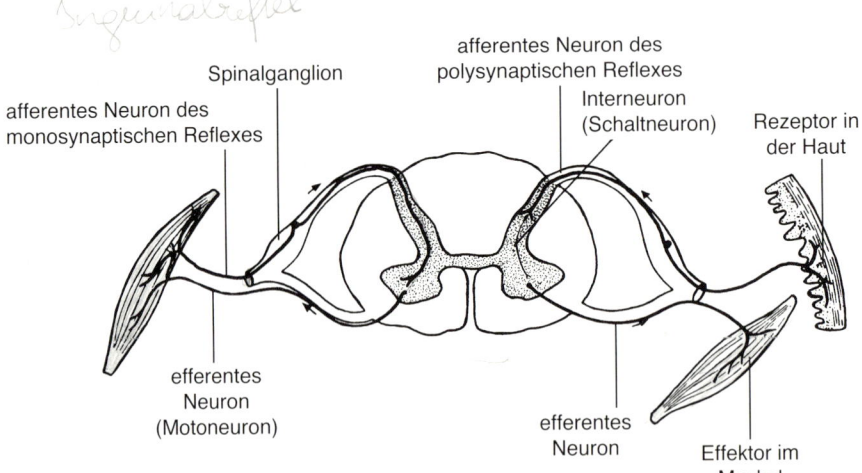

Abb. 13.27. Gegenüberstellung eines Eigenreflexes (*linke Seite*) und eines Fremdreflexes (*rechte Seite*). (Aus Waldeyer u. Maget 1987)

13.9.3 Gegenüberstellung von Eigen- und Fremdreflex

Fremdreflexe haben, da sie über mehrere Synapsen geschaltet werden, meist eine längere Reflexzeit als Eigenreflexe. Sie sind auch im Gegensatz zu diesen ermüdbar, und die Reflexantwort besteht in einer längerdauernden Muskelkontraktion (Abb. 13.27).

13.10 Regulation der Motorik

Die höheren sensomotorischen Systeme werden auch durch höher gelegene Zentren reguliert, so z. B. die wichtigen Gleichgewichtsreaktionen durch das Rhombenzephalon. Dabei liegen die Rezeptoren für die Kontrolle des Gleichgewichtes zum Großteil im Innenrohr, im Vestibularapparat (s. dort).

Die **Extrapyramidalmotorik** wird durch die Basalganglien, die Mittelhirnkerne und das Kleinhirn gesteuert. Die **Willkürmotorik** schließlich wird durch das Großhirn, den motorischen Kortex gesteuert.

13.10.1 Willkürmotorik (pyramidalmotorisches System)

Für die übergeordnete Kontrolle der Motorik, insbesondere der Willkürmotorik, sind besondere Strukturen des Endhirns zuständig.

Dabei kommt dem vorher genannten Gyrus praecentralis und seinen angrenzenden Regionen eine wichtige Rolle zu. Obwohl ein wichtiger Impuls von diesen Regionen ausgeht, weiß man heute, daß der Bewegungsantrieb und der Bewegungsplan nicht von diesen Rindengebieten stammen. Aufgrund neuerer Befunde ist man zu der Ansicht gekommen, daß das limbische System (s. 13.10) sehr stark an diesem Antriebs- und Planungsprozeß beteiligt ist und die motorischen Rindengebiete im Gyrus praecentralis die Funktion von Schaltstätten haben, in denen der Bewegungsplan in Impulsmuster zur Aktivierung der beteiligten Muskulatur umgesetzt wird. Diese Impulse leitet die sog. Pyramidenbahn, die von der motorischen Rinde ausgeht und zu den Segmenten des Rückenmarks verläuft.

Von den ca. 1 Mio. Pyramidenzellen des Gyrus praecentralis verlaufen die Axone ohne Unterbrechung bis ins Rückenmark. Sie sind daher z. T. über 1 m lang. Sie ziehen dabei zunächst durch die Großhirnschenkel und die Brücke bis zur Medulla oblongata, wo sie als pyramidenförmige Stränge an der Vorderseite des Hirnstammes zu sehen sind. Durch diese Pyramiden hat die ganze Bahn ihren Namen erhalten (Abb. 13.28).

Beim Übergang zum Rückenmark kreuzen ca. 75% der Fasern auf die andere Seite (Decussatio pyramidum) und verlaufen dann im Seitenstrang abwärts im sog. Tractus corticospinalis lateralis.

Die restlichen ca. 25% der Fasern bleiben auf der gleichen Seite und bilden im Vorderseitenstrang den Tractus corticospinalis anterior.

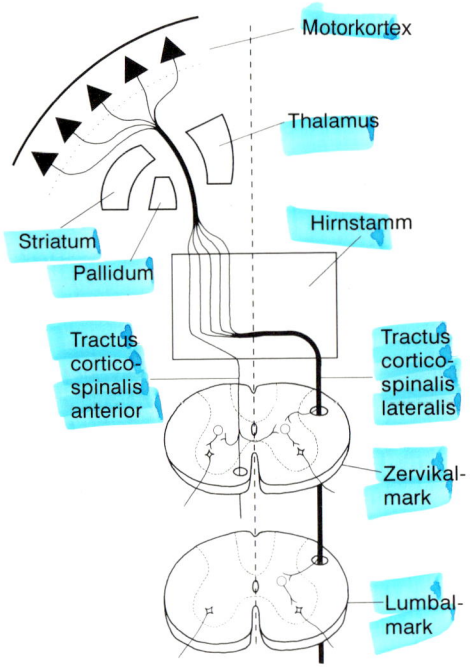

Abb. 13.28. Schema der Bahnen der Willkürmotorik (Pyramidalmotorik). Im motorischen Kortex (Gyrus praecentralis) beginnt die Pyramidenbahn. Sie läuft zwischen Striatum/Pallidum und Thalamus durch die Capsula interna, dann durch den Hirnstamm. Im Hirnstamm werden 75% der Fasern in der Pyramidenkreuzung (Decussatio pyramidum) auf die andere Seite geleitet, wo sie im Tractus corticospinalis lateralis bis auf die Höhe ihres Austrittsegments laufen. Ca. 25% der Fasern der Pyramidenbahn laufen auf der gleichen Seite weiter, im Tractus corticospinalis anterior, und kreuzen erst auf der Höhe ihres Austrittsegments auf die andere Seite

Die Fasern dieser Bahn kreuzen im Rückenmark dort, wo sie im Spinalnerv austreten, ebenfalls auf die andere Seite.

13.10.2 Unwillkürmotorik (extrapyramidalmotorisches System)

Neben dem Pyramidenbahnsystem ist eine zweite Einrichtung, das extrapyramidalmotorische System, an der Steuerung der Motorik beteiligt. Die Bahnen dieses Systems gehen ebenfalls vom motorischen Kortex sowie von anderen supraspinalen (oberhalb des Rückenmarks gelegenen) Zentren aus und erreichen nach mehrfacher Umschaltung das Rückenmark (Abb. 13.29).

Die wichtigsten Umschaltstationen auf diesem Weg sind die Basalganglien, Corpus striatum (in der Kurzform: Striatum) und das Pallidum, die Mittelhirnkerne, der Nucleus ruber und die Substantia nigra sowie der Olivenkern und Teile der Formatio reticularis. Außerdem sind Kerne des Vestibularapparates sowie das Kleinhirn maßgeblich an dieser Extrapyramidalmotorik beteiligt.

Die vom motorischen Kortex und den Basalganglien ausgehenden Axone enden in der Formatio reticularis im Bereich des Hirnstammes und aktivieren hier den Tractus reticulospinalis lateralis bzw. medialis auf der Gegenseite (s. Abb. 13.29).

Die Funktion des extrapyramidalmotorischen Systems ist es, die Muskelaktivität bei zielgerichteten Bewegungen zu koordinieren sowie automatisierte

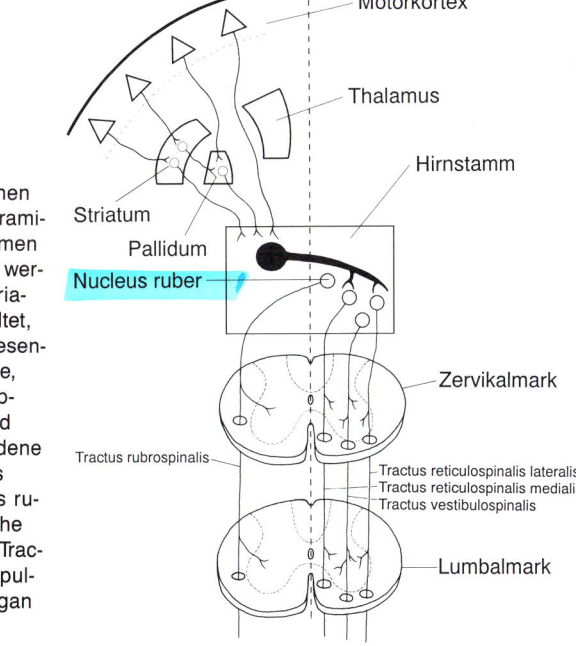

Abb. 13.29. Schema der Bahnen der Unwillkürmotorik (Extrapyramidalmotorik). Die Impulse kommen aus dem motorischen Kortex, werden in den Basalganglien (Striatum und Pallidum) umgeschaltet, kreuzen im Hirnstamm (im Mesenzephalon) auf die andere Seite, werden an Nucleus ruber, Substantia nigra umgeschaltet und verlaufen dann über verschiedene Tractus bis auf die Höhe ihres Austrittssegmentes. Der Tractus rubrospinalis wird zur Hauptsache vom Kleinhirn beeinflußt, der Tractus vestibulospinalis erhält Impulse aus dem Gleichgewichtsorgan im Innenohr

Bewegungsabläufe zu steuern, z.B. die Mitbewegung der Arme beim Gehen.

Außerdem werden durch dieses System die Bewegungen an die äußeren Bedingungen angepaßt. Gleichzeitig wird für eine Aufrechterhaltung des Gleichgewichts gesorgt. Das Kleinhirn hat dabei die wichtige Funktion der Koordination. Es ist zu diesem Zweck mit den anderen motorischen Zentren verbunden und erhält Informationen aus praktisch allen Sinnesorganen.

13.11 Limbisches System

Unter dem Begriff „limbisches System" werden verschiedene Strukturen zusammengefaßt, die das Corpus callosum (Balken) wie ein **Saum (Limbus)** umgeben. Diese Hirngebiete sind entwicklungsgeschichtlich sehr alt und machen bei niederen Säugern (z.B. Ratten) noch den allergrößten Teil des Telenzephalons aus (Abb. 13.30).

Früher war man der Auffassung, daß es sich beim limbischen System lediglich um Hirnanteile handelte, die für die Riechfunktion zuständig sind. Aufgrund neuerer Untersuchungen weiß man, daß neben der **Riechfunktion** noch wesentliche andere Funktionen vorhanden sind. So hat das limbische System mit dem **Verhalten bei Nahrungsaufnahme**, dem **Sexualverhalten**, der **Kontrolle biologischer Rhythmen**, aber besonders auch mit **emotionellen Reaktionen**

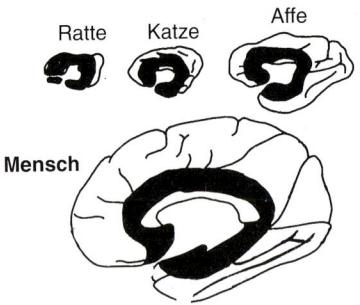

Ratte   Katze   Affe

Mensch

Abb. 13.30. Darstellung des limbischen Systems (*schwarz*) bei Ratte, Katze, Affe und Mensch. An diesen Abbildungen wird deutlich, daß das limbische System beim Menschen nur einen kleinen Teil des Endhirns ausmacht, bei der Ratte hingegen, den größten Teil. (Aus Ganong 1974)

zu tun. Hier sind v. a. Wut, Angst, Lust und Unlust, aber auch Motivation lokalisiert.

> Bei Versuchen mit Ratten, denen in bestimmten Arealen des limbischen Systems Elektroden eingepflanzt worden waren, die sie durch Tastendruck selber stimulieren konnten, zeigte sich, daß diese Tiere die Selbststimulation sogar der Nahrungsaufnahme und dem Trinken vorzogen.

Daneben ist das limbische System auch im Dienste der **Koordination von Gedächtnisvorgängen** wie dem Übergang vom Kurzzeit- zum Langzeitgedächtnis tätig.

13.12 Vegetatives Nervensystem

> Das vegetative Nervensystem reguliert und koordiniert die Funktion der inneren Organe. Dafür stehen dem Körper 2 Fasersysteme zur Verfügung: der Sympathikus und der Parasympathikus.

Das vegetative Nervensystem (also Sympathikus und Parasympathikus) ist ebenso wie das somatische auf der Basis eines Reflexbogens organisiert. Impulse, die in den Eingeweiden entstehen, werden über afferente Neurone ins zentrale Nervensystem (ZNS) geleitet, dort auf verschiedene Ebenen umgeschaltet und über 2 efferente Neurone zu den viszeralen Organen (Eingeweide) geleitet. Das erste aus dem ZNS austretende Neuron zieht zu einem vegetativen Ganglion und wird dort umgeschaltet auf ein zweites zum Erfolgsorgan ziehendes Neuron (Abb. 13.31).

Wegen der Lage zum Ganglion werden die beiden Neurone als präganglionäres bzw. postganglionäres Neuron bezeichnet. Die Zellkörper des präganglionären Neurons sind in den Seitenhörnern des Rückenmarks und in den entsprechenden Kerngebieten verschiedener Hirnnerven lokalisiert. Bei den präganglionären Axonen handelt es sich um myelinisierte und bei den postganglionären um nichtmyelinisierte Fasern. Jedes präganglionäre Neuron wird in

Tabelle 13.3. Unterschiede von Sympathikus und Parasympathikus

Merkmal	Sympathikus	Parasympathikus
Ursprung 1. Neuron (präganglionär)	thorakal und lumbal	kranial und sakral
Lage der Ganglien	paravertebral (neben der Wirbelsäule)	intramural (in der Wand der Organe gelegen)
Postganglionäre Transmittesubstanz	Noradrenalin (= adrenerges System)	Acetylcholin (= cholinerges System)
Wirkung auf Erfolgsorgane	ergotrop (leistungsbezogen)	trophotrop (ernährungsbezogen)

der Regel auf mehrere postganglionäre Neurone umgeschaltet, so daß die vegetativen Effekte diffusen Charakter haben.

Trotz dieser vielen gemeinsamen Merkmale des Sympathikus und des Parasympathikus unterscheiden sich beide doch in ganz wesentlichen Punkten (Tabelle 13.3 und Abb. 13.32).

13.12.1 Sympathikus *adrenalin*

Die präganglionären Neurone des Sympathikus nehmen ihren Ursprung im Seitenhorn des thorakalen und oberen lumbalen Rückenmarks. Sie ziehen von dort als myelinisierte, weiße Fasern im Ramus communicans albus zum sympathischen Ganglion.

Die sympathischen Ganglien sind beiderseits direkt neben der Wirbelsäule in Form des **Grenzstranges** (Truncus sympathicus) vorhanden. Der Grenz-

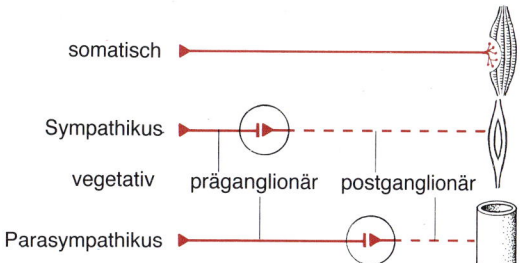

Abb. 13.31. Schema der verschiedenen Anteile des Nervensystems. Es zeigt deutlich, daß im somatischen Nervensystem (auf die Skelettmuskulatur einwirkend) nur ein efferentes Neuron (Motoneuron) vorhanden ist (*oben*). Im Sympathikus und Parasympathikus hingegen (*Mitte* und *unten*) sind 2 efferente Neuronen vorhanden. Ein präganglionäres Neuron wird in einem Ganglion auf ein postganglionäres Neuron umgeschaltet. Im Sympathikus ist das präganglionäre Neuron (———) kurz und das postganglionäre (– – – –) lang, im Parasympathikus ist es umgekehrt. (Aus Schiebler u. Schmidt 1977)

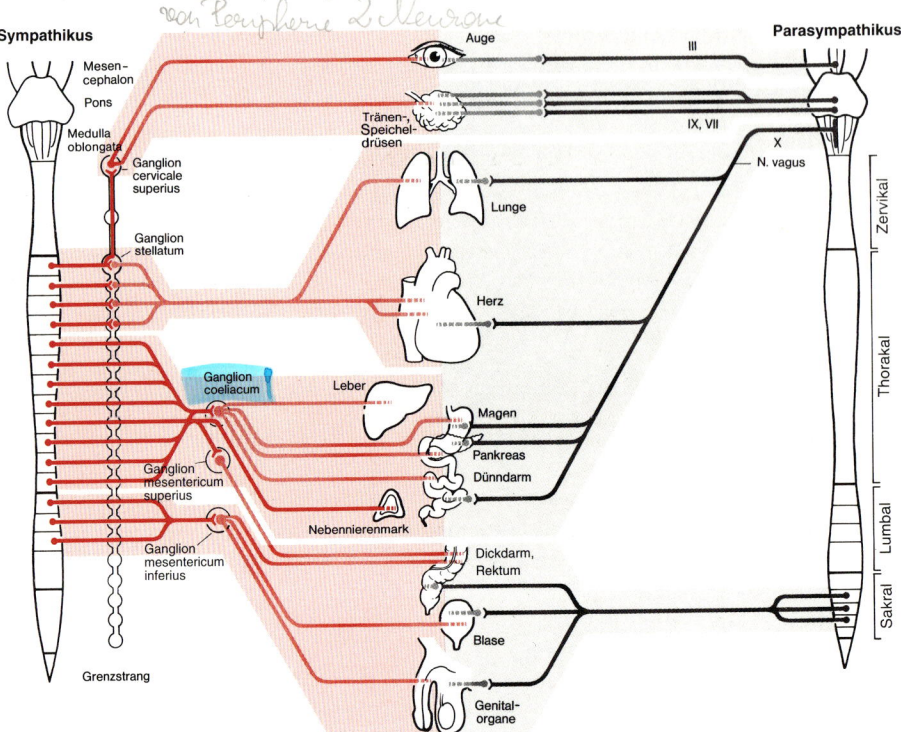

Abb. 13.32. Gegenüberstellung von Sympathikus (*links*) und Parasympathikus (*rechts*). Der Sympathikus besteht aus einem thorakolumbalen System, das im Thorax- und Lumbalbereich seinen Ursprung mit dem präganglionären Neuron nimmt. Diese werden meist in den Grenzstrangganglien oder in den unpaaren prävertebralen Ganglien (Ganglion coeliacum, Ganglion mesentericum superius, Ganglion mesentericum inferius) der Bauchhöhle umgeschaltet auf die postganglionären Neuronen. Der Parasympathikus besteht aus einem kraniosakralen System, dessen präganglionären Neurone aus dem Schädel- und Sakralbereich stammen. Seine Fasern werden im Kopfbereich in 4 parasympathischen Kopfganglien umgeschaltet, im Bauch und Beckenbereich jedoch vielfach in intramuralen Ganglien (in der Organwand gelegen). Für die meisten Organe besteht eine Doppelversorgung über Sympathikus und Parasympathikus. (Aus Schmidt u. Thews 1990)

strang besteht aus segmental angeordneten Ganglien, die kettenartig durch Nervenfasern miteinander verbunden sind. Diese direkt neben der Wirbelsäule liegenden Ganglien werden auch als paravertebrale Ganglien bezeichnet und damit den prävertebralen Ganglien gegenübergestellt, die sich innerhalb großer Nervengeflechte (Plexus) im Brust-, Bauch- und Beckenbereich befinden.

Der Grenzstrang besteht aus:
- Halsteil (3 Ganglien),
- Brustteil (12 Ganglien),
- Lendenteil (4 – 5 Ganglien),
- Kreuzbeinteil (4 – 5 Ganglien),
- Steißbeinteil (1 unpaares Ganglion).

Direkte Faserversorgung über einen Ramus communicans albus ist jedoch nur im Brustteil und im oberen Lendenteil vorhanden, die anderen Ganglien werden auf- oder absteigend ebenfalls durch den Brust- oder Lendenteil versorgt.

Kopf- und Brustorgane: Die Ursprungskerne der präganglionären Fasern des Sympathikus, welche die Kopf- und Brustorgane versorgen, liegen im oberen Thorakalbereich. Die Fasern werden im obersten Grenzstrangganglion (Ganglion cervicale superius) umgeschaltet. Ein Großteil der Fasern für den Kopfbereich verläuft dann mit der A. carotis interna als Plexus caroticus internus. Von der A. carotis interna und ihren Ästen verlaufen die Fasern dann direkt zu den versorgten Organen, wie z. B. den Speicheldrüsen, den Schleimhäuten und dem M. dilatator pupillae.

Bauch- und Beckenorgane: Die präganglionären Fasern, welche die Bauch- und Beckenorgane versorgen, ziehen durch die Grenzstrangganglien hindurch und werden erst in Ganglien, die in der Körpermitte vor der Wirbelsäule liegen (prävertebrale Ganglien), umgeschaltet. Es handelt sich um unpaare Ganglien.

Prävertebrale Ganglien (Sympathikus):
- Ganglion coeliacum,
- Ganglion mesentericum superius,
- Ganglion mesentericum inferius.

Mit Ausnahme dieser prävertebralen Ganglien ist es für den Sympathikus typisch, daß die Ganglien, in denen die präganglionären auf die postganglionären Fasern umgeschaltet werden, relativ nahe beim ZNS (dem Rückenmark) liegen. Damit sind die postganglionären Fasern in der Regel erheblich länger als die präganglionären. Die nichtmyelinisierten postganglionären Fasern erscheinen grau. Sie verlaufen nicht nur zu den Eingeweiden, sondern teilweise auch mit den Spinalnerven in die Peripherie, wo sie z. B. an Gefäßwänden und Schweißdrüsen enden. Diese in die Peripherie verlaufenden Fasern gelangen über den Ramus communicans griseus (der sich vom Ramus communicans albus durch seine graue Farbe unterscheidet) zu den Spinalnerven.

Die präganglionäre Transmittersubstanz des Sympathikus ist ebenso wie die präganglionäre Transmittersubstanz des Parasympathikus das Acetylcholin. Postganglionär hingegen unterscheiden sich die beiden Anteile des vegetativen Nervensystems dadurch, daß der Sympathikus Noradrenalin und der Parasympathikus Acetylcholin als Transmittersubstanz einsetzt. Wegen der unterschiedlichen postganglionären Transmittersubstanz redet man auch von einem cholinergen System im Falle des Parasympathikus und einem adrenergen System im Falle des Sympathikus.

Beim **adrenergen System** wird die Wirkung am Erfolgsorgan über zwei verschiedene Rezeptoren vermittelt: α-Rezeptoren und β-Rezeptoren.

Die α-**Rezeptoren** werden durch Noradrenalin und die β-**Rezeptoren** durch Adrenalin gereizt. Meist vermitteln die α-Rezeptoren die erregende und die β-Rezeptoren die hemmende Wirkung. So wird z. B. an Blutgefäßen eine Verengung (Vasokonstriktion) durch die α-Rezeptoren und eine Erweiterung (Vasodilatation) durch die β-Rezeptoren vermittelt.

13.12.2 Parasympathikus

Acetylcholin

Die präganglionären parasympathischen Neurone liegen zum Teil im Gehirn und zum Teil im Sakralmark. Deshalb bezeichnet man den Parasympathikus auch als ein kraniosakrales System (Cranium = Schädel). Die Fasern des kranialen Teiles verlaufen mit verschiedenen Hirnnerven (N. oculomotorius, N. trigeminus, N. facialis und N. glossopharyngeus) zu den versorgten Erfolgsorganen. Die Umschaltung der präganglionären auf die postganglionären Fasern erfolgt in 4 parasympathischen Kopfganglien.

Kopfganglien des Parasympathikus:
- Ganglion ciliare (in der Augenhöhle),
- Ganglion pterygoplatinum (in der Fossa pterygopalatina),
- Ganglion submandibulare (unterhalb der Mandibula),
- Ganglion oticum (medial vom Ramus mandibulae).

Brust- und Bauchorgane: Die Fasern für die Brust- und Bauchorgane verlaufen im N. vagus. Die Fasern aus dem sakralen Parasympathikus verlaufen über die Nn. splanchnici pelvini, die gelegentlich auch unter dem Sammelbegriff des N. pelvicus zusammengefaßt werden.

Im Unterschied zu den sympathischen sind die parasympathischen präganglionären Fasern sehr lang, da sie meist in der Nähe der Erfolgsorgane oder in diesen selber (intramurale Ganglien = in der Wand der Organe gelegen) umgeschaltet werden. So werden z. B. im Magen-Darm-Trakt die Fasern des N. vagus (Hauptnerv des Parasympathikus) im Plexus myentericus und im Plexus submucosus umgeschaltet (s. Kap. 7: Verdauungsapparat). Die postganglionären Fasern sind dementsprechend sehr kurz. Die Transmittersubstanz sowohl der prä- wie auch der postganglionären Fasern ist das Acetylcholin.

13.12.3 Regulation durch das vegetative Nervensystem

Bei den meisten Erfolgsorganen des vegetativen Nervensystems ist die Wirkung von Sympathikus und Parasympathikus antagonistisch, also entgegengesetzt (s. Tabelle 13.4). Ganz allgemein kann gesagt werden, daß der Sympathikus den Körper äußeren Belastungen anpaßt, indem bei einer notwendigen Aktivitätssteigerung Energieumsatz, Blutdruck, Herzfrequenz etc. positiv beeinflußt werden. Dementsprechend wird die sympathische Reaktionslage des Körpers als **ergotrop** (leistungsfördernd) bezeichnet.

Der Parasympathikus hingegen fördert die Erholung des Körpers und hilft, Leistungsreserven wieder aufbauen. Unter seiner Wirkung werden Blutdruck und Herzfrequenz gesenkt, Darm und Drüsentätigkeit aktiviert, Glykogen in der Leber aufgebaut und die Exkretionsrate (z. B. in der Niere) erhöht.

Tabelle 13.4. Überblick über die Wirkungen von Sympathikus und Parasympathikus auf die verschiedenen Organe

Organ/Körperteil	Sympathikus	Parasympathikus
Gehirn	Bewußtseinssteigerung	Bewußtseinsdämpfung
Auge	Pupillenerweiterung	Pupillenverengung
	Akkommodation	
Kopfgefäße	Vasokonstriktion	Vasodilatation
Herz	Schlagbeschleunigung	Schlagverlangsamung
	Verkürzung Überleitungszeit	Verlängerung Überleitungszeit
	Koronarerweiterung	
	Steigerung der Kontraktionskraft	
Lunge	Bronchodilation	Bronchokonstriktion
Magen	Peristaltikhemmung	Peristaltikförderung
Darm	Peristaltikhemmung	Peristaltikförderung
Leber	Glykogenabbau	Glykogenspeicherung
Dickdarm	Kotverhalten	Defäkation
Blase	Harnverhaltung	Harnentleerung
Genitale	Ejakulation	Erektion

Die parasympathische Reaktionslage des Körpers werden dementsprechend als **trophotrop** (der Ernährung zugewandt) bezeichnet.

Der Sympathikus, der die Aufmerksamkeit steigert, überwiegt am Tag. Der Parasympathikus, der die Bewußtseinshelligkeit reduziert, überwiegt in der Nacht.

Ähnlich wie im zerebrospinalen Nervensystem, sind im vegetativen System Reflexbögen vorhanden, die mit zunehmender Komplexität durch zunehmend höhere Zentren reguliert werden. So ist z. B. der einfache Reflex der Blasenentleerung im Rückenmark integriert. Komplexere Reflexe, wie z. B. die Atmung oder die Blutdruckregulation, hingegen wird durch die Medulla oblongata reguliert. Für Reflexe der Pupillenreaktion und Akkommodation ist das Mesenzephalon zuständig. Die komplizierten vegetativen Mechanismen für die Konstanthaltung von Temperatur und innerem Milieu sind im Hypothalamus integriert.

13.13 Elektroenzephalogramm (EEG)

Von der Schädeloberfläche können durch Anlegen von Elektroden elektrische Ströme abgeleitet werden. Geschieht dies mit 2 differenten Elektroden, dann redet man von einer bipolaren (= 2 polige) Ableitung. Geschieht es mit einer differenten und einer indifferenten Elektrode, dann redet man von einer unipolaren (einpoligen) Ableitung (Abb. 13.33). Die abgeleiteten Ströme werden über einen Verstärker auf einem Kathodenstrahloszillographen sichtbar gemacht. Es handelt sich dabei um die Summierung der verschiedenen hemmenden und erregenden Impulse (Aktionspotentiale) der unter der Schädelkalotte liegen-

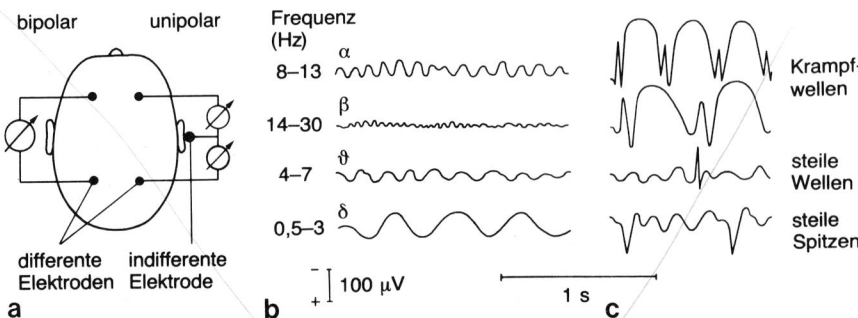

Abb. 13.33 a–c. a Unipolare und bipolare Ableitung. **b** Verschiedene charakteristische Wellenformen des EEG mit ihren Frequenzen. **c** Verschiedene pathologische Wellenformen, wie sie z. B. bei Epilepsie auftreten. (Aus Thews et al. 1990)

den Hirnregionen mit ihrer riesigen Zahl an einzelnen Neuronen. In Abhängigkeit vom Lebensalter und Wachzustand kann man verschiedene Frequenzen der Hirnströme (Wellen) feststellen:

α-(Alpha)-Wellen: 8 – 13 Hertz,
β-(Beta)-Wellen: 14 – 30 Hertz,
ϑ-(Theta)-Wellen: 4 – 7 Hertz,
δ-(Delta)-Wellen: 0,5 – 3 Hertz.

Bei der Ableitung des EEG sollte der Patient die Augen geschlossen halten, da sonst über sensorische Impulse von der Retina in die Hirnrinde der α-Rhythmus blockiert wird und nur noch der hochfrequentige β-Rhythmus gemessen werden kann.

Beim Säugling und Kleinkind überwiegen die δ- und ϑ-Wellen. Mit zunehmender Reife kommt es zur Ausbildung von α- und β-Wellen. Beim Erwachsenen sind unter Entspannung v. a. α-Wellen, bei angespannter Aufmerksamkeit v. a. β-Wellen vorhanden. Im Schlaf überwiegen die δ-Wellen mit ihrer relativ geringen Frequenz. Auch verschiedene pathologische Zustände können zum Überwiegen der δ-Wellen führen, z. B. Hypoxie, Hypoglykämie, Hirnödem, Epilepsie etc. (Abb. 13.34).

Durch Pharmaka können die Frequenzen der Hirnströme auch stark beeinflußt werden. So wird z. B. unter geringen Dosen von Barbituraten die Aufmerksamkeit erhöht, d. h., die Frequenz verschiebt sich zunächst in Richtung der α-Wellen, um sich dann bei größeren Dosen über ϑ-Wellen zu δ-Wellen zu verschieben. Narkose und Koma sind gekennzeichnet durch δ-Wellen von ca. 1 Schwingung und weniger pro Sekunde.

13.14 Schlaf

Bei Gesunden sind δ-Wellen nur während des Schlafes vorhanden.

Der Schlaf ist gekennzeichnet durch das Vorkommen verschiedener Schlafstadien, die im Laufe einer Nacht mehrfach durchlaufen werden. Auf Grund

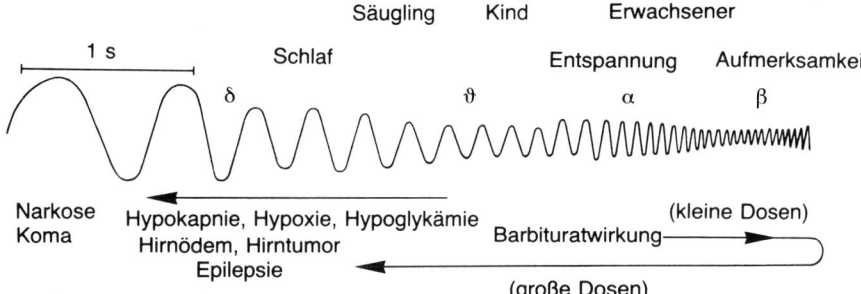

Abb. 13.34. Darstellung der verschiedenen Wellenformen des EEG (Elektroenzephalo-gramms) mit ihrer Bedeutung. Beim Kind überwiegen die ϑ-(theta-)Wellen, beim Erwachse-nen unter Entspannung die α-(alpha-)Wellen und bei Aufmerksamkeit die β-(beta-)Wellen. Der Schlaf wird von δ-(delta-)Wellen bestimmt. (Aus Thews et al. 1989)

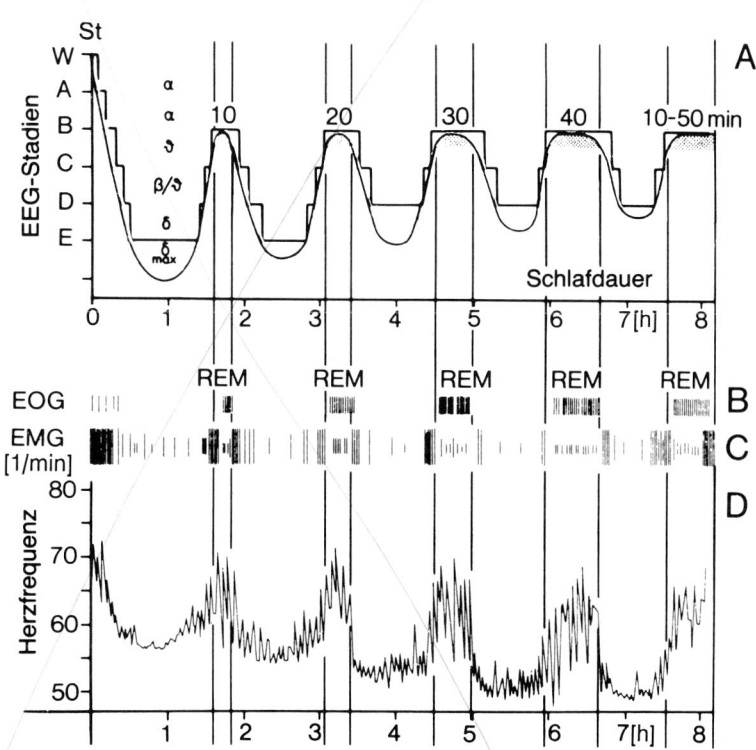

Abb. 13.35. Gegenüberstellung der verschiedenen Schlafphasen und ihrer typischen EEG-Stadien mit einigen Körperfunktionen. **EOG** Elektrookulogramm (Ableitung der Augenbewe-gungen), **EMG** Elektromyogramm (Ableitung des Muskeltonus), **REM** „rapid eye movement" (Phasen rascher Augenbewegungen, wie sie mit dem EOG gemessen werden können). Wäh-rend einer Nacht werden die REM-Phasen ca. 5- bis 6mal durchlaufen. Während der REM-Phasen ist die Herzfrequenz erhöht und die δ-Wellen des Schlafes werden von β- und ϑ-Wel-len abgelöst. Weitere Erläuterungen s. Text. (Aus Thews et al. 1989)

des EEG-Bildes werden 5 Stadien A–E unterteilt, wobei A die Phase des Wachseins und E die Phase des Tiefschlafes mit δ-Wellen darstellt (Abb. 13.35).

Eine besondere Phase stellt der **REM-Schlaf** dar (REM = „rapid eye movement"). Das EEG zeigt zur Zeit des REM-Schlafes typische niederamplitudige B-Phasen-Frequenz, die sonst nur während des Einschlafens auftritt. Die Herzfrequenz und die Atmungsfrequenz sind erhöht, und das EOG (Elektrookulogramm) zeigt heftige Augenbewegungen. Trotzdem sind Schlaftiefe und Muskeltonus (schlaff) ähnlich wie beim Tiefschlaf. Aus diesem Grunde nennt man die Phase des REM-Schlafes auch paradoxen Schlaf. Wenn man Personen zum Zeitpunkt des REM-Schlafes weckt, dann erinnern sie sich in der Regel deutlich an Träume. Somit kann man annehmen, daß während der Phase des REM-Schlafes geträumt wird. Die REM-Schlafphasen treten ca. 5- bis 6mal pro Nacht auf und dauern bis zu 20 min.

13.15 Zusammenfassung Nervensystem

▶ **Einteilung**
Das Nervensystem besteht aus einem zerebrospinalen und einem vegetativen Anteil.

Der zerebrospinale Teil des Nervensystems setzt sich aus einem zentralen (ZNS) und einem peripheren (PNS) Anteil zusammen.

▶ **Entwicklung**
Während der Entwicklung geht das Nervensystem aus dem Ektoderm durch Bildung des Neuralrohres und der Neuralleisten hervor.

▶ **Nervenzellen**
Nervenzellen sind: spezialisiert für die Erregungsleitung, extrem empfindlich gegenüber Sauerstoffmangel und können sich nicht mehr mitotisch teilen.

Nervenzellen und ihre Ausläufer werden durch Glia untereinander isoliert. Die Glia des PNS besteht aus Schwann-Zellen und Mantelzellen. Die Glia des ZNS besteht aus Oligodendrozyten, Astrozyten, Mikroglia und Ependymzellen.

Die Übertragung von Erregung geschieht durch Synapsen, die Transmittersubstanz freisetzen (z. B. Acetylcholin).

Das Ruhemembranpotential der Zellen kommt durch das Ausströmen von positiv geladenen Kaliumionen und die negative Ladung der intrazellulären Proteine zustande.

Da Aktionspotential basiert auf einem Einstrom von Na^+-Ionen. Die Permeabilität der Membranen wird durch eine Depolarisation bis an die Zündschwelle (–55 mV) ermöglicht. Von der Zündschwelle an läuft das Aktionspotential unter allen Umständen ab (Alles-oder-nichts-Gesetz).

Rückenmark

Das Rückenmark enthält im Inneren die graue Substanz (Schmetterlingsfigur), der außen die weiße Substanz in Form von Leitungsbahnen angelagert ist.

Das Rückenmark ist nur bis auf die Höhe von L1/L2 kompakt, weiter kaudal besteht der Inhalt des Wirbelkanals aus Wurzelfäden (Cauda equina).

Die graue Substanz des Rückenmarks wird unterteilt in:
– ein Vorderhorn,
– ein Hinterhorn und
– im Brustmark in ein Seitenhorn.

Die weiße Substanz des Rückenmarks wird unterteilt in:
– einen Vorderstrang,
– einen Seitenstrang und
– einen Hinterstrang.

● **Spinalnerven**

Die Spinalnerven entstehen durch den Zusammenfluß von Nervenfasern aus dem Vorderhorn (vordere Wurzel) und dem Hinterhorn (hintere Wurzel). In Form von Wurzelfäden verlassen sie das kompakte Rückenmark, um als periphere Nerven (Spinalnervenpaare) auf jeder Körperseite durch die Zwischenwirbellöcher auszutreten. In der hinteren Wurzel befindet sich das Spinalganglion, das die Perikarya der afferenten sensiblen Nerven enthält.

Ein Spinalnerv enthält: somatomotorische, somatosensible, viszeromotorische und viszerosensible Fasern (2 Afferenzen, 2 Efferenzen).

Es sind 8 Halsnervenpaare (Nn. cervicales), 12 Brustnervenpaare (Nn. thoracici), 5 Lendennervenpaare (Nn. lumbales), 5 Kreuzbeinnervenpaare (Nn. sacrales) und 1–2 Steißbeinnervenpaare (Nn. coccygei) vorhanden.

Spinalnerven geben 3 größere Äste ab:
– Ramus dorsalis (sensible und motorische Versorgung dorsaler Bereiche z. B. Erector trunci),
– Ramus ventralis (sensible und motorische Versorgung des Rumpfes und der Glieder),
– Ramus communicans albus (Verbindung zum sympathischen Grenzstrang).

● **Plexus (Nervengeflecht)**

Durch Vermischung der in den Rami ventrales vorhandenen Nervenfasern kommt es zur Plexusbildung. Man unterscheidet: Plexus cervicalis, Plexus brachialis, Plexus lumbalis, Plexus sacralis.

Wichtigste Nerven des **Plexus cervicalis** = N. phrenicus (Diaphragma).

Wichtigste Nerven des **Plexus brachialis:** N. musculocutaneus (M. biceps), N. radialis (Extensoren an Ober- und Unterarm), N. medianus (Flexoren am Unterarm), N. ulnaris (ulnare Flexoren am Unterarm).

Wichtigste Nerven des **Plexus lumbalis:** N. femoralis (M. quadriceps femoris), N. obturatorius (Adduktoren am Oberschenkel).

Wichtigste Nerven des **Plexus sacralis:** N. ischiadicus mit 2 Ästen = N. peronaeus (Extensoren am Unterschenkel), T. tibialis (Flexoren am Unterschenkel).

▶ **Dermatome**
Dermatome sind Hautareale (30 insgesamt), die segmental vom entsprechenden Spinalnerv versorgt werden. Die Kenntnis der Dermatome ist wichtig für die Lokalisation von Rückenmarkläsionen.

▶ **Hirnnerven**
Direkt aus dem Gehirn austretende, in die Peripherie verlaufende Nerven werden als Hirnnerven bezeichnet. Man unterscheidet 12 verschiedene Hirnnervenpaare (I–XII).

▶ **Gehirn**
Das Gehirn besteht aus dem Endhirn (Telenzephalon), dem Zwischenhirn (Dienzephalon), dem Mittelhirn (Mesencephalon), dem Hinterhirn (Metenzephalon) und dem Nachhirn (Myelenzephalon; Medulla oblongata).

Im Gehirn befinden sich 4 mit Liquor cerebrospinalis gefüllte Ventrikel. Der dritte und der vierte Ventrikel sind über den Aquädukt miteinander verbunden. Liquor wird im Plexus choroideus gebildet und fließt aus dem Ventrikelsystem in den Subarachnoidalraum, von wo aus es über Blutgefäße wieder aufgenommen wird.

Liquor ist eine zell- und proteinarme Flüssigkeit. Insgesamt werden 150 ml in ca. 2 Tagen umgesetzt. Liquor kann durch Subokzipital- oder Lumbalpunktion gewonnen werden. Durch Liquor im Subarachnoidalraum wird das wirksame Gewicht des Gehirns von 1350 g auf 50 g reduziert (Auftrieb).

▶ **Zentrales Nervensystem**
Die Bestandteile des Zentralnervensystems (Gehirn und Rückenmark) sind von Hirn- und Rückenmarkhäuten umgeben: Leptomeninx (Arachnoidea = Spinnwebshaut und Pia mater = **weiche Hirnhaut**) und Pachymeninx (Dura mater = **harte Hirnhaut**). Zwischen Arachnoidea und Pia mater befindet sich der mit Liquor gefüllte Subarachnoidalraum.

Die Dura mater spinalis (harte Rückenmarkhaut) ist in 2 Blätter geteilt, zwischen denen sich im Fettgewebe (im Cavum epidurale) ein venöser Plexus befindet.

- Die **Medulla oblongata** (Nachhirn; verlängertes Mark) ist die Verbindung zwischen Gehirn und Rückenmark. Sie hat eine Länge von ca. 3 cm. Bei Anblick von ventral sieht man Vorwölbungen: die Pyramiden (hier verlaufen Fasern der Pyramidenbahn = Willkürmotorik) und die Oliven (hier liegt der Nucleus olivarius = Schaltzentrum der Extrapyramidalmotorik). Auf der Dorsalseite bildet die Medulla oblongata einen Teil der Fossa rhomboidea, die ihrerseits den Boden des 4. Ventrikels bildet.

- Das **Metenzephalon** (Hinterhirn) besteht aus Pons (Brücke) und Cerebellum (Kleinhirn). In der Brücke befinden sich querverlaufende Faserzüge und die Brückenkerne (Nuclei pontini). Die Brücke ist Schaltstation der Bahnen, welche die Großhirnrinde mit der Kleinhirnrinde verbinden.

Das **Kleinhirn** (Cerebellum) steht über die Kleinhirnschenkel in Verbindung mit dem Mittelhirn, der Brücke und dem Rückenmark. Die Rinde des Kleinhirns ist dreischichtig; von außen nach innen: Stratum moleculare (mit Parallelfasern), Stratum ganglionare (mit Purkinje-Zellen), Stratum granulare (mit Körnerzellen).

Über die Moosfasern und die Kletterfasern gelangen die Afferenzen ins Kleinhirn. Über die Purkinje-Zellneuriten werden die efferenten Impulse zu den Kleinhirnkernen (Nucleus dentatus, Nucleus emboliformis, Nucleus fastigii, Nucleus globosus) geleitet, wo sie umgeschaltet werden. 2 Afferenzen, 1 Efferenz.

Das Kleinhirn ist an der Aufrechterhaltung des Körpergleichgewichtes beteiligt und koordiniert gezielte Bewegungen, ohne sie jedoch auszulösen. Es ist ein Regulationsorgan der Motorik.

- Das **Mesenzephalon** (Mittelhirn) besteht aus dem Dach (Tectum), der Haube (Tegmentum) und den Hirnschenkeln (Crura cerebri). Das Dach wird aus der Vierhügelplatte gebildet. Die Colliculi rostrales sind Schaltstellen der Sehbahn, die Colliculi caudales sind Schaltstellen der Hörbahn. In der Haube befinden sich der Nucleus ruber und die Substantia nigra. Beides sind Schaltzentren der Extrapyramidalmotorik. Im Zentrum der Hirnschenkel liegt die Pyramidenbahn (Willkürmotorik).

- Das **Dienzephalon** (Zwischenhirn) besteht aus Thalamus, Epithalamus, Metathalamus und Hypothalamus. Der Thalamus ist das wichtigste unbewußt arbeitende Integrationszentrum der allgemeinen Sensibilität. Der Epithalamus besteht aus der Epiphyse (Zirbeldrüse) und der Habenula (Zügel). Der Metathalamus besteht aus Corpus geniculatum laterale (Schaltzentrum der Sehbahn) und Corpus geniculatum mediale (Schaltzentrum der Hörbahn). Der Hypothalamus ist wichtiges Regulationszentrum des vegetativen Nervensystems und des endokrinen Systems.

- Die **Formatio reticularis** („Schaltzentrale") zieht sich netzartig mit verschiedenen Kernstrukturen von der Medulla oblongata bis in das Dienzephalon hinein. In ihr sind Regulationszentren für die Atmung, den Kreislauf etc. lokalisiert. Ebenso ist das aufsteigende retikuläre Aktivierungssystem (ARAS), das für die Weckreaktion und den Grad der Bewußtseinshelligkeit verantwortlich ist, in der Formatio reticularis lokalisiert. Durch Unterbrechung des ARAS, z. B. durch Narkose, kommt es zur Bewußtlosigkeit.

- Die Oberfläche des **Telenzephalons** (Endhirn) ist durch Windungen (Gyri) und Furchen (Sulci) 3mal vergrößert. Das Telenzephalon besteht aus 5 Lappen (Lobi): Lobus frontalis, Lobus parietalis, Lobus temporalis, Lobus occipitalis und der Insula.
 - Die **graue Substanz** liegt in der Rinde sowie in den Basalganglien.

Die **Rinde** ist in den meisten Bereichen des Telenzephalons 6schichtig; von außen nach innen: Molekularschicht, äußere Körnerschicht, äußere Pyramidenschicht, innere Körnerschicht, innere Pyramidenschicht und multiforme Schicht.

Zu den **Basalganglien** werden gerechnet: Nucleus caudatus, Putamen (beide zusammen als Corpus striatum oder kurz Striatum bezeichnet), Globus pallidus (Pallidum), Corpus amygdaloideum (Amygdala) und Claustrum.

Das Putamen hemmt die Bewegung, das Pallidum fördert sie.

Der Sulcus centralis trennt den Lobus frontalis vom Lobus parietalis. Im Gyrus praecentralis (vor dem Sulcus centralis) liegt der motorische Kortex. Im Gyrus postcentralis liegt der sensible Kortex. Die Körperregionen sind in diesen Gyri somatotopisch angeordnet.

Die Heschl-Querwindungen im Temporallappen sind die primäre Hörrinde. Das Broca-Sprachzentrum ist für die Motorik der Sprache verantwortlich. Das Wernicke-Zentrum ist optische Sprachregion. Im Sulcus calcarinus liegt die Sehrinde.

 - Die **weiße Substanz** besteht aus Nervenfasern und ihren Hüllen (zentrale Glia). Man unterscheidet Kommissurenfasern, Assoziationsfasern, Projektionsfasern. Kommissurenfasern verbinden die 2 Hirnhälften miteinander. Assoziationsfasern verbinden Kortexareale innerhalb der gleichen Hirnhälfte. Projektionsfasern verbinden eine Hirnhälfte mit der gegenseitigen Körperhälfte.

▶ **Reflexe**
Man unterscheidet 2 wichtige Reflexe: den monosynaptischen oder Eigenreflex und den polysynaptischen oder Fremdreflex. Beim Eigenreflex liegen Rezeptor (z. B. Muskelspindel) und Effektor (Muskel) im gleichen Organ. Beim Fremdreflex liegen sie in verschiedenen Organen (z. B. Haut

und Muskel). Polysynaptische Reflexe sind ermüdbar, monosynaptische Reflexe nicht.

Regulation der Motorik

Die Motorik wird auf 2 Wegen reguliert: über die Willkürmotorik (Pyramidalmotorik) und die Unwillkürmotorik (Extrapyramidalmotorik). Bewegungsantrieb und Bewegungsplan gehen meist von subkortikalen Regionen aus (z. B. limbisches System).

● Willkürmotorik

Der eigentliche Impuls der Willkürmotorik stammt aus dem Gyrus praecentralis (motorischer Kortex). Von hier aus laufen die Fasern über die Capsula interna und kreuzen zu 75% im Bereich der Medulla oblongata in der Pyramidenkreuzung auf die Gegenseite. Sie verlaufen dann als Tractus corticospinalis lateralis bis auf die Höhe des Rückenmarks, wo sie als Wurzelfäden des Spinalnervs austreten. Die restlichen 25% der Fasern verlaufen im Tractus corticospinalis anterior und kreuzen dann ebenfalls dort, wo sie im Spinalnerv das Rückenmark verlassen.

● Unwillkürmotorik

Die Fasern der Extrapyramidalmotorik laufen über das Striatum und das Pallidum zum Hirnstamm, wo sie in der Substantia nigra und dem Nucleus ruber umgeschaltet werden. Sie verlaufen weiter über den Tractus reticulospinalis lateralis und medialis der Gegenseite. Kleinhirn und Vestibularapparat (Gleichgewichtsorgan des Innenohrs) sind maßgeblich an der Extrapyramidalmotorik beteiligt. Ihre Aufgabe ist es, die Muskelaktivität bei zielgerichteten Bewegungen zu koordinieren und automatisierte Bewegungsabläufe zu steuern.

Beide Systeme, sowohl die Pyramidalmotorik als auch die Extrapyramidalmotorik benutzen die gleiche motorische Endstrecke, d. h. das im Vorderhorn des Rückenmarks beginnende motorische Neuron.

Limbisches System

Das limbische System umgibt den Balken wie ein Saum (Limbus). Es steuert u. a. emotionelle Reaktionen (Lust, Unlust, Angst, Wut etc.), ist aber auch an der Koordination von Gedächtnisvorgängen, wie dem Übergang vom Kurzzeit ins Langzeitgedächtnis, beteiligt.

Vegetatives Nervensystem

Das vegetative Nervensystem setzt sich aus Sympathikus und Parasympathikus zusammen. Durch das vegetative Nervensystem werden vegetative Funktionen gesteuert.

● Sympathikus

Der Sympathikus wird entsprechend dem Ursprung seiner präganglionären Fasern als thorakolumbales System bezeichnet. Die präganglionären Fasern werden zm größten Teil in den Grenzstrangganglien auf postganglionäre Fasern umgeschaltet. Einige Fasern für die Bauchregion werden in 3 unpaare Ganglien umgeschaltet: Ganglion mesentericum superius, Ganglion mesentericum inferius, Ganglion coeliacum. Diese drei Ganglien werden den paravertebralen Ganglien des Grenzstranges als prävertebrale Ganglien gegenübergestellt.

Die postganglionäre Transmittersubstanz des Sympathikus ist das Noradrenalin. Die Wirkung des Sympathikus ist leistungsbezogen (ergotrop). Die Rezeptoren für die Sympathikuswirkung werden in α- und β-Rezeptoren unterteilt. Die α-Rezeptoren vermitteln meist die erregende und die β-Rezeptoren die hemmende Wirkung des Sympathikus.

● Parasympathikus
Der Parasympathikus wird entsprechend dem Ursprung seiner präganglionären Fasern als kraniosakrales System bezeichnet. Die präganglionären Fasern werden im Kopfbereich in 4 Ganglien umgeschaltet: Ganglion ciliare, Ganglion pterygopalatinum, Ganglion submandibulare, Ganglion oticum. Der Hauptnerv des Parasympathikus ist der Hirnnerv X = N. vagus. Ein Großteil der Parasympathikusfasern wird in intramuralen (in der Wand der Organe gelegenen) Ganglien umgeschaltet, z.B. im Plexus submucosus, Plexus myentericus etc.

Die postganglionäre Transmittersubstanz des Parasympathikus ist das Acetylcholin. Die Wirkung des Parasympathikus ist ernährungs- und erholungsbezogen (trophotrop).

EEG
Das Elektroenzephalogramm ist die Ableitung der Hirnströme, die durch Summierung der Aktionspotentiale der Hirnneurone entstehen. Man unterscheidet α-Wellen (8–13 Hz), β-Wellen (14–30 Hz) ϑ-Wellen (4–7 Hz), δ-Wellen (0,5–3 Hz).

δ-Wellen sind beim Gesunden nur im Schlaf vorhanden. β-Wellen entsprechen der Aufmerksamkeit, α-Wellen der Entspannung, ϑ-Wellen überwiegen bei Kindern und Säuglingen.

Schlafphasen
Das Elektroenzephalogramm (EEG) kann beim Übergang zum Schlaf in 5 Phasen unterteilt werden, die von A bis E bezeichnet werden. A ist die Phase des Wachseins, E die Phase des Tiefschlafes. 5- bis 6mal pro Nacht wird eine Phase durchlaufen, deren Muskeltonus und Schlaftiefe dem Tiefschlaf entsprechen, deren EEG-Wellen, Atemfrequenz und Herzrhythmus jedoch der B-Phase (Einschlafen) entsprechen. In diesen Schlafphasen kommt es zu heftigen Augenbewegungen („rapid eye movement" = REM); deshalb wird dieser Schlaf auch REM-Schlaf genannt. In den REM-Phasen träumt der Mensch.

14 Haut und Anhangsorgane

14.1 Allgemeines

Die Haut bedeckt die äußere Körperoberfläche und liegt damit genau an der Grenze zwischen Körperinnerem und Umwelt. Dementsprechend kommt der Haut eine große Bedeutung zu, die sich in den Funktionen der Haut deutlich zeigt:

Funktionen der Haut:
- Schutzfunktion gegen: mechanische, chemische, thermische, bakterielle Einflüsse etc.
- Temperaturregulation: über Schweißsekretion, Strahlung etc.
- Regulation des Wasserhaushaltes: über Wasserretention und Wasserabgabe.
- Sinnesorgan: Tastsinn, Temperatursinn.
- Kommunikationsorgan: Erröten, Erblassen etc.

Daneben ist die Haut aber auch am Gasaustausch (Atmung) beteiligt (das wird v.a. bei Verbrennungen deutlich) sowie an der Ausscheidung von Elektrolyten, z. B. Salz im Schweiß etc.

Die Haut als gesamtes Organ hat eine Größe von ca. $1,5 - 1,8 \ m^2$, abhängig von der Größe des einzelnen Individuums.

In der Klinik wie auch in der Pathologie spielt die Haut eine große Rolle, einerseits wegen ihrer leichten Zugänglichkeit, andererseits wegen der Vielzahl der bekannten Hautaffektionen.

Die Haut kann auch als Eingangsort in den Körper benutzt werden. Eine Reihe von Molekülen, bis zu einer relativen Molekülmasse von ca. 1000, kann über die Haut (= transdermal) verabreicht werden. Dies macht man sich u. a. mit Östrogenpflaster oder Pflaster gegen Reisekrankheit zunutze in Form von transdermalen therapeutischen Systemen.

Die Haut ist wie das Nervensystem, mit dem sie funktionell zusammengehört, ein Abkömmling des äußeren Keimblattes (Ektoderm). Zur Haut rechnet man auch die Hautanhangsgebilde; das sind:

- Hautdrüsen: Schweißdrüsen, Brustdrüse;
- Haare;
- Nägel.

Wegen des Zusammenhanges mit der Funktion des weiblichen Genitalapparates ist die Brustdrüse im Genitalapparat behandelt worden (s. Kap. 10).

14.2 Behaarte und unbehaarte Haut

Schon bei oberflächlicher Betrachtung fällt auf, daß der Körper von 2 Hauttypen bedeckt ist: von behaarter und unbehaarter Haut.

Die behaarte Haut wird als Felderhaut und die unbehaarte Haut als Leistenhaut bezeichnet.

Durch die Haare werden praktisch überall am Körper (mit Ausnahme der Fußsohlen und der Handflächen) felderartige Bereiche markiert.

Leistenartige Aufwölbungen an Handflächen und Fußsohlen geben der Leistenhaut ihr typisches Aussehen. Die Fingerabdrücke sind durch diese Leisten bedingt und sind nur an der Fußsohle und den Handflächen vorhanden. Sie sind individuell so unterschiedlich ausgebildet, daß es wahrscheinlich keine 2 Menschen auf der Welt gibt, die genau die gleichen Fingerabdrücke aufweisen, eineiige Zwillinge ausgenommen (Abb. 14.1).

Beide Hauttypen weisen in bezug auf die Haut- und Unterhautschichten grundsätzlich die gleiche Struktur auf. Die eigentliche Haut (Kutis) besteht aus 2 Schichten, aus der Oberhaut (Epidermis) und der Lederhaut (Corium bzw. Dermis). Je nach mechanischer Belastung der einzelnen Hautbereiche (z.B. Bauchhaut und Haut der Handflächen) sind Epidermis und Corium mehr oder weniger fest miteinander verzahnt. Die Ausstülpungen der Epidermis

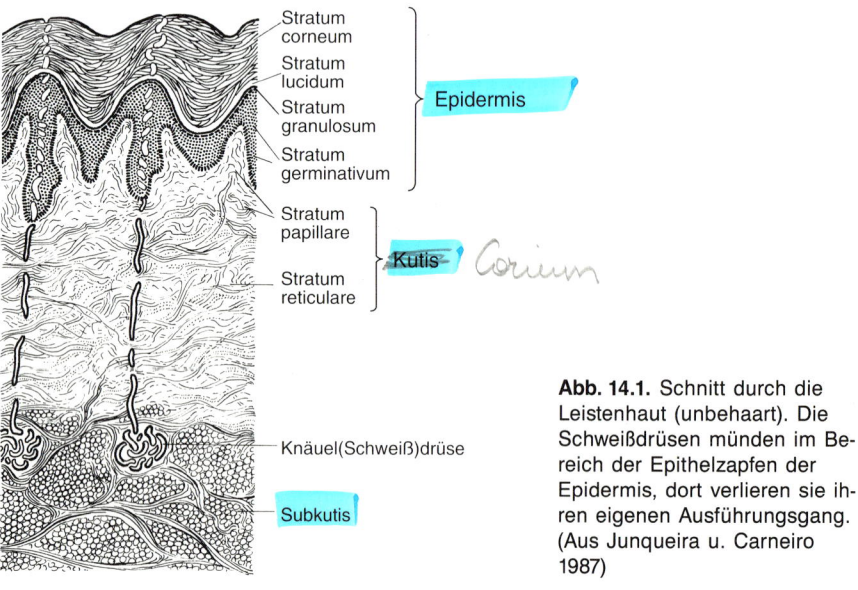

Stratum corneum
Stratum lucidum
Stratum granulosum
Stratum germinativum
Epidermis

Stratum papillare
Kutis Corium
Stratum reticulare

Knäuel(Schweiß)drüse

Subkutis

Abb. 14.1. Schnitt durch die Leistenhaut (unbehaart). Die Schweißdrüsen münden im Bereich der Epithelzapfen der Epidermis, dort verlieren sie ihren eigenen Ausführungsgang. (Aus Junqueira u. Carneiro 1987)

werden als Epithelleisten, die komplementären Ausstülpungen des Coriums hingegen als Bindegewebspapillen bezeichnet. Das Corium geht ohne feste Grenze in die Unterhaut (Subkutis) über, die funktionell − aber nicht entwicklungsgeschichtlich − zur Haut gehört.

14.2.1 Oberhaut (Epidermis)

Die Epidermis ist ein sehr dynamisches Gewebe, das konstant erneuert wird. Durch die Vorgänge der Abschilferung und der Neubildung bedingt, besteht die Epidermis aus 5 Schichten (Abb. 14.2):

- Stratum basale,
- Stratum spinosum,
- Stratum granulosum,
- Stratum lucidum,
- Stratum corneum.

Stratum basale und Stratum spinosum werden häufig als **Regenerationsschicht** (Stratum germinativum) zusammengefaßt. Als **Verhornungsschichten** bezeichnet man das Stratum granulosum und das Stratum lucidum.

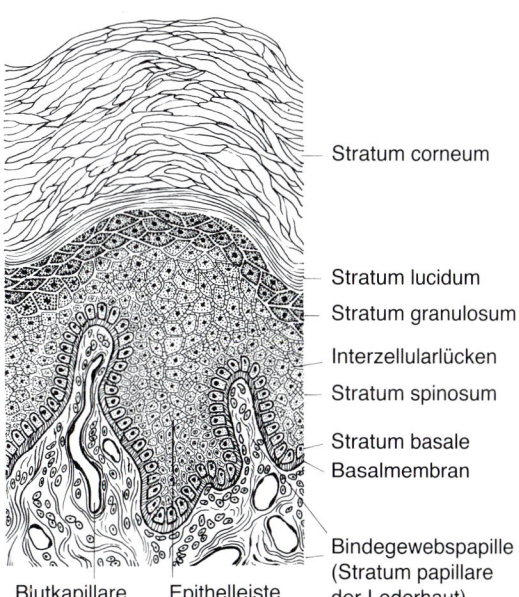

Abb. 14.2. Schichten der Epidermis am Beispiel der stark verhornenden Leistenhaut. In den Bindegewebspapillen (*im unteren Bildteil*) des Coriums verlaufen die Kapillaren. (Aus Schiebler u. Schmidt 1987)

Stratum corneum

Stratum lucidum
Stratum granulosum
Interzellulärlücken
Stratum spinosum
Stratum basale
Basalmembran

Bindegewebspapille
(Stratum papillare
der Lederhaut)

Blutkapillare   Epithelleiste

Stratum basale

Im Stratum basale laufen ständig Mitosen ab, durch welche die im Stratum corneum (verhornte Schicht) abgeschilferten Zellen ersetzt werden. Durch Reifungsvorgänge werden aus den neugebildeten Zellen die verhornten Zellen des Stratum corneum. Dafür werden der Reihe nach über verschiedene Entwicklungsstufen die Hautschichten durchlaufen. Was oben abgestoßen wird, wird unten neu gebildet.

Pigmentzellen

Im Stratum basale sind neben den sich mitotisch teilenden Hautzellen auch noch Melanozyten (Pigmentzellen) vorhanden. Diese geben Pigmentgranula an die Zellen des Stratum basale und Stratum spinosum ab. Dadurch können die empfindlichen Mitosen des Stratum basale vor den energiereichen Sonnenstrahlen geschützt werden. Durch Sonneneinstrahlung wird die Pigmentproduktion angeregt.

Bei dunkelhäutigen Rassen sind Melanozyten in allen Schichten der Haut vorhanden, bei hellhäutigen nur im Stratum basale (Abb. 14.3).

Stratum spinosum

Im Stratum spinosum (Stachelzellschicht) sind die Zellen durch Desmosomen fest miteinander verbunden. Gleichzeitig weisen sie große Interzellularspalten auf, wodurch ein stechapfelförmiges Aussehen entsteht.

Stratum granulosum

Im Stratum granulosum bilden die Zellen Keratohyalingranula und Tonofilamente. Das sind weiche Vorstufen der Hornsubstanz (= Keratin) aus der das Stratum corneum besteht. Gleichzeitig kommt es zur Bildung und Ausstoßung von lipidhaltigen Granula (MCG = „membrane coating granules"). Die MCG stellen einen wichtigen Teil der Wasserregulationsfunktion der Haut dar, in-

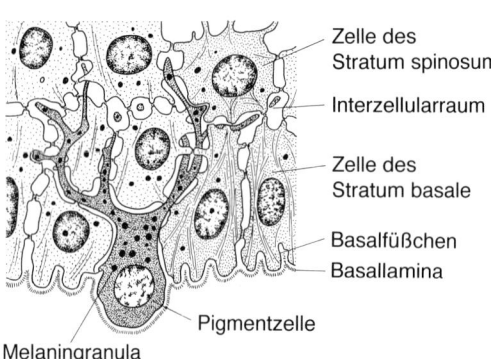

Zelle des
Stratum spinosum

Interzellularraum

Zelle des
Stratum basale

Basalfüßchen

Basallamina

Pigmentzelle

Melaningranula

Abb. 14.3. Pigmentzelle im Stratum basale der Epidermis. Die Pigmentzellen geben Melaningranula an die Zellen des Stratum basale und Stratum spinosum ab, bleiben selber jedoch im Bereich des Stratum basale. (Aus Schiebler u. Schmidt 1987)

dem sie den Interzellularraum so abdichten, daß der Körper nicht zuviel Wasser verliert.

Stratum lucidum

Das Stratum lucidum ist in stark verhornender Haut besonders ausgeprägt vorhanden, also in der Leistenhaut (Handflächen und Fußsohlen). Während der Verhornung werden die Zellen zunächst im Stratum granulare und dann im Stratum lucidum so verändert, daß sie fast homogen aussehen. Dies geschieht durch Abbau der Organellen und Verbindung von Keratohyalingranula und Tonofilamenten.

Stratum corneum

In der äußersten Schicht (Stratum corneum) sind praktisch keine Zellen mehr zu identifizieren. Die Zellkerne und alle Organellen sind ab- und umgebaut, so daß das Stratum corneum kaum noch Zellgrenzen aufweist. Damit weist praktisch nichts mehr auf die zelluläre Herkunft hin.

14.2.2 Lederhaut (Corium)

Direkt unter der Basalmembran der Epidermis beginnt das Corium. Es besteht zur Hauptsache aus Bindegewebe und gliedert sich entsprechend der Dichte und der Anordnung seiner Fasern in 2 Schichten:

- Stratum papillare,
- Stratum reticulare.

Das Bindegewebe des Coriums ist von einem dichten Flechtwerk von elastischen und kollagenen Fasern durchzogen. Durch diese Fasern ist die Haut stabil und trotzdem elastisch verformbar.

Das **Stratum papillare** hat seinen Namen der Tatsache zu verdanken, daß es papillenartige Ausstülpungen gegen die Epidermis gebildet hat, die mit den Epithelleisten verzahnt sind. In den Bindegewebspapillen des Stratum papillare liegen häufig Kapillaren sowie Tastkörperchen (s. Abb. 14.7). Die Kapillaren dienen der Versorgung der Haut. Durch ihre Nähe zur Hautoberfläche spielen sie bei der Beurteilung der Haut eine wichtige Rolle. Eine stärkere Durchblutung kann z. B. zu einer Rötung (z. B. bei einer Entzündung) und eine mangelnde Sauerstoffversorgung (z. B. bei schlechter Durchblutung) zu einer Blaufärbung führen („Zyanose").

Die Menge der Fasern ist im Stratum papillare geringer als im Stratum reticulare. Die Kollagenfasern sind in beiden Schichten in einer spezifischen Ausrichtung angeordnet. Dadurch entstehen zwischen den Faserbündeln charakteristische Spaltlinien, die v. a. bei Operationen von Bedeutung sind. Quer zum Verlauf der Spaltlinien geschnittene Wunden klaffen und verheilen schlechter. Der Chirurg wird deshalb − wenn immer möglich − parallel zum Spaltlinienverlauf in die Haut einschneiden. Im **Stratum reticulare** sind nur wenige Zellen vorhanden. Dafür befinden sich darin um so mehr Kollagenfasern, die der Haut ihre Festigkeit geben. Dies ist bei tierischer Haut die Grundlage für ihre Gerbfähigkeit und Umwandlung in Leder; und das ist auch der Grund dafür, daß das Corium auf Deutsch als Lederhaut bezeichnet wird.

14.3 Unterhaut (Subkutis)

Die Unterhaut (Subkutis) gehört eigentlich nicht mehr zur Haut. Sie ist aber funktionell mit ihr verbunden, z. B. durch die von der Subkutis ausgehende Verschieblichkeit der Haut etc.

Ein wesentliches Charakteristikum der Unterhaut ist das Vorhandensein von Fettgewebe. Dies ist zum Teil Baufett (Fußsohle), zum größten Teil jedoch Speicherfett. Die lokalen Differenzen (z. B. Bauch und Handrücken) sind genetisch bedingt und bleiben auch bei einer Transplantation bestehen. Wenn Bauchhaut auf den Handrücken verpflanzt wird, dann kommt es bei einem ernährungsbedingten Überangebot an Kalorien auch auf dem Handrücken zur Bildung eines „Bäuchleins". Das Fett der Subkutis ist durch Bindegewebezüge steppkissenartig unterkammert. Neben der Funktion als Fettspeicher („Notvorrat") dient das Fett der Subkutis aber auch der Isolation. Dies ist besonders für die Temperaturregulation von großer Bedeutung (s. Kap. 6: Temperaturregulation). Bei Übergewicht ist die Schicht des subkutanen Fettgewebes überall am Körper verstärkt. Es kann in der Bauch- und Hüftregion mehrere Zentimeter stark werden.

In der Subkutis liegen die verschiedenen Hautdrüsen, die Haarzwiebeln sowie die Vater-Pacini-Lamellenkörperchen. Das sind Rezeptoren für den Vibrationssinn (s. 14.6 Hautrezeptoren).

An mechanisch stark belasteten Orten (im Bereich der Leistenhaut, also an den Handflächen und den Fußsohlen) sowie an funktionell wichtigen Orten (mimische Muskulatur) ist die Subkutis relativ straff mit dem Corium verbunden. An einigen Orten fehlt das Fett der Subkutis weitgehend (z. B. Augenlid, Penis, kleine Schamlippen).

14.4 Altersveränderungen der Haut

Im Alter kommt es zu einer Abnahme der Elastizität der Haut. Das ist durch einen Abbau der elastischen Fasern bedingt. Außerdem wird das Stratum papillare reduziert. Auch die Schweiß- und Talgdrüsen verringern ihre Sekretion, was zu einer trockenen Haut führt. Die Melanozytentätigkeit nimmt allgemein ab. In einigen Bereichen, z. B. Gesicht und Handrücken etc., nimmt die Melanozytentätigkeit jedoch zu, so daß an diesen Orten die bekannten Altersflecken entstehen.

14.5 Hautanhangsgebilde

14.5.1 Haare

Beim ungeborenen Kind beginnt die Haarbildung mit einem trichterförmigen Einwachsen der Haut in das darunterliegende Gewebe. Dadurch werden die Haartrichter gebildet und alle Schichten, auch die Regenerationsschichten (Stratum basale und Stratum spinosum), in die Tiefe gesenkt. Dort werden sie umgewandelt, so daß sie in der Lage sind, Haare zu bilden.

Haare bestehen – wie auch die Haut – aus Keratin. Allerdings ist hier die Anordnung der Moleküle etwas anders als bei den verhornten Hautschichten. Aus den Regenerationsschichten werden im Bereich der Subkutis die Haarzwiebeln, aus denen das Haar gebildet wird. Die Haarzwiebeln sind leicht angeschwollene Zonen am Ende des Haartrichters; sie werden über eine Bindegewebepapille ernährt. Am Haar unterscheidet man die Wurzel, die in einer Wurzelscheide im Haartrichter sitzt, und den Haarschaft, der über die Ebene der Haut hinausragt (Abb. 14.4).

Die während des vorgeburtlichen Lebens gebildeten Haare werden als **Lanugo-Haare** bezeichnet. Sie wurzeln im Corium und verlieren sich meist kurz nach der Geburt und werden durch die **Terminalhaare** ersetzt. Zu den Terminalhaaren gehören die Haare des Kopfes, die Pubertätshaare (Scham-, Bart- und Achselhaare) und die Körperhaare. Die Kopf- und Pubertätshaare wurzeln in der Subkutis, die Körperhaare wurzeln – ähnlich wie die Lanugo-Haare des Fetus – im Corium.

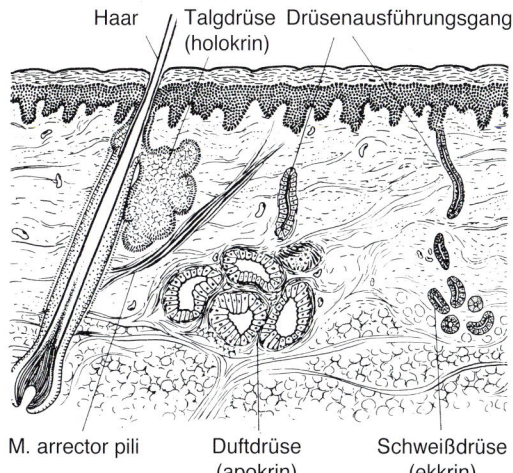

Abb. 14.4. Schnitt durch die Felderhaut mit einem Haar. Der über die Oberfläche hinausragende Teil des Haares wird als Schaft bezeichnet. An der Wurzelscheide setzt der M. arrector pili an, der das Haar aufrichten kann. Die Haarwurzel sitzt in der Subkutis. Das Vorhandensein einer apokrinen Duftdrüse deutet auf die Haut der Achselhöhle hin. (Aus Schiebler u. Schmidt 1987)

Haar   Talgdrüse (holokrin)   Drüsenausführungsgang

M. arrector pili   Duftdrüse (apokrin)   Schweißdrüse (ekkrin)

Die Körperbehaarung des Menschen besteht aus relativ kleinen Haaren, die als Überreste einer ausgedehnten Körperbehaarung (wie z. B. bei den Affen) betrachtet werden kann. Sie sind im Gesicht, auf dem Rumpf und den Extremitäten vorhanden. Auf der Streckerseite der Extremitäten sind sie meist stärker ausgebildet als auf der Beugerseite.

In den Haartrichter münden Talgdrüsen, die Glandulae sebaceae. Sie sondern über holokrine Sekretion Talg ab für die Einfettung der Haut und der Haare.

Unterhalb der Talgdrüsen setzt ein Muskel an, der vom Haar an die Hautoberfläche zieht: der M. arrector pili (Aufrichter des Haares). Dies ist v. a. im Bereich der Körperhaare der Fall, nicht jedoch bei den Kopfhaaren und den Pubertätshaaren. Bei Tieren dient der M. arrector pili dazu, bei Kälte das Haar aufzurichten und damit zwischen die Haare und den Körper eine schützende und isolierende Luftschicht treten zu lassen. Als Überbleibsel dieser bei Tieren vorhandenen Funktion entsteht deshalb beim Menschen die „Gänsehaut", (z. B. bei Frieren), bei der sich alle alle vorhandenen Mm. arrectores pilorum kontrahieren.

Haare erreichen ein Alter von mehreren Jahren. Sie weisen ein tägliches Wachstum von ca. 0,2 – 0,3 mm auf. Gegen das Lebensende eines Haares löst es sich von der Bindegewebspapille und gleitet im Haartrichter langsam nach außen. Gleichzeitig wird an der Haarbasis eine kolbenartige Auftreibung gebildet. Deshalb bezeichnet man dieses Haar als Kolbenhaar. Kolbenhaare können über längere Zeit noch im Haartrichter verbleiben, während gleichzeitig an der Bindegewebepapille ein neues Haar gebildet wird. Pro Tag verliert man im Durchschnitt ca. 50 – 80 Kopfhaare. Größere individuelle und auch jahreszeitliche Schwankungen sind jedoch normal. Die Haarfarbe wird durch eingelagerte Pigmente und auch durch rötlichen Farbstoff bestimmt. Beim Ergrauen hört die Pigmentfarbstoffeinlagerung auf. Beim weißen Haar schließlich wird anstelle des Pigments Luft eingelagert, die durch ihren anderen Brechungsindex für die weiße Farbe verantwortlich ist.

Haare stehen schräg in der Haut. Meist sind sie gruppenweise mit der gleichen Verlaufsrichtung angeordnet. Wenn sich die Verlaufsrichtung ändert, entstehen Haarwirbel.

14.5.2 Nägel

Die Nägel (Ungues) dienen als Widerlager der Fingerbeeren. Ohne Nägel ist eine Greif- und Haltefunktion der Finger nur sehr schwer möglich und teilweise sogar schmerzhaft, z. B. wenn ein Nagel verlorengeht.

Besonders für die Tastfunktion der Finger ist das Widerlager der Nagelplatte unerläßlich, da die Tastfähigkeit ohne Nagel stark reduziert ist.

Der Nagel sitzt in der hufeisenförmigen Nageltasche, deren Rand die Nagelplatte als Nagelwall umgibt. Die weißliche Zone, die unter der Nagelplatte sichtbar ist (= Lunula), ist Teil der Nagelmatrix, die für die Nagelbildung verantwortlich ist. Vom freien Rand des Nagelwalls wird ein feines Häutchen ge-

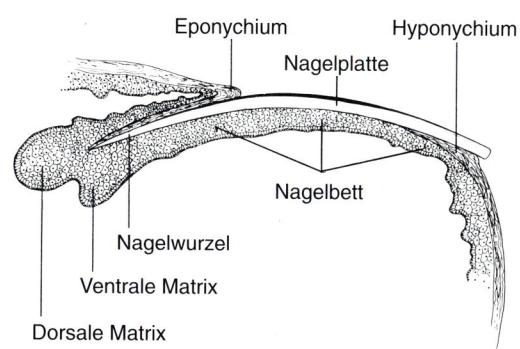

Abb. 14.5. Schnitt durch das Endglied (distale Phalanx) eines Fingers, mit Nagelplatte, Nagelbett und Nagelwurzel. Aus der Matrix im Bereich der Nagelwurzel wird der Nagel gebildet. Das Eponychium ist das Häutchen, das sich über den Nagel schiebt, das Hyponychium ist die Haut unter dem freien Ende des Nagels. (Aus Schiebler u. Schmidt 1987)

bildet, das sich besonders im hinteren Teil über den Nagel schiebt. Dies ist das Eponychium (Abb. 14.5). Verletzung oder Zerstörung der Nagelmatrix führt zu einem bleibenden Verlust des Nagels, da nur sie für die Bildung des Nagels verantwortlich ist. Der vor der Lunula gelegene Teil wird als Nagelbett bezeichnet, das Nagelbett ist nicht am Aufbau des Nagels beteiligt.

Der Nagel entspricht den verhornten Schichten der Haut. Er wird von den Regenerationsschichten der Epidermis gebildet, die in Form der Matrix spezifisch differenziert ist.

14.5.3 Hautdrüsen

In der Haut kommen 3 verschiedene Drüsen vor:

- holokrine Talgdrüsen,
- ekkrine Schweißdrüsen,
- apokrine Duftdrüsen.

Holokrine Talgdrüsen

Abgesehen von wenigen Ausnahmen, sind Talgdrüsen meist mit Haaren verbunden, indem sie in die Haartrichter einmünden (s. oben). An den Lippen und den kleinen Schamlippen münden sie jedoch mit einem eigenen Ausführungsgang an die Oberfläche der Haut. Die Talgdrüsen sondern ein Sekret nach dem holokrinen Sekretionsmodus[27] ab (s. Abschn. 3.2.2 und Abb. 14.6).

Talgdrüsen werden durch Androgene (vermännlichende Hormone, die sowohl beim Mann, wie auch bei der Frau gebildet werden) stimuliert und treten dementsprechend bei beiden Geschlechtern erst vermehrt nach der Pubertät auf. Bei einer Abflußbehinderung, wie sie immer wieder vorkommen kann,

---

[27] Holokrine Sekretion = Die Zellen dieser Talgdrüsen lösen sich bei der Sektretbildung gänzlich auf.

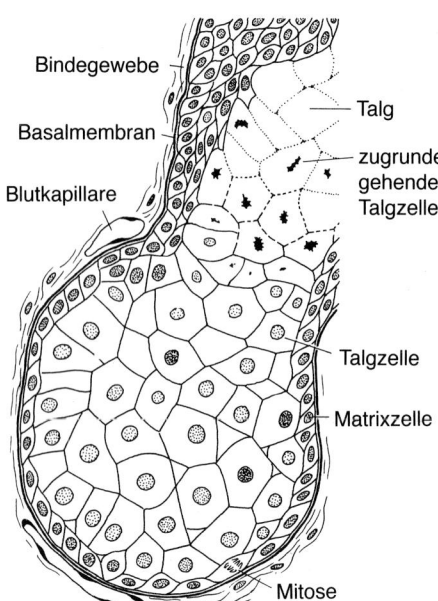

Bindegewebe

Basalmembran

Blutkapillare

Talg

zugrunde-
gehende
Talgzelle

Talgzelle

Matrixzelle

Mitose

Abb. 14.6. Holokrine Talgdrüsen. Die Matrixzellen teilen sich mitotisch, um dann durch Einlagerung von Talg umgewandelt zu werden. Da sie sich vollständig selber als Sekret abgeben, wird diese Art der Sekretion als holokrine Sekretion bezeichnet. (Aus Schiebler u. Schmidt 1987)

werden Mitesser gebildet (Singular = Comedo, Plural = Comedones). Durch den unter der Talgdrüse verlaufenden glatten Muskel (M. arrector pili) können die Talgdrüsen stärker ausgepreßt werden.

Ekkrine Schweißdrüsen

Entwicklungsgeschichtlich betrachtet sind die ekkrinen[28] Schweißdrüsen relativ junge Drüsen, da sie nur bei den Primaten[29] vorhanden sind. Sie liegen an der Grenze zwischen Corium und Subkutis in Form von unverzweigten, geknäuelten Drüsen, die deshalb auch häufig Knäueldrüsen genannt werden. Ihre Ausführungsgänge laufen an die Spitze der Epithelzapfen der Haut, wo sie sich dann ohne eigenen Ausführungsgang durch die Schichten der Epidermis schlängeln, um mit einer Pore auf einer Leiste im Bereich der Handflächen und Fußsohlen oder in einem Feld der Felderhaut zu münden. Über den ganzen Körper verteilt sind etwa 2–3 Mio Schweißdrüsen vorhanden (das entspricht ca. 360 Drüsen pro cm^2). Neger weisen z. T. die doppelten Werte auf. An den Fußsohlen und den Handflächen sind die meisten Drüsen vorhanden. Diese Drüsen sind ein wesentlicher Teil der Temperaturregulation (s. Kap. 6: Temperaturregulation). Ihr Sekret verdunstet an der Körperoberfläche und führt damit zu einer Abkühlung. Das Sekret der ekkrinen Drüsen ist sauer, mit einem

---

[28] Ekkrine Sekretion: Die Drüsen sondern ihren Inhalt ohne sichtbaren Substanzverlust ab.
[29] Primat: die am höchsten stehende Ordnung der Säugetiere, zu denen der Mensch, die Halbaffen und Affen gehören.

pH-Wert von ca. 4,5 und wirkt damit antibakteriell. Es baut einen Säureschutz-
mantel an der Haut auf. Der Sekretionsmodus dieser Drüsen ist ekkrin, d. h.
ohne lichtmikroskopisch sichtbaren Substanzverlust.

Apokrine Schweiß- oder Duftdrüsen

Dieser Drüsentyp ist bei Tieren häufig über die ganze Körperoberfläche verteilt
vorhanden. Beim Menschen kommt er lediglich in speziellen Regionen vor.

Vorkommen der apokrinen Duftdrüsen[30]:
- auf dem Mons pubis („Schamberg"),
- an den großen Schamlippen,
- in der Achselhöhle,
- auf der Brustwarze und dem Warzenhof,
- in der Analregion.

In der Axilla (Achselhöhle) sind sie besonders ausgeprägt, bei der Frau stärker
als beim Mann. Sie münden ebenfalls in den Haartrichter, z. B. bei den Achsel-
haaren, und sezernieren ein alkalisches Sekret, das keinen Schutz gegen Bakterien bietet, sondern im Gegenteil durch Bakterien leicht zersetzbar ist. Dies
führt auf der einen Seite zum typischen Schweißgeruch (der von den bakteriel-
len Zersetzungsprodukten des apokrinen Sekretes ausgeht, z. B. von Buttersäure), auf der anderen Seite sind Schweißdrüsenabszesse v. a. bei apokrinen Drüsen vorhanden.

Auch dieser Drüsentyp wird durch Geschlechtshormone, die während der
Pubertät vermehrt gebildet werden, zur Reifung gebracht. Dementsprechend
ist bei Kindern vor der Pubertät auch nie ein typischer Schweißgeruch vorhanden.

Die apokrinen Schweißdrüsen werden auch als Duftdrüsen bezeichnet, da
sie v. a. im Tierreich einen ganz speziellen Duft absondern, der z. B. bei Hunden perianal (um den Anus) besonders stark ist. Auch beim Menschen sind mit
dem Duft der Duftdrüsen geruchliche Merkmale verbunden, die häufig dazu
führen, daß man jemanden gut oder gar nicht „riechen" kann, auch wenn die
entsprechenden Konzentrationen der geruchswirksamen Stoffe meist unterhalb der Schwelle liegen, die sie uns bewußt werden läßt.

14.6 Hautrezeptoren

Die Haut kann als das größte Sinnesorgan des Körpers bezeichnet werden. In
ihr liegen die Rezeptoren der afferenten Bahnen für Wärme-, Kälte-, Druck-,
Berührungs- und auch Schmerzempfindung.

---

[30] Apokrine Sekretion: Sekretabgabe mit sichtbarem Substanzverlust.

Entsprechend der durch die Haut vermittelten Sinnesqualitäten können auch ihre Rezeptoren eingeteilt werden.

Hautrezeptoren:
- Druckrezeptoren
- Berührungsrezeptoren   } Mechanorezeptoren
- Vibrationsrezeptoren
- Temperaturrezeptoren
- Schmerzrezeptoren

Die ersten 3 der genannten Rezeptoren werden als Mechanorezeptoren bezeichnet, da sie mechanische Reizqualitäten aufnehmen (perzipieren).

14.6.1 Druckempfindung

Druckempfindung wird über Merkel-Zellen und Ruffini-Körperchen vermittelt.

Merkel-Zellen sitzen in der Haut und auch z. T. in der Schleimhaut bei mehrschichtigen Plattenepithelien im Stratum basale. Hier können sie auch in Form von Zellgruppen die Merkel-Tastscheiben bilden.

Die **Ruffini-Körperchen** kommen in der Leisten- und in der Felderhaut sowie an Gelenkkapseln vor. In der Haut sind sie meist im Stratum reticulare vorhanden. Die Ruffini-Körperchen sind Aufzweigungen mehrerer Nervenfasern, die durch eine Bindegewebekapsel zusammengefaßt werden. Sie fungieren als langsam adaptierende (= anpassende) Dehnungsrezeptoren. (Bei dem Vorgang der Adaptation wird schlußendlich kein Reiz mehr wahrgenommen; z. B. adaptiert der Geruchssinn sehr schnell, das hat zur Folge, daß man gleichbleibende Gerüche nicht mehr wahrnimmt).

14.6.2 Berührungsempfindung

Die Berührungsempfindung wird über Meissner-Tastkörperchen und Nervenendigungen um Haarwurzeln vermittelt.

Die **Meissner-Körperchen** kommen im Bindegewebe des Stratum papillare, d. h. in den Bindegewebepapillen der Leistenhaut und auch in der Schleimhaut der Mundhöhle, sowie im Bereich des Lippenrots vor (Abb. 14.7).

Die Meissner-Körperchen werden durch Schichten von Schwann-Zellen gebildet, zwischen denen unmyelinisierte Axone (s. 13.4.1 und 13.4.2) verlaufen. Das Ganze wird von einer feinen Bindegewebekapsel umgeben. Über Kollagenfasern sind die Meissner-Körperchen mit der Basalmembran der Epidermis verbunden, so daß Berührung der Haut zu einer mechanischen Verformung des Körperchens führt, die dann ein Aktionspotential auslöst.

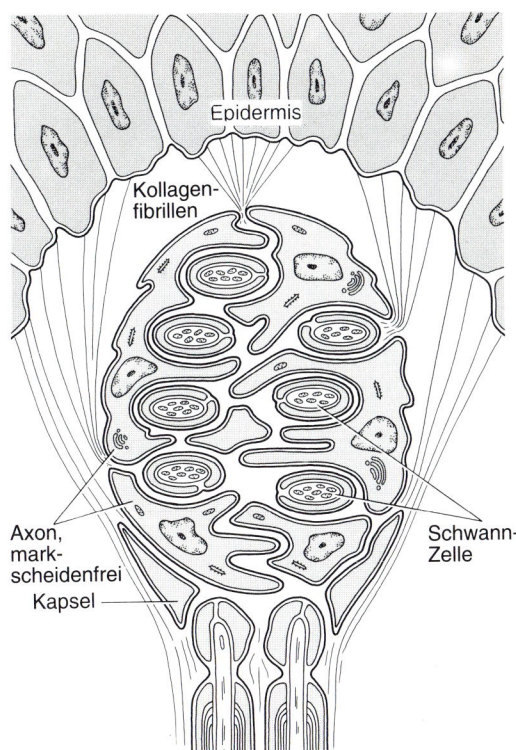

Abb. 14.7. Meißner-Tastkörperchen in einer Bindegewebepapille des Stratum papillare. Die Tastzellen (Schwann-Zellen) sind übereinander geschichtet. Zwischen ihnen verlaufen die Endverzweigungen der Nervenfasern. Durch Kollagenfasern sind die Tastzellen mit der Basalmembran der Epidermis verbunden. Auf diese Weise können die kleinsten Bewegungen wahrgenommen werden, die über die Tastzellen an die Nervenendigungen weitergeleitet werden. (Aus Junqueira u. Carneiro 1987)

14.6.3 Vibrationsempfindung

Vibration wird über die größten der Mechanorezeptoren wahrgenommen, die Vater-Pacini-Körperchen (Abb. 14.8). Sie bestehen aus einer Nervenfaser, um die u.a. Schwann-Zellen zwiebelschalenartig angeordnet sind, so daß Verformung dieser in Innenkolben und Außenkolben unterteilten Schalen immer zu einem Aktionspotential in der Nervenfaser führen.

Wegen des zwiebelähnlichen Aufbaus werden die Vater-Pacini-Körperchen auch als Lamellenkörperchen bezeichnet. Sie können Schwingungen zwischen 40 und 1000 Hz wahrnehmen.

14.6.4 Temperaturrezeptoren

Über die Struktur der Temperaturrezeptoren ist noch wenig bekannt. Es handelt sich um freie Nervenendigungen, die meist unmyelinisiert sind. Kälterezeptoren reagieren maximal auf Reize zwischen 17 und 36 °C. Sie liegen direkt unterhalb der Epidermis und vermitteln v.a. die Qualität der Temperaturveränderung. Wärmerezeptoren liegen im Corium und reagieren mit maximalen Ner-

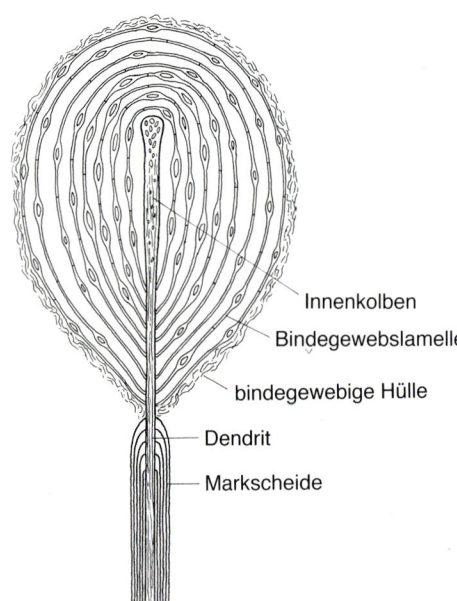

Innenkolben
Bindegewebslamelle

bindegewebige Hülle

Dendrit

Markscheide

Abb. 14.8. Vater-Pacini-Körperchen mit dem dendritischen Ende einer Nervenzelle, das hier zum Innenkolben verdickt ist. Der Innenkolben dient der Reizaufnahme. Die Lamellenschichten dämpfen die Vibrationen unterhalb der Schwelle von ca. 40 Hz, so daß niederfrequentige Schwingungen nicht wahrgenommen werden. (Aus Schiebler u. Schmidt 1987)

venimpulsen bei Temperaturen zwischen 40 – 47 °C. Selbstverständlich reagieren sie auch – wie die Kälterezeptoren – im Bereich darüber oder darunter. Temperaturrezeptoren zeigen eine ausgeprägte Adaptation (Anpassung).

14.6.5 Schmerzrezeptoren

Die Schmerzrezeptoren sind freie Nervenendigungen, die im Corium, in der Subkutis, aber auch bis in die unverhornten Schichten der Epidermis vorkommen. Ihre Erregung erfolgt vielfach durch Freisetzung von körpereigenen Substanzen, z. B. Histamin, Serotonin etc., die durch Verletzungen freigesetzt werden, aber auch durch direkte Verletzung der Nervenendigungen. Schmerzrezeptoren adaptieren praktisch nicht.

14.7 Zusammenfassung Haut und Anhangsorgane

▶ **Aufgaben:**
Die Haut hat folgende Aufgaben: sie fungiert als Schutzorgan gegen mechanische, thermische, chemische, bakterielle Einflüsse etc.; sie ist an der Temperaturregulation und der Regulation des Wasserhaushaltes beteiligt; sie dient als Sinnesorgan und als Kommunikationsorgan.

▶ **Bestandteile:** Zur Haut rechnet man auch die Hautanhangsgebilde: Hautdrüsen, Brustdrüse, Haare, Nägel.

▶ **Hautarten:**
Es wird zwischen 2 Arten der Haut unterschieden: Leistenhaut (Fußsohlen, Handflächen) und Felderhaut (behaarte Haut).

▶ **Aufbau:**
Die Haut besteht aus Epidermis und Corium. Die Unterhaut (Subkutis) gehört nicht zur Haut, ist aber funktionell mit ihr verbunden.

Die **Epidermis** setzt sich aus folgenden Schichten zusammen (von innen nach außen): Stratum basale, Stratum spinosum, Stratum granulosum, Stratum lucidum, Stratum corneum.

● *Stratum basale:* Die Regeneration der Haut erfolgt durch Mitosen des Stratum basale. Hier befinden sich auch Melanozyten, die Pigmentgranula an die Zellen der Epidermis abgeben und damit die empfindlichen Mitosestadien vor der schädlichen UV-Strahlung schützen.

● *Stratum granulosum:* Im Stratum granulosum werden Keratohyalingranula und Tonofilamente gebildet, Grundlage des Keratins. Die ebenfalls gebildeten MCG („membrance coated granules") sind lipidhaltig. Sie werden ausgestoßen und dienen der Abdichtung des Interzellularraumes.

● *Stratum corneum:* Das Stratum corneum läßt keinerlei Zellen mehr erkennen. Im Bereich der Felderhaut ist es weniger stark ausgebildet als im Bereich der Leistenhaut.

Das **Corium (Lederhaut)** baut sich aus Stratum papillare und Stratum reticulare auf:
● *Stratum papillare:* Hier sind Bindegewebepapillen mit den Epithelleisten verzahnt (besonders ausgeprägt in der Leistenhaut). Kapillaren und Meißner-Tastkörperchen liegen ebenfalls im Stratum papillare.
● *Stratum reticulare:* Die Kollagenfasern des Stratum reticulare sind die Grundlage für die Gerbfähigkeit der Haut. Sie sind in deutlicher Orientierung angeordnet. Daraus entstehen die Spaltlinien der Haut.

Die **Subkutis** besteht aus steppkissenartig gekammertem Fettgewebe: dem subkutanem Fettgewebe. Mit Ausnahme der Fußsohlen und der Handflächen wird das subkutane Fett zum Speicherfett gerechnet. Neben seiner Funktion als Energiespeicher dient es v.a. der thermischen Isolation. In der Subkutis liegen die Hautdrüsen, die Haarzwiebeln sowie die Vater-Pacini-Lamellenkörperchen.

▶ **Altersveränderungen**
Im Alter kommt es zu einer Abnahme der elastischen Fasern der Haut (v. a. im Corium) und damit zu einer Abnahme der Elastizität der Haut. Außerdem verringern die Schweißdrüsen ihre Tätigkeit. Daraus ergibt sich die trockene Haut des Alters.

▶ **Haare**

Die Haare entstehen durch trichterförmige Einsenkungen der Haut bis in die Subkutis. Die Regenerationsschichten der Haut werden damit zu Haarbildungsschichten. Am Haar unterscheidet man den Haarschaft, der über die Haut herausragt, und die Haarwurzel, die im Haartrichter steckt. Im unteren Wurzelbereich ist die Haarzwiebel als Verdickung vorhanden. Von der Haarzwiebel geht das Wachstum der Haare aus.

Kolbenhaare haben ihren Kontakt zur Haarpapille (Bindegewebe) verloren und können längere Zeit im Haartrichter steckenbleiben. Von der bindegewebigen Haarpapille und der neu gebildeten Haarzwiebel geht die Bildung des neuen Haares aus.

Die vor der Geburt gebildeten Haare werden als **Lanugobehaarung** bezeichnet. Die Lanugohaare verlieren sich nach der Geburt. Sie reichen mit ihren Haarzwiebeln nur bis in das Corium hinein. Die **Terminalhaare** sind als Körperhaare ebenfalls nur bis ins Corium verwurzelt, als Kopfhaare und als Pubertätshaare (Bart-, Achsel- und Schamhaare) hingegen reichen sie mit ihren Wurzeln bis in die Subkutis hinein.

▶ **Nägel**

Die Nägel dienen als Widerlager für Tast- und Greiffunktionen. Der Nagel besteht aus einer Nagelplatte, die mit einer Nagelwurzel in der Nageltasche sitzt. Die Nagelplatte wird vom Nagelwall umgeben, von dem ein feines Häutchen gebildet wird, das Eponychium. Der Boden der Nageltasche wird von der Nagelmatrix gebildet, die im vorderen Teil als weiße halbmondförmige Zone (Lunula) durch den Nagel sichtbar ist. Die Nagelmatrix bildet den Nagel. Vor der Lunula befindet sich das Nagelbett, auf dem der wachsende Nagel nach vorne geschoben wird.

▶ **Hautdrüsen**

Wir unterscheiden 3 verschiedene Hautdrüsen:
- ekkrine Schweißdrüsen (am ganzen Körper verteilt),
- apokrine Duftdrüsen (Axilla, Mons pubis, perianale Region, um die Brustdrüse) und
- holokrine Talgdrüsen (meist in Haartrichter mündend, aber auch im Bereich des Lippenrots, wie auch an den kleinen Schamlippen.

▶ **Hautrezeptoren**

Die in der Haut vorhandenen Hautrezeptoren werden unterteilt in:
- Druckrezeptoren (Merkel-Zellen, Ruffini-Körperchen),
- Berührungsrezeptoren (Meissner-Tastkörperchen, Nervenmanschetten um Haarwurzeln),
- Vibrationsrezeptoren (Vater-Pacini-Lamellenkörperchen),
- Temperaturrezeptoren (freie Nervenendigungen),
- Schmerzrezeptoren (freie Nervenendigungen).

15 Sinnesorgane

15.1 Auge

Das Auge (Bulbus oculi) liegt in der Augenhöhle (Orbita) in einem Fettkörper (Corpus adiposum orbitae) eingebettet. Durch die Wirkung der Augenmuskeln kann das Auge in dem Fettkörper wie in einem Kugelgelenk bewegt werden.

15.1.1 Schichten des Augapfels

Der Augapfel hat mit Ausnahme der Hornhautregion, die stärker gekrümmt ist, eine nahezu kugelförmige Gestalt. Er besteht aus 3 Schichten (Abb. 15.1):
- äußere Augenhaut (Tunica fibrosa),
- mittlere Augenhaut (Tunica vasculosa),
- innere Augenhaut (Tunica nervosa).

Äußere Augenhaut (Tunica fibrosa)

Im hinteren Teil besteht die Tunica fibrosa aus einer derben bindegewebigen Lederhaut (Sclera). Sie ist weiß durch die straff geordneten Kollagenfasern, die

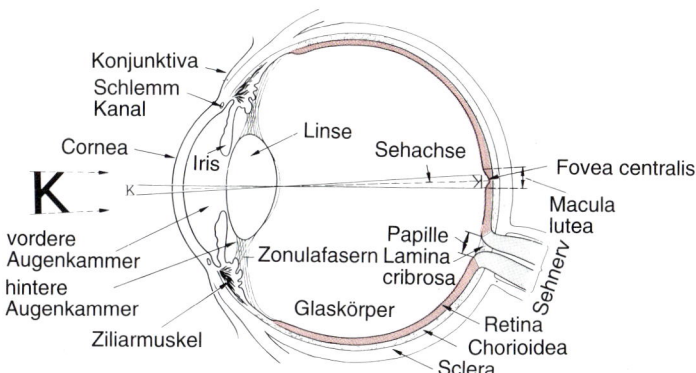

Abb. 15.1. Schnitt durch einen Augapfel mit dem blinden Fleck (Papille) und der Zone des schärfsten Sehens (Fovea centralis). Im Bereich der Papille tritt der Sehnerv aus und durchbricht dabei die Sclera. Der Ort des Durchbruchs ist die Siebplatte (Lamina cribrosa). Durch den Strahlengang im dioptrischen Apparat des Auges steht das Bild auf der Netzhaut zwangsläufig auf dem Kopf. (Aus Schmidt u. Thews 1990)

den größten Teil des Materials der äußeren Augenhaut bilden. Die Sclera ist auf der Seite von Bindehaut (Konjuktiva) überzogen, die im vorderen Teil, am Hornhautwulst (Limbus corneae), in die Hornhaut übergeht. Die Hornhaut besteht aus einem mehrschichtigen unverhornten Plattenepithel, unter dem sich eine breite bindegewebige Schicht, das Stroma der Hornhaut, befindet. Gegen die Iris zu ist die Hornhaut von einem einschichtigen Plattenepithel, dem Hornhautendothel, überzogen. Das Hornhautendothel begrenzt die vordere Augenkammer.

Mittlere Augenhaut (Tunica vasculosa)

Die mittlere Augenhaut besteht aus 3 Abschnitten: Im hinteren Bereich ist es die Aderhaut (Choroidea), im vorderen Bereich der Ziliarkörper (Corpus ciliare) und die Regenbogenhaut (Iris).

Die **Aderhaut** ist stark durchblutet, um die Ernährung der verschiedenen Schichten des Auges zu ermöglichen. Sie ist sowohl für die Versorgung der Sclera, der Choroidea, wie auch der innersten Schichten (Photorezeptoren) der Retina verantwortlich. Für die innersten Schichten der Retina ist im Bereich der Choroidea ein eigenes Kapillarnetz (Lamina choroidocapillaris) aufgebaut, die direkt dem Pigmentepithel anliegt.

Die **Iris** stellt quasi die – einem Photoapparat vergleichbare – Blendenöffnung des Auges dar. Je nach Lichtintensität kann sie geöffnet oder geschlossen werden, um so die optimale Menge des Lichteinfalls auf die Retina zu gewährleisten. Sie ist auf der Vorderseite nicht von einem Epithel bedeckt, so daß der Betrachter der Iris direkt auf das nach außen gerichtete Stroma schaut. Der hinterste Teil der Iris ist pigmentiert, in Richtung Glaskörper ist sie auf ihrer Rückseite zusätzlich vom Pigmentepithel der Retina bedeckt. In das Bindegewebe der Iris (Stroma) sind 2 Muskeln integriert:

- M. sphincter pupillae (Schließmuskel der Pupille); er wird durch den Parasympathikus innerviert, und
- M. dilatator pupillae (Öffner der Pupille); er wird durch den Sympathikus innerviert.

Entsprechend dem vorhandenen Licht regeln diese beiden glatten Muskeln die Weite der Pupille, indem sie die Iris mehr oder weniger öffnen.

Im Irisstroma kann Pigment eingelagert sein, das dann für die Farbe der Iris (braun oder grün) verantwortlich ist. Bei blauen Augen fehlt in der Regel das Pigment, so daß die Blutgefäße und die pigmentierte Hinterseite der Iris blau durchschimmern.

Ziliarkörper (Corpus ciliare)

Hinter der Iris und damit quasi in der hinteren Augenkammer befindet sich der Ziliarkörper, der kranzartig (Orbiculus ciliaris) die Linse des Auges umgibt (Abb. 15.2). Vom Ziliarkörper verlaufen feine Fasern an die Linse, die Zonula-

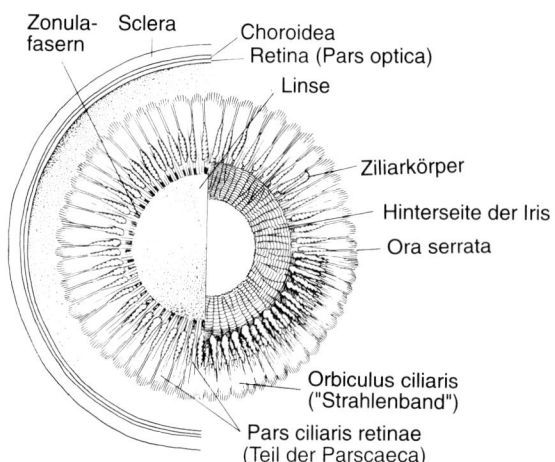

Abb. 15.2. Blick auf die Innenseite der Linse (*links*) und der Iris (*rechts*). Durch den Kranz der einzelnen Ziliarkörper wird der Orbiculus ciliaris gebildet. Von ihm ziehen die Zonulafasern an die Linse. Der Ziliarkörper ist hinten – wie die Iris – vom Pigmentepithel der Retina überzogen. An der Ora serrata geht der lichtempfindliche Teil der Retina (Pars optica) in den blinden Teil der Retina über (Pars caeca). (Aus Schiebler und Schmidt 1987)

Bildbeschriftungen:
Zonula-fasern – Sclera – Choroidea – Retina (Pars optica) – Linse – Ziliarkörper – Hinterseite der Iris – Ora serrata – Orbiculus ciliaris ("Strahlenband") – Pars ciliaris retinae (Teil der Parscaeca)

fasern (Fibrae zonulares). Über die Zonulafasern ist die Linse in ihrer Lage fixiert. Im Ziliarkörper befindet sich der Ziliarmuskel (M. ciliaris), an dem die Zonulafasern anheften. Die Kontraktion dieses Muskels ist die Grundlage für die „Scharfstellung" (Akkommodation) des Auges (s. 15.1.6). Der Ziliarkörper ist für die Produktion der Flüssigkeit in den Augenkammern, das Augenwasser, verantwortlich. Das Kammerwasser stellt eine Absonderung (Transsudat) aus den Gefäßen des Ziliarkörpers dar.

Kammerwinkel (Angulus iridocornealis)

Im Bereich der vorderen Augenkammer, wo die Sclera in die Cornea übergeht, heftet auch die Iris an. Durch die Iris wird der Raum zwischen Hornhaut und Linse in eine **vordere** und **hintere Augenkammer** unterteilt (Abb. 15.3). Vor der Iris liegt der **Kammerwinkel** (Angulus iridocornealis), d. h. der Winkel zwischen Iris und Hornhaut. Hier sind reusenartige Bindegewebezüge vorhanden, die in ihrer Gesamtheit als Ligamentum pectinatum bezeichnet werden. Die zwischen den Bindegewebezügen liegenden Spalträume werden **Fontana-Räume** genannt. Die Fontana-Räume verengen sich in Richtung Sclera und münden schließlich in den Schlemm-Kanal. Über den Schlemm-Kanal wird das Kammerwasser ins Blutgefäßsystem geführt. Da Kammerwasser fortlaufend produziert wird, muß es auch fortlaufend abfließen können. Verstopfung des Schlemm-Kanals führt zu einem erhöhten Augeninnendruck, der bei längerem Bestehen ein Glaukom (grüner Star) verursachen kann. Der normale Augeninnendruck beträgt ca. 15–22 mmHg. Werte über 25 mmHg sind pathologisch.

Innere Augenhaut (Tunica interna)

Pigmentepithel

Die innere Augenhaut setzt sich aus 2 Blättern zusammen, dem Pigmentepithel und der Retina. Das Pigmentepithel steht in innigem Kontakt mit den Sinnes-

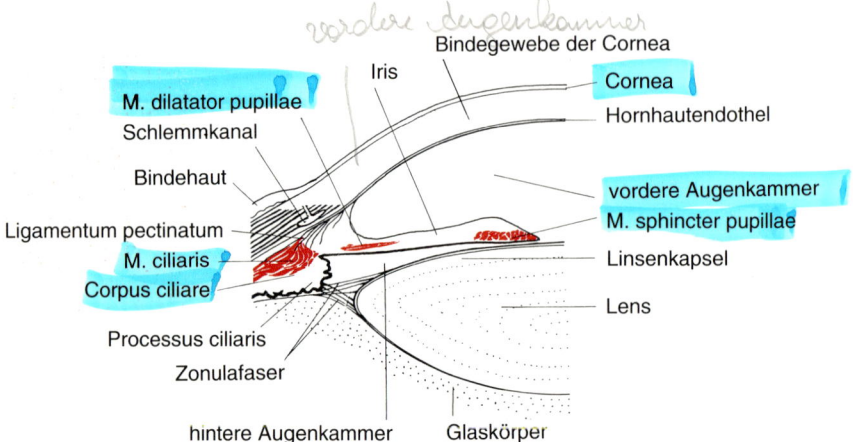

vordere augenkammer

Bindegewebe der Cornea
Iris
Cornea
M. dilatator pupillae
Hornhautendothel
Schlemmkanal
Bindehaut
vordere Augenkammer
Ligamentum pectinatum
M. sphincter pupillae
M. ciliaris
Linsenkapsel
Corpus ciliare
Lens
Processus ciliaris
Zonulafaser
hintere Augenkammer   Glaskörper

Abb. 15.3. Schnitt durch den vorderen Teil des Augapfels mit Linse, den beiden Augenkammern und den Zonulafasern. (Aus Schiebler u. Schmidt 1987)

zellen der Netzhaut (Retina). Wenn der Kontakt zwischen beiden einmal unterbrochen wird, z. B. bei einer Netzhautablösung (Ablatio retinae), dann verlieren die Lichtrezeptoren ihre Funktionstüchtigkeit, und das Auge erblindet. Netzhautablösungen können heute häufig mit Laserbehandlung wieder behoben werden.

Netzhaut (Retina)

Die Netzhaut (Retina) besteht im hinteren Augenbereich aus dem **lichtempfindlichen Teil** (Pars optica retinae), der am Rand des Ziliarkörpers (Ora serrata) in den **blinden Teil** (Pars caeca retinae) übergeht. Der blinde Teil (Pars caeca) überdeckt den Ziliarkörper und die der hinteren Augenkammer zugewandte Seite der Iris.

Im lichtempfindlichen Teil der Retina sind **3 Nervenzellschichten** vorhanden:
● *innen:* Schicht der Photorezeptoren (Stratum neuroepitheliale);
● *in der Mitte:* Schicht der bipolaren Nervenzellen (Stratum ganglionare retinae);
● *nach außen gerichtet* (gegen die Linse): Schicht der multipolaren Nervenzellen (Stratum ganglionare nervi optici). Von hier gehen die Nervenfasern aus, die am blinden Fleck die Sclera durchbrechen und dann den N. opticus bilden.

Insgesamt besteht der lichtempfindliche Teil der Retina (Pars optica) aus 10 Schichten. Da aber die Kenntnis dieser Schichten nicht für das Verständnis der Funktion des Auges von Bedeutung ist, sollen sie hier nicht weiter erwähnt werden. Der Vollständigkeit halber sind sie jedoch in Abb. 15.4 aufgeführt.

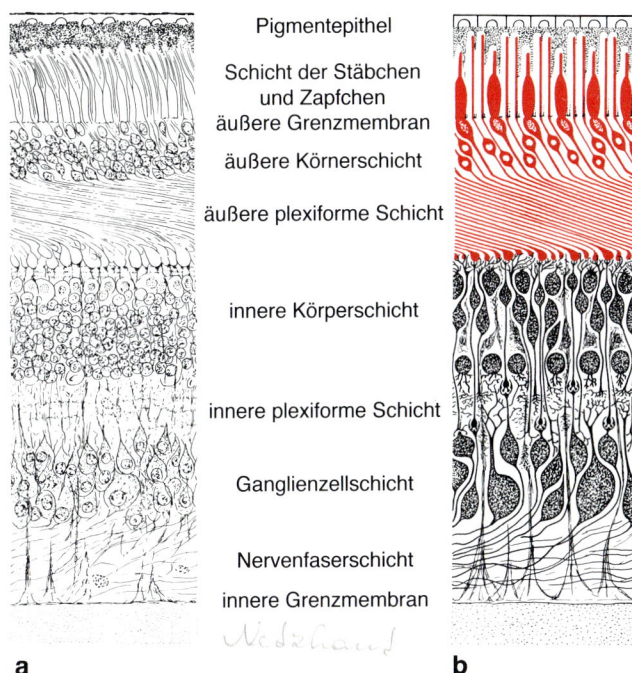

Pigmentepithel

Schicht der Stäbchen
und Zapfchen

äußere Grenzmembran

äußere Körnerschicht

äußere plexiforme Schicht

innere Körperschicht

innere plexiforme Schicht

Ganglienzellschicht

Nervenfaserschicht

innere Grenzmembran

a   b

Abb. 15.4 a, b. Schema der Netzhaut mit ihren Schichten. **a** Darstellung im lichtmikroskopischen Bild. **b** Schematische Zeichnung der beteiligten Zellen und Zellausläufer. Die Stäbchen und Zapfen stellen das 1. Neuron der Sehbahn dar (Rezeptoren), die Zellen der inneren Körperschicht das 2. Neuron (bipolare Zellen), die Zellen der Ganglien-Zellschicht des N. opticus das 3. Neuron. (Aus Schiebler u. Schmidt 1987)

Die eigentliche lichtempfindliche Schicht der Retina ist beim menschlichen Auge vom Licht abgewandt. Es ist das Stratum neuroepitheliale mit seinen Photorezeptoren. Man unterscheidet 2 Hauptarten von Rezeptoren:

● die Stäbchen für das Dämmerungssehen (skotopisches Sehen) und
● die Zapfen für das Farbsehen (photopisches Sehen).

Es sind ca. 7 Mio. Zapfen und ca. 120 Mio. Stäbchen im Auge vorhanden (Abb. 15.5). An diesen **Photorezeptoren** unterscheidet man ein lichtempfindliches Außenglied, das durch dicht an dicht gelagerte membranbegrenzte Scheibchen (Singular: Discus, Plural: Disci) gebildet wird, von einem Innenglied, das den Zytoplasmateil oberhalb des Zellkerns umfaßt. In den Scheibchen befindet sich der Sehfarbstoff, der für den Sehvorgang nötig ist (s. dort).

Von den Photorezeptoren (1. Neuron) wird der gebildete Impuls auf die bipolaren Zellen (Stratum ganglionare retinae) übertragen (2. Neuron), die den Impuls ihrerseits an die multipolaren Zellen weiterleiten (3. Neuron). Außerdem befinden sich in der Retina noch verschiedene andere Zellen, die für vielfältige Verschaltungen benötigt werden. Zu diesen Zellen zählen die Horizontalzellen und die amakrinen Zellen. Der großen Zahl von Stäbchen und Zapfen

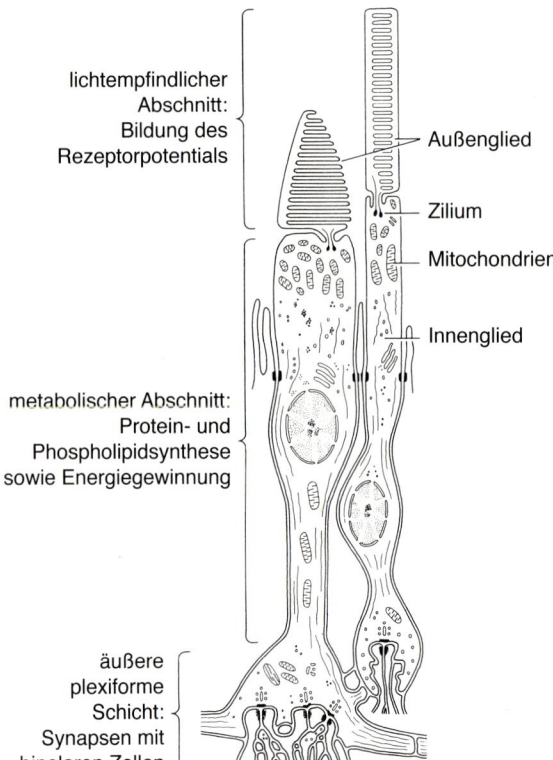

lichtempfindlicher
Abschnitt:
Bildung des
Rezeptorpotentials

— Außenglied

— Zilium

— Mitochondrien

— Innenglied

metabolischer Abschnitt:
Protein- und
Phospholipidsynthese
sowie Energiegewinnung

äußere
plexiforme
Schicht:
Synapsen mit
bipolaren Zellen

Abb. 15.5. Zeichnung eines Zapfens (*links*) und eines Stäbchens (*rechts*). *Unten* ist die Synapsenzone mit den Zellen des 2. Neurons einge-zeichnet. Im Außenglied lie-gen die Disci (membrange-bundene Scheibchen), die für den Sehvorgang (Um-wandlung des Sehfarbstoffes) wichtig sind. (Aus Schiebler u. Schmidt 1987)

(zus. ca. 130 Mio.) stehen nur ca. 1 Mio. Zellen im Bereich des 3. Neurons (multipolare Zellen) gegenüber. Das bedeutet, daß die eingehenden Impulse der Rezeptoren im Verhältnis 1:130 auf die multipolaren Zellen weitergeleitet werden (Konvergenz). Lediglich im Bereich der Fovea centralis (s. dort) scheint eine Verschaltung 1:1 vorhanden zu sein.

15.1.2 Glaskörper (Corpus vitreum) und Linse (Lens)

Glaskörper

Der weitaus größte Teil des Augapfels wird vom Glaskörper ausgefüllt. Dies ist eine gallertige Masse, die aus Proteoglykanen, Glukosaminoglykanen und ca. 98% Wasser besteht. Der Glaskörper füllt den notwendigen Raum zwischen Linse und Retina mit einer farblosen und glasklaren Substanz aus. Die Distanz zwischen Linse und Retina ist notwendig wegen der Brechungseigenschaften des Auges. Die Länge des Augapfels muß genau auf die Brechungskraft des Auges abgestimmt sein, da bei zu kurzem Auge (= zu kurze Brennweite) eine Weitsichtigkeit und bei zu langem Auge (= zu lange Brennweite) eine Kurzsichtigkeit entsteht (s. 15.1.8). Im Glaskörper finden sich bei fast allen Individuen winzige kleine Trübungen oder Reste von Gefäßen (als Überbleibsel aus der Entwicklung), die als „mouches volantes" bezeichnet werden.

Linse

Die Linse ist bikonvex (auf beiden Seiten nach außen gekrümmt), wobei die vordere Krümmung weniger stark als die hintere, gegen den Glaskörper zugewandte ist.

Von den ursprünglichen Zellen, aus denen die Linse entstanden ist, sind in der reifen Linse nur noch wenige vorhanden. Zum größten Teil haben sich diese Zellen in Linsenfasern umgewandelt. Außen ist die Linse von einer aus Glykoproteinen aufgebauten Linsenkapsel überzogen, unter der auf der Vorderseite der Linse ein Linsenepithel vorhanden ist. Hinten ist dieses Linsenepithel in die Linsenfasern umgewandelt worden. Die Linsenfasern stellen u.a. die Grundlage für die Elastizität der Linse dar. Diese Elastizität ist notwendig für die Schärfenanpassung (Akkommodation) des Auges.

15.1.3 Augenhintergrund

Durch die Linse und den Glaskörper hindurch kann der Augenhintergrund direkt beobachtet werden. Er ist rötlich-orange gefärbt. Auf der nasalen Seite des Augenhintergrundes liegt der „blinde Fleck"; das ist ein Ort, an dem keine Rezeptoren vorhanden sind. Hier treten die Gefäße ein und aus, und hier verlassen die Fasern des N. opticus den Bulbus. Die Gefäße, die hier ein- und austreten, sind für die Versorgung der gegen den Glaskörper gerichteten zwei Drittel der Retina verantwortlich. Die gegen das Pigmentepithel gerichtete Retinaschicht der Photorezeptoren wird von der Choroidokapillaris versorgt. Genau in der optischen Achse liegt der gelbe Fleck (Macula lutea), in dessen Zentrum sich eine Vertiefung befindet, die Zone des schärfsten Sehens (Fovea centralis). In der Fovea centralis sind die Schichten der Retina reduziert und die abgehenden Nervenfasern auf die Seite gelagert, so daß die vom Licht abgewandten Rezeptoren besser erreicht werden können. Hier befinden sich fast ausschließlich Zapfen, die über die bipolaren mit den multipolaren Ganglienzellen der Retina 1 : 1 verschaltet sind.

15.1.4 Hilfsapparat der Augen

Zum Hilfsapparat der Augen rechnet man:

- die Augenlider,
- die Bindehaut und
- die Tränendrüsen.

Die **Tränendrüsen** müssen ständig Flüssigkeit produzieren, die mit ihrem Salzgehalt genau abgestimmt ist, damit der Quellungsdruck der Hornhaut aufrechterhalten bleiben kann. Wenn die Hornhaut nicht den richtigen Quellungsdruck aufweist, dann wird sie trübe.

Die Tränendrüse (Glandula lacrimalis) liegt in der Augenhöhle oben, lateral vom Augapfel. Unter der Wirkung des Parasympathikus wird die Tränenflüssigkeit ausgeschieden. Die Verteilung der Tränenflüssigkeit erfolgt durch den Lidschlag. Unter Normalbedingungen geschieht der Abfluß der Tränenflüssigkeit im medialen Augenwinkel über 2 kleine Öffnungen im Lidrand, die in den Tränennasengang münden. Der Tränennasengang (Ductus nasolacrimalis) mündet unterhalb der unteren Nasenmuschel in die Nasenhöhle. Durch psychische Einflüsse kann es zu einer so starken Aktivierung der Tränendrüse kommen, daß ihr Sekret nicht mehr über den Tränennasengang abfließen kann, sondern als Tränen über den Lidrand fließt.

Am Hornhautrand (Limbus corneae) beginnt der Überzug des Auges mit **Bindehaut** (Konjunktiva), die sich auf die Innenseite der Augenlider fortsetzt. Die Bindehaut besteht aus einem mehrschichtig unverhornten Plattenepithel.

Die **Lider** schützen das Auge nach außen. Sie bestehen aus einer bindegewebigen Platte (Tarsus), auf der ein Sphinktermuskel (M. orbicularis oculi) liegt (s. Kap. 4, Abb. 4.46). Im Tarsus befinden sich eine große Talgdrüse, die Meibom-Drüse (Glandula tarsalis). Ihr Sekret dient der Einfettung des Lidrandes. Außen ist das Lid von einem mehrschichtig verhornten Plattenepithel (Haut) überzogen, auf der Innenseite von Bindehaut.

15.1.5 Augenmuskeln

Die Bewegung der Augen geschieht unter dem Einfluß von 6 eigenen Augenmuskeln; davon sind 4 gerade und 2 schräg (s. Übersicht).

Äußere Augenmuskeln (Abb. 15.6):
- oberer gerader Augenmuskel (M. rectus superior),
- unterer gerader Augenmuskel (M. rectus inferior),
- innerer gerader Augenmuskel (M. rectus medialis),
- äußerer gerader Augenmuskel (M. rectus lateralis),
- oberer schräger Augenmuskel (M. obliquus superior),
- unterer schräger Augenmuskel (M. obliquus inferior).

Die 4 geraden und der obere schräge Augenmuskel entspringen einem Sehnenring, der den N. opticus bei seinem Eintritt in die Augenhöhle umgreift. Der obere schräge Augenmuskel gelangt über eine an der medialen Wand der Augenhöhle vorhandene Umlenkrolle (Trochlea) an den Augapfel. Der untere schräge Augenmuskel entspringt von der medialen Wand der Augenhöhle. Mit Ausnahme des M. obliquus superior und des M. rectus lateralis werden alle Augenmuskeln vom N. oculomotorius innerviert (III. Hirnnerv). Der M. rectus lateralis hat einen eigenen Nerv (N. abducens = VI. Hirnnerv). Auch der

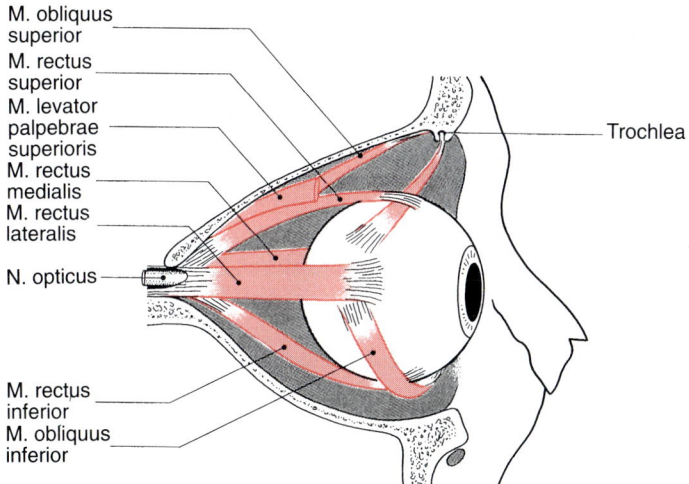

M. obliquus superior

M. rectus superior

M. levator palpebrae superioris

M. rectus medialis

M. rectus lateralis

N. opticus

Trochlea

M. rectus inferior

M. obliquus inferior

Abb. 15.6. Darstellung der äußeren Augenmuskeln. Der M. obliquus superior (oberer schräger Augenmuskel) zieht über eine Umlenkrolle (Trochlea) an das Auge. (Aus Schmidt u. Thews 1983)

M. obliquus superior, der über die Trochlea bewegt wird, wird über einen eigenen Nerv (N. trochlearis = IV. Hirnnerv) innerviert.

Ein weiterer Muskel in der Augenhöhle dient nicht der eigentlichen Bewegung des Auges, sondern seinem Öffnen durch Heben des oberen Lides. Dies ist der M. levator palpebrae, seine Sehne strahlt bis in das Augenlid ein. Er ist auch durch den N. oculomotorius innerviert.

Für die Weite der Lidspalte ist ein glatter Muskel verantwortlich, der direkt im Augenlid sitzt, der M. tarsalis. Er wird durch den Sympathikus innerviert. Wenn er gelähmt ist, resultiert daraus eine enge Lidspalte (Ptosis).

Augenbewegungen

Durch die äußeren Augenmuskeln können 4 verschiedene Arten der Bewegung durchgeführt werden:

- Sakkaden (Zuckungen),
- glatte Folgebewegungen,
- vestibuläre Bewegungen,
- Konvergenzbewegungen.

Sakkaden: Die Sakkaden sind ruckartige Augenbewegungen, die beim Wechseln des Blickes von einem Objektpunkt zum nächsten oder von einem Objekt zum anderen durchgeführt werden. Der fixierte Punkt wird sprunghaft gewechselt, das Auge gleitet dabei nicht langsam von einem Punkt zum nächsten.

(Zugfahre)

Glatte Folgebewegungen: Glatte Folgebewegungen dienen dem Verfolgen eines bewegten Objektes mit den Augen. Dabei spielt es keine Rolle, ob diese Bewegung echt ist — wie bei einem vorbeifahrenden Auto — oder nur scheinbar — wie bei der „vorbeifahrenden" Landschaft am Fenster eines Zuges.

Vestibuläre Bewegungen: Die vestibulären Bewegungen sind Anpassungsbewegungen, die dem Fixieren eines Objektes bei bewegtem Kopf dienen. Man kann einen Blickpunkt fixieren, auch bei schnellem Schütteln des Kopfes oder bei schneller Karussellfahrt. Dies wird durch die Bogengänge des Gleichgewichtsorgans (Vestibularapparat) gesteuert (s. 15.3).

Konvergenzbewegungen: Durch die Konvergenzbewegungen wird die Sehachse zusammengeführt (konvergiert), wenn sich der Blick auf ein nahegelegenes Objekt richtet.

All diese Bewegungen müssen in hohem Maße miteinander koordiniert sein, d.h. sie müssen **für beide Augen gleichmäßig** erfolgen. Nur dadurch wird gewährleistet, daß die entsprechenden Bildpunkte auf korrespondierenden Netzhautstellen abgebildet werden. Wenn dies nicht der Fall ist, kommt es zu Doppelbildern (Diplopie). Doppelbilder kann man selbst sehr leicht entstehen lassen durch Druck auf einen Augapfel, so daß er sich dabei verschiebt.

Das Koordinationssystem für die Augenbewegungen ist sehr komplex. An der Koordination sind beteiligt:

- die Kerne der Augennerven,
- die Vestibulariskerne,
- das Kleinhirn,
- die Colliculi rostrales,
- die Formatio reticularis (mesenzephaler Teil) sowie
- die Sehrindengebiete des Endhirns.

15.1.6 Akkommodation

Das Auge ist in der Lage, unterschiedlich weit entfernte Gegenstände scharf auf der Retina abzubilden. Dies ist möglich durch eine Veränderung der Brechkraft des Auges. Man unterscheidet eine Nahakkommodation von einer Fernakkommodation.

Nahakkommodation: Hier kontrahiert sich der Ziliarmuskel (M. ciliaris), und dadurch werden die Zonulafasern entspannt. Das führt bei der vorhandenen Elastizität der Linse zu einer stärkeren Krümmung, v. a. der Vorderfläche. Dadurch wird die Brechkraft des Auges erhöht, und der entsprechende Gegenstand kann scharf auf der Retina abgebildet werden.

Fernakkommodation: Der Fernakkommodation kann auch als Akkommodationsruhe bezeichnet werden. Hierbei ist der M. ciliaris nicht kontrahiert; dementsprechend sind die Zonulafasern gespannt. Dadurch steht die Linse unter einer Zugwirkung, durch die sie abgeplattet wird. Dies ist gleichbedeutend mit einer Verringerung der Brechkraft und dementsprechend mit der scharfen Abbildung von Gegenständen in der Ferne.

> Die Gesamtbrechkraft des Auges beträgt ca. 60 Dioptrien. Als Dioptrie (dpt) wird die Brechkraft bezeichnet. Die Brechkraft ergibt sich aus dem reziproken Wert der Brennweite (1 geteilt durch die Brennweite in Metern).
>
> $$\frac{1}{\text{Brennweite [m]}} = \text{Brechkraft [dpt]}$$
>
> Die Akkommodationsbreite (Einstellbreite von ganz nah bis unendlich) des jugendlichen Auges beträgt ca. 14 dpt. Somit besitzen Jugendliche eine Gesamtbrechkraft des Auges von maximal über 70 dpt.
>
> Da die Elastizität der Linse mit zunehmendem Alter abnimmt, kommt es zu einer Verschlechterung der Akkommodationsfähigkeit des Auges, die als Altersweitsichtigkeit (Presbyopsie) bezeichnet wird (s. 15.1.8).

15.1.7 Sehvorgang

> Der eigentliche Sehvorgang läuft unter der Umwandlung von Sehfarbstoff ab.

Dabei kommt es zu einem Nervenimpuls, der über den N. opticus ins Gehirn geleitet und dort als Lichtempfindung wahrgenommen wird. Ein wichtiger Sehfarbstoff ist das *Rhodopsin* (Sehpurpur), das aus 11-cis-Retinal und einem Protein, dem Opsin, besteht. Durch Lichtwirkung wird das Rhodopsin umgewandelt in All-trans-Retinal und Opsin. Bei diesem Vorgang kommt es zur Auslösung des Nervenimpulses. Durch Enzymwirkung kann das Rhodopsin wieder aus den unter Lichteinwirkung entstandenen Stoffen aufgebaut werden. Rhodopsin ist der Sehfarbstoff der Stäbchen, die für das Dämmerungssehen verantwortlich sind.

Neben Rhodopsin gibt es noch verschiedene weitere Sehfarbstoffe, die den Zapfen zugeordnet werden können. Sie sind an der Farbwahrnehmung beteiligt. Die Farbwahrnehmung basiert auf der Unterscheidungsfähigkeit für verschiedene Wellenlängen des Lichtes. Für das Farbensehen bestehen verschiedene Theorien, z. B. die Young-Helmholtz-Theorie:

> Man nimmt an, daß 3 verschiedene Zapfentypen, für Rot, Grün und Blauviolett, vorhanden sind. Farbenblinde besitzen wahrscheinlich defekte Farbrezeptoren. Man unterscheidet verschiedene Formen der Farbenblindheit, die in den meisten Fällen keine eigentliche Farbenblindheit, sondern eine Farbschwäche ist. Durch den spezifischen Erbgang der Farbenblindheit – rezessiv über das X-Chromosom – sind hauptsächlich Männer davon betroffen. Frauen hingegen fungieren meist nur als Träger des entsprechenden

Gens, da sie den Fehler durch ein intaktes zweites X-Chromosom ausgleichen können. Fast jeder 10. Mann ist von einer Farbschwäche betroffen (8%). Diese kann sich als totale Farbenblindheit (ganz selten), Rot-, Blau- oder Grünschwäche äußern. Am weitesten verbreitet ist eine kombinierte Rotgrünschwäche.

Hell- und Dunkeladaptation

Das Auge besitzt eine ausgesprochen gute Fähigkeit der Anpassung (Adaptation) an unterschiedliche Reizintensitäten. Abgesehen von der Anpassung durch die Weite der Pupille, können die Photorezeptoren selber adaptieren. Es wird eine Dunkeladaptation von einer Helladaptation unterschieden.

Dunkeladaptation: Sie dauert relativ lange. Zuerst adaptieren die Zapfen, dann die Stäbchen. Die maximale Adaptation ist innerhalb von ca. 20 min erreicht. Nachtblinde Menschen (Nachtblindheit = Hemeralopie) haben keine Stäbchenadaptation, so daß sie ihre maximale Anpassung (die für Nachtsehen nicht ausreicht) bereits nach ca. 6 min erreicht haben. Nachblindheit tritt u.a. bei Mangel an Vitamin A (= Vorstufe des Rhodopsins) auf.

Das Auge ist in der Lage, elektromagnetische Wellen im Bereich zwischen 680 nm (Rot) und 400 nm (Blauviolett) wahrzunehmen. Im helladaptierten Auge (photopisches Sehen) liegt die größte Empfindlichkeit bei 555 nm, d.h. bei gelbgrün, beim dunkeladaptierten Auge (skotopisches Sehen) hingegen kommt es zu einer Verschiebung zu 507 nm, d.h. blaugrün.

Helladaptation (vom Dunklen ins Helle): Dabei tritt zunächst eine kurzfristige Blendung auf. Nach ca. 15 – 60 s haben sich allerdings die Photorezeptoren umgestellt und die Pupille weitgehend verengt, so daß das Wahrnehmungsvermögen nach dieser Zeit wieder voll gewährleistet ist.

15.1.8 Augenfehler

Astigmatismus

Häufig verbreitet ist der Astigmatismus, bei dem ein Punkt nicht punktförmig, sondern leicht verzogen, also strichförmig, abgebildet wird. Dieser Fehler entsteht durch unterschiedliche Krümmungsradien in den lichtbrechenden Strukturen, meist jedoch in der Hornhaut.

● Er kann durch das Tragen von Brillen, die in der vertikalen Ebene einen anderen Krümmungsradius als in der horizontalen Ebene eingeschliffen haben, in der Regel behoben werden.

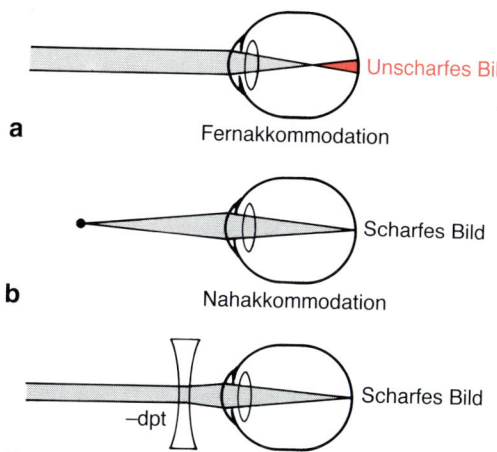

Abb. 15.7 a–c. Kurzsichtiges Auge (Myopie). Der Deutlichkeit halber ist der Augapfel zu stark in die Länge gezogen. **a** Die abgebildeten Strahlen kreuzen schon vor der Netzhaut. **b** Durch Nahakkommodation entsteht ein scharfes Bild. **c** Das gleiche kann mit einer Streuungslinse (mit negativer Dioptrienzahl) erreicht werden. (Aus Schmidt u. Thews 1990)

Kurzsichtigkeit (Myopie)

Kurzsichtigkeit besteht bei einem Augapfel, der in der optischen Achse einen zu großen Durchmesser aufweist (Abb. 15.7). In diesem Fall wird das Bild von weit entfernt liegenden Gegenständen schon vor der Netzhaut scharf abgebildet. Neben der zu langen Achse des Auges kann Kurzsichtigkeit allerdings auch durch eine Brechungsanomalie der brechenden Medien zustande kommen.

● Kurzsichtigkeit kann durch das Tragen einer Zerstreuungslinse (konkav geschliffen) behoben werden.

Weitsichtigkeit (Hypermetropie)

Die Weitsichtigkeit besteht bei einem Augapfel, der in der optischen Achse einen zu kurzen Durchmesser aufweist (Abb. 15.8). In diesem Fall wird das Bild von Gegenständen aus der Nähe erst hinter der Netzhaut abgebildet. Wie bei der Kurzsichtigkeit kann die Weitsichtigkeit auch durch Fehler im Brechungsapparat des Auges zustande kommen. Die angeborene Weitsichtigkeit ist ganz deutlich von der Altersweitsichtigkeit (Presbyopie) zu unterscheiden, die durch die reduzierte Elastizität der Linse zustande kommt.

● Weitsichtigkeit kann durch das Tragen einer Sammellinse (bikonvex geschliffen) behoben werden.

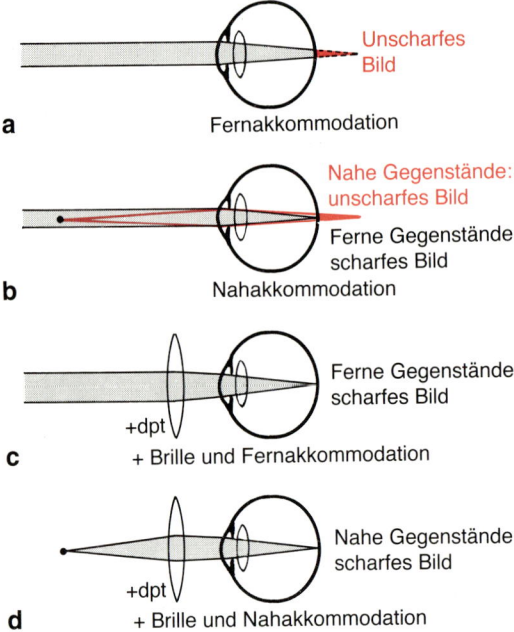

a   Fernakkommodation

Unscharfes
Bild

b   Nahakkommodation

Nahe Gegenstände:
unscharfes Bild

Ferne Gegenstände:
scharfes Bild

+dpt
c   + Brille und Fernakkommodation

Ferne Gegenstände:
scharfes Bild

+dpt
d   + Brille und Nahakkommodation

Nahe Gegenstände:
scharfes Bild

Abb. 15.8 a–d. Weitsichtiges Auge (Hypermetropie). Der Augapfel ist zu kurz, dementsprechend wird ein Abbild eines entfernten Gegenstandes bei Fernakkommodation hinter der Netzhaut abgebildet (**a**). Weitsichtige müssen deshalb nahakkommodieren, damit wenigstens weit entfernte Gegenstände scharf abgebildet werden (**b**). Bei Gegenständen aus der Nähe reicht die Akkommodationsbreite nicht, um sie scharf abzubilden. Erst bei Verwendung einer Brille mit Sammellinse reicht die vorhandene Akkommodationsbreite, um sowohl ferne (**c**) wie auch nahe Gegenstände (**d**) scharf abzubilden. (Aus Schmidt u. Thews 1990)

Altersweitsichtigkeit (Presbyopie)

Auch bei Entspannung der Zonulafasern kann sich die Linse eines älteren Menschen nicht mehr genügend krümmen, so daß Gegenstände, die weit entfernt sind, immer noch gut gesehen werden können, Dinge aus der Nähe dagegen nicht. Bei einer sich entwickelnden Presbyopie werden die Arme nach und nach zu kurz, da die Gegenstände immer weiter vom Auge weggehalten werden müssen, um sie noch scharf zu sehen.

● Ältere Personen, deren Augen sonst durchaus normalsichtig (emmetrop) sind, müssen dann Brillen mit Sammellinsen verwenden, die bikonvex geschliffen sind.

Schielen (Strabismus)

Ein starkes Abweichen der beiden Augenachsen voneinander wird als Schielen bezeichnet. In vielen Fällen ist das Gehirn in der Lage, die beiden nicht miteinander übereinstimmenden Bilder, die aus den gegeneinander verschobenen Achsen entstehen, so zur Deckung zu bringen, daß die schielende Person ein einheitliches Bild sieht. Bei sehr starkem Schielen ist das allerdings nicht möglich, dann kommt es zu Doppelbildern.

Es wird unterschieden zwischen Lähmungsschielen, Begleitschielen und latentem Schielen.

Das **Lähmungsschielen** kommt durch Lähmung eines oder mehrerer Augenmuskeln zustande. Das **Begleitschielen** ist ein Resultat der Insuffizienz des nervösen Koordinationssystems, das die Augenbewegungen koordiniert. Das **latente Schielen** wird in der Regel durch die Wirkung eines oder mehrerer Muskeln kompensiert. Bei Müdigkeit, Alkoholeinwirkung oder Betrachtung unterschiedlicher Bilder mit dem linken und dem rechten Auge kann das latente Schielen allerdings vorübergehend zur Bildung von Doppelbildern führen.

- Durch gezielte chirurgische Kürzung eines Augenmuskels oder durch Training der Augenmuskulatur können verschiedene Formen des Schielens behoben werden.

15.1.9 Pupillenreflex

Pupillenverengung: Bei Lichteinfall verengt sich reflexartig die Pupille (Miosis). Dies geschieht immer bei beiden Augen zusammen, auch dann, wenn nur ein Auge durch Lichteinfall erreicht wird (konsensuelle Lichtreaktion). Bei der Nahakkommodation kommt es ebenfalls reflexartig zur Verengung der Pupillen. Dies hat seinen Sinn darin, daß bei verengter Pupille eine größere Tiefenschärfe erreicht wird, die ja bei Nahakkommodation nötig ist.

- Die Gabe eines Parasympathomimetikum, z. B. Pilocarpin, führt zu einer Pupillenverengung.

Pupillenerweiterung: Eine Erweiterung der Pupille (Mydriasis) kommt unter Wirkung des Sympathikus zustande. So ist es verständlich, daß bei Schreckreaktionen meist auch die Pupillen erweitert sind.

- Durch Gabe eines Parasympatholytikums, z. B. Atropin, kommt es zu einer Erweiterung der Pupille.

15.1.10 Sehbahn

Die gebündelten 3. Neurone der Sehbahn, die durch die Sclera im Bereich des blinden Flecks hindurchtreten, verlaufen im N. opticus. Dabei liegen die Fasern aus der Netzhautperipherie in der Regel an der Oberfläche des Nervs, die aus der Fovea centralis im Zentrum des Nervs. Auf der Höhe des Zwischenhirnbodens bilden die Nerven der beiden Augen die Sehnervenkreuzung (Chiasma opticum): Hier kreuzen die Fasern der lateralen Gesichtsfelder, die von den nasalen Augenhälften kommen, auf die Gegenseite. Zusammen mit den ungekreuzten Fasern der Gegenseite, die vom medialen Gesichtsfeld, d. h. aus der lateralen Augenhälfte stammen, bilden sie den Tractus opticus. Ein Großteil der Fasern läuft dann bis zum lateralen Kniehöcker (Corpus geniculatum laterale), wo sie auf das 4. Neuron der Sehbahn umgeschaltet werden. Dieses Neuron zieht als Sehstrahlung (Radiatio optica) durch das Marklager des Endhirns an das Rindengebiet der Area striata, die sich im Bereich des Sulcus calcarinus im Hinterhauptlappen (Lobus occipitalis) befindet (s. Kap. 13: Nervensystem). Die restlichen Fasern, die nicht zum lateralen Kniehöcker verlaufen, ziehen zu den oberen Hügeln der Vierhügelplatte (Colliculi rostrales). Dort werden sie umgeschaltet und sind Teil der Reflexbahnen für Pupillen- und Akkommodationsreflex. Ein Schema der Sehbahn zeigt Abb. 15.9.

15.1.11 Gesichtsfeld und räumliches Sehen

Das Gesichtsfeld ist der gesamte von einem unbewegten Auge aufgenommene Teil der Umwelt. Es wird als monokular bezeichnet. Das binokulare Gesichtsfeld ist demzufolge das mit 2 unbewegten Augen aufgenommene Gesichtsfeld.

Das Gesichtsfeld kann mit Hilfe der Perimetrie ausgemessen werden und gibt Aufschluß über Defekte des Auges, des Leitungsapparates oder der Rindenfelder des Gehirns.

Mit einem Auge ist das räumliche Sehen eingeschränkt. Einäugige müssen sich unter Zuhilfenahme verschiedener Faktoren räumlich orientieren, z. B. Perspektive, Erfahrungswerte, Dunst, Größenunterschiede etc.

> Beim räumlichen Sehen (binokular) mit beiden Augen überschneiden sich die Gesichtsfelder des linken und rechten Auges erheblich, mit Ausnahme der seitlichen (temporalen) Bereiche. Diese Überschneidung ist die Voraussetzung für das räumliche Bild. Der räumliche, dreidimensionale Effekt des binokularen Sehens entsteht durch Übereinanderlagern zweier leicht verschiedener Bilder. Diese werden bei der zentralen Verarbeitung (in der Sehrinde) zu einem einzigen Bild vereinigt, das dann den räumlichen Eindruck vermittelt.

15.1.12 Sehschärfe

Räumliches Auflösungsvermögen

> Das Auflösungsvermögen des Auges wird als Sehschärfe bezeichnet. Man versteht darunter die Möglichkeit des Auges, 2 Punkte mit dem kleinstmöglichen Abstand noch als getrennte Punkte zu erkennen, also aufzulösen.

Als Faustregel gilt, daß das funktionstüchtige menschliche Auge gerade noch einen Zehntelmillimeter auflösen kann. Die Auflösungsgrenze ist durch den Abstand der Zapfen in der Zone des schärfsten Sehens (Fovea centralis) bedingt. In der Regel geht man davon aus, daß 2 Punkte, die 1,5 mm voneinander entfernt sind, noch aus einem Abstand von 5 m als getrennt wahrgenommen werden können.

In definierten Einheiten ausgedrückt beträgt die Sehschärfe (Visus) bei guter Beleuchtung **1 Winkelminute** = der 60. Teil eines Grades.

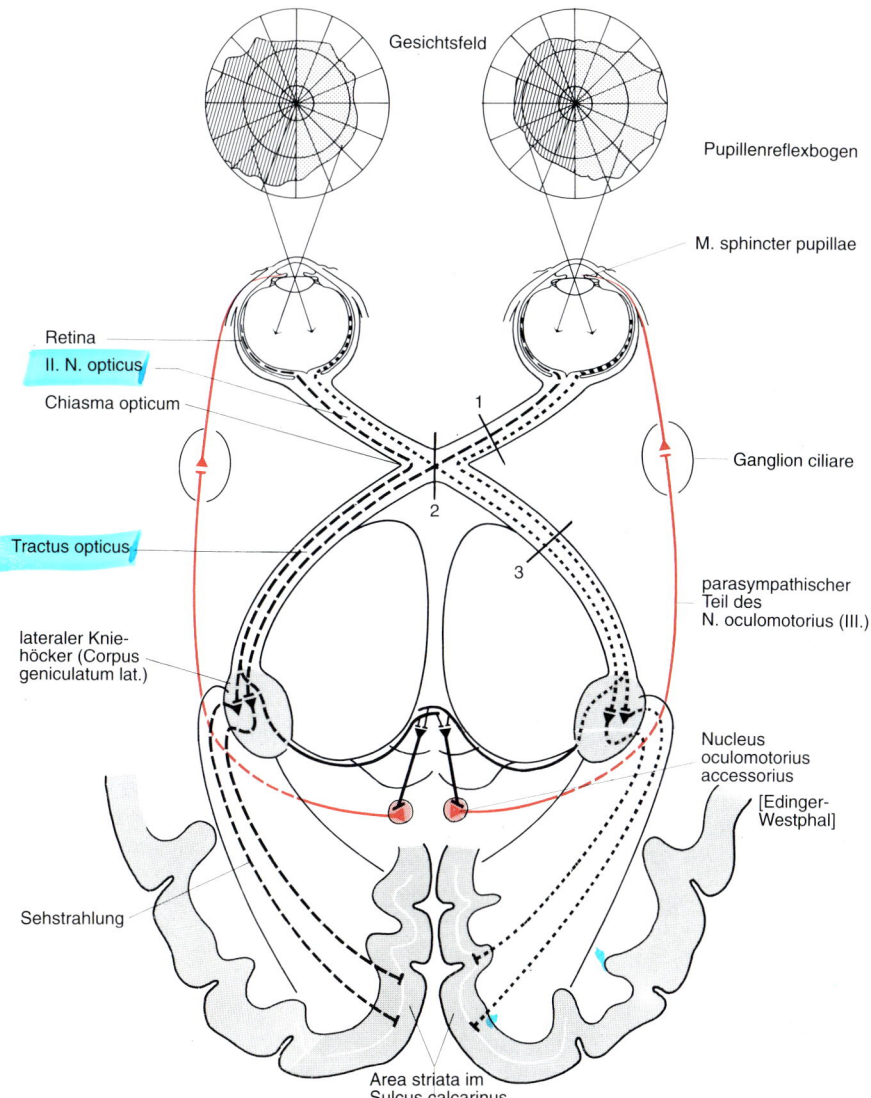

Abb. 15.9. Schema der Sehbahn. Vor den Augen ist jeweils das Gesichtsfeld eingezeichnet. Die jeweils *gleich schraffierten Areale* entsprechen der gleichen Gesichtshälfte. Auf beiden Seiten außen ist die Bahn für den Pupillenreflexbogen eingezeichnet. Es handelt sich hierbei um einen parasympathischen Reflex, der im Ganglion ciliare umgeschaltet wird. Die Zahlen 1 bis 3 bezeichnen mögliche Läsionen (Verletzungen) der Sehbahn. **1** = Totale Erblindung des rechten Auges (Amaurose). **2** = Beidseitige Halbseitenblindheit der äußeren Gesichtsfeldhälften (bitemporale Hemianopsie). **3** = Beidseitige Halbseitenblindheit der gleichen Gesichtsfeldhälften (homonyme Hemianopsie). (Aus Schiebler u. Schmidt 1987)

Zeitliches Auflösungsvermögen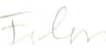

Neben der räumlichen Auflösung besitzt unser Auge auch ein zeitliches Auflösungsvermögen, das auf der Trägheit der Photorezeptoren beruht. Die niedrigste Frequenz, bei der aufeinanderfolgende Reize zu einem kontinuierlichen Empfindungsablauf führen, wird als **Verschmelzungsfrequenz** bezeichnet. Die Verschmelzungsfrequenz ist abhängig von der Leuchtdichte. Bei wenig vorhandenem Licht, z. B. bei einer Filmvorführung, reicht eine Frequenz von 20 Bildern pro Sekunde, damit das Auge sie als kontinuierlichen Ablauf empfindet. Fernsehgeräte weisen eine Frequenz von 30 Bildern pro Sekunde auf. Bei hellem Tageslicht schließlich ist eine Frequenz von 60 Bildern pro Sekunde nötig, um nicht mehr als Flackern wahrgenommen zu werden.

15.1.13 Abbildungen auf der Netzhaut

Aufgrund der physikalischen Gegebenheiten funktioniert das abbildende System des Auges ähnlich wie die Linse eines Photoapparates. Durch den Strahlengang in den brechenden Medien (Hornhaut, Linse etc.) entsteht auf der Netzhaut ein umgekehrtes verkleinertes Bild, das wir eigentlich als auf dem Kopf stehend empfinden müßten (s. Abb. 15.1). Durch Schaltungen in unserem Zentralnervensystem empfinden wir das Bild der Netzhaut allerdings als aufrecht stehend.

Bei Versuchen mit Prismenbrillen, die ein auf dem Kopf stehendes Bild der Umwelt liefern, konnte man feststellen, daß die Träger nach ca. 3 Wochen Gewöhnungszeit plötzlich das von der Prismenbrille gelieferte Bild als aufrecht stehend empfanden.

15.2 Ohr

Das Ohr besitzt als Hörorgan für die zwischenmenschliche Kommunikation die allergrößte Bedeutung. Im Kindesalter taub gewordene Menschen verlieren relativ rasch nicht nur die Sprache, sondern auch ihr Denk- und Assoziationsvermögen, denn die Anregungen für das Denken stammen zum größten Teil aus den akustischen Wahrnehmungen. Anders als bei einer Erblindung, bei der die Intelligenz der Betroffenen nicht im Entferntesten darunter zu leiden scheint, kommt es bei einer Ertaubung häufig auch zu einem deutlichen Intelligenzverlust.

15.2.1 Abschnitte des Ohres

Das Ohr besteht aus 3 Abschnitten (Abb. 15.10).

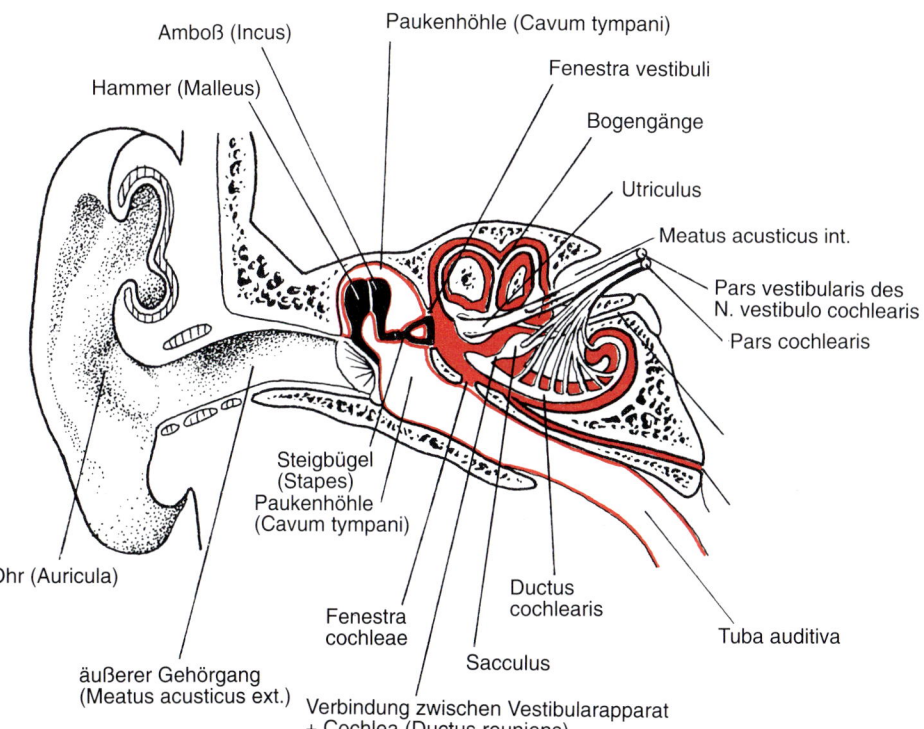

Amboß (Incus)

Hammer (Malleus)

Paukenhöhle (Cavum tympani)

Fenestra vestibuli

Bogengänge

Utriculus

Meatus acusticus int.

Pars vestibularis des
N. vestibulo cochlearis

Pars cochlearis

Steigbügel
(Stapes)
Paukenhöhle
(Cavum tympani)

Ohr (Auricula)

Fenestra
cochleae

Ductus
cochlearis

Tuba auditiva

Sacculus

äußerer Gehörgang
(Meatus acusticus ext.)

Verbindung zwischen Vestibularapparat
+ Cochlea (Ductus reuniens)

Abb. 15.10. Äußeres Ohr, Mittelohr und Innenohr im Überblick. Im Innenohr sind 2 Bogengänge deutlich zu sehen, der dritte Bogengang ist in dieser Schnittebene nicht getroffen. Der N. vestibulocochlearis wird auch als N. statoacusticus bezeichnet, da er sowohl akustische als auch der Statik dienende Impulse vermittelt. (Aus Schiebler u. Schmidt 1987)

- äußeres Ohr (Auris externa),
- Mittelohr (Auris media),
- Innenohr (Auris interna).

Äußeres Ohr (Auris externa)

Das äußere Ohr besteht aus der Ohrmuschel, dem äußeren Gehörgang und dem Trommelfell.

Ohrmuschel

Die **Ohrmuschel** (Auricula) ist eine trichterförmige Hautfalte, die den äußeren Gehörgang umschließt; sie wird durch ein Skelett aus elastischem Knorpel formstabil gehalten. Die Form des Ohres ist individuell großen Unterschieden unterworfen, obwohl die einzelnen Bestandteile, wie Ohrläppchen, Knorpelgrundgerüst, Ohrspirale (Helix; s. Abb. 15.11) etc. bei allen Ohren erkennbar sind. Der Ohrknorpel geht in den Knorpel des äußeren Gehörganges über.

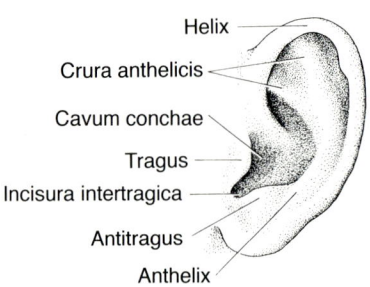

Helix
Crura anthelicis
Cavum conchae
Tragus
Incisura intertragica
Antitragus
Anthelix

Abb. 15.11. Abbildung einer linken Ohrmuschel mit ihren Bestandteilen. (Aus Schiebler u. Schmidt 1987)

Äußerer Gehörgang (Meatus acusticus externus)

Beim Erwachsenen weist der äußere Gehörgang eine Länge von 30–35 mm auf. Das äußere Drittel ist durch Knorpel aufgebaut, die inneren zwei Drittel liegen im Knochen des Schläfenbeins. Der Gehörgang ist leicht S-förmig gebogen. Im Bereich der knorpeligen Wand münden Zeruminaldrüsen in den äußeren Gehörgang (Glandulae ceruminales), die den Ohrschmalz absondern. Ohrschmalz kann verhärten, aber auch im weichen Zustand gelegentlich den Ohrgang verschließen. Dadurch wird das Gehör wesentlich beeinträchtigt, so daß der Schmalz in einem solchen Fall umgehend entfernt werden muß. Vor dem Trommelfell erweitert sich der äußere Gehörgang leicht. In unmittelbarer Nähe des äußeren Gehörganges befindet sich das Kiefergelenk. Schläge auf den Unterkiefer können so auch den äußeren Gehörgang zerstören.

+ Märchen

Das Trommelfell (Membrana tympani)

Das Trommelfell grenzt den äußeren Gehörgang von der Paukenhöhle (Cavum tympani) des Mittelohres ab. Es besteht aus einer ovalen Membran, die einen Durchmesser von ca. 1 cm und eine Dicke von ca. 0,1 cm aufweist. Das Trommelfell ist schräg in den Gehörgang gestellt, so daß es mit seiner Außenfläche nach vorn unten geneigt ist. Dementsprechend ist der äußere Gehörgang hinten oben ca. 6 mm kürzer als vorn unten. Bereits auf der Außenseite des Trommelfelles kann man die innere Verwachsung mit dem Hammer (Malleus) der Gehörknöchelchen sehen. Das wird als Trommelfellnabel (Umbo) bezeichnet.

Mittelohr (Auris media)

Paukenhöhle

Das Mittelohr besteht aus einem System von luftgefüllten Räumen, deren zentraler Teil die Paukenhöhle (Cavum tympani) bildet (s. Abb. 15.10). Über die Ohrtrompete (Tuba auditiva) ist die Paukenhöhle mit dem Rachenraum verbunden. Hier kommt es bei jedem Schluckvorgang durch die von der Tuba auditiva ausgehenden Pharynxmuskeln zu einer Öffnung der Tuba und damit zu einem Druckausgleich zwischen Mittelohr und der Umgebungsluft. Dies ist für die auditive Wahrnehmung (das Hören) von großer Bedeutung, da sonst das Trommelfell je nach Druckverhältnissen, entweder nach innen oder nach außen gespannt ist und so nicht optimal auf die eintreffenden Schallwellen reagieren kann.

Gehörknöchelchen (Ossicula auditus)

In der Paukenhöhle sind die Gehörknöchelchen (Ossicula auditus) durch kleine Ligamente an der oberen Wand befestigt und werden so in der Schwebe gehalten (Abb. 15.12).

Gehörknöchelchen (Ossicula auditus):
- Hammer (Malleus),
- Amboß (Incus),
- Steigbügel (Stapes).

Direkt am Trommelfell sitzt der Hammer (Malleus), der dort mit dem Griff befestigt, den äußeren Abdruck (Trommelfellnabel) verursacht. Mit seinem Kopf steht der Hammer mit dem Amboß (Incus) in Verbindung. Dieser bildet am Köpfchen des Steigbügels (Stapes) ein Gelenk. Über die beiden Bügel ist das Steigbügelköpfchen mit der Steigbügelplatte verbunden. Die Steigbügelplatte hat eine ovale Form und verschließt eine kleine Öffnung in der Mittel-

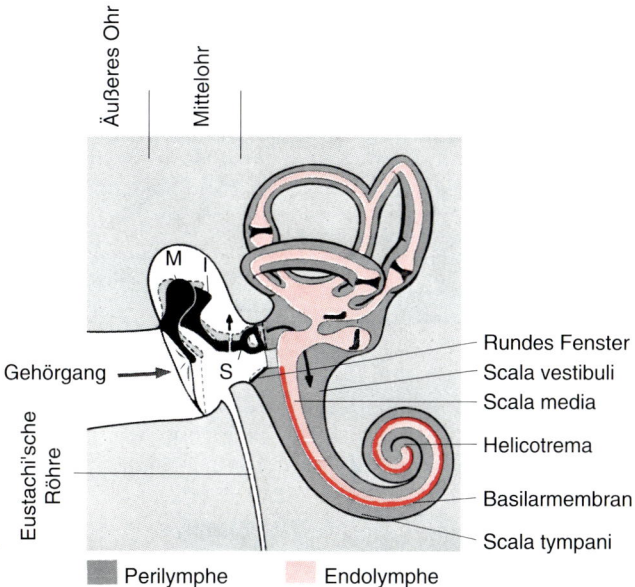

Abb. 15.12. Mittelohr und Innenohr. **M** = Malleus (Hammer), **S** = Stapes (Steigbügel). Die *Pfeile* zeigen die Schwingungsrichtung an, die durch Schall erzeugt wird. Die *gestrichelten Linien* zeigen die Verschiebung des Trommelfells, des Steigbügels und des Hammers während der Schwingung. Auf der *rechten Seite oben* sind die drei Bogengänge eingezeichnet. Im Bereich des Helicotrema gehen die Scala vestibuli und die Scala tympani ineinander über. (Aus Schmidt u. Thews 1990)

ohrwand, das ovale Fenster (Fenestra vestibuli). Etwas unterhalb des ovalen Fensters liegt eine weitere Öffnung, die wie das ovale Fenster ins Innenohr führt. Dies ist das runde Fenster (Fenestra cochleae). Es ist nicht wie das ovale Fenster durch eine Knochenplatte (Steigbügelplatte), sondern durch eine Membran verschlossen und kann deshalb alle Bewegungen, die durch die Steigbügelplatte ausgelöst werden, in der Flüssigkeit der Scala vestibuli und Scala tympani durch Aus- und Einbuchtung in die Paukenhöhle ausgleichen.

Die Beweglichkeit der Gehörknöchelchen kann durch 2 Muskeln beeinflußt werden, die damit direkt die Schallwellenübertragung dämpfen oder verstärken. Dies sind der M. stapedius (Steigbügelmuskel) und der M. tensor tympani (Spannmuskel des Trommelfells). Der M. stapedius ist der kleinste Muskel des Körpers; er wirkt dämpfend. Der M. tensor tympani wirkt verstärkend.

Ohrtrompete (Tuba auditiva)

Die Ohrtrompete kann zumindestens funktionell zum Mittelohr gerechnet werden, da sie wie erwähnt für den notwendigen Druckausgleich sorgt. Sie ist von respiratorischem Epithel ausgekleidet. Der Flimmerschlag der Zilien ist gegen den Pharynx gerichtet, so daß ein geringer Flüssigkeitsstrom kontinuierlich in Richtung Pharynx läuft.

Innenohr (Auris interna)

Das Innenohr liegt im Felsenbein (Pars petrosa), das zum Schläfenbein (Os temporale) gehört. Es besteht aus mehreren Gängen und Hohlräumen, die als Labyrinth bezeichnet werden (s. Abb. 15.12). In dem durch den Knochen geformten knöchernen Labyrinth befindet sich das häutige Labyrinth, das der Knochenwand wie ein Futter aufsitzt. Im Labyrinth befinden sich das eigentliche Hörorgan und das Gleichgewichtsorgan, die man beide zusammen als *statoakustisches Organ* bezeichnet. Das Hörorgan befindet sich in der Schnecke (Cochlea), das Gleichgewichtsorgan in den 3 Bogengängen (Singular: Ductus semicircularis) und in 2 Bläschen (Utriculus und Sacculus).

Zwischen dem knöchernen und dem häutigen Labyrinth der Bogengänge sowie in den äußeren Räumen der Schnecke befindet sich eine Na^+-reiche Flüssigkeit, die **Perilymphe**. Innerhalb des häutigen Labyrinthes der Bogengänge und im mittleren Teil der Schnecke befindet sich eine K^+-reiche Flüssigkeit, die **Endolymphe**.

Hörorgan (Organon spirale, Corti-Organ)

Die knöcherne Schnecke besteht aus einem kegelförmig gewundenen Gang, der sich um die zentrale Schneckenspindel (Modiolus) ca. zweieinhalbmal windet. In dieser knöchernen Schnecke befindet sich die häutige Cochlea, die in 3 übereinander-liegende Kanäle gegliedert ist (Abb. 15.13):

- Oberer Kanal (Scala vestibuli). Er grenzt an das ovale Fenster.
- Unterer Kanal (Scala tympani). Er grenzt an das runde Fenster. Beide Kanä-

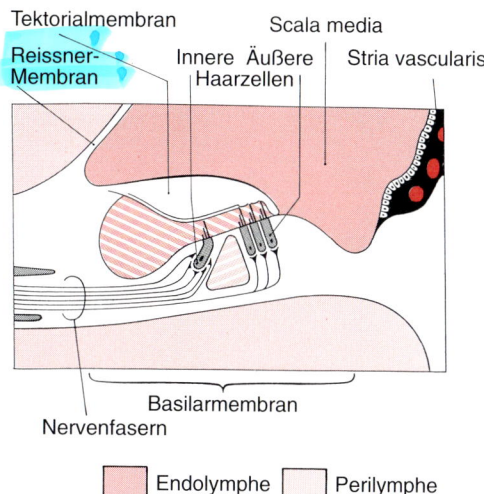

Tektorialmembran   Scala media

Reissner-   Innere Äußere   Stria vascularis
Membran   Haarzellen

Basilarmembran
Nervenfasern

Endolymphe   Perilymphe

Abb. 15.13. Schnitt durch die Schneckenspindel einer Cochlea. Die Perikarya des ersten afferenten Neurons der Hörbahn liegen im Ganglion spirale. Der Ausschnitt in der mittleren Windung auf der *rechten Seite der Abbildung* ist in Abbildung 15.14 detailliert dargestellt. (Aus Schmidt u. Thews 1990)

le sind mit Perilymphe gefüllt, an der Schneckenspitze gehen sie ineinander über (Helikotrema).

- Mittlerer Kanal (Scala media). Er liegt zwischen Scala vestibuli und Scala tympani durch Membranen abgetrennt. Der mittlere Kanal wird auch als Ductus cochlearis bezeichnet. Gegen die Scala tympani (nach unten) ist die Scala media durch die Basilarmembran getrennt, gegen die Scala vestibuli (nach oben) ist sie durch die Reissner-Membran getrennt. In der Scala media befindet sich das Corti-Organ, das von Endolymphe (s. oben) umgeben ist. Die äußere Wand der Scala media wird von Epithel gebildet, das von Kapillaren durchzogen wird (einzigartig im Körper), die Stria vascularis. Die Stria vascularis ist für die Bildung der Endolymphe verantwortlich.

Im **Corti-Organ** (Abb. 15.14) befinden sich die Sinneszellen, über die Schallwellen aufgenommen werden. Diese Sinneszellen sind oben von einer Dachmembran bedeckt (Membrana tectoria). Von den Sinneszellen, die auch als Haarzellen bezeichnet werden, ragen Sinneshärchen in die gallertige Membrana tectoria hinein.

Zum Gleichgewichtsorgan s. 15.3.

15.2.2 Schall, Schallreize und Hörempfindung

Der eigentliche Reiz, für den unser Ohr besonders geeignet ist, ist die Schwingung der Luft, die als Schall bezeichnet wird. Die Anzahl der Schwingungen pro Sekunde wird meist in Hertz (Hz) ausgedrückt. Hohe Töne haben hohe Frequenzen, tiefe Töne haben tiefe Frequenzen. Die Grenze der Wahrnehmung für entsprechende Frequenzen liegt beim Kind zwischen 20 und 20 000 Hz. Schwingungen unterhalb von 20 Hz werden als **Infraschall** bezeichnet und kön-

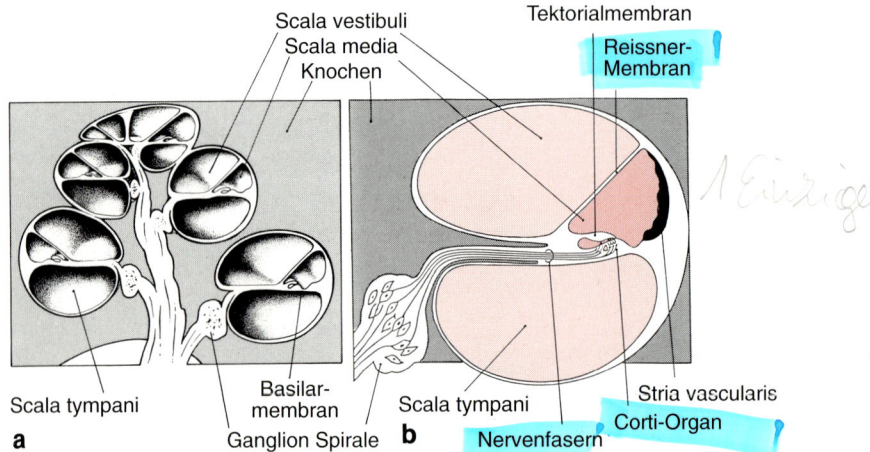

Abb. 15.14 a, b. Schnitt durch das Innenohr. **a** Darstellung der Schneckenspindel einer Coch-lea mit der Lage der drei Schneckengänge: Scala vestibuli, Scala media, Scala tympani (**a**). Die Perikarya des ersten afferenten Neurons der Hörbahn liegen im Ganglion spirale (**a**). In der Scala media (**a, b**) befindet sich das Corti-Organ, das von der Basilarmembran und der Reiss-ner-Membran begrenzt wird. Im Corti-Organ (**b**) beginnen die Nervenfasern der Hörbahn an den Sinneszellen (innere und äußere Haarzellen). Der Schall erzeugt eine Wellenbewegung in der Endolymphe, die zu einer Abscherung der Sinneshaare gegenüber der Tektorialmem-bran führt. Dadurch entsteht der Impuls, der über die Hörbahn in die Hörrinde des Gehirns geleitet wird. (Aus Schmidt u. Thews 1990)

nen nicht wahrgenommen werden. Schwingungen oberhalb von 20000 Hz wer-den als **Ultraschall** bezeichnet und können ebenfalls nicht wahrgenommen wer-den. Die untere Frequenzschwelle für die Wahrnehmung von Schwingungen ändert sich im Laufe des Lebens nur wenig. Die obere hingegen sinkt − beson-ders nach dem 40. Lebensalter − stark ab und kann dann bis auf 8000 oder 10000 Hz reduziert sein. Dieser Vorgang ist physiologisch, er wird **Presbyaku-sis** genannt.

Die Hörbarkeit eines Schallereignisses hängt aber auch von der Schallinten-sität ab. Das Maß für die Schallintensität ist die Amplitude der Schwingung. Die **Schallintensität** wird in der Regel auf 2 Arten angegeben:

- in phon (als Lautstärkepegel) und
- in Dezibel (als Schalldruckpegel).

Der Unterschied liegt darin, daß die Phonangabe sich auf das subjektive Emp-finden eines Schallereignisses bezieht; die Dezibelangabe (db) hingegen be-rücksichtigt den physikalisch effektiven (objektiven) Schalldruck. Bei Tonfre-quenzen von 1000 entsprechen die beiden Werte einander (s. Abb. 15.15).

Die **Hörschwelle**, d.h. der Punkt des geringsten gerade noch wahrnehmba-ren Schalldruckes, ist von der Frequenz abhängig. Bei 20 Hz ist ein wesentlich höherer Schalldruck nötig als z. B. bei 16000 Hz. Die größte Empfindlichkeit

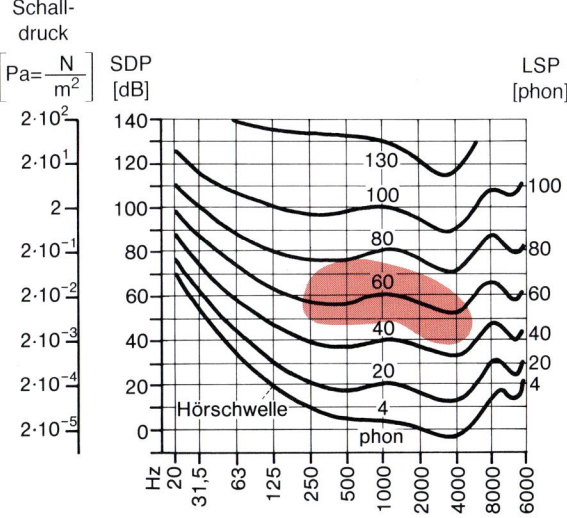

Abb. 15.15. Kurven gleicher Lautstärke (Isophone) in Relation zur Frequenz. Auf der linken Seite ist der Schalldruckpegel (**SDP**) in Dezibel (dB) angegeben, auf der rechten Seite der Lautstärkepegel (**LSP**) in Phon (phon). Bei 1000 Hz entsprechen die Dezibelwerte den Phonwerten. Im *Zentrum der Abbildung* ist der Hauptsprachbereich dargestellt. Er entspricht im Bereich von 2000–4000 Hz auch der größten Empfindlichkeit des Ohrs. (Aus Schmidt u. Thews 1990)

(d. h. die niedrigste Schwelle) besitzt das Ohr im Bereich zwischen 2000 und 4000 Hz, also in dem Bereich, der von der Sprache verwendet wird. In phon angegeben liegt die **mittlere Hörschwelle** bei ca. 4 phon (Tabelle 15.1).

15.2.3 Schalltrauma

Geräusche an oder oberhalb der Schmerzgrenze können einen bleibenden Gehörschaden (Schalltrauma) verursachen, ebenso wie langdauernde Beschallung im Bereich oberhalb 90 phon. Kurzfristige Beschallung an der Schmerz-

Tabelle 15.1. Lautstärkepegel verschiedener Geräusche in Phon

Geräusch	Phon
Hörschwelle	4
Flüstern	10
Normale Sprache	50–65
Normaler Verkehrslärm	70
Preßlufthammer (2 m Entfernung)	100–120
Diskomusik	100–125
Schmerzgrenze	ca. 130

grenze kann zu einer reversiblen Schädigung führen, die sich meist in einer erhöhten Hörschwelle äußert.

Neben der objektiven Schädigung durch Lärm ist die subjektive Belästigung nur sehr schwer zu erfassen. Sie hängt zu einem großen Teil nicht vom Lautstärkepegel, sondern von der psychischen Einstellung gegenüber der Schallquelle bzw. dem Geräusch ab. Dies wird deutlich am Beispiel des Spielens eines Musikinstrumentes in einem Mehrfamilienhaus. Der Lautstärkepegel stört dabei meist nicht, da er in der Regel sehr tief ist, sondern es sind mehr die Tatsachen daß überhaupt gespielt wird, und der Zeitpunkt, zu dem gespielt wird, die schlußendlich zur „Lärmbelästigung" führen.

Töne haben nur eine einzige Frequenz (z. B. 400 Hz); **Klänge** enthalten mehrere Frequenzen; meist sind die dabei vorhandenen Obertöne ganzzahlige Vielfache der Grundfrequenz (400, 800, 1200, 1600 etc.). **Geräusche** schließlich enthalten große Anteile der Frequenzen des Hörbereichs. Sie lassen meist keine Periodizität der Schwingungen wie bei Tönen und Klängen erkennen. Aus diesem Grund werden Geräusche meist als unangenehm empfunden.

15.2.4 Hörvorgang

Das Trommelfell nimmt den Schall auf und gibt die Schwingungsenergie durch die Gehörknöchelchenkette verstärkt an die Perilymphe der Scala vestibuli weiter. Bei der Übertragung des Schalles von der Luft auf die Flüssigkeit der Lymphe kommt es zu einem Reflexionsverlust, der allerdings durch die Verstärkerwirkung des Mittelohres fast ausgeglichen wird. Zum einen ist die Trommelfellfläche erheblich größer als die Steigbügelplatte, zum anderen wird durch die Hebelarmwirkung der Gehörknöchelchen eine Druckerhöhung erreicht.

Die Schwingungen der Steigbügelplatte setzen sich in der Perilymphe in Form von Wanderwellen fort (Abb. 15.16). Diese Wanderwellen haben entsprechend ihrer Frequenz ein bestimmtes Wellenmaximum. Je höher die Frequenz, desto weiter entfernt vom ovalen Fenster (oder der Steigbügelplatte) befindet sich dieses Maximum. Durch das Wellenmaximum wird die Basilarmembran der Scala media bewegt, so daß die in der Membrana tectoria eingebetteten Sinneshaare des Corti-Organs abgebogen werden. Dabei entsteht der eigentliche Impuls, der über den N. cochlearis ins Gehirn geleitet wird. Je nach Frequenz der eintreffenden Schwingung wird jeweils ein anderer Bereich der Basilarmembran durch das Wellenmaximum der Wanderwelle bewegt und dementsprechend eine andere Wahrnehmung erzeugt.

15.2.5 Hörbahn

Die von den Sinneszellen kommenden Nervenimpulse werden über afferente Fasern weitergeleitet. Diese Fasern teilen sich in ihrem Verlauf. Ein Teil verläuft zum Nucleus cochlearis dorsalis, ein anderer Teil zum Nucleus cochlearis ventralis. Vom letzteren zieht eine ventrale Bahn zur Olive (mit ihrem S-förmigen

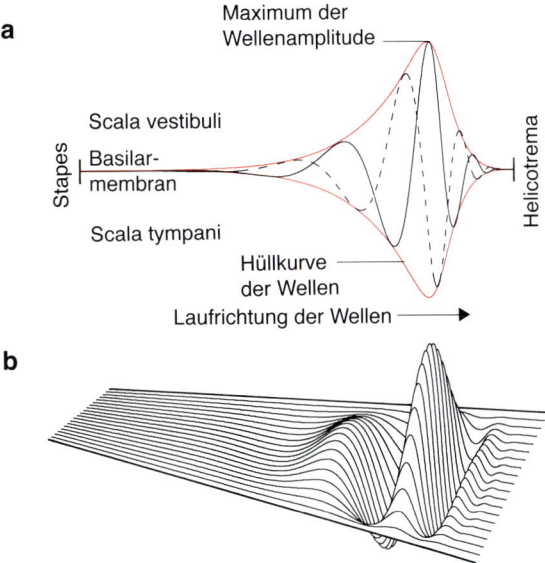

Abb. 15.16 a, b. Darstellung der Wanderwellen **a** im Schnitt, **b** dreidimensional. Auf der *linken Seite* befindet sich das ovale Fenster mit der Steigbügelplatte, auf der *rechten Seite* der Übergang von der Scala vestibuli in die Scala tympani (Helicotrema). Im Bereich des Maximums der Wellenamplitude kommt es zum Ausschwingen der Basilarmembran und dementsprechend zur Einwirkung von Scherkräften auf die in der Tektorialmembran steckenden Sinneshaare im Corti-Organ. (Aus Schmidt u. Thews 1990)

Segment und dem Nucleus accessorius) auf der gleichen wie auch auf der gegenüberliegenden Seite. Die Fasern werden im gleichseitigen und im gegenseitigen Schleifenkern (Nucleus lateralis lemnisci) umgeschaltet und ziehen dann über den unteren Hügel der Vierhügelplatte (Colliculus caudalis) zum medialen Kniehöcker (Corpus geniculatum mediale). Von hier aus gelangen sie zur primären Hörrinde. Die primäre Hörrinde liegt im oberen Temporallappen in den Heschl-Querwindungen. Die Fasern aus dem Nucleus cochlearis dorsalis kreuzen direkt zum lateralen Schleifenkern der Gegenseite, um dann von hier aus wie die anderen Fasern weiterzulaufen. Bis zur primären Hörrinde besteht die Hörbahn somit aus mindestens 5 oder 6 Neuronen, die hintereinander geschaltet sind. Daneben sind vielfältige, z. T. auch rückläufige Verschaltungen vorhanden, die sowohl für Reflexe, v. a. aber auch für die zentrale Verarbeitung der Impulse vorhanden sind (Abb. 15.17).

15.2.6 Hörstörungen

Die Hörstörungen können je nach Ursache in 3 Gruppen unterteilt werden:

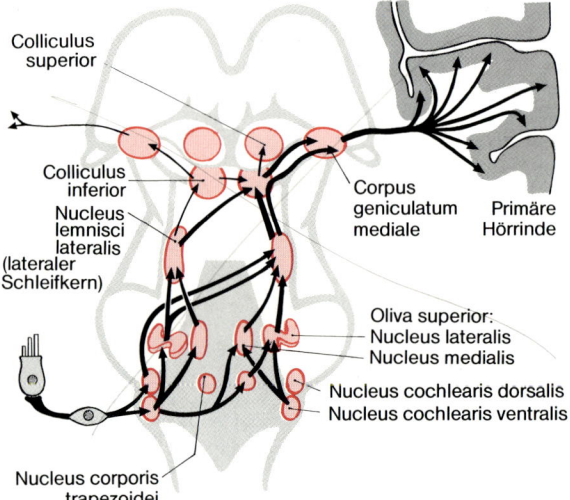

Colliculus
superior

Colliculus
inferior

Nucleus
lemnisci
lateralis
(lateraler
Schleifkern)

Corpus
geniculatum   Primäre
mediale   Hörrinde

Oliva superior:
Nucleus lateralis
Nucleus medialis

Nucleus cochlearis dorsalis
Nucleus cochlearis ventralis

Nucleus corporis
trapezoidei

Abb. 15.17. Vereinfachtes Schema der Hörbahn mit den wichtigsten afferenten Stationen. Die primäre Hörrinde befindet sich in den Heschl-Querwindungen des Temporallappens. *Links unten* ist eine Sinneszelle aus dem Corti-Organ mit ihren Sinneshaaren dargestellt. (Aus Schmidt u. Thews 1990)

● Schalleitungsstörungen,
● Schallempfindungsstörungen,
● Hörbahnschäden.

Schalleitungsstörungen: Hier liegt die Schädigung im Mittelohr, also im Schalleitungsapparat. Dies kann das Trommelfell oder die Gehörknöchelchen betreffen.

Schallempfindungsstörungen: Hier liegt die Ursache im Innenohr, also im Corti-Organ mit seinen Haarzellen.

Hörbahnschäden: Die Ursachen liegen im Bereich der Hörbahn, die z. B. durch einen Tumor hervorgerufen sein können, so daß die Impulse nicht mehr richtig oder gar nicht über die diversen Teilstrecken der Hörbahn laufen können.

15.2.7 Räumliches Hören

Die physikalische Grundlage für ein räumliches Hören liegt in der Anordnung der Ohren auf der Seite des Kopfes. So ist meist ein Ohr näher, das andere weiter von der Schallquelle entfernt. Aus diesem Grund trifft der Schall am gegenüberliegenden Ohr mit einer kurzen zeitlichen Verzögerung ein, wobei auch meist die Intensität etwas abgeschwächt ist. Dies wird offensichtlich vom verarbeitenden Zentralnervensystem ausgewertet und als Grundlage für das räumliche Hören genutzt. Die auftretenden zeitlichen Differenzen zwischen linkem und rechtem Ohr sind allerdings so klein, daß es schwerfällt, sich vorzustellen, wie die Auswertung einer derart kleinen Differenz möglich ist. Die Zeitverzögerung zwischen links und rechts beträgt ca. eine Zehntausendstelsekunde (10^{-4} s). Auch in der Unterhaltungselektronik macht man sich die Lautstärken- und Zeitdifferenzen für die Darstellung eines Raumklanges zunutze.

15.3 Gleichgewichtsorgan (Vestibularapparat)

15.3.1 Bestandteile des Gleichgewichtsorgans

Sowohl entwicklungsgeschichtlich wie auch topographisch sind die Bestandteile des Gleichgewichtsorgans eng mit dem Hörorgan verbunden. Außerdem ist der Vestibularapparat über einen Endolymphe enthaltenden Verbindungsgang mit der Scala media der Cochlea verbunden (Ductus reuniens; s. Abb. 15.10). Das Gleichgewichtsorgan stellt ein kompliziertes Schlauchsystem dar, das mit Flüssigkeit (Endolymphe) gefüllt ist. Es besteht aus 2 Anteilen (Abb. 15.18):

● 3 Bogengängen (Singular: Ductus semicircularis),
● Vestibulum mit 2 Aussackungen (Utrikulus und Sacculus).

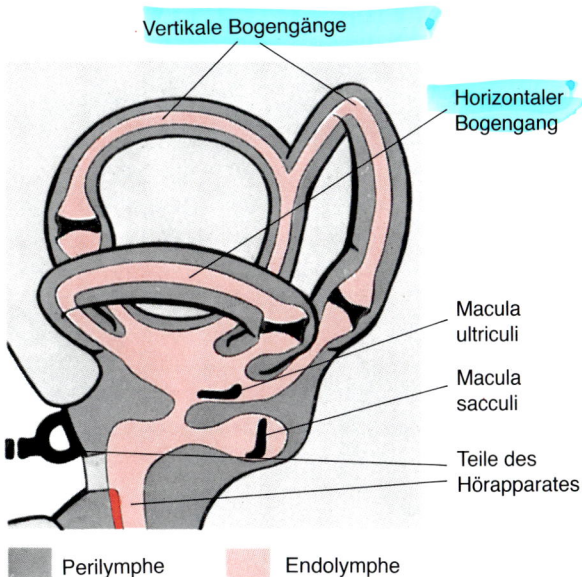

Abb. 15.18. Vestibularorgan mit den 3 Bogengängen, dem Utrikulus und dem Sacculus. In den Bogengängen ist die Cupula der Crista ampullaris dargestellt, im Sacculus und Utriculus die Sinnesfelder (Macula sacculi und Macula utriculi). (Aus Schmidt u. Thews 1990)

15.3.2 Bogengänge

Die 3 Bogengänge sind halbkreisförmige in den 3 Ebenen des Raumes senk-recht aufeinanderstehende Schläuche, die über einen größeren Raum (Utriku-lus) miteinander verbunden sind. An jedem der 3 Bogengänge befindet sich kurz vor seiner Mündung in den Utrikulus eine Erweiterung, die Ampulla. Hier sind auf einer kammartigen Erhebung Sinneszellen vorhanden. Die kammartige Erhebung zusammen mit den Sinneszellen wird als Crista ampul-laris bezeichnet. Die Sinneszellen sind mit einem gallertigen Hut (Cupula) be-deckt, in den die Sinneshaare eintauchen. Die Cupula hat praktisch das gleiche spezifische Gewicht wie die Endolymphe. Deshalb wird sie von Beschleunigun-gen nicht erregt, und bei Bewegungen werden Endolymphe und Cupula ge-meinsam bewegt.

> Der adäquate Reiz für die Sinneshaare ist eine relative Bewegung der Endo-lymphe; dadurch wird die Cupula aus ihrer Ruhestellung gebracht. Dies ge-schieht bei Bewegungen des Kopfes: Die Endolymphe der Bogengänge bleibt aufgrund ihrer Trägheit stehen, so daß die Cupula mit den Sinnesha-ren in die Gegenrichtung der Bewegung abgeknickt wird. Die dabei entste-henden Scherkräfte lösen einen Nervenimpuls aus.

15.3.3 Vestibulum

Das Vestibulum hat 2 sackartige Vertiefungen, in denen sich Sinnesfelder (Utrikulus und Sacculus) befinden. Der Utrikulus steht horizontal, der Saccu-lus senkrecht zur Körperachse. In diesen Sinnesfeldern sind ebenfalls Sinnes-zellen vorhanden, die mit ihren Sinneshaaren in eine gallertige Membran ein-tauchen. Diese Deckmembran wird beschwert durch Statokonien (Otolithen); das sind Kalksteinchen. Dadurch wird die Deckmembran bedeutend schwerer als die Endolymphe. Dies ist notwendig, damit der adäquate Reiz, die negative oder positive Linearbeschleunigung, optimal wirken kann. Drehbewegungen wie bei den Bogengängen haben keinen Einfluß auf die Sinneszellen von Sac-culus und Utrikulus. Gleichmäßig hohe Geschwindigkeit wird von ihnen nicht wahrgenommen, aber die Veränderung der Geschwindigkeit, sei es durch Be-schleunigung oder durch Abbremsen.

> Wegen der horizontalen Lage der Sinneszellen des Utrikulus werden sie pri-mär durch Horizontalbeschleunigungen erregt. Ebenso werden die vertikal liegenden Sinneszellen des Sacculus primär durch Vertikalbeschleunigun-gen erregt.

15.3.4 Vestibuläre Bahnen

Aus den Utrikulus- und Sacculusrezeptoren, den Sinneszellen mit ihren Sinnes-haaren, werden die Impulse über den N. vestibularis geleitet. Dieser Nerv ist

Teil des VIII. Hirnnervs (N. statoacusticus bzw. N. vestibulocochlearis). Er entsteht aus den Fasern des Ganglion vestibulare und vereinigt sich dann mit dem N. acusticus. Auch ohne die auf die Sinneszellen einwirkenden Beschleunigungskräfte läuft über den N. vestibularis eine Ruheaktivität von ca. 10–40 Impulsen pro Sekunde. Diese **Ruheaktivität** wird je nach Ausscherungsrichtung der Sinneszellen erhöht oder gedämpft. Dadurch wird das Zentralnervensystem ständig über die Kopfstellung im Raum sowie über Beschleunigung bzw. Verzögerung in horizontaler wie auch in vertikaler Richtung orientiert. Horizontal z. B. bei Autofahrten, vertikal z. B. bei Liftfahrten.

Die Vestibularisfasern des N. statoacusticus enden vorwiegend in der Medulla oblongata (verlängertes Mark) an den dort vorhandenen Vestibulariskernen. Am gleichen Ort enden afferente Fasern von Rezeptoren der Halsmuskeln und Halsgelenke, die Informationen über die Stellung des Kopfes – relativ zum Rumpf – vermitteln. Von den Vestibulariskernen gehen sekundäre Vestibularisbahnen zum Rückenmark (Tractus vestibulospinalis), zum Kleinhirn, zur Formatio reticularis sowie zu den Kerngebieten der Augenmuskelnerven.

> Damit dient der Vestibularapparat der Aufrechterhaltung des Gleichgewichts, der Fixation der Augen bei Kopfbewegungen und der Tonuseinstellung bei verschiedenen Körperstellungen.

Nystagmus

Die Fixierung der Augen auf einen Blickpunkt beim Drehen auf einem Drehstuhl bezeichnet man als **vestibulären Nystagmus.** Damit ist trotz ständiger Stellungsveränderung von Kopf und Körper eine optische Orientierung im Raum gewährleistet. Es kommt dabei zunächst zu einer langsamen Folgebewegung mit anschließender ruckartiger Fixierung eines neues Punktes.

Daneben gibt es noch den **optokinetischen Nystagmus.** Dieser kommt durch relative Bewegungen der Umwelt (Eisenbahnfahrt) zustande.

Vestibuläre Störungen

Reisekrankheit (Kinetose) tritt bei unphysiologischen und ungewohnten Erregungen des Vestibularapparates auf. Hierbei können meist die über die Augen eintreffenden Informationen nicht mit den Informationen aus dem Vestibularapparat in Einklang gebracht werden. So empfindet z. B. der Schiffsreisende in seiner Kabine die Schlingerbewegungen des Schiffs über seinen Vestibularapparat; über die Augen sieht er lediglich die absolut unbewegten Wände seiner Kabine. Daraus resultieren häufig Unwohlsein, Schwindel, Erbrechen und auch Schweißausbrüche. Diese Reaktionen werden über den Hypothalamus gesteuert, der ebenfalls Nervenfasern aus dem Vestibularapparat empfängt.

Beim **akuten einseitigen Ausfall des Vestibularapparates** kommt es zu langanhaltendem Drehschwindel und gleichzeitiger Fallneigung auf die erkrankte

Seite. Bei chronischem Ausfall besteht die Möglichkeit der Kompensation durch die visuelle Orientierung, so daß diese Patienten bei ausreichender Helligkeit durch die Kompensation symptomlos sind. Im Dunkeln jedoch, wenn die visuelle Orientierung nicht möglich ist, zeigen sie ausgesprochene Gleichgewichts- und Bewegungsstörungen.

15.4 Zusammenfassung Sinnesorgane

Auge

▶ **Schichten des Augapfels**
Das Auge besteht aus 3 Schichten: äußere Augenhaut (Tunica fibrosa), mittlere Augenhaut (Tunica vasculosa), innere Augenhaut (Tunica nervosa).

- Die äußere Augenhaut besteht im vorderen Augenbereich aus der Hornhaut (Cornea) und im hinteren aus der Lederhaut (Sclera).
- Die mittlere Augenhaut wird im hinteren Bereich aus der Aderhaut (Choroidea) gebildet, im vorderen Augenbereich aus Ziliarkörper (Corpus ciliare) und der Regenbogenhaut (Iris).

Zwischen Hornhaut und Glaskörper befindet sich die **Augenkammer**. Durch die Iris wird sie unterteilt in vordere und hintere Augenkammer. In der Augenkammer befindet sich Kammerwasser, das im Ziliarkörper gebildet wird und über die Fontana-Räume in den Schlemm-Kanal abfließt. Das Ligamentum pectinatum begrenzt die Fontana-Räume. Es befindet sich im Kammerwinkel (Angulus iridocornealis). Bei Abflußbehinderung des Kammerwassers entsteht Überdruck, der zum Glaukom (grüner Star) führen kann. Der Normaldruck im Auge beträgt ca. 15–22 mmHg.

- Die innere Augenhaut (Tunica nervosa) besteht aus der Retina mit einem vorderen blinden Teil (Pars caeca) und einem hinteren lichtempfindlichen Teil (Pars optica).

In der Pars optica sind 3 Nervenzellschichten vorhanden:
Das 1. Neuron wird durch die Photorezeptoren gebildet,
das 2. Neuron durch die bipolaren Zellen, das 3. Neuron durch die multipolaren Zellen.

Stäbchenzellen sind Photorezeptoren für das Dämmerungssehen, **Zapfenzellen** für das Farbsehen. In den Außengliedern der Photorezeptorzellen befindet sich in Membranscheibchen der Sehfarbstoff. Durch Lichteinwirkung wird der Sehfarbstoff umgewandelt und gibt gleichzeitig einen Nervenimpuls ab.

▶ **Glaskörper**
Der Glaskörper besteht aus Proteoglykanen, Glukosaminoglykanen und 98% Wasser. Er ist Distanzhalter, der wegen der Brennweite des Auges nötig ist.

Die Linse ist elastisch, durch Zonulafasern wird sie bei **Fernakkommodation** gespannt gehalten. Bei **Nahakkommodation** kommt es durch Kontraktion des M. ciliaris zur Entspannung der Zonulafasern und die Linse verstärkt ihre Wölbung und damit ihre Brechkraft.

▶ **Augenhintergrund**
Am Augenhintergrund sind der blinde Fleck (Papilla nervi optici) und der gelbe Fleck (Macula lutea) mit der Zone des schärfsten Sehens (Fovea centralis) wichtig. Die gegen innen gerichteten zwei Drittel der Retina werden von innen mit Blut versorgt. Die Gefäße sind von außen durch die Pupille sichtbar.

▶ **Hilfsapparat des Auges:** Dazu rechnet man die Lider, den Tränenapparat und die Bindehaut.

▶ **Augenmuskeln:**
Die Augen werden durch 6 äußere Muskeln bewegt (4 gerade und 2 schräge). Bis auf den oberen schrägen Augenmuskel (N. trochlearis) und den äußeren geraden Muskel (N. abducens) werden sie durch den N. oculomotorius versorgt.

● **Augenbewegungen:** Man unterscheidet Sakkaden, glatte Folgebewegungen, vestibuläre Bewegungen und Konvergenzbewegungen.

▶ **Sehvorgang:** Die Dunkeladaptation dauert ca. 20 min; die Helladaptation nur wenige Sekunden. Nachtblinde (Hemeralope) haben keine Stäbchenadaptation (meist wegen Vitamin-A-Mangels).

Das Auge nimmt elektromagnetische Wellen im Bereich zwischen 400 und 680 nm wahr. Beim helladaptierten Auge liegt die größte Empfindlichkeit bei 555 nm (gelbgrün), beim dunkeladaptierten Auge bei 507 nm (blaugrün).

▶ **Augenfehler**
Zu den Augenfehlern rechnet man Astigmatismus, Kurzsichtigkeit (Myopie), Weitsichtigkeit (Hypermetropie) und Schielen (Strabismus).

▶ **Pupillenreflex**
Der Pupillenreflex führt bei Lichteinfall automatisch bei beiden Augen zur Pupillenverengung (Miosis).

▶ **Sehbahn**
Die Sehbahn verläuft über den N. opticus, Chiasma opticum, Tractus opticus zum seitlichen Kniehöcker (Corpus geniculatum laterale). Dort wird das 3. Neuron auf das 4. Neuron umgeschaltet, das dann zur Sehrinde, der Area striata, im Sulcus calcarinus läuft.

▶ **Gesichtsfeld**
Das Gesichtsfeld kann mit der Perimetrie gemessen werden. Es gibt Aufschluß über Defekte des Auges, des Leitungsapparates oder der Rindenfelder des Gehirns.

▶ **Räumliches Sehen**
Das räumliche Auflösungsvermögen des Auges liegt bei ca. 1 Winkelminute (= 60. Teil eines Grades). Das zeitliche Auflösungsvermögen liegt bei ca. 15–20 Bildern pro Sekunde.

Ohr und Gleichgewichtsorgan

▶ **Abschnitte des Ohres**
Am Ohr unterscheidet man 3 Anteile: das äußere Ohr (Auris externa), das Mittelohr (Auris media) und das Innenohr (Auris interna).

● Zum äußeren Ohr rechnet man: die Ohrmuschel, den Gehörgang (Meatus acusticus externus) und das Trommelfell (Membrana tympani). Der äußere Gehörgang weist eine Länge von 30–35 mm auf, im äußeren Drittel ist er knorpelig, die inneren zwei Drittel sind knöchern. In den Ohrgang münden Zeruminaldrüsen (Ohrschmalz). Das Trommelfell hat einen Durchmesser von 1 cm und eine Stärke von 1 mm. Es steht schräg im Gehörgang von hinten oben nach vorn unten.

● Das Mittelohr besteht aus luftgefüllten Räumen; der größte Raum, die Paukenhöhle (Cavum tympani), enthält die Gehörknöchelchen: Hammer (Malleus), Amboß (Incus), Steigbügel (Stapes). Durch die Ohrtrompete (Tuba auditiva) kommt ein Druckausgleich zwischen Umgebungsluft und Paukenhöhle zustande. Der Hammergriff ist am Trommelfell befestigt, die Steigbügelplatte am ovalen Fenster, das zum Innenohr führt.

● Das Innenohr liegt im Felsenbein (Pars petrosa). Es besteht aus einem knöchernen Labyrinth, das von einem häutigen Labyrinth ausgekleidet ist. Das häutige Labyrinth bildet das Gehör- und das Gleichgewichtsorgan.

Das **Hörorgan** (Corti-Organ) besteht aus einem schneckenartig gewundenen Gang mit 2,5 Windungen. In diesem Gang befinden sich 3 übereinanderliegende Kanäle. Die Scala vestibuli grenzt an das ovale Fenster (Steigbügelplatte) der Paukenhöhle, die Scala tympani mit der Membran des runden Fensters reicht ebenfalls an die Paukenhöhle. Zwischen beiden liegt die Scala media (Ductus cochlearis), Träger des eigentlichen Corti-Organs.

Im **Corti-Organ** befinden sich Sinneszellen, die mit Sinneshärchen in die Membrana tectoria (Deckmembran) eintauchen. Das Corti-Organ sitzt auf der Basilarmembran. Die Scala media ist gegen die Scala vestibuli durch die Reissner-Membran abgetrennt.

Wahrnehmungsschwellen:
Die Grenzen der Wahrnehmung des menschlichen Ohres liegen zwischen 20 und 20000 Hz beim Kind, die obere Wahrnehmungsschwelle sinkt auf ca. die Hälfte im Laufe des Lebens (Presbyakusis).

● Die **Hörschwelle** liegt bei ca. 4 phon, Flüstersprache liegt bei 10 phon, normale Sprache bei 50–65 phon und die Schmerzgrenze liegt bei 130 phon.

● Durch Schall hervorgerufener Hörschaden (Schalltrauma) kann bereits bei längerer Beschallung mit 90 phon entstehen.

Hörvorgang:
Der Hörvorgang kommt durch Luftschwingungen (Schall) zustande, die sich auf das Trommelfell und von hier verstärkt über die Gehörknöchelchen auf die Endolymphe der Scala media übertragen werden. Durch Wanderwellen erregt, schwingt die Basilarmembran. Dies führt zur Abscherung der Sinneshaare in der Tektorialmembran. Dadurch kommt es zu einem Nervenimpuls, der ins ZNS weitergeleitet die Hörempfindung auslöst.

Hörbahn:
Die Hörbahn verläuft über den Nucleus cochlearis dorsalis und ventralis, über die Olive, zum Colliculus caudalis, Corpus geniculatum laterale zur primären Hörrinde (Heschl-Querwindungen des Temporallappens). Es sind in der Hörbahn mindestens 5 Neurone hintereinandergeschaltet.

Hörstörungen:
Hörstörungen können als Schalleitungsstörungen, Schallempfindungsstörungen oder Hörbahnschäden verursacht werden.

Räumliches Hören:
Das räumliche Hören kommt durch Intensitätsunterschiede und zeitliche Verzögerung zwischen linkem und rechtem Ohr zustande.

Gleichgewichtsorgan
Der Gleichgewichtsapparat besteht aus den 3 Bogengängen sowie dem Sacculus und dem Utrikulus. In den Bogengängen ist je eine Crista ampullaris vorhanden, die auf Drehbewegungen reagiert. Im Sacculus und Utrikulus sind Sinnesfelder vorhanden (Macula utriculi und Macula sacculi), die auf Linearbeschleunigung (negativ oder positiv) reagieren.

● Die Vestibularisbahn läuft über den N. vestibularis an die vestibulären Kerngebiete der Medulla oblongata (verlängertes Mark). Hier enden andere afferente Fasern von den Halsmuskeln und Halsgelenken. Als sekundäre Vestibularisbahn gehen Verbindungen zum Kleinhirn, Forma-

tio reticularis, Rückenmark und zu den Kernen der Augenmuskelnerven.
- Der Vestibularapparat dient der Aufrechterhaltung des Gleichgewichts,
der Fixation der Augen bei Kopfbewegungen und der Tonuseinstellung
bei verschiedenen Körperbewegungen.

Nystagmus: Man unterscheidet vestibulären von optokinetischem Nystagmus.

Vestibuläre Störungen: Sie können durch Kinetosen (Bewegungskrank-
heit) hervorgerufen werden. Sie entstehen durch die Diskrepanz zwischen
den optischen und vestibulären Nervenimpulsen.

Quellenverzeichnis

Benninghof A, Görttler K, Ferner A, Staubesand J (1979) Lehrbuch der Anatomie des Menschen, 12. Aufl. Urban & Schwarzenberg, München

Bucher O (1977) Cytologie, Histologie und mikroskopische Anatomie des Menschen, 9. Aufl. Huber, Bern

Faller A (1978) Der Körper des Menschen, 8. Aufl. Thieme, Stuttgart

Feneis H (1974) Anatomisches Bildwörterbuch, 4. Aufl. Thieme, Stuttgart

Forssmann WG, Heym C (1985) Neuroanatomie, 4. Aufl. Springer, Berlin Heidelberg New York

Ganong WF (1974) Physiologie, 3. Aufl. (Übers. aus dem Engl.: Auerswald W). Springer, Berlin Heidelberg New York

Junqueira LC, Carneiro J (1984) Histologie (Übers. aus dem Amerik. und neu bearb.: Schiebler TH, Peiper U). Springer, Berlin Heidelberg New York

Junqueira LC, Carneiro J (1991) Histologie, 3. Aufl. (Übers. aus dem Amerik. und neu bearb.: Schiebler TH, Schneider F). Springer, Berlin Heidelberg New York

Krstić RV (1976) Ultrastruktur der Säugetierzelle. Springer, Berlin Heidelberg New York

Krstić RV (1978) Die Gewebe des Menschen und der Säugetiere. Springer, Berlin Heidelberg New York

Krstić RV (1984) Illustrated encyclopedia of human histology. Springer, Berlin Heidelberg New York

Krstić RV (1991) Human microscopic anatomy. Springer, Berlin Heidelberg New York Tokyo

Kühn A (1969) Grundriß der allgemeinen Zoologie, 17. Aufl. Thieme, Stuttgart

Langmann J (1977) Medizinische Embryologie, 5. Aufl. Thieme, Stuttgart

Leonhardt H (1973) Innere Organe. Thieme, Stuttgart

Leonhardt H (1977) Histologie, Zytologie und Mikroanatomie des Menschen, 5. Aufl. Thieme, Stuttgart

Mörike D, Betz E, Mergenthaler W (1974) Biologie des Menschen, 8. Aufl. Quelle & Meyer, Heidelberg

Platzer W (1975) Bewegungsapparat. Thieme, Stuttgart

Rohen JW (1988) Anatomie für Zahnmediziner, 2. Aufl. Schattauer, Stuttgart

Schiebler TH (1977) Anatomie des Menschen. Springer, Berlin Heidelberg New York

Schiebler TH, Schmidt W ([2]1981, [4]1987) Anatomie des Menschen. Springer, Berlin Heidelberg New York

Schmidt RF, Thews G (1983) Physiologie des Menschen, 21. Aufl. Springer, Berlin Heidelberg New York Tokyo

Schmidt RF, Thews G (1990) Physiologie des Menschen, 24. Aufl. Springer, Berlin Heidelberg New York

Schuhmacher GH (1984) Anatomie für Stomatologen, Bd 1. Barth, Leipzig

Schuhmacher GH (1985) Anatomie für Stomatologen, Bd 2. Barth, Leipzig

Thews G, Mutschler E, Vaupel PV ([1]1980, [3]1989) Anatomie, Physiologie, Pathophysiologie des Menschen. Wissenschaftliche Verlagsgesellschaft mbH, Stuttgart

Waldeyer A, Mayet A (1987) Anatomie des Menschen 1, 15. Aufl. Walter de Gruyter, Berlin

Sachverzeichnis

F

I

M

N

osmotischer Druck 289
Ösophagus (Speiseröhre) 181, 183 ff.
– Ösophaguspassage 184
– Ösophagussphinkter 184
Ossifikation (Verknöcherung) 66
– chondrale 66
– desmale 66
– enchondrale 66
– perichondrale 66
Osteoklasten 66
Osteon 64, 65
Osteozyten 63
Östrogene 345
ovarieller Zyklus 338
Ovarien (Eierstöcke) 324, 330
– Keimzellen 325
– Mark 325
– Rinde 325
– Tunica albuginea 325
Ovulation (Eisprung) 328
Oxytozin 345, 382, 384
– Hormonwirkung 384

P

Pachymeninx 482
PAH (Paraaminohippursäure) 436
Pallidum 495, 504
Paneth-Körnerzellen 196
Pankreas (Bauchspeicheldrüse) 207
– Acinus 208
– Aufbau 207
– CCK-PZ 209
– endokrines 399
– – α-Zellen 400
– – β-Zellen 400
– – Hormone 400
– Enzyme 209
– Sekretin 209
Pankreassekretion 209
– pH-Wert 209
Papilla/Papillae (Zunge)
– duodeni major 193
– filiformes 174
– foliatae 175
– fungiformes 175
– vallatae 175
Papillarmuskeln 264
Papillengänge, Niere 423
paradoxer Schlaf 514
Paraganglien 253
Parallelfasern 488, 489
Parallelogramm der Kräfte 104
Parametrium 334

Paraplasma
– Glykogen 35, 37
– Lipide 35, 37
– Pigmente (s. auch dort) 37, 38
– Speicherproteine 37, 38
Paraproteinämien 285
Parasympathikus 272, 506, 510
– Kopfganglien 510
– präganglionäre Fasern 510
– sakraler 510
– Wirkung 511
Parathormon 389–391
– Phosphatausscheidung 391
Parenchym 41, 51
parafollikuläre Zellen (C-Zellen) 389, 391
Parodontium 176
Partialdruck, Atemgase 248–250
– alveolärer 249
Patellarsehnenreflex 500
Pathoproteinämien 285
Paukenhöhle (Cavum tympani) 556
PBI ("protein-bound-iodine") 387
Pelvis (s. Nierenbecken) 413, 415, 416, 423
Penis 355 ff.
– Eichel (Glans penis) 347
– Funktionen 355
– Schaft 356
– Schwellkörper (Corpus cavernosum) 347, 356
– Vorhaut 356
Pepsin, Magensaftsekretion 187
Peptid 9
– Peptid- und Proteohormone 370
Perichondrium 60
Perikard 262, 263
Perikaryon (Zellkörper) 74, 460
Perilymphe 558
Perimetrie 552
Perimetrium 334
Perineurium 77
perinuklearer Raum 26
Periost (Knochenhaut) 64
peripheres Nervensystem (PNS) 73
Periportalfeld 205
Periportalfelder 202
Peristaltik 185, 191
– propulsive 191
– Segmentationen 191
Peritoneum 193, 194
– extraperitoneal 194
– intraperitoneal 194
– Mesenterium 193, 194
– parietales Blatt 193
– retroperitoneal 194
– viszerales Blatt 193

U

W

X

Y

Z

Druck: Druckerei Zechner, Speyer
Verarbeitung: Buchbinderei Schäffer, Grünstadt

Ebenen des Körpers

Medianebene:	Symmetrieebene, teilt den Körper in 2 Hälften
Sagittalebenen:	Ebenen parallel zur Medianebene (parallel zur Sutura sagittalis, Knochennaht am Schädel)
Frontalebenen:	Beim aufrechten Stand parallel zur Stirn (Frons) verlaufend
Transversal-ebenen:	Beim aufrechten Stand horizontal den Körper durchquerend

Begriffe für spezielle Körperregionen

proximal:	nahe beim Rumpf gelegen (für Arm und Bein)
distal:	vom Rumpf entfernt (für Arm und Bein)
palmar:	in Richtung der Handfläche
dorsal:	in Richtung des Handrückens
plantar:	in Richtung der Fußsohle
dorsal:	in Richtung des Fußrückens
nasal:	gegen die Nase
okzipital:	gegen den Hinterkopf
ulnar:	gegen die Kleinfingerseite (am Unterarm)
radial:	gegen die Daumenseite (am Unterarm)

Körperabschnitte

Truncus:	Stamm
Caput:	Kopf
Collum:	Hals
Thorax:	Brustkorb
Abdomen:	Bauch
Pelvis:	Becken
Extremitäten:	obere und untere Gliedmaßen

Bei den folgenden Adjektiven sind jeweils männliche, weibliche und neutrale Form (in dieser Reihenfolge) aufgeführt, sofern das entsprechende Wort nicht schon eingedeutscht ist, z. B. peripher und zentral.

Regionen der Extremitäten

Brachium:	Oberarm	Femur:	Oberschenkel
Cubitus:	Ellenbogen	Genu:	Knie
Antebrachium:	Unterarm	Crus:	Unterschenkel
Carpus:	Handwurzel	Tarsus:	Fußwurzel
Manus:	Hand	Pes:	Fuß
Digitus:	Finger	Digitus:	Zehe
Pollex:	Daumen	Hallux:	Großzehe
Palma:	Handfläche	Planta:	Fußsohle
Thenar:	Daumen-ballen	Malleolus:	Knöchel
Hypothenar:	Kleinfinger-ballen	Sura:	Wade

Richtungs- und Lagebegriffe (Begriffspaare)

internus, -a, -um:	der, die, das innere...
externus, -a, -um:	der, die, das äußere...
zentral:	gegen das Körperinnere zu
peripher:	gegen das Körperäußere zu
superficialis, -is, -e:	der, die, das oberflächlich gelegene...
profundus, -a, -um:	der, die, das in der Tiefe gelegene...
superior, -or, -us:	der, die, das obere...
inferior, -or, -us:	der, die, das untere...
kranial:	gegen den Schädel zu
kaudal:	gegen die Sakralregion zu
anterior, -or, -us:	der, die, das vorne gelegene...
posterior, -or, -us:	der, die, das hinten gelegene...
ventral:	bauchwärts
dorsal:	rückenwärts
lateral:	seitlich (von der Medianebene weg)
medial:	gegen die Medianebene zu
median:	genau in der Mitte (in der Medianebene)

Bewegungsrichtungen (Begriffspaare)

Flexion:	Beugung
Extension:	Streckung
Abduktion:	Bewegung vom Körper weg
Adduktion:	Bewegung auf den Körper zu
Innenrotation:	Innenrollung
Außenrotation:	Außenrollung
Anteversion:	Bewegung nach vorne
Retroversion:	Bewegung nach hinten
Zirkumduktion:	Kreisbewegung

Bewegungen am Unterarm

Pronation:	Umwendbewegung der Hand (Daumen innen)
Supination:	Umwendbewegung der Hand (Daumen außen)